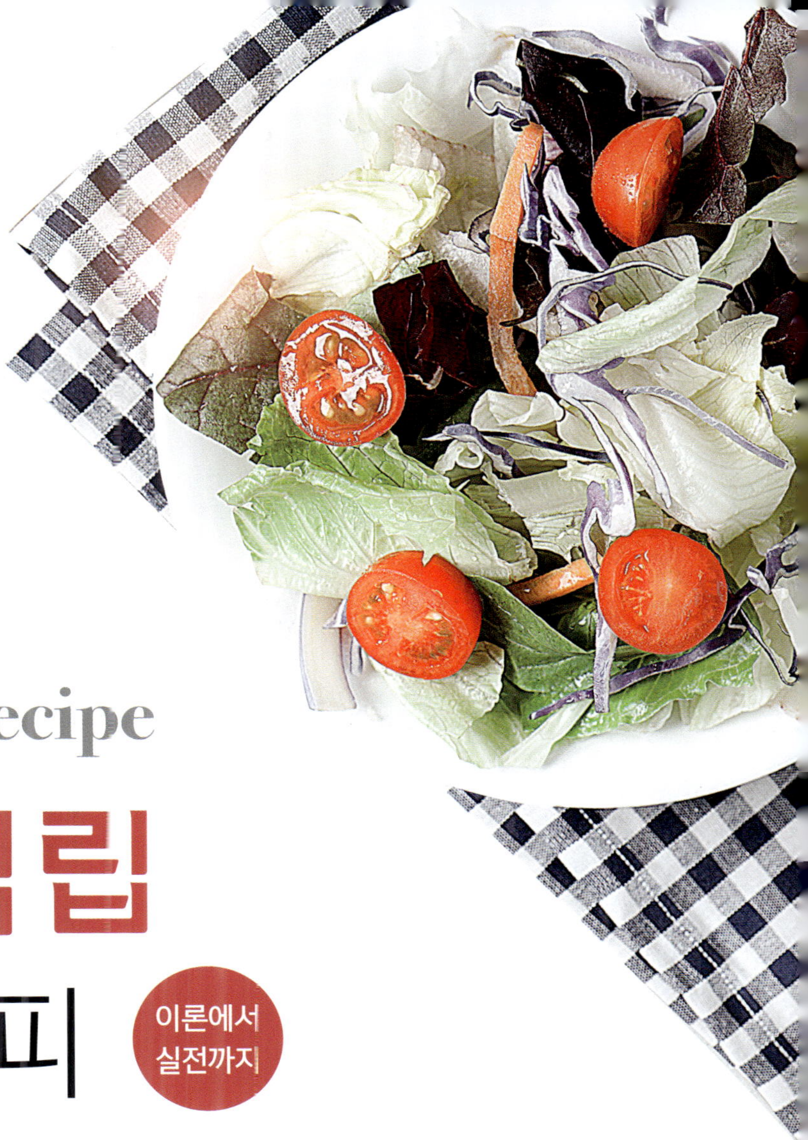

Immediate Implant Recipe

발치 즉시 식립 임플란트 레시피

이론에서 실전까지

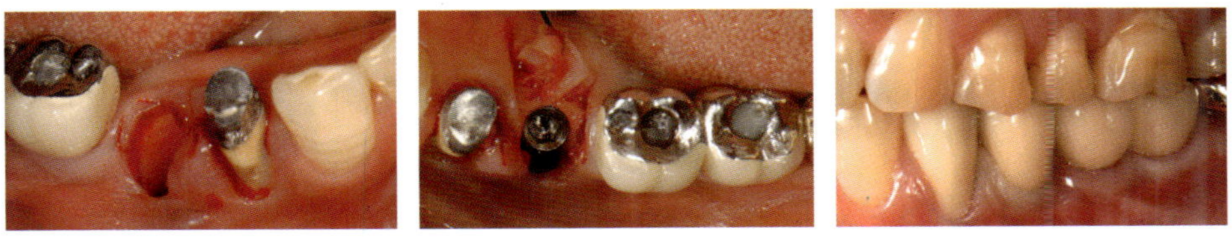

윤 정 훈 지음

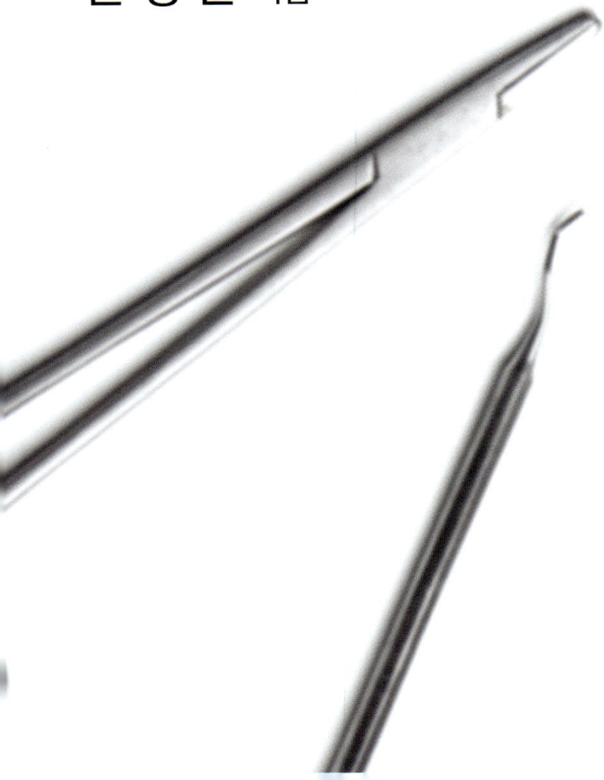

도서출판 웰

| 저자의 인사말 |

필자가 발치 즉시 식립에 관심을 갖게 된 것은 지금부터 20여 년 전 치과 개업 후 임플란트 치료를 하면서 많은 시간과 수술로 술자나 환자 모두 힘든 시간을 보내는 것을 여러 차례 겪으면서부터였습니다. 이 과정에서 환자나 술자에게 좀 더 편하고 빠른 수술에 대한 필요성을 절실히 느끼고 있던 차에 한국에서 하야시 선생님의 발치 즉시 식립 강연이 유행했었고 필자도 이 강연을 통해 발치 즉시 식립에 관심을 가지고 발치 즉시 식립 수술을 임상에서 적극적으로 시행하게 되었습니다.

비록 이 과정에서 많은 시행착오도 겪었고 좌절을 맞본 적도 있었지만, 많은 환자분이 먼저 발치 즉시 식립 수술을 원하는 경우를 경험하면서 본격적으로 발치 즉시 식립에 대한 공부와 정리를 하게 되었고 이것이 지난 10여 년간의 발치 즉시 식립 임플란트 연수회로 이어지게 되었습니다.

지금 돌아보면 발치 즉시 식립 임플란트 연수회를 진행하면서 연수회 내용과 같이 공부하시는 선생님들과 나누었던 이야기들을 정리해서 여러 임상 선생님과 나누면 좋겠다고 생각한 것이 대략 7~8년 전이었던 것 같습니다.

그동안 저의 게으름과 바쁘다는 핑계로 지지부진하던 정리 작업이 이제 완성되어 드디어 한 권의 책으로 결실을 보게 되어 개인적으로 무척 기쁘고 감사한 생각이 듭니다.

기존에 발치 즉시 식립에 대한 좋은 책들이 있지만 필자 개인적으로는 발치 즉시 식립 임플란트에 관한 여러 이론적인 배경과 그에 따른 임상 적용이 늘 숙제처럼 느껴지기도 했었습니다.

그래서 그동안 임상가로서 이런 고민의 내용을 책으로 엮어보게 되었습니다. 사실 책을 쓰는 과정에서 스스로 만족스럽지 못한 부분에 대해 그리고 이론과 실제 임상의 괴리에 대해 고민스럽고 괴로운 마음이 들 때도 많이 있었음을 솔직히 말씀드립니다. 하지만 이런 과정을 통해 얻은 약간의 깨달음과 노하우가 저와 이 책을 보시는 선생님들께 조금이나마 도움이 될 것으로 생각되어, 이렇게 책으로 옮기게 되었습니다.

이 책은 연수회 때 강의한 내용과 메가젠 case discussion의 강의 내용을 바탕으로 쓰였으며 연수회나 방송강의에서 말씀드리지 못한 내용이 일부 추가 되었습니다. 그래서 이 책에서는 연수회나 case discussion 강의 때 사용된 슬라이드를 가급적 많이 보여드려서 활자의 설명만으로 부족한 부분을 최대한 보충할려고 노력하였습니다. 또한 독자의 이해를 돕기 위해 메가젠 강의 내용과 모델 수술 동영상 QR을 첨부하였습니다(메가젠 강의 내용 중 일부 화질이나 음질이 좋지 못한 부분은 독자 여러분들의 양해를 부탁드립니다).

이 책은 크게 2부분으로 구성되어 있습니다.

첫 번째 부분은 part 1 이론 부분으로 발치 즉시 식립 시 술자가 알아야 할 임상적 배경지식을 문헌이나 필자의 경험을 바탕으로 한 증례를 통해 최대한 객관적이면서 evidence-based 하게 설명하려고 노력하였습니다. 개인적으로 오랜 시간 임상을 하면서 느끼는 점은 임상가로서 근거 중심의 치료가 결국 환자에게 최상의 진료를 제공하게 되고 의사에게도 자신의 진료에 대한 자신감과 함께 자신의 성장에도 많은 도움이 된다는 생각을 하게 됩니다.

그러나 책의 집필을 마무리한 지금 책의 내용을 되돌아보면 많은 이론적인 배경과 evidence를 제시하려고 하다 보니 독자들이 다소 지루하게 느끼실 수 있겠다는 걱정이 있는 것 또한 사실입니다.

하지만 발치 즉시 식립에 대해 처음 접하시거나 경험이 많지 않으신 선생님들 그리고 발치 즉시 식립에 대하여 보다 체계적으로 공부하시기를 원하시는 선생님들께서는 다소 지루하시더라도 가능하면 part 1 부분을 반복해서 보시면서 숙지하시면 좋겠다는 것이 필자의 바람이며, 이미 많은 경험이 있으신 숙련된 선생님들께서는 part 1 내용은 참고 하시는 정도로 하시거나 필요시 찾아보는 용도로 사용하시는 것도 좋을 듯합니다.

두 번째 부분은 part 2-5 임상 부분으로 실제 임상에서 어떻게 수술과 보철을 해야 하는지를 자세히 다루었습니다.

이 책을 임상에서 바로 적용하기를 원하시는 선생님들께서는 part 3의 basic 수술법과 advanced 수술법, part 4 보철 파트를 먼저 읽어 보시면서 본인들의 임상에 적용하셔도 좋을 것입니다.

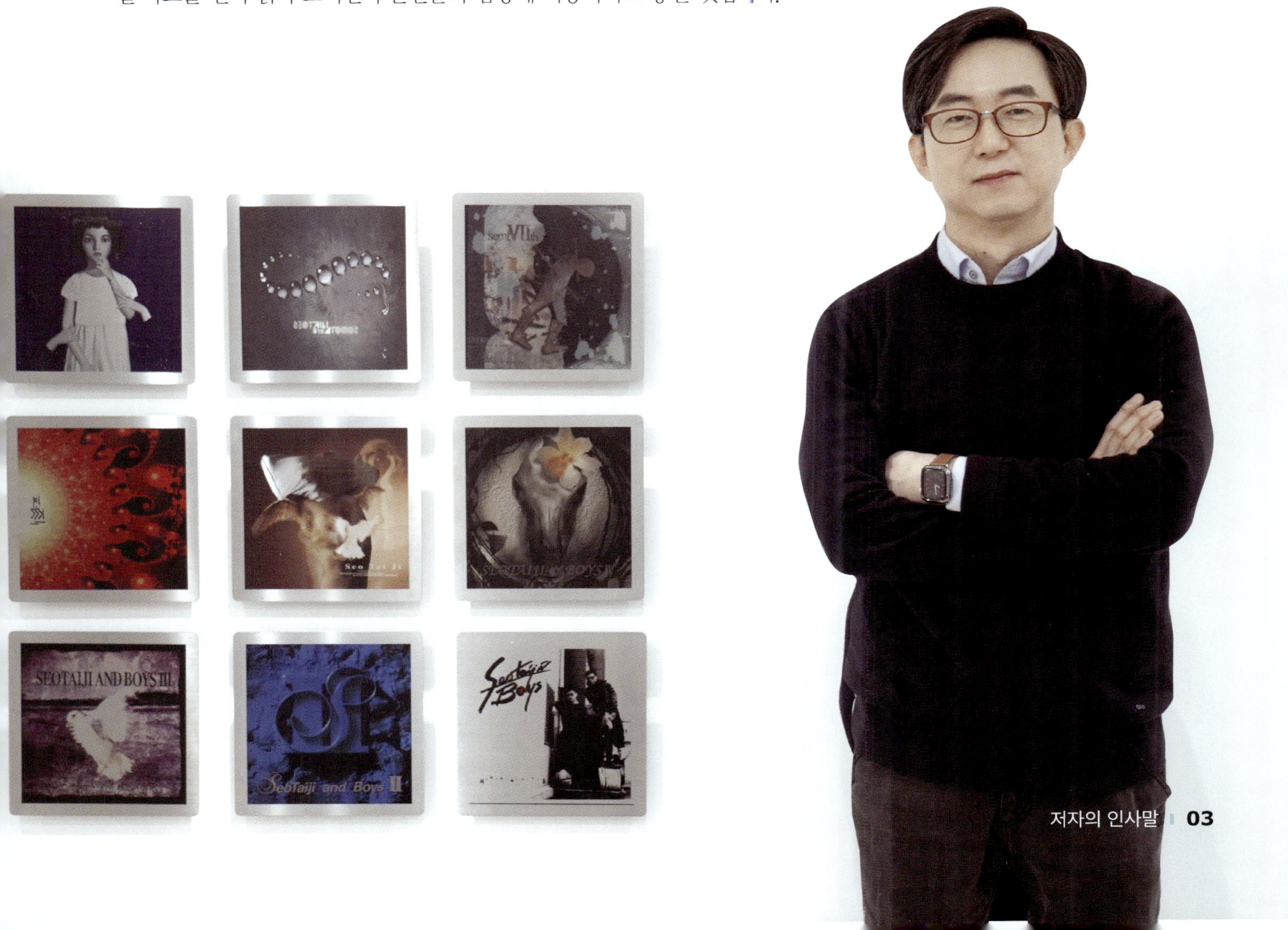

선생님들께서는 임상 부분만을 참조하셔도 발치 즉시 식립 수술이나 보철치료를 하시는 데 큰 지장은 없지만 가급적 이론 부분도 같이 숙지하셔서 혹시 수술 시 만날지도 모를 예상치 못한 상황에서 대처할 수 있는 능력도 같이 배양하실 수 있기를 바랍니다.

술자가 임상에서 만나게 되는 수술은 불확실하고 예측할 수 없는 일의 연속이기에 이러한 배경지식을 아는 것이 다양한 맥락에서 융통성 있게 수술 방법을 적용할 수 있게 하는 동시에 일관성 있는 치료에 필수적이라고 할 수 있습니다.

따라서 이 책에서는 논문과 함께 그에 따른 다양한 증례를 최대한 제공하려고 노력하였으며 이 책으로 공부하시는 선생님들께서 각자의 임상에 만나실 수 있는 다양한 상황에 대처하는 능력이 이러한 증례를 통해 높아 지시기를 기대합니다.

끝으로 부족하나마 이 책이 나오기까지 많은 고마운 분들께 이 지면을 빌려 감사의 마음을 드립니다.

무엇보다 지금까지 저의 삶을 지키시고 이끌어 주신 하나님께 이 모든 감사를 드리며 그동안 묵묵히 저의 곁에서 함께 하며 용기를 준 아내 김의정과 아들 윤예찬에게 이 책을 바칩니다.

아울러 30년 전 어리고 미숙한 저에게 치과의사로서 업을 영위할 수 있는 실력과 태도를 가르쳐 주신 은사이신 김명래 교수님과 임상가로서의 끊임없는 열정과 혁신을 가르쳐 주신 박광범 원장님, 그리고 수련의 시절부터 지금까지 함께 하며 많은 도움과 가르침을 주신 김선종 교수님께 마음에서 우러나는 감사의 말씀을 드립니다.

그리고 이 책의 사진 작업을 위해 수고해 주신 장수연 실장, 김영지 팀장, 그리고 이미영, 박서진 위생사와 출판을 위해 많이 애써주신 도서출판 웰 사장님과 직원분들께도 심심한 감사를 드립니다.

아무쪼록 이 책의 임플란트 치료에서 또 하나의 전진을 이루는데 조금이라도 기여하게 되기를 기대하며 필자로서 이 책을 보시는 독자 여러분께 다시 한번 감사의 말씀을 드리며 인사말을 마무리할까 합니다.

2024. 8 . 어느 무더운 여름날 원장실에서

윤 정 훈

| 격 려 사 1 |

잇몸뼈 속에 심어진 임플란트 고정체가 치조골과 유착하고 골막과 구강점막을 관통한 지대부가 인공 보철물을 유지하여 저작기능을 회복하여 자연치아와 똑같이 사용할 수 있다는 것은 사실 치과의학의 혁명이고 꿈이 이루어진 것입니다. 그럼에도 좀 더 빨리, 더 쉽고 안전하게, 더 자연스럽고 더 오래 사용할 수 있도록 끊임없이 연구개발하고 또 교육 연수하고 있습니다.

국내에서 가장 일찍 1986부터 임플란트를 시술하고 교육해 온 임상 치과의사로서 이번에 수원에서 개원하고 있는 윤정훈 원장이 펴내는 '발치 즉시 식립 임플란트 레시피'의 초고를 접하고는 놀라지 않을 수 없었습니다.

어떻게 저리 솔직할 수 있을까? 어떻게 저리도 자상하게 이끌어 줄 수 있을까? 즉시 식립의 계획에서부터 준비, 시술, 후 처치, 보철 및 술 후 관리에 이르기까지 두려움 없이 차근히 접근할 수 있드록 세심하게 안내하면서, 자신의 경험과 자료를 공개한 이 책은 처음 시작하는 초보 임상의나 많은 임상경험을 가진 경력 치과의사 모두에게 큰 도움이 될 훌륭한 지침서가 될 것입니다.

이 책에는 즉시 임플란트의 적응증과 한계, 즉시 임플란트에 적합하거나 적합하지 않은 임플란트, 즉시 임플란트를 위한 발치술, 발치 후 치조와의 변화와 보존, 즉시 식립에 유리한 위치와 깊이, 즉시 식립 후 남은 공간의 처치, 그 때의 연조직 처치, 치조골흡수의 예방, 즉시 식립에 사용되는 골이식재의 선택과 사용 방법, 수술 부위 창상 봉합과 감염 대비, CBCT의 활용, 상하악 전후방 부위에 따른 고려 사항, 즉시 식립 시의 GBR과 차폐막 사용, 발치창과 근단병소의 감염 처치와 항생 요법, 골치밀화 술기, 즉시 식립의 Digital Guided Surgery, 즉시 식립 시의 상악동저 골이식술, 즉시 식립 시의 임시 보철, 즉시 식립의 예후 불량과 대책, 즉시 식립 임플란트의 성공과 장기 보존율, 즉시 식립 임플란트의 실패와 분석 등 어느 한 곳도 소홀한 곳이 없는 실전 전략 전술서로 공감합니다.

전공의 시절부터 학구적 자세가 남달랐던 윤 원장이 한 케이스, 한 예를 적당히 넘기지 않고 세심하게 준비하여 시술하고 다년간 추적 관찰하여 펴낸 이 책은 발치와 동시에 임플란트를 식립하고 싶은 임상의들에게는 필독의 참고서가 될 것입니다.

공들여 저술한 윤원장의 노고와 헌신에 격려를 드리고 출판에 협조하신 모든 분들께도 깊은 감사를 드리며, 전국의 임상의들에게 감히 그리고 당당하게 추천을 드립니다.

김 명 래

- 전 이화의대 치과학교실 주임교수
- 전 이화여대 임상치의학대학원장
- 전 대한구강악안면임플란트학회장
- 현 (서울) 김명래치과의원장

| 격 려 사 2 |

윤정훈 원장님의 신간 '발치 즉시 식립 임플란트 레시피'의 출간을 진심으로 축하드립니다.

발치 즉시 임플란트는 1990년대 초반부터 꾸준히 시도되어 왔는데, 90년대 말에 들어서야 비교적 socket의 size가 적은 소구치 및 전치부에서 공식적으로 인증되었습니다. 즉, 발치 후 치유를 기다렸다가 임플란트 시술을 하는 delayed approach와 비교하였을 때, 성공률에 있어서 차이가 없고, 오히려 socket의 preservation에 유리하게 작용하여, 전체 시술에 필요한 시간이 획기적으로 줄어들었을 뿐 아니라, 결과도 만족스러웠습니다. 다만 이 당시에는 1.5~2mm 정도의 jumping distance를 가지는 작은 socket defect에서만 성공이 보장된다고 하였습니다. 이후 많은 임상가들의 도전과 새로운 개념들의 등장으로 2010년도에는 구치부에 대한 발치 즉시 임플란트 또한 예지성이 높은 치료로 인정이 되었습니다. 현재는 극심한 염증이 존재하는 일부 발치와나 혹은 매우 심한 골 소실을 동반한 경우의 발치와를 제외하면, 거의 모든 발치와에서 즉시 임플란트 식립이 가능하게 되었습니다.

하지만, healed ridge에 비해서는 여전히 고려해야 할 사항들이 적지 않습니다. 시술 가능한 socket인가 여부를 판단하여야 하는 진단의 단계에서부터, 적절한 초기 고정을 잡아내는 법, socket의 regeneration을 확실히 할 수 있는 방법, 불량한 연조직을 개선시켜 원하는 심미를 얻어내는 방법, 적절한 로딩의 시기 등등 3차원적인 접근법이 필요합니다. 물론 몇 가지 주요 사항들에 대한 지식과 경험이 쌓이게 되면, healed ridge와 마찬가지로 쉽게 멋진 결과를 얻어낼 수 있게 됩니다.

윤정훈 원장님은 오랜 기간, 이 주제에 대해 스스로 연구하고, 얻어진 지식과 경험을 아낌없이 나누어왔습니다. 이제 그 모든 노하우를 엮어 한 권의 책으로 집대성하게 되었음에 감사드립니다. 윤원장님의 강의를 이미 경험하신 분들은, 윤원장님의 접근법이 얼마나 논리적이고 또한 예지성을 가지고 있는지 아실 것입니다. 발치 즉시 식립에 대한 저서들이 적지 않지만, 이번에 만나시게 될 윤정훈 원장님의 신간이야말로 단연코 백미라고 할 수 있겠습니다. 경험이 풍부한 원장님들은 자신의 테크닉과 개념을 되돌아보는 계기가 되시길 바라고, 이제 임플란트의 세계로 입문하시는 분들은 이 책을 통해서 임플란트 시술의 정통 체계를 갖추실 수 있기를 바랍니다. 그런 수준으로 여러분을 이끌어주기에 충분히 잘 만들어진 책이라고 확신합니다.

한 권의 책이 만들어지기까지 얼마나 많은 고민과 갈등이 반복되는지 유경험자로서 잘 이해합니다. 바쁜 진료와 강의 스케줄 속에서도 이렇게 훌륭한 책을 만들어주신 윤정훈 원장님께 감사와 축하의 말씀을 드립니다. 이로써 우리 대한민국의 임플란트 레벨이 한 걸음 더 높아지게 되었습니다. 수고하셨습니다!

2024년 7월 **박 광 범**

- 대구 미르치과 병원장
- 메가젠 임플란트 대표이사

| 추 천 사 |

임플란트 임상에서 발치 즉시 임플란트 식립의 비중이 증가하는 시점에 가이드가 될 수 있는 반가운 책이 나온 것을 기쁘게 생각합니다.

이 책처럼 즉시 임플란트 식립에 대해 명료하게 정리한 저서는 보기 드물며 여러 가지 복합적인 치유, 골이식과 임플란트 임상술기를 다양한 임상 사진과 도해로 보여줌으로써 독자가 쉽게 이해하고 임상 적용이 가능합니다.

저자인 윤정훈 원장은 20여 년 전 함께 구강악안면외과 전공의 과정 의국에서 선후배로 만나 지금껏 형제처럼 지내고 있으며 이화여자대학교 의과대학 외래교수 및 임상치의학대학원 겸임교수로서 이화여대 임상치의학대학원 대학원생들에게 즉시 임플란트, 미니 임플란트 등의 주제로 수년 전부터 강의를 해주고 있습니다.

바쁜 개원의로서 성실하고 환자를 생각하는 마음으로 자신의 임상적 함양을 위해 새로운 술식의 연마에 시간을 아끼지 않고 최신 논문을 공부하고 본인 임상에서 실패와 성공의 다양한 경험(Trouble shooting 및 실패 분석) 을 통해 임상 팁을 잘 정리하여 오랜 기간 동안 준비한 임상 지침서를 출간한 윤정훈 박사의 출판을 진심으로 축하하며 존경의 인사를 드립니다.

이 책을 임상 현장에 잘 비치해 두고 매일매일의 임상에서 즉시 임플란트 술식이 필요한 때에 한 번 살펴보고 '술전 진단 및 치료 계획'에서 적응증인지 다시 한번 확인 후 발치와 보존술과 선택적으로 결정해 임상을 한다면 환자와 의사가 모두 만족할 만한 결과를 얻을 수 있을 것입니다. 본 책의 구성은 발치와의 치유에서 임플란트 식립의 협설측 위치 결정, 깊이 결정, 골이식 동반 시 방법, 보철수복 등에 대해 자세하고 알기 쉽게 요점 정리와 함께 임상 결과를 보여주어 evidence based dentistry에 충실한 책임을 알 수 있습니다.

윤정훈 원장이 기술한 발치 즉시 임플란트 식립 프로토콜이 오늘날 세계 곳곳의 더 많은 개원의가 쉽고 안전하게 즉시 임플란트와 보철 수복을 수행할 수 있게 해 줄 것이며 이 책은 즉시 임플란트 술식에 대한 개념을 정확히 기술하고 즉시 임플란트 식립에서 더욱 높은 성공률을 이끌어줄 실질적인 임상 가이드북이 될 것임을 확신하며 추천합니다.

감사합니다.

이화여자대학교 임상치의학대학원장

김 선 종 DDS,PhD,MPH

| 목 차 |

< Advanced >

"동영상 강의로 보다 생생하게 발치 즉시 식립을 느낀다."

- 동영상 강의 링크 -

1. 발치 즉시 식립 임플란트 수술 요점 정리(1장)
2. 발치 즉시 식립 시 기억해야 할 숫자 6가지(2장)
3. 즉시 식립 VS 지연 식립 part1(10장)
4. 즉시 식립 VS 지연 식립 part2(10장)
5. 식립 프로토콜에 따른 증례(11장)
6. [핸즈온] 발치 즉시 식립(구치부)(16장)
7. [핸즈온] 발치 즉시 식립(상악 전치부)(17장)
8. PPEP(Papilla preserving enveloped pouch) flap(17장)
9. 상악 전치부 발치 즉시 임플란트의 식립 전략 part1(17장)
10. 상악 전치부 발치 즉시 임플란트의 식립 전략 part2(17장)
11. 구치부 flapless 발치 즉시 식립 임플란트의 식립 전략(18장)
12. Nonsubmerged GBR in immediate implant part1(19장)
13. Nonsubmerged GBR in immediate implant part2(19장)
14. 치근단 병소 혹은 fistula가 있는 치아의 즉시 식립(20장)
15. 구개측 골판의 광범위한 흡수가 있는 발치 즉시 식립(24장)
16. 발치 즉시 식립 임플란트 Trouble shooting(27장)

Part I

발치 즉시 식립 임플란트 이론적 배경

Chapter **01**

Overall view of immediate implant

발치 즉시 식립 임플란트는 수술 횟수를 줄여주고 치료 기간을 단축시키며 비교적 적은 노력으로 심미성을 높일 수 있는 patient friendly, minimally invasive 한 좋은 치료이다.

그러나 발치와라는 치료 부위의 특성상 임플란트 수술이나 보철치료 시 일반적인 성숙골 치료 부위에 비해 고려해야 할 사항이 더 많이 있다.

이번 장에서는 이 책을 보고 계시는 선생님들의 발치 즉시 식립에 대한 전반적인 이해를 돕기 위하여 발치 즉시 치료 시 술자가 숙지하고 있어야 할 일반적인 사항을 수술 위주로 알아보도록 하겠다. 이장에서 언급된 내용들은 이후 전개되는 각 장에서 좀 더 구체적으로 알아보게 될 것이다.

먼저 본격적인 이야기에 들어가기 앞서 한 가지 드릴 말씀은 발치 즉시 식립 임플란트의 치료에 있어서는 술자에 따라 다양한 치료법이 존재하고 접근 방식 또한 다양하며 어떤 경우는 명확하게 확립된 프로토콜이 없는 경우도 있다는 것이다. 따라서 선생님들께서는 앞으로 나올 이 책의 여러 내용을 참고하셔서 각자에게 가장 적합한 치료를 시행하는 것이 좋을 것으로 생각된다.

01. 발치 즉시 식립 임플란트의 전반적인 이해를 위한 systematic review 논문

먼저 발치 즉시 식립 임플란트의 전체적인 조망을 위해 다음의 논문과 함께 그에 따른 임상 증례를 같이 살펴보도록 하자. 아래 논문은 발치 즉시 식립에 있어서 선생님들께서 흔히 가지고 계시는 질문에 대해 비교적 evidence base로 잘 정리된 논문이라 생각된다.

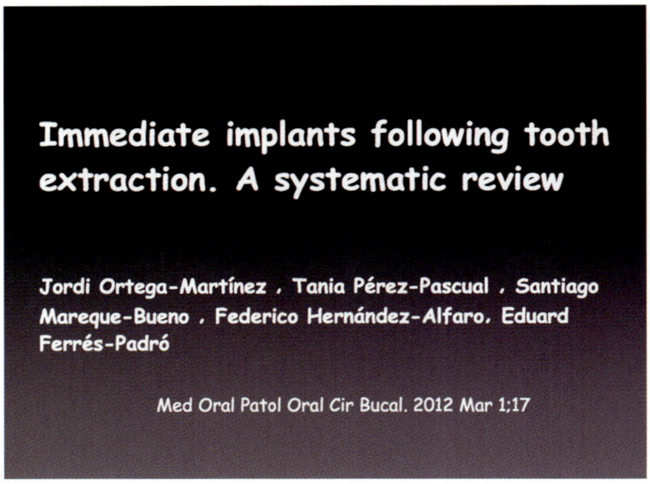

▶▶ 그림 1-1.

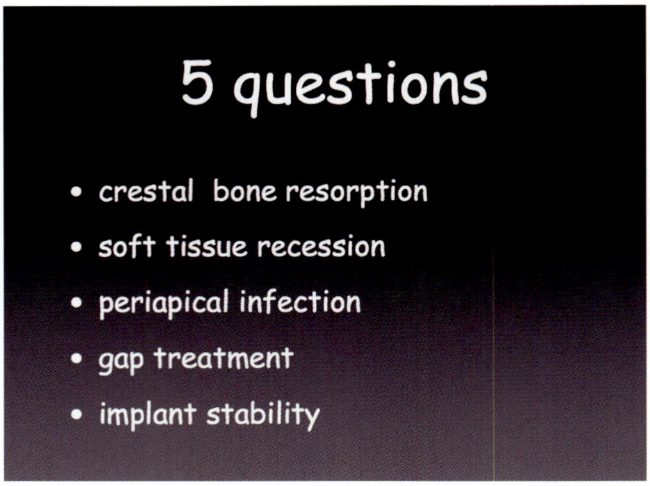

▶▶ 그림 1-2.

Jordi Ortega-Martínez[1] 등이 2012년 발표한 발치 즉시 식립 임플란트에 관한 systematic review 논문(그림 1-1)으로 총 1,139개의 발치 즉시 임플란트를 최소 12개월 이상 경과 관찰한 논문 20편을 분석한 자료이다. 그림 1-2와 같이 5개 카테고리에 대한 결과를 분석하였다.

이를 각각의 카테고리에 대한 결과를 살펴보고 그에 따른 필자의 임상 증례를 살펴보도록 하자.

1, 2) Interproximal bone level and soft tissue 퇴축

그림 1-3은 위 5개 카테고리 중 crestal bone resorption과 soft tissue 퇴축에 대한 결과로, 여기서는 이 2개의 카테고리에 있어 즉시 식립과 지연 식립이 통계학적으로 유의한 차이는 없다고 하였다.

1) Jordi Ortega-Martínez, Tania Pérez-Pascual, Santiago Mareque-Bueno, Federico Hernández-Alfaro, Eduard Ferrés-Padró. . Immediate implants following tooth extraction. A systematic review. Med Oral Patol Oral Cir Bucal. 2012 Mar 1;17(2):e251-61

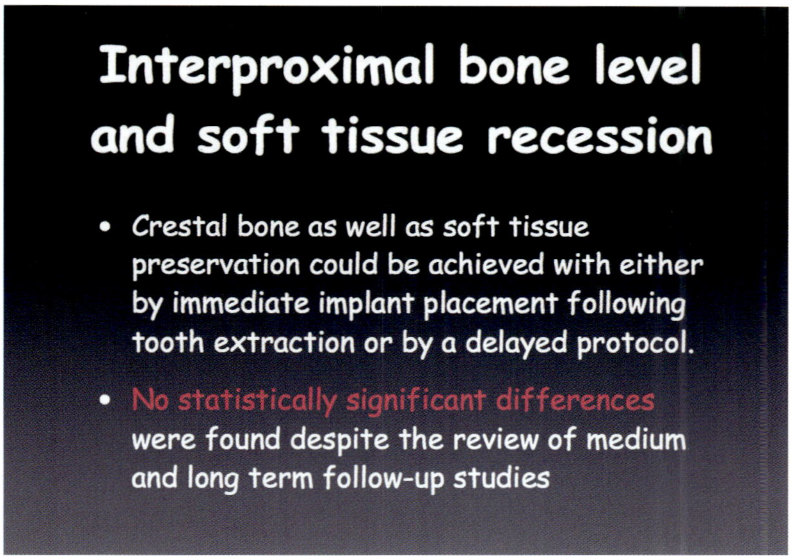

▶▶ 그림 1-3.

그림 1-4와 1-5는 그림 1-3에 대한 필자의 임상 증례이다. 그림 1-4에서 #11은 발치 즉시 식립이며 #21은 성숙골 식립 증례로 최종 보철 시(그림 1-5) #11과 #21 사이의 crestal bcne level이나 facial이나 interproximal soft tissue level의 큰 차이는 관찰할 수 없었다. 물론 이 부분은 논문에 다라 견해가 갈리는 부분이 있다.

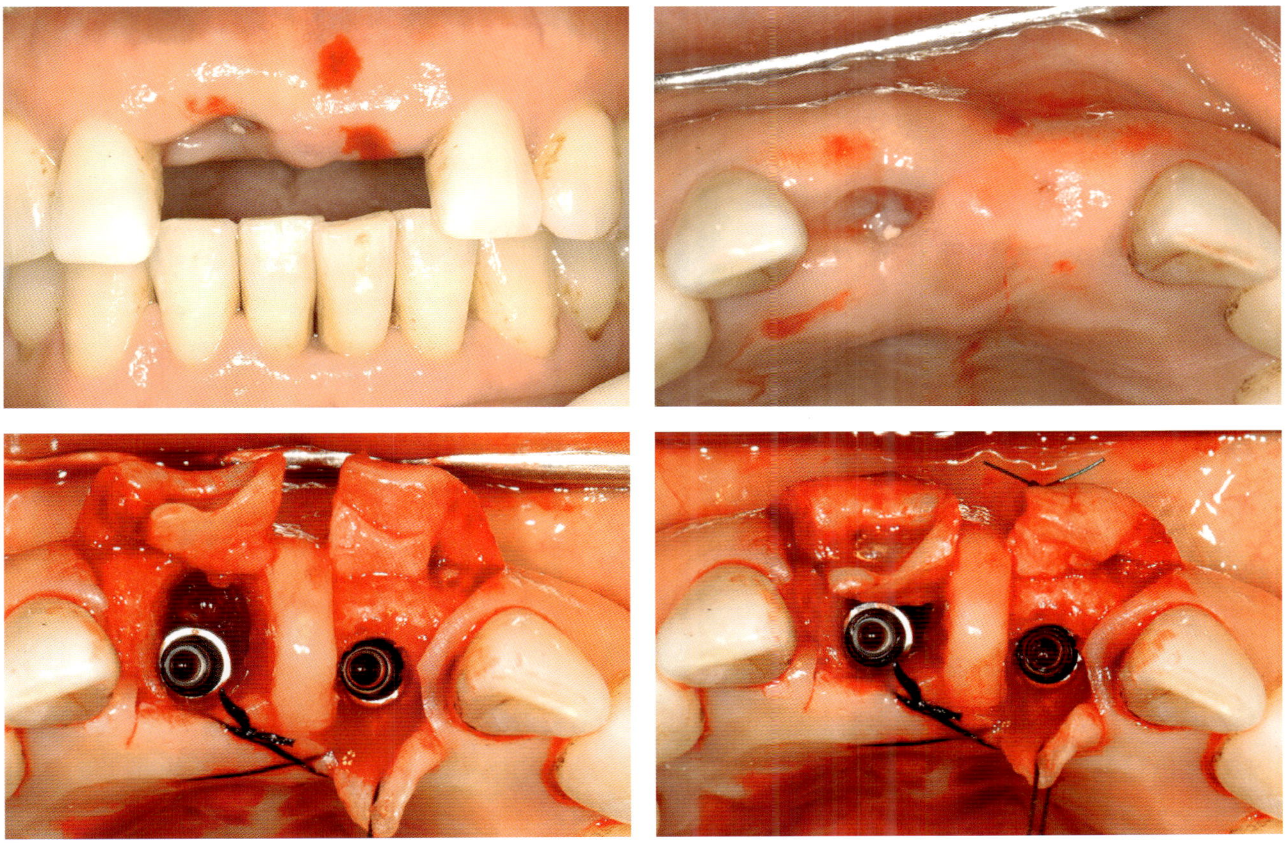

▶▶ 그림 1-4.

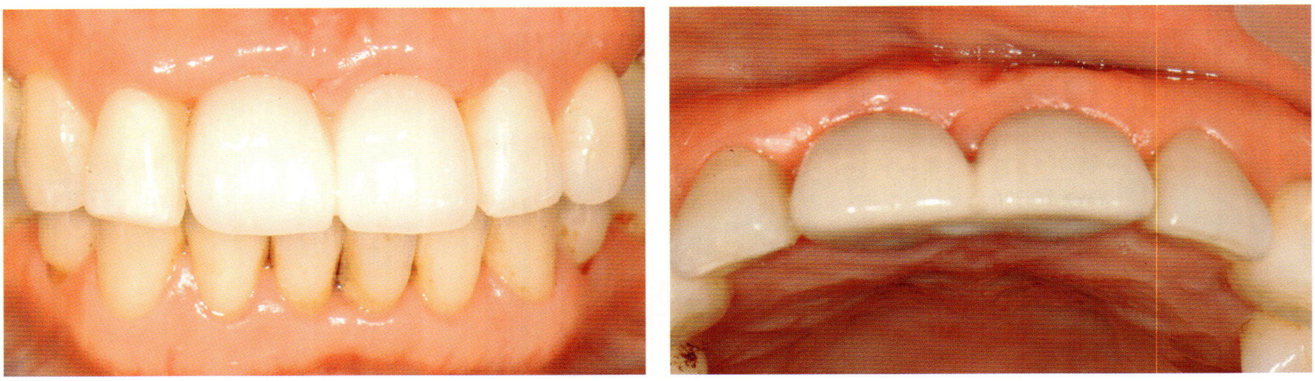

▶▶ 그림 1-5.

일반적으로는 발치 즉시 식립이 연조직의 보존에 있어 유리하다고 알려져 있고, 필자의 경우도 발치 즉시 식립이 상악 전치부와 같이 심미적으로 민감한 부위에서는 연조직의 보존에 있어서 더 나은 결과를 보이는 경우를 많이 경험했기에 이 논문의 견해와 다른 견해가 있을 수 있다고 생각한다.

3) Presence of periapical infection

그림 1-6은 periapical infection이 있는 경우에 발치 즉시 식립 가능 여부에 대한 내용으로 치근단 감염이 절대적인 비적응증은 아니며 철저한 debridement 후에 발치 즉시 식립이 가능하다고 하였다.

그림 1-7은 그림 1-6에 대한 필자의 임상 증례이다. #15 발치 즉시 식립 증례로 periapical lesion에 따른 fistula가 존재하였으나 수술 시 철저한 debridement 시행 후 즉시 식립한 임플란트에서 약 2개월 24일 후 periapical lesion이 소실된 것을 볼 수 있다.

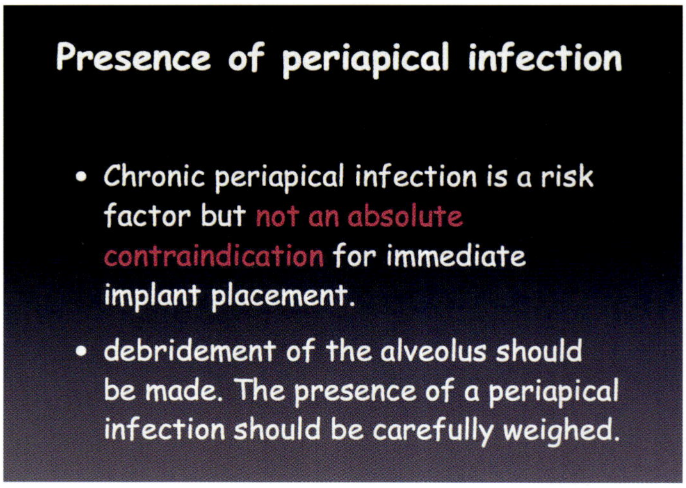

▶▶ 그림 1-6.

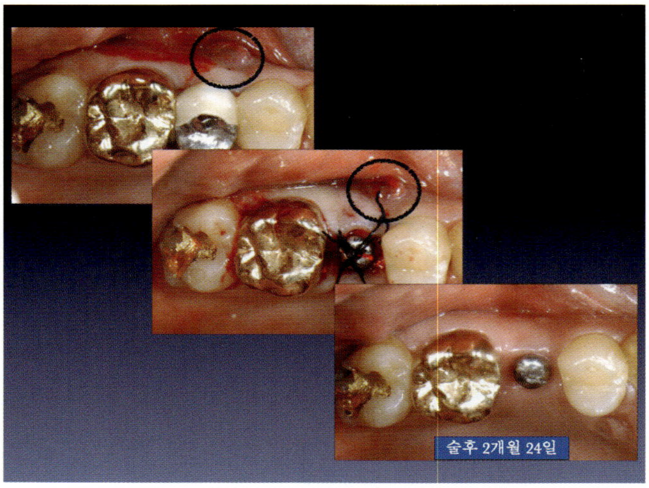

▶▶ 그림 1-7.

4) Treatment of Gap

그림 1-8에서는 발치 즉시 식립 후 생기는 gap의 filling에 있어서 GBR technique이 꼭 필요한 것인가에 대해서는 아직까지 consensus가 형성되지 않았다고 하였다. 즉, 발치와의 협측 골판이 intact 한 경우 발치 즉시 식립 후 골이식과 함께 주변의 혈병을 잘 유지만 해줘도 성공적인 골유착과 연조직 치유를 보이는 경우가 많이 있다(물론 필요한 경우에 발치 즉시 식립 시 GBR을 시행해야 하며 이에 대해서는 20장에서 자세히 알아보도록 하겠다).

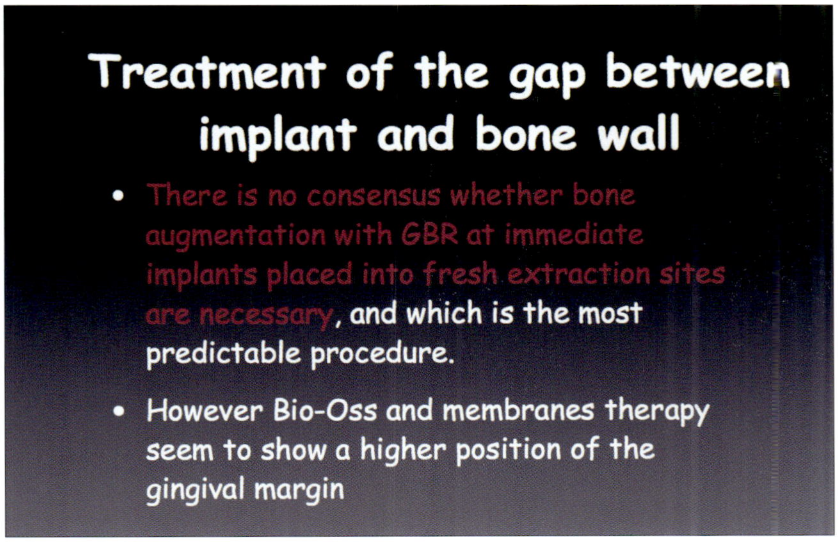

▶▶ 그림 1-8.

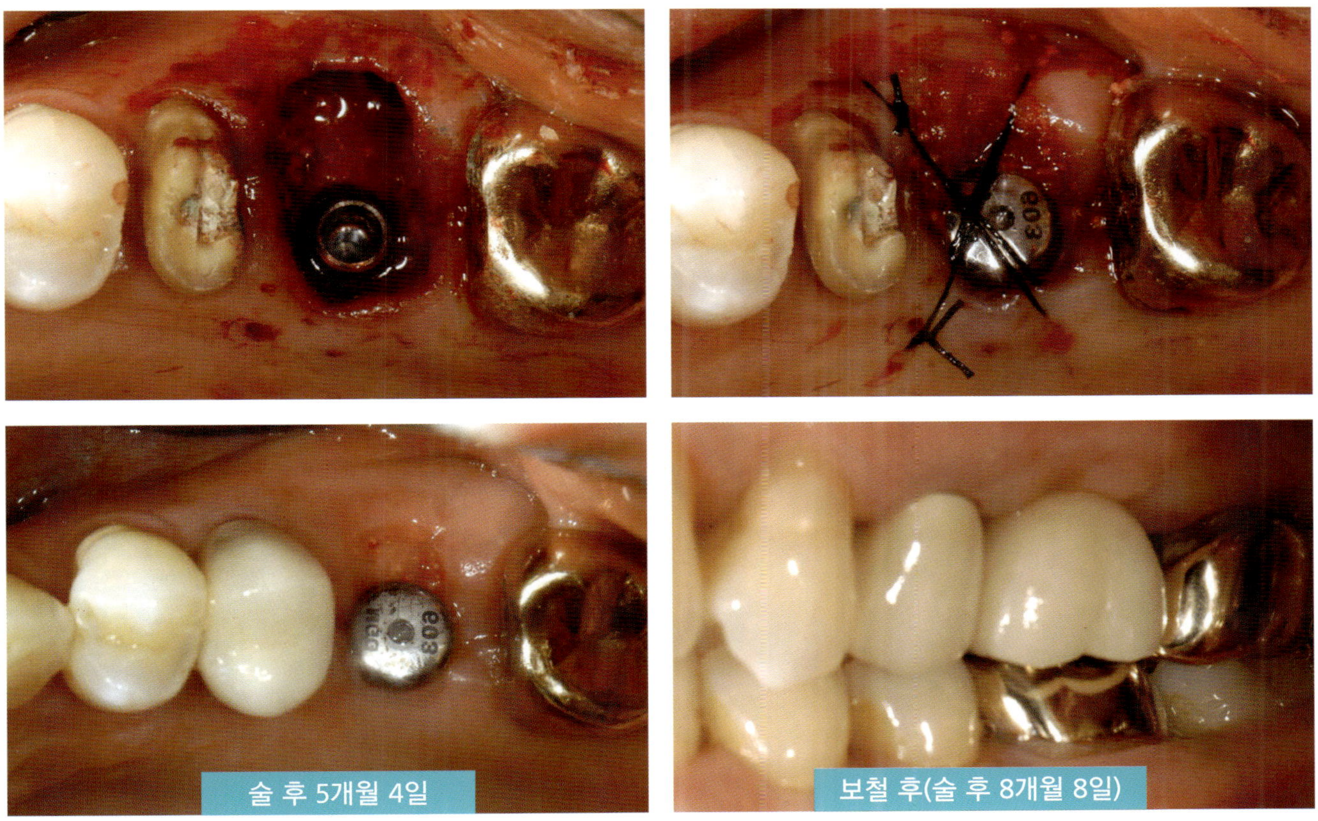

▶▶ 그림 1-9.

그림 1-9는 그림 1-8에 대한 필자의 임상 증례이다. #26 caries에 의한 발치 증례(buccal plate intact)로 발치와에 임플란트 식립 후 gap distance가 일반적인 jumping distance인 2mm보다 크지만 GBR이나 open membrane technique과 같은 복잡한 술식없이 gap filling material에 의한 골이식 및 주변 혈병의 유지만으로 성공적인 골 유착 및 연조직 치유를 보여주는 증례이다.

5) Primary stability

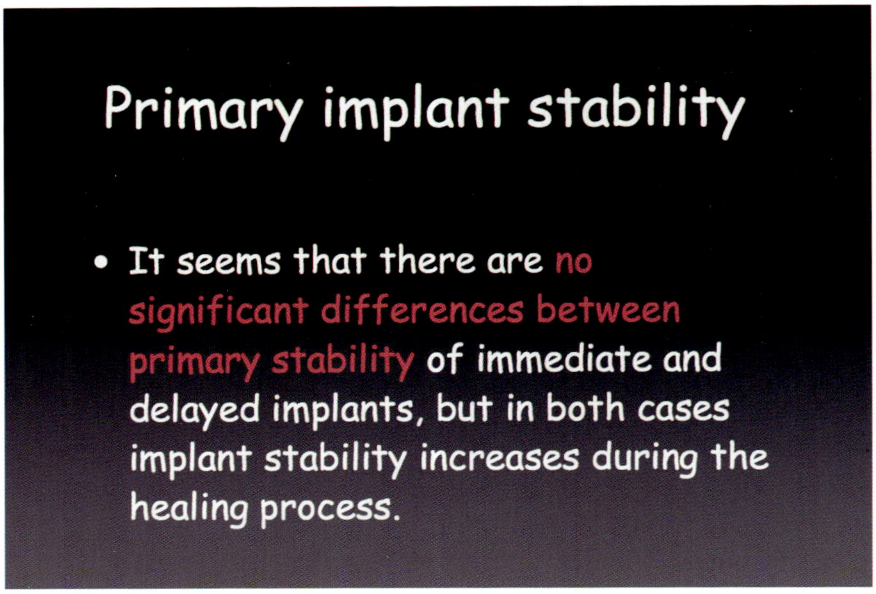

▶▶ 그림 1-10.

그림 1-10에서는 발치 즉시 식립 시 primary stability에 대해서 이야기하고 있는데, 즉시 식립 과 지연 식립에서의 초기 고정에서의 차이는 없다고 하였으며 두 경우 모두에서 시간이 경과 함에 따라 골 유착이 진행되면서 고정력이 증가한다고 하였다. 다른 연구(The Fourth ITI Consensus Conference(November 2009))에서는 발치 즉시 식립 시 초기 고정력이 성숙골에 비해 약간 낮았지만, 시간이 지나면서 차이가 없어졌다고 하였다. 필자의 생각은 초기 고정력은 발치와이냐 성숙골이냐의 문제라기보다는 환자가 가지고 있는 고유의 골질과 술자의 수술 방법, 임플란트 디자인 등에 더 영향을 받는다고 생각한다.

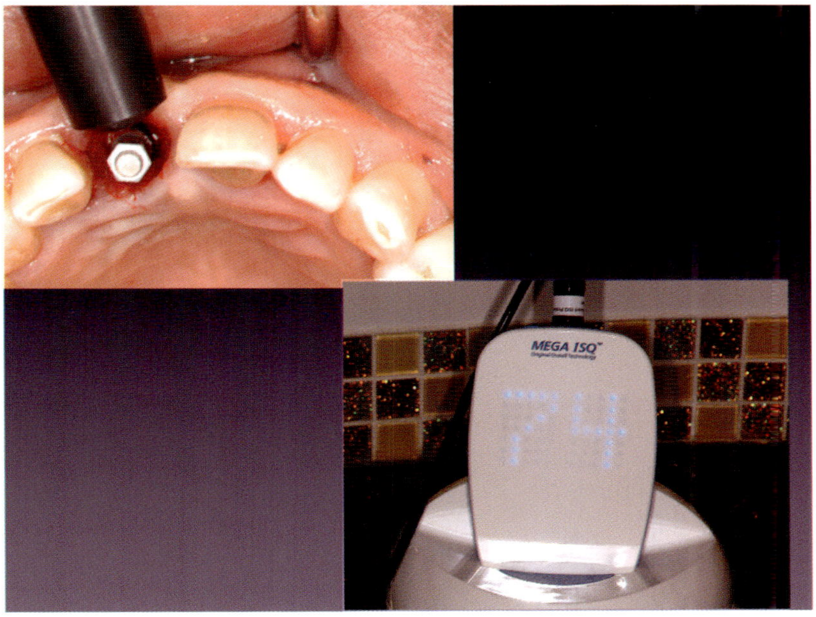

▶▶ 그림 1-11.

그림 1-11은 그림 1-10에 대한 필자의 증례이다. 상악 전치부 발치 즉시 식립 시 초기 고정력을 ostell mentor(Mega ISQ)로 측정한 것으로 상악 전치부 발치 즉시 식립 증례임에도 불구하고 ISQ값이 74로 비교적 만족스러운 초기 고정력을 보이고 있음을 알 수 있다.

이상으로 발치 즉시 식립 수술에 대한 전반적인 사항들을 논문을 중심으로 임상 증례와 함께 알아보았다.

02. 발치 즉시 식립 임플란트의 식립 시기에 따른 용어 정리

다음으로는 발치 즉시 식립 시 알아둘 필요가 있는 몇 가지 사항들에 대해 이야기해 보도록 하자.

먼저 발치 즉시 식립의 식립 시기에 따른 용어에 대해서 알아보도록 하자(필자의 경우 여러 분류들 중에서 비교적 간단하게 분류된 Esposito[2](2006) 논문을 중심으로 설명하고자 한다).

발치 즉시 식립 임플란트의 용어는 논문에 따라 차이가 있으나 대체로 발치 후 8주를 기준으로 식립 시기에 따른 용어를 사용하고 있다. 이때 8주의 의미는 발치와의 초기 골형성(woven bone modelling)이 완료되고 상방 연조직이 어느 정도 성숙하는 단계라 생각된다.

1) 즉시 식립(immediate implatation):

문헌에 따라 약간의 차이는 있지만 일반적으로 즉시 식립은 발치와 동시에 임플란트를 식립하는 경우를 말하는 것으로 장점으로는 연조직을 최대한 보존할 수 있고(치간유두), 수술 횟수를 감소시킬 수 있는 장점이 있다.

2) 즉시 지연 식립(Immediate-delayed implantation):

즉시 지연 식립은 발치 후 6-8주 이내에 임플란트를 식립하는 것으로 연조직의 치유가 어느 정도 성숙되어진 후 시술하는 것을 말한다. 이 경우 primary closure를 비교적 용이하게 얻을 수 있는 장점이 있으나 치간유두의 상실 가능성이 높고 수술 횟수가 증가될 수 있다는 단점이 있다.

3) 지연 식립(Delayed implantation):

마지막으로 지연 식립은 발치와의 초기 bone 치유가 일어난 8주 이후에 임플란트를 식립하는 것을 말한다(Hammerle[3] 등의 경우 이를 좀 더 세분하여 8주에서 16주까지를 delayed implantation, 16주 이후를 late implantation으로 구분하였다). 앞으로 이 책에서 사용되는 발치 즉시 식립 시기에 대한 용어는 위 3가지를 사용하고자 한다.

2) Esposito MA, Koukoulopoulou A, Coulthard P, Worthington HV. Interventions for replacing missing teeth: dental implants in fresh extraction sockets(immediate, immediate-delayed and delayed implants). Database Syst Rev. 2006 Oct 18;(4):CD005968.

3) Hammerle, C.H., Chen, S.T. & Wilson, T.G., Jr.,(2004) Consensus statements and recommended clinical procedures regarding the placement of implants in extraction sockets. Int J Oral Maxillofac Implants 19 Suppl: 26-28.

03. 발치와에 잔존하는 만성 염증이 있는 경우의 발치와 감염조절(infection control)

앞에서도 말씀드렸지만 발치와의 염증이 발치 즉시 식립의 비적응증은 아니다(단, active 한 염증이 있는 경우는 수술을 연기하는 것이 좋다). 이 경우 꼭 기억해야 할 것은 육아조직을 비롯한 잔존하는 염증원을 철저히 제거해야 한다는 것이다(Chrcanovic)[4]. 만약 이러한 좋지 않은 연조직이 발치와 내에 남아있는 상태로 수술이 이루어진다면 향후 감염이나 임플란트의 실패로 이어질 수 있다.

따라서 술자는 surgical curette이나 molt curette 혹은 high speed bur나 레이저 등으로 발치와 내에 잔존하는 granulation tissue를 제거한 후 발치와 벽을 소리가 날 정도로 긁어주어 fresh bleeding을 유도해 주는 것이 좋다(단, 우식증에 의한 발치와 같이 발치와에 염증이 없을 시는 이 과정이 불필요하다).

그 후 tetracyline을 식염수와 1:3-5 정도의 비율로 희석하여 cotton 등으로 3~5분 정도 발치와에 soaking 한다. (그림 1-12, 13)

감염 발치와의 발치 즉시 식립에 관한 부분은 20장에서 보다 자세하게 다루도록 하겠다.

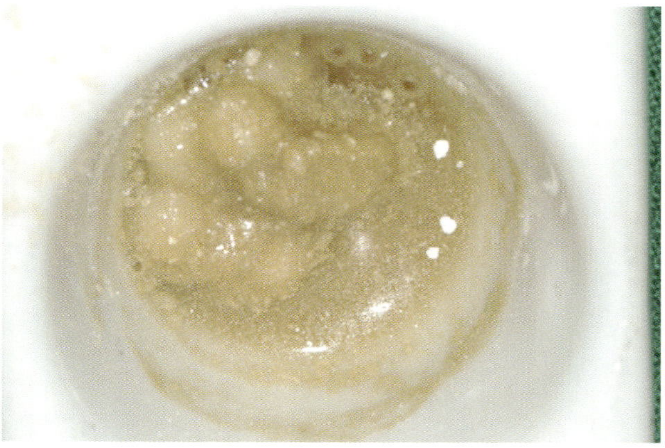

▶▶ 그림 1-12.

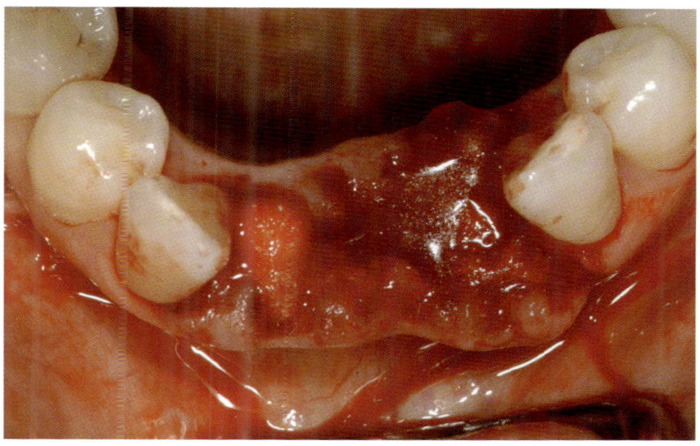

▶▶ 그림 1-13.

4) Bruno Ramos Chrcanovic, DDS, MSc;* Maximiliano Delany Martins, PhD;† Ann Wennerberg, DDS, PhD‡ Immediate Placement of Implants into Infected Sites: A Systematic ReviewClinical Implant Dentistry and Related Research, Volume 17, Supplement 1, 2015

04. 발치 즉시 식립에서는 어떤 임플란트를 써야 할까?

TG wilson(1998)[5] 등은 즉시 식립에서 임플란트 표면처리가 임플란트 치유에 큰 영향을 미치며 rough surface 표면의 임플란트가 smooth surface 표면의 임플란트에 비해 훨씬 더 높은 BIC(bone – implant contact)를 보인다고 하였다. 이는 대부분의 선생님이 알고 계신 내용으로 현재 국내에 출시되어 많이 사용되고 있는 SLA 임플란트들은 발치 즉시 식립에 크게 문제가 없다고 필자는 생각한다.

또한 임플란트의 형태는 straight type과 taper type으로 구분하였을 때 Lang(2007)[6] 등은 두 임플란트 형태에 따른 초기 고정력의 차이는 없었다고 하였다. 필자의 생각으로는 straight type의 임플란트가 taper type의 임플란트에 비해 식립 깊이의 조절이 더 용이하고, 전치나 소구치부 식립 시 발치와에서 임플란트가 미끄러지는 현상이 적어서 발치 즉시에는 더 적합하다고 생각한다. Taper type의 임플란트는 식립 시 임플란트 fixture의 미끄러짐이나 방향이 협측으로 기울어질 가능성이 있는 것이 단점이라고 할 수 있으나 발치와에서 초기 고정력이 좋고 상악 전치와 같이 치근단부가 좁거나 함요가 심한 경우에 장점이 있다고 할 수 있다.

현재 국내 시판되는 임플란트의 대부분이 taper 형태여서 앞서 언급한 장단점을 고려하여 주의 깊게 사용한다면 큰 문제는 없을 것으로 생각한다.

또한 fixture는 mount가 필요 없이 식립 조절이 가능한 형태가 좋으며(그림 1–14), fixture connector에도 식립 깊이를 알 수 있는 눈금이 있는 형태(그림 1–15)가 좋을 것으로 생각된다.

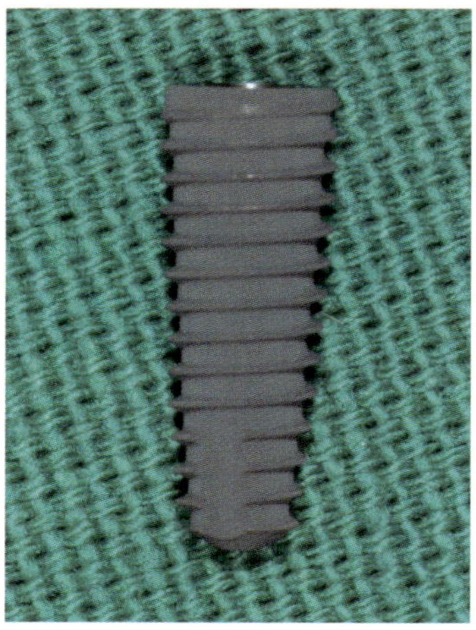

▶▶ 그림 1–14.

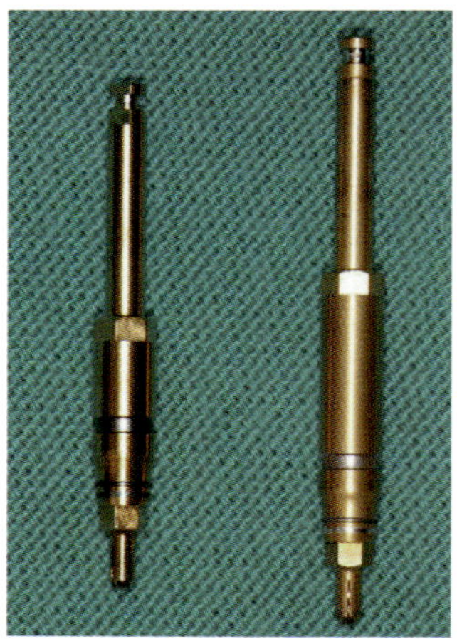

▶▶ 그림 1–15.

5) Thomas G. Wilson, Jr, DDS, Robert Schenk, MD, Prof Dr Med,Daniel Buser, DMD, Prof Dr Med Dent, David Cochran, DDS, PhD, MS, MMSci.. Implants Placed in Immediate Extraction Sites:A Report of Histologic and Histometric Analyses of Human Biopsies. INT J ORAL MAXILLOFAC IMPLANTS 1998;13:333–341

6) Lang NP1, Tonetti MS, Suvan JE, Pierre Bernard J, Botticelli D, Fourmousis I, Hallund M, Jung R, Laurell L, Salvi GE,Immediate implant placement with transmucosal healing in areas of aesthetic priority. A multicentre randomized-controlled clinical trial I. Surgical outcomes. Clin Oral Implants Res. 2007 Apr;18(2):188-96.

05. 발치 즉시 식립 시 발치법

발치 즉시 식립 시 발치는 최대한 gentle 하게 해야 하며 남아있는 협측 골판에 손상이 없도록 하는 것이 매우 중요하다. 만약 발치 도중에 협측 골판이 손상된다면 이는 수술을 까다롭게 만드는 원인이 된다.

따라서 필요 시 periotome, 15c blade 등으로 발치 치아의 근원심 periodontal space에 넣고 mallet으로 쳐서 공간을 넓혀 치아를 subluxation 시킨 다음 부드럽게 발치하는 것이 좋다. (그림 1-16)

또한 발치 시 치아 삭제가 필요한 경우 치아에 힘이 도달되는 방향이 근원심 방향이어야 협측 골판의 파절을 방지할 수 있다. 따라서 bucco-lingual로 치아를 삭제 후 mesio-distal 방향으로 파절 시킨 후 발치하는 것이 좋다고 할 수 있다. (그림 1-17)

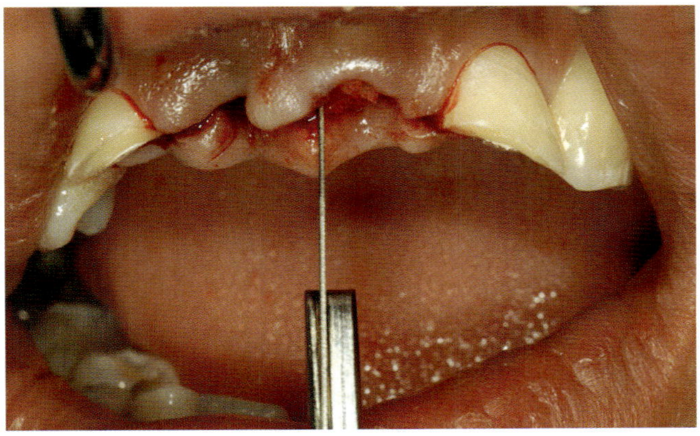

▶▶ 그림 1-16.

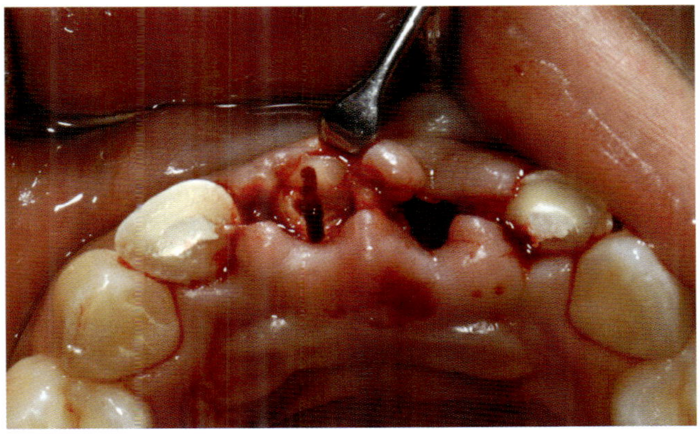

▶▶ 그림 1-17.

06. 발치 즉시 식립 임플란트의 생존율(survival rate)

여기서 우리가 먼저 알고 있어야 할 것은 생존율과 성공률은 다르다는 것이다. 즉 생존율은 임플란트 식립 후 연구 시점에서 임플란트의 상태와는 상관없이 실패하지 않고 구강 내에 남아있는 것을 뜻하는 것이고 성공률은 임플란트 식립 후 연구 시점에서 임플란트의 상태가 성공 기준(Albreksson & Zarb)에 부합되는지가 기준이 된다.

Lang(2012)[7] 등은 46개의 논문을 분석한 리뷰에서 2,908개의 발치 즉시 식립 임플란트에서 평균 약 2년간 관찰한 결과 58개의 임플란트가 실패하여 약 98%의 생존율을 보인다고 보고하였다. 또한 다른 여러 논문에서도 발치 즉시 식립 임플란트의 생존율을 94.9 –100% 정도로 보고 하고 있다.[8,9,10]

필자의 병원에서도 2005년부터 2012년까지 평균 약 31개월간 461개의 발치 즉시 식립 임플란트의 생존율을 연구한 결과 98.5%의 생존율을 보였다. 이 부분에 대해서는 28장에서 좀 더 자세히 살펴보도록 하겠다.

이상의 결과들은 성숙골에 심은 임플란트의 생존율과 비교하여도 나쁘지 않은 결과이다. 따라서 발치 즉시 식립 임플란트는 적절한 계획과 시술이 이루어진다면 예지성 높은 치료임을 알 수 있다.

7) Lang NP1, Pun L, Lau KY, Li KY, Wong MC. A systematic review on survival and success rates of implants placed immediately into fresh extraction sockets after at least 1 year. Clin Oral Implants Res. 2012 Feb;23 Suppl 5:39-66.

8) Mijiritsky E1, Mardinger O, Mazor Z, Chaushu G. Immediate provisionalization of single-tooth implants in fresh-extraction sites at the maxillary esthetic zone: up to 6 years of follow-up. implant Dent. 2009 Aug;18(4):326-33

9) Prosper L1, Crespi R, Valenti E, Capparé P, Gherlone E. Five-year follow-up of wide-diameter implants placed in fresh molar extraction sockets in the mandible: immediate versus delayed loading.
Int J Oral Maxillofac Implants. 2010 May-Jun;25(3):607-12.

10) Botticelli D1, Renzi A, Lindhe J, Berglundh T. Implants in fresh extraction sockets: a prospective 5-year follow-up clinical study. Clin Oral Implants Res. 2008 Dec;19(12):1226-32.

07. 발치 즉시 식립 임플란트 시 발치의 보험 적용

요즈음 보험에 관한 선생님들의 관심이 높으신데, 발치 즉시 식립 시 발치에 대한 보험 적용은 다음과 같다.

일단 발치에 대한 보험 청구는 가능하다(치아의 질병에 따른 발치로 간주). 단, 다 아시다시피 환자 본인 부담금은 받아야 한다. 그리고 마취도 청구가 가능하다. 또한 발치의 난이도에 따른(난발치, 수술 발치 등) 청구도 가능하다. 이때 bur를 사용한 경우 꼭 챠트에 기재하고 청구해야 한다. 약 처방도 보험으로 처방이 가능하다.

그러나 다음날 후처치는 청구할 수가 없다(임플란트 드레싱으로 간주).

이상으로 이번 장에서는 발치 즉시 식립 임플란트의 전반적인 사항에 대해 수술 부분을 위주로 살펴보았다.

이제 다음 장에서부터는 발치 즉시 식립 임플란트의 각 영역에 대해 좀 더 구체적으로 알아보도록 하겠다.

관련 강의 링크

발치 즉시 식립
임플란트 수술 요점 정리

Chapter **02**

발치 후 치조골에는 어떤 변화가 일어나는가?

이번 장에서는 발치 후 발치와의 치유 과정과 그에 따른 발치와의 흡수 양상에 대해 몇 가지 논문을 토대로 알아보려고 한다.

대부분의 치과의사 선생님들이 잘 알고 있는 내용이지만 발치 즉시 식립 임플란트를 이해하는데 있어서 발치와의 치유 과정을 아는 것은 가장 기본이 되는 부분이며 또한 임상적으로도 중요한 의미를 가진다.

따라서 이번 장에서는 발치와의 치유 과정에 대해 임상적으로 중요한 의미가 있는 부분을 중심으로 알아보기로 하고 선생님들께서는 가능하면 이 내용을 숙지하고 수술에 활용하는 것이 좋을 것으로 생각된다.

먼저 다음 임상 사진을 보도록 하자.

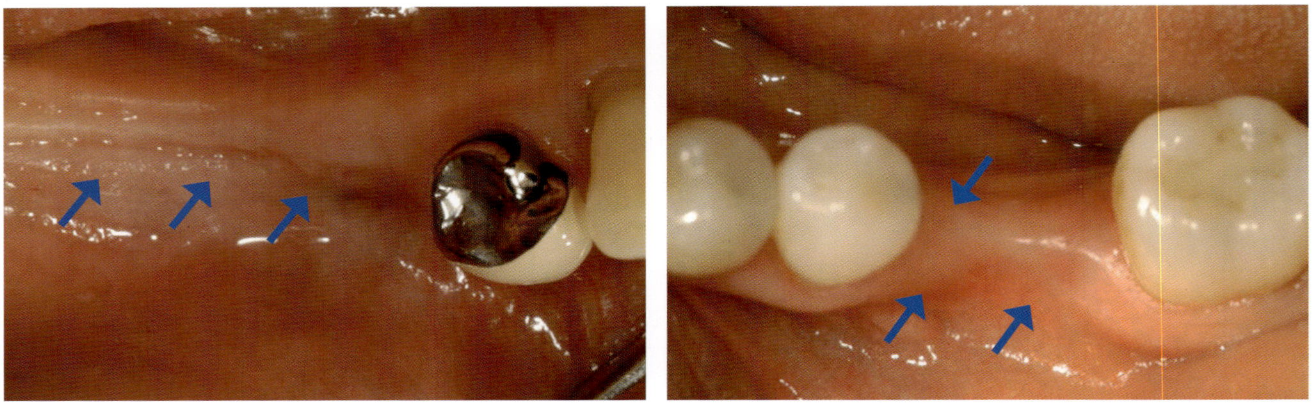

▶▶ 그림 2-1.

우리가 임상에서 흔히 볼 수 있는 발치 후 치조골의 흡수 양상을 보이는 사진(그림 2-1, 화살표)이다. 이러한 흡수는 발치 부위, 성별, biotype, 감염 여부 등 다양한 요인에 따라 발치와의 흡수되는 양과 양상이 달라지게 된다. 따라서 발치 후 치조골의 흡수 양상을 정확히 예측하는 것은 힘들다고 할 수 있다.

그러나 그림 2-1과 같이 발치와의 흡수가 많은 경우, 술자가 발치 즉시 식립 임플란트를 정확한 부위에 식립하지 못했다면 식립 후 협측골의 흡수에 따른 임플란트 fixture 부근의 골흡수를 경험할 가능성이 크다고 할 수 있다. 이와 같이 우리가 발치와의 치유 양상을 알고 각 각의 증례에서 발치와의 흡수를 고려해서 임플란트의 식립 위치를 결정하고 골이식을 하는 것은 발치 즉시 식립 임플란트의 성공에 있어서 매우 중요한 요소가 된다.

01. 발치와의 치유 과정의 모식도

발치와의 치유 과정을 1969년 Amler[1] 등이 발표한 논문을 통해 알아보자.

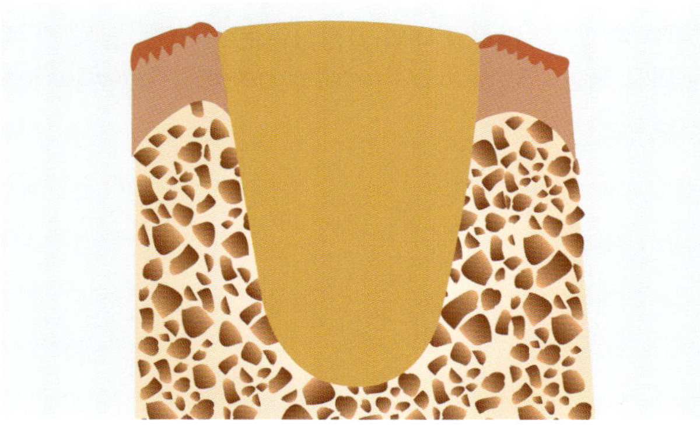

▶▶ 그림 2-2.

발치 후 1일 발치 직후 blood clot이 형성되고 24시간 이내에 Hemolysis 현상이 생김(임플란트 식립 시에도 이러한 혈병의 형성과 유지가 매우 중요한 과정임)

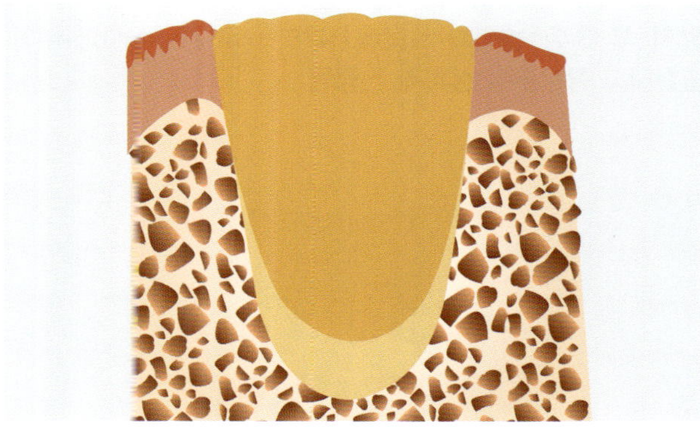

▶▶ 그림 2-3.

발치 후 2-3일 Blood clot의 수축이 일어나고 하방에서부터 육아조직이 형성되기 시작함

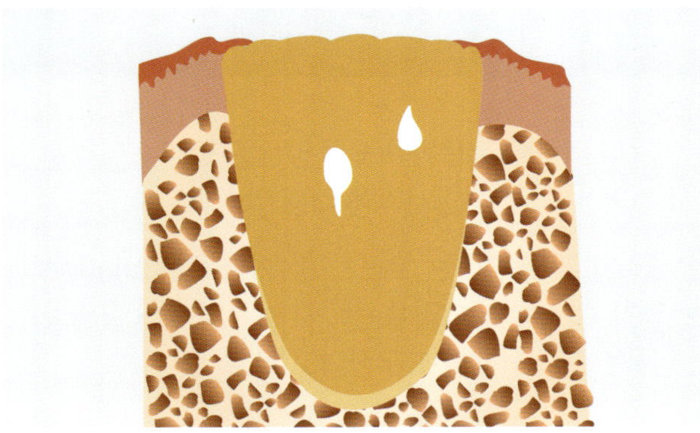

▶▶ 그림 2-4.

발치 후 4일 조직학적으로 fibroblast가 증가되고 파골세포가 출현하여 발치와 modelling 시작됨. 창상 변연에서의 상피조직이 분화되기 시작함

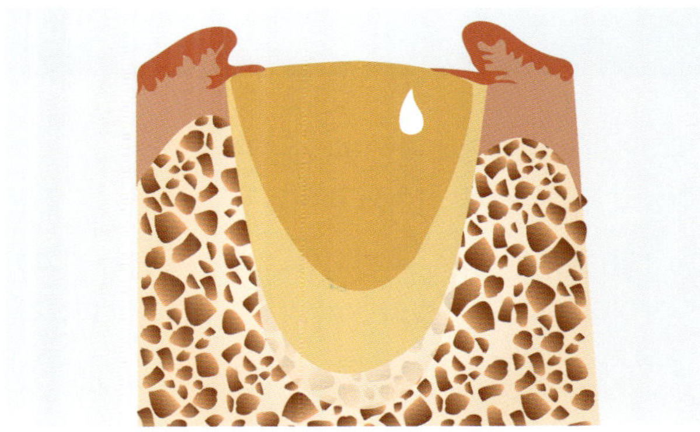

▶▶ 그림 2-5.

발치 후 1주일 발치와 중간 부위에 육아조직 출현 및 성숙이 일어나고 치근단 부위에 osteoid(provisional matrix)가 형성됨

1) M. H. Amler(M.S., D.D.S.) :The time sequence of tissue regeneration in human extraction wounds Oral Surgery, Oral Medicine, Oral PathologyVolume 27, Issue 3, March 1969, Pages 309-318

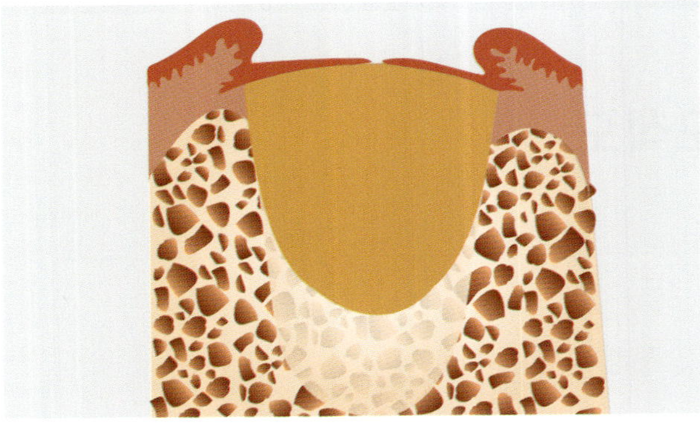

▶▶ 그림 2-6.

발치 후 3주 발치와 하방에서부터 trabecular bone이 출현하고 창상부위 상피화 진행됨

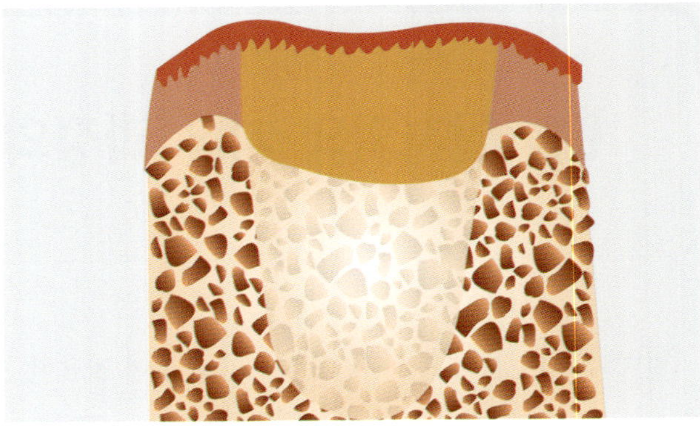

▶▶ 그림 2-7.

발치 후 2달 발치와 내의 골형성이 완성됨(단, 발치 전 높이까지 형성되지 않고 trabecular bone은 remodelling 과정을 거침)

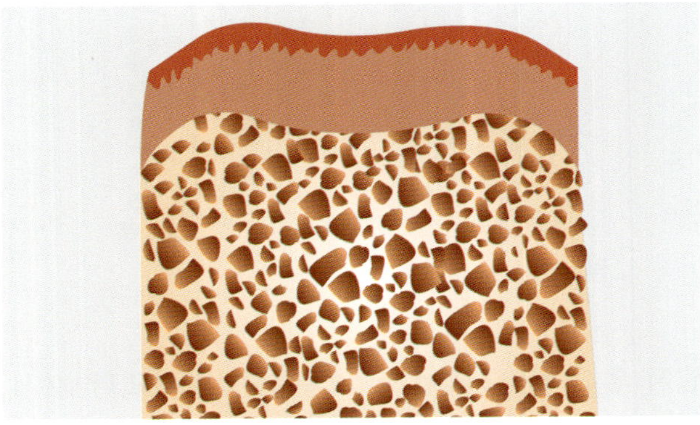

▶▶ 그림 2-8.

발치 후 4개월 골의 remodeling과 maturation 완료

기억해야 할 시기

발치와의 치유 과정에 관한 여러 논문은 약간의 시기적 차이는 있으나 대략 위 논문과 비슷한 양상을 보인다. 따라서 이상의 과정을 거쳐 발치와가 치유된다고 봤을 때 임상가로서 기억해야 할 만한 시기에 대해 알아보도록 하자

⊙ 1일(혈병 형성) ⟶ 발치와 치유 과정에서 필자가 가장 중요하게 생각하는 부분은 첫 번째 coagulation 단계이다. 이 과정이 발치와 치유의 시작점이며 임상적으로는 발치 후 즉시 식립 임플란트 시 발치와 내의 혈병을 잘 유지시켜주는 수술 술식을 시행하는 것이 발치 즉시 식립 임플란트의 성패를 좌우한다고 할 수 있다.

⊙ 3주(발치와의 상피화 완성) ⟶ 발치 즉시 식립 시 수술 부위를 개방창으로 치유하는 경우가 많고 이 경우 수술 부위가 감염이 되지 않는 것이 중요하다. 이런 관점에서 발치와는 개인 차이가 있을 수 있으나 약 3~5주경 발치와 상부 연조직의 상피화가 완성이 된다. 따라서 술자는 3주 정도까지는 수술 부위 감염이 되지 않도록 주의하는 것이 필요하다.

⊙ 2달(발치와의 골형성 및 연조직 치유 완성) ⟶ 이 시기는 발치 즉시 식립 후 loading의 시기를 정하는 것과 지연 식립 시 연조직 치유를 위해 얼마를 기다려야 하는 문제와 관련이 있다. 일반적으로 즉시-지연 식립 시 연조직 치유는 약 2달 경에 완성되므로 이 정도를 기다린 후에 수술하는 것이 바람직하다고 생각된다.

02. 발치 후 발치와 흡수의 원인

우리가 모두 잘 알고 있듯이 치조골(alveolar bone)은 층판골(cortical bone=lamellar bone)과 해면골(trabecular bone) 그리고 치조 백선(lamina dura=bundle bone)으로 구성되어 있다(그림 2-9).

그리고 Goldman(1957)[2]은 이러한 치조 백선은 치아가 발치되고 나면 사라지게 되므로 이것을 치아 의존성 구조물(tooth dependent structure)이라고 하였다.

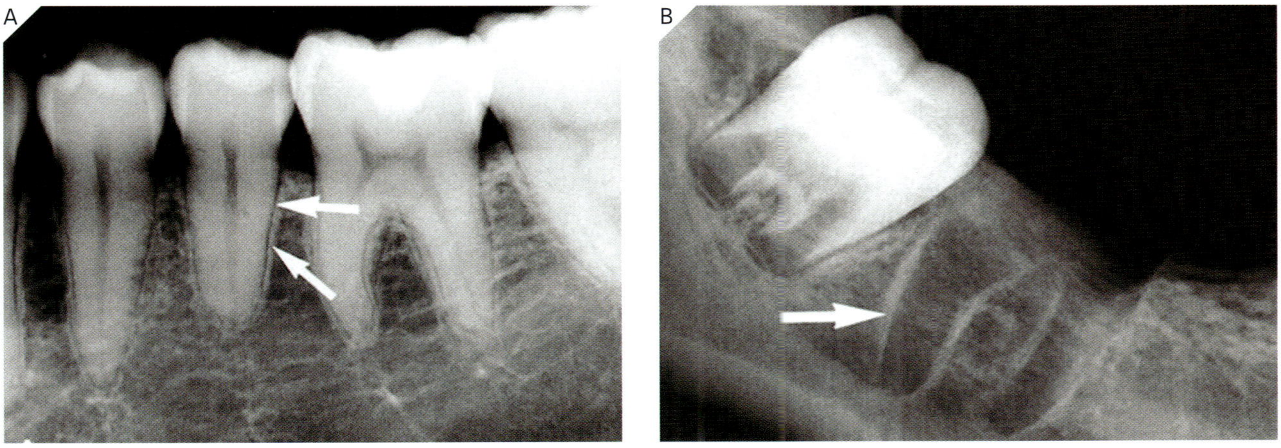

▶▶ 그림 2-9.

따라서 우리는 발치와의 흡수를 잘 이해하기 위해 치조 백선(lamina dura=bundle bone)에 좀 더 주목할 필요가 있다. 먼저 용어를 정확히 하자면 lamina dura라고 하는 것은 방사선학적 용어이고 bundle bone이라고 하는 것은 조직학적 용어이다. 발치와의 흡수를 좀 더 잘 설명하기 위해서는 조직학적 접근이 더 낫기 때문에 이후 용어는 bundle bone으로 하기로 하겠다.

조직학적으로 bundle bone은 치조골 부위의 sharpey's fiber attached area를 말하는 것으로, dentin에서 나온 sharpey's fiber가 cementum과 PDL space를 지나 치조골까지 다다른 부위라고 할 수 있다. 그리고 이 부위는 highly mineralized 되어 있어서 방사선 사진상에서 radiopaque 하게 보이게 된다(그림 2-10, 붉은 색칠한 부위).

2) H. M.Goldman, J.S.Millsap, H.S.Brenman :Origin of registration of the architectural pattern, the lamina dura, and the alveolar crest in the dental radiograph ;Oral Surgery, Oral Medicine, Oral Pathology .Volume 10 Issue 7, July 1957, Pages 749-758

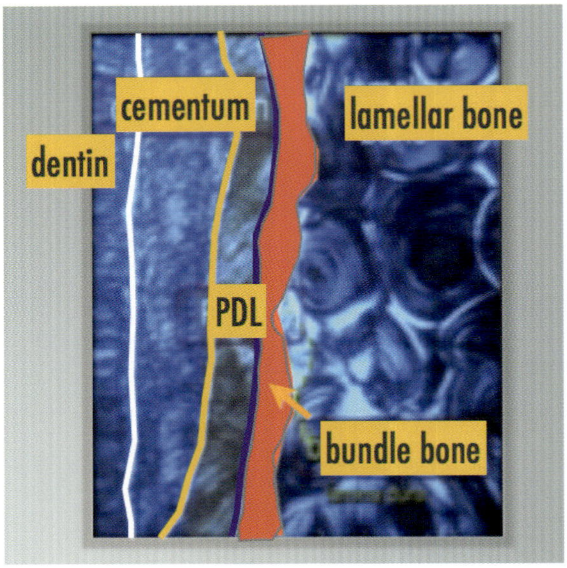

▶▶ 그림 2-10.

이러한 bundle bone에 관한 Lindhe group[3]의 연구에 따르면 임상적으로 중요한, 발치와의 치조골정(marginal crest) 부위에서 bundle bone의 두께가 설측에서는 약 0.5 mm 정도이며 협측에서는 약 2mm 정도라고 하였다(그림 2-11, 12).

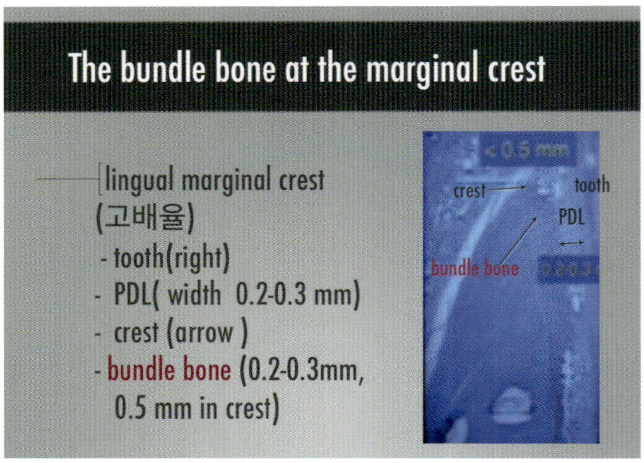

▶▶ 그림 2-11.

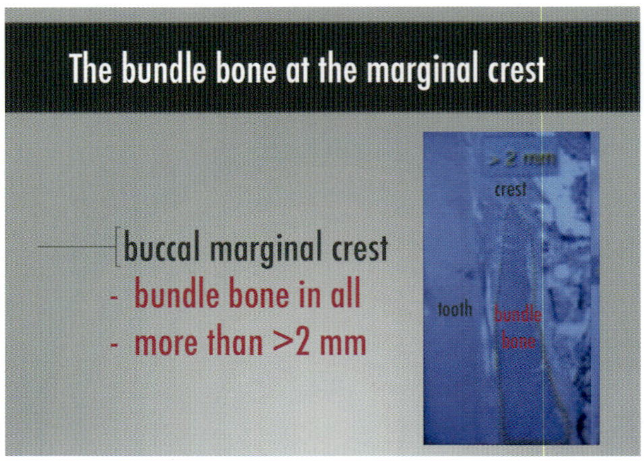

▶▶ 그림 2-12.

따라서 발치 후 bundle bone은 사라지게 되므로 협측에서는 최소 약 2mm 이상, 설측에서는 약 0.5mm 이상의 골의 흡수를 보이게 된다(이는 협측의 흡수량이 2mm, 설측의 흡수량이 0.5mm라는 뜻은 아니다). 그러므로 이러한 bundle bone의 흡수로 인해 발치와의 흡수가 일어나며 또한 bundle bone의 두께 차이로 인해 협측과 설측의

3) Araujo MG, Lindhe.. Dimensional ridge alteration following tooth extraction . JCP 2005

흡수 차이가 생긴다고 설명하고 있다(물론 대부분의 발치와에서 이러한 양상을 보이지만 치조골 내에서 치아의 위치 또는 발치와 내에서의 염증 부위 등에 따라 설측이 더 많은 흡수를 보이는 경우도 있을 수 있다).

또한 Araujo & Lindhe(2005)[4] 등에 의하면 발치와의 흡수는 두 가지 phase가 겹쳐진다고 설명하였다.

즉 phase 1에서는 주로 발치와 내부에서의 흡수로써, bundle bone이 흡수되어 woven bone으로 대체된다. 이때 협측 골판의 crest 부위에 존재하는 bundle bone이 같이 흡수되어 수직적 골흡수도 일어난다.

phase 2에서는 주로 발치와 외부의 흡수로써 협설측 골판의 바깥쪽의 흡수가 일어나게 된다(그 원인은 현재로써는 알 수가 없다고 하였다).

따라서 phase 1과 2가 합쳐져서 전체적인 발치와의 흡수가 일어나게 된다고 하였다.

결론적으로 발치 후 발치와의 흡수가 일어나는 이유는 발치와에 있는 bundle bone의 흡수와 원인을 알 수 없는 발치와 외벽의 흡수 때문이며 협측이 설측에 비해 bundle bone이 더 두꺼워 상대적으로 많은 흡수를 보이고 협측은 약 2mm 이상, 설측은 약 0.5 mm 이상의 흡수를 보인다고 할 수 있다.

---

4) Araujo, M.G. & Lindhe, J. (2005) Dimensional ridge alterations following tooth extraction. An experimental study in the dog.. Journal of Clinical Periodontology32: 212–218.

03. 발치와의 흡수 양상과 흡수량

이 부분은 술자가 발치 즉시 식립 시 식립 위치를 결정하는 데 있어서 중요한 부분이 된다.

다음 논문을 살펴보자. (Pietrokovski & Massier 논문 수정 인용[5])

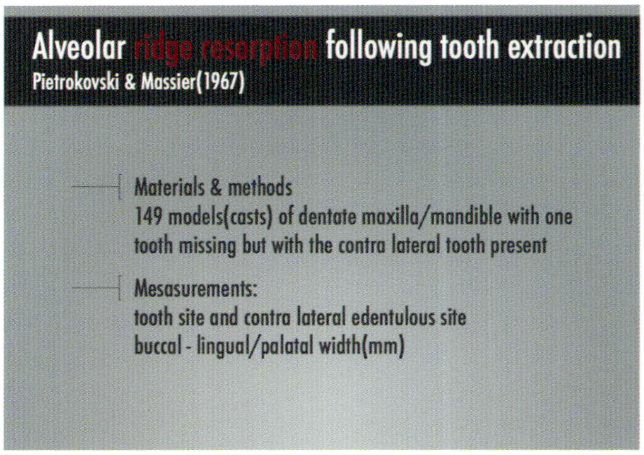

▶▶ 그림 2-13.

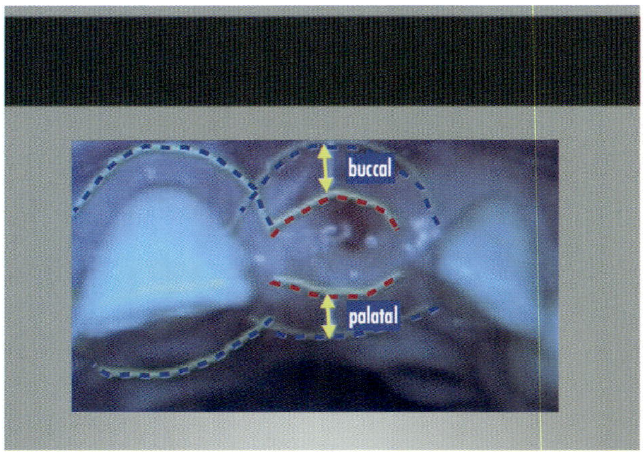

▶▶ 그림 2-14.

Pietrokovski & Massier[5]가 1967년에 발표한 논문으로 하나의 치아가 발치되고 그와 반대 측의 같은 치아가 있는 149개의 모델을 이용하여 두 치아의 치조골의 폭을 비교하여 발치와의 흡수 정도를 비교한 논문이다(그림 2-13, 14).

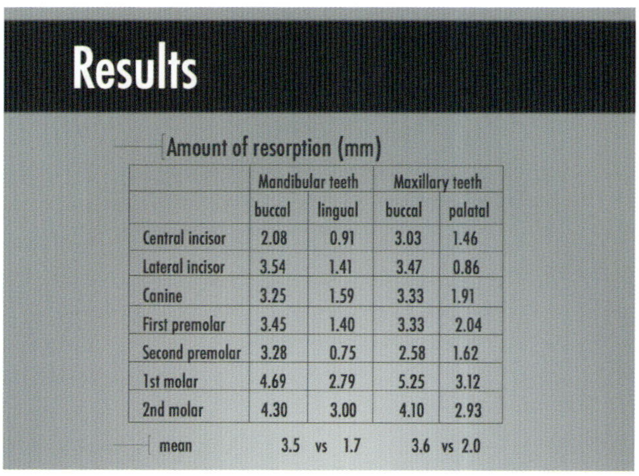

▶▶ 그림 2-15.

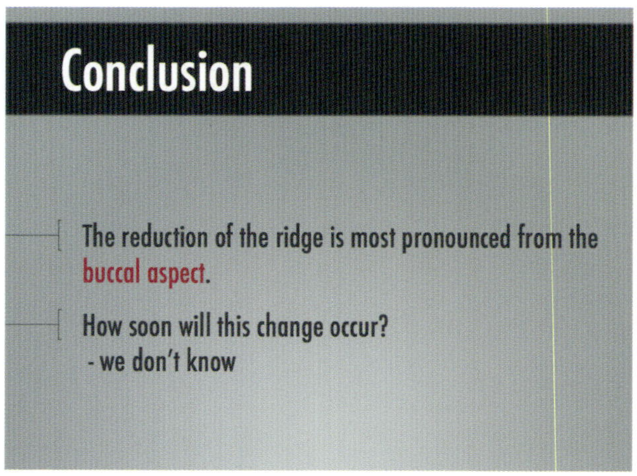

▶▶ 그림 2-16.

5) Pietrokovski J Massler M. Alveolar ridge resorption following tooth extraction. J Prosthet Dent. 1967 Jan;17(1):21-7.of Implants into Infected Sites: A Systematic ReviewClinical Implant Dentistry and Related Research, Volume 17, Supplement 1, 2015

결과는 그림 2-15, 그림 2-16과 같다. 상하악 모두에서 협측이 설/구개측에 비해 약 2배 정도의 흡수를 보인다. 이는 우리 임상의들이 흔히 접하게 되는 대부분의 발치와가 협/순측이 많이 흡수되는 양상을 보이는 것과 일치하는 것을 알 수 있다. 그리고 또 한 가지 이 논문에서 눈여겨봐야 할 사항은 상악 전치부에서의 흡수량이다. 이는 상악 전치부 심미와 관련이 있다. 그림 2-15에서 보는 바와 같이 상악 전치부의 평균적인 흡수량은 중절치 3.03mm, 측절치 3.47mm, 견치 3.33mm이다. 따라서 상악 전치에서 발치 후 순측 흡수량은 대략 3mm 내외라고 생각할 수 있다. 이는 상악 전치부에서 임플란트 식립 위치와 관련하여 중요한 의미를 가진다. 이 부분에 대해서는 이 장의 뒷부분에서 좀 더 구체적으로 알아보도록 하겠다.

또한 한 가지 더 살펴볼 내용은 구치부의 흡수량이다. 그림 2- 15의 상, 하악 구치부의 협측 흡수량을 보면 그 흡수량이 4.10-5.25mm로 흡수량이 상당히 많은 것을 알 수 있다. 물론 구치부 발치와의 크기가 커서 그렇기도 하겠지만 전치부에 비해 흡수량이 상당히 많음을 알 수 있다. 이는 다른 여러 논문에서도 비슷한 결과들을 보이고 있다. (Fallschussel G. (1986)[6], Johnson K. (1969)[7] Atwood DA(2001)[8]). 따라서 구치부에서도 술자가 발치 즉시 식립 수술을 할 때 임플란트가 설/구개측에 위치하도록 해야 한다는 것을 시사하고 있다(협측에서 발치와 크기의 절반 정도가 흡수된다고 할 수 있다.)

물론 이 한 가지 논문만 가지고 흡수량의 절대 수치를 논하는 것은 약간 무리가 있는 듯하지만, 분명한 것은 현재 나와 있는 대부분의 책이나 논문이 대체적인 흐름에 있어서는 일치한다는 것을 말씀드리고 싶다.

여기서 구치부 발치와의 흡수와 관련하여 좀 더 살펴보기로 하자

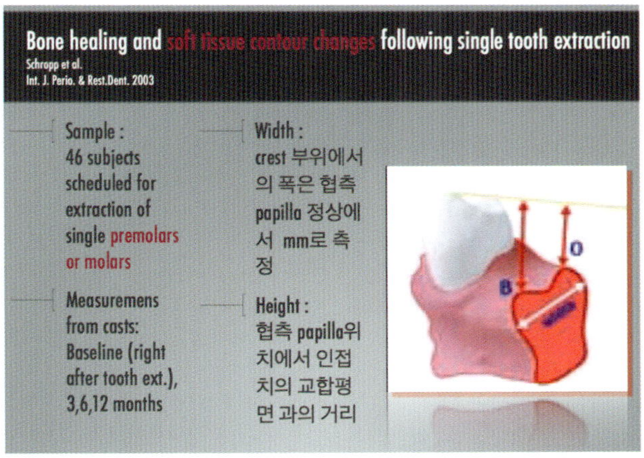

▶▶ 그림 2-17.

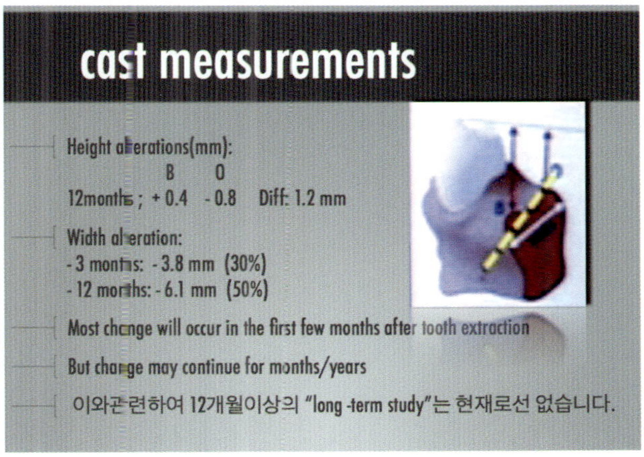

▶▶ 그림 2-18.

그림 2-17은 Schropp[9]등이 2003년에 발표한 논문으로 소구치와 대구치 부위의 단일치 발치 시 흡수량에 대해서 이야기하고 있다. 결론은 소구치와 대구치의 발치와의 수평적 골흡수는 발치와 크기의 50% 정도 흡수가 일어나고

6) Fallschussel G. Anatomie des Zahnlosen Oberkiefers. XZ Zahnarztl Implantol 1986; 2:64-72.
7) Johnson K. A study of the dimensional changes occurring in the maxilla following closed face immediate denture treatment. Aust Dent J. 1969 Dec;14(6):370-6.
8) Atwood DA. Some clinical factors related to rate of resorption of residual ridges. 1962. J Prosthet Dent. 2001 Aug;86(2):119-25.
9) Schropp et al. Bone healing and soft tissue contour changes following single tooth extraction Int. J. Perio. & Rest.Dent. 2003

수직적으로는 1~2mm 정도 흡수가 일어난다는 것이다. 따라서 앞에서 언급한 Pietrokovski & Massier의 논문과 같이, 소구치나 대구치의 발치 즉시 식립 시에도 설/ 구개측 식립과 함께 식립 깊이도 1~2mm 정도 깊게 식립해야 함을 알 수 있다(구체적인 임플란트 식립 위치와 깊이는 part III 제14-18장에서 알아보기로 하겠다).

또한 여기서 우리가 염두에 두어야 할 것은 위의 두 논문의 결과는 단일 치아 발치인 경우라는 것이다. 발치하는 치아의 개수가 더 많아진다면 인접 자연치들의 발치와 흡수에 저항하는 영향이 없어져서 발치 후 흡수량은 더 커질 것이라 생각된다.

이와 관련하여 전악 발치에 있어서 발치와 치조골의 흡수 양상을 살펴보도록 하자(Pietrokovski 논문 수정 인용)[10].

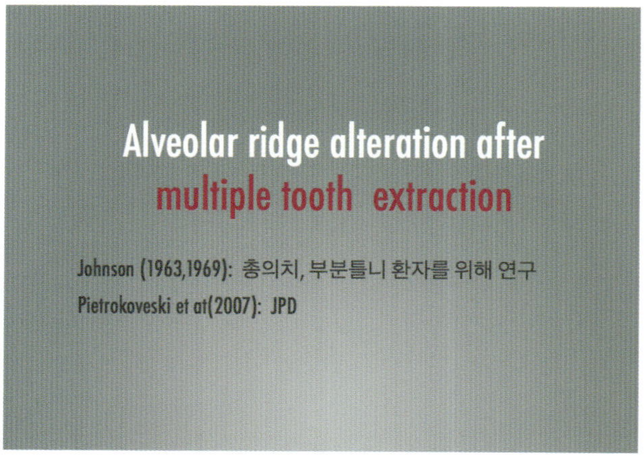

▶▶ 그림 2-19.

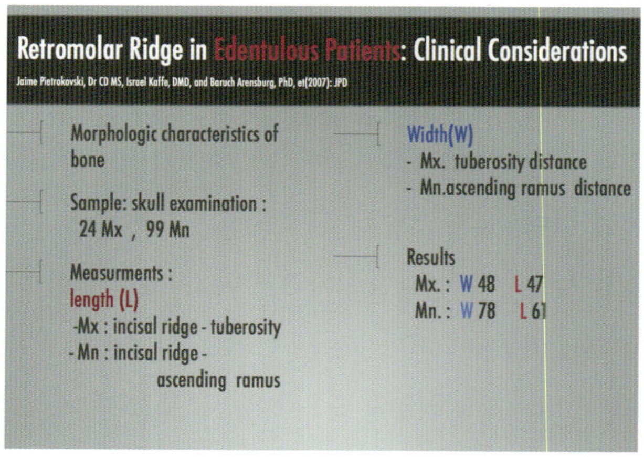

▶▶ 그림 2-20.

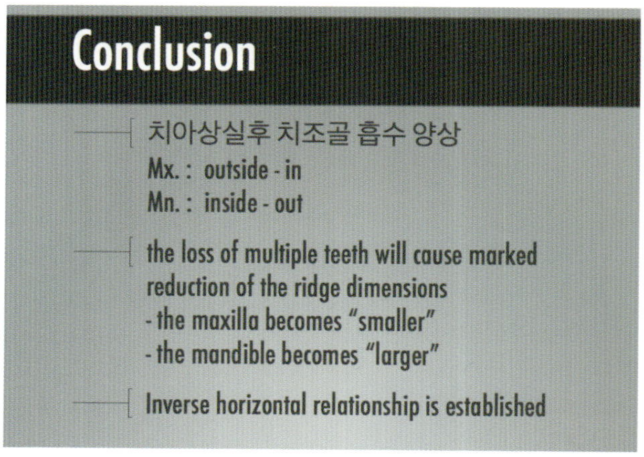

▶▶ 그림 2-21.

위의 논문은 2007년 Pietrokovski[10]등이 발표한 논문으로 전악 발치 시 상하악의 치조골의 흡수의 차이를 설명하고 있다. 결론적으로 상악은 out→In 방향으로, 하악은 In→out 방향으로 흡수가 일어나서 상하악의 악관 관계가 유치열과 반대가 되는 Inverse horizontal relationship이 된다. 이는 앞에서 언급한 대로 단일치 발치에 비해 발치 숫자가 많아지거나 전악 발치의 경우 그 흡수 정도가 더 커지며 이 경우 술자가 전악 혹은 다수의 임플란트 식립 수술 시 임플란트의 식립 위치나 식립 방향에 대해 이러한 흡수 양상을 고려해야 한다는 것을 시사한다고 할 수 있다.

10) Pietrokovski J Massler M. Alveolar ridge resorption following tooth extraction. J Prosthet Dent. 1967 Jan;17(1):21-7.

04. 발치와 내부에서의 흡수 양상

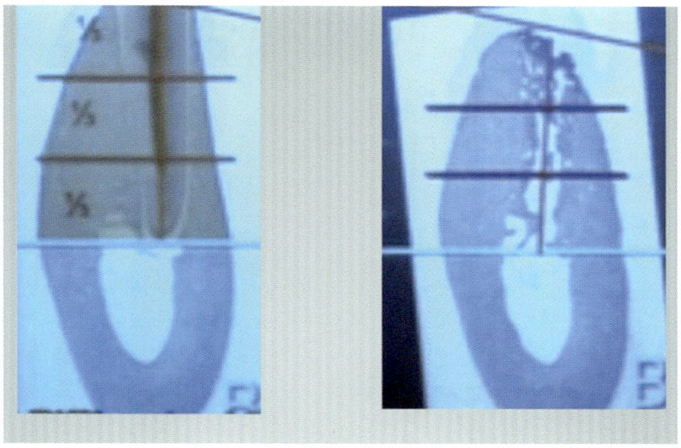

▶▶ 그림 2-22.

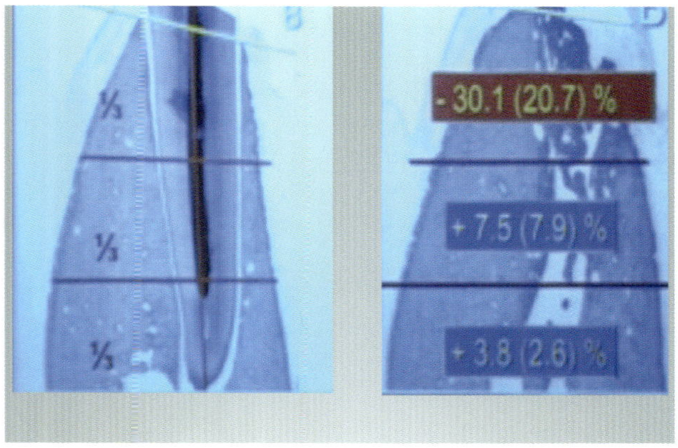

▶▶ 그림 2-23.

Araujo(2005)[11]등이 발표한 논문에 따르면 성견에서 치아가 있는 부위를 coronal에서 apical로 3등분 하고, 발치와 부위 역시 같은 방법으로 3등분 하여 발치와의 부피 변화를 측정하였다. (그림 2-22)

결과를 그림 2-23에서 보면 치아가 있는 부위와 발치와에서 apical 1/3과 middle 1/3에서는 부피의 차이가 없었다. 그러나 coronal 1/3(marginal portion)에서는 발치와에서 부피가 약 30% 감소하는 것을 관찰할 수 있었고 이것은 주로 협측골 bundle bone의 흡수 때문에 나타난다고 하였다. 그리고 인체에서도 비슷한 양상을 보일 것이라 추정하였다. 즉 우리가 발치 후 즉시 식립 임플란트 수술 시 상부 coronal 1/3 부위에서 주로 흡수가 일어나며 그 정도는 발치와 크기의 약 30% 내외라고 생각된다. 따라서 발치 즉시 식립 시 임플란트 fixture의 platform 부위의 위치가 중요하고 발치와 골이식 시에도 발치와의 상부 coronal 1/3 부위만 골이식을 하면 되므로 골이식을 수월하게 만드는 요인이 될 수 있다.

이상을 종합해 보면 발치와의 흡수 양상에서 우리가 기억해야 할 것은

1. 수평적 흡수 즉 협측골의 흡수는 발치와 전체 폭의 절반(50%) 가까이 일어날 수 있다.
2. 수직 흡수는 1~2mm 내외이다.
3. 협측 골판이 설측 골판에 비해 2배 이상의 흡수가 있다. 그리고 이러한 흡수의 원인은 발치 후 발치와에 있는 bundle bone의 흡수와 바깥쪽 골판의 흡수 때문이며 두께는 협측 골판의 bundle bone의 약 2mm 이상, 설측 골판의 bundle bone이 약 0.5mm 내외로 협측 골판의 흡수가 크다는 것을 설명할 수 있다.
4. 또한 이러한 흡수 양상은 발치와의 coronal 1/3에서 주로 일어나기 때문에 임플란트 식립 시 발치와의 상부에 위치하는 fixture platform의 위치가 중요하다.

11) Mauricio G. Araújo, Jan Lindhe :Dimensional ridge alterations following tooth extraction. An experimental study in the dog .J Clin Periodontol 2005; 32: 212–218

05. 구치부에서 발치와 흡수를 고려한 발치 즉시 식립 임플란트의 식립 전략

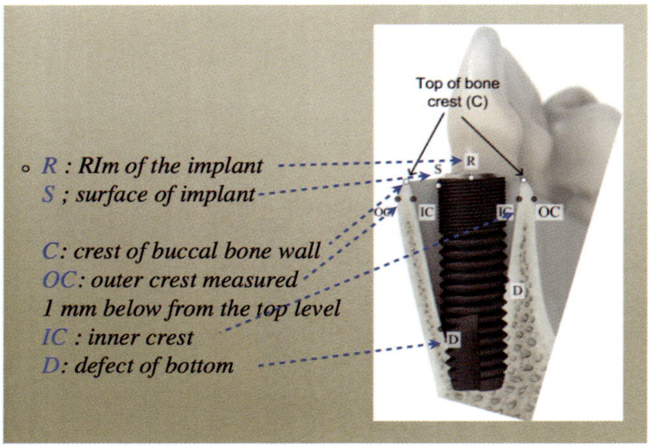

▶▶ 그림 2-24.

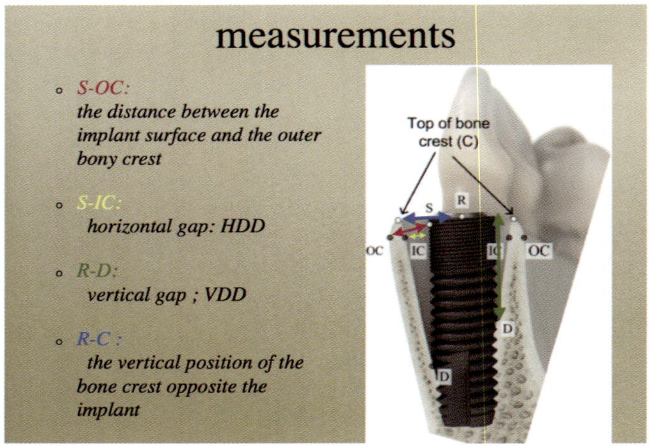

▶▶ 그림 2-25.

Ferrus(2010)[12] 등은 발치 즉시 식립 임플란트 식립 후 협측골의 흡수에 영향을 미치는 인자에 관한 연구에서 그림 2-24와 2-25에 표시된 발치와 주변의 요소들(S-OC, S-IC, R-D, R-C)을 측정하여 발치와의 흡수에 영향을 주는 요소로

첫째 발치와의 위치, 즉 전치부냐 구치냐 하는 것과

둘째 협측골정의 두께(biotype),

셋째 발치와 협측골과 임플란트 사이의 horizontal gap의 크기가 영향을 미친다고 하였다.

그리고 협측 골판의 두께가 1mm 이상이거나 horizontal gap(그림 2-23에서 S-IC의 거리)이 1mm 이상인 경우 임플란트 주변 골 형성이 더 우수하다고 하였다.

또한 심미적으로 중요한 전치부가 구치부에 비해 협측골 흡수에 더 민감하며 협측 골판의 두께가 두꺼울수록(thick biotype), 그리고 horizontal gap 더 클수록, 임플란트 주변의 골형성 양이 증가한다고 하였다.

이는 botticelli[13]등의 2004년 연구와도 일치하는 결과를 보인다. 여기서 임상적으로 생각해 볼 것은 술자가 발치 즉시 수술 시 조절할 수 있는 것은 horizontal gap뿐이라는 것이다. 발치와의 위치나 협측 골판의 두께는 술자가 어떻게 할 수 있는 부분이 아니다.

따라서 우리는 발치 즉시 식립 임플란트 수술 시 horizontal gap의 크기를 늘려주는 형태로 수술에 대한 계획을 짜야 함을 알 수 있다. 또한 전치부와 구치부의 수술 전략이 달라야 함을 알 수 있다. 이 부분에 대해서는 part III 18장에서 자세히 언급하겠다.

---

12) Jorge Ferrus 1, Denis Cecchinato, E Bjarni Pjetursson, Niklaus P Lang, Mariano Sanz, Jan Lindhe:Factors influencing ridge alterations following immediate implant placement into extraction sockets.clin oral Implants Res2010 Jan;21(1):22-9.

13) Daniele Botticelli 1, Tord Berglundh, Jan Lindhe:Hard-tissue alterations following immediate implant placement in extraction sites: Clin Periodontol. 2004 Oct;31(10):820-8

06. 전치부에서 발치와 흡수를 고려한 발치 즉시 식립 임플란트의 식립 전략

앞에서도 말씀드렸지만, 발치와의 순측 골판의 두께는 발치 즉시 식립 후 골형성에 많은 영향을 미치게 된다. 특히 상악 전치부에서의 이러한 순측 골판의 두께는 골형성 뿐만 아니라 soft tissue 퇴축에도 영향을 주어 심미적으로도 중요한 부분이다. 따라서 이번에는 상악 순측 골판의 두께에 대해 알아보도록 하자.

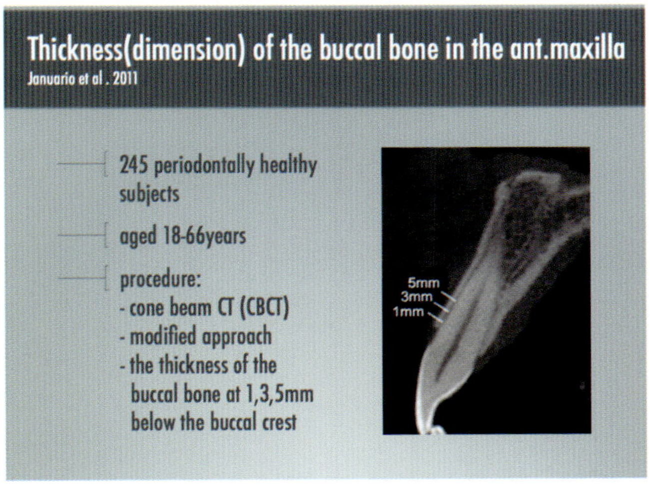

▶▶ 그림 2-26.

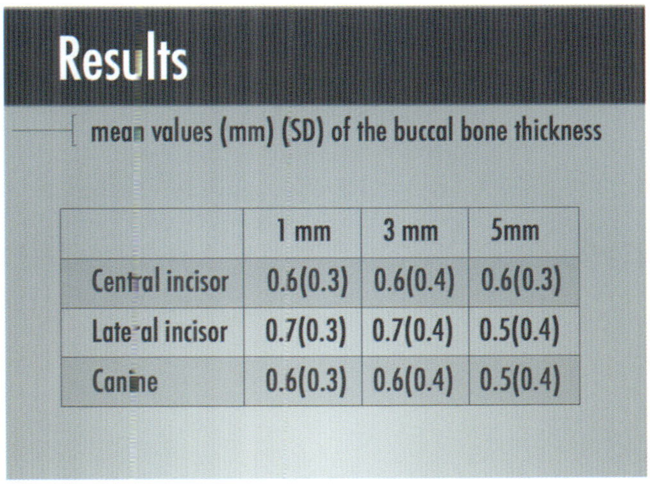

	1 mm	3 mm	5mm
Central incisor	0.6(0.3)	0.6(0.4)	0.6(0.3)
Lateral incisor	0.7(0.3)	0.7(0.4)	0.5(0.4)
Canine	0.6(0.3)	0.6(0.4)	0.5(0.4)

▶▶ 그림 2-27.

Januario(2011)[14] 등은 245명의 치주적으로 건강한 브라질인들을 대상으로 상악 전치부 순측 골판의 두께를 subcrestal 1, 3, 5mm 지점에서 CBCT를 이용하여 측정하였다(그림 2-26). 결과는 그림 2-27에서 보는 바와 같이 중절치, 측절치, 견치 모두에서 subcrestal 1, 3, 5mm 지점에서 순측 골판의 두께가 1mm 이하로 측정되었다. 즉 전치 대부분에서 1mm 이하의 얇은 순측 골판을 가진다는 것이다. 이는 한국인을 대상으로 한 박[15] 등의 2015 연구에서도 유사한 결과를 보였다.

이러한 순측 골판의 대부분은 bundle bone으로 여겨지며 발치 후 대부분 흡수될 것이라 생각된다. 따라서 우리가 상악 전치부 발치 즉시 식립 임플란트의 식립 전략을 세울 때 생각할 점은 앞에서 말씀드린 것처럼

1. Pietrokovski & Massier(1967) 등이 상악 전치부 순측골의 흡수량을 약 3mm 내외라고 하였고(그림 2-15)
2. 전치부 순측 골판의 두께를 약 1mm 내외라고 했을 때,
3. 1번 전체 흡수량 3mm에서, 2번 기존의 순측 골판 두께의 평균 1mm를 빼면 2mm,

14) Januário, Rodrigues Duarte Mauricio Barriviera Juliana Cristina Mesti Maurício Guimarães Araújo Jan Lindhe .Dimension of the facial bone wall in the anterior maxilla: a cone-beam computed tomography study. Clin. Oral Impl. Res. 22, 2011 / 1168–1171

15) Ji-Hun Park, Yeun-Kang Kim, Hyoung-Min Kim, Ji-Young Joo, Ju-Youn Lee:relationship between the facial bone thickness and gingival biotype of the anterior maxilla in KoreansJ Dent Rehabil Appl Sci 2015;31(3):169-77

즉, 대략 2mm 내외의 발치와 original dimension의 흡수가 일어난다는 것이다(그림 2- 28).

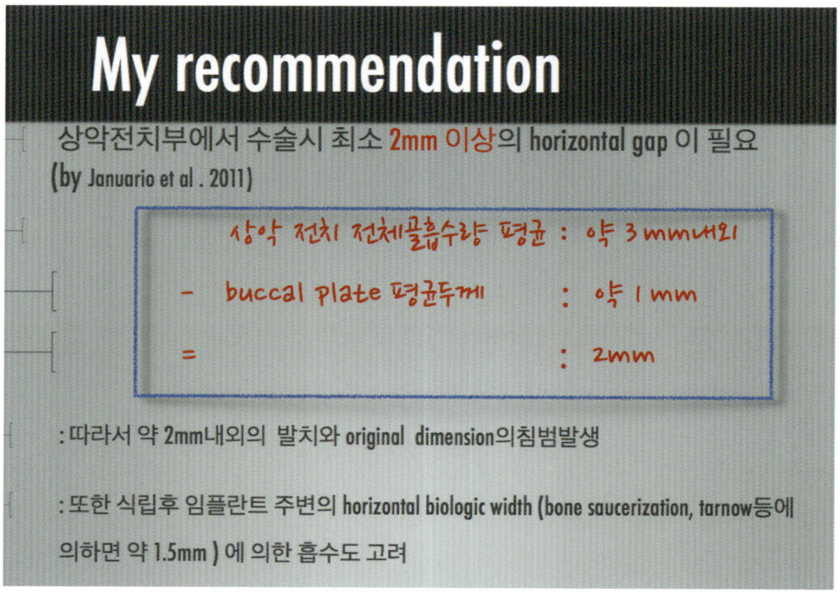

▶▶ 그림 2-28.

따라서 상악 전치부 발치 즉시 식립 시 순측으로 horizontal gap을 2mm 이상 확보하는 것이 필요하게 된다. 또한 이것은 평균치이므로 발치와 gap에 골이식도 병행해서 예상치 못한 변수에도 대비하는 것이 필요하며, 전치부 심미를 위해서는 연조직 이식 또한 필수적이라 할 수 있다. 이 부분 또한 part III 17장에서 자세히 알아보도록 하겠다.

07. 발치와 연조직의 치유 양상

발치 즉시 식립 임플란트 수술은 많은 경우에서 flapless로 진행되고 primary closure를 하지 않고 개방창 형태로 치유 시키는 경우가 많다. 따라서 이 경우 발치와를 덮게 되는 상피 의 치유 시기가 중요하다. Evian[16] 등은 발치와의 완전한 epithelial closure는 발치 후 약 3~5주(24~35일) 사이에 일어난다고 하였다. 이것은 그림 2-2~8에서 언급한 Amler의 논문과도 거의 일치하는 것으로 우리가 발치 즉시 식립 임플란트 후 개방창으로 둘 경우 대략 3주 경까지 환자에 대한 경과 관찰과 드레싱을 철저히 해야 할 필요가 있음을 시사하고 있다.

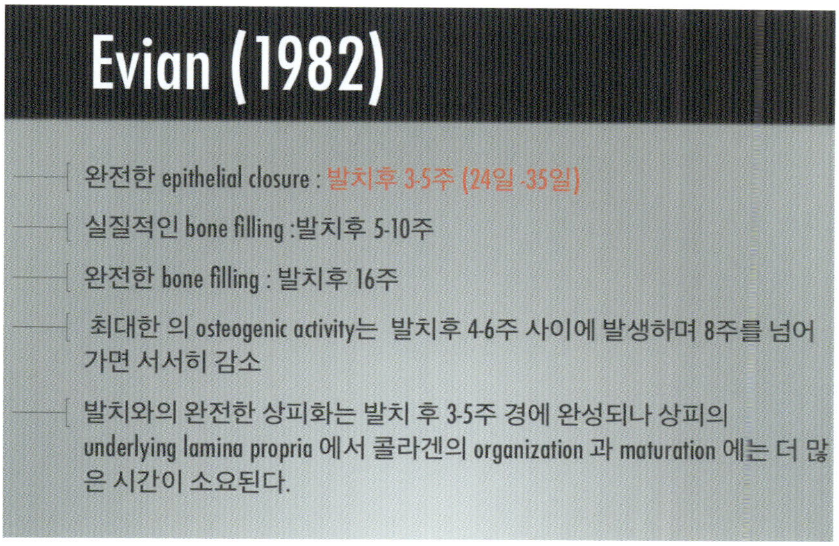

▶▶ 그림 2-29.

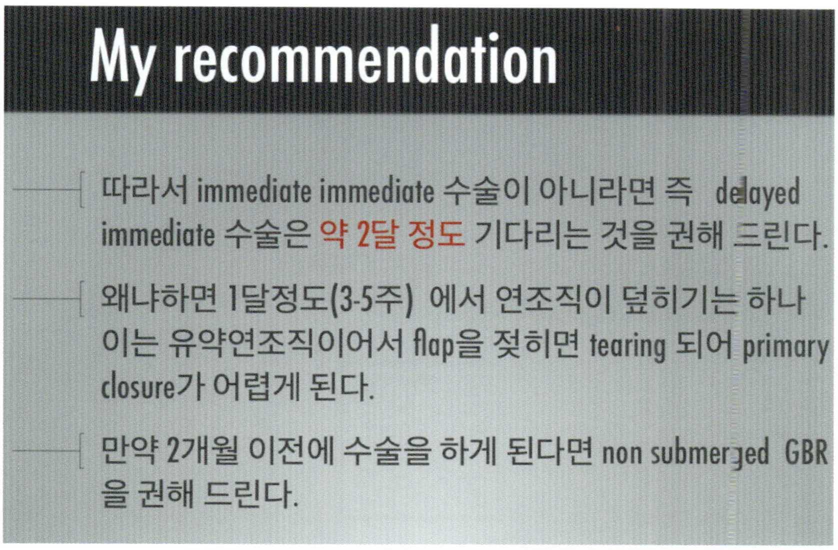

▶▶ 그림 2-30.

16) Evian CI, Rosenberg ES, Coslet JG, Corn H : The osteogenic activity of bone removed from healing extraction sockets in humans.J Periodontol. 1982 Feb;53(2):81-5.

08. 지연 식립의 수술 시기

Evian은 같은 논문에서 발치와의 치유 과정에서 최대한의 osteogenic activity는 발치 후 약 4~6주경에 나타나고 8주를 넘어가면 서서히 감소한다고 하였다. 또한 이러한 발치와가 3~5주경에 상피로 덮이기는 하나 상피하방에서 콜라겐의 조직화와 성숙에는 더 많은 시간이 소요된다고 하였다. (다른 논문에서는 약 8주 내외라고 언급되고 있다). 따라서 이러한 내용을 종합하면 즉시-지연(immediate-delayed) 임플란트 수술은 발치와의 healing capacity가 남아 있고 덮혀진 상피가 어느 정도의 강도를 가지게 되는 약 6~8주가 적당하다고 생각된다(그림 2-30).

이상으로 발치와의 치유 과정 및 흡수 양상 그리고 임플란트 식립 전략에 대해 문헌을 중심으로 살펴보았다.

주로 논문에 대한 설명이어서 지루한 감은 있지만 필자가 생각하기에 발치 즉시 식립 임플란트의 가장 기초가 되는 부분이므로 술자의 숙지가 꼭 필요한 부분이라 생각된다.

관련 동영상으로 더 깊게 이해하기

발치 즉시 식립 시 기억해야 할 숫자 6가지

Chapter **03**

임플란트의 구개측(설측) 식립의 의미와 중요성

이번 장에서는 임플란트의 구개측(설측) 식립에 대해서 알아보도록 하자 .

일반적으로 선생님들께서 모두 알고 계시듯 발치 즉시 식립에서는 임플란트를 발치와에서 구개측(설측)으로 식립 해야 한다고 알려져 있다(필자 개인적으로는 성숙골 임플란트 수술에서도 가능하면 구개측 식립을 하는 것이 좋다고 생각한다.)

이번 장에서는 발치 즉시 식립 시 구개측(설측)에 식립하는 것이 어떤 의미가 있으며 왜 중요한지에 대해 문헌과 실제 임상 증례를 통해 알아보도록 하겠다.

먼저 논문을 살펴보도록 하자.

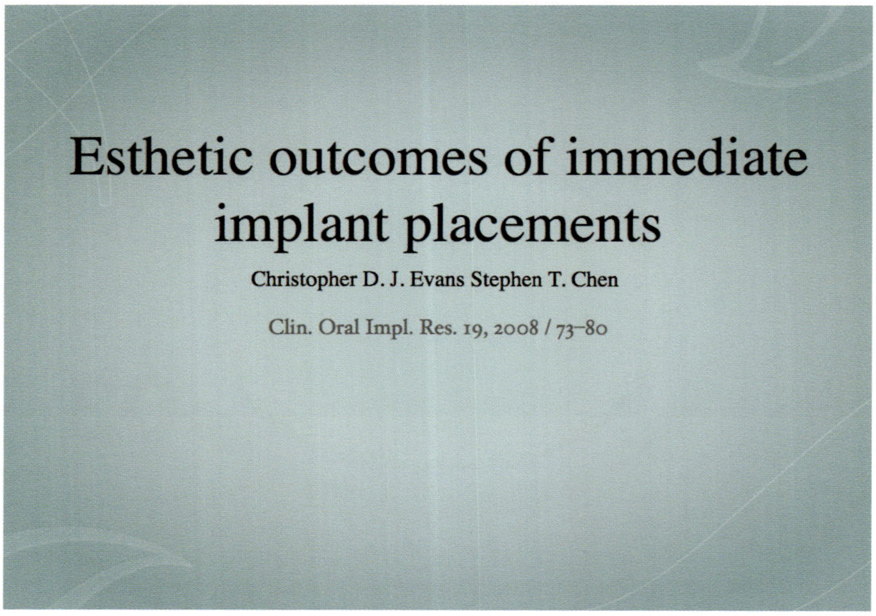

▶▶ 그림 3-1.

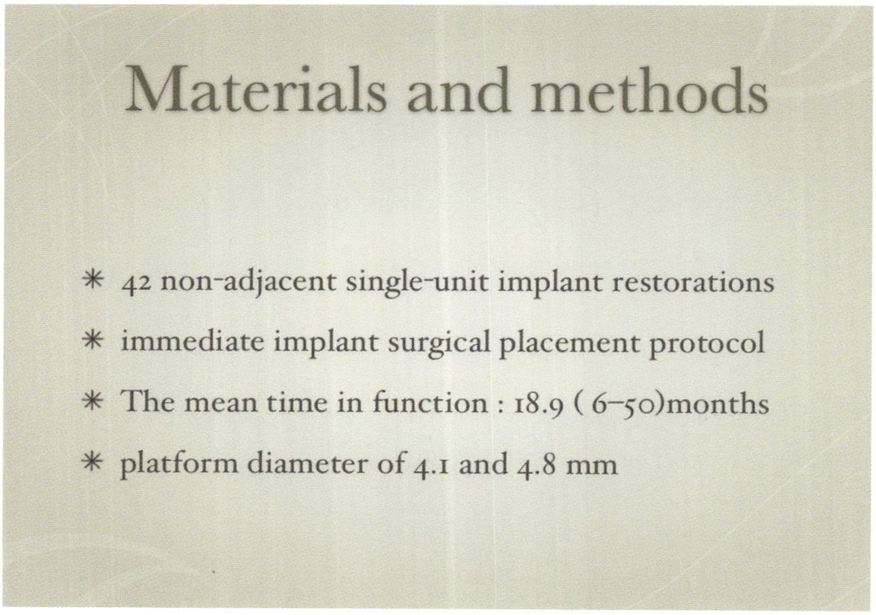

▶▶ 그림 3-2.

위의 논문은 christopher[1] 등이 2008년에 발표한 것으로 42개의 단일치 발치 즉시 식립 임플란트를 임플란트의 종류, biotype, 발치와 내의 식립 위치에 따라 임플란트의 심미성에 미치는 결과를 19개월간 관찰한 논문이다(그림 3-1, 2).

1) Christopher D. J. Evans Stephen T. Chen: Esthetic outcomes of immediate implant placements : Clin. Oral Impl. Res. 19, 2008 / 73–80

이 논문의 결과를 살펴보면

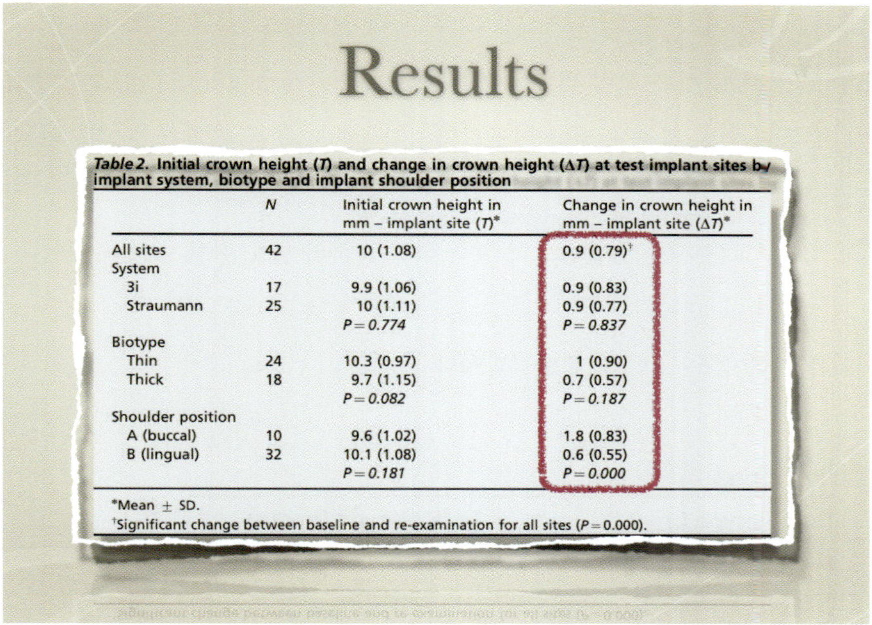

Results

Table 2. Initial crown height (T) and change in crown height (ΔT) at test implant sites by implant system, biotype and implant shoulder position

	N	Initial crown height in mm – implant site (T)*	Change in crown height in mm – implant site (ΔT)*
All sites	42	10 (1.08)	0.9 (0.79)[†]
System			
3i	17	9.9 (1.06)	0.9 (0.83)
Straumann	25	10 (1.11)	0.9 (0.77)
		$P = 0.774$	$P = 0.837$
Biotype			
Thin	24	10.3 (0.97)	1 (0.90)
Thick	18	9.7 (1.15)	0.7 (0.57)
		$P = 0.082$	$P = 0.187$
Shoulder position			
A (buccal)	10	9.6 (1.02)	1.8 (0.83)
B (lingual)	32	10.1 (1.08)	0.6 (0.55)
		$P = 0.181$	$P = 0.000$

*Mean ± SD.

[†]Significant change between baseline and re-examination for all sites ($P = 0.000$).

▶▶ 그림 3-3.

먼저 모든 식립 부위에서 marginal tissue 퇴축이 일어났으며 임플란트의 종류에 따른 차이는 없었다. 그리고 thin biotype이 thick biotype에 비해 더 많은 퇴축이 있었으나 통계적 유의성은 없었다. 그러나 임플란트의 협설측 식립 위치에 있어서는 협측 식립이 설측 식립에 비해 퇴축이 더 컸으며 이는 통계적 유의성이 있었다(그림 3-3).

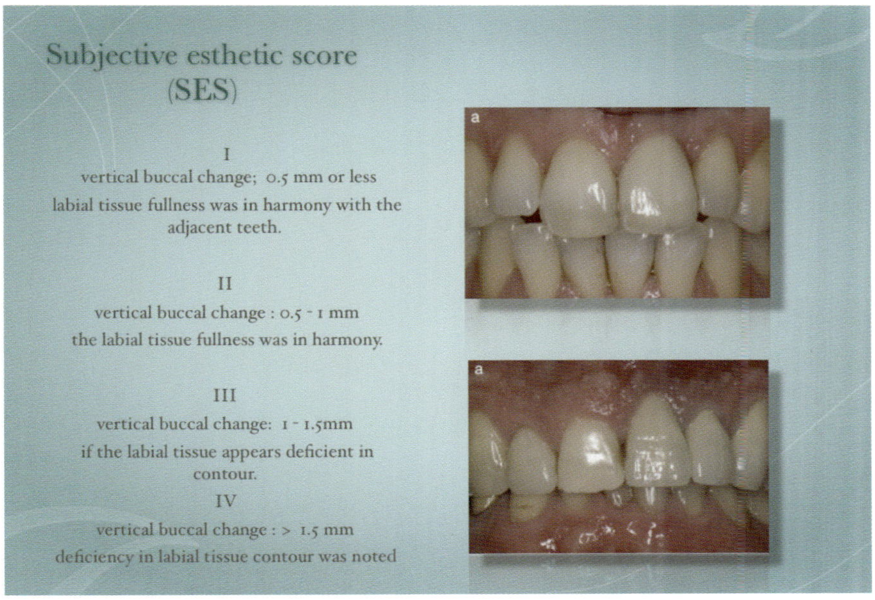

▶▶ 그림 3-4.

임플란트의 협설측 식립 위치에 따른 결과를 좀 더 자세히 살펴보면 협측으로 식립 된 경우 설측으로 식립 된 경우에 비해 3배 정도 더 많은 퇴축을 보였으며(협측 1.8+/− 0.83 vs 설측 0.6+/= 0.55)(그림 3-3) 이는 통계적 유의성이 있었다.

그림 3-4는 상악 전치부에서 임플란트의 순/구개측 식립 위치에 따른 subjective esthetic score(SES) 결과로 구개측으로 심어진 class I에서 치간유두의 수직 감소도 적고 연조직의 fullness도 좋은 결과를 보임을 알 수 있다.

이러한 결과는 선생님들께서 일반적으로 알고 계시는 임플란트의 설측 식립 결과와 별로 다르지 않을 것이다.

그런데 이 논문의 결과에서 유의해서 살펴볼 점은 그림 3-5의 결과이다.

	No. of sites			
	Thin biotype (*n* = 24)		Thick biotype (*n* = 18)	
Implants shoulder position	Buccal	Lingual	Buccal	Lingual
Recession <1 mm	1	12	1	11
Recession ≥1 mm	6	5	2	4
Total	7	17	3	15

▶▶ 그림 3-5.

이 결과에서 보면 퇴축이 1mm 이상 생긴 증례에서 설측에 식립하였음에도 불구하고 퇴축이 생긴 경우가 thin biotype에서 5 증례, thick biotype에서 4 증례가 있었다. 심지어 thick biotype에서는 순측에 식립한 경우보다 설측에 식립한 경우 퇴축이 생긴 경우가 더 많았다. 이는 우리가 알고 있는 일반적인 생각과 다른 결과이다. 왜 이런 결과가 생기는 것일까?(그림 3-5)

그 이유는 이 논문에서 말하는 '구개측 식립'은 자연치 위치보다 순측으로 나오지 않는 군을 말하는 것으로 그림3-6에 나와 있으며 자연치에 비해 구개측에 식립 된 결과를 반영하는 것은 아니다. 그림 3-6에 나와있는 2개의 임플란트 식립 위치의 차이를 주목하여 보라.

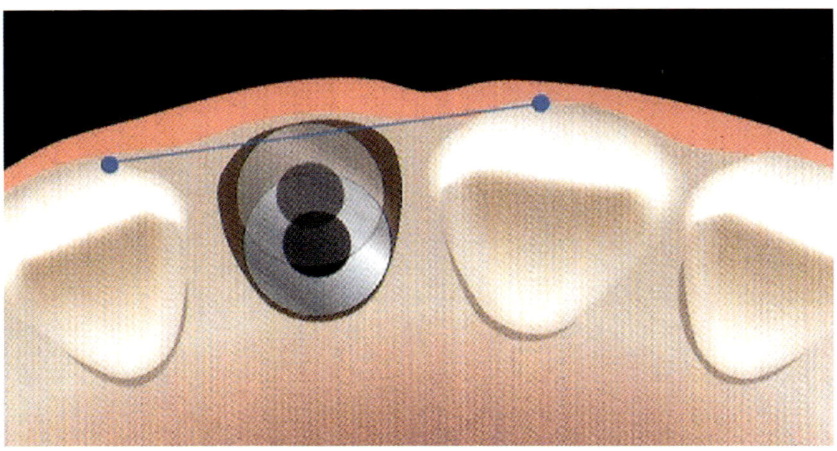

▶▶ 그림 3-6.

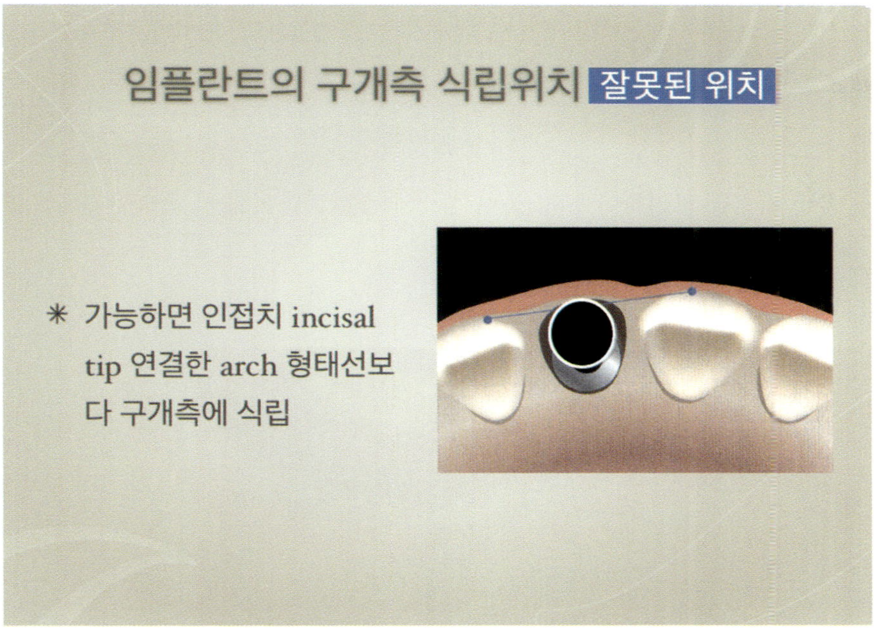

▶▶ 그림 3-7.

즉 우리가 발치와에서 구개측 혹은 설측 식립이라 함은 발치와 순측보다 안쪽으로 식립한다는(그림 3-7) 의미가 아니다.

그보다 더 설측 즉, 인접치의 incisal tip을 연결한 선보다 더 안쪽에 식립해야 한다는(그림 3-8의 빨간 점선 안쪽) 것을 이 논문에서 역설적으로 추론할 수 있다(이는 전치부 수술에 해당된다).

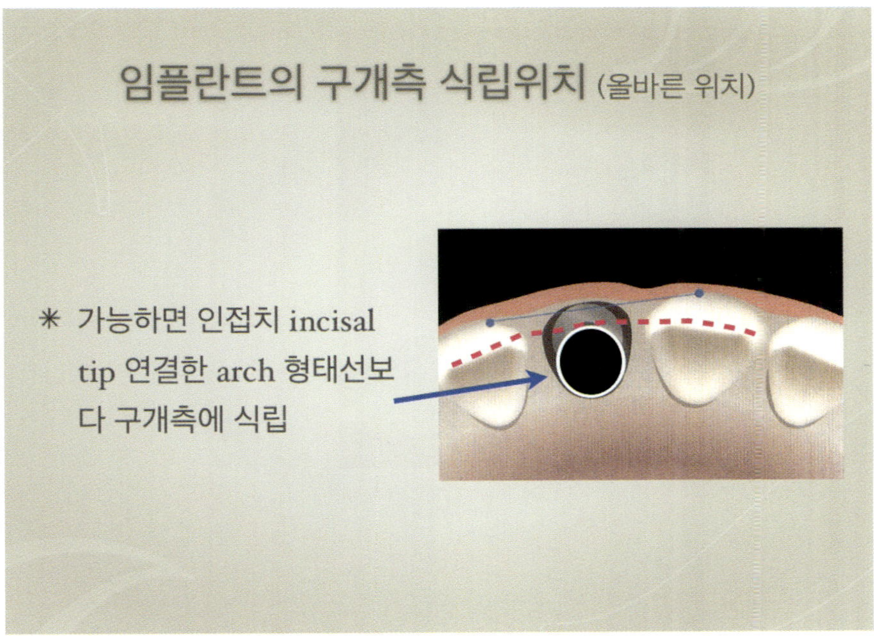

▶▶ 그림 3-8.

임상 증례 1 상악 전치부에서 구개측 식립의 실제

상악 전치부에서 이와 같은 구개측 식립 위치를 고려하여 발치 즉시 식립 임플란트를 수술한 증례로 술 후 연조직 퇴축이 적음을 알 수 있다(그림 3-9~11).

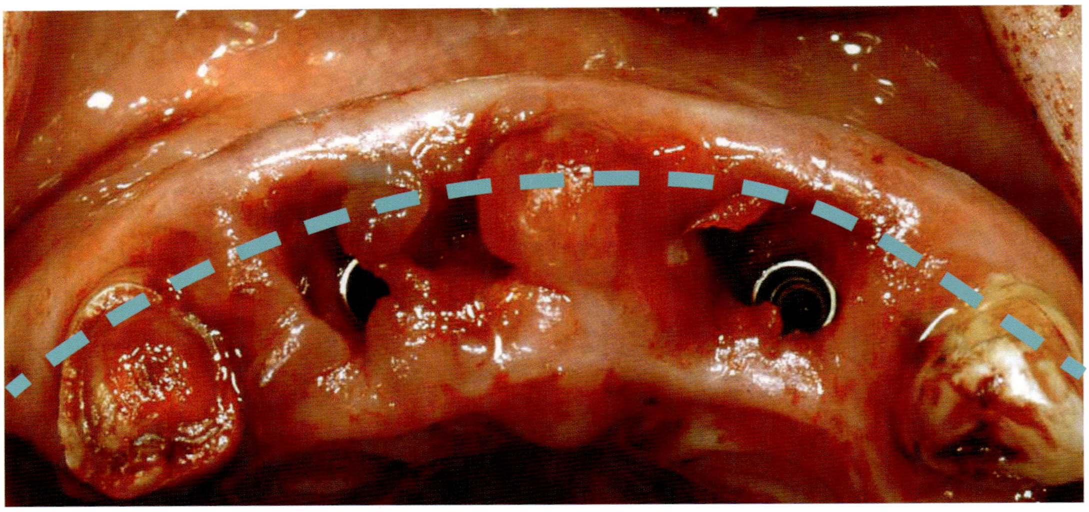

▶▶ 그림 3-9.

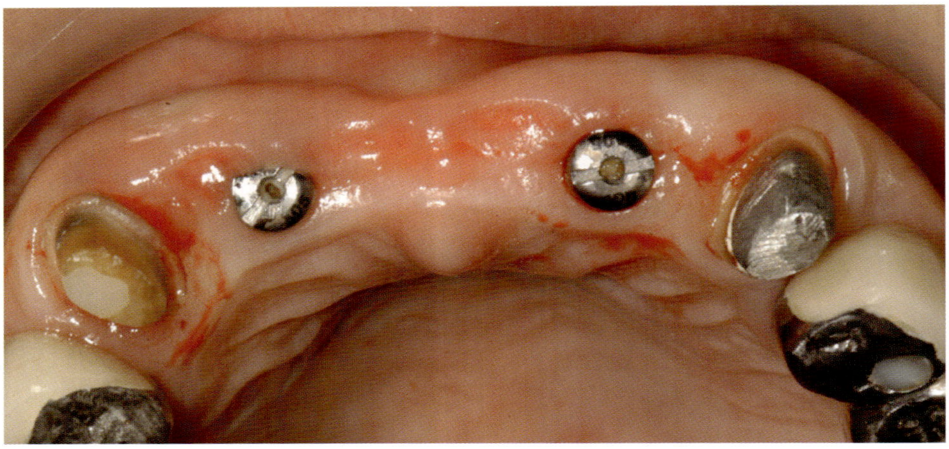

▶▶ 그림 3-10.

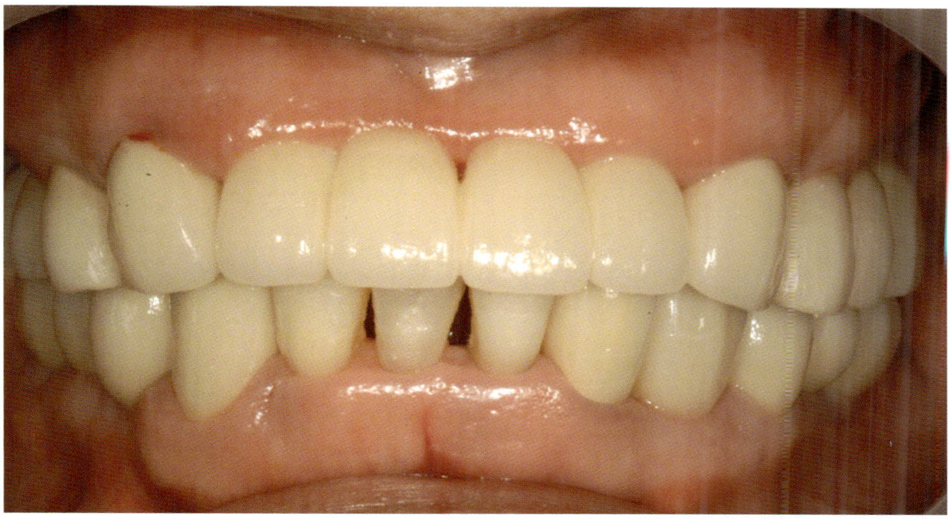

▶▶ 그림 3-11.

이상의 결과들을 요약하자면

1. 임플란트의 수평적 식립 위치를 이용해 임플란트 주위 순측 치은의 두께를 어느 정도 조절할 수 있다
2. 즉 임플란트의 식립 위치가 임플란트 주위 tissue management의 첫 단계이며
   - 자연치와 동일한 위치,
   - 자연 치근과 비슷한 직경의 임플란트
   - 자연치 지대치와 유사한 크기의 직경, 형태의 임플란트를 사용하면 **연조직의 퇴축 확률이 높아진다.**
3. 자연치보다
   - **구개측(가능하면 인접치 incisal tip 연결선보다 구개측)**
   - **자연치 직경보다 가는 임플란트 직경**
   - **자연치 직경보다 가는 abutment를 사용하는 것이 심미 영역에서 연조직을 장기간 안정되게 유지하는 하나의 포인트이다.**
4. 순측 jumping distance를 무시하고 자연치 위치보다 구개측에 implant를 식립하는 것을 고려한다.
5. 임플란트의 식립 위치와 보철 형태가 임플란트 주위 tissue management의 중요한 요소이다.

이번 장에서는 발치와에서 임플란트의 구개측 혹은 설측 식립이 가지는 의미와 중요성을 알아보았다. 이번 장의 결론을 잘 인지하고 임플란트의 식립 시의 위치를 잘 조절한다면 보다 심미적이고 예지성 높은 결과를 얻을 수 있으리라 생각한다.

Chapter **04**

Jumping distance에 대한 변화된 견해

일반적으로 jumping distance라고 하면 발치와의 협측 골판 안쪽에서, 식립 된 임플란트의 협측까지의 거리를 말한다. 이는 골이식 없이 임플란트 주변으로 골형성이 이루어지는 거리를 의미하며, rough surface 임플란트에서 약 2mm 정도라고 알려져 있다.

그런데 이로 인해 선생님들께서 흔히 오해하시고 있는 생각 중의 하나가 발치 즉시 식립 시 임플란트와 발치와 협측골판과의 간격을 2mm 이내로 만들어 줘야 한다고 생각하는 것이다.

만약 이와 같이 발치와에 임플란트를 식립 시 2mm 내외의 gap만을 허용한다면 이것은 발치 즉시 식립 수술을 전치부와 소구치 내에서만 가능하게 하고 대구치에서는 발치 즉시 식립을 할 수 없거나 골이식을 반드시 동반해야 한다는 뜻이 된다(물론 이것은 지금까지 필자가 이야기한 발치 즉시 식립 수술의 개념과는 다른 것이 된다).

또한 실제 임상에서 이와 같이 임플란트와 발치와 협측골 사이의 간격을 2mm 이하로 가깝게 붙여서 식립한 경우 나중에 협측 골판의 흡수로 인해 임플란트 주변의 골소실이 되는 경우를 흔히 보게 된다.

따라서 이러한 jumping distance에 대해 기존 우리 생각이 바뀔 필요가 있고 많은 논문들을 통해 근래에는 2mm 보다 더 큰 gap이라도 골형성이 잘 이루어진다는 주장이 많고 필자 또한 이것이 더 타당하다고 생각한다.

이번 장에서는 이러한 발치와에서의 jumping distance에 대한 변화된 개념과 이에 따른 수술법에 대해 알아보기로 하자.

임상 증례 1 Jumping distance가 4mm 이상이었으나 골형성이 잘 일어난 증례

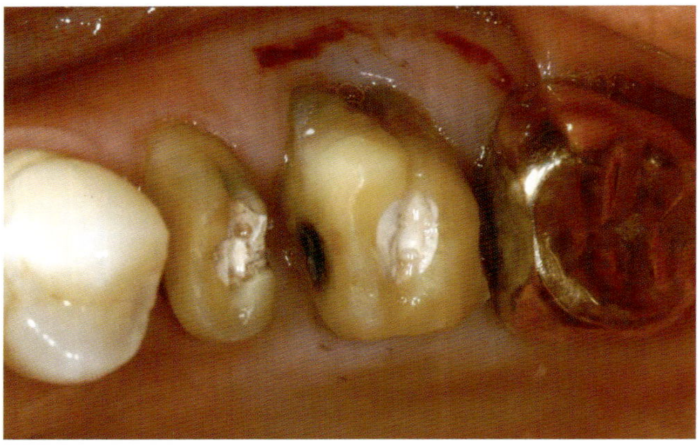

▶▶ **그림 4-1.** 술 전 사진

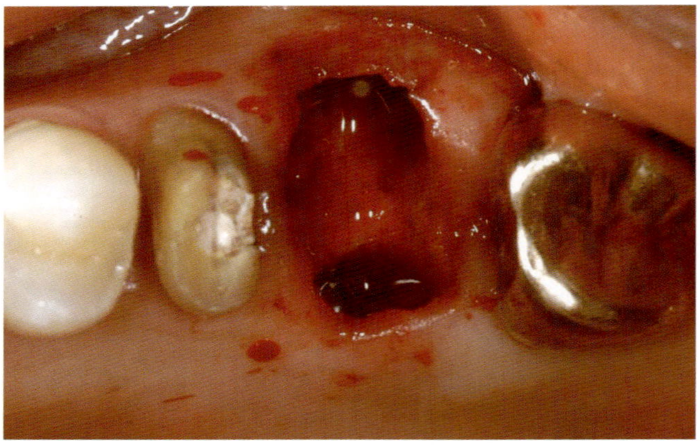

▶▶ **그림 4-2.** 치근 우식으로 발치를 시행하였다.

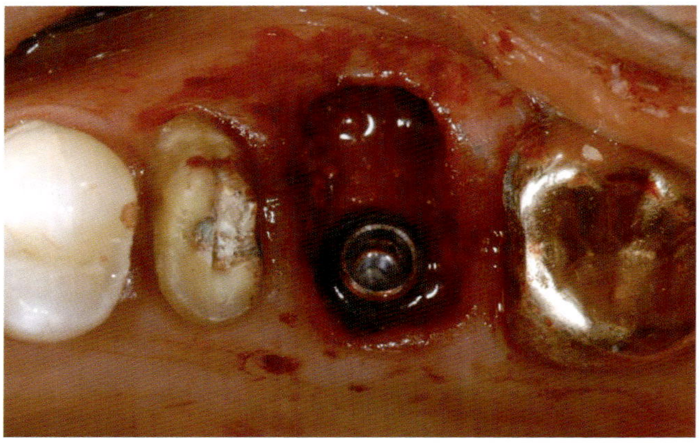

▶▶ **그림 4-3.** 발치 즉시 식립을 시행한 경우로 치과공포가 심한 환자분이 난이도 높은 수술을 원치 않아서 상악동 골이식술을 피하기 위해 임플란트를 설측 치근 부위에 식립하였다. 따라서 이 경우 jumping distance가 약 4mm 이상으로 생각된다.

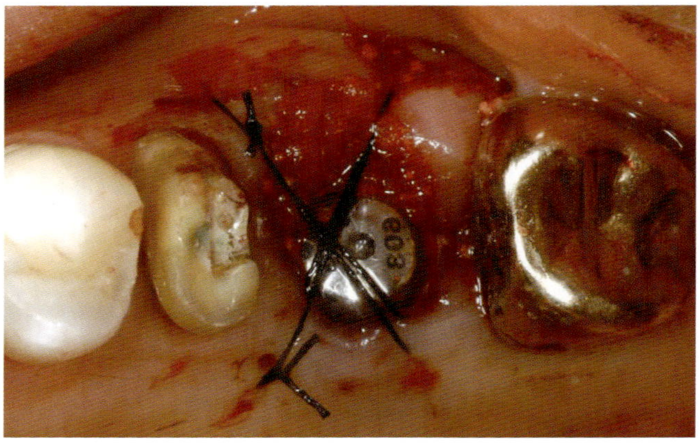

▶▶ **그림 4-4.** 발치와가 4벽성 골결손으로 intact 하여서 골이식을 하지 않고 상부에 collatape만을 덮은 채 수술을 마무리한 증례이다.

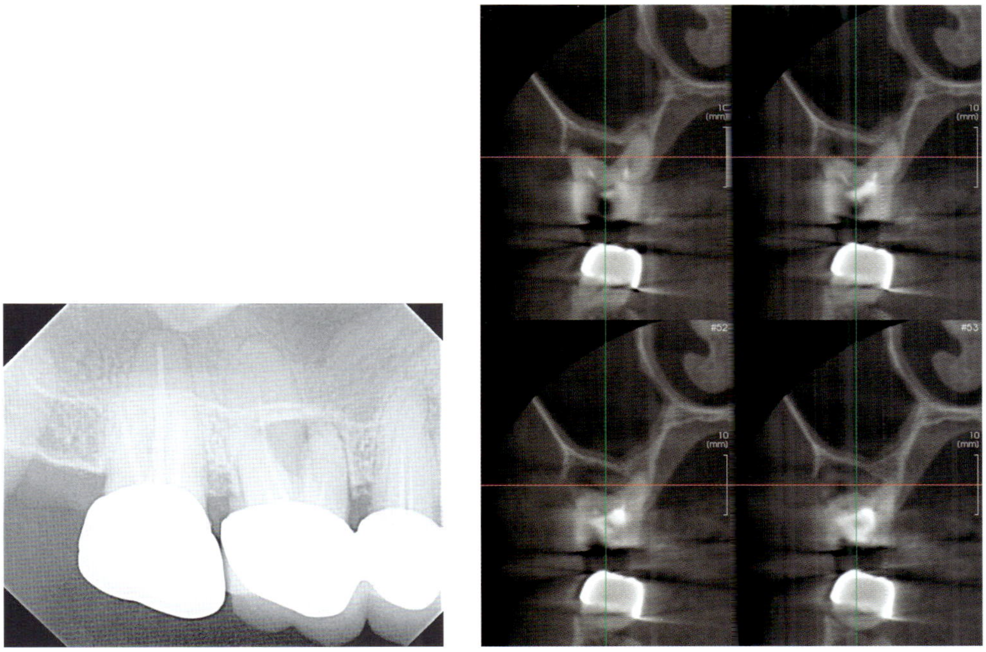

▶▶ 그림 4-5.
술 전 x-ray 및 CBCT

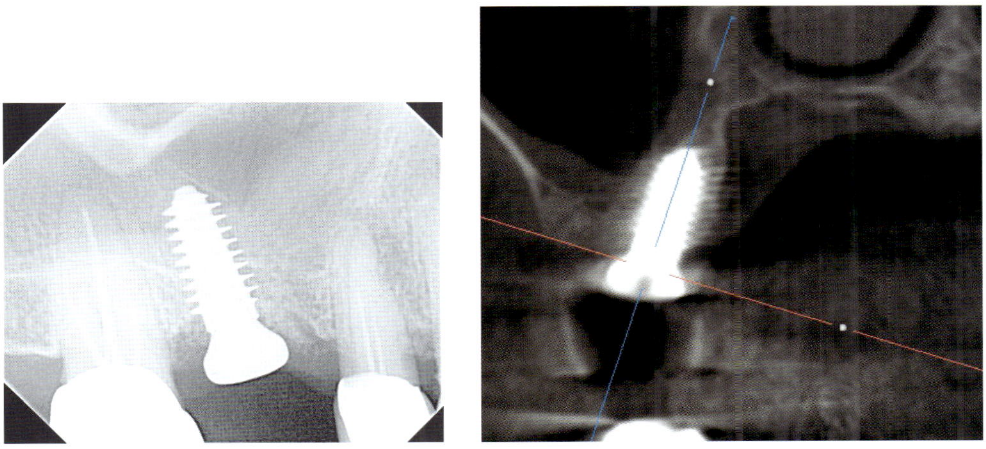

▶▶ 그림 4-6.
술 후 x-ray 및 CBCT

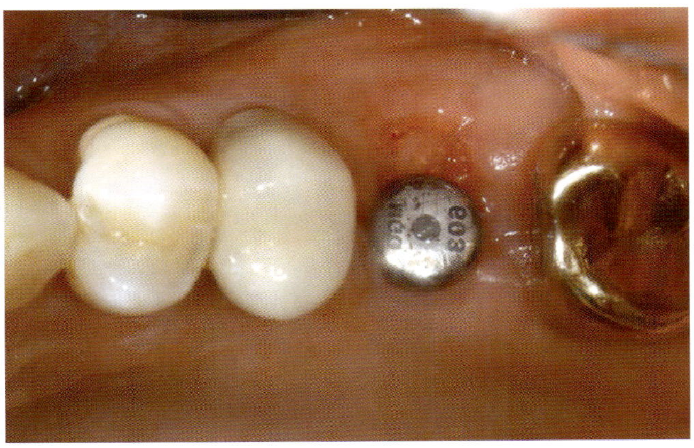

▶▶ 그림 4-7. 술 후 2달: 치유 abutment 주변으로 연조직이 감염 없이 치유되었음을 알 수 있다.

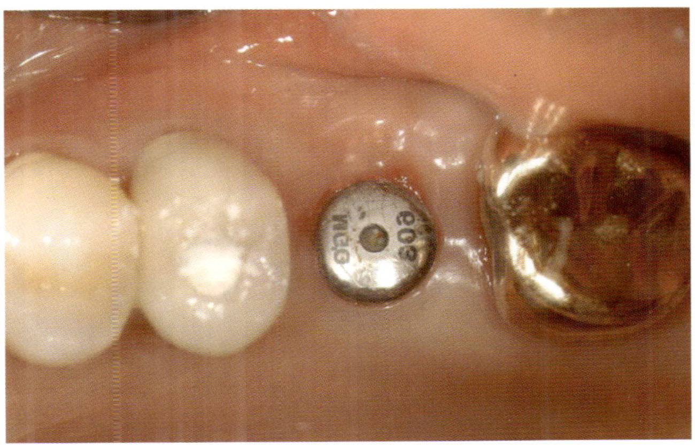

▶▶ 그림 4-8. 술 후 3달 2일: 시간이 지남에 따라 조직이 keratinized화 되면서 안정적인 양상을 보이고 있다.

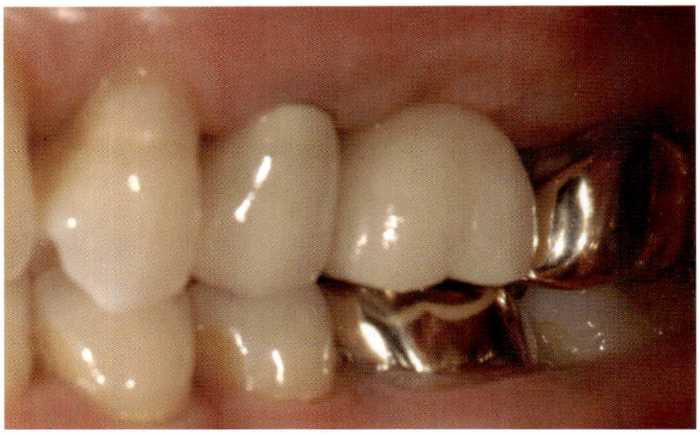

▶▶ 그림 4-9.

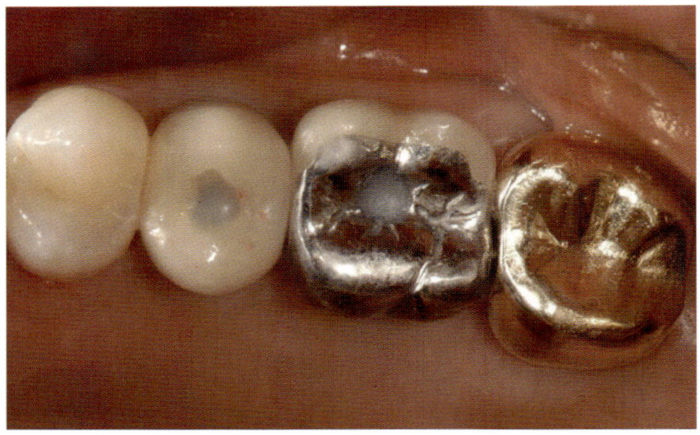

▶▶ 그림 4-10.

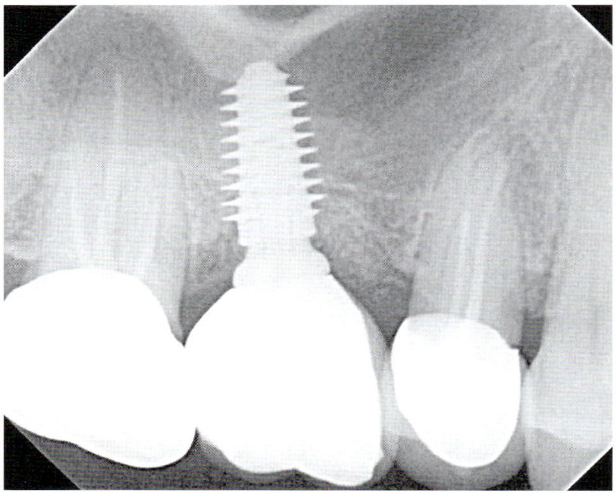

▶▶ 그림 4-11.

그림 4-9~11: 최종 보철 완성 시의 임상 사진이다. 골이식 없이 약 4mm의 jumping distance를 남겼음에도 임플란트 주변의 골형성이나 연조직 치유 과정에 큰 문제 없이 잘 치유되었음을 알 수 있다.

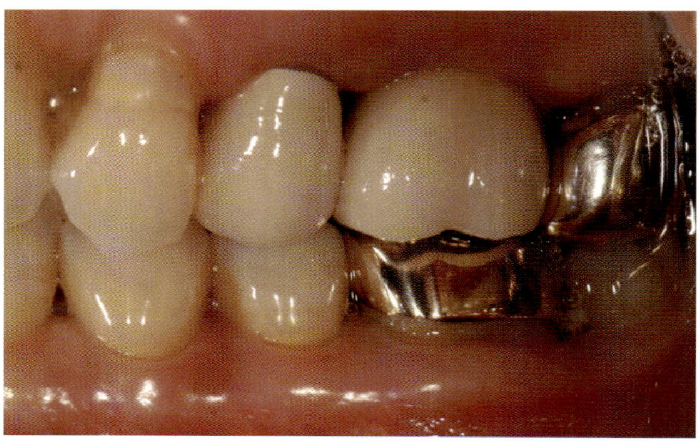

▶▶ 그림 4-12.

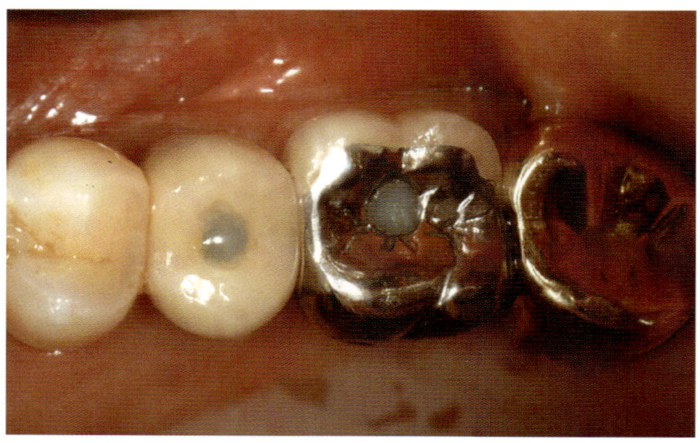

▶▶ 그림 4-13.

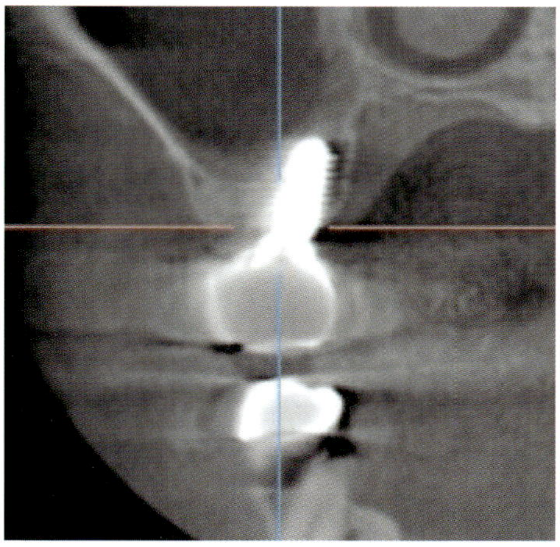

▶▶ 그림 4-14.

그림 4-12~14: 상기 환자의 술 후 약 1년 6개월 후의 사진이다. 임상 사진이나 CBCT 사진에서 임플란트 주변 골이나 연조직이 안정적으로 잘 유지됨을 알 수 있다.

위의 증례에서 보듯이 우리가 흔히 알아 왔던 발치와에서의 jumping distance의 개념보다는 더 넓은 거리에서도 임플란트 주변으로 골형성이 잘 이루어질 수 있을 것이라는 추측이 가능하다. 이에 몇 가지 논문과 임상 증례를 통해 이 부분에 대해 좀 더 논의해 보기로 하자. 먼저 관련 논문을 살펴보자.

01. 성숙골의 경우와 임플란트와 골벽 사이에 공간이 있는 경우(즉 발치와 식립)의 치유 양상의 차이

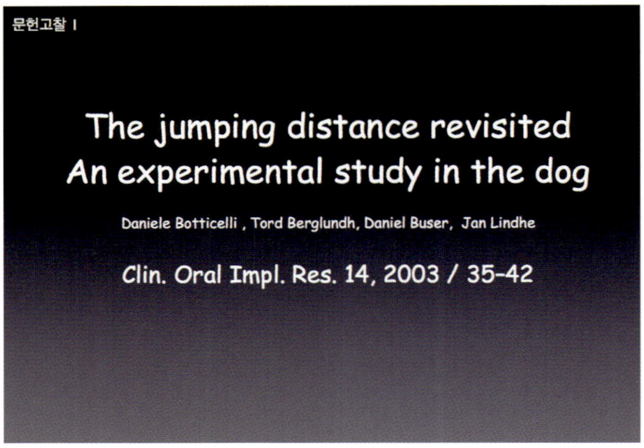

▶▶ 그림 4-15.

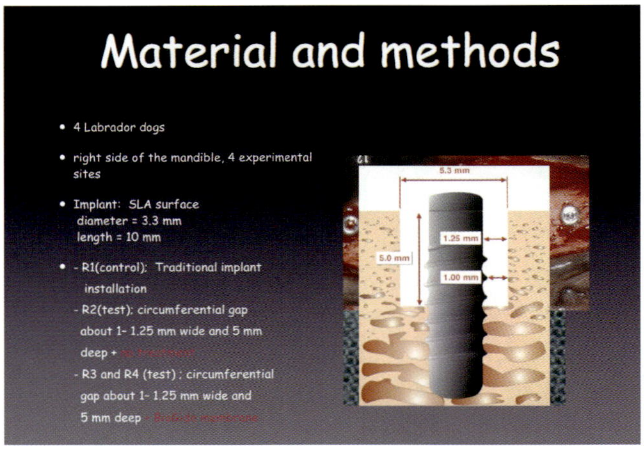

▶▶ 그림 4-16

이 논문은 botticilli[1]가 2003년에 발표한 논문으로 그림 4-15는 발치와 주변 jumping distance에 대한 실험으로 성견에서 하악에 그림 4-16과 같이 깊이 5.0mm 폭 5.3mm 정도의 defect를 인위적으로 만들고 여기에 3.3mm 직경의 임플란트를 식립한 후 정상적으로 식립 된 부위(control group), defect를 남겨둔 부위(test group), defect를 차폐막으로 덮은 부위(test group)로 나누어 SLA surface implant를 4개월간의 치유 기간을 거쳐 임플란트 주변의 BIC를 정량적으로 비교하였다.

결과를 살펴보면

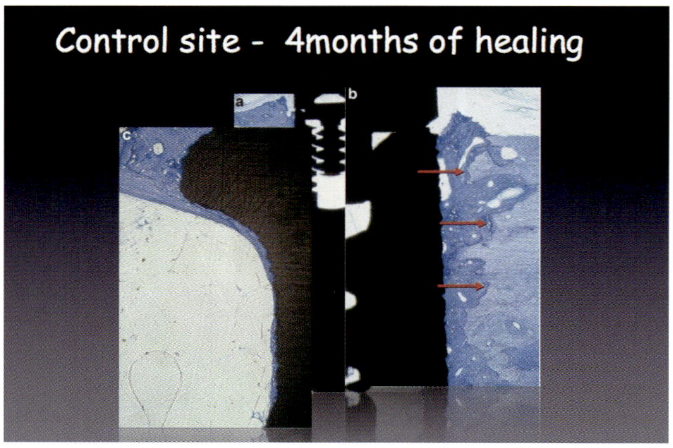

▶▶ 그림 4-17.

그림 4-17: Control group 즉, 정상적으로 임플란트를 식립한 group의 결과로 임플란트 주변으로 BIC가 양호함을 알 수 있다.

1) Daniele Botticelli, Tord Berglundh, Daniel Buser, Jan Lindhe :The jumping distance revisited An experimental study in the dog : Clin. Oral Impl. Res. 14, 2003 / 35–42

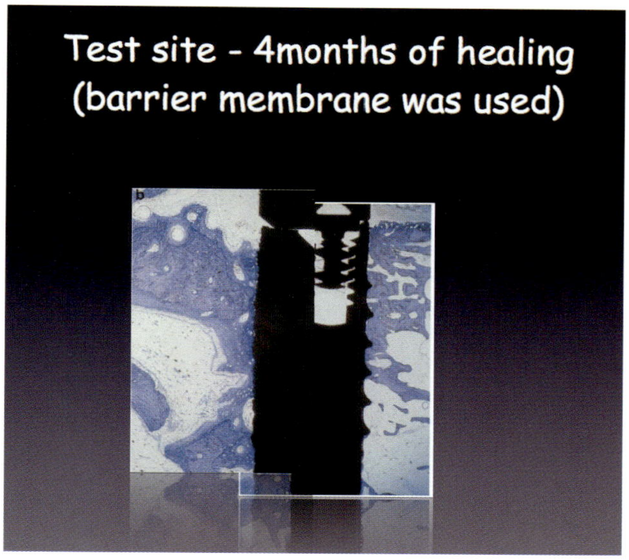

▶▶ 그림 4-18.

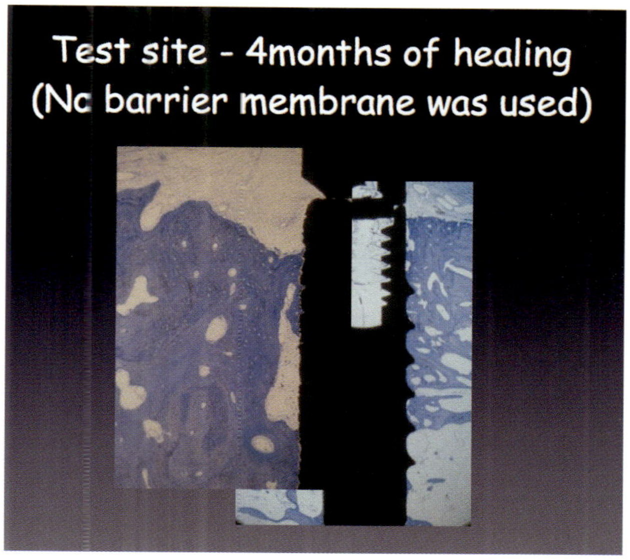

▶▶ 그림 4-19

그림 4-18: Defect를 만든 후 임플란트를 식립하고 차폐막으로 덮어준 그룹에서의 4개월 후 BIC를 보여주는 그림으로 임플란트 주변으로 비교적 양호한 BIC를 볼 수 있다.

그림 4-19: Defect를 만든 후 임플란트를 식립하고 차폐막을 사용하지 않은 그룹에서의 4개월 후 BIC를 보여주는 그림으로 임플란트 주변에 성기긴 하지만 골형성을 볼 수 있다.

Results

	Control	Test Bio-Gide	Test No membrane
M-B (mm)	0.44 (0.48)	0.50 (0.35)	0.93 (0.84)
BIC (%) within the defect region	74.1 (4.2)	70.3 (4.8)	75.6 (2.7)
BIC (%) for apical 5 mm	73.5 (7.4)	68.7 (6.1)	71.5 (8.4)

Mean values and standard deviations (SD) are shown.

	Control	Test Bio-Gide	Test No membrane
Lamellar bone (%)	71.0 (6.7)	54.0 (3.8)	54.2 (11.2)
Woven bone (%)	7.7 (2.7)	19.2 (3.3)	22.0 (4.9)
Bone marrow (%)	21.3 (4.1)	26.9 (4.2)	23.7 (16.1)

Mean values and standard deviations (SD) are shown.

▶▶ 그림 4-20.

그림 4-20: 위의 결과를 수치화한 것으로 모든 그룹에서 BIC는 비슷한 결과를 보이나 발치와 치유는 test 그룹이 control 그룹에 비해서 느리다고 할 수 있다. 또한 차폐막의 사용이 더 나은 결과를 보이지는 않는다고 결론 내고 있다.

이 논문의 결론은 치유 기간을 오래 가지고 가고(다른 실험 논문에서는 일반적으로 2~3달의 치유 기간을 두었으나 이 논문에서는 상대적으로 긴 4개월 정도의 치유 기간을 두었다) 거친 표면의 임플란트를 사용하고, defect의 형태가 self-containing defect 형태라면 차폐막의 사용이나 골이식 없이 임플란트 주변에 골형성이 잘될 수 있음을 시사한다고 할 수 있다.

임상 증례 2 Jumping distance가 2mm 이상이었으나 골형성이 잘 일어난 증례

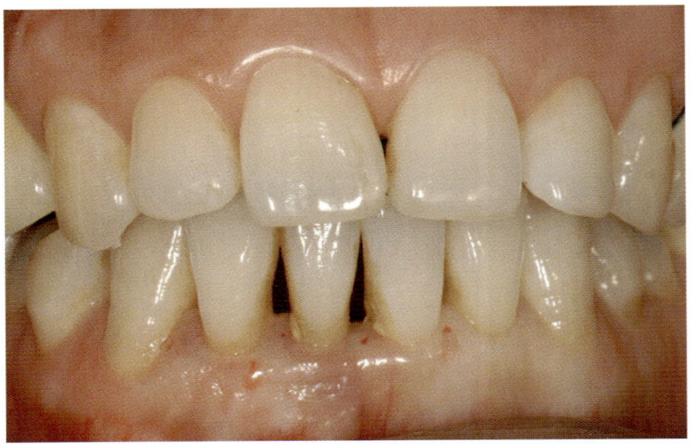

▶▶ 그림 4-21.

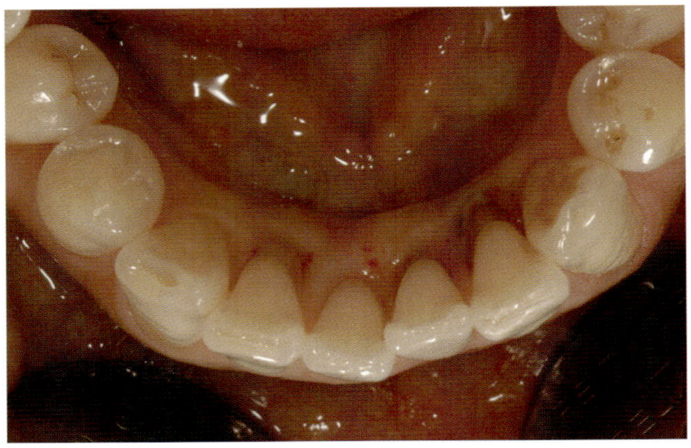

▶▶ 그림 4-22.

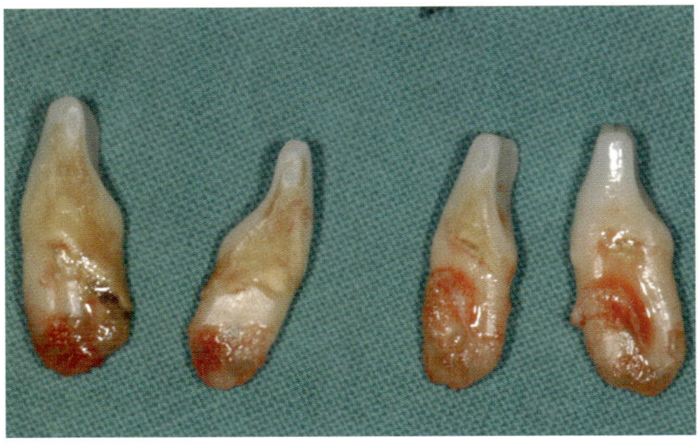

▶▶ 그림 4-23.

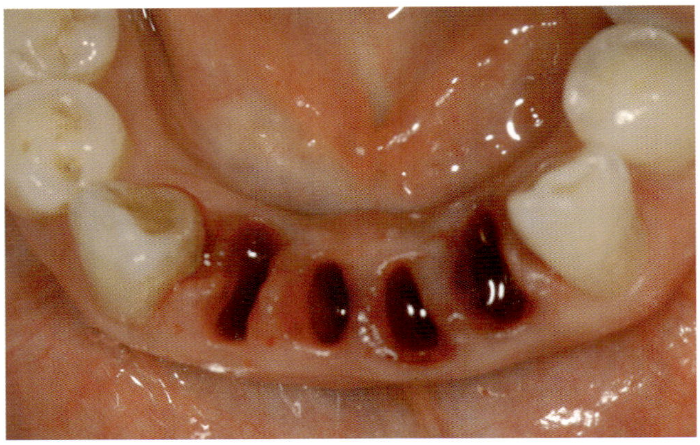

▶▶ 그림 4-24.

그림 4-21~24: 53세 여자 환자로 하악 #31, 32, 41, 42 치아의 흔들림을 주소로 내원하여 임상적, 방사선학적 검사를 시행하고 발치 후 즉시 식립 임플란트를 시행하였다.

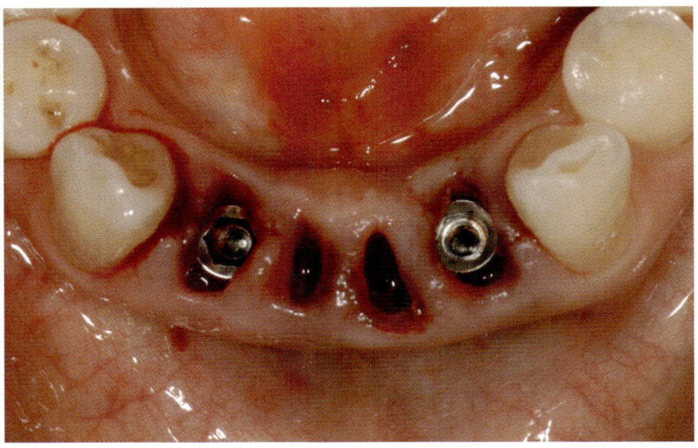

▶▶ 그림 4-25.

그림 4-25: 임플란트 식립 된 모습으로 순측으로 2mm 이상의 공간이 있어 보인다(치주 질환에 의한 발치 증례이며 flapless로 수술했기 때문에 사진에서 보이는 것보다 치은 하방의 치조골은 좀 더 협측에 위치하고 있다.

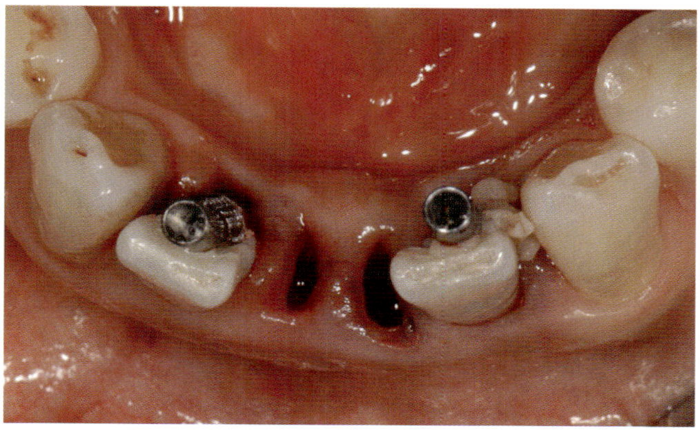

▶▶ 그림 4-26.

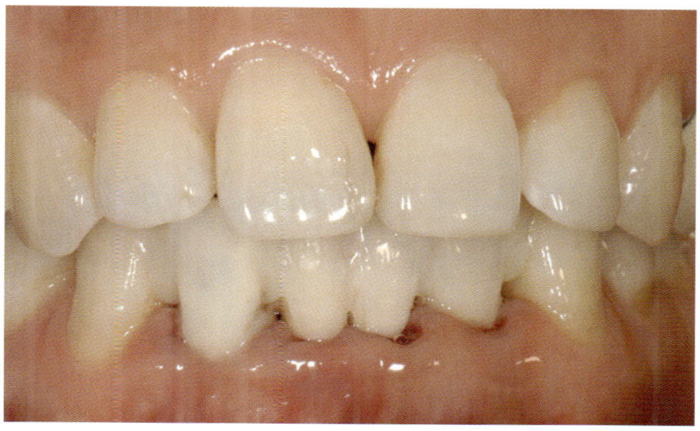

▶▶ 그림 4-27.

그림 4-26~27: 초기 고정이 좋았으므로 수술 당일 임시 보철물로 수복하였다.

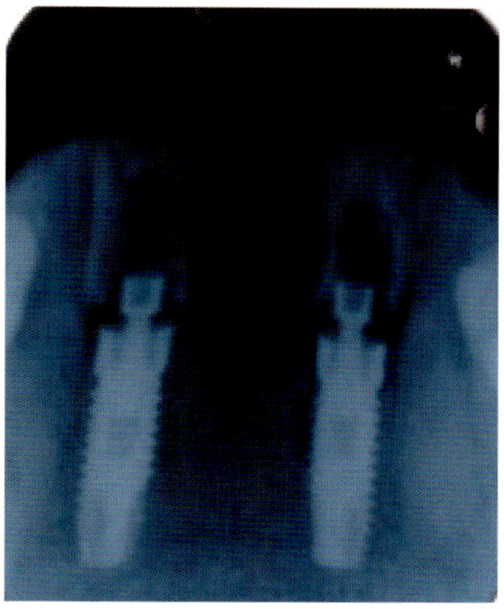

▶▶ 그림 4-28.

그림 4-28: 수술 직후 periapical x-ray 사진으로 충분한 깊이로 임플란트가 식립 된 것을 알 수 있다.

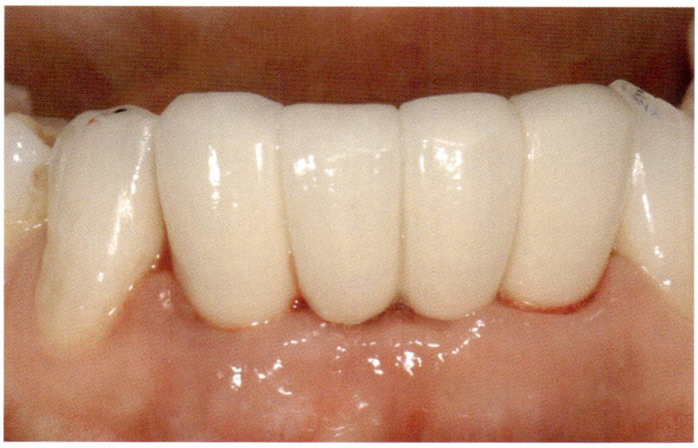

▶▶ 그림 4-29.

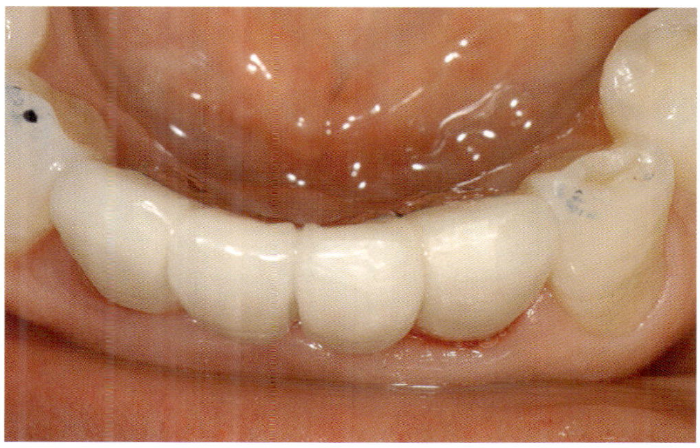

▶▶ 그림 4-30.

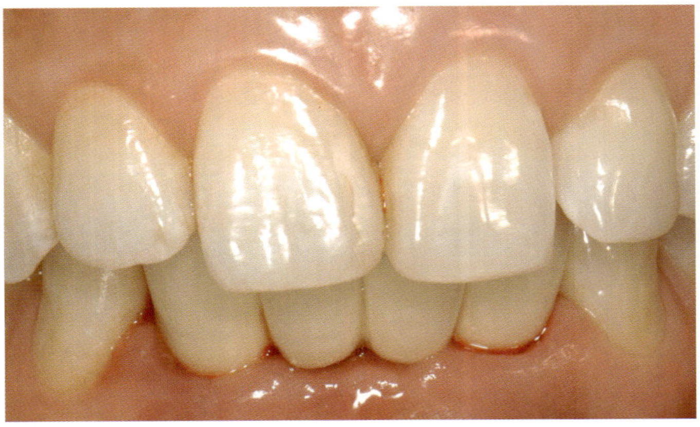

▶▶ 그림 4-31.

그림 4-29~31: 상기 환자의 술 후 4개월 보철물 장착 시 임상 사진이다. 수술 직후와 비교할 때 약간의 순측 골흡수가 보이나 비교적 양호한 순측골 양상을 보이고 있다.

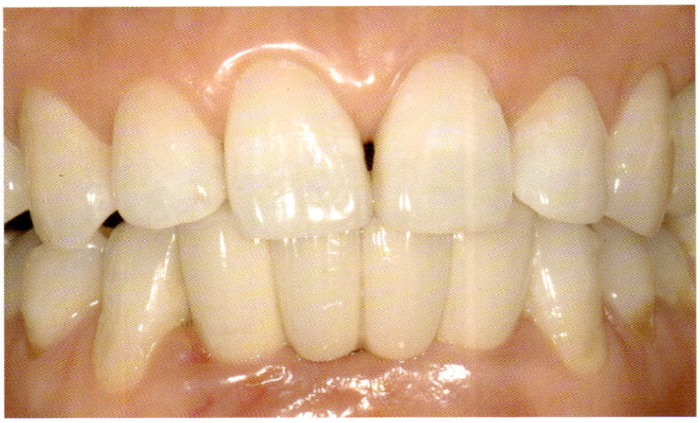

▶▶ 그림 4-32.

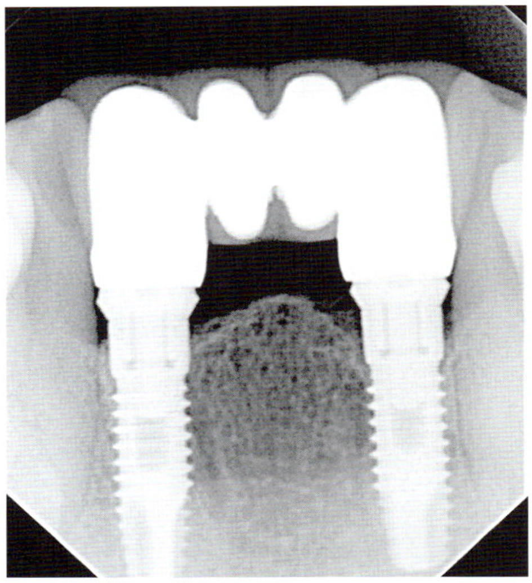

▶▶ 그림 4-33.

그림 4-32: 상기 환자의 술 후 8년 7개월 경과 시 임상 사진으로 순측 치은의 퇴축이 좀 더 진행된 것을 알 수 있으나 비교적 안정된 임플란트 주변 연조직 양상을 볼 수 있다.

그림 4-33: x-ray 상에서도 임플란트 주변골이 안정적으로 잘 유지되고 골밀도도 증가됨을 알 수 있다.

이와 같이 앞서 살펴본 논문과 2개의 임상 증례에서 알 수 있듯이 기존에 알려진 것과는 달리 임플란트 주변의 gap distance가 2mm 이상이라 하더라도 임플란트 주변골이 self containing defect를 이룬다면 jumping distance가 2mm 이상이라 하더라도 차폐막의 사용이나 골이식 없이 임플란트 주변으로 골형성이 잘 이루어 짐을 알 수 있다.

02. Jumping distance의 변화된 개념

Jumping distance의 변화된 개념을 알아보기 위해 몇 가지 논문을 더 살펴보기로 하자

1) Tarnow의 논문

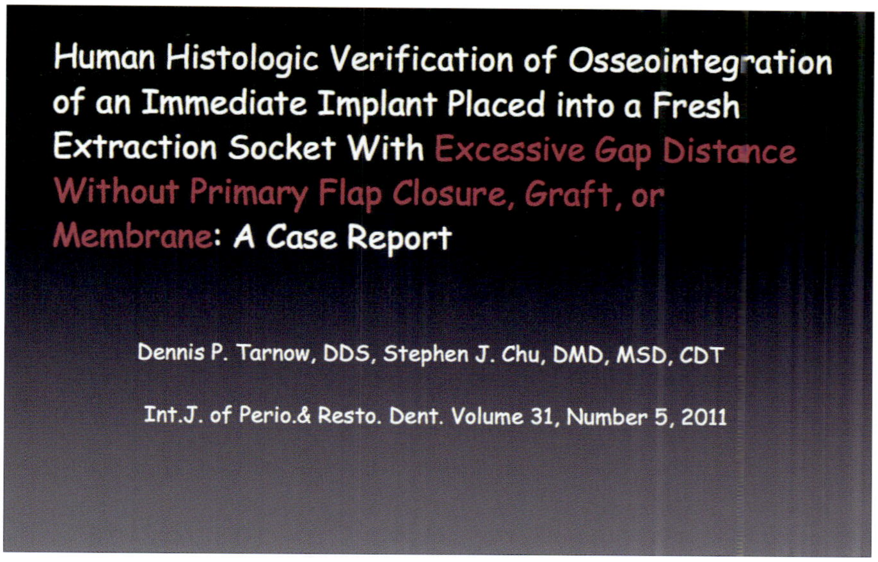

▶▶ 그림 4-34.

그림 4-34: tarnow[2]의 human study 논문으로써 비록 case study 이긴 하나 jumping distance와 발치 즉시 식립 임플란트의 수술에 대한 변화된 개념을 잘 보여주고 있다.

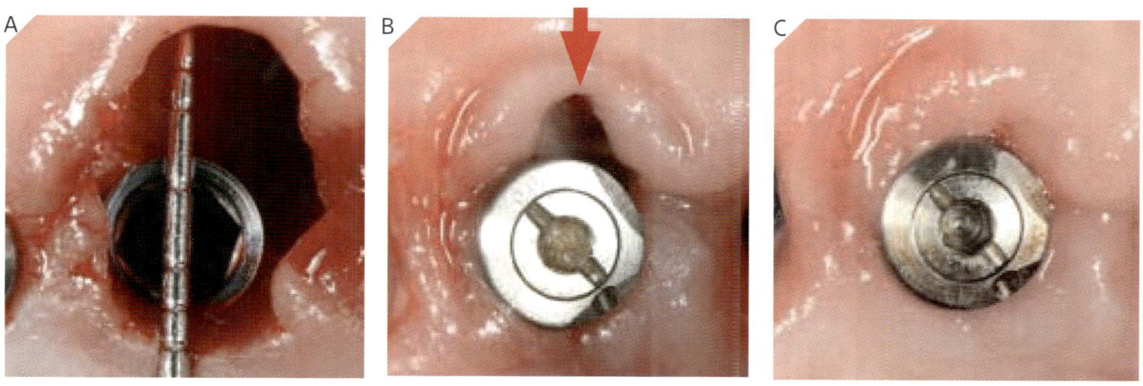

▶▶ 그림 4-35. A: HDD(gap distance): 4.2mm buccolingually(#23) / B: 1 week: A fibrin clot(arrow)
C: 9 weeks : keratinized young tissue

2) Dennis P. Tarnow, DDS, Stephen J. Chu, DMD, MSD, CDT : Human Histologic Verification of Osseointegration of an Immediate Implant Placed into a Fresh Extraction Socket With Excessive Gap Distance Without Primary Flap Closure, Graft, or Membrane: A Case Report: Int.J. of Perio.& Resto. Dent. Volume 31, Number 5, 2011

그림4-35: 환자의 #23 발치 후 임플란트를 그림 4-35와 같이 식립하였다. 임플란트와 순측 발치와 벽까지의 거리는 4.2mm 정도 되었고(그림 A), 이 gap을 골이식이나 차폐막의 사용 없이 치유를 시켰을 때 9주 후에 위의 그림 C와 같이 임플란트 주변에서 염증이나 임플란트 노출 없이 치유된 양상을 볼 수 있다.

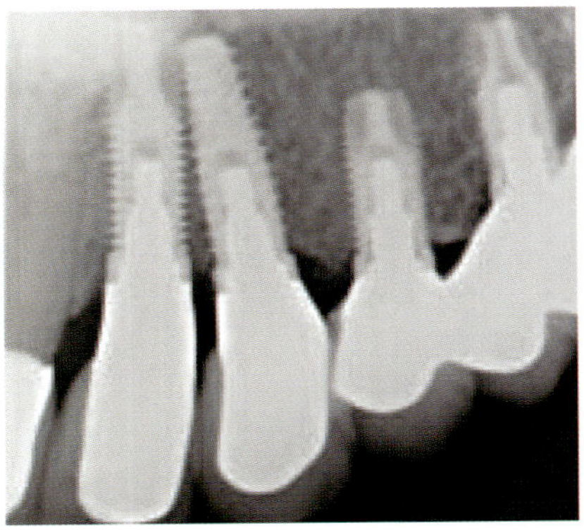

▶▶ 그림 4-36. Radiograph of the healed and restored immediate implant placed at the left canine site.

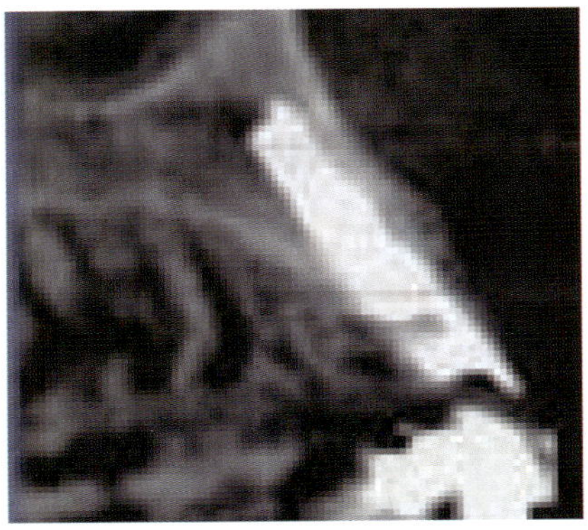

▶▶ 그림 4-37. 5 months after restoration, 10 months after placement radiographic buccal bone :3.12mm

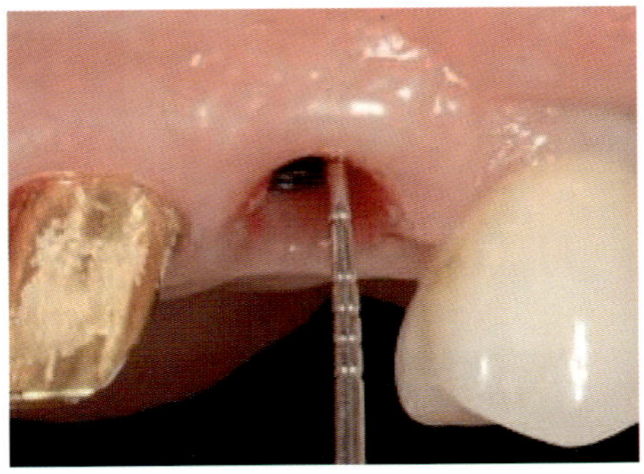

▶▶ 그림 4-38. periodontal probe; 3mm

그림 4-36: 이와 같이 #23 임플란트 주변으로 치유는 잘 일어났으나 그림 4-36에서 보는 바와 같이 이 임플란트 식립 방향이 잘못되어 #22 부위 임플란트와 #23 부위 임플란트가 너무 가깝게 식립 되어 #23 임플란트를 제거하기로 하였다.

그림 4-37: #23 임플란트 식립 후 CBCT 사진으로 임플란트 협측에 3mm 이상의 골이 balcony를 이루고 있는 것을 알 수 있다.

그림 4-38: 제거 전 #23 임플란트의 probing 시 3mm 이하의 pocket이 형성된 것을 확인할 수 있다.

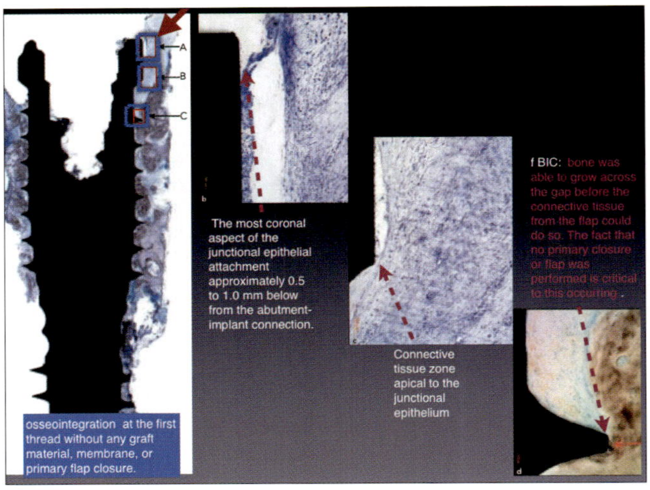

▶▶ 그림 4-39.

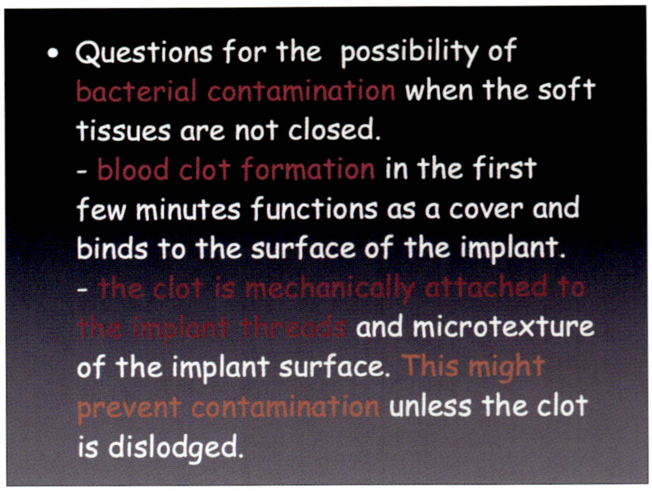

▶▶ 그림 4-40.

그림 4-39: 제거된 #23 임플란트 주변의 조직학적 소견 사진이다. 그림에서 보듯이 junctional epithelium과 connective zone이 정상적으로 형성되어 있고 first BIC가 임플란트의 first 나사산에서 형성되었다.

이러한 현상에 대해 이 논문의 저자는 수술 시 flapless 수술을 통해 임플란트와 순측 골판의 공간을 덮지 않아 상방에 있는 연조직의 세포들이 임플란트 표면에 도달하는 거리가 길어져서 이 연조직 세포들이 도달하기 전에 하방의 순측 골판의 골세포들이 임플란트 표면에 먼저 도달하였기 때문이라고 설명하였다. 따라서 이 경우 no flap, no primary closure가 아주 중요하다고 하였다. 또한 이 케이스에서 임플란트와 협측 골판 사이의 큰 gap(2mm 이상)이 있더라도 협측 골판이 intact 하다면(self containing defect), 골이식을 하지 않고 차폐막을 쓰지 않으며 primary closure를 하지 않더라도 임플란트 주변으로 정상적인 치유가 일어날 수 있다고 결론지었다. 필자 또한 임상 증례에서 같은 현상을 많이 경험하였다.

또한 이런 경우 선생님들께서 가장 많이 가질 수 있는 의문은 아마도 이렇게 임플란트 식립 후 발치와를 개방시켜 둘 때 괜찮을까 하는 것일 것이다. 임상적으로는 이미 필자의 케이스를 비롯해 많은 경우에서 큰 문제가 없음을 알 수 있다. 이에 대해 위의 논문에서 저자는 그림 4-40에서 보는 바와 같이 발치와 내의 혈병이 수분 이내에 임플란트의 표면에 기계적으로 부착하게 되고 이것이 감염을 방지하는 역할을 한다고 하였다. 이 부분은 8장에서 좀 더 자세히 살펴보도록 하겠다.

2) wilson의 논문

Jumping distance의 변화된 개념을 알아보기 위해 wilson[3] 등이 발표한 논문을 살펴보도록 하자(그림 4-41).

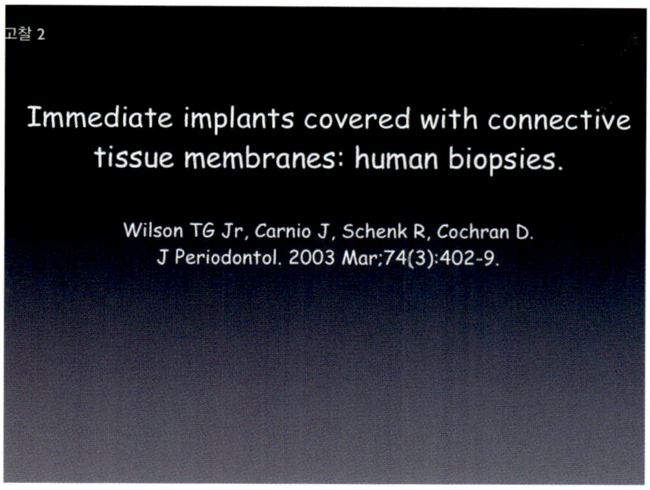

▶▶ 그림 4-41.

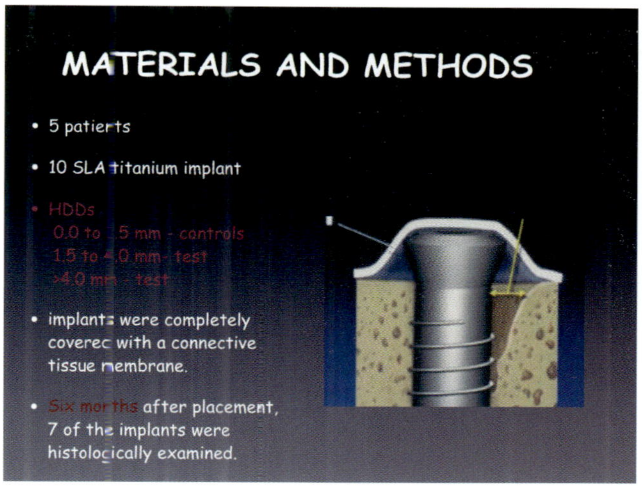

▶▶ 그림 4-42.

3) Wilson TG Jr, Carnio J, Schenk R, Cochran D.Immediate implants covered with connective tissue membranes: human biopsies J Periodontol. 2003 Mar;74(3):402-9.

그림 4-42에서 5명의 환자에서 10개의 ITI type SLA 임플란트를 식립 후 gap distance가 0~1.5mm인 group을 대조군, 1.5~4.0mm, 4.0 이상의 group을 각각 실험군으로 하여 6개월 후 BIC를 비교한 결과 0~1.5mm group과 4.0mm 이상 group에서 BIC 큰 차이가 없었다(그림 4-46). 아래 그림은 gap distance (=HDD 이 용어에 대해서는 15장에서 다시 설명하겠다)에 따른 임플란트 주변의 골형성 양상 BIC을 보여주는 조직학적 사진이다(그림 4-43~45).

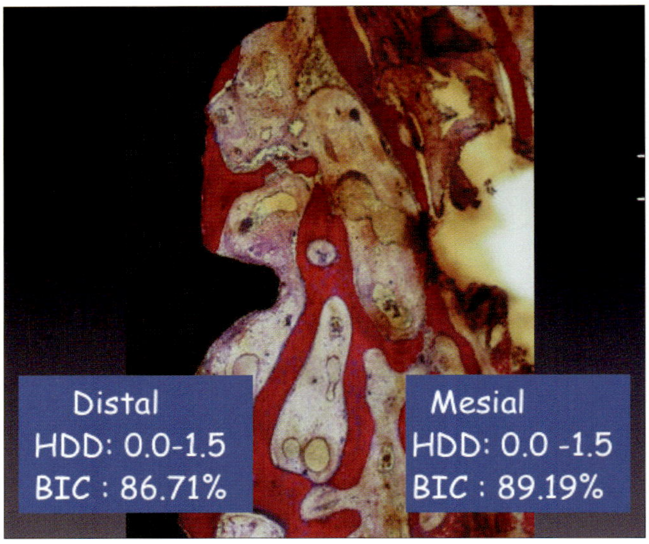

▶▶ 그림 4-43.

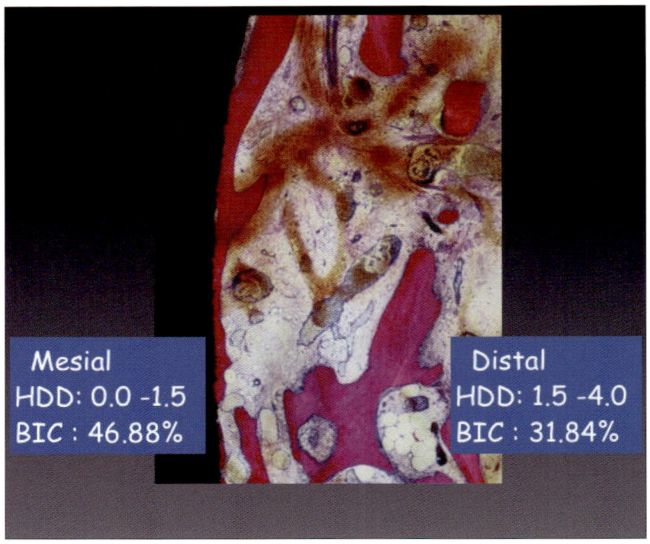

▶▶ 그림 4-44.

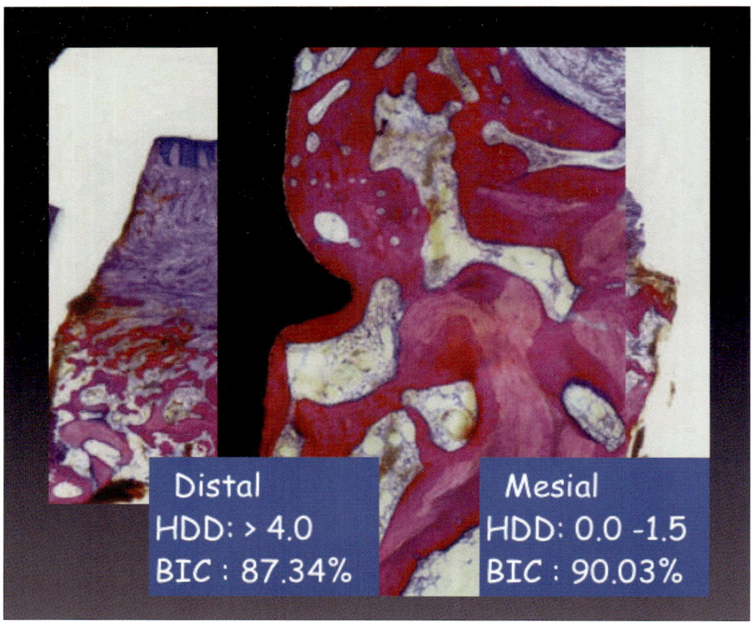

▶▶ 그림 4-45.

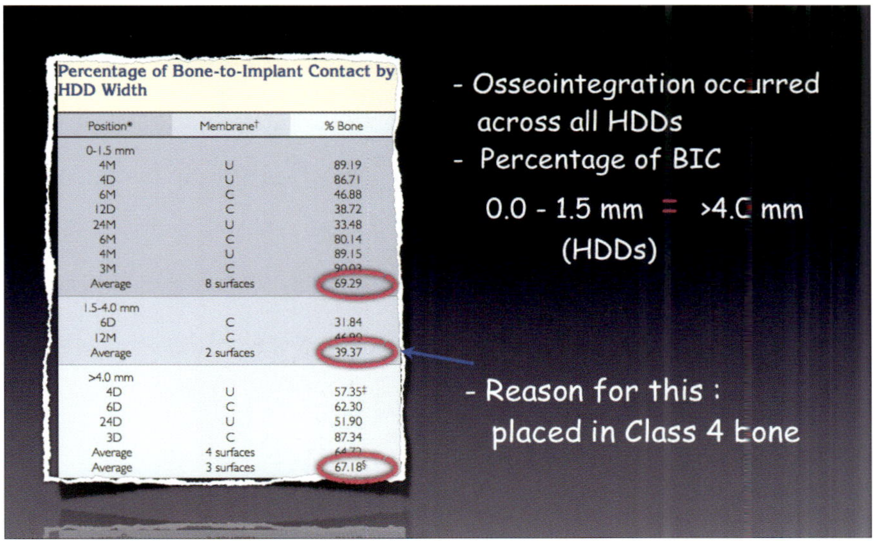

▶▶ 그림 4-46.

그림 4-46: 따라서 이 논문의 저자는 4mm 이상의 큰 gap distance에서도 거친 표면의 임플란트(SLA) 이면서 임플란트 주변의 bone containing defact가 잘 유지되고 blood clot이 잘 유지되면 임플란트 주변의 골형성은 잘 일어난다고 결론을 내리고 있다. (BIC의 그룹 간의 차이가 없다)

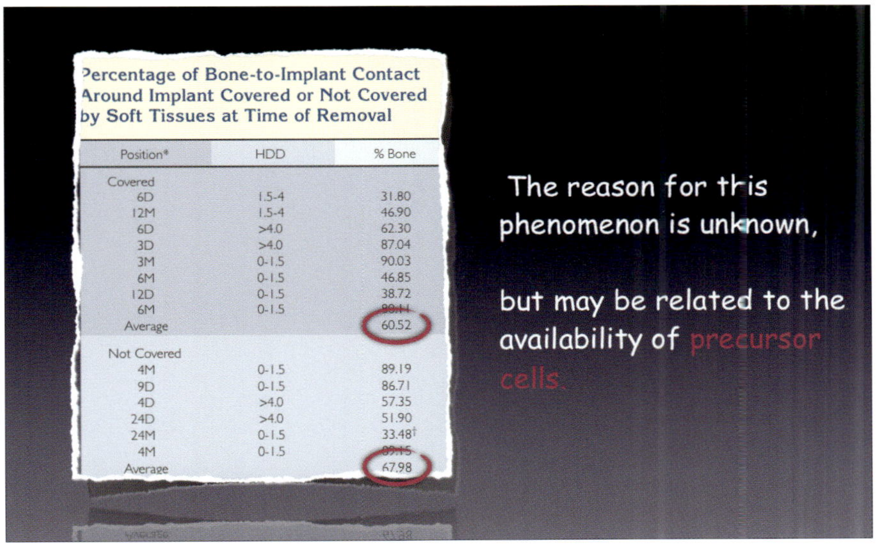

▶▶ 그림 4-47.

그림 4-47: 여기서 한 가지 흥미로운 사실은 그림 4-47을 노면 식립 된 임플란트의 cover screw가 노출되지 않은 group의 BIC(60.52%)가 노출된 group의 BIC(67.98%)보다 낮다는 것이다(통계적 유의성은 없다). 이것은 우리가 일반적으로 생각하는 것과는 반대되는 현상이다. 이에 대해 이 논문의 저자는 precursor cell의 availability와 연관이 있을 것으로 추정하였다. 즉 임플란트 식립 후 상방 연조직이 잘 덮혀진 경우 연조직의 세포들이 하방으로 빨리 내려와서 하방의 골세포의 임플란트로의 브착을 방해하여서 이런 결과가 나타나지 않았나 추정할 수 있다. 그리고 이것은 앞에서 살펴본 Tarnow의 논문의 주장과 맥을 같이 한다고 할 수 있다.

이상으로 이번 장에서 발치와에서의 jumping distance의 변화된 개념에 대해서 3편의 논문과 2개의 임상 증례를 통해 살펴보았다.

이번 장에서 우리는 지금까지 알아 왔던 2mm의 jumping distance가 더 큰 gap에서도 골형성에 지장이 없음을 알 수 있었다. 이것이 지니는 임상적인 의의는 술자가 발치 즉시 임플란트를 식립 시 HDD(gap distance)를 늘려주는 수술과 primary closure를 하지 않는 것이 가능하며 이것이 임플란트 주변의 골형성에 오히려 도움을 줄 수 있다는 사실이다. 물론 아직 얼마의 gap까지 골형성이 정상적으로 일어나는가에 대한 것은 명확하지 않다.

다만 앞의 논문들을 종합하면 4mm 이상의 jumping distance에서도 골형성이 가능할 것으로 생각된다.

Chapter **05**

임플란트의 식립 깊이가 깊어지는 것에 대하여

일반적으로 발치 즉시 식립 임플란트를 식립 시 식립 깊이가 깊어지는 경우가 종종 생긴다. 특히 치주염에 의해 치조골 상실이 많은 경우 나 협측골판의 소실이 많은 증례에서 일반적인 임플란트 식립 깊이에 비해 조금 더 깊이 식립 해줄 필요가 있다. 이런 경우 생길 수 있는 현상은 치은 열구가 깊어지는 문제와 임플란트 주변 연조직의 위치가 변할 수 있다는 것이다.

이번 장에서는 이러한 문제가 실제로 임플란트의 심미나 장기적 예후에 어떤 영향을 미치는지에 대해 증례를 통해 살펴보기로 하자.

01. 임플란트가 깊이 식립 되었을 때 어떤 현상이 생길까?

먼저 증례를 살펴보자.

아래 증례는 중증 치주염으로 발치하게 된 #14 치아의 발치 즉시 식립 임플란트 증례이다.

임상 증례 1 중증 치주염으로 발치 후 깊게 식립 된 발치 즉시 식립 증례

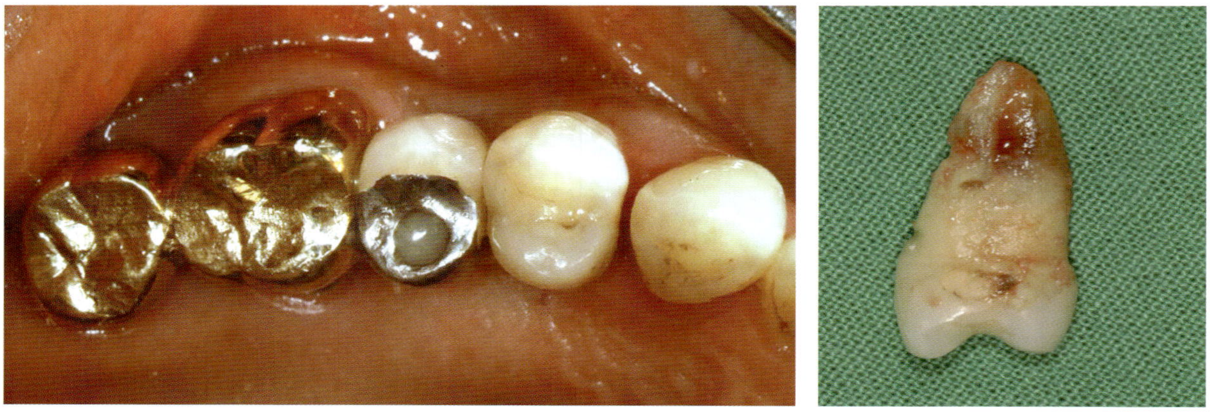

▶▶ 그림 5-1. 50대 여자 환자로 중증 치주염으로 인해 #14 발치를 시행하였다.

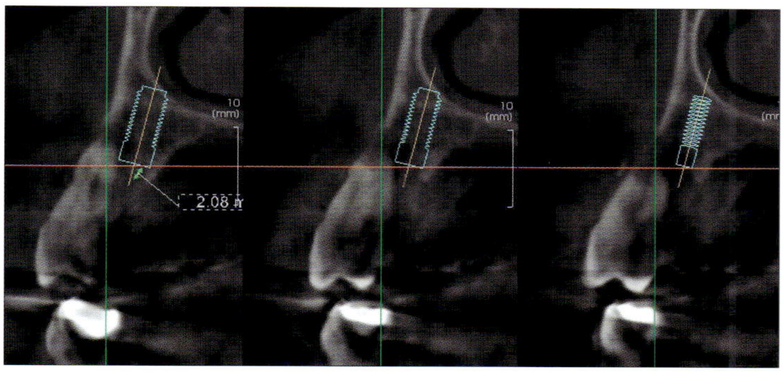
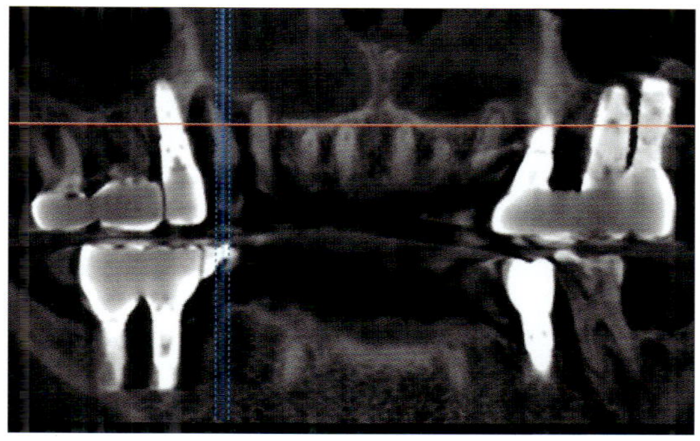
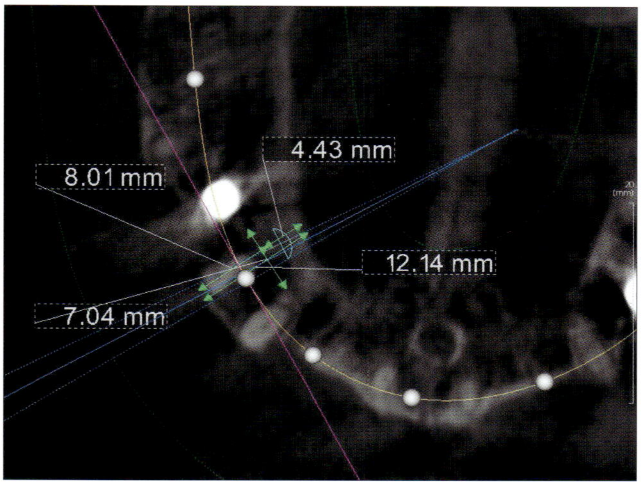

▶▶ 그림 5-2.
위 환자의 술 전 CBCT 사진으로 협측 골판의 광범위한 흡수를 볼 수 있다.

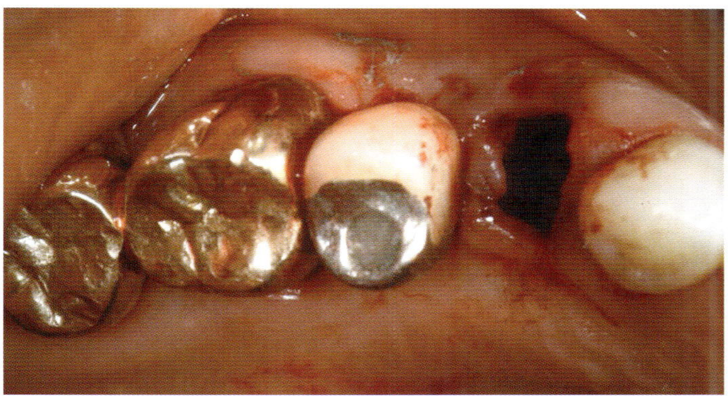

▶▶ 그림 5-3.
#14 발치를 하고 남아있는 감염된 연조직을 제거하고 발치와를 detoxification 하였다.

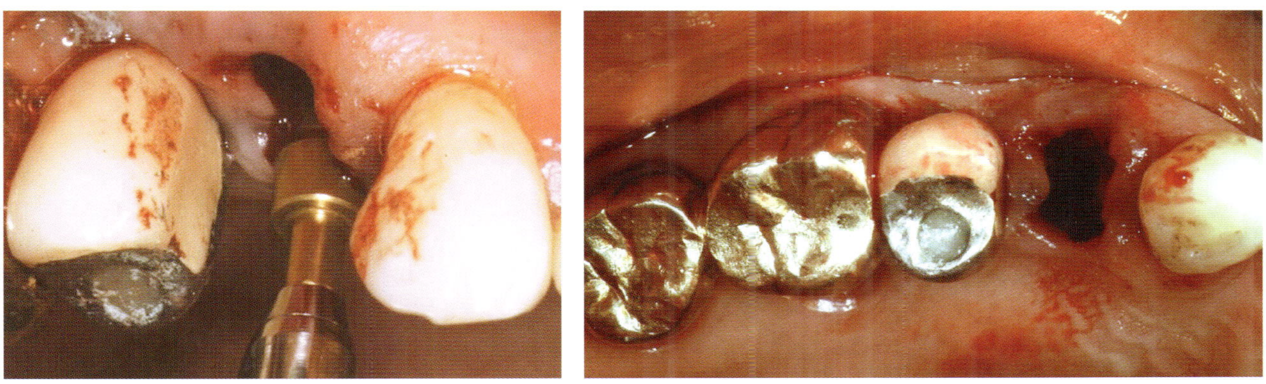

▶▶ 그림 5-4. 임플란트 식립을 위한 드릴링 시 사진이다. 드릴링의 깊이가 깊어진 것을 알 수 있다.

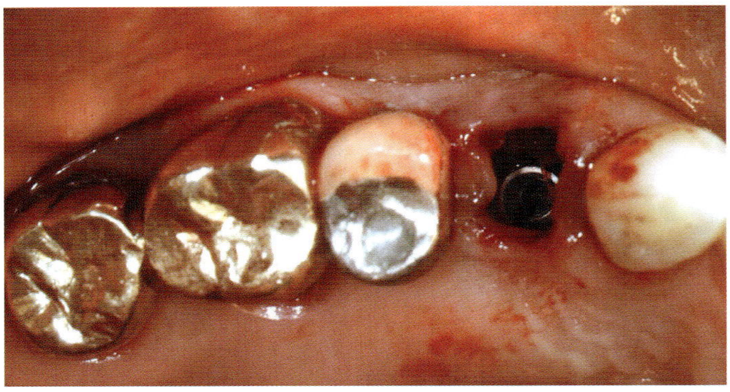

▶▶ **그림 5-5.**
임플란트가 식립 된 사진이다. 식립 깊이가 깊고 협측으로 공간이 많음을 알 수 있다.

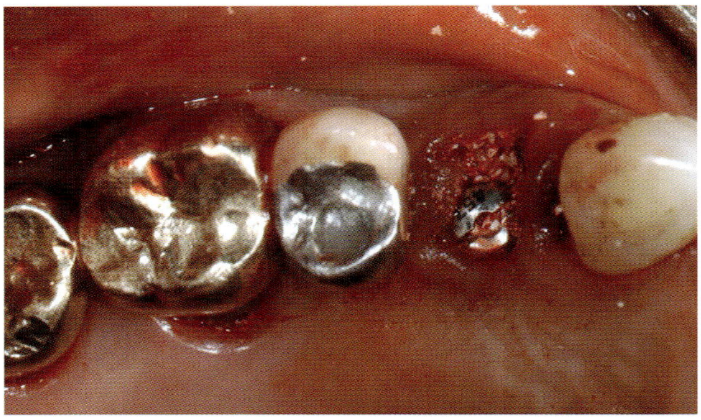

▶▶ **그림 5-6.** 통법대로 골이식을 하였다.

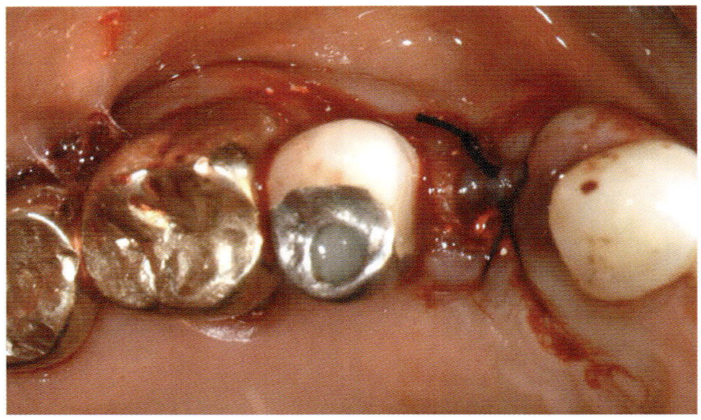

▶▶ **그림 5-7.** Colltape을 덮고 simple interrupted suture 으로 마무리하였다(bio-col.tech, 8장에서 자세히 설명하겠다)

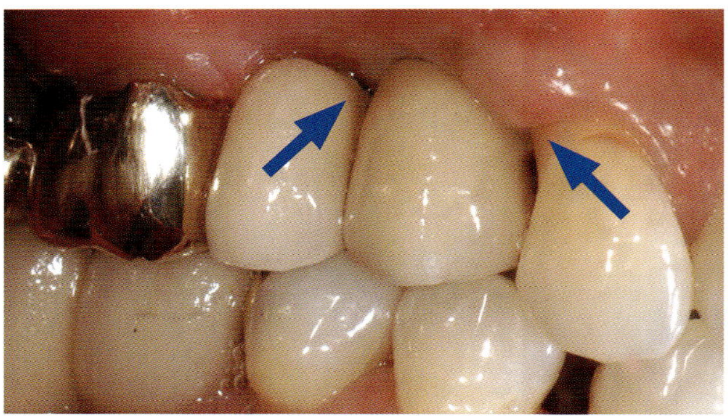

▶▶ **그림 5-8.** 술 후 3개월경 최종 보철을 완성하였다. 임플란트 주변으로 연조직의 감염이나 퇴축이 관찰되지 않았다. (화살표)

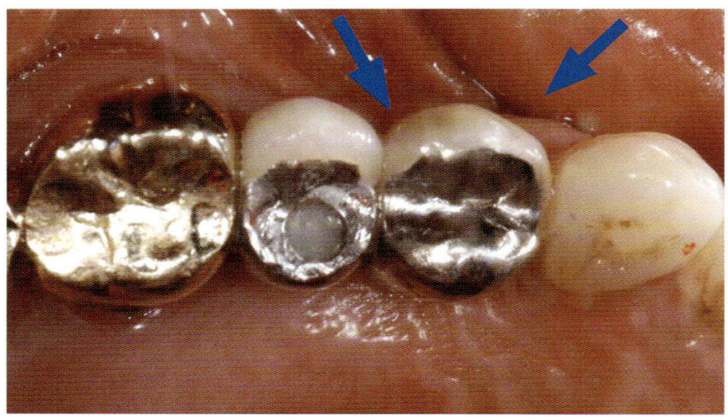

▶▶ **그림 5-9.** 보철 시 교합면 사진이다(화살표).

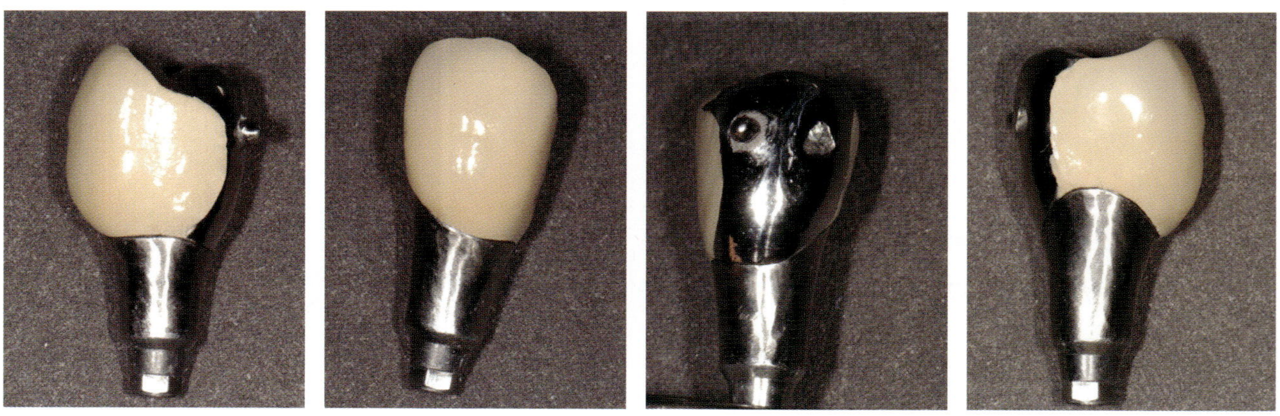

▶▶ **그림 5-10.** 상기 보철물의 subginigival contour를 보여주는 사진으로 abutment의 길이가 길고 협측으로 concave한 형태를 확인할 수 있다. (26장에서 다시 설명)

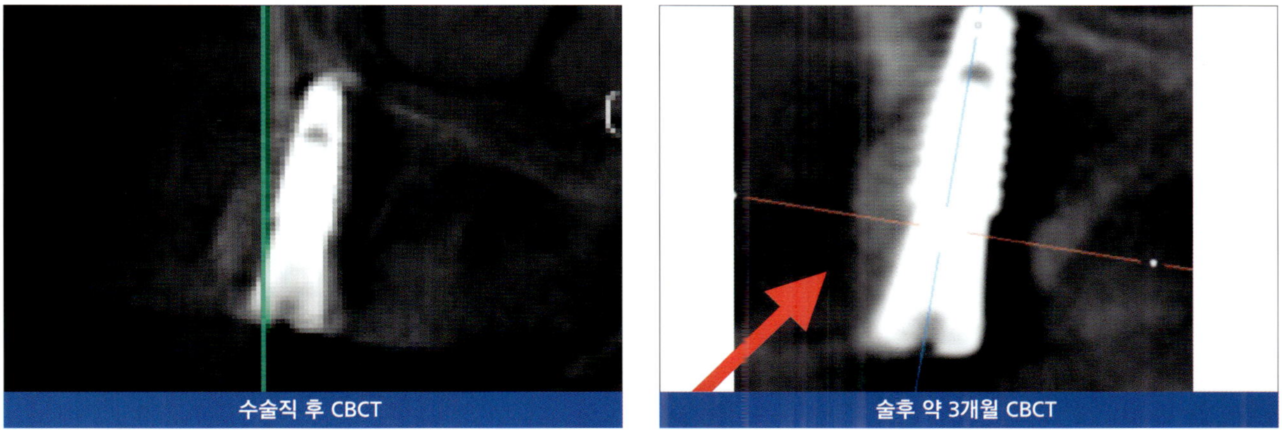

▶▶ 그림 5-11. 수술 직후 #14 임플란트 CBCT 사진과 술 후 3개월경 CBCT 사진이다. 임플란트 주변의 이식골이 흡수되지 않고(화살표) 잘 유지되고 있음을 알 수 있다.

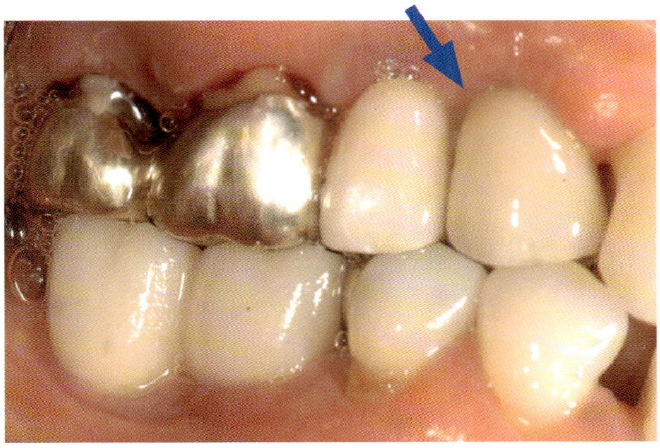

▶▶ 그림 5-12. 술 후 1년 3개월 경과 후의 임상 사진이다. 임플란트 주변의 연조직의 염증 소견이나 치주낭이 깊어지는 소견은 보이지 않고 안정적인 연조직 양상을 보여준다.

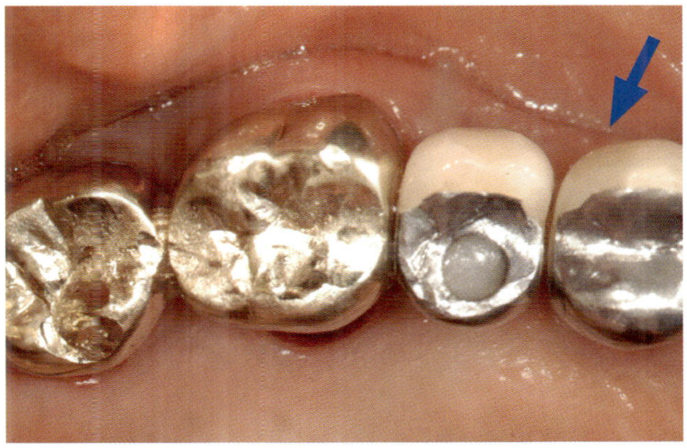

▶▶ 그림 5-13. 술 후 1년 3개월 경과 후의 교합면 사진이다.

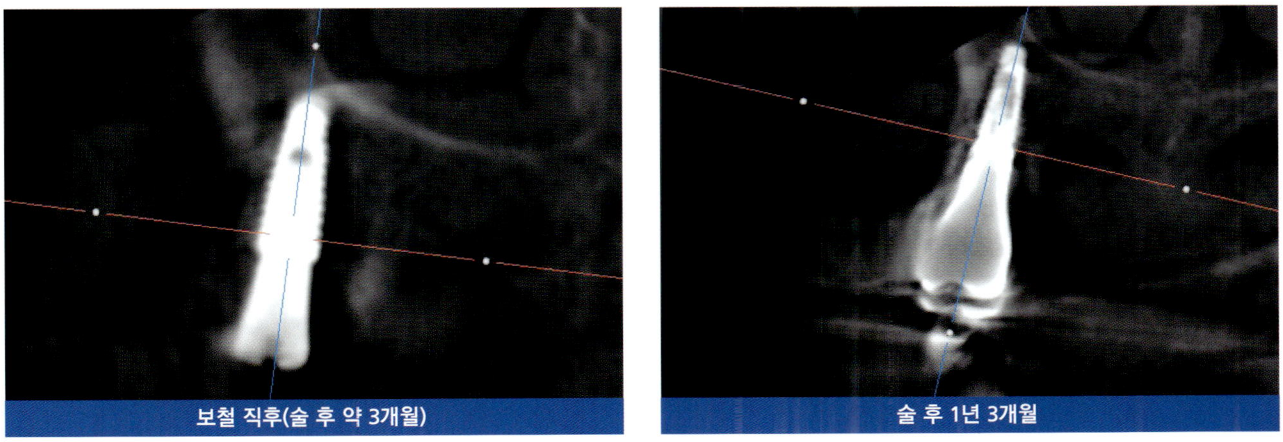

▶▶ 그림 5-14. 술 후 3개월 경과 시와 술 후 1년 3개월 경과 시의 CBCT 사진으로 임플란트 주변의 이식된 골이 잘 유지되고 있음을 알 수 있다.

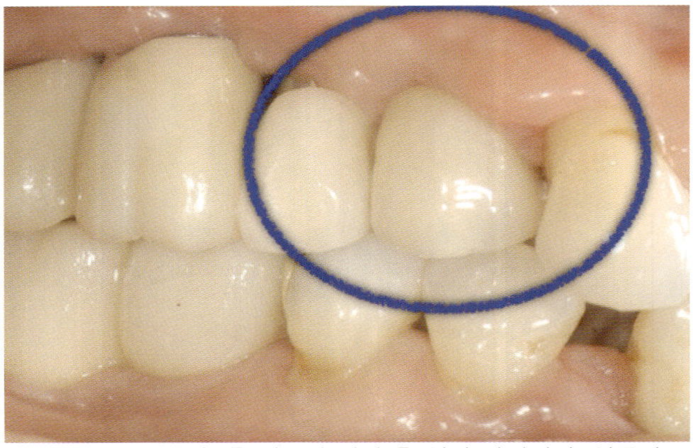

▶▶ **그림 5-15.** 술 후 약 3년 경과 후 임상 사진이다. 임플란트 주변 연조직은 안정화되어 있으며 연조직 퇴축이나 염증 소견은 보이지 않는다.

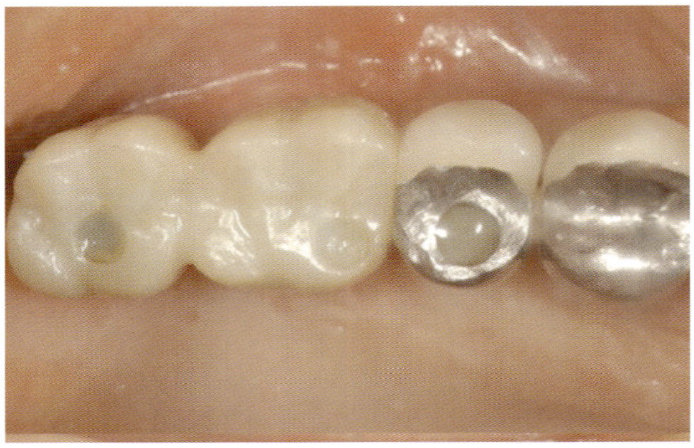

▶▶ **그림 5-16.** 술 후 3년 경과 시 교합면 사진이다. probing depth는 7mm 정도였으며, BoP(bleeding on probing)은 없었으며, x-ray상 골흡수 소견은 관찰되지 않았다.

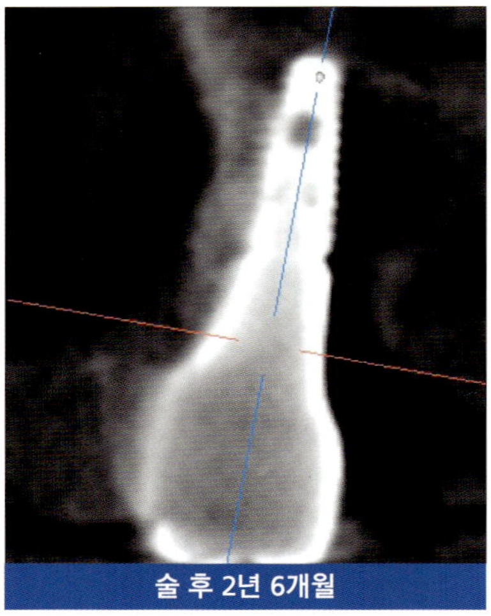

▶▶ **그림 5-17.**
술 후 2년 6개월 경과 시 CBCT 사진으로 임플란트 주변의 이식골이 잘 유지되고 있음을 알 수 있다.

이 증례를 통해 깊이 심겨진 즉시 식립 임플란트가 3년 정도 경과 시까지 임플란트주변 연조직이나 임플란트 주변골의 흡수 없이 잘 유지되는 것을 알 수 있다. 즉 임플란트 식립 깊이가 깊어진다고 하더라도 구강위생 관리가 잘 된다면 임플란트 유지에 큰 문제가 없음을 알 수 있다.

02. 임플란트의 식립 깊이(임플란트 주위의 열구깊이)와 임플란트 주위 조직 건강도의 관계성

필자가 5장을 쓰게 된 기본적인 배경은 과연 임플란트가 깊게 심겨져서 치은열구가 깊어지면 임플란트 주위 조직에 나쁜 영향을 미칠까 하는 의문에서 출발하였다.

위 증례 1에서 볼 수 있듯이 임플란트의 식립 깊이가 깊어져 치은열구의 깊이가 깊어지더라도 임플란트 주변의 연조직의 염증이나 높이의 변화를 보이는 경우는 많지 않다. 이는 선생님들께서 임상증례를 좀 더 자세히 관찰해 보면 자주 접하게 되는 현상이기도 하다.

이에 대한 배경이 되는 몇 가지 내용을 살펴보기로 하자.

임플란트 식립 깊이(주위의 열구깊이)와 임플란트 주위 조직 건강도의 관계성에 대한 상반되는 견해를 보이는 내용을 살펴보면 다음과 같다. (아래 내용은 최병호교수님이 쓰신 flapless surgery 책에서 발췌, 편집하였음을 미리 밝혀드린다)

1) 임플란트 식립 깊이(주위의 열구깊이)와 임플란트 주위 조직 건강도의 관계성이 있다는 견해-(최병호[1] 저 flapless surgery에서 발췌, 편집)

Newman MG(1988)2, Lekholm U(1986)[3], Papaioannou(1995)[4]등은 열구 깊이가 4mm 이상인 경우 열구내 혐기성 세균이 증가하고, 세균의 75%가 혐기성 세균으로 구성되면 그 부위는 질병이 존재한다고 하였고 Dharmar S(1994)[5]는 치주낭의 깊이가 1~2mm인 임플란트 주위에서 보다 치주낭의 깊이가 3~4mm인 임플란트 주위에서 효소의 활성도가 더 높고, motile rods 가 더 많음을 관찰하였다.

Misch CE.(1999)[6]는 점막의 두께와 임플란트 주변 열구깊이는 비례하므로 점막의 두께가 4mm 이상인 경우 임플란트 주변 연조직에 비정상적으로 깊은 치주낭이 만들어진다 라고 하였고 Huang(2018)[7] 등은 동물 실험을 통해 인위적으로 유발된 치은 감염 시 subcrestal로 심겨진 임플란트가 supracrestal로 심겨진 임플란트에 비해 더 큰 infra-osseous bony defect를 유발한다고 하였다.

1) 최병호, 정승미 : flapless implantoloty. 대한나래출판사 2008
2) MG Newman, TF Flemmig.: Periodontal considerations of implants and implant associated microbiota: JDent Educ. Volume52, Issue12December 1988Pages 737-744 - 7.
3) Lekholm U, Adell R, Linda J . Marginal tissue reactions at osseointegrated titanium fixtures(II): a cross-section retrospective study. Int J Oral Maxillofac Surg 1986;15:53-61
4) W. Papaioannou, M. Quirynen, M. Nys, D. Van Steenberghe: The effect of periodontal parameters on the subgingival microbiota around implants: COIR Volume6, Issue4 December 1995Pages 197-204
5) Dharmar, Sunder; Yoshida, Koichi; Adachi, Yasushi; Kishi, Mastaka; Okuda, Katsuji; Sekine, Hiromu : Subgingival Microbial Flora Associated With Brånemark Implants. JOMI . May/Jun1994, Vol. 9 Issue 3, p314-318.
6) Misch, C.E. Contemporary Implant Dentistry. 2nd Edition, Mosby, p397-407, 1999
7) Huang, B., Meng, H., Piao, M., Xu, L., Zhang, L. & Zhu, W. : Effect of implant placement depth on the peri-implant bone defect configurations in ligature-induced peri-implantitis: An experimental study in dogs: Med Oral Patol Oral Cir Bucal. 2018 Jan 1;23 (1):e30-7.

2) 임플란트 식립 깊이(주위의 열구깊이)와 임플란트 주위 조직 건강도의 관계성이 없다는 견해 (최병호 저 flapless surgery에서 발췌, 편집)

Lekholm(1981)은 임플란트 주위에 깊은 치주낭이 존재하여도 골소실이 일어나지 않음을 관찰하였고, 안정적이며 견고하게 고정된 임플란트가 종종 깊은 치주낭을 가지는 것을 관찰하였다고 하였으며 Berglundh T[8]등은 치주염과 임플란트 주위염은 조직 병리학적으로 차이가 있으며 Mailhot JM(1998) 등은 치주염을 일으키는 세균들이 임플란트 주위염을 일으키지 않을 수 있고, 임플란트 주위의 깊은 치주낭이 임플란트 주위골 파괴의 주원인이 아니다라고 하였다.

kan[9]등은 성공적으로 기능하고 있는 상악 전치부 단일치아 임플란트 주위 점막의 두께를 근원심면에서 측정한 결과 70% 이상이 5-7mm 점막 두께를 가지고 있다고 하였다.

또한 Pontes et al.(2008)[10]; Barros et al.(2010)[11]; Weng et al.(2011)[12]; 등은 동물 실험을 통해 2 piece 임플란트에서의 microgap의 위치 즉 임플란트의 식립 깊이가 subcrestal level로 식립되는 것이 crestal level로 식립 되는 것에 비해 골흡수가 더 적고 이는 x-ray 상에서도 확인되었으며 이는 Veis et al. (2010)[13]등에 의해 사람에서도 임상적으로도 확인되었다고 하였다.

또한 Jose Luis Calvo-Guirado(2014)[14] 등은 동물실험을 통해 발치 즉시 식립 임플란트의 apical positioning이 임플란트 주변 bone crest 나 연조직의 리모델링을 방해하지 않으며 2mm 정도 subcrestal로 심겨진 임플란트가 골흡수도 적고 BIC도 높다고 하였다

8) Berglundh T, Zitzmann NU, Donati M. Are peri-implantitis lesions different from periodontitis lesions? J Clin Periodontol 2011; 38 (Suppl. 11): 188–202
9) kan JYK, Rungcharassaeng K, Umezu K, Kois JC. Dimensions of peri-implant mucosa: an evaluation of maxillary anterior single implants in humans : J periodontol 2003;74: 557-565
10) Pontes, A.E., Ribeiro, F.S., Iezzi, G., Piattelli, A.,Cirelli, J.A. & Marcantonio, E., Jr. (2008a) Biologic width changes around loaded implants inserted in different levels in relation to crestal bone: histometric evaluation in canine mandible. Clinical Oral Implants Research 19: 483–490.
11) Barros, R.R., Novaes, A.B., Jr, Muglia, V.A., Iezzi, G. & Piattelli, A. (2010) Influence of interimplant distances and placement depth on peri-implant bone remodeling of adjacent and immediately loaded Morse cone connection implants: a histomorphometric study in dogs. Clinical Oral Implants Research 21: 371–378.
12) Weng, D., Nagata, M.J., Bosco, A.F. & de Melo, L.G. (2011a) Influence of microgap location and configuration on radiographic bone loss around submerged implants: an experimental study in dogs. International Journal of Oral and Maxillofacial Implants 26: 941–946.
13) Veis, A., Parissis, N., Tsirlis, A., Papadeli, C., Marinis, G. & Zogakis, A. (2010) Evaluation of periimplant marginal bone loss using modified abutment connections at various crestal level placements. International Journal of Periodontics and Restorative Dentistry 30: 609–617.
14) Calvo-Guirado JL1, López-López PJ1, Mate Sanchez JE1, Gargallo Albiol J2, Velasco Ortega E3, Delgado Ruiz R4. Crestal bone loss related to immediate implants in crestal and subcrestal position: a pilot study in dogs :Clin Oral Implants Res. 2014 Nov;25(11):1286-1294. doi: 10.1111/clr.12267. Epub 2013 Sep 30.

3) 임플란트 주위 열구 깊이와 임플란트 주위 조직 건강도와의 관계성

다음의 흥미로운 실험 논문을 살펴보자 (최병호 저 flapless surgery에서 발췌)

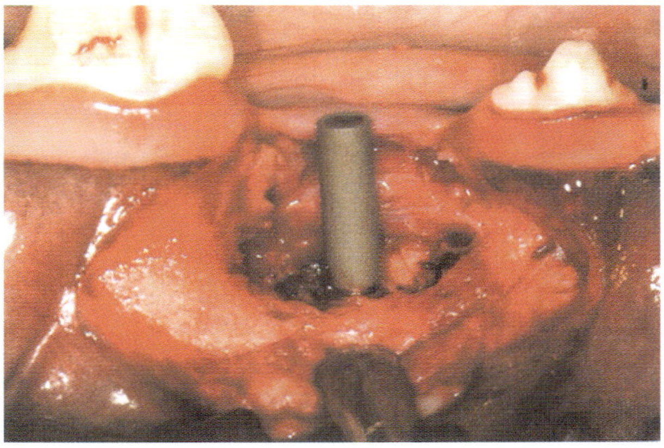

▶▶ 그림 5-18.

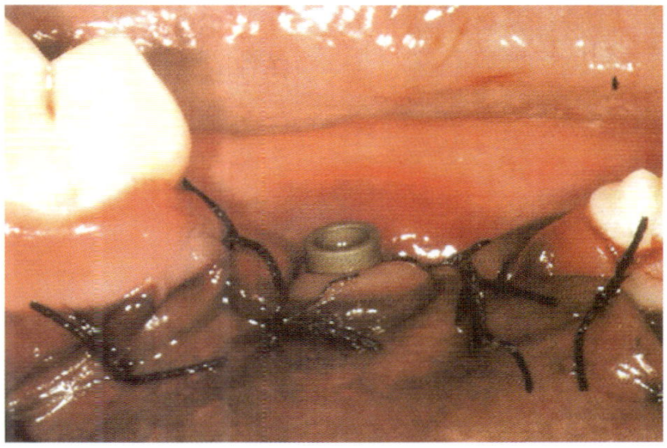

▶▶ 그림 5-19.

그림 5-18: 성견 6마리에 하악에 두꺼운 점막을 가진 무치악 부위형성(이를 위해 하악 양측 제3소구치를 발치하면서 한쪽은 8mm 높이의 치조골을 삭제하고 3개월의 치유 기간을 둠) 하였고 형성된 점막의 두께는 6~8mm가 되게 하였다.

그림 5-19: 이 부위와 정상적인 치은 두께를 가진 부위에 각각 임플란트 식립 후 임플란트 주변 조직을 관찰하였다. (두꺼워진 치은 두께를 가진 임플란트를 실험군으로 정상적인 치은 두께를 가진 임플란트를 대조군으로 하였다.)

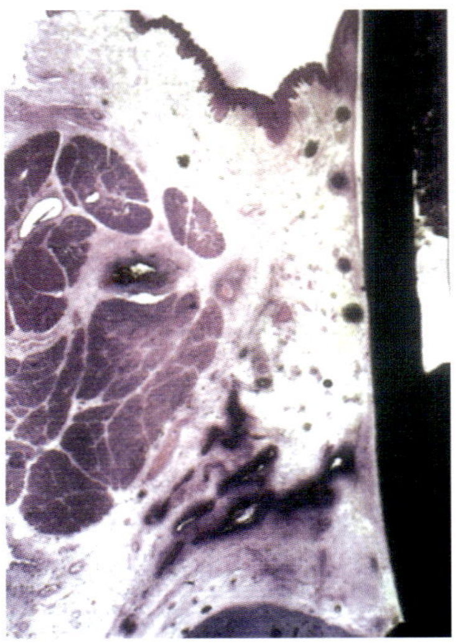

▶▶ 그림 5-20.

그림 5-20: 이 논문의 결과는 실험군(두꺼운 치은 부위)에서는 임플란트 주위 열구깊이의 증가가 있었지만 임플란트 주위 연조직은 건강을 유지하였다.

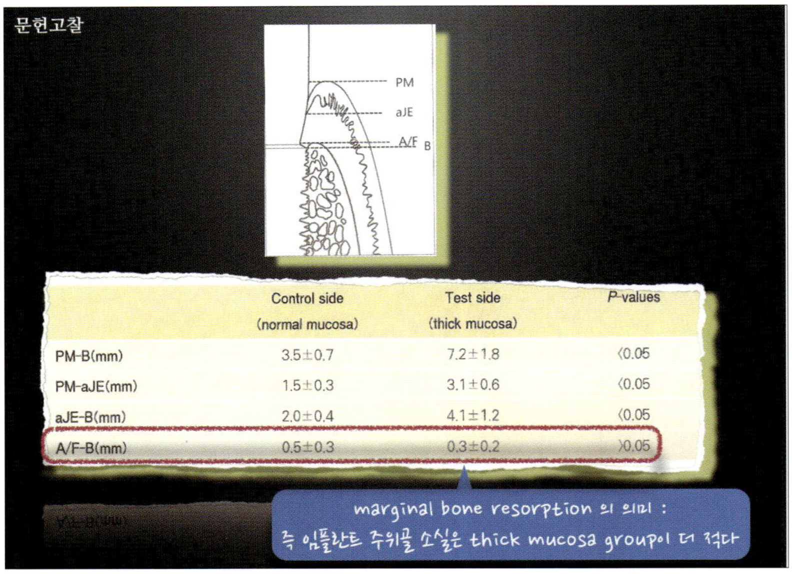

	Control side (normal mucosa)	Test side (thick mucosa)	*P*-values
PM-B(mm)	3.5±0.7	7.2±1.8	<0.05
PM-aJE(mm)	1.5±0.3	3.1±0.6	<0.05
aJE-B(mm)	2.0±0.4	4.1±1.2	<0.05
A/F-B(mm)	0.5±0.3	0.3±0.2	>0.05

▶▶ 그림 5-21.

그림 5-21: 또한 이렇게 두꺼워진 치은을 가진 실험군에서 대조군에 비해 marginal bone loss가 더 적었다(통계적인 유의성은 없었다.)

이 논문에 의하면 결론적으로 임플란트 주위 열구깊이와 임플란트 주위염은 상호 연관이 없었고 임플란트 주변골의 높이 또한 잘 유지 되는 경향이 있었다.

사람을 대상으로 한 또 다른 실험에서 두꺼운 점막에 flap 술식으로 임플란트를 식립하고 관찰 결과, 탐침 깊이는 증가하였으나(평균 5.1mm, 범위: 4.2-6.8mm), 골소실은 2년 동안 관찰되지 않았다. 즉 탐침 깊이(치은열구) 자체가 골소실을 일으키는 것은 아니었다.

또한 동일 환자의 정상 점막에 식립한 임플란트에서 오히려 골소실이 발견되었고, 이는 임플란트 주변의 생물학적 폭경의 영향이라 생각된다. 두꺼운 점막에서 골소실이 없는 것은 두꺼운 점막이 오히려 완충작용을 하는 것으로 판단된다.

Lindhe(2000)[15] 등은 임플란트 열구가 5mm 이상으로 깊어진 경우 열구내로 효과적인 위생 관리가 되지 않더라도 계속적인 구강위생 관리는 매우 중요하고 매일 잇솔질로 치은상방의 치태를 제거하는 것이 열구내 세균의 감소와 조성에 영향을 미쳐 치주 질환 예방에 효과적이다고 하였다.

또한 치은하 세정 도구를 워터픽에 연결하여 사용하면 열구내 치태 관리를 더 효과적으로 할 수 있다.

15) Lindhe J, Karring T, Lang N. Clinical periodontology and implant dentistry, Copenhagen,2000, Munksgaard.

03. 임플란트 식립 깊이와 주변 연조직의 변화

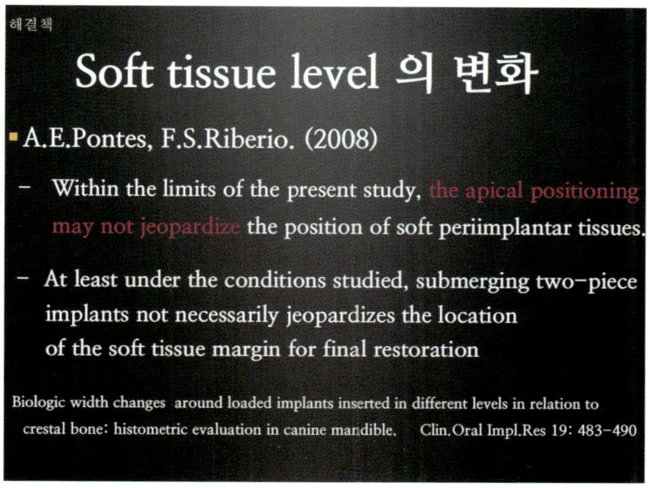

▶▶ 그림 5-22.

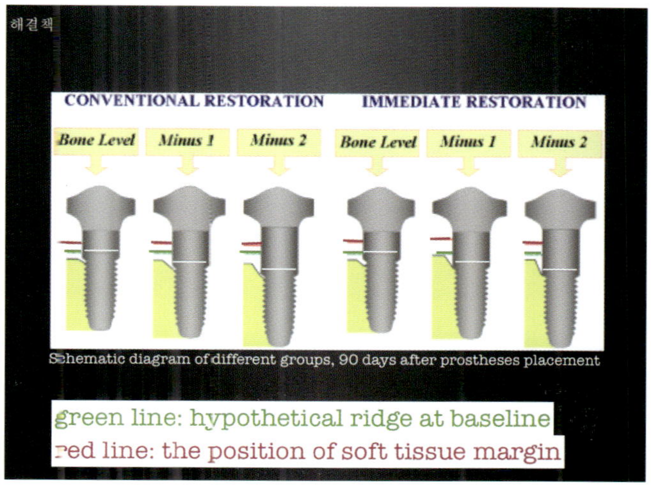

▶▶ 그림 5-23.

앞에서 언급한(page74 각주10) pontus의 논문을 보다 자세히 살펴보면

그림5-22: 2 piece 임플란트에서 임플란트의 식립 깊이가 깊어 지더라도 임플란트 주변 연조직의 높이의 차이는 없다고 결론을 내리고 있다.

그림5-23: 성숙골에서나 즉시 식립에서나 동일하게 임플란트의 식립 깊이(흰색 선) 가 깊어져도 연조직의 높이(붉은색 선)의 변화가 없음을 나타내고 있다.

또한 Grunder(2000)[16], Tarnow(2003)[17] 등도 심겨진 임플란트가 인접 자연치와의 충분한 mesiodistal, bucco-lingual space가 있다면 임플란트의 deep position이 이 임플란트 주변 연조직 퇴축으로 연결되지 않는다고 하였다.

이상의 내용을 종합하면 임플란트가 깊이 식립 되더라도 임플란트 주변의 자연치가 건강하다면 임플란트 주변의 골흡수나 연조직의 퇴축이 일어나지 않는다고 할 수 있다.

지금까지 살펴본 내용을 바탕으로 다음 증례를 살펴보자.

16) Grunder U. Stability of the mucosa; topography around single-tooth implants and adjacent teeth: 1-year results. Int J Periodontics Restorative Dent 2000;20:11-17.

17) Dennis Tarnow, Nicolas Elian, Paul Fletcher, Stuart Froum, Ann Magner, Sang-Choon Cho, Maurice Salama,Henry Salama, and David A. Garber: .Vertical Distance from the Crest of Boneto the Height of the Interproximal Papilla Between Adjacent Implants J Periodontol • December 2003

임상 증례 2 치근 파절 및 협측골판흡수로 인해 깊이 식립 된 발치 즉시 식립 증례

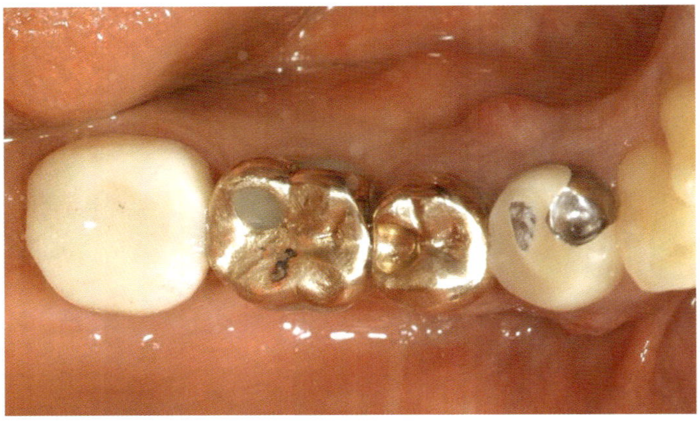

▶▶ 그림 5-24.
50대 남환이 #44 치아 통증과 흔들림을 주소로 내원하였다. 환자의 사정상 여러 번 내원하기가 어려운 상황이라 수술 시간과 내원 횟수를 최대한 줄이기 위해 발치 즉시 식립을 하기로 결정하였다.

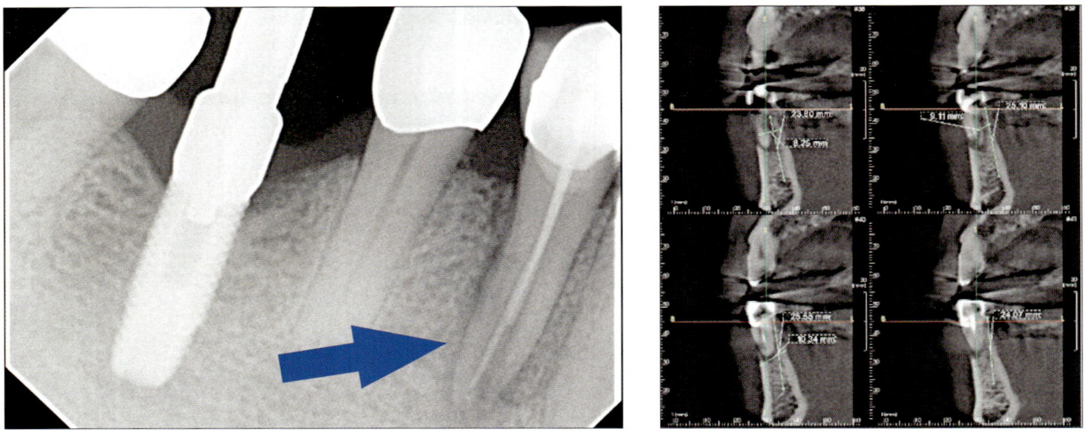

▶▶ 그림 5-25. periapical x-ray 상 #44부위의 치근 파절이 관찰(화살표)되며 CBCT 상에서는 협측 골판의 흡수가 관찰된다.

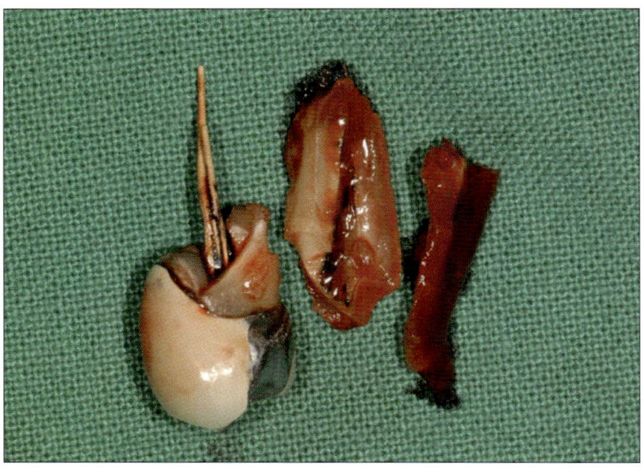

▶▶ 그림 5-26.
44 발치 후 사진으로 치근 파절을 확인할 수 있다.

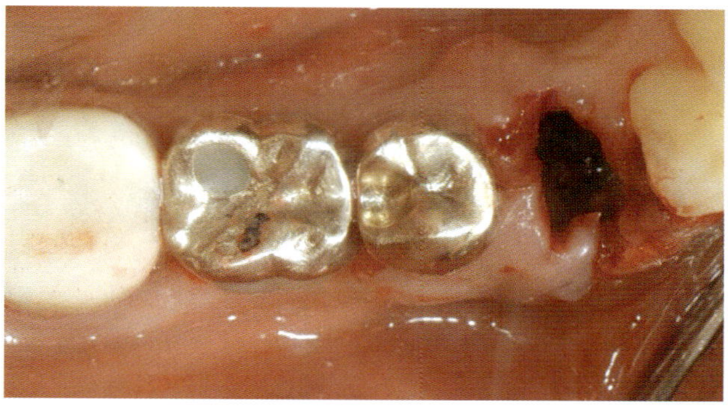

▶▶ **그림 5-27.** 발치 후 발치와 드릴링 시 사진이다.

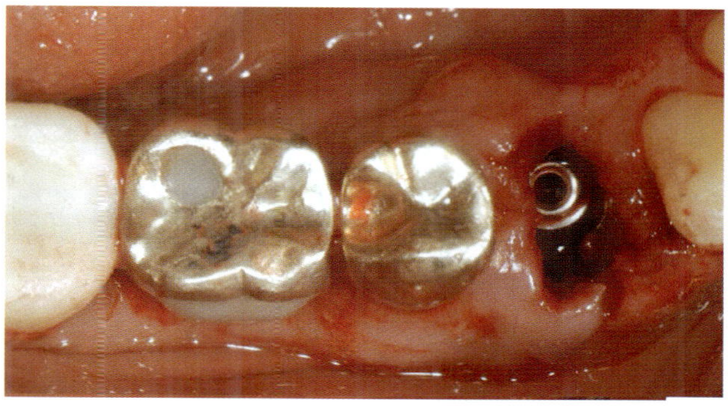

▶▶ **그림 5-28.** 임플란트 식립 시 사진이다. 임플란트가 설측으로 깊이 식립 되었음을 알 수 있다.

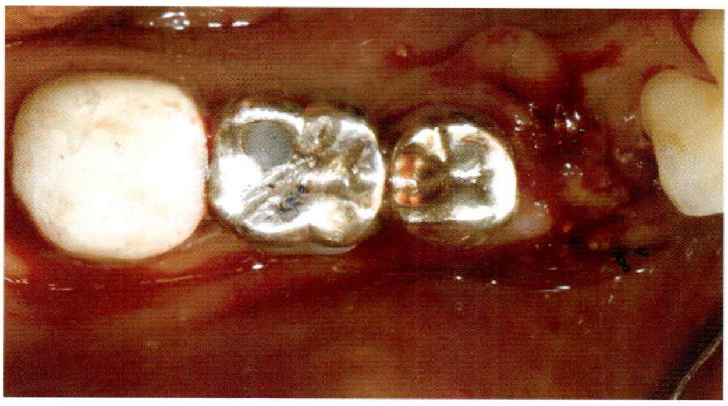

▶▶ **그림 5-29.** 임플란트 식립 후 collatape을 덮고 simple interrupted suture으로 마무리하였다.

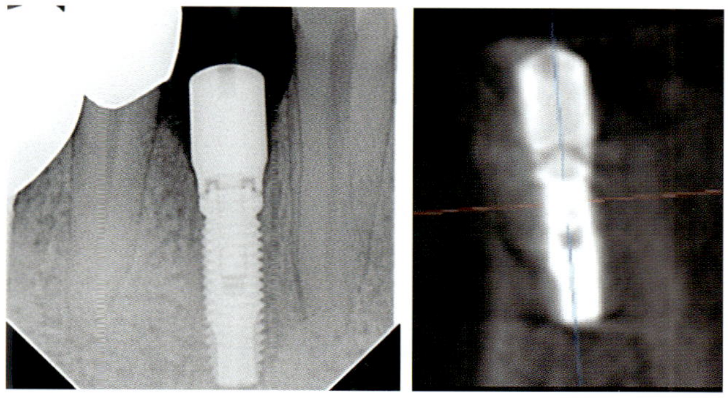

▶▶ **그림 5-30.** 식립 직후 periapical-x-ray 및 CBCT 사진이다. 임플란트의 식립 깊이가 깊어진 것을 확인할 수 있다.

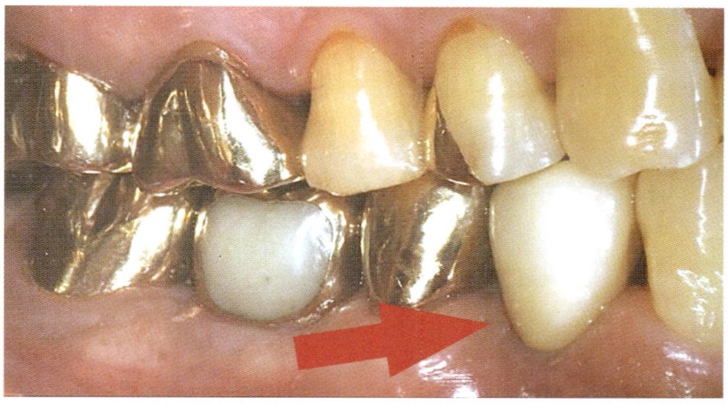

▶▶ **그림 5-31.** 임플란트 식립 후 약 3개월경 상부 보철물 완성 후 임상사진이다. #44 (화살표) 협측부위의 연조직이 얇아진 현상이 관찰되나 연조직 퇴축소견은 없다.

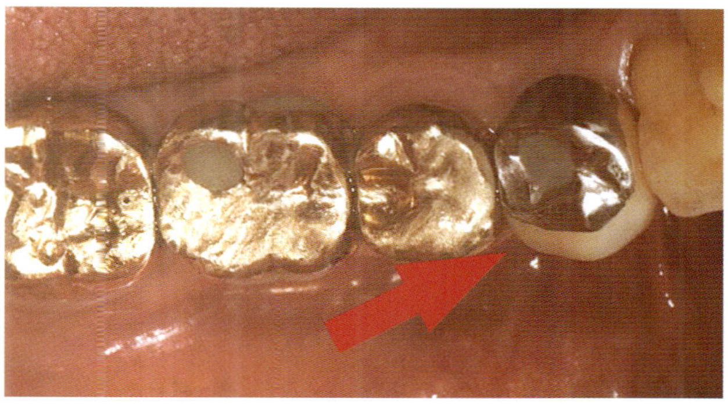

▶▶ **그림 5-32.** 동일 환자의 보철 완성 후 교합면 사진이다.

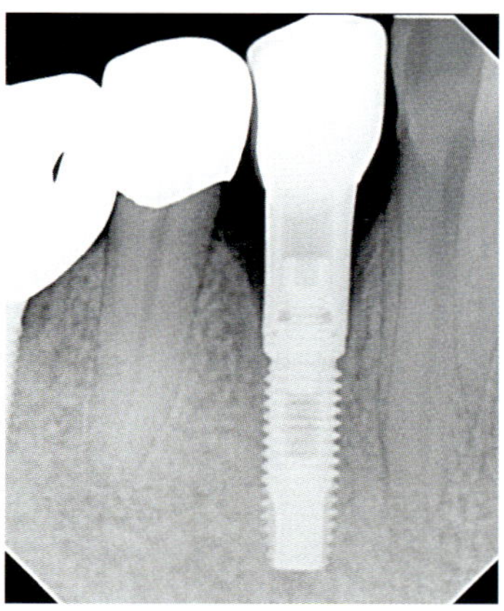

▶▶ **그림 5-33.**
상기 환자의 보철 직후 periapical x-ray 사진으로 abutment 의 길이가 길고 C/I ratio가 큰 것을 알 수 있다. 그러나 임플란트 주변의 골흡수 양상은 보이지 않는다.

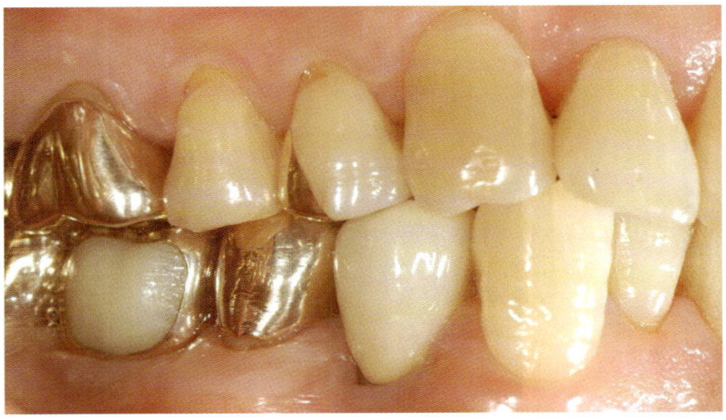

▶▶ **그림 5-34.** 상기 환자의 술 후 약 4년 경과 시 사진이다. 보철 직후 임상 사진(그림 5-31)과 비교할 때 임플란트 주변 연조직이 좀 더 성숙되어지고 두꺼워졌으며 퇴축이나 염증 소견이 없는 것을 알 수 있다.

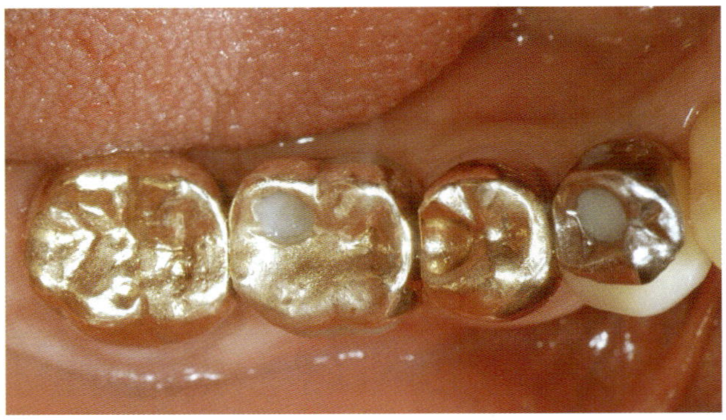

▶▶ **그림 5-35.** 동일 환자의 술 후 4년 경과 시 교합면 사진이다. 이 환자에서 임플란트 보철의 나사 풀림 현상은 없었다.

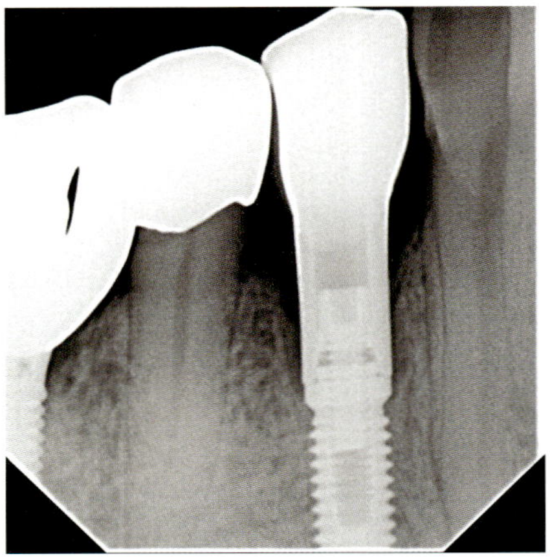

▶▶ **그림 5-36.** 상기 환자의 술 후 약 4년경 periapical x-ray 소견으로 임플란트 주변골의 흡수 양상은 보이지 않는다.

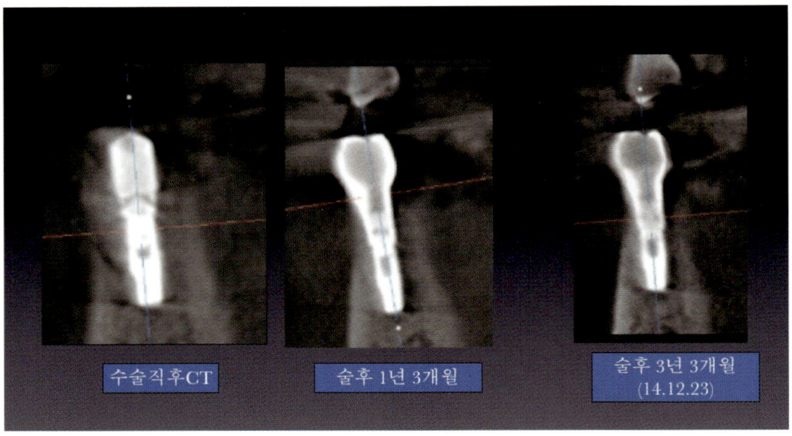

▶▶ **그림 5-37.** 상기 환자의 임플란트 단계별 CBCT 비교 사진으로 3년 3개월 경과 시까지 임플란트 주변골이 잘 유지되고 있음을 알 수 있다.

이번 증례도 임상증례 1과 같이 4년 정도 경과한 깊이 식립 된 임플란트에서 치은퇴축이나 골조직 흡수가 관찰되지 않음을 알 수 있다.

이번 장에서 알아본 임플란트 식립 깊이에 관한 이론은 발치 즉시 식립 시 협측 골판의 흡수가 발생할 경우 수술의 용이성과 예후를 위해 임플란트를 좀 더 깊이 식립할 필요가 있고 이에 따른 문제점이 없는가 하는 것에 대해 알아본 것이다.

물론 아직까지 어느 정도 깊이까지 깊이 심겨지는 것이 가능한가에 대해서는 명확한 가이드라인이 없는 것이 사실이다. 하지만 우리가 수술 시 이와 같은 점을 인식하고 식립 깊이를 적절히 조절할 수 있다면 보다 쉽게 수술하면서도 좋은 결과를 얻을 수 있을 것으로 생각된다.

Chapter **06**

임플란트 식립 후에는 발치와에 어떤 변화가 일어날까?

이번 장에서는 발치와에 임플란트를 식립한 후 발치와와 임플란트 주변에는 어떤 변화가 일어나고 이런 변화에 영향을 미치는 요소에 대해 여러 문헌을 통해 알아보고자 한다.

발치 즉시 식립 임플란트에 대한 초창기 논문들을 살펴보면 발치 즉시 식립 임플란트가 발치와의 흡수에 저항하여 발치와의 흡수를 막아 줄 것으로 생각하였다. 따라서 이 당시에는 성숙골 임플란트 수술과 별로 다르지 않은 발치와의 중앙에 임플란트를 식립할 것이 권장되었다.

그러나 이후 여러 연구와 임상 결과들로 인해 발치 즉시 식립 임플란트가 발치와의 흡수를 막을 수 없다는 것이 밝혀졌으며 이제 이것은 정설로 받아들여지고 있다.

따라서 대부분의 선생님이 발치 즉시 식립 시 임플란트를 설측으로 식립해야 한다는 것을 알고 있다. 이는 임플란트가 설측으로 식립 되었을 때와 그렇지 못할 때의 치유 양상을 비교해 보면 좀 더 명확히 알 수 있다.

이와 같이 술자가 발치와에 임플란트 식립 후 발치와의 변화에 대해서 알고 있는 것이 발치 즉시 식립 시 임플란트의 식립 위치와 골이식 등을 결정하는 데 도움이 되고 또한 임플란트의 유지 관리에 있어서도 도움이 될 것으로 생각된다.

01. 임플란트의 식립이 발치와의 흡수를 막을 수 있는가?

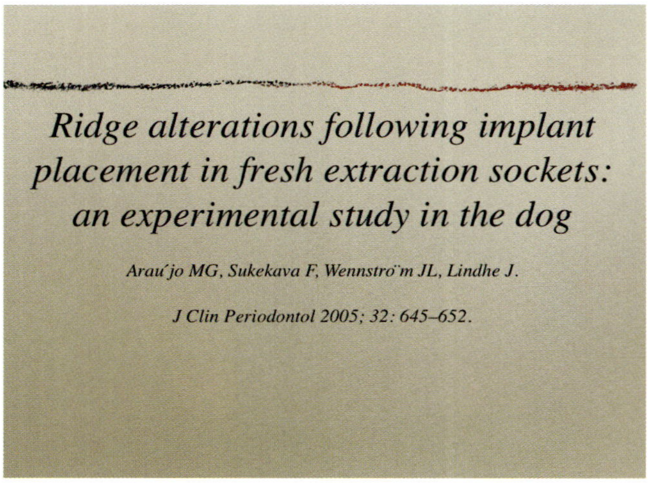

▶▶ 그림 6-1. Araújo[1]등이 2005년에 발표한 논문이다

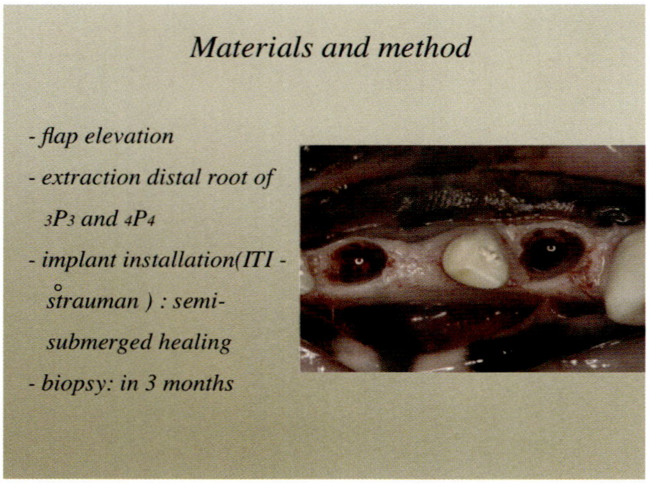

▶▶ 그림 6-2. 개의 소구치 부위에 발치를 시행하고

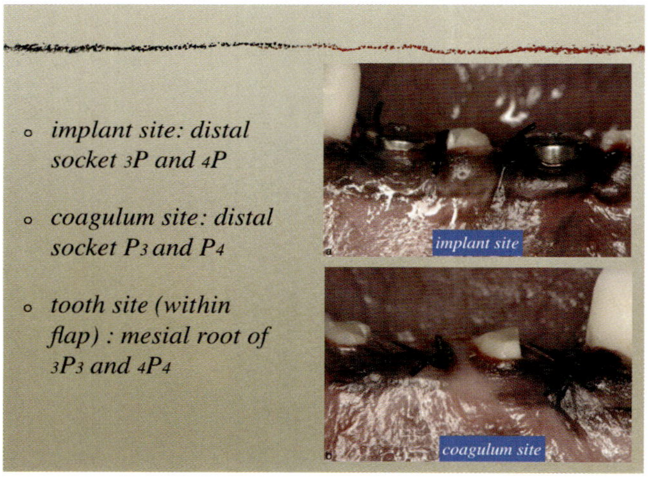

▶▶ 그림 6-3.
발치만 시행한 부위(coagulum site, 실험 군)와 발치 부위에 임플란트를 식립한 부위(implant site, 실험 군) 그리고 치아가 있는 부위(대조군)를 구분하여 치유 시킨 후 3개월 후 조직학적 소견을 관찰하였다.

1) Arau´jo MG, Sukekava F, Wennstro¨m JL, Lindhe J.; Ridege alterations following implant placement in fresh extraction sockets: an experimental study in the dog . J Clin Periodontol 2005; 32: 645–652.

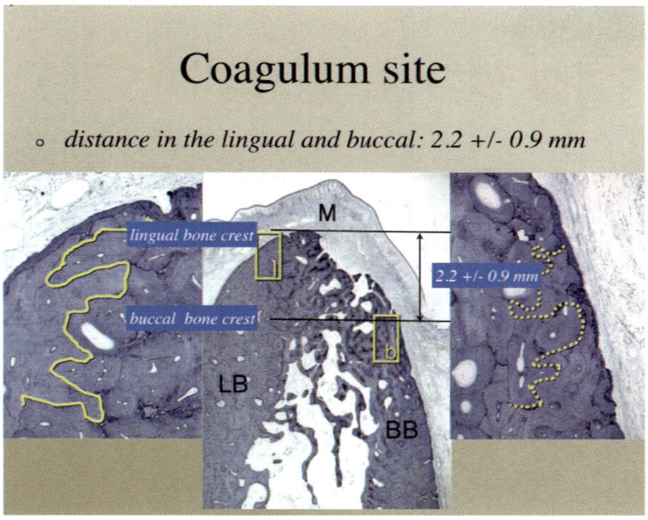

▶▶ **그림 6-4.** 이 논문의 결과를 살펴보면 발치만 시행한 부위의 협측골흡수량은 2.2 +/− 0.9mm,

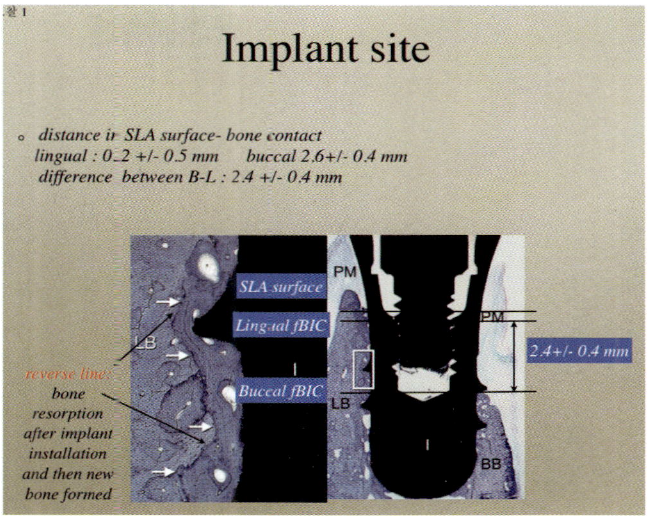

▶▶ **그림 6-5.** 임플란트를 식립한 부위 협측골흡수량은 2.4 +/− 0.4mm

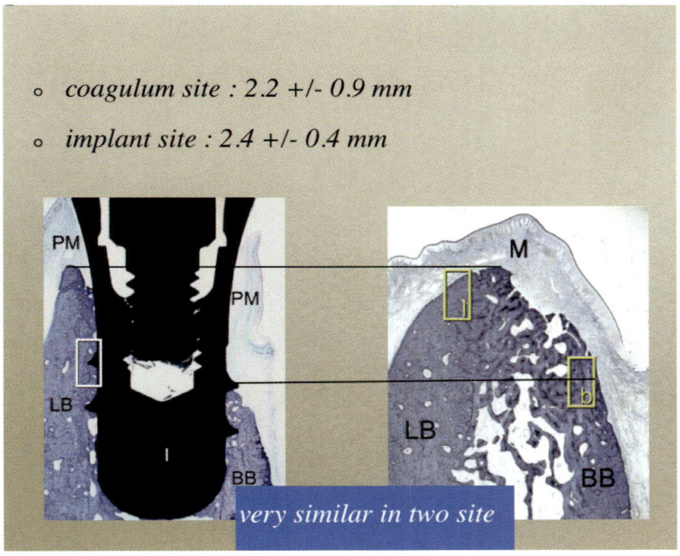

▶▶ 그림 6-6.
두 부위의 흡수량은 거의 유사함을 알 수 있다. 따라서 이 논문에서 발치와에 임플란트를 식립하는 것이 발치와 협측골의 흡수를 막지 못한다는 것을 알 수 있다. 그러므로 이러한 협측골의 흡수를 고려한 적절한 식립 위치에 임플란트를 식립하는 것이 중요하다고 할 수 있다.

02. 이러한 협측골의 흡수는 어떻게 해결이 가능한가?

이 부분에 대한 해결책은 이 책을 읽고 계시는 선생님들께서 대부분 알고 계시듯이 임플란트를 발치와의 설측으로 식립하는 것이다. 이번 세션에서는 비록 동물실험이긴 하지만 논문을 통해 임플란트의 식립 위치에 따른 협측 골판의 흡수양상을 직접 확인해 보기로 하자

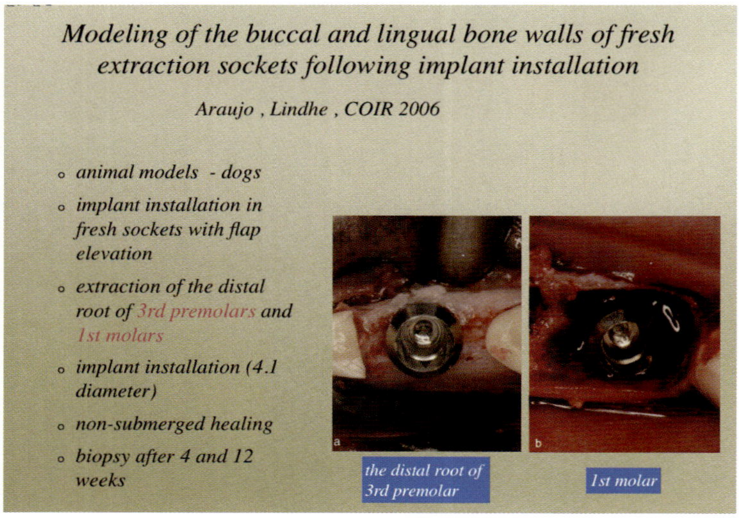

▶▶ 그림 6-7.

그림 6-7: Arau´jo[2]등이 2006년에 발표한 논문으로 개의 제3소구치와 제1대구치에 각각 임플란트를 식립 후 4주와 12주 경의 발치와 치유를 조직학적으로 알아본 논문이다. 즉 4.1 직경의 임플란트를 식립하였을 때 개의 제3소구치 부위에서는 임플란트와 발치와 협측 골판 사이에 gap이 거의 없는 상태이고 제1대구치 부위에서는 임플란트가 설측으로 심어지면서 임플란트와 발치와 협측 골판 사이의 gap이 충분히 있는 상태이다.

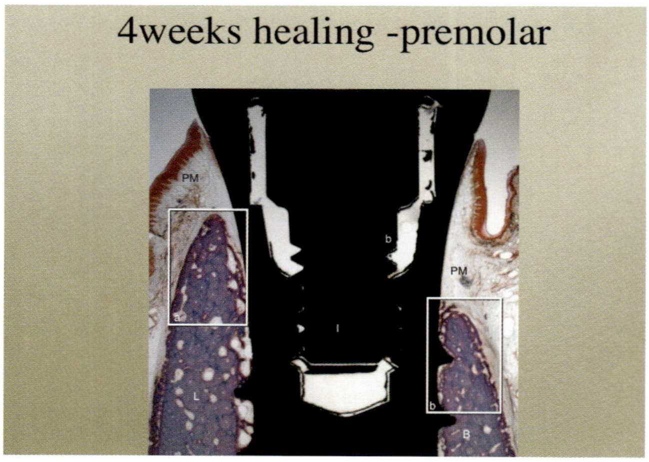

▶▶ 그림 6-8.

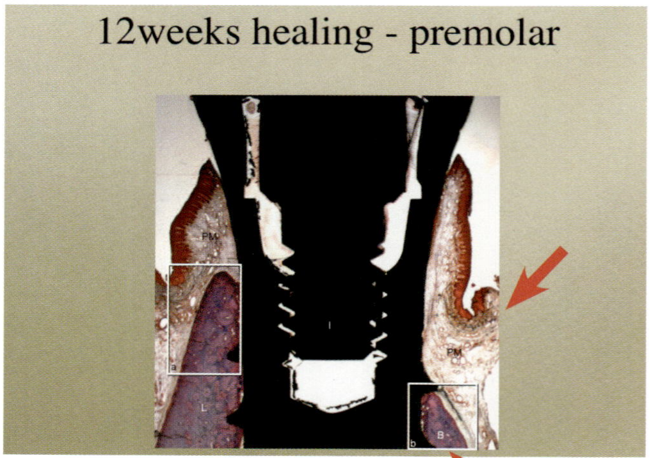

▶▶ 그림 6-9.

2) Araujo, Lindhe: Modeling of the buccal and lingual bone walls of fresh extraction sockets following implant installation, COIR 2006

그림 6-8~9: 제3소구치 부위의 4주경 조직학적 결과 사진으로 임플란트 협측 1st 나사산 상방으로 협측 골판이 위치하는 것으로 보이나 12주 경과 후에는 협측 골판이 임플란트 협측 1st 나사산 하방으로 흡수된 양상을 볼 수 있고 그에 따라 연조직도 퇴축 된 양상을 볼 수 있다(화살표 부위).

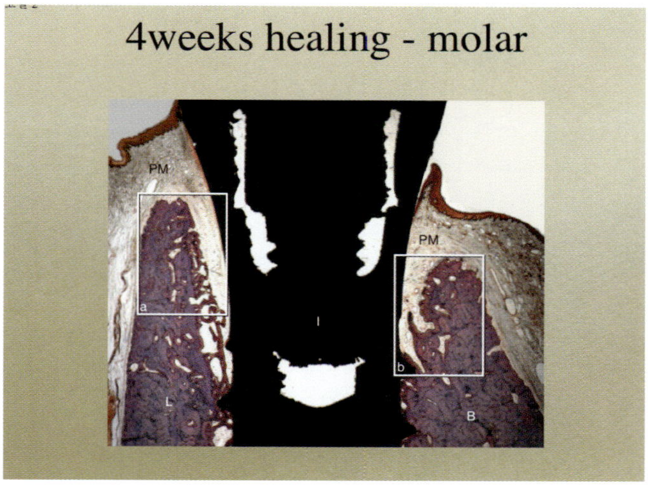

▶▶ 그림 6-10.

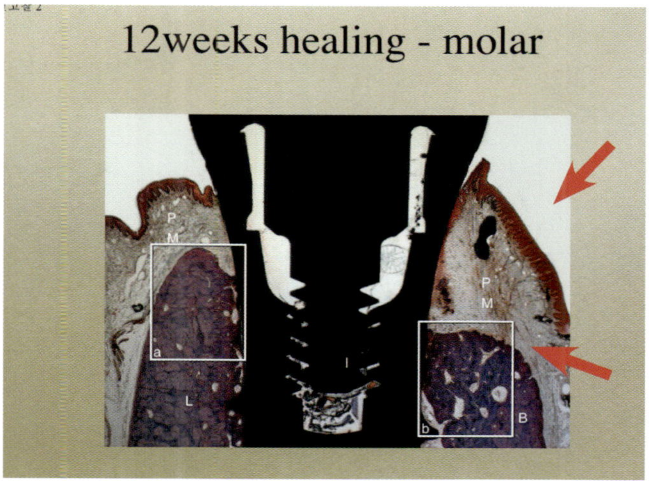

▶▶ 그림 6-11.

그림 6-10~11: 반면에 제1대구치 부위의 치유 양상을 살펴보면 4주 경에는 임플란트와 발치와 사이의 gap으로 인해 임플란트 주변의 골형성이 상대적으로 적음을 알 수 있으나, 12주 경과 시 임플란트 주변으로 골형성이 잘 이루어지고 있고 임플란트 협측 1st 나사산 상방으로 골형성이 이루어지고 그 상방의 연조직의 높이도 잘 유지되고 있음을 알 수 있다(화살표 부위).

이상으로 앞에서 언급한 2개의 논문으로 우리가 알 수 있는 것은 임플란트를 식립해도 협측골의 흡수를 막을 수 없다는 것과 임플란트 주변 골형성을 유지하기 위해 임플란트를 보다 설측에 식립하여 임플란트와 발치와 협측 골판 사이에 충분한 양의 gap을 만들어 주는 것이 효과적이라는 것을 다시 한번 확인할 수 있다.

Botticelli[3]등도 2004년 사람을 대상으로 한 논문에서 임플란트의 설측 식립 후 발치와 내부에서의 신생골형성과 발치와 협측 골판의 외부에서의 흡수에 의해 임플란트 주변골이 형성됨으로 임플란트의 설측 식립이 임플란트 주변 골형성의 공간을 마련한다고 하였다.

3) Botticelli et al. Hard tissue alterations following implant placement in fresh extraction site(human study) : J. Clin.Periodont.2004

03. 임플란트 식립 후 이러한 협측 골판의 흡수에 영향을 미치는 요소는 무엇이 있을까?

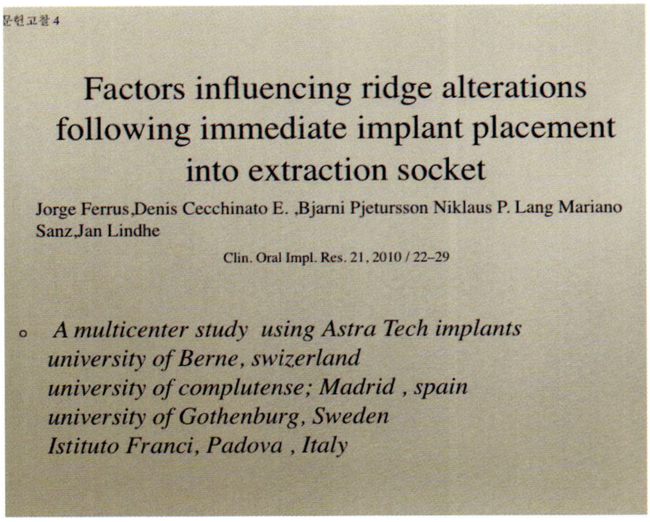

▶▶ 그림 6-12. Ferrus[4] 등은 2010년 임플란트 협측 골판의 흡수에 영향을 주는 요소에 대한 논문을 발표하였다

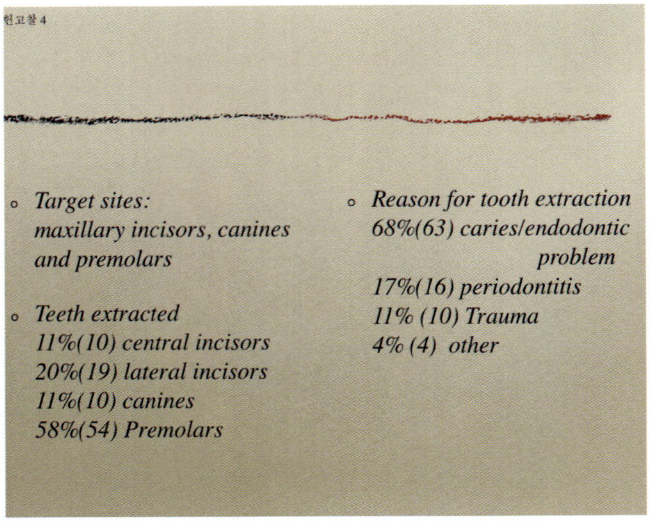

▶▶ 그림 6-13. 논문에 나타난 발치 부위와 발치 이유는 위의 그림과 같다.

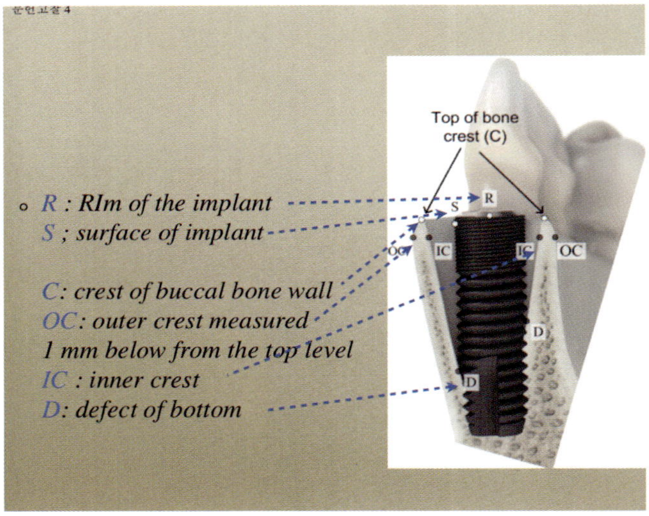

▶▶ 그림 6-14. 이 논문에서는 93개의 single immediate implant를 상악에 식립 후 임플란트의 위치(전/구치부), 치아발치 원인(치주질환/비 치주질환), 협측 골판의 두께(1mm 이상/이하), 수평적 골결손(HDD)의 크기(1mm 이상/이하) 등에 따른 발치와의 치유 상태를 수술 시, 2차 수술 시, 그리고 4개월 후로 나누어 측정하여 비교하였다.

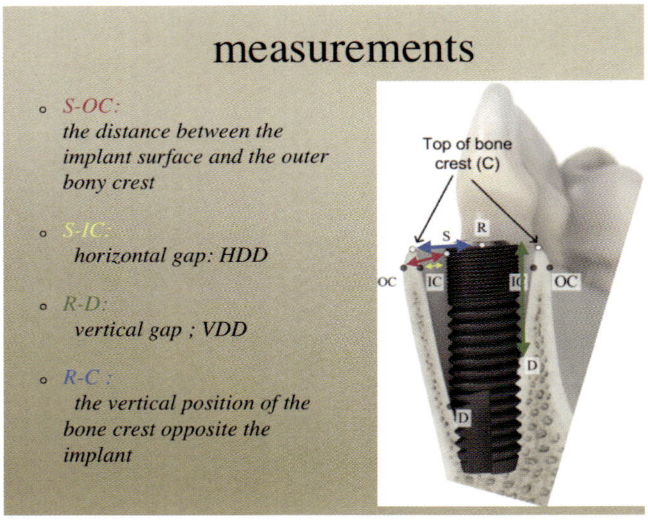

▶▶ 그림 6-15. 임플란트 주변의 측정 부위는 위 그림과 같다.

4) Jorge Ferrus,Denis Cecchinato E.,Bjarni Pjetursson Niklaus P. Lang Mariano Sanz,Jan Lindhe : Factors influencing ridge alterations following immediate implant placement into extraction socket : Clin. Oral Impl. Res. 21, 2010 / 22–29

Table 3. The influence of cause of extraction (periodontitis vs. non-periodontitis) on various parameters describing treatment outcome

	Periodontitis (*n*=16)	Non-periodontitis (*n*=77)	*P*
S–OC			
Surgery	2.9 ± 1.1	3 ± 1.1	0.5994
Re-entry	1.8 ± 1.1	2 ± 1.2	0.6194
Difference	1.1 ± 0.8	1.1 ± 1.1	0.9541
Mean % crest reduction	41 ± 29	35 ± 39	0.6089
Median % crest reduction	50	33	
S–IC			
Thickness buccal wall	1 ± 0.6	1 ± 0.5	0.8967
Surgery	2.1 ± 1.1	2.1 ± 1.1	0.8283
Re-entry	0.8 ± 0.9	0.6 ± 0.7	0.4783
Difference	1.3 ± 1.1	1.5 ± 1.1	0.4539
Mean % gap fill	67 ± 37	72 ± 37	0.6308
Median % gap fill	75	100	
R–D			
Surgery	5.3 ± 2.1	7.9 ± 3.5	0.004
Re-entry	2.4 ± 2.6	2.2 ± 2.6	0.8422
Difference	2.9 ± 2.2	5.7 ± 4	0.0077
Mean % gap fill	59 ± 40	69 ± 38	0.3737
Median % gap fill	60	83	
R–C			
Surgery	0.1 ± 1.1	0.3 ± 1	0.5522
Re-entry	−0.3 ± 1.4	−0.8 ± 2	0.3008
Difference	−0.4 ± 1.2	−1.1 ± 2.1	0.1874

For abbreviations see Fig. 1.

▶▶ 그림 6-16. 발치 이유가 임플란트 주변 골형성에 미치는 결과를 보여주는 그림으로 결과에 큰 영향을 미치지는 않는다고 볼 수 있다(대부분의 수치가 통계적 유의성이 없다).

Table 4. The influence of the thickness of the bucal bone wall (tb ≤ 1 mm; thin v tb ≥ 1 mm; thick) on parameters describing treatment outcome

	Tb ≤ 1 (*n*=66)	Tb > 1 (*n*=27)	*P*
S–OC			
Surgery	2.9 ± 1	3.3 ± 1.3	0.1189
Re-entry	1.8 ± 1.2	2.4 ± 1	0.0139
Difference	1.2 ± 1	0.9 ± 1.2	0.2633
Mean % crest reduction	43 ± 37	21 ± 34	0.0095
Median % crest reduction	50	25	
S–IC			
Thickness buccal wall	0.7 ± 0.2	1.6 ± 0.3	0
Surgery	2.2 ± 1	2 ± 1.4	0.6574
Re-entry	0.7 ± 0.8	0.4 ± 0.6	0.061
Difference	1.4 ± 1	1.6 ± 1.4	0.4671
Mean % gap fill	67 ± 40	84 ± 28	0.0478
Median % gap fill	67	100	
R–D			
Surgery	7.6 ± 3.3	7.2 ± 3.8	0.6323
Re-entry	2.5 ± 2.6	1.8 ± 2.3	0.2497
Difference	5.1 ± 4	5.4 ± 3.6	0.7353
Mean % gap fill	63 ± 42	79 ± 27	0.0831
Median % gap fill	80	88	
R–C			
Surgery	0.3 ± 0.8	0.2 ± 1.4	0.8224
Re-entry	−0.9 ± 2.2	−0.1 ± 0.9	0.0744
Difference	−1.2 ± 2.1	−0.4 ± 1.3	0.061

For abbreviations see Fig. 1.

▶▶ 그림 6-17. 협측 골판의 두께가 임플란트 주변 골형성에 미치는 결과를 브여주는 그림으로 통계적 유의성이 있음을 알 수 있다.

이 논문의 결과를 종합적으로 살펴보면 4개월 간의 치유 동안 임플란트의 위치(전치부/ 구치부), 협측치조정의 두께, 임플란트와 협측 골판 사이의 수평거리(HDD) 등이 발치와의 치유에 영향을 주는 것으로 결론을 내리고 있다.

즉 소구치 부위가 전치부에 비해 골형성이 더 좋았고, 치조정의 수직적 골흡수도 적었다. 그리고 협측 골판의 두께가 1mm 이상이고 수평적 gap distance(HDD)이 1mm 이상인 부위 즉 HDD(=horizontal defect depth)가 클수록 골형성이 더 좋았다고 하였다. HDD에 대해서는 15장에서 다시 설명하겠다.

이 논문에 대한 필자의 견해를 덧붙이자면

전치부가 구치부에 비해 협측골흡수가 더 민감하며 협측 골판의 두께가 두꺼울수록, 그리고 horizontal gap 더 클수록 임플란트 주변에 골형성 양이 증가한다는 것을 알 수 있다. 이는 앞에서 언급한 Botticelli 등의 2004년 연구와도 일치한다. 여기서 우리가 생각해 볼 것은 술자가 수술 시 조절할 수 있는 것은 HDD 즉 horizontal gap 뿐 이라는 것이다. 전치냐 구치냐 하는 것과 협측 골판의 두께는 술자가 어떻게 할 수 있는 부분이 아니다. 따라서 발치 즉시 임플란트 수술 시 술자는 horizontal gap의 크기를 늘려주는 형태로 수술에 대한 계획을 짜야 함을 알 수 있다. 이 부분에 대해서는 part III에서 좀 더 자세히 알아보도록 하겠다.

이번 장에서는 임플란트 식립 후 발치와에는 어떤 변화가 일어나는 것인가 하는 것과 그에 따른 수술 전략에 대해 알아보았다. 술자는 이와 같은 변화를 염두에 두고 수술을 계획하는 것이 좀 더 예지성 있는 발치 즉시 식립 치료에 도움을 줄 것으로 생각된다.

Chapter **07**

발치 즉시 식립 시 골이식재의 선택

이번 장에서는 발치 즉시 식립 시 골이식재의 선턱에 대해 알아보도록 하자

필자가 여러 선생님과 더불어 공브하고 있는 발치 즉시 식립 연수회에서 선생님들이 가장 많이 물어보시는 것 중 하나가 발치와의 골이식재에 관한 것이다.

물론 이 부분은 골이식재마다 발치와에서 작용하는 기전이 다르고, 술자에 따라 선호하는 골이식재가 다르기 때문에 명확히 어떤 것이 정답이라고 말하기는 곤란한 부분이 있다. 이것은 이미 여러 논문에서 발치와에서 어떤 골이식재가 더 우수한지에 대해서 결론이 나지 않은 것과 맥을 같이 한다.

따라서 이번 장에서는 근래에 발표된 여러 논문과 함께 필자의 경험에 비추어 어떤 골이식재가 좋을 것인지 조심스럽게 살펴보고자 한다.

(단 한 가지 양해를 구할 것은 필자 또한 개업의로써 환자분 구강 내의 임플란트 주변 골이식재의 변화를 조직표본을 만들거나 하는 것은 거의 불가능하였기 때문에 필자의 증례는 CBCT와 periapical x-rεy를 중심으로 살펴보고자 하는 점을 이해해 주시기를 바란다.)

발치 즉시 식립 시 일반적인 성숙골와 다른점 중의 하나는 발치와의 골흡수가 많다는 점이다. 이는 치아가 상실된 후 발치와에 생기는 필연적인 결과로 이를 어느 정도 줄이기 위해서 우리는 골이식재를 사용하게 된다.

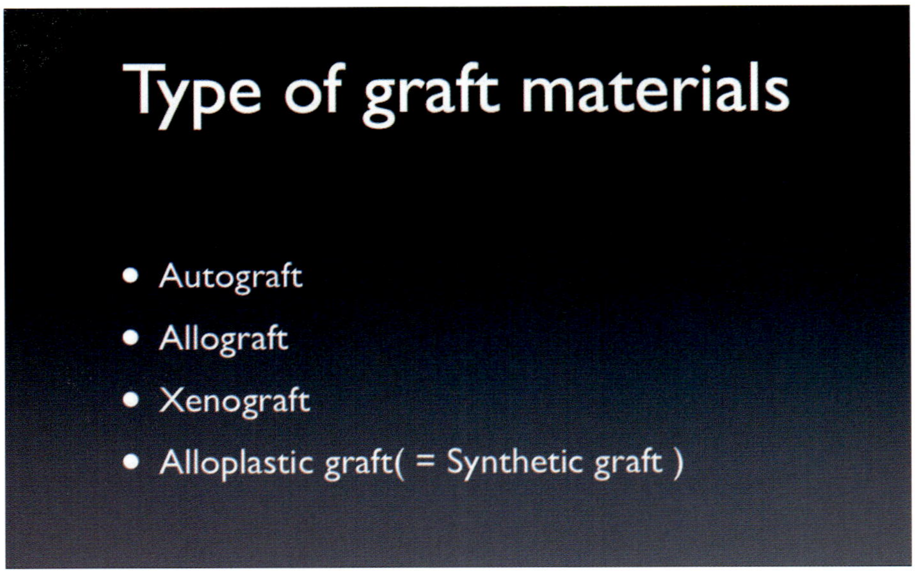

▶▶ 그림 7-1.

우리가 임상에서 사용하고 있는 골이식재를 그림 7-1과 같이 분류할 수 있다.

이에 각각의 골이식재에 대한 발치와에서의 작용에 대해 알아보기로 하자

01. 자가골(Autograft)

자가골은 그동안 골이식의 golden standard로 알려져 왔다. 그러나 발치와에서의 자가골이식은 좀 이야기가 달라진다.

다음 논문을 살펴보자

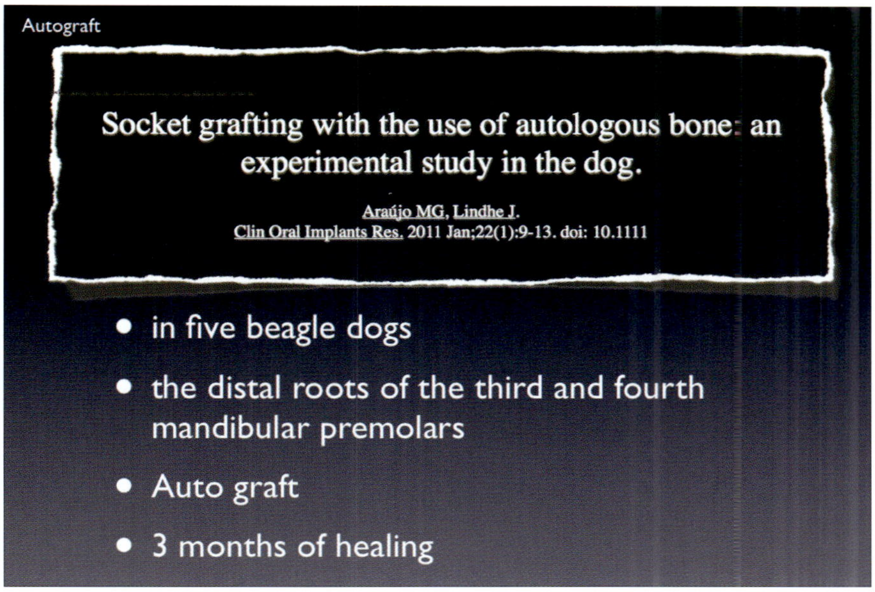

▶▶ 그림 7-2.
위의 논문은 Araújo MG[1]가 성견의 발치와에 자가골을 chip bone 형태로 이식한 부위와 발치와에 아무것도 이식하지 않는 부위를 3개월 간의 치유 기간 후 비교한 논문이다.

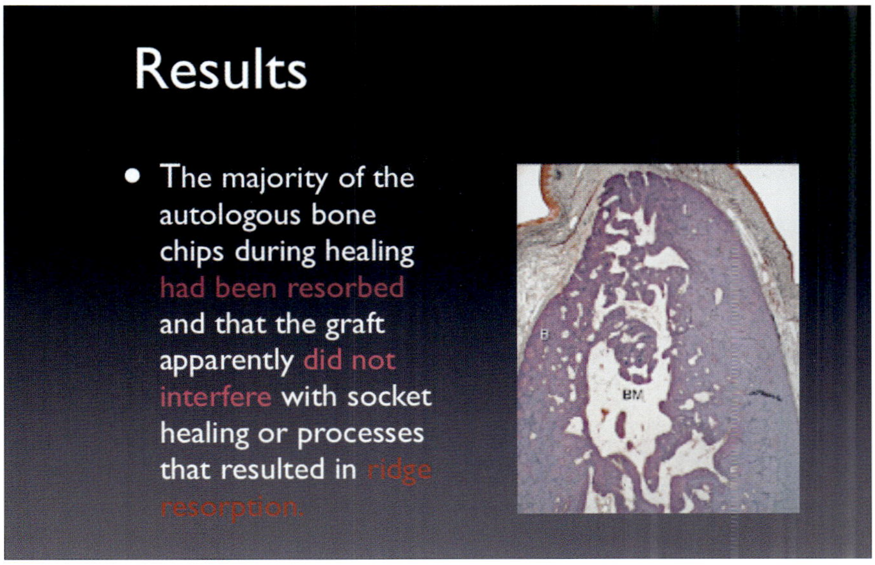

▶▶ 그림 7-3.
결론적으로 발치와에서의 자가골(chip bone) 이식은 대부분 흡수되어서 발치와의 흡수를 막거나 지연시키지 못한다고 결론을 내리고 있다. 이와 유사한 여러 논문들도 비슷한 결론을 내리고 있다.

1) Araújo MG, Lindhe J. Socket grafting with the use of autologous bone: an experimental study in the dog Clin Oral Implants Res. 2011 Jan;22(1):9-13.

임상 증례 1 발치 즉시 식립 시 자가골을 이식한 증례

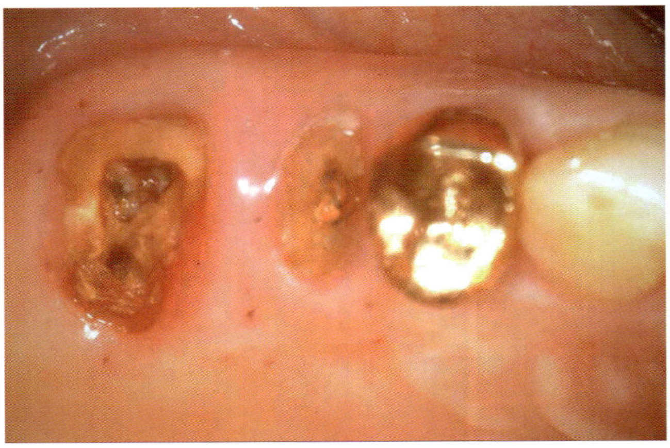

▶▶ **그림 7-4.** #15, 16 치근 우식으로 발치를 결정하였고 술 전 사진이다.

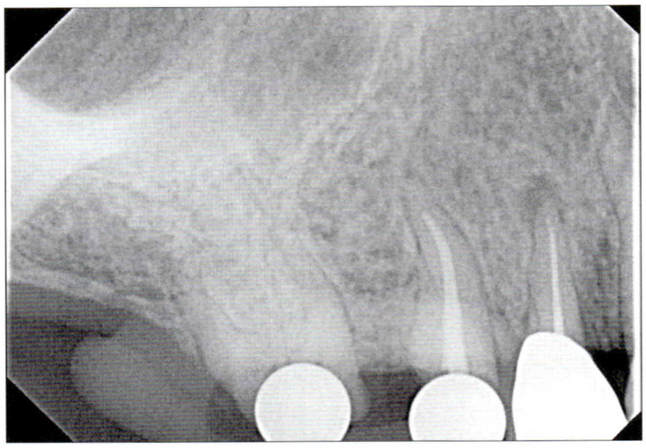

▶▶ **그림 7-5.** 술 전 periapical x-ray 사진이다.

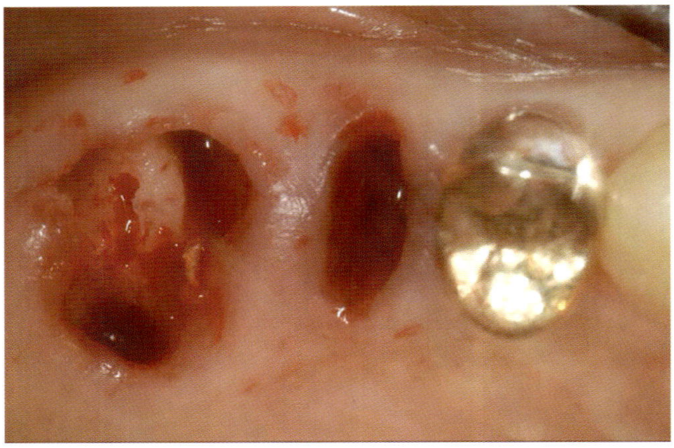

▶▶ **그림 7-6.** 상기 환자의 발치 후 발치와의 모습으로 우식에 의한 발치이므로 발치와 및 측벽이 intact 한 상태임을 알 수 있다.

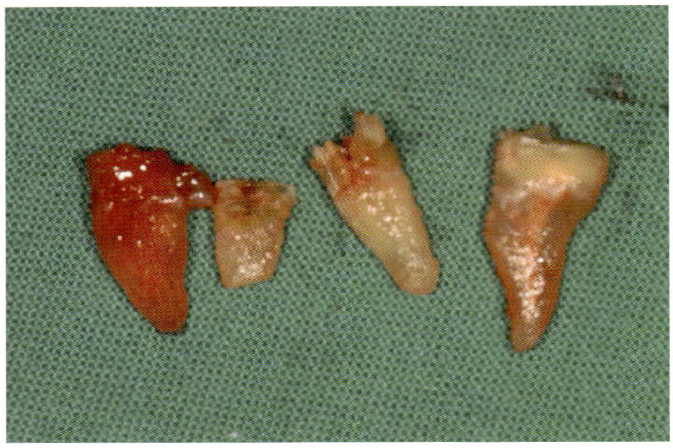

▶▶ **그림 7-7.** 발치 된 치아 사진

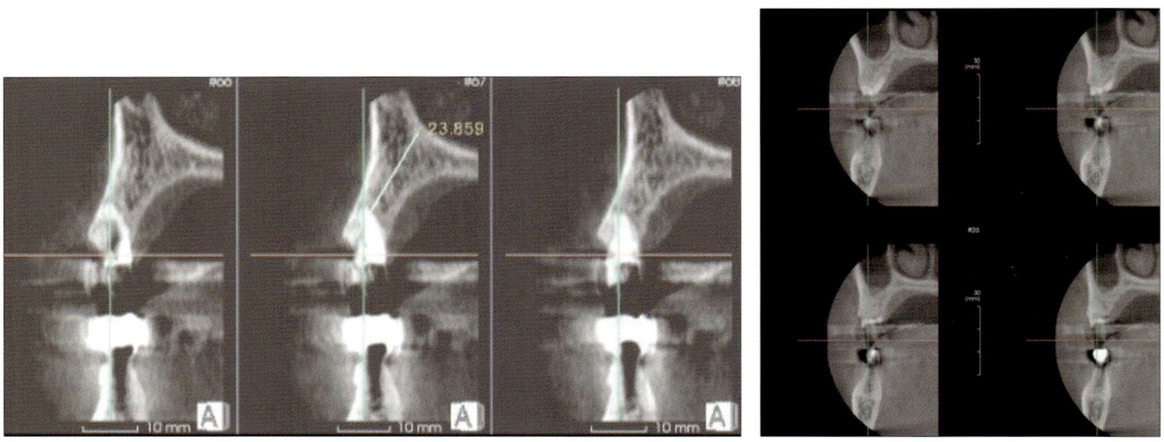

▶▶ **그림 7-8.** #15, 16 술 전 CBCT사진

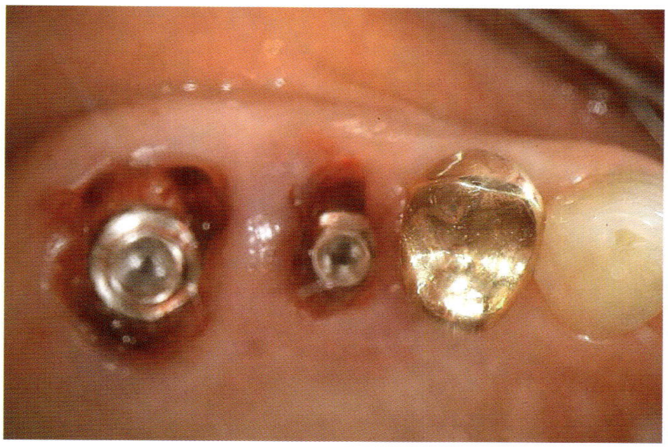

▶▶ 그림 7-9. 발치 후 임플란트를 식립하였다.

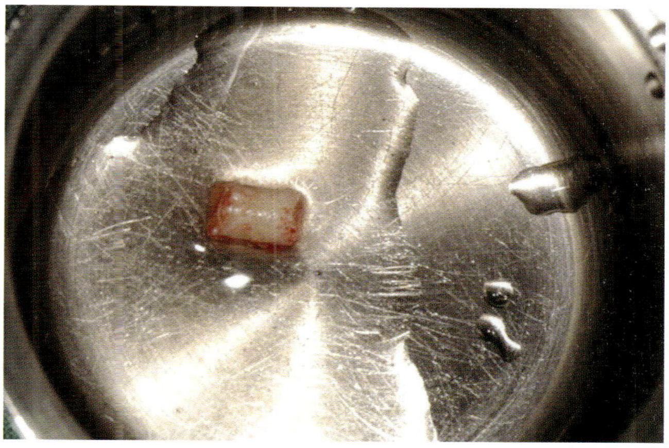

▶▶ 그림 7-10. #16의 발치와 상태는 양호하였고 septal bone에서 trephine bur를 이용하여 그림과 같이 core를 채취하여 이를 분쇄하여 자가이식골로 사용하였다.

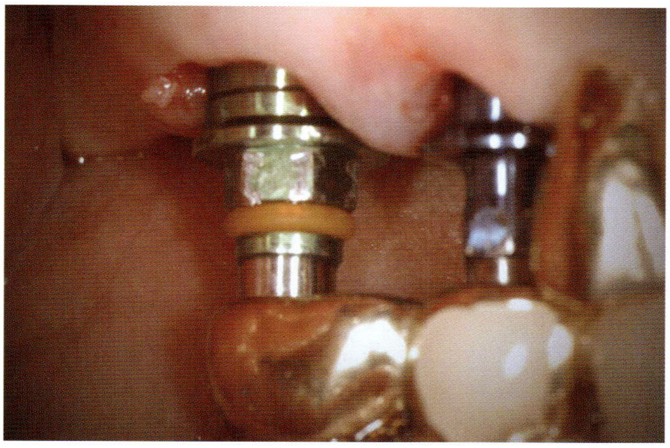

▶▶ 그림 7-11. 통법에 따라 발치와에 임플란트를 식립하였다.

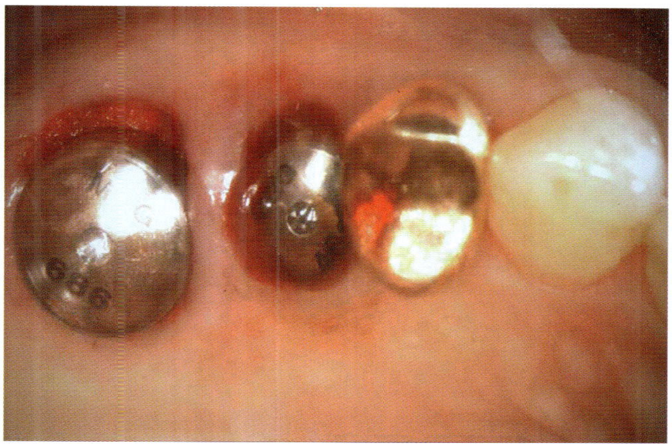

▶▶ 그림 7-12. #15 부위는 골이식을 시행하지 않았고 #16 부위는 협측 gap부위에 앞서 채취한 자가골을 이용하여 골이식을 시행하였다.

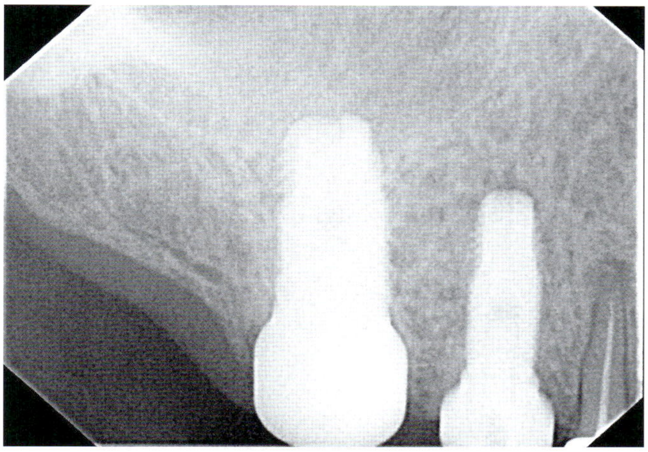

▶▶ 그림 7-13.
수술 직후 periapical X-ray 사진이다.

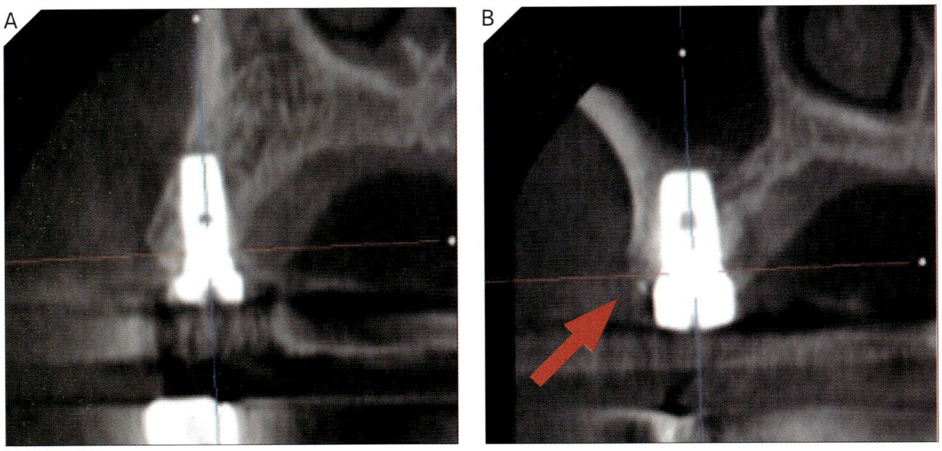

▶▶ **그림 7-14.** A: #15 / B: #16, 수술 직후 CBCT 사진이다. #16 부위 임플란트의 협측 부위에 골이식재(화살표 부위)가 보이며 협측골의 volume이 유지되고 있다.

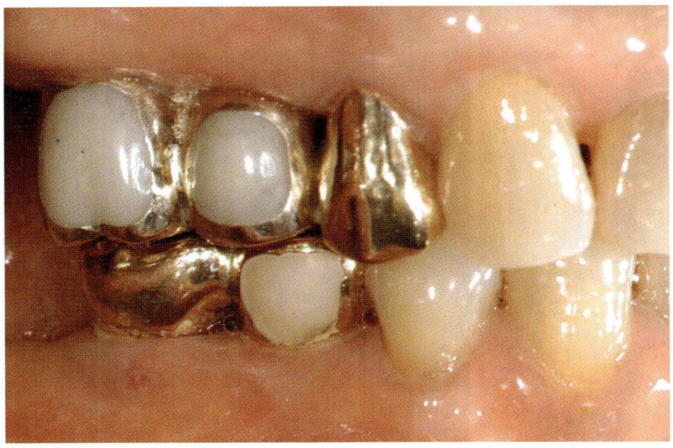

▶▶ **그림 7-15.** 상기 증례의 약 3개월 후 보철 완성 시의 임상 사진으로 임플란트 주변의 연조직 퇴축은 보이지 않는다.

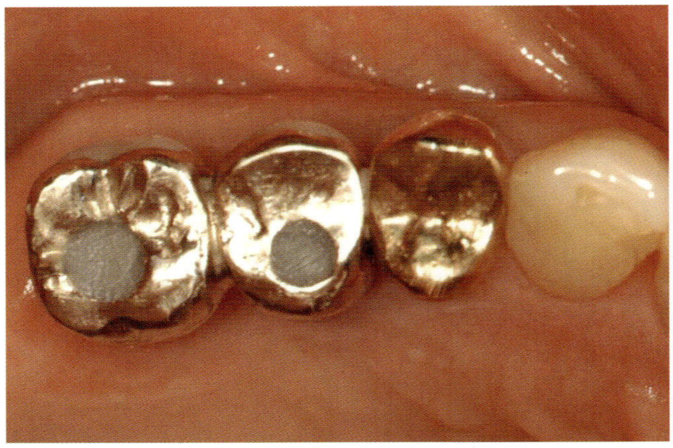

▶▶ **그림 7-16.** 교합면 임상 사진으로 이때까지는 초진 사진(그림 7-4)과 비교해 볼 때 #15, 16 부위의 협측 골판의 흡수 양상은 보이지 않는다.

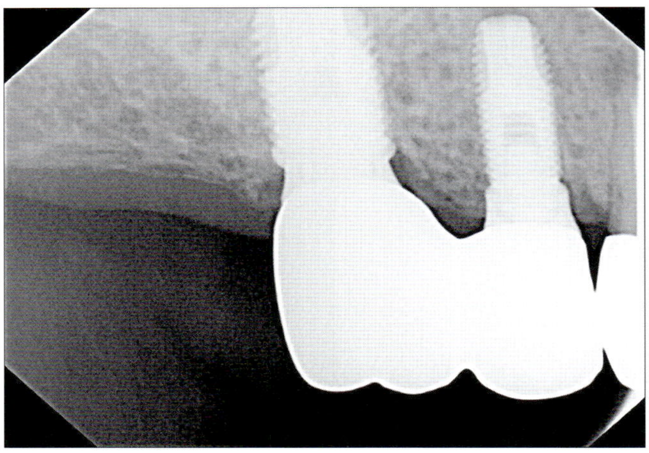

▶▶ **그림 7-17.**
상기 임플란트의 보철 완성 시 periapical x-ray 사진이다. 임플란트 주변의 골흡수 양상은 보이지 않는다.

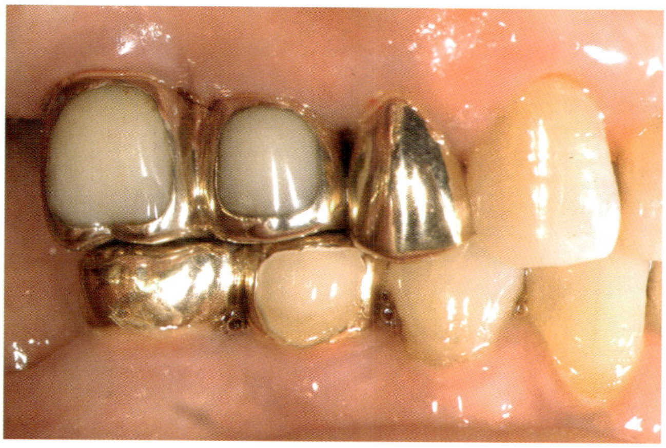

▶▶ 그림 7-18. 상기 환자의 술 후 5년 1개월 경과 시 임상 사진으로 연조직의 퇴축은 보이지 않는다.

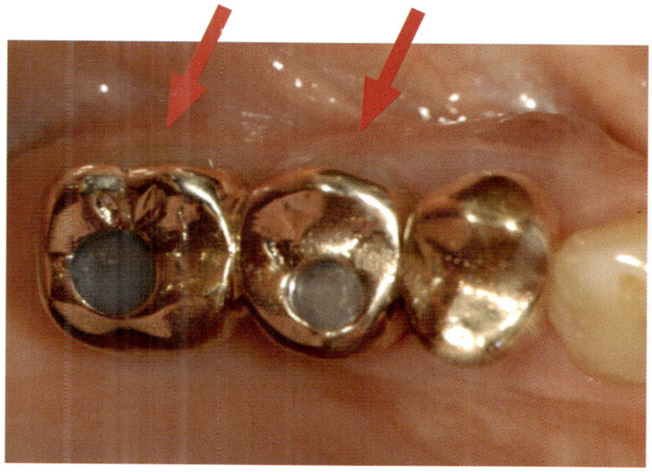

▶▶ 그림 7-19. 상기 환자의 교합면 임상 사진으로 초진 시(그림 7-4) 사진과 보철 직후(그림 7-15,16) 사진과 비교해 보면 #15, #16 부위의 협측골폭이 많이 흡수된 것을 알 수 있다(화살표 부위).

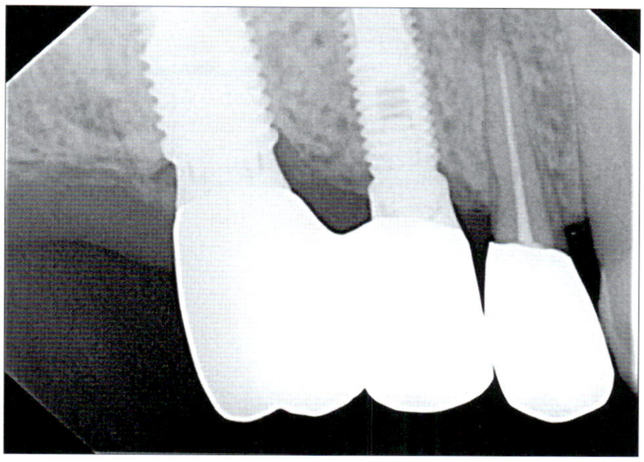

▶▶ 그림 7-20.
상기 증례의 5년 1개월 경과 시 periapical x-ray 사진으로 임플란트 주변의 골흡수 양상은 보이지 않는다.

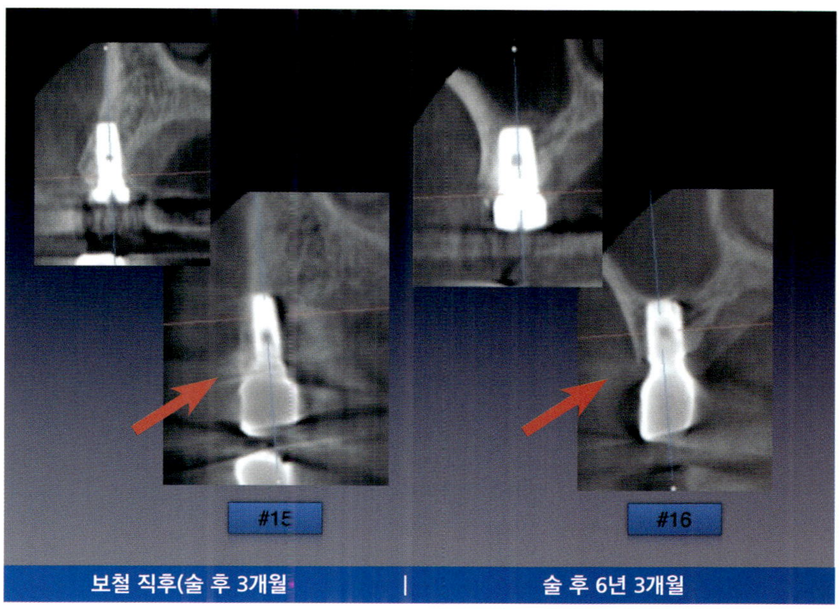

▶▶ 그림 7-21.
수술 직후 CBCT와 술 후 6년 3개월이 경과한 시점에서의 CBCT를 비교한 사진이다. 앞의 임상 사진(그림 7-20)에서 보았듯이 수술 직후 CBCT와 비교했을 때 #15,#16 모두에서 협측 골판의 흡수를 볼 수 있다(화살표 부위).

해설

앞서 말씀드린 대로 이 증례에서는 #15부위는 골이식을 하지 않았고 #16 부위는 자가골을 chip bone 형태로 이식하였다. 그러나 6년 3개월이 지난 시점에서 CBCT 상 두 부위 모두에서 협측골의 흡수가 보인다. (물론 조직학적 소견이 아닌 방사선상 소견으로, 정량적으로 얼마의 흡수가 있었다고 정확히 말할 수는 없지만 수술 직후 CBCT와 비교해 볼 때 협측 골판의 흡수가 많은 것은 분명히 알 수 있다). 즉 발치와에 골이식을 하지 않은 부위(#15)나 자가골 이식을 한 부위(#16)에서 비슷한 양상의 협측 골판의 흡수를 볼 수 있다. 따라서 이 증례를 통해서 발치와에 자가골 이식을 하는 것은 발치와의 흡수를 줄이거나 막을 수 없다는 것을 알 수 있다.

02. 동종골(Allograft)

동종골은 다른 사람의 뼈 즉 죽은 사람에서 채취한 뼈를 여러 가지 처리를 거쳐서 골이식재로 만든 것이다. 동종골은 이종골이나 합성골에 비해서 발치와의 흡수를 막아주는 능력이 떨어져서 필자는 발치 즉시 식립 시 동종골을 잘 사용하지 않는다. 그리고 동종골의 경우 근래에 유럽 등지에서 윤리적, 정서적, 위생적인 문제로 인해 잘 사용되지 않는다. 따라서 이번 장에서는 이에 대해서는 생략하도록 하겠다.

03. 이종골(Xenograft)

이종골은 다른 동물의 뼈로부터 골이식재를 얻는 것을 말한다. 일반적으로 Bio-Oss®로 대표되는 deproteinized bovine bone material(DBBM) 이 흔히 사용되며 그 외에 돼지뼈를 이용한 이종골도 사용되고 있다.

Bio-Oss® 혹은 이와 유사한 여러 bovine bone의 경우는 여러 연구를 통해 발치와에 이식되었을 때 흡수가 잘 일어나지 않고 발치와의 modelling과 remodelling 과정에 변화를 주어 이에 따른 결과로 발치와의 흡수를 지연시키거나 막아 주는 것으로 알려져 있다. (Artzi et al. 2000[2]; Carmagnola et al. 2003[3]; Arau´jo et al. 2008,2010; Arau´jo & Lindhe 2010[4]).

먼저 다음 논문을 살펴보자

그림 7-22: Araujo 등이 2008년부터 2010년에 걸쳐 발표한 3편의 논문을 요약한 것으로 개의 좌, 우측 소구치 부위의 distal root를 section 후 발거하고 우측에는 Bio-Oss® collagen을 이식하고 좌측에는 골이식을 시행하지 않고 1일, 3일, 1주, 2주, 4주 그리고 3개월, 6개월 후에 좌우측 발치 부위를 비교한 논문이 되겠다.

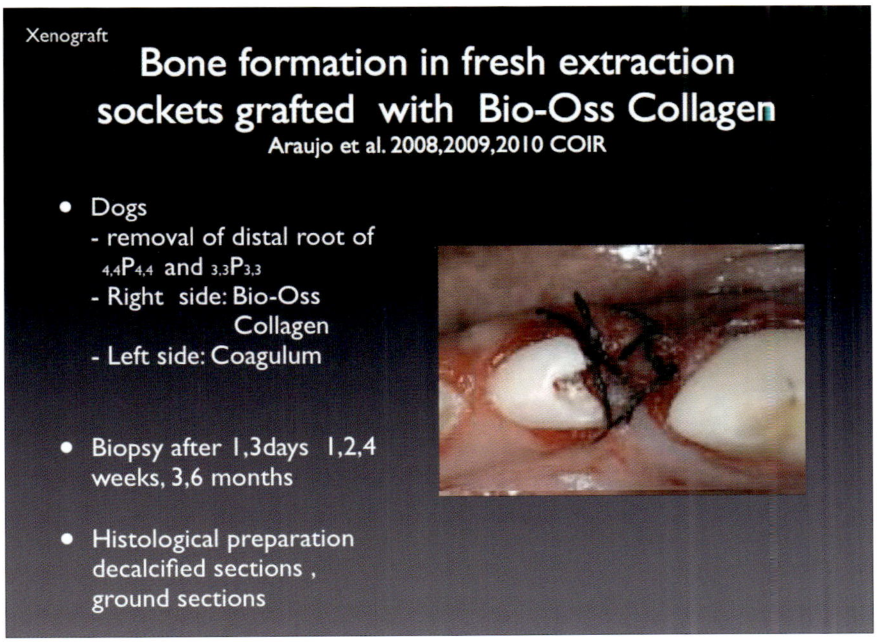

▶▶ 그림 7-22.

2) Z Artzi , H Tal, D Dayan: Porous bovine bone mineral in healing of human extraction sockets. Part 1: histomorphometric evaluations at 9 months.J Periodontol.2000 Jun;71(6):1015-23.
3) Carmagnola D, Adriaens P, Berglundh T.: Healing of human extraction sockets filled with Bio-Oss®. Clin Oral Implants Res. 2003 Apr;14(2):137-43.
4) Mauricio G. Araújo, Birgitta Liljenberg, Jan Lindhe: Dynamics of Bio-Oss® Collagen incorporation in fresh extraction wounds: an experimental study in the dog: COIR Volume21, Issue1 January 2010 Pages 55-64

발치와에 Bio-Oss®를 이식 후 시간 경과에 따른 조직학적 소견을 살펴보자(이 부분을 자세히 살펴보는 이유는 Bio-Oss®가 골이식 시 가장 많이 선택되는 골이식재이고 그 외 골이식재의 효과를 비교할 때 사용되는 기준이 되는 골이식재이기도 하기 때문이다).

1일 경과 Bio-Oss®+coagulum

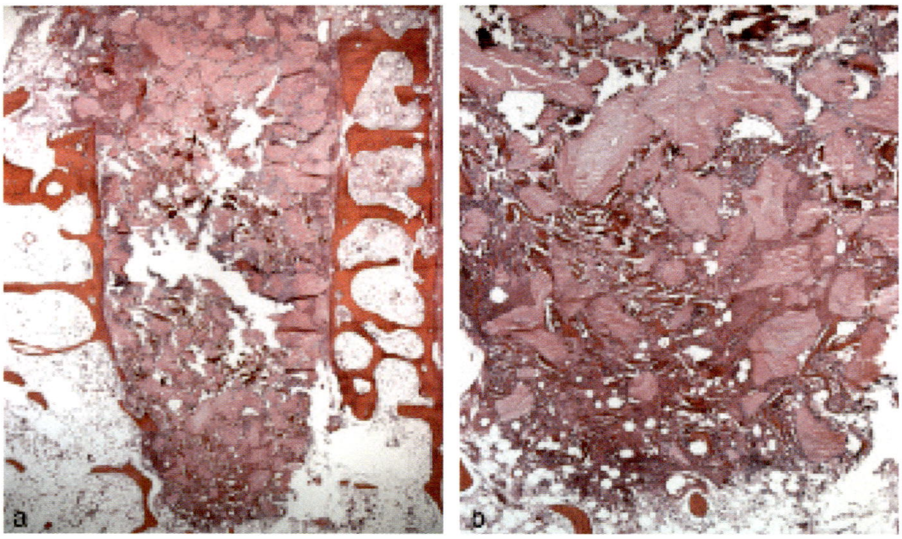

▶▶ 그림 7-23.

3일 경과 Osteoclast의 출현(흰색 화살표 부위)

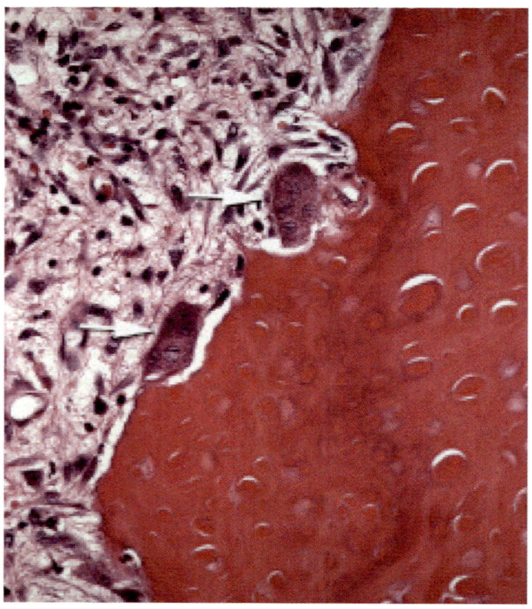

▶▶ 그림 7-24.

1주일 경과

발치와 벽의 흡수(검은색 화살표 부위)가 시작되고 Bio-Oss® 주변에 granulation tissue가 보이고 일부 Bio-Oss® particle(B.P) 주변으로 신생골 형성(붉은색 화살표 부위)

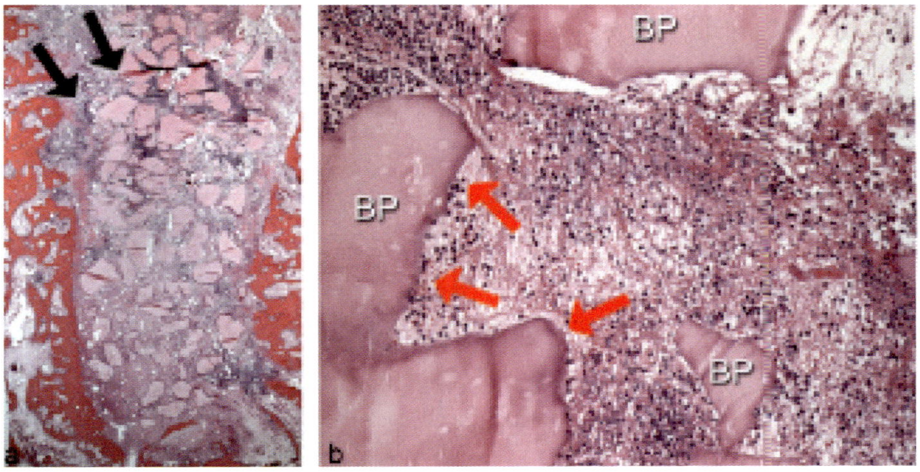

▶▶ 그림 7-25.

2주일 경과

Bio-Oss® 주변으로 provisional matrix(osteoid) 생성(검은색 화살표 부위)

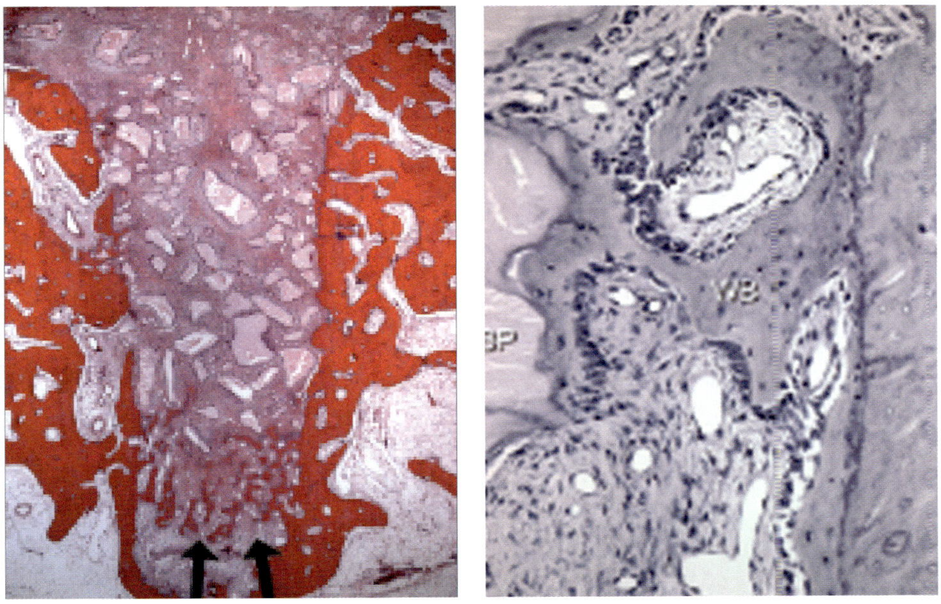

▶▶ 그림 7-26.

4주일 경과 Bio-Oss®가 woven bone에 둘러싸임(검은색 화살표 부위)

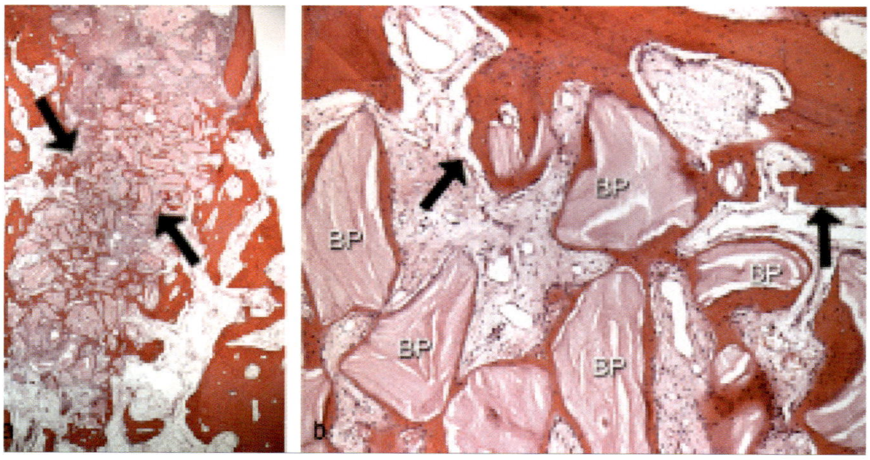

▶▶ 그림 7-27.

3개월 후 골이식을 하지 않은 발치와(그림 좌측)는 협측 치조골의 흡수와 함께 신생골의 형성 양상을 볼 수 있으나 Bio-Oss® 이식한 발치와(그림 우측)에서는 Bio-Oss® particle이 그대로 남아 있으며 대조군과 비교하여 협측 치조골의 흡수가 적음을 알 수 있다.

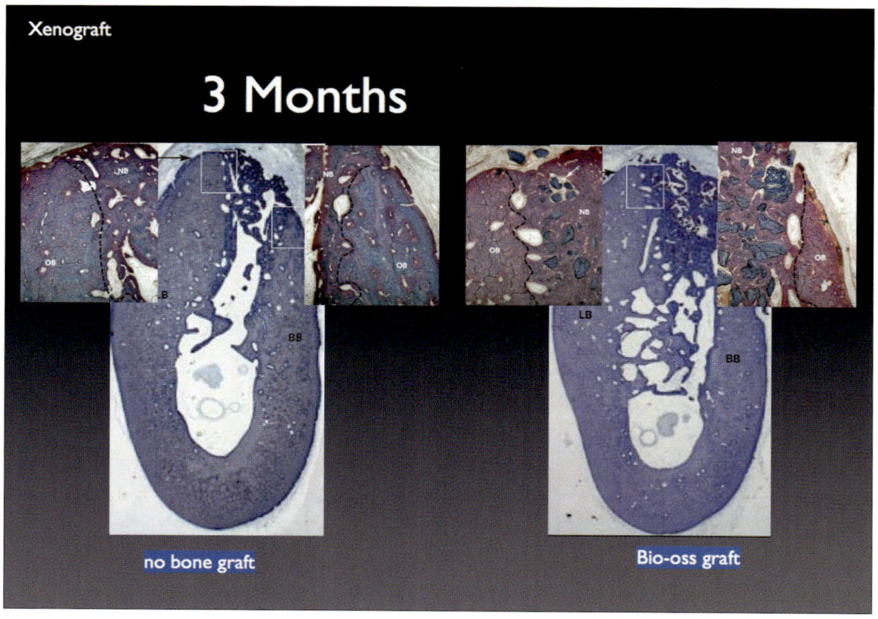

▶▶ 그림 7-28.

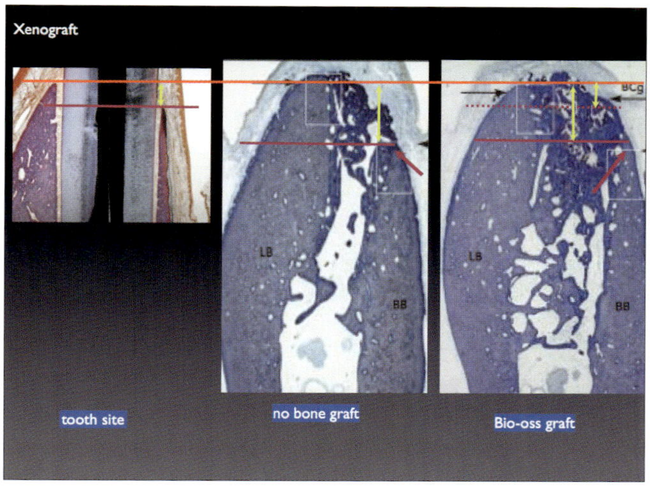

▶▶ 그림 7-29.

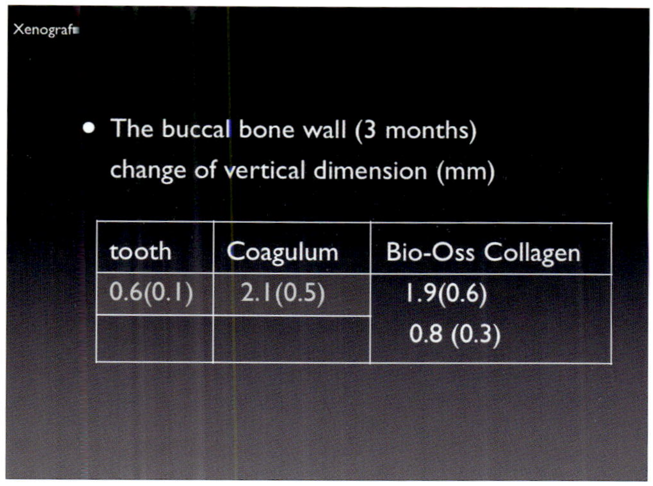

tooth	Coagulum	Bio-Oss Collagen
0.6(0.1)	2.1(0.5)	1.9(0.6) 0.8 (0.3)

▶▶ 그림 7-30.

그림 7-29: 골이식 3개월 후 치아가 있는 부위(그림의 좌측)와 골이식을 하지 않은 부위(그림의 중간), Bio-Oss® 골이식을 한 부위(그림의 우측)를 비교한 조직학적 사진으로 협측 골판의 높이를 비교하였을 때 치아가 있는 부위에 비해 나머지 두 부위 모두 협측 골판의 흡수(각각의 아래쪽 붉은 선을 비교해 보면 치아가 있는 부위에 비해 아래쪽에 붉은 선이 위치해 있다)가 있음을 알 수 있다. 그러나 Bio-Oss®를 이식한 부위에서는 Bio-Oss®가 남아서 협측 골판을 구축해 주는 양상(붉은 점선)을 볼 수 있다.

그림 7-30: 이를 정량적으로 비교하면 치아가 있는 부위의 협측 골판의 흡수량(0.6mm)과 골이식을 하지 않은 부위의 협측 골판의 평균 흡수량(2.1mm)과 Bio-Oss® 이식 부위의 협측 골판의 평균 흡수량(0.8mm-이는 이 부위의 원래 협측 골판의 흡수량은 1.9mm로 골이식을 하지 않은 부위의 흡수량과 비슷하였으나 Bio-Oss®에 의해 새롭게 구축된 협측 골판을 측정했을 때 줄어든 흡수량을 의미한다)을 비교했을 때 Bio-Oss®를 이식한 부위의 흡수량이 치아가 있는 부위의 흡수량과 거의 동일한 것으로 판단되어 Bio-Oss®이식 부위에서 발치 후 협측 골판의 높이는 거의 흡수 없이 유지됨을 알 수 있다. 이는 Bio-Oss®가 발치와에서 오랜 시간 흡수되지 않고 남아서 발치와 협측 골판의 흡수에 저항하는 작용을 한다는 것을 보여주는 것으로 발치 즉시 식립에도 적용될 수 있는 부분이라 생각된다.

그렇다면 이렇게 이식된 Bio-Oss®는 얼마나 오랫동안 유지될 것인지를 알아보도록 하자.

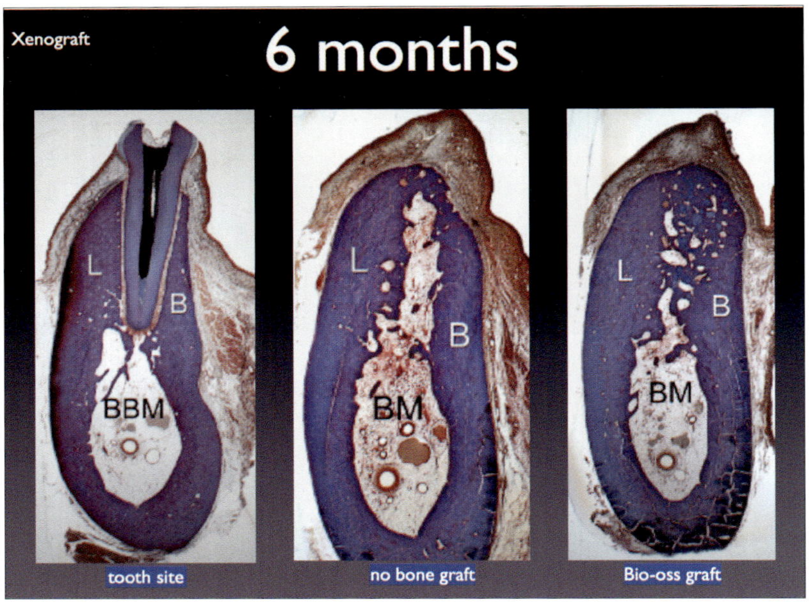

▶▶ 그림 7-31.

그림 7-31: 앞의 논문의 골이식 6개월째 치조골 협측 골판의 상태를 서로 비교한 조직학적 표본 사진으로 골이식을 하지 않은 부위(그림의 중간)에 비해 Bio-Oss® 골이식을 한 부위(그림의 우측)에서 협측 골판이 잘 유지되고 있음을 알 수 있다. 즉, 사람보다 반감기가 짧은 성견에서 6개월 시점에서 Bio-Oss®가 잘 유지되는 것으로 봐서 사람에서는 이 보다 더 오랜 기간 잘 유지될 것으로 추정해 볼 수 있다.

해설

발치와에서 이종골(bovine bone) 이식 후 알 수 있는 사실은

1. Bovine 골이식재는 발치와의 remodelling에 참여하지 않는다. 즉 bovine 골이식재는 흡수되지 않고 그대로 남아 있다.
2. 이로 인해 발치와의 협측골은 흡수되지 않거나 흡수가 지연된다.

여기서 Bovine bone에 대한 사람을 대상으로 한 논문을 살펴보면

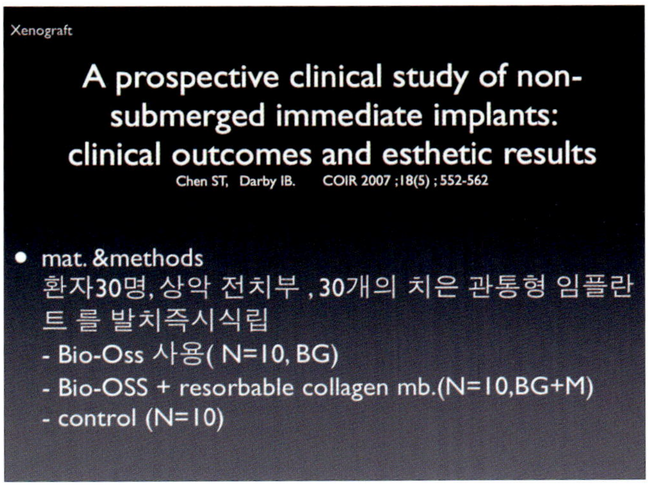

▶▶ 그림 7-32.

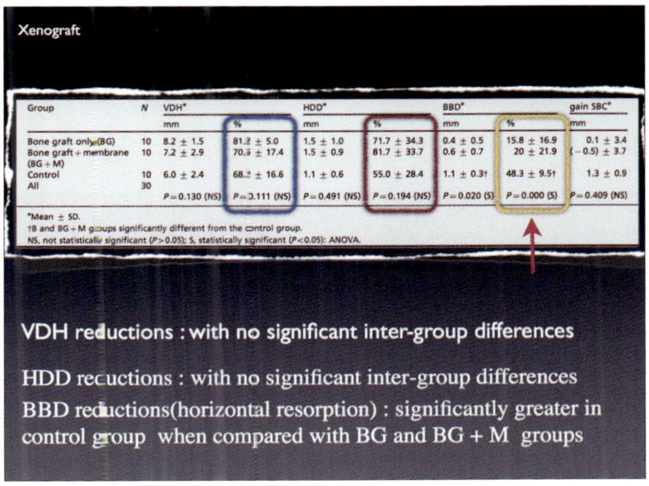

▶▶ 그림 7-33.

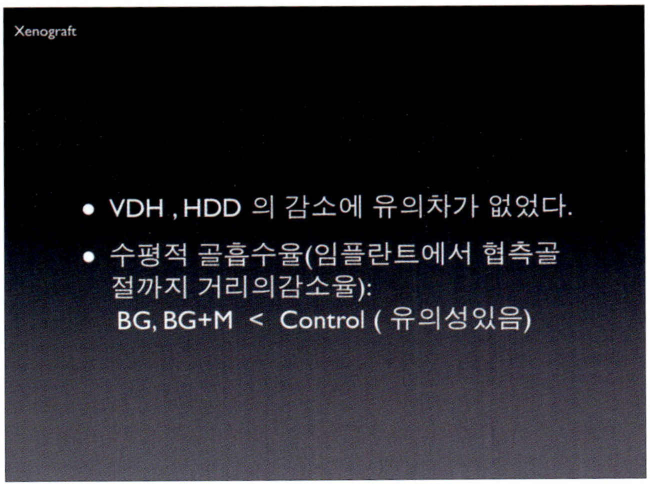

▶▶ 그림 7-34.

이 논문은 그림 7-22의 논문과 달리 사람을 대상으로 관찰한 것으로 요약을 하면

1. BBD reduction(horizontal resorption)이 대조군에서 확실히 크게 감소한다. 즉, Bio-Oss®를 사용한 군이 순설적 수평적 골흡수를 억제할 수 있다고 볼 수 있다.
2. 골전도능이 있고 흡수 속도가 늦은 골이식재를 사용하면 순측 함몰을 억제할 수 있다.

라고 할 수 있다.

이것은 앞의 논문(그림7-22)과도 거의 같은 결과를 보인다고 할 수 있다.

임상 증례 2

발치 즉시 식립 시 bovine bone graft 사용 증례-상악 소구치부

이상을 바탕으로 다음 증례를 살펴보자

이 증례는 5장의 임상 증례 1과 동일 증례로 이번장에서는 골이식의 관점에서 보도록 하겠다

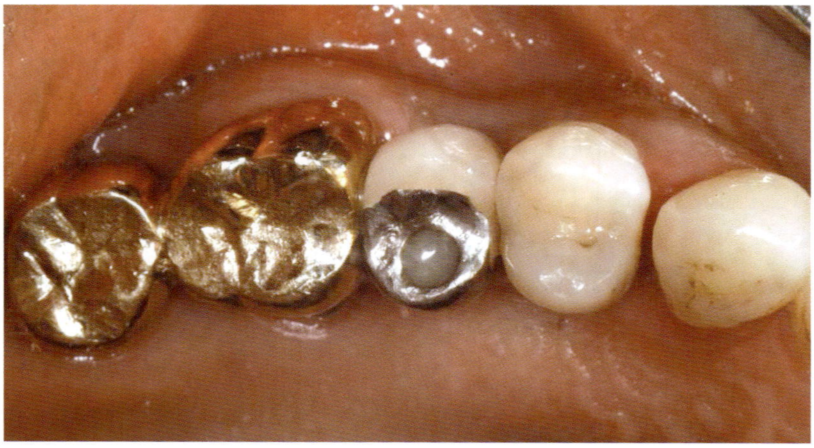

▶▶ 그림 7-35.
50대 여자 환자로 중증 치주염으로 동요도가 심한 #14 치아를 발치하기로 하였다.

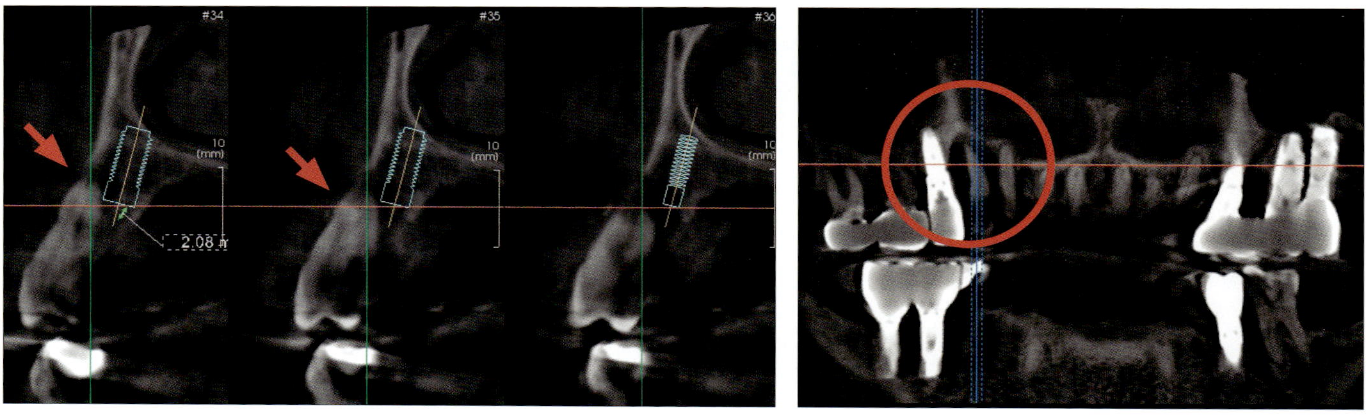

▶▶ 그림 7-36. 환자의 술 전 CBCT 사진으로 협측 골판의 광범위한 흡수(붉은 화살표 및 원 부위)를 볼 수 있다.

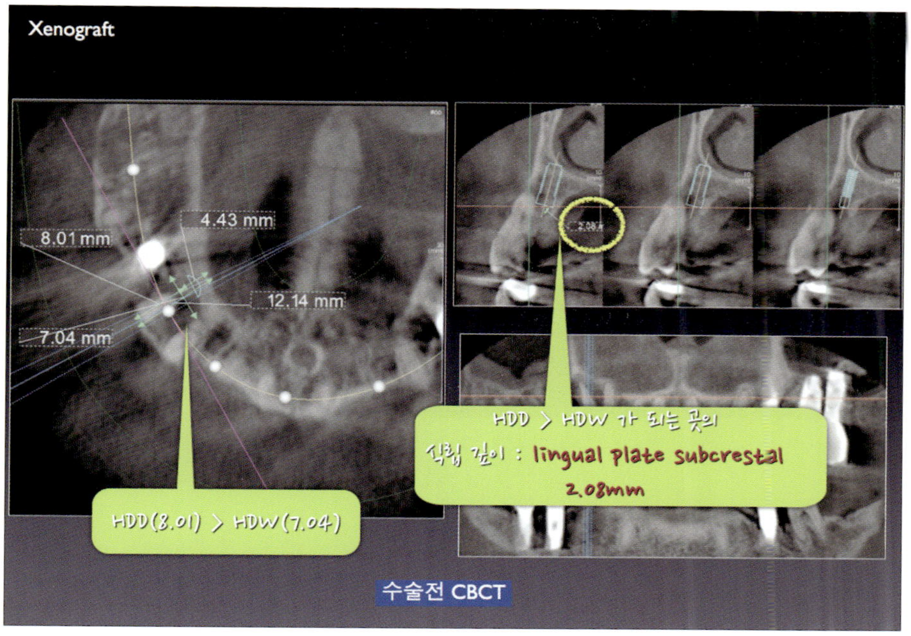

▶▶ 그림 7-37.
술 전 CBCT를 이용한 식립 깊이를 대략 설정하는 과정이다. HDD(8.01)>HDW(7.04)가 되는 CT의 cutting line에서 깊이가 설측 골판에서 subcrestal로 약 2mm 정도 되는 지점이다. 이 부분은 12장에서 자세히 설명 드리겠다.

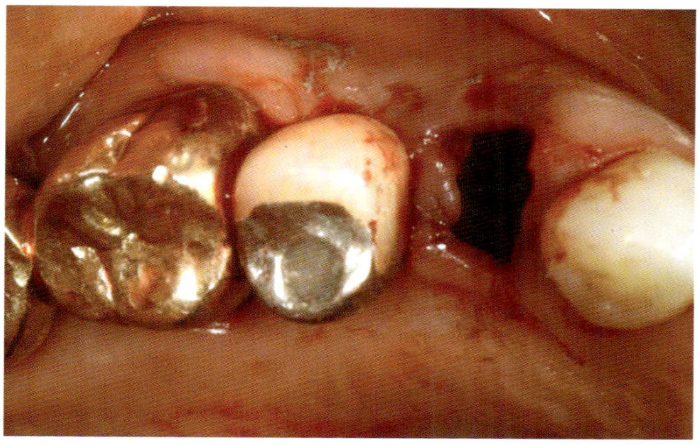

▶▶ 그림 7-38. 발치 후 발치와 주변 염증조직을 모두 제거한 후의 사진이다.

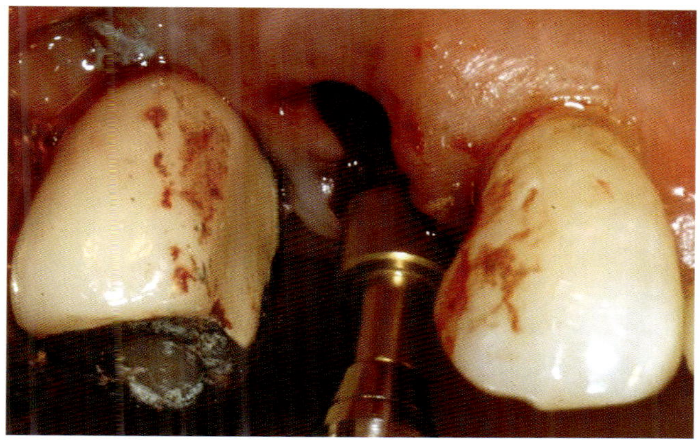

▶▶ 그림 7-39. 드릴링 시 사진으로 드릴링 깊이가 깊어짐을 알 수 있다.

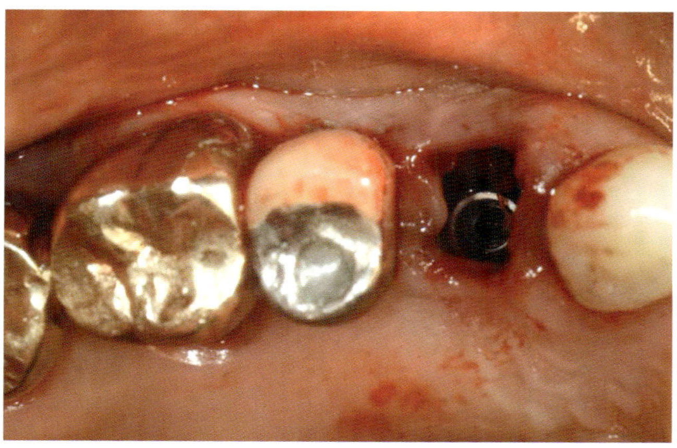

▶▶ 그림 7-40. 임플란트 식립 사진이다. 식립 깊이가 깊어짐을 알 수 있다.

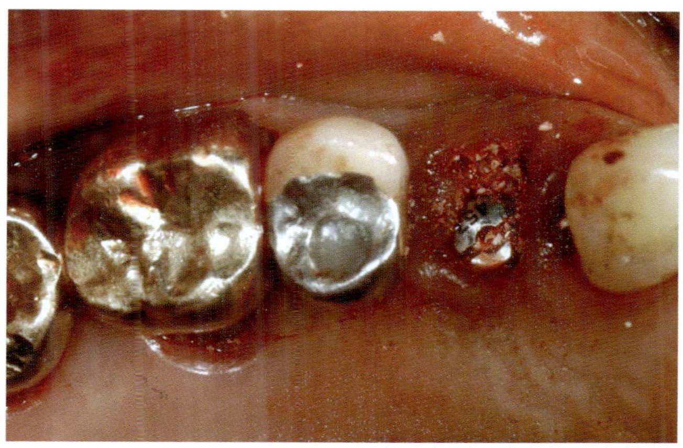

▶▶ 그림 7-41. 임플란트 식립 후 골이식 사진으로 bovine bone (Mega-oss Bovine®)으로 골이식을 시행하였다.

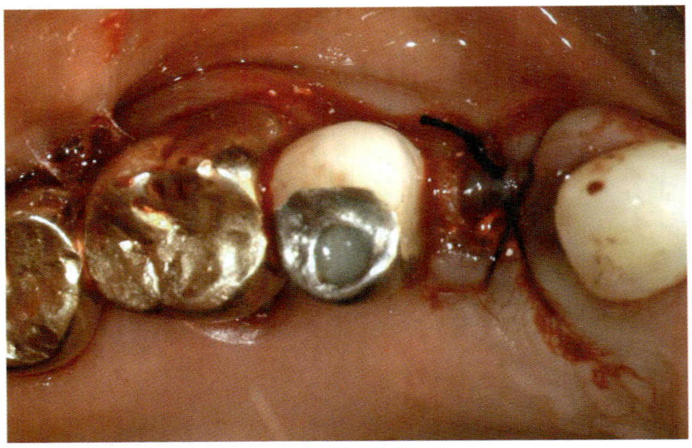

▶▶ **그림 7-42.** 골이식 후 collatape으로 덮고 simple interrupted sutrue로 마무리하였다.

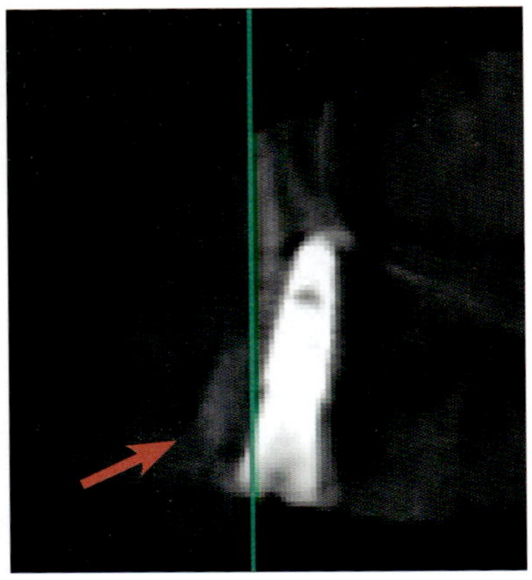

▶▶ **그림 7-43.** 수술 직후 CBCT 사진으로 임플란트 협측 부위에 bovine 골이식재를 확인할 수 있다(붉은색 화살표 부위).

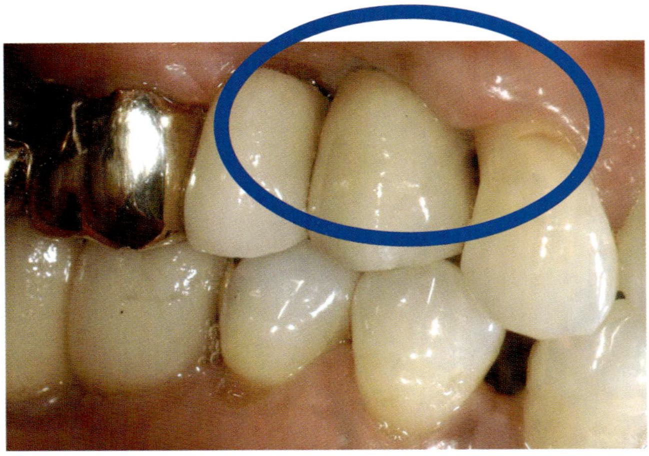

▶▶ **그림 7-44.** 최종 보철 완성 시 임상 완성 사진이다. (술 후 약 3개월). 연조직의 퇴축은 보이지 않는다(파란색 원 부분).

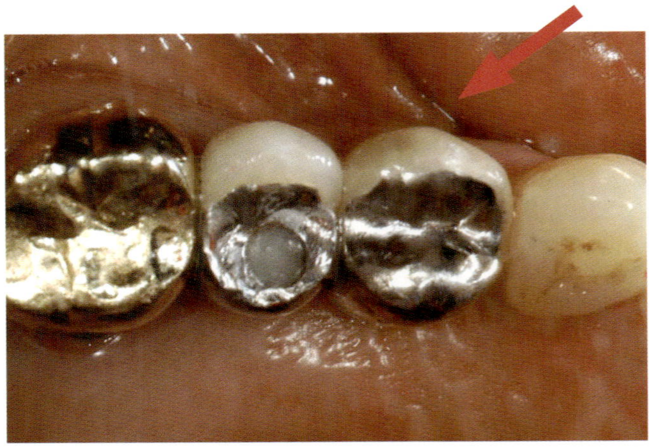

▶▶ **그림 7-45.** 교합면 사진으로 약간의 협측 연조직의 수평적 꺼짐을 볼 수 있다(붉은색 화살표 부분).

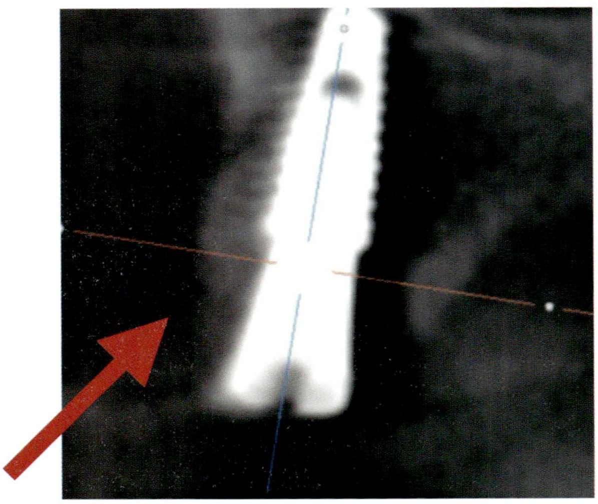

▶▶ **그림 7-46.**
수술 후 약 3개월 보철 완성 시점의 CBCT 사진으로 임플란트 협측 부위에 bovine 골이식재가 잔존골과 명확한 경계를 이루며 협측 부위에 남아있음을 알 수 있고 수술 직후(그림 7-43)와 비교하여도 흡수가 많이 일어나지 않았음을 알 수 있다.

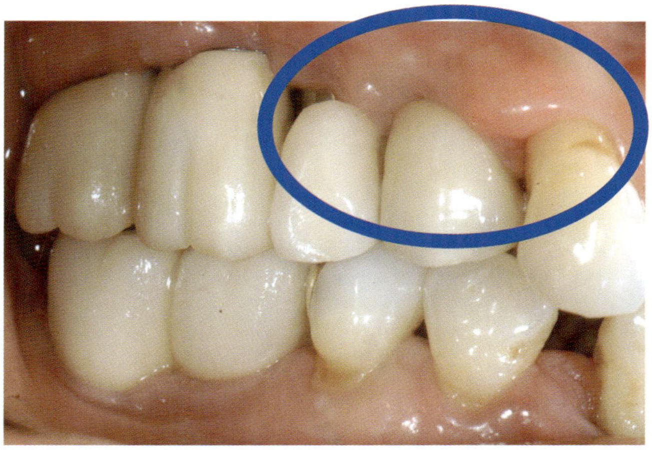

▶▶ 그림 7-47. 상기 환자의 술 후 3년째 임상 사진으로 임플란트 주변 연조직이 안정을 이루고 조직이 치밀해지며 attached gingiva로 형성되어 있으며 염증 소견이나 연조직 퇴축 없이 잘 치유보존되고 있음을 알 수 있다.

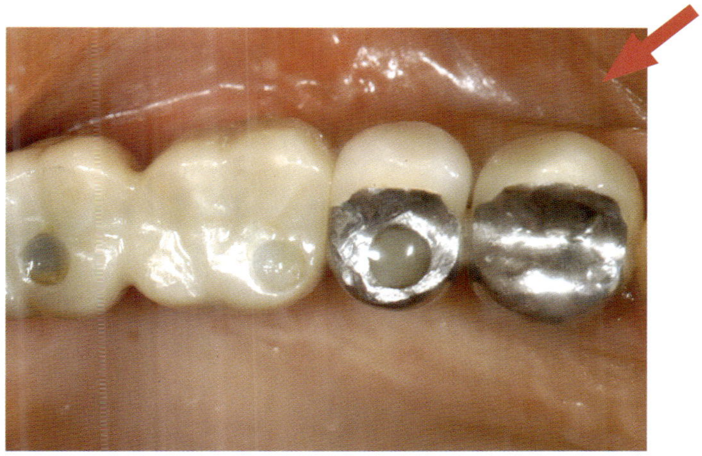

▶▶ 그림 7-48. 상기 환자의 교합면 임상 사진이다. 연조직의 두께가 많이 회복된 것을 알 수 있다.

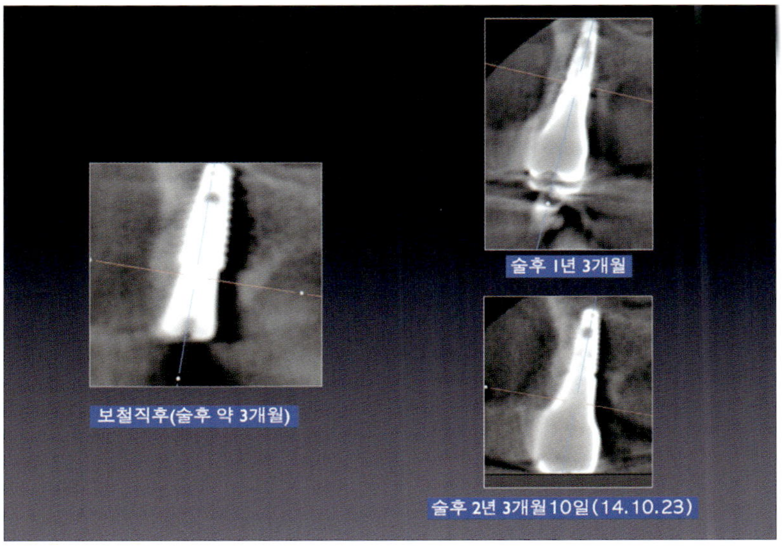

▶▶ 그림 7-49.
상기 환자의 술 후 2년 3개월까지 CBCT비교사진으로 술 후 2년 3개월까지 임플란트 협측에서 bovine 골이식재가 흡수가 미미하여 잘 남아 있음을 알 수 있다.

임상 증례 3

발치 즉시 식립 시 Bovine bone graft 증례-상악 전치부

이 번에는 즉시-지연의 수술을 살펴보기로 하자

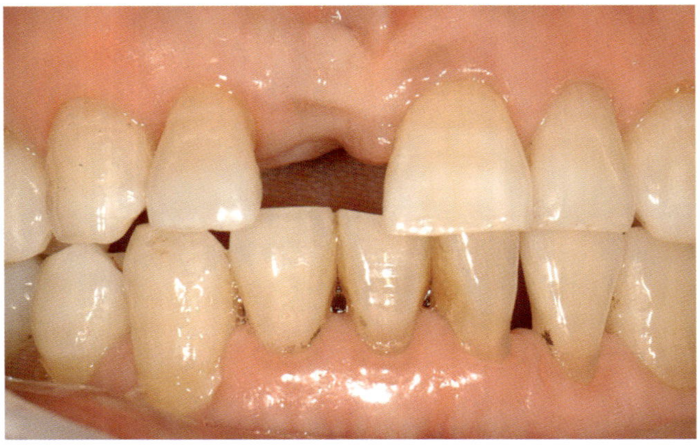

▶▶ 그림 7-50. 30대 남자 환자로 #11 치아의 중증 치주염으로 발치 후 약 2달 경과된 사진으로 발치와의 심한 흡수를 보이고 있다.

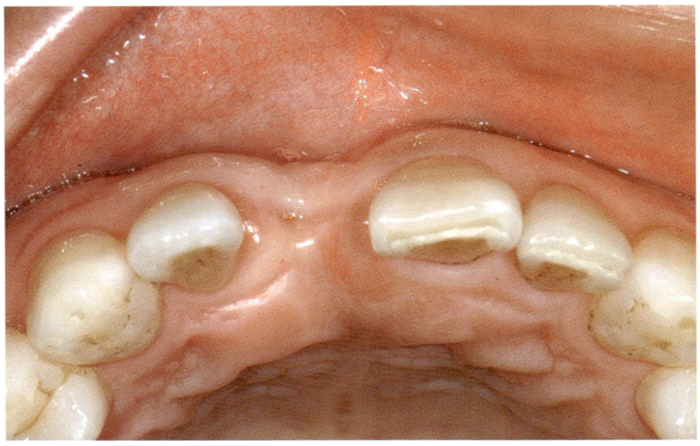

▶▶ 그림 7-51. 상기 환자의 교합면 사진으로, 수평적으로도 순측골의 흡수를 확인할 수 있다.

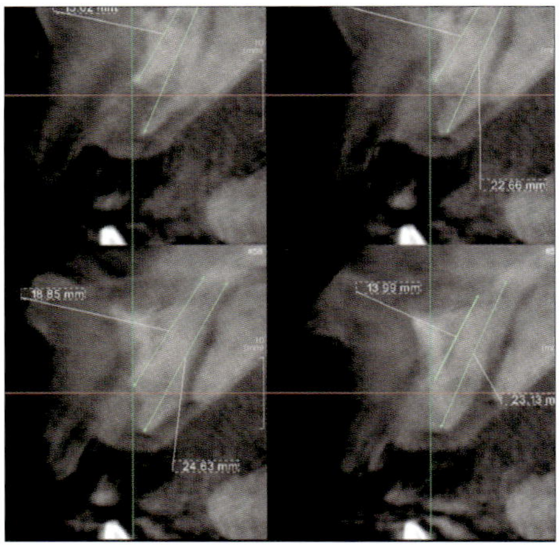

▶▶ 그림 7-52.
술 전 CBCT 순측골의 광범위한 흡수를 볼 수 있다.

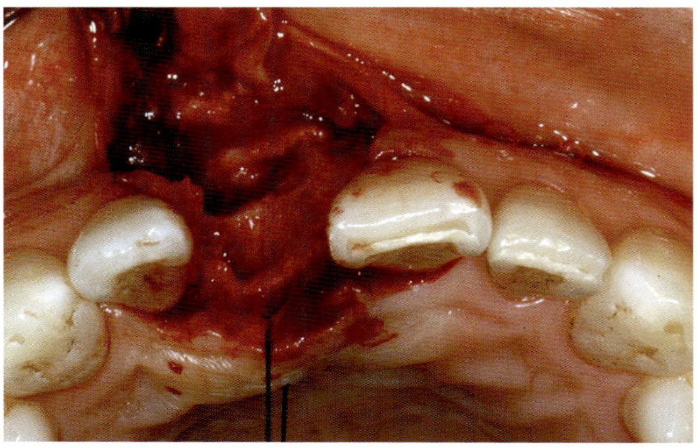

▶▶ 그림 7-53. 임플란트 수술 시 사진으로 순측 치조골의 심한 흡수를 볼 수 있다.

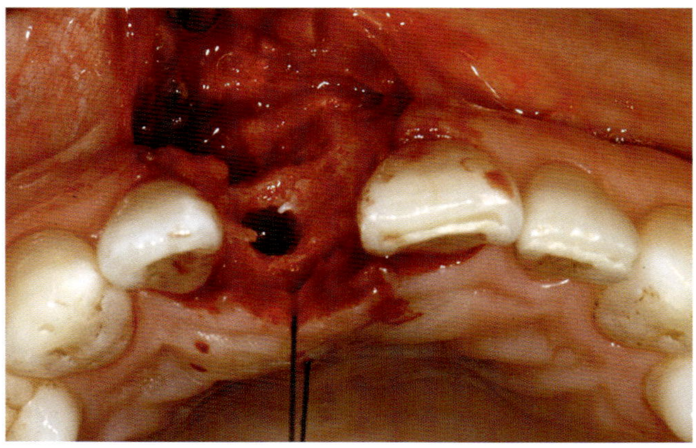

▶▶ 그림 7-54. 임플란트 수술 시 드릴링 사진이다.

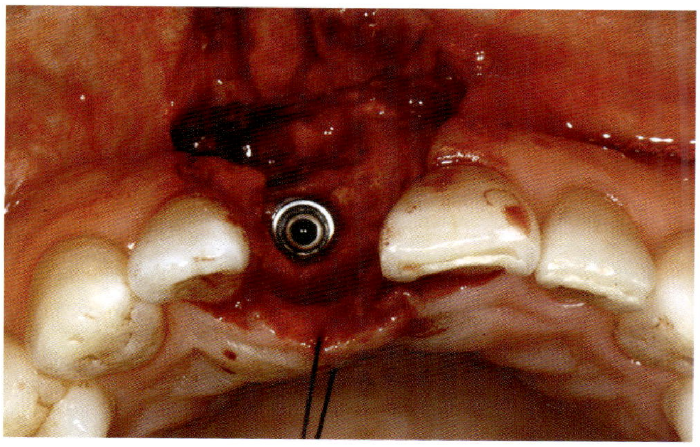

▶▶ 그림 7-55. 임플란트 식립 후 사진이다

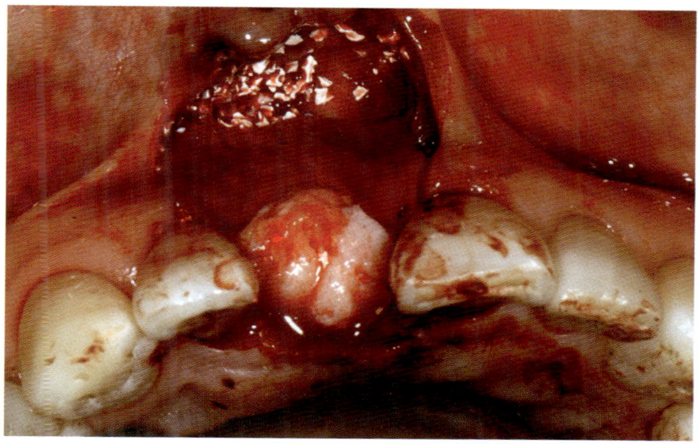

▶▶ 그림 7-56. 임플란트 식립 후 bovine bone(Mega-oss bovine®) 이식 및 CTG를 시행하였다.

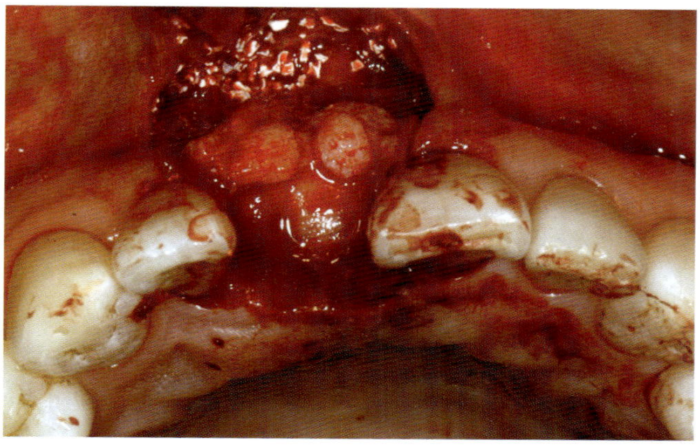

▶▶ 그림 7-57. 임플란트 식립 후 bovine bone(Mega-oss bovine®) 이식 및 CTG를 시행하였다.

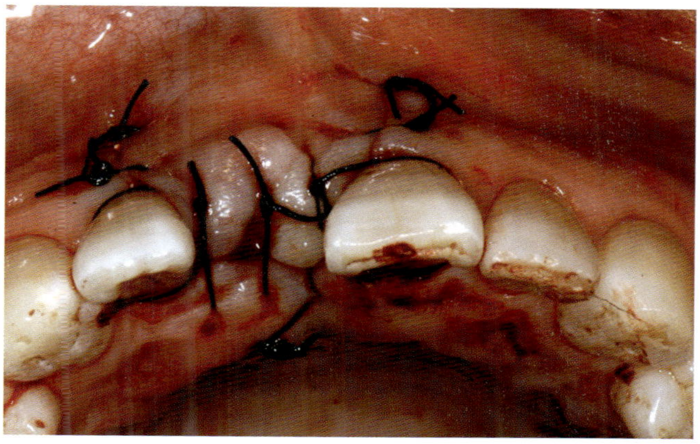

▶▶ 그림 7-58. 봉합 후 수술을 마무리하였다.

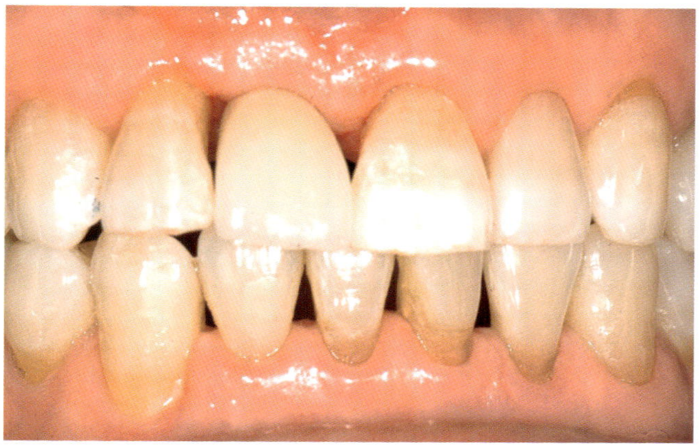

▶▶ 그림 7-59. 술 후 4개월경 최종 보철 사진이다. #11 부위 치간유두 부위의 퇴축은 보이나 midfacial 부위는 인접치와 비교해서 양호한 연조직 반응을 보인다.

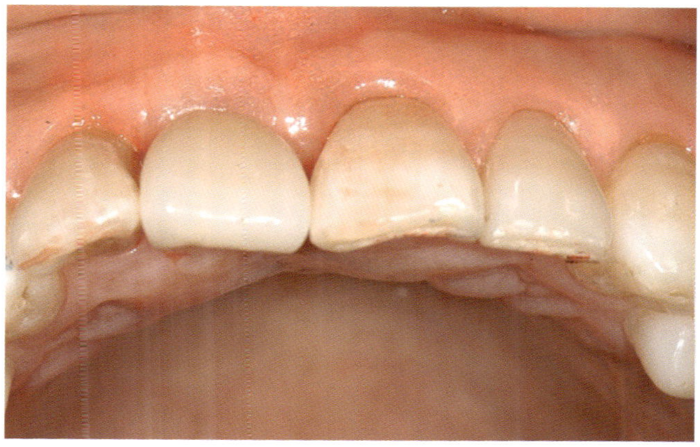

▶▶ 그림 7-60. 상기 환자의 교합면 사진으로 임플란트 순측에 충분한 수평 volume을 확인할 수 있다.

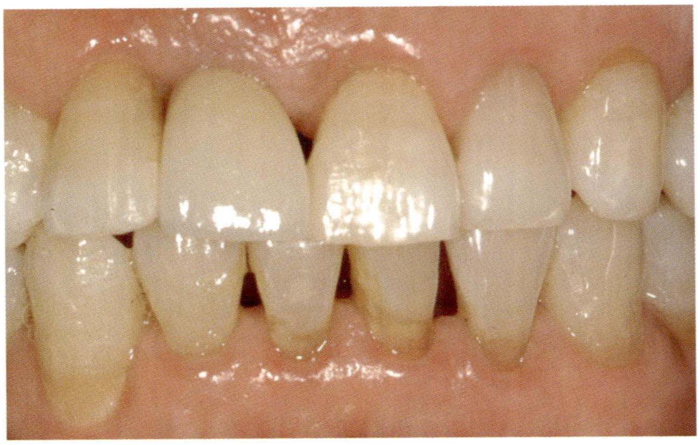

▶▶ **그림 7-61.** 술 후 약 2년경 임상 사진으로 위의 7-59의 보철 직후 사진과 비교해 볼 때 치간유두가 좀 더 생성되고 midfacial 부위는 안정적으로 잘 유지되고 있는 양상이다.

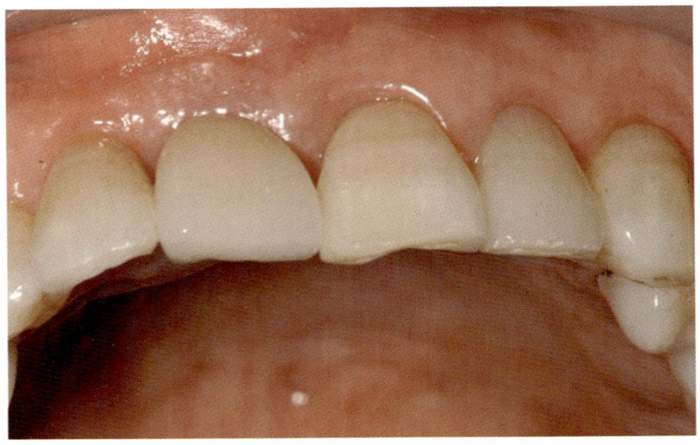

▶▶ **그림 7-62.** 상기 환자의 교합면 사진으로 연조직이 좀 더 성숙된 양상을 볼 수 있다.

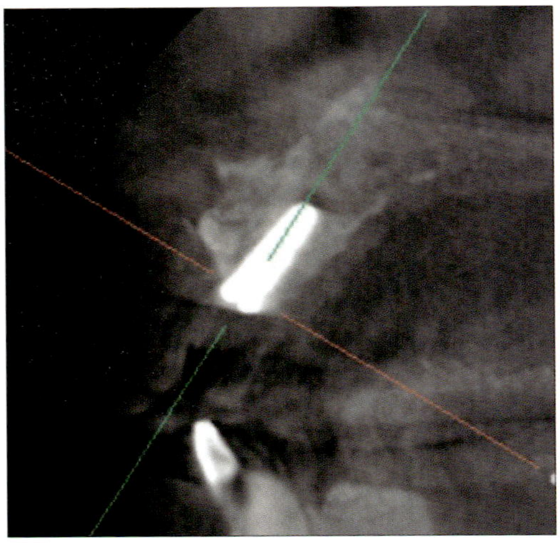

▶▶ **그림 7-63.** 수술 직후 CBCT 사진으로 임플란트 순측으로 이식된 골이식재를 볼 수 있다.

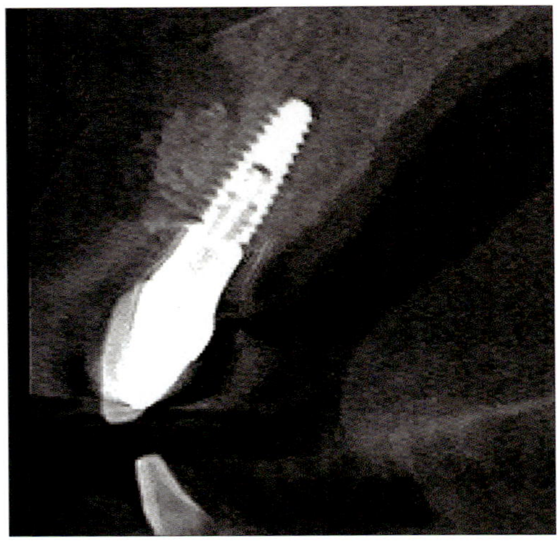

▶▶ **그림 7-64.** 수술 후 약 2년 경과 시 CBCT 사진으로 처음 이식된 bovine 골이식재가 2년이 경과한 시점에서도 큰 흡수 없이 잘 유지되고 있음을 알 수 있다. 이와 같이 상악 전치부와 같이 심미적으로 중요한 부위에서 이종골 이식재가 술 후 연조직의 volume을 유지하는데 도움이 된다는 것을 알 수 있다.

04. 합성골(Alloplastic graft)

합성골은 Lab 등에서 만들어진 골이식재를 말하는 것으로 calcium phosphate, calcium carbonate, silicate 등을 주성분으로 한다.

현재 국내에서 많이 사용되고 있는 골이식재는 HA, β-TCP, 그리고 HA와 β-TCP를 적정비율로 섞은 biphasic-alloplastic material 즉 BCP(biphasic calcium phosphate) 등이 있다. 이러한 합성골은 골전도능이 다른 재료들에 비해 떨어지는 경우가 있고 같은 이식재라 하더라도 어떤 이식재는 기능을 잘하나 다른 이식재는 그렇지 못한 경우가 있을 수 있다는 단점이 있다.

1) BCP(biphasic calcium phosphate)

BCP의 경우 일반적으로 HA와 TCP를 적정비율로 섞어서 시중에 유통되고 있는 골이식재를 말하는 것으로 그 비율은 회사마다 약간씩 차이가 있다.

다음 논문을 살펴보자

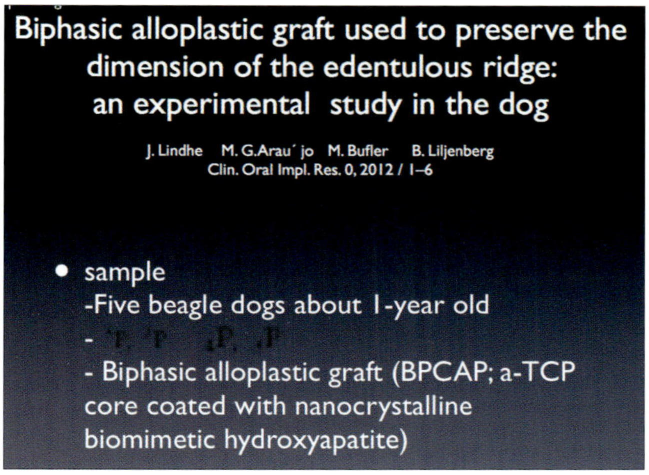

▶▶ 그림 7-65. Lindhe[4]그룹에서 2012년에 발표한 논문으로 beagle dog에서 발치와에 biphasic alloplastic graft를 이식한 후

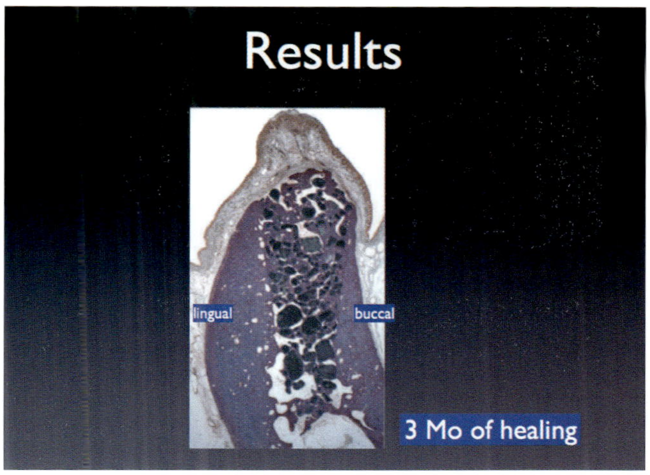

▶▶ 그림 7-66. 3개월 후의 결과로 앞서 말씀드린 bovine bone과 비슷하게 이식된 골의 흡수가 별로 없음을 알 수 있다.

4) J. Lindhe M. G.Arau´ jo M. Bufler, B. Liljenberg: Biphasic alloplastic graft used to preserve the dimension of the edentulous ridge:an experimental study in the dog: Clin. Oral Impl. Res. 0, 2012 / 1–6

임상 증례 4 발치 즉시 식립 시 BCP 사용 증례

이상을 바탕으로 다음 증례를 살펴보자

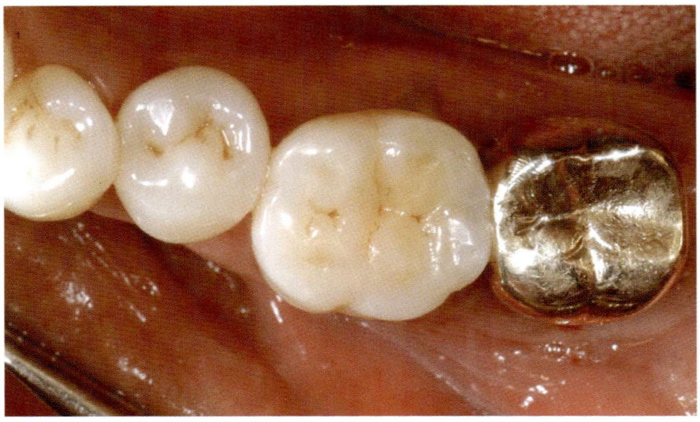

▶▶ 그림 7-67. 38세 남자 환자로 #37 치아의 치근 파절 및 중증 치주염으로 인해 발치를 결정하였다.

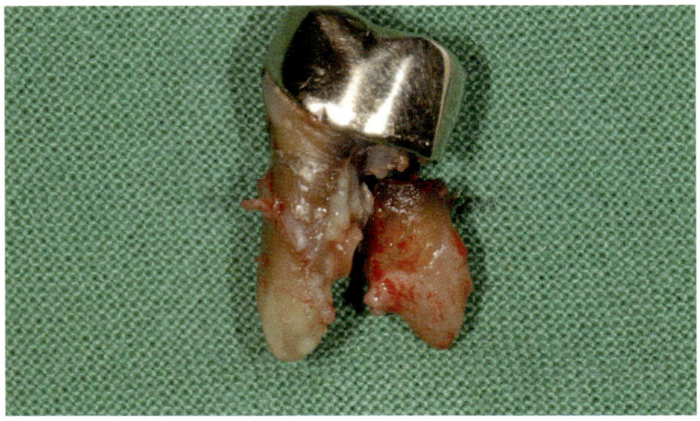

▶▶ 그림 7-68. 발치 후 치아 사진

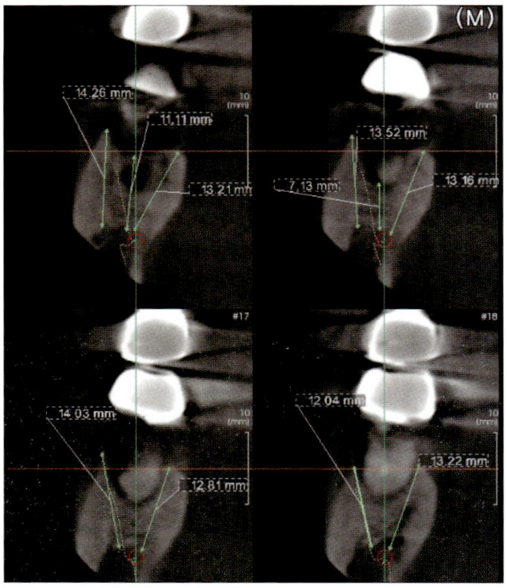

▶▶ 그림 7-69.
술 전 CBCT 사진이다. 치근 우식을 확인할 수 있다.

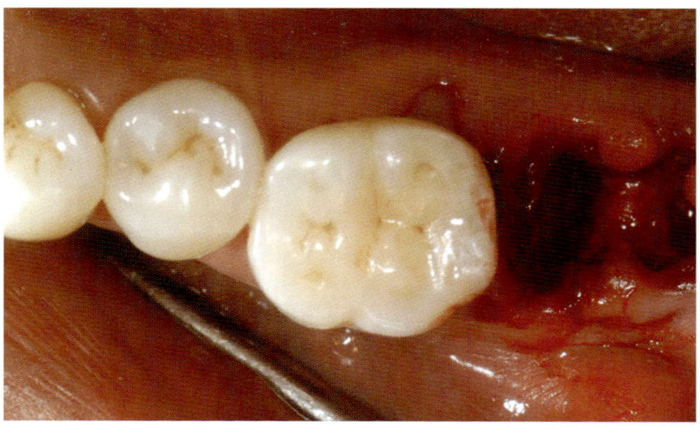

▶▶ 그림 7-70. 발치 후 발치와의 감염된 연조직과 발치와의 측벽을 긁어주어 fresh bleeding을 유도하였다(20장 참조).

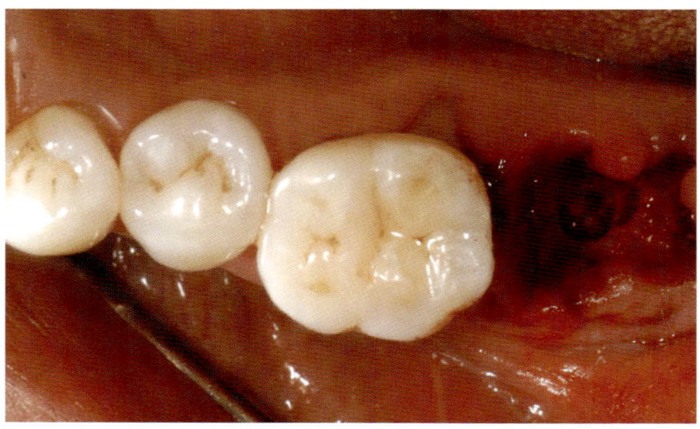

▶▶ 그림 7-71. 임플란트 식립을 위해 드릴링 한 사진이다.

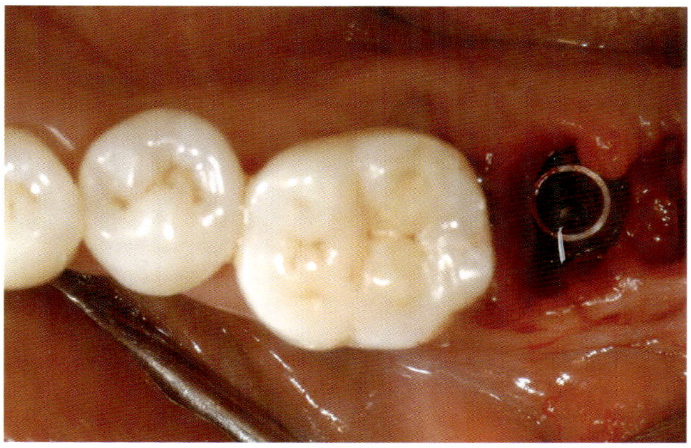

▶▶ 그림 7-72. 임플란트 식립 사진이다. mesial root 쪽에 설측으로 식립하였다.

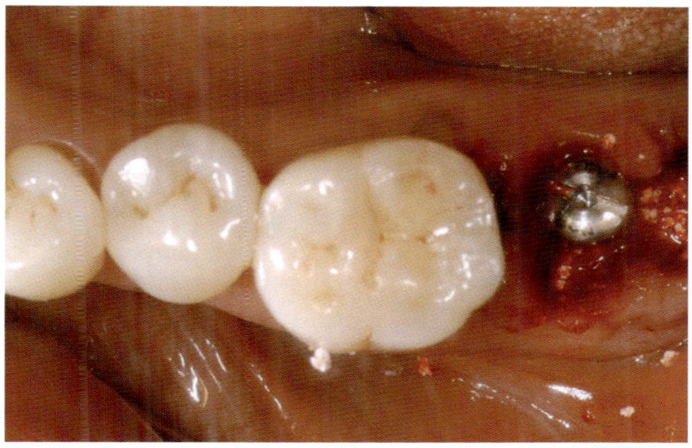

▶▶ 그림 7-73. Biphasic alloplastic graft(MBCP®)로 골이식을 하였다.

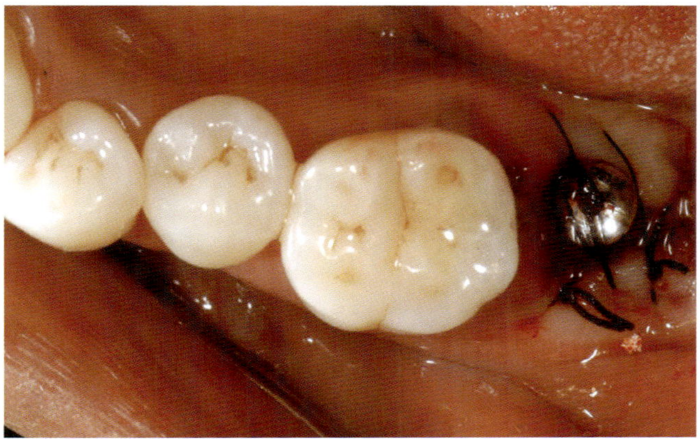

▶▶ 그림 7-74.
봉합 후 수술이 마무리된 사진이다.

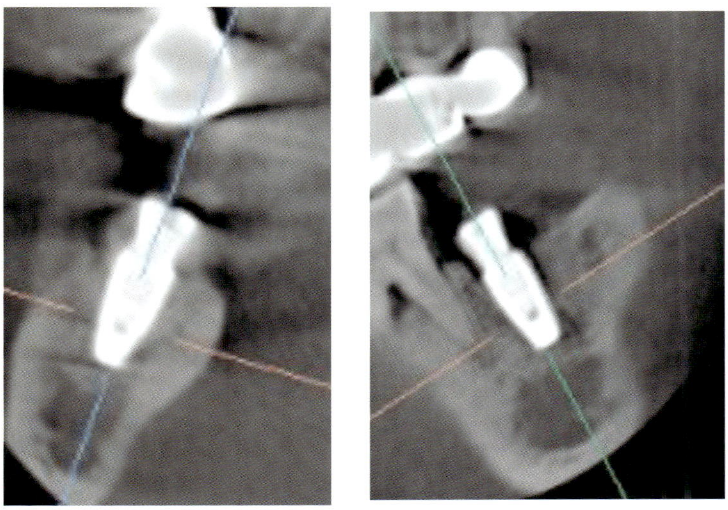

▶▶ 그림 7-75.
수술 직후 CBCT 사진으로 임플란트 협측으로 MBCP® graft material을 볼 수 있다.

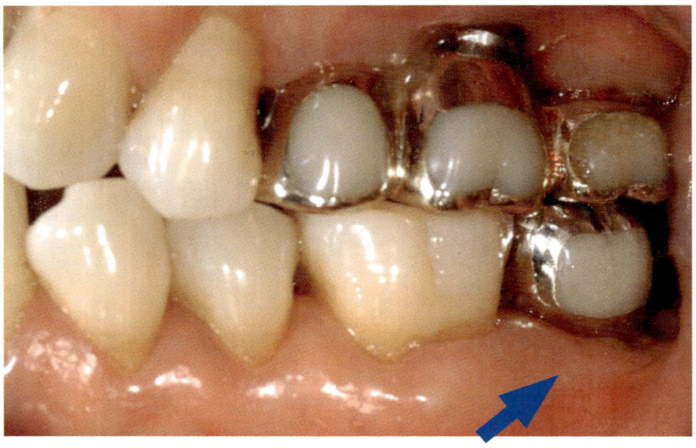

▶▶ 그림 7-76. 3개월 후 최종 보철 완성 사진(파랑색 화살표 부위) 이다. flapless로 수술 했기 때문에 mucogingival junction이 잘 유지되고 있고 임플란트 주변 volume이 어느 정도 유지되고 있음을 알 수 있다.

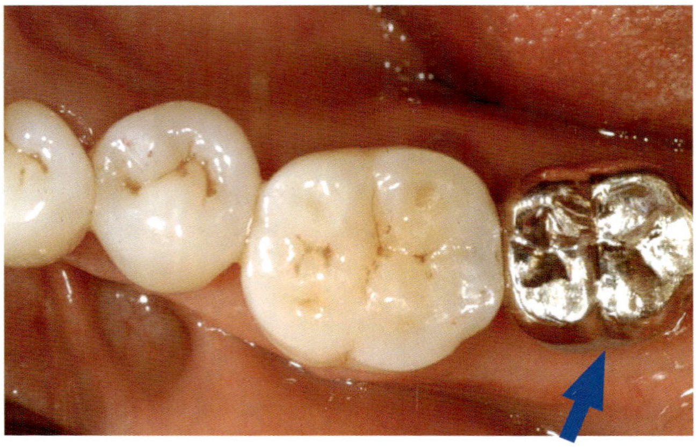

▶▶ 그림 7-77. 상기 환자의 교합면 사진이다. 임플란트 협측 부위의 volume이 유지되고 있음을 알 수 있다.

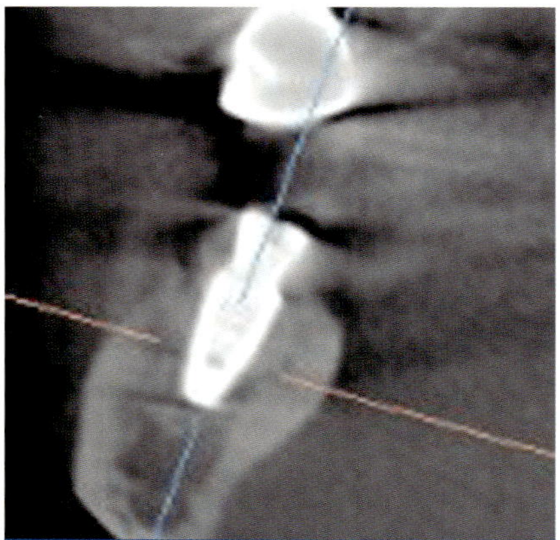

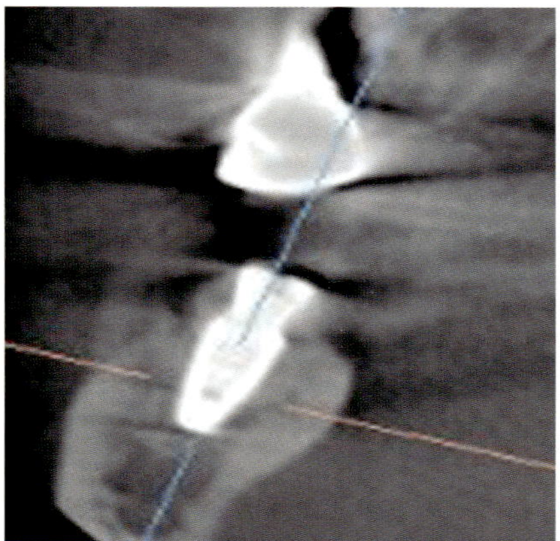

▶▶ 그림 7-78.
왼쪽은 술 후 3개월 보철 완성 시 CBCT 사진이고 오른쪽 사진은 수술 직후 CBCT 사진으로 임플란트 협측으로 골이식을 한 부위를 관찰해 보면 CBCT의 cutting line에 따라 약간의 차이는 있을 수 있지만 전체적으로 임플란트 협측골이식 부위의 흡수는 없는 것으로 판단된다.

해설

발치와에서 합성골(biphasic calcium phosphate)이식 후 알 수 있는 사실은

1. Biphasic calcium phosphate는 발치와의 modelling이나 remodelling 시에 흡수가 많지 않다.
2. 결과적으로 발치와의 흡수에 저항하는 역할을 하게 된다.

이와 같이 앞서 살펴본 bovine bone이나 BCP같이 흡수가 늦은 골이식재는 발치 즉시 식립 시나 발치와 보존에 있어서 유용하게 사용할 수 있다.

그러나 이러한 골이식재의 단점 또한 존재한다. 다음의 논문을 살펴보자.

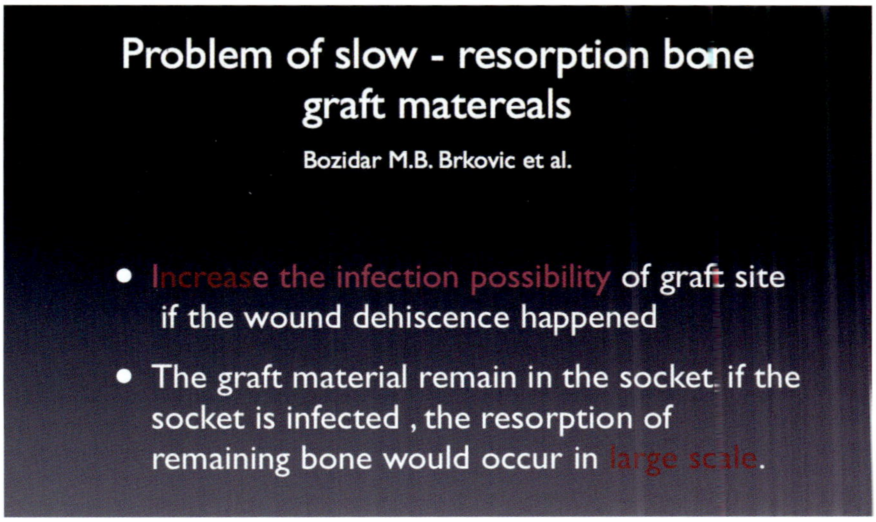

▶▶ 그림 7-79.

그림 7-79: 흡수가 늦은 골이식재의 문제점을 지적한 논문으로 수술 부위의 열개가 있거나 수술 후 골이식재가 오래 남아있음으로 인해 감염의 가능성이 증가하고 만약 감염된다면 광범위한 감염의 가능성이 있다는 것이다.

물론, 필자의 경험상 이러한 경우가 많지는 않지만, 술 후 감염관리와 유지관리 시 환자분에게 임플란트 위생 관리에 대한 철저한 교육이 필요한 부분이라 생각된다.

2) β-tricalcium phosphate(TCP) graft

마지막으로 임상에서 많이 사용되고 있는 골이식재 중의 하나인 β-tricalcium phosphate(TCP)에 대해서 알아보기로 하자.

β-tricalcium phosphate(TCP)는 조성이 인간의 뼈와 비슷하여 생분하성, 생활성, 골전도성이 비슷하다는 장점이 있다.

다음 논문을 살펴보자.

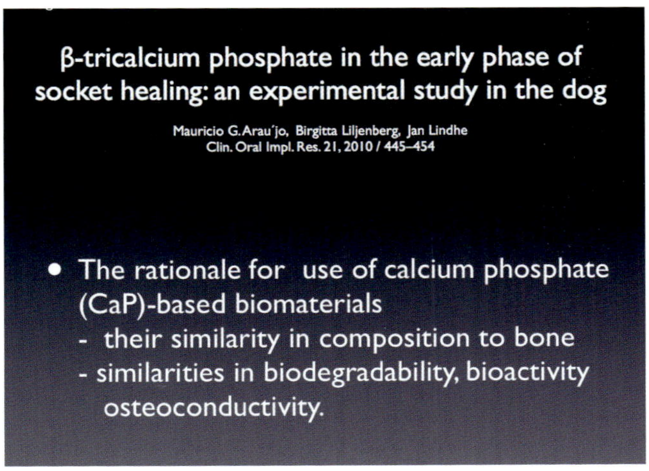

▶▶ 그림 7-80.

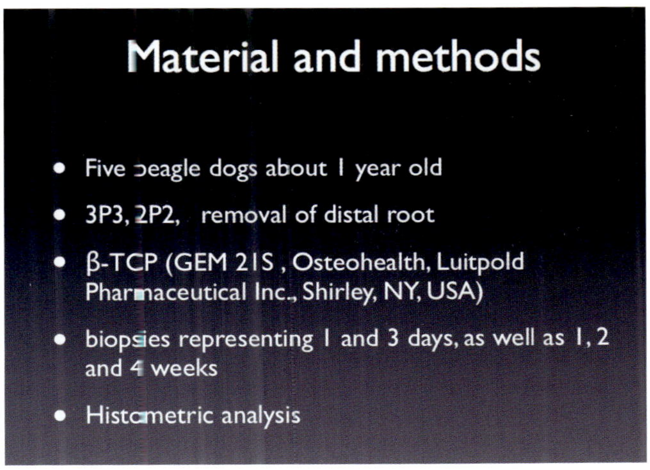

▶▶ 그림 7-81.

그림 7-80~81은 Araújo[5] 등이 2010년에 발표한 논문으로 개의 좌, 우측 소구치 부위의 distal root를 section 후 발거하고 한쪽에는 β-TCP를 이식하고 다른 쪽에는 골이식을 시행하지 않고 1일, 3일, 1주, 2주, 4주 후 좌우측 발치 부위를 조직학적으로 비교한 논문이 되겠다.

이 논문의 결과를 살펴보면

술 후 1일 왼쪽 사진에서 β-TCP가 발치와의 혈병에 둘러싸여 있다. 오른쪽 확대 사진에서는 β-TCP 내부 core에 혈병이 차 있음을 알 수 있다.

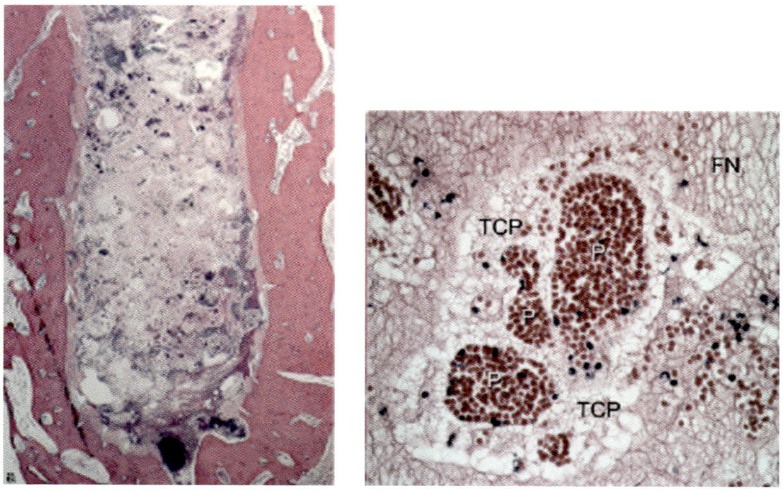

▶▶ 그림 7-82.

술 후 3일 왼쪽 사진에서 β-TCP 주변으로 granulation tissue가 보이고 오른쪽 확대사진에서 β-TCP 주변으로 fibrin network(FN)가 형성되어 있는 것이 보인다.

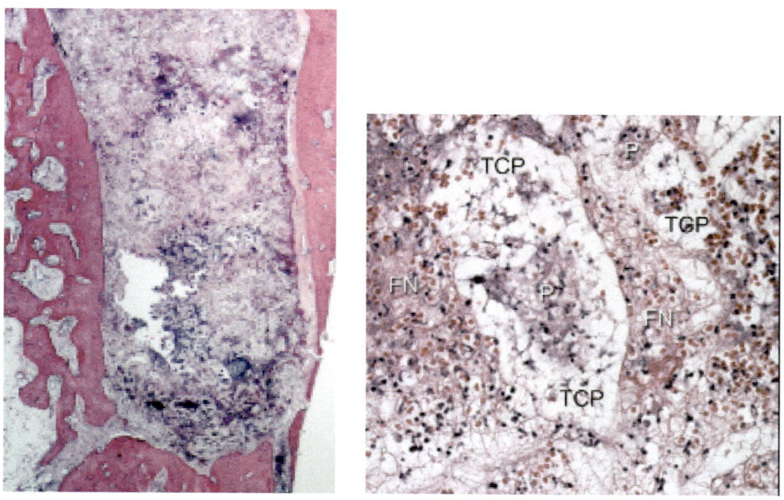

▶▶ 그림 7-83.

5) Mauricio G. Araújo, Birgitta Liljenberg, Jan Lindhe: β-tricalcium phosphate in the early phase of socket healing: an experimental study in the dog: Clin. Oral Impl. Res. 21, 2010 / 445-454

술 후 1주일

왼쪽 사진에서 중앙에 granulation tissue 및 provisional matrix 보이고 하방부에 신생골이(검은 화살표 부위) 생성되어 있다. 오른쪽 고배율 사진에서 β-TCP 주변에 Provisional matrix가 보인다.

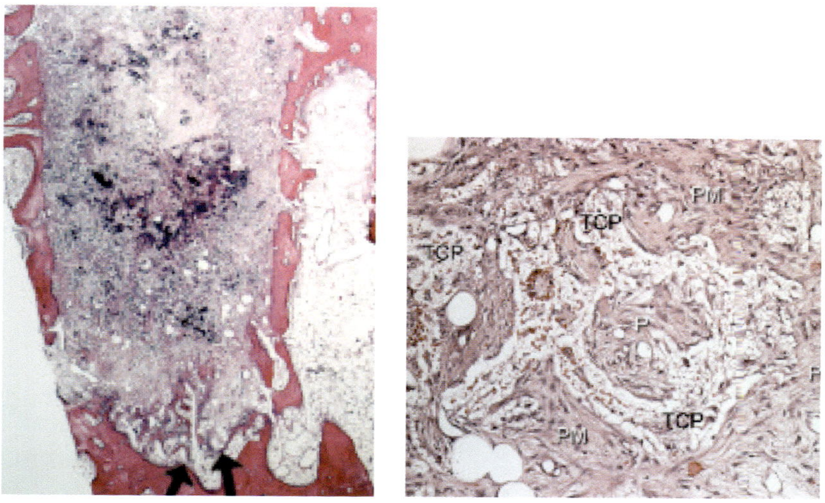

▶▶ 그림 7-84.

술 후 2주일

왼쪽 사진에서 발치와 하방에 신생골이 증가된 양상을 볼 수 있고 오른쪽 고배율 사진에서 신생골이 β-TCP 주변을 침범하는 특징적인 양상(동그라미 친 부분)을 볼 수 있다. 이는 bovine bone과는 다른 양상으로 β-TCP는 이와 같은 과정을 통해 조기에 흡수되어 신생골로 대체된다.

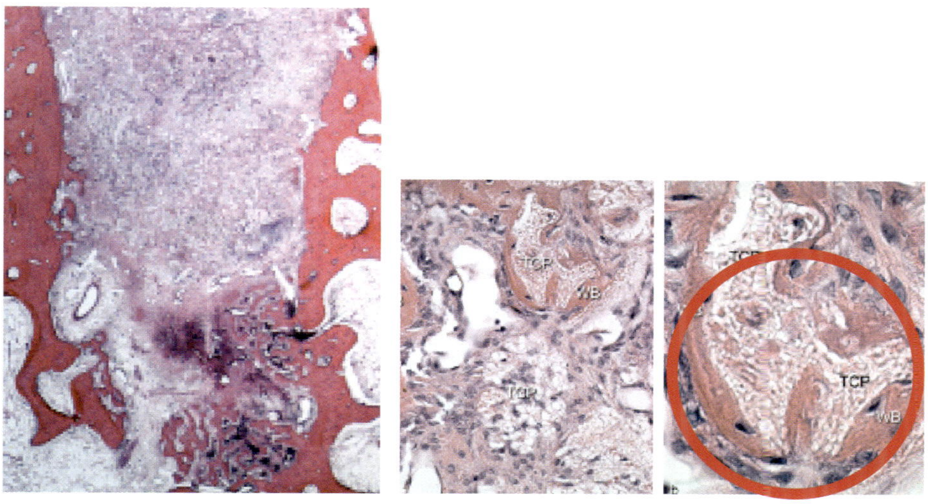

▶▶ 그림 7-85.

술 후
4주일

왼쪽 사진에서 발치와의 하방 1/2이 신생골로 채워진 양상을 볼 수 있고 오른쪽 고배율 사진에서 β-TCP가 흡수되면서 신생골이나 provisional matrix(osteoid) (PM)로 둘러싸여 있는 것을 볼 수 있다. 이러한 양상은 앞선 bovine bone의 양상과는 다른 것으로 β-TCP는 발치와 내에서 흡수가 상대적으로 이른 시간에 일어남을 알 수 있다.

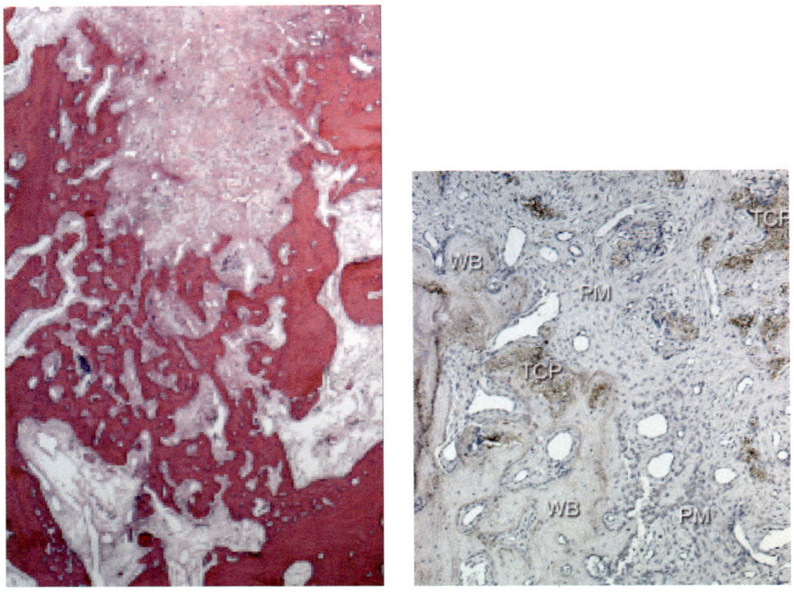

▶▶ 그림 7-86.

따라서 β-TCP의 경우 bovine이나 BCP bone보다 흡수가 빨리 일어나서 발치와의 volum을 유지하는 기능이 떨어진다고 할 수 있다.

임상 증례 5 발치 즉시 식립 시 β-tricalcium phosphate(TCP) 사용 증례

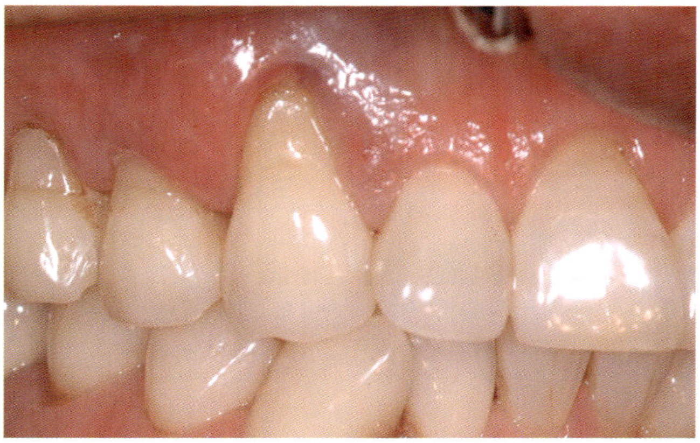

▶▶ **그림 7-87.** 46세 남자 환자로 #13 치아가 중증 치주질환으로 인해 발치하게 되었다.

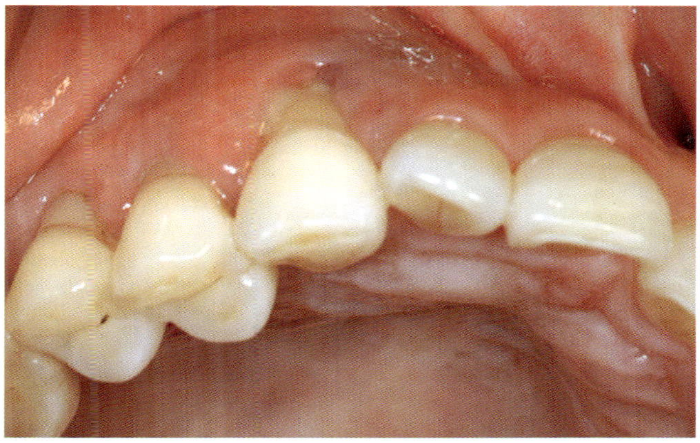

▶▶ **그림 7-88.** 순측 연조직의 퇴축을 볼 수 있다.

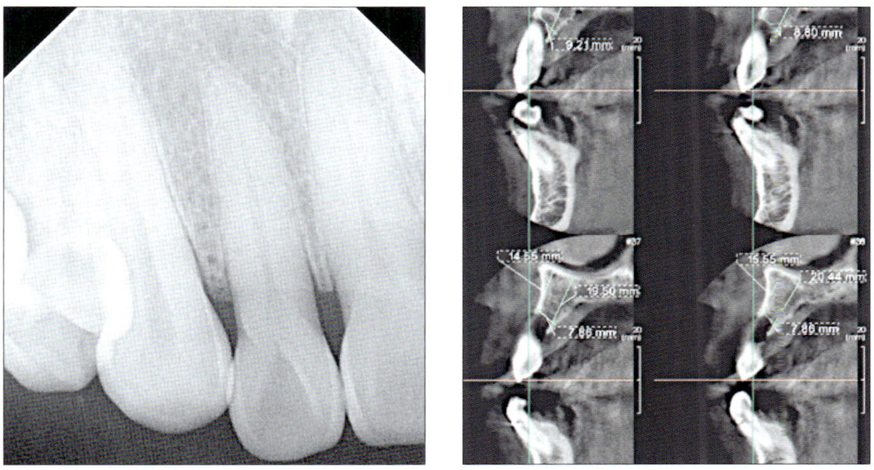

▶▶ **그림 7-89.**
상기 환자의 술 전 periapical 및 CBCT 사진이다. 순측 골판의 흡수를 볼 수 있으나 인접 치아 사이의 치간골은 잘 유지되고 있음을 알 수 있다.

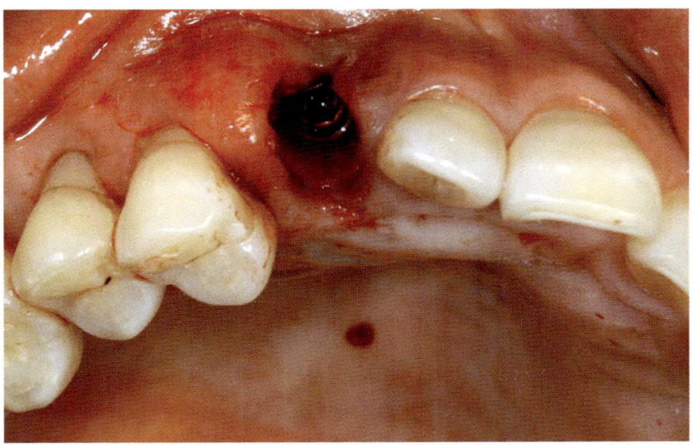

▶▶ **그림 7-90.** 상기 치아의 수술사진으로 발치 후 연조직의 꺼짐 현상을 볼 수 있고 구개측으로 임플란트를 식립하였다.

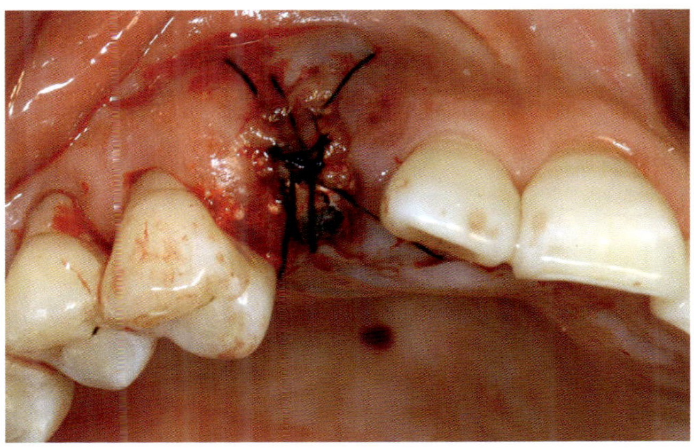

▶▶ **그림 7-91.** β-TCP를 이식한 후 bio-col tech.과 함께 개방창 형태로 수술을 마무리하였다.

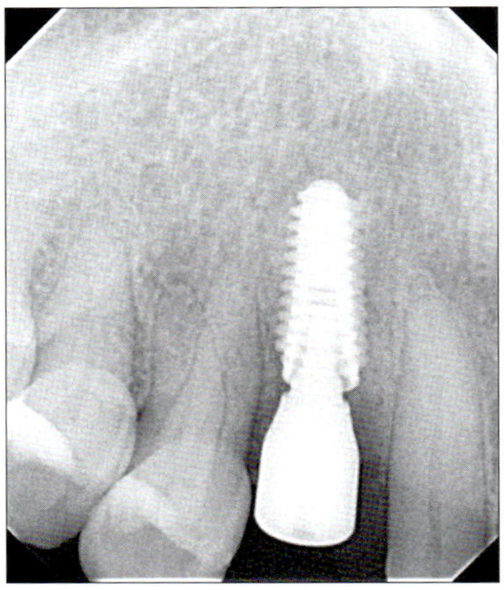

▶▶ **그림 7-92.** 상기 임플란트의 식립 직후 periapical x-ray 사진이다. 임플란트의 식립 깊이가 깊음을 알 수 있다.

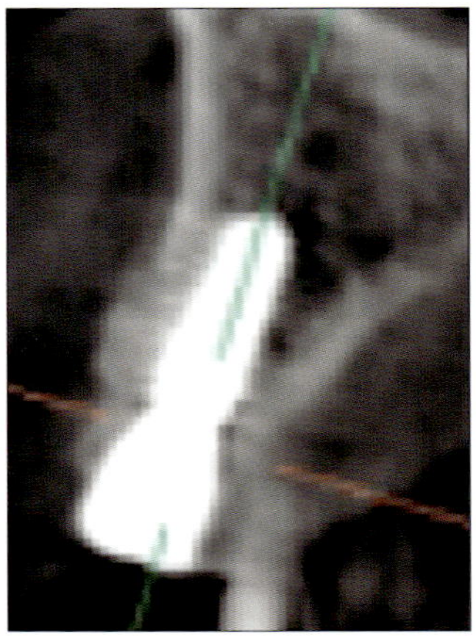

▶▶ **그림 7-93.** 상기 환자의 수술 직후 CBCT 사진이다. #13 부위 임플란트 순측에 β-TCP(cerasorb M®) 골이 식재를 볼 수 있다.

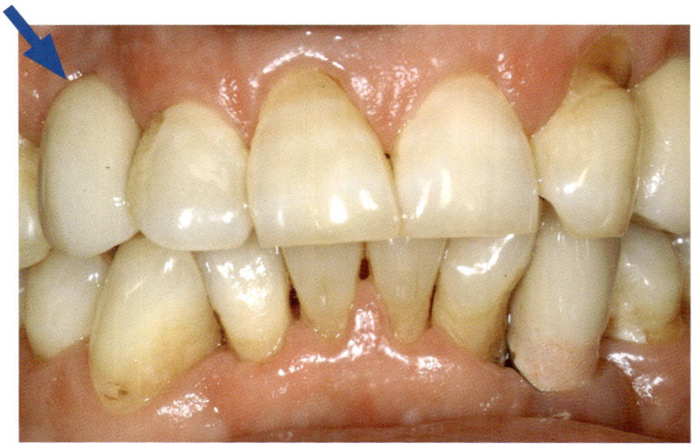

▶▶ **그림 7-94.** 수술 후 6개월경 최종 보철물 완성 시 사진이다. 초진 사진(그림 7-87)과 비교하여 #13 부위의 수직적인 치은 퇴축은 많이 개선되었다. 하지만 연조직 이식을 하지 않았고 또한 β-TCP의 조기 흡수에 의해 임플란트 주변 연조직이 꺼져 보이는 현상은 남아 있다(화살표 부위).

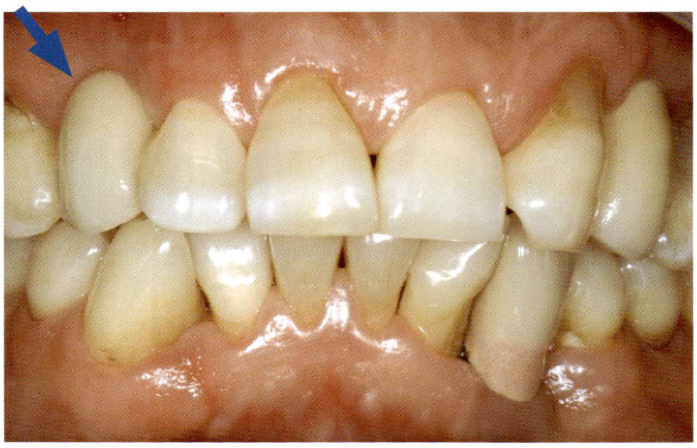

▶▶ **그림 7-95.** 술 후 약 5년 경과 된 임상 사진으로 #13 부위 임플란트의 연조직이 수직적으로는 안정적으로 잘 유지되고 있으나 수평적 volume은 부족한 것을 알 수 있다(화살표 부위).

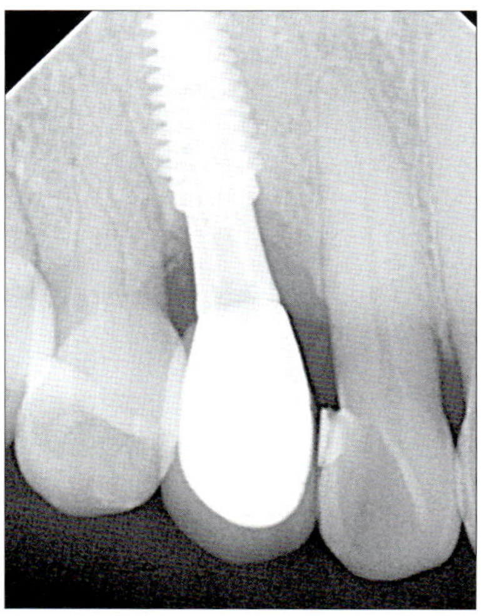

▶▶ **그림 7-96.** 술 후 약 5년경의 periapical x-ray 사진으로 임플란트 근원심으로 주변골이 안정적으로 유지되고 있다.

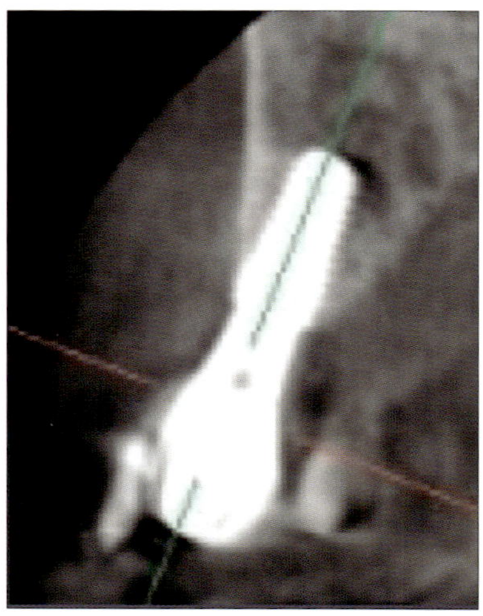

▶▶ **그림 7-97.**

그림 7-97: 술 후 약 5년경의 CBCT 사진이다. 수술 직후 CBCT 사진(그림 7-93)과 비교하여 임플란트 협측의 골이식재가 흡수되었음을 알 수 있다. 이것은 앞에서 설명드린 흡수가 느린 골이식재 등과는 다른 양상으로 장기적으로 이로 인한 임플란트 나사산의 노출이나 연조직 퇴축 등이 나타날 수도 있다. (그림 7-98 참조)

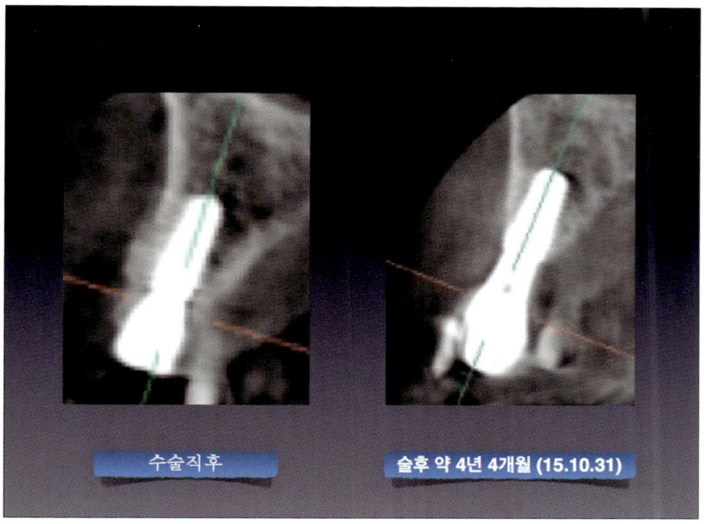

▶▶ 그림 7-98.

해설

발치와에서 합성골(β-TCP) 이식 후 알 수 있는 사실은

1. β-TCP는 발치와의 modelling이나 remodelling 시에 흡수가 많다.
2. 결과적으로 발치와의 흡수를 막아주는 역할에 한계가 있다.

이상의 골이식재에 대한 고찰과 임상 증례를 알아보았다. 선생님들께서는 발치와에서 사용할 골이식재를 결정함에 있어 이번 장에서 말씀드린 각 각의 골이식재의 특성을 숙지해서 임상에서 사용하는 것이 좋을 것으로 생각된다.

또한 이번 장의 내용을 바탕으로 필자 나름대로 발치 즉시 식립 임플란트의 골이식재 사용에 대한 가이드를 제시해 볼까 한다.

My recommendation

for bone graft material in immediate implant

- **4벽성 골결손:** β-TCP 혹은 비흡수성 골이식재, without flap and membrane
  (어느 골이식재를 써도 큰 문제는 없다)
- **3벽성 골결손 혹은 다수치 결손 :** xenograft(Bio-Oss®, Megaoss-bovine®)
  biphasic calcium phosphate(MBCP+®)

Chapter **08**

Flapless 발치 즉시 식립 임플란트의 개방창 치유 과정과 봉합법

Flapless 발치 즉시 식립 시 임플란트 식립 후 협측 골판과 임플란트 사이의 공간은 개방창 형태로 치유를 유도하는 것을 추천한다.

이번 장에서는 이러한 개방창 치유 시 치유를 용이 하게 하는 방법을 알아보도록 하겠다.

그리고 이러한 개방창 치유 시 선생님들께서 흔히 가지는 의문 중의 하나인 발치와의 감염에 대한 우려에 대해 어떻게 감염 없이 치유가 일어나는지에 대해서도 알아보기로 하겠다.

01. Bio-col Technique

이 책에서 말하고 있는 발치 즉시 식립의 wound closure는 기본적으로 발치창을 개방창 형태로 두는 것이다. 즉 primary closure를 하지 않는 것이다. 물론 수술 시 GBR을 시행했을 경우 primary wound closure(혹은 Nonsubmerged GBR)를 해야겠지만 그렇지 않은 경우 대부분 개방창을 통해 발치와의 치유를 도모한다.

이에 근거가 되는 다음 논문을 살펴보기로 하자.

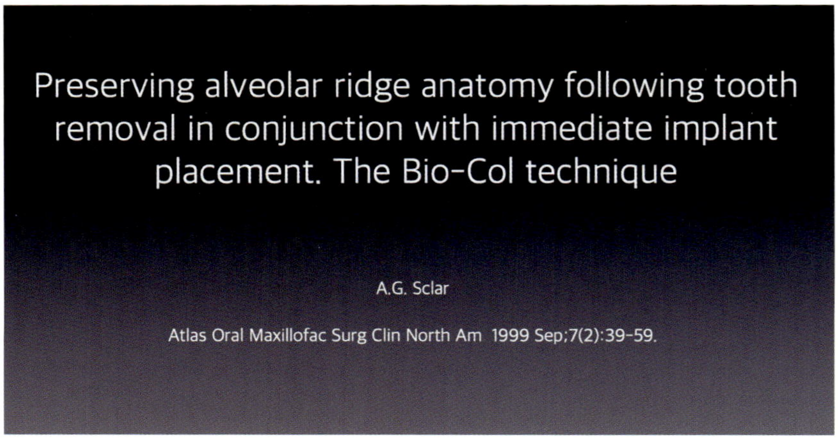

▶▶ 그림 8-1.
Sclar[1]가 1999년에 발표한 논문으로 Ridge preservation 시술 시 bio-col technique에 대해 이야기하고 있다.

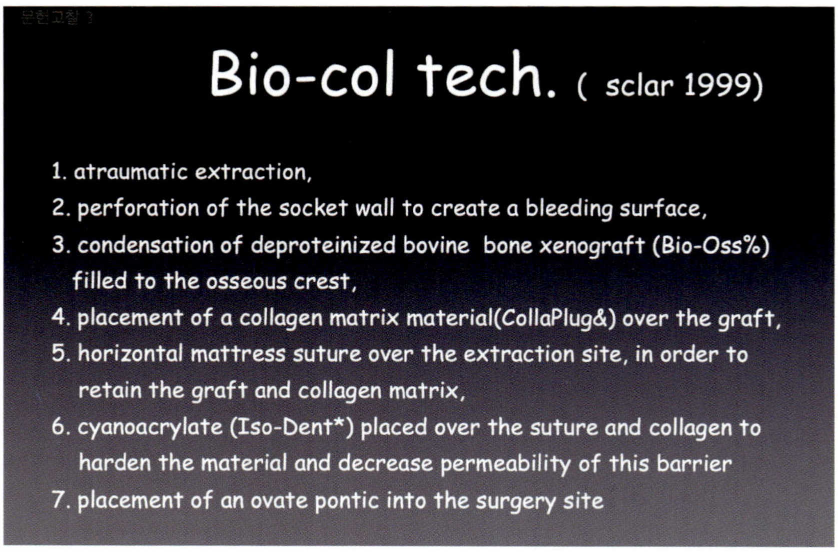

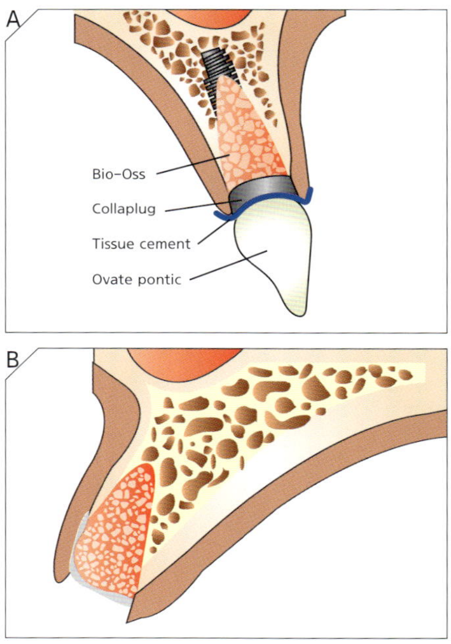

▶▶ 그림 8-2. 이 논문에서 제시된 bio-col technique은 위의 순서와 같다.
A. 발치 즉시 식립 시 / B. 발치와의 보존술 시

1) Anthony G. Sclar:Preserving alveolar ridge anatomy following tooth removal in conjunction with immediate implant placement. The Bio-Col technique. Atlas Oral Maxillofac Surg Clin North Am. 1999 Sep;7(2):39-59.

이것을 발치 즉시 식립에 맞게 정리를 하면 다음과 같다. (그림 8-3)

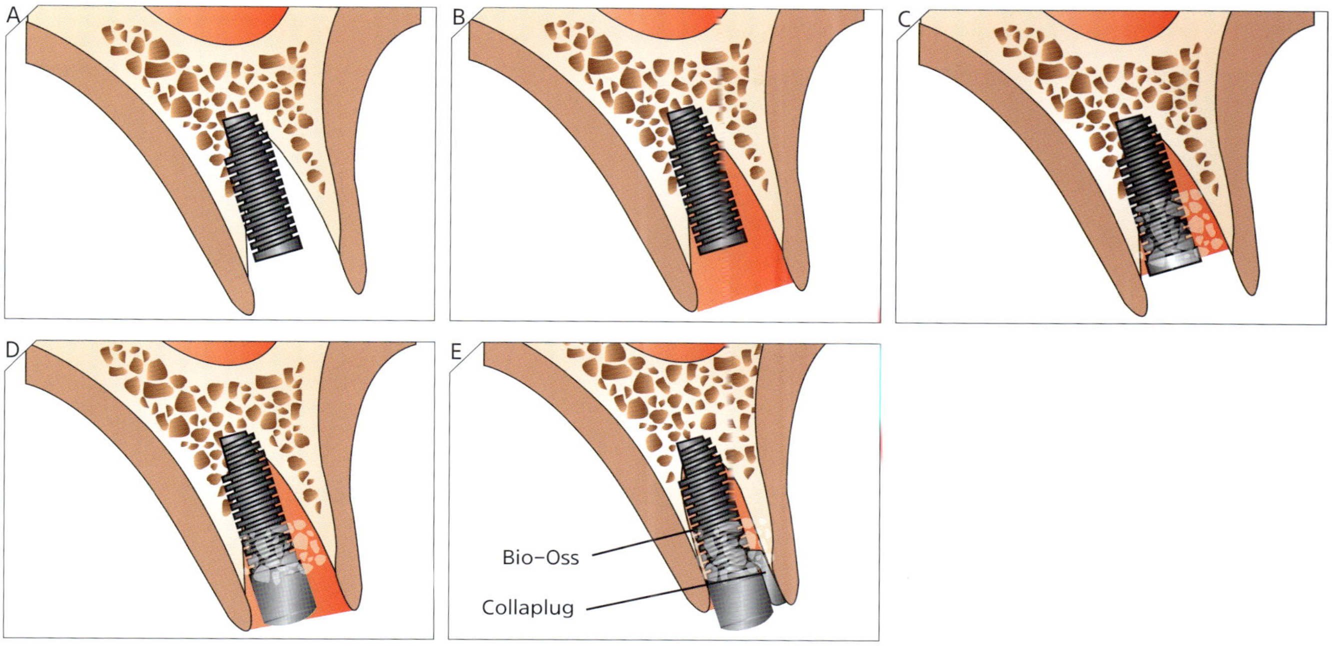

▶▶ 그림 8-3.
A. 발치와에 임플란트 식립
B. 발치와 협측 골판과 임플란트 사이의 공간에 골이식(상부 1/3~1/2 정도만 골이식)
C. 골이식재 상부에 collagen matrix material 위치시킴
D. 상부에 simple interupted 봉합(김도영책에서 발췌 편집)

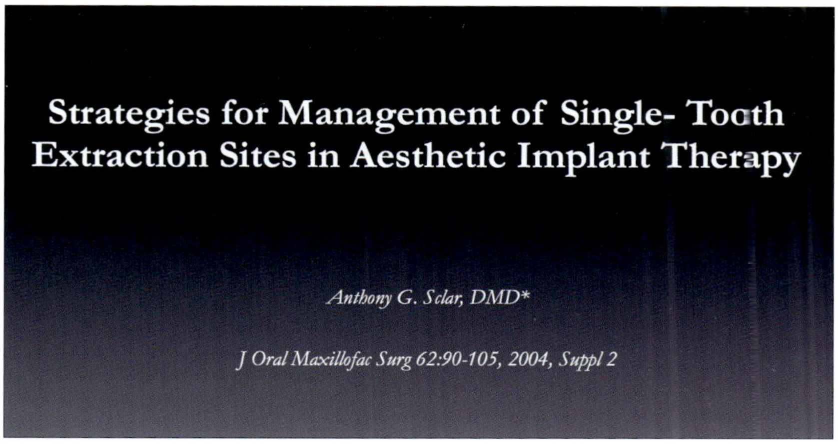

▶▶ 그림 8-4.

또한 Sclar[2]는 이 논문에서 bio-col technique의 원리에 대해서 이것은 flap을 거상하거나 primary closure의 필요가 없이 GBR에서 차폐막의 역할과 같이 collagen material이 발치와 하방에 골이 형성되면서 상방의 상피가 하방으로 내려오는 것을 막아주는 역할을 한다고 언급하였다.

즉, 발치와 상부의 collagen material이, 빠르게 자라서 하방으로 내려오는 상피세포의 하방 성장을 막아준다는 것이다.

2) Anthony G. Sclar: Strategies for Management of Single- Tooth Extraction Sites in Aesthetic Implant Therapy: J Oral Maxillofac Surg 62:90-105, 2004, Suppl 2

임상 증례 1 Bio-col tech.에 의한 상악 대구치 부위 flapless 발치 즉시 식립 시 연조직 치유 과정

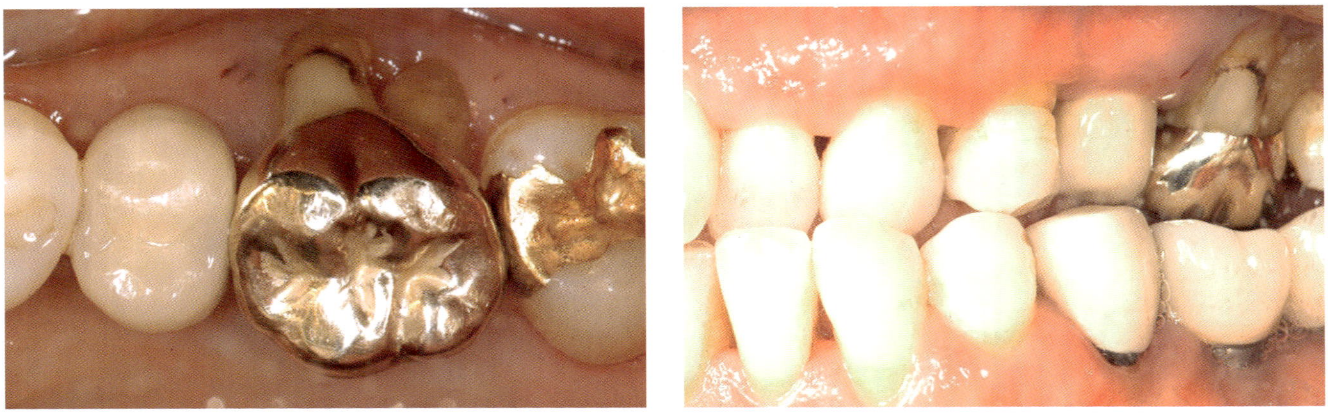

▶▶ 그림 8-5. 50대 여자 환자로 #26 치아의 치주질환으로 발치를 결정하였다. 초진 시 사진으로 협측 골판의 광범위한 흡수로 인한 협측 치근의 노출을 볼 수 있다. 또한 crossbite을 확인할 수 있다.

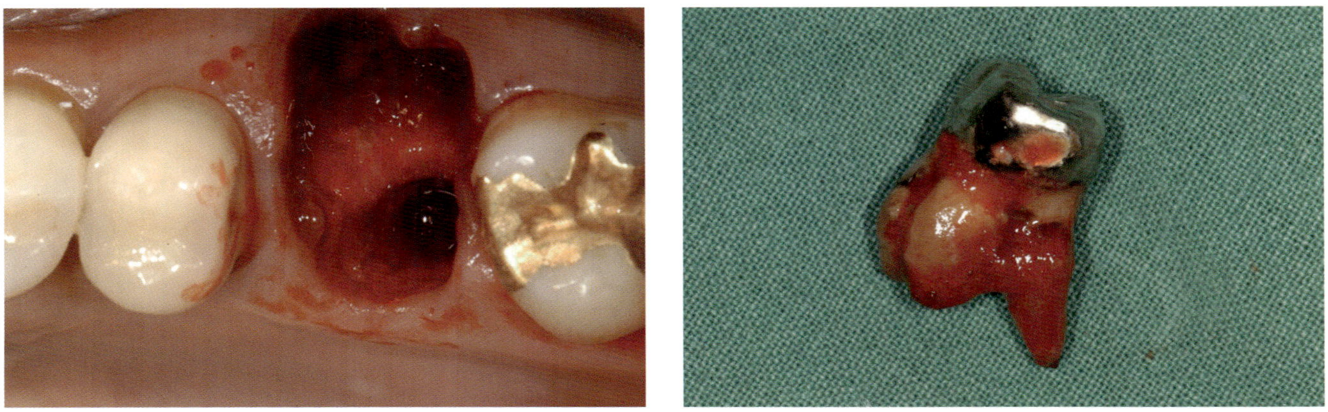

▶▶ 그림 8-6. #26 발치 후 사진으로 협측 치은이 상방으로 퇴축되어 있음을 알 수 있다.

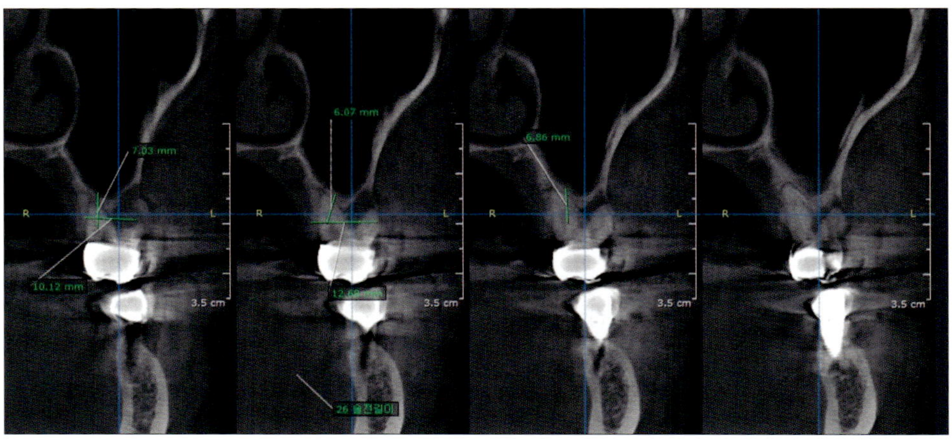

▶▶ 그림 8-7.
#26 술 전 CBCT 사진으로 협측 골판의 광범위한 흡수를 확인할 수 있다. 협측 치근 전체에 골흡수가 보인다.

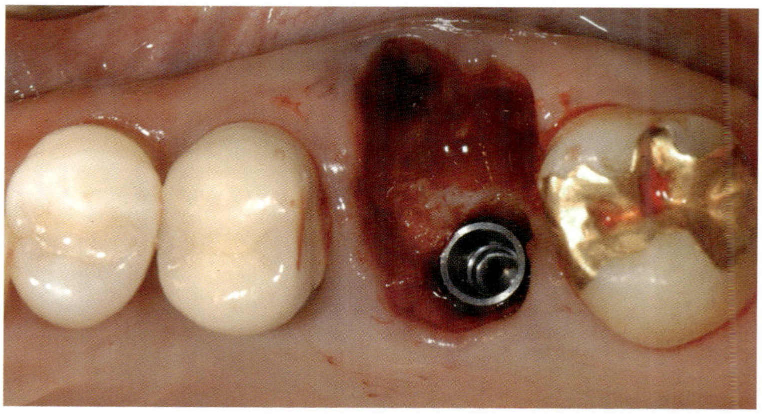

▶▶ 그림 8-8
CBCT 상 septum을 이용한 상악동 골이식술이 필요하나 환자분이 치과 공포가 심하여 상악동 골이식술에 대한 거부감이 있어서 flapless 수술 및 #26 구개측 치근 쪽으로 임플란트를 식립하였다.

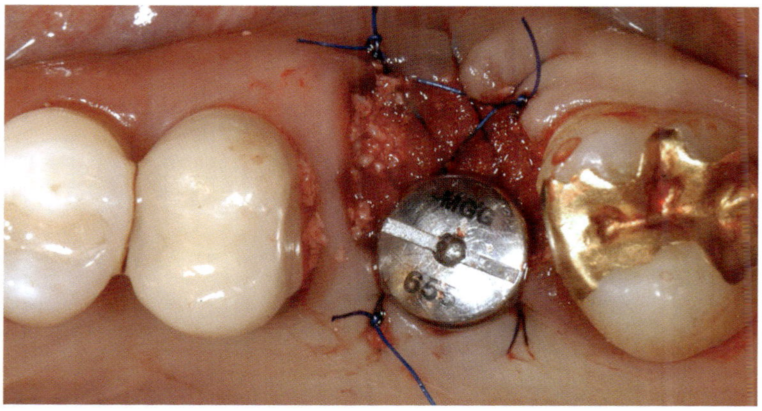

▶▶ 그림 8-9.
임플란트 식립 후 협측에 골이식을 시행하고 colla-tape을 상방으로 덮고 simple interrupted suture을 발치와의 mesiobuccal에서 distopalatal로 한 번, distobuccal에서 mesiopalatal로 한 번 해서 봉합을 마무리하였다.

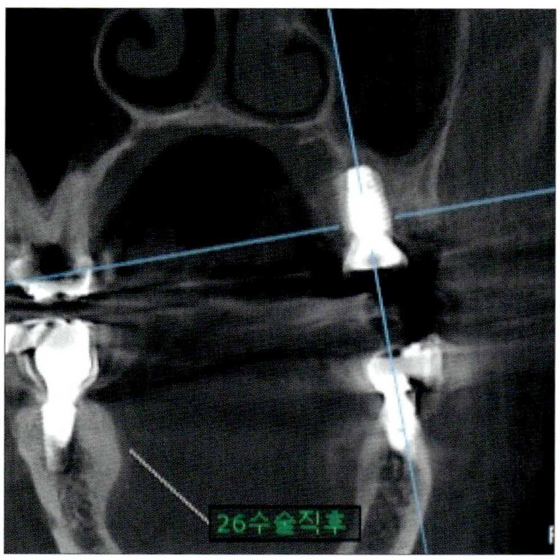

▶▶ 그림 8-10.
#26 임플란트 수술 직후 CBCT 사진이다.

이제부터 이 증례의 개방창 치유 과정에 대해 살펴보도록 하자.

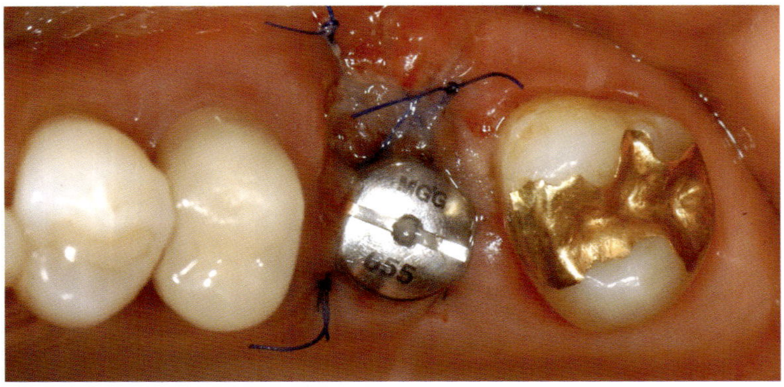

▶▶ 그림 8-11.
술 후 1일째 발치와 치유 사진이다. 상피의 성장이 시작됨을 알 수 있다.

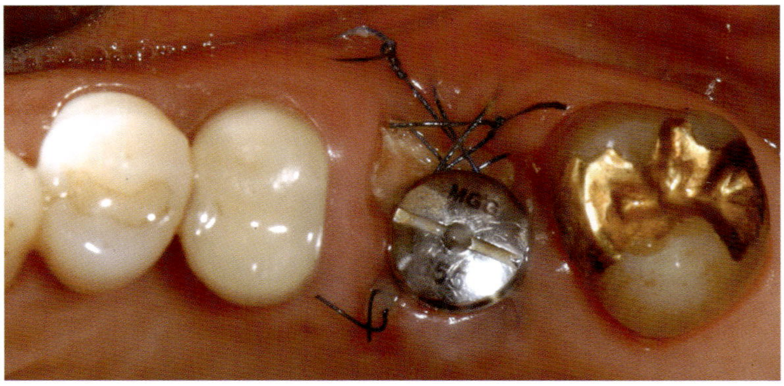

▶▶ 그림 8-12.
술 후 6일 된 개방창 치유 사진으로 일부 collatape의 흡수와 상피가 더 자라 들어옴을 알 수 있다.

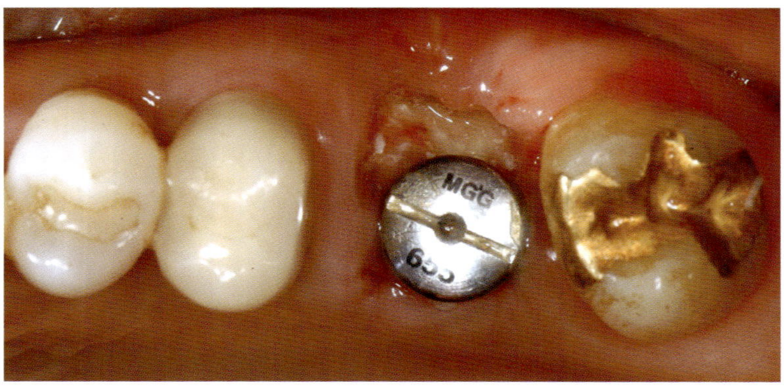

▶▶ 그림 8-13.
술 후 10일째 발사 후의 사진이다. 상피가 좀 더 자라 들어온걸 볼 수 있고 골이식재 상방으로 fibrin이 형성되어있는 것을 볼 수 있다.

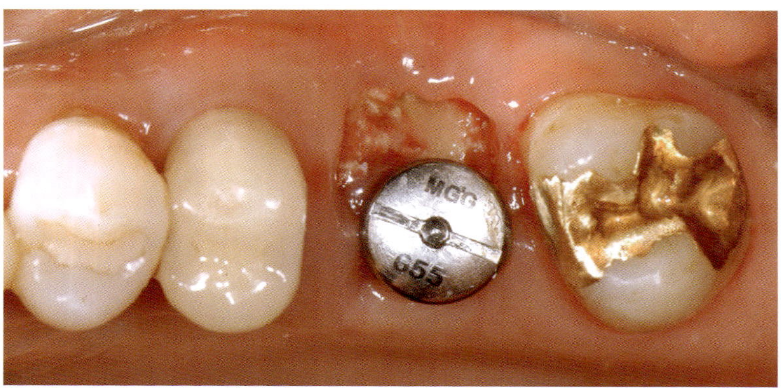

▶▶ 그림 8-14.
술 후 15일 사진이다. 상피가 골이식재 상방으로 좀 더 자라 들어온 것을 볼 수 있다.

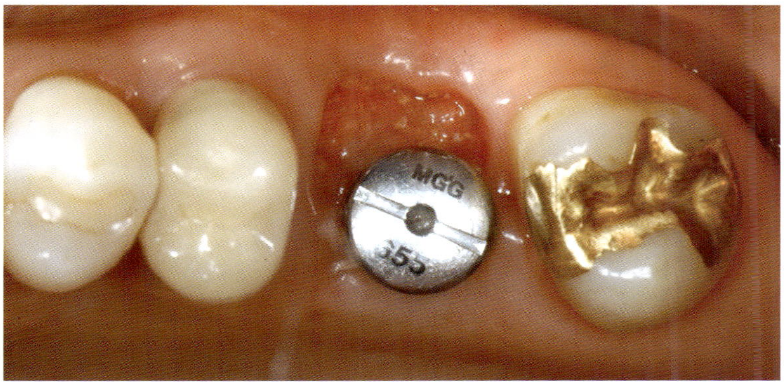

▶▶ 그림 8-15.
술 후 1달째 사진이다. 발치와가 완전히 상피로 덮인 것을 알 수 있다. 이 시기까지 개방창에서의 감염은 발생하지 않았다(일반적으로 발치와가 상피로 덮이는 기간은 3주 내외가 소요되는 것으로 알려져 있으나 본 증례의 경우 협측 골판의 흡수가 기존 치아의 치근까지 진행되어 상피가 발치와를 덮는 시간이 더 소요되었다고 생각된다).

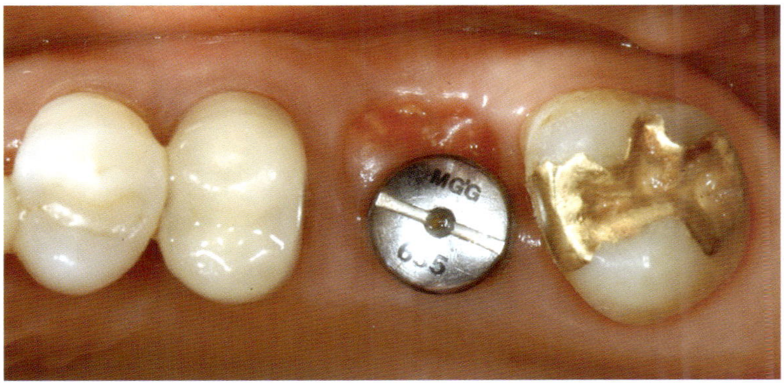

▶▶ 그림 8-16.
술 후 2달째 임상 사진이다, 이 기간에 상피의 하방 lamina propria에서 콜라겐의 조직화와 성숙에 의해 상피조직은 더 치밀해지고 견고해진다.

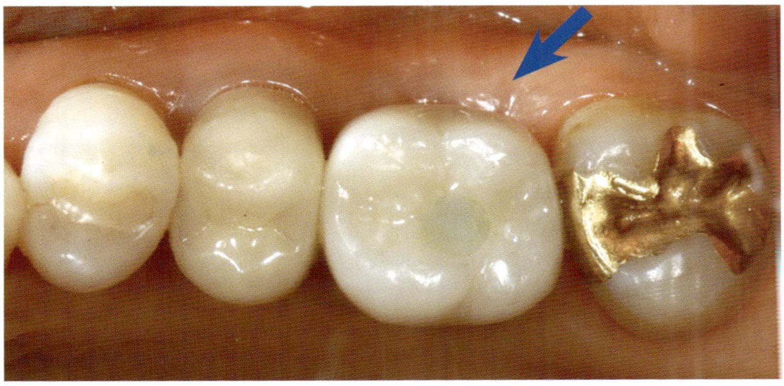

▶▶ 그림 8-17.
최종 보철 완성(술 후 3개월 15일) 시의 교합면 사진이다. keratinized 된 치은이 생성되어 있음을 알 수 있다.

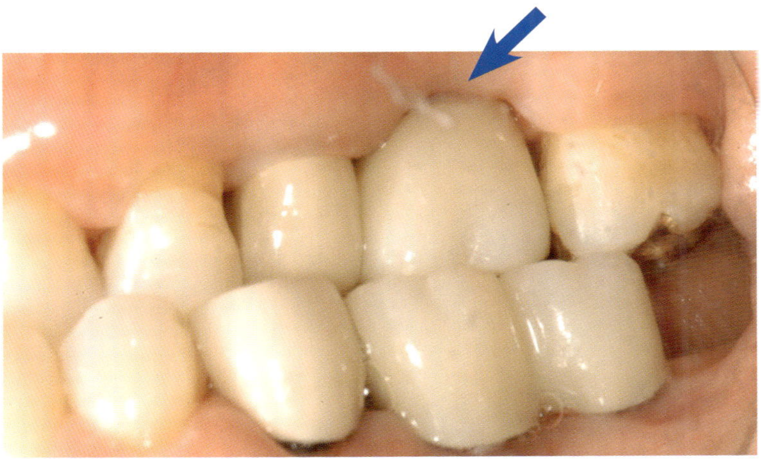

▶▶ 그림 8-18.
상기 보철의 측면 사진이다. 안정된 연조직을 관찰할 수 있다(구치부 crossbite 상태이다).

임상 증례 2

Bio-col tech.에 의한 하악 소구치 부위 flapless 발치 즉시 식립 시 연조직 치유 과정

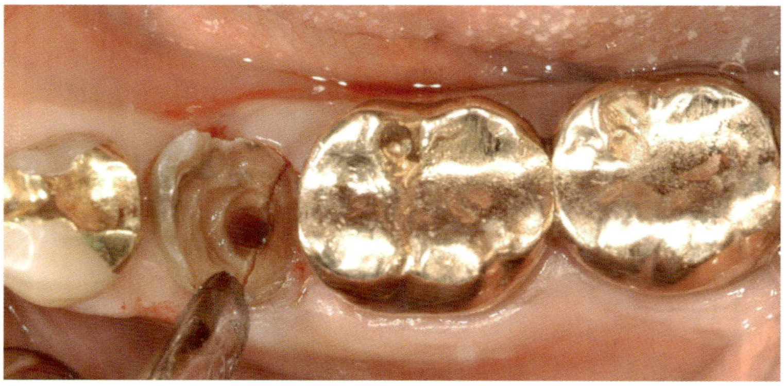

▶▶ 그림 8-19.
초진 시 사진으로 #35 치근 파절에 의해 발치를 결정하였다.

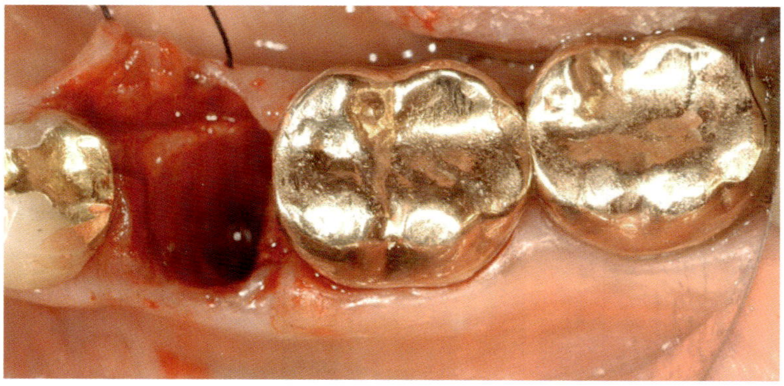

▶▶ 그림 8-20.
발치 후 사진으로 치간유두 보존을 위해 설측으로 flap을 거상하여 수술하게 되면 여러 가지 편리한 점이 있다. (이 부분은 17장에서 자세히 설명하겠다.)

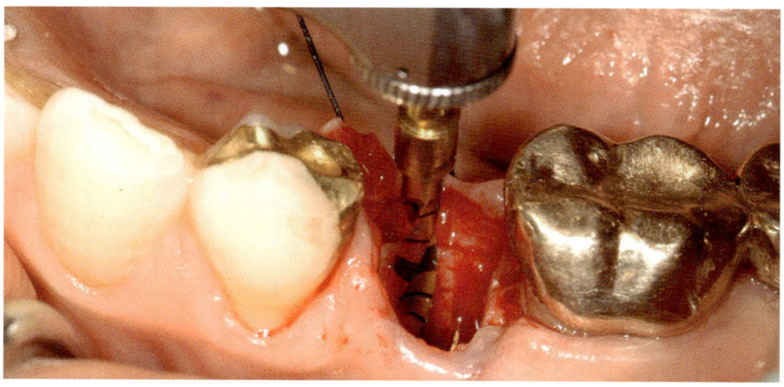

▶▶ 그림 8-21.
통법대로 설측으로 드릴링을 하였다.

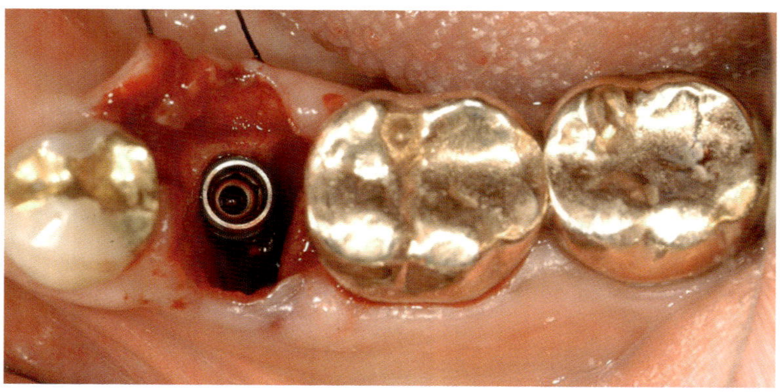

▶▶ 그림 8-22.
임플란트 식립 후 사진이다. 설측에 식립 된 것을 확인할 수 있다.

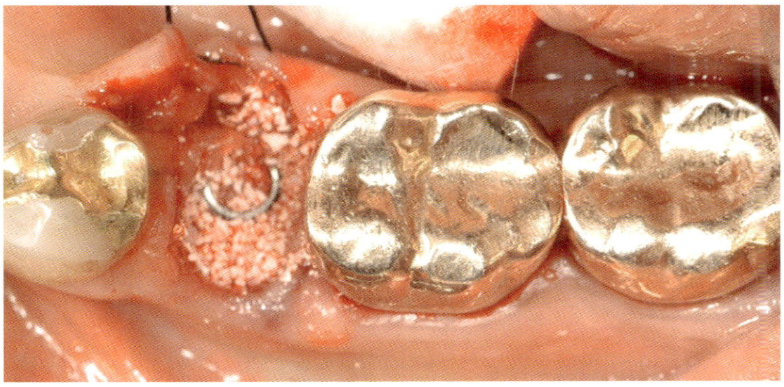

▶▶ 그림 8-23.
협측으로 bovine bone 골이식 후 사진이다.

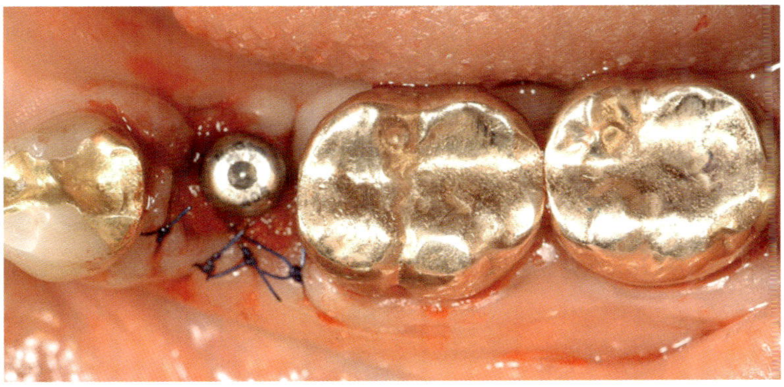

▶▶ 그림 8-24.
bio-col tech.으로 마무리하였다.

이제부터 개방창 치유 과정을 살펴보도록 하자

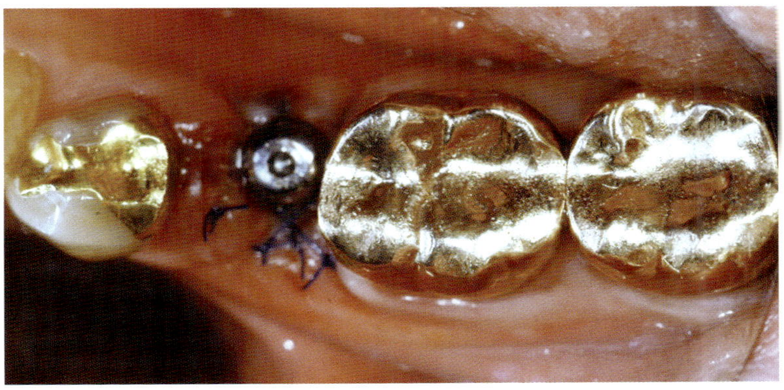

▶▶ 그림 8-25.
술 후 1일째 치유 양상이다.

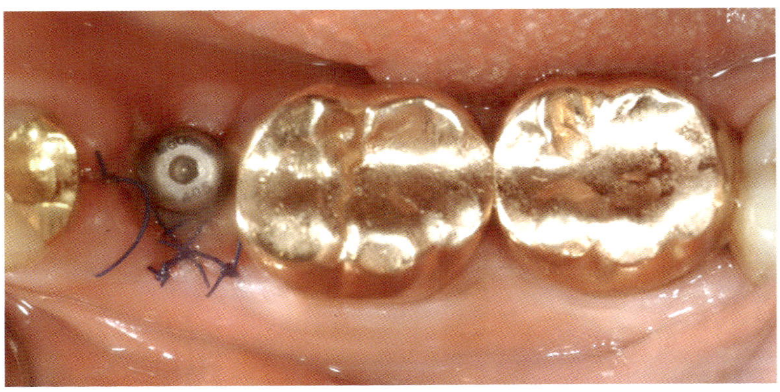

▶▶ 그림 8-26.
술 후 8일째 치유 양상이다. 상피가 조금씩 자라들어오는 양상을 볼 수 있다.

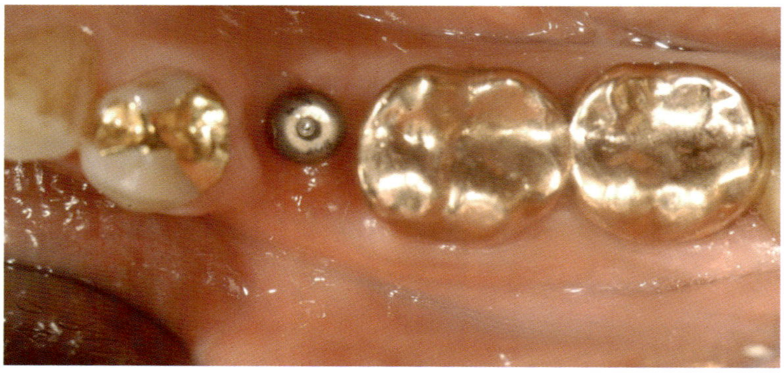

▶▶ 그림 8-27.
술 후 15일째 치유 양상이다. 상피가 발치와를 거의 덮고 있는 것을 볼 수 있다.

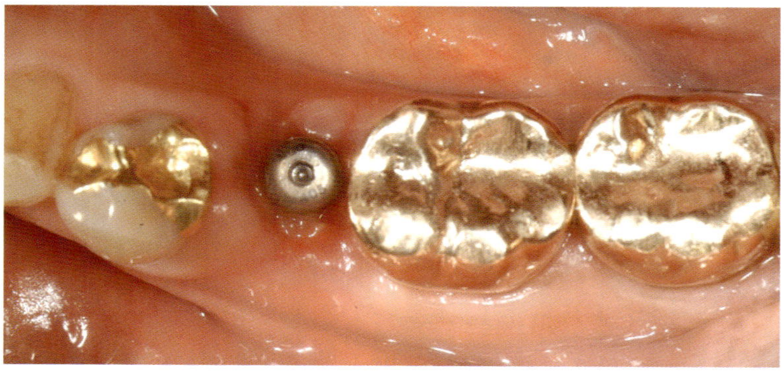

▶▶ 그림 8-28.
술 후 22일째 치유 양상이다. 술 후 약 3주 정도 지나서 상피가 완전히 덮인 것을 확인할 수 있다.

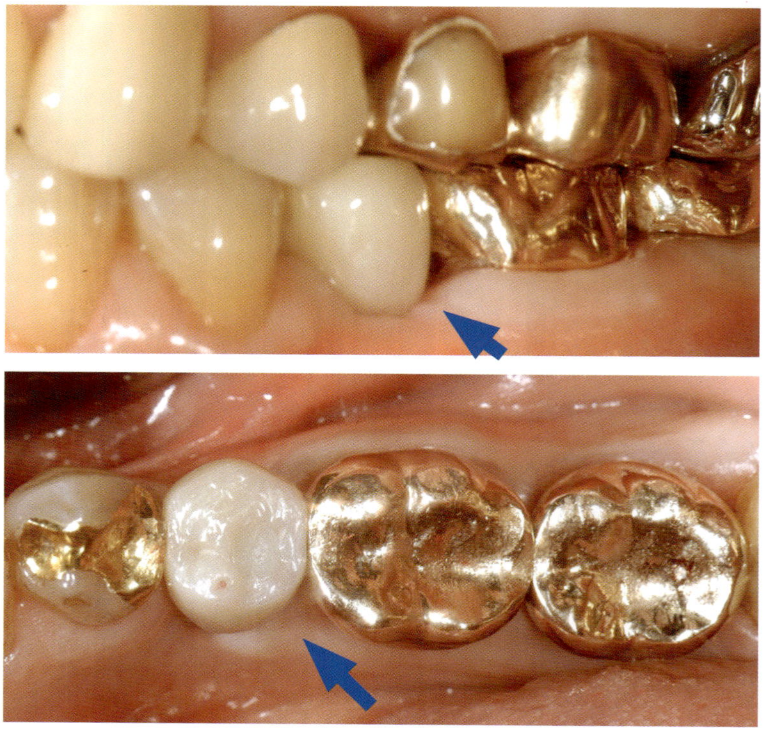

▶▶ 그림 8-29.
보철 완성 시 임상 사진(화살표)으로 연조직이 잘 치유되었고 mucogingival junction 또한 잘 유지되고 있음을 알 수 있다.

증례 1과 증례 2를 비교해 보면 증례 1의 경우 치은의 광범위한 퇴축으로 상피가 자라 들어올 거리가 긴 관계로 발치 즉시 식립 후 수술 부위가 상피로 덮이는데 약 1달 정도의 기간이 걸리고, 증례 2의 경우 발치와가 작고 치은의 퇴축 양상도 없었기 때문에 약 2주 정도에 발치와가 상피로 덮인 것을 알 수 있다.

따라서 발치 즉시 식립 후 상피가 덮이는 기간은 발치와의 크기와 치은의 퇴축과 연관이 있음을 알고(평균적으로는 약 3주 정도의 기간이 소요된다.) 각각의 증례에 맞게 대처하는 것이 좋을 것으로 생각된다.

02. 발치와의 감염 우려에 대하여

일반적으로 발치와를 개방창으로 치유 시킬 때 선생님들께서 가장 우려하시는 것이 발치와의 감염 가능성에 대한 것일 것이다. 이에 대해 4장에서 언급한바 있는 Tarnow[3]의 논문을 다시 한번 살펴보도록 하자.

이 논문에서는 #23 부위에 임플란트를 발치 즉시로 식립하고 발치와 공간에는 아무것도 하지 않고 치유가 되어 가는 양상을 관찰한 논문이다.

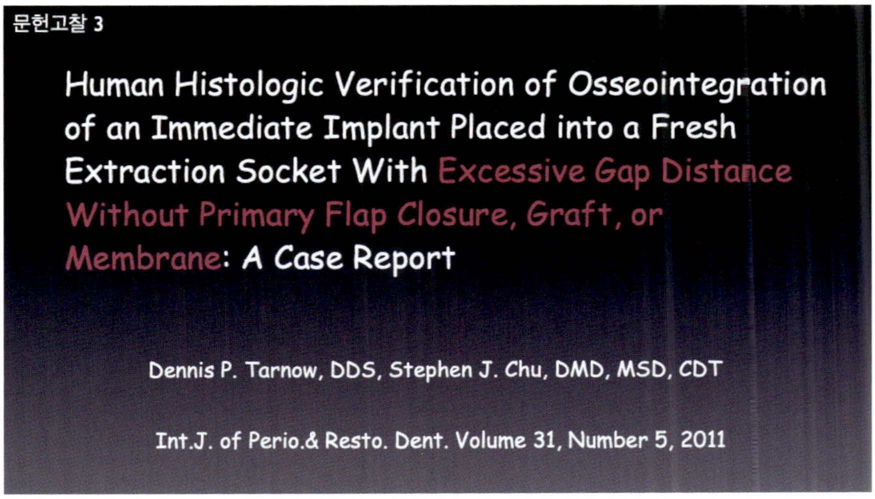

▶▶ 그림 8-30.

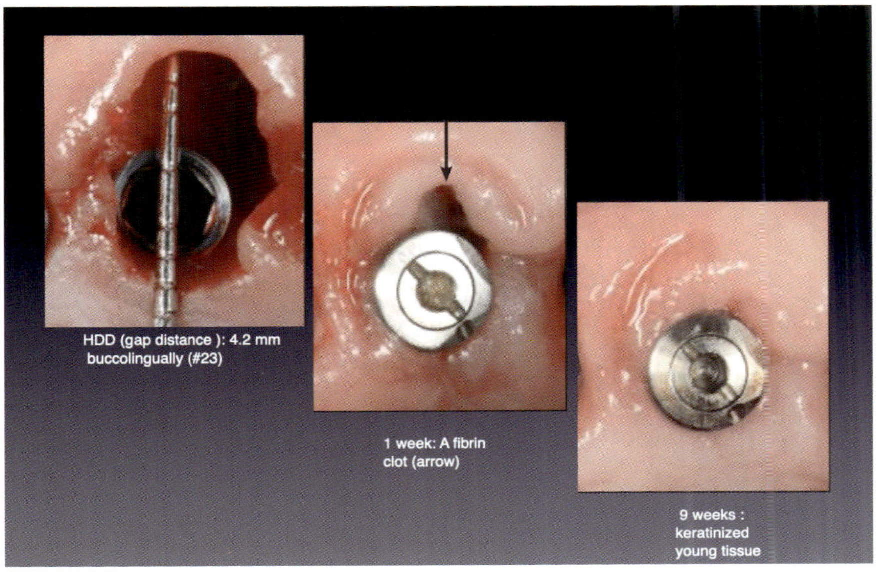

▶▶ 그림 8-31.

3) Dennis P. Tarnow, Stephen J. Chu: Human Histologic Verification of Osseointegration of an Immediate Implant Placed into a Fresh Extraction Socket With Excessive Gap Distance Without Primary Flap Closure, Graft, or Membrane: A Case Report .Int.J. of Perio.& Resto. Dent. Volume 31, Number 5, 2011

이 논문에서 개방창 치유 시 발치와의 감염이 일어나지 않는 이유에 대해서 다음과 같이 설명하고 있다. 핵심은 발치와에 임플란트 식립 후 생성되는 혈병이 임플란트 표면에 부착이 되고 이렇게 기계적으로 임플란트 표면에 부착된 혈병이 발치와와 임플란트의 감염을 막아준다고 하였다(그림 8-32).

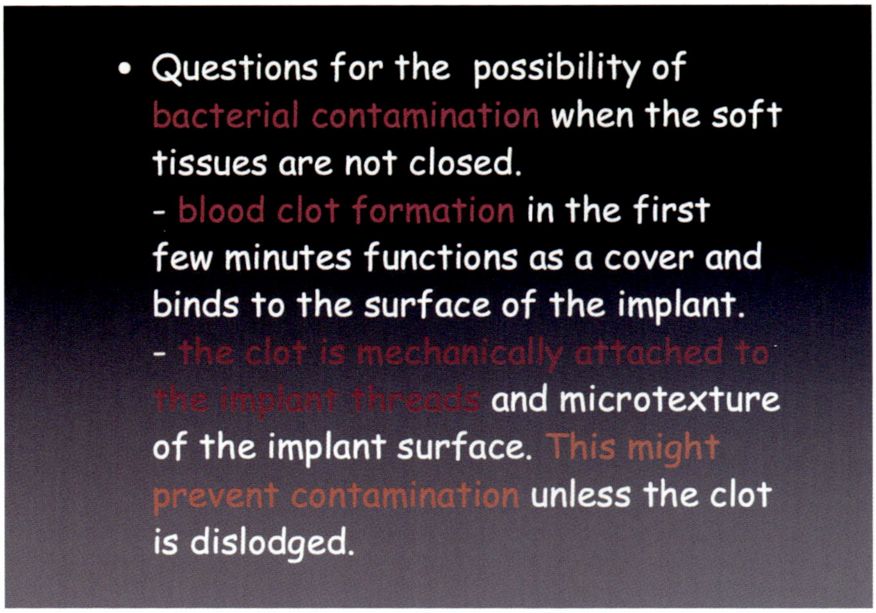

▶▶ 그림 8-32.

또한 Covani(2004)[4] 등도 15명 환자의 4벽성 발치와에 임플란트를 식립 후 아무런 처치를 하지 않았을 때 모든 환자에서 골형성과 연조직 재생에 있어 우수한 결과를 보인다고 보고하였다. 또한 이러한 개방창에 의한 치유로 술 후 부종이 적고 향후 mucogingival junction이 유지가 되는 등의 이점이 있다고 하였다.

Gober(2016)[5] 등도 같은 결과를 보고하였다.

즉 발치 즉시 식립 임플란트 시 개방창으로 치유를 유도하는 것이 환자분의 편안함과 술 후 부종 그리고 골 형성에 있어서도 좋은 결과를 보인다고 할 수 있으며 이로 인한 감염의 가능성은 크지 않다고 할 수 있다.

따라서 발치 즉시 식립 후 치유에 가장 중요한 과정 중의 하나는 발치와 주변에 혈병을 유지하는 것이라 할 수 있다.

이와 같이 발치 즉시 식립 시 발치와를 개방창 형태로 치유하는 것이 발치와의 치유에 더 유리하다고 할 수 있다. 왜냐하면 이렇게 할 때 1차 봉합에 의한 술 후 부종이나 술 후 연조직이 벌어짐으로써 생길 수 있는 발치와의 감염 위험을 낮출 수 있고 수술의 난이도 또한 낮출 수 있는 장점이 있기 때문이다.

---

4) Ugo covani , Antonio Barone, Roberto cornelini . Soft tissue healing around implants placed immediately after tooth extraction without incision: A clinical report . Int J of oral maxilla facial implants vol 19 number24 2004

5) Daniel D Gober, Matthew J Fien. Flapless Extraction Socket Healing Around an Immediate Implant Placed into a Mandibular Molar Site Without the Use of Regenerative Materials: A Case Report. Int J Periodontics Restorative Dent 2016 Mar-Apr;36(2):e26-32.

03. 봉합법

발치 즉시 식립 시 발치와의 봉합법에는 다양한 방법이 있다. Criss cross 봉합, figure 8 봉합, sling 봉합 등 술자에 따라서 다양한 봉합법을 사용하고 있다.

필자의 경우 이러한 다양한 봉합법이 환자 구강의 해부학적 형태나 술자의 숙련도에 따라 난이도가 달라질 수 있어서 가능하면 단순한 봉합법을 선호한다.

따라서 이 책에서는 simple interrupted suture에 의한 봉합법을 소개하려고 한다.

먼저 증례를 통해 봉합법에 대해 살펴보도록 하자.

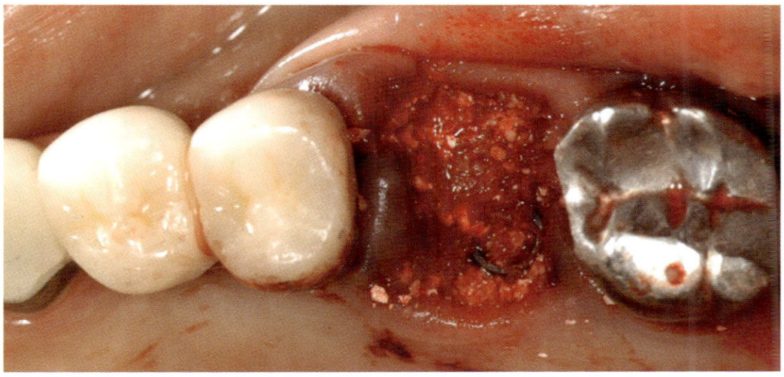

▶▶ 그림 8-33.
#26 잔존치근 발치 후 상악동 골이식술과 함께 임플란트를 즉시 식립하고 나머지 공간을 bovine bone으로 골이식하였다. 대구치 부위여서 임플란트 식립 후 협측 골판과 임플란트 사이의 공간이 넓은 것을 알 수 있다.

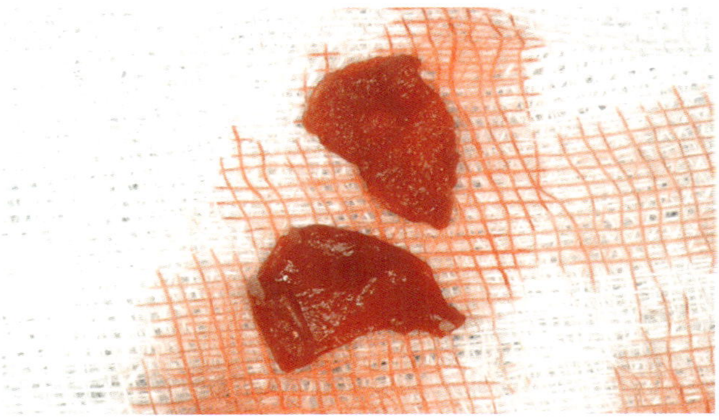

▶▶ 그림 8-34.
bio-col tech.을 이용한 개방창 치유를 위하여 collatape을 2겹으로 잘라 발치와 협측에 넣어준다.

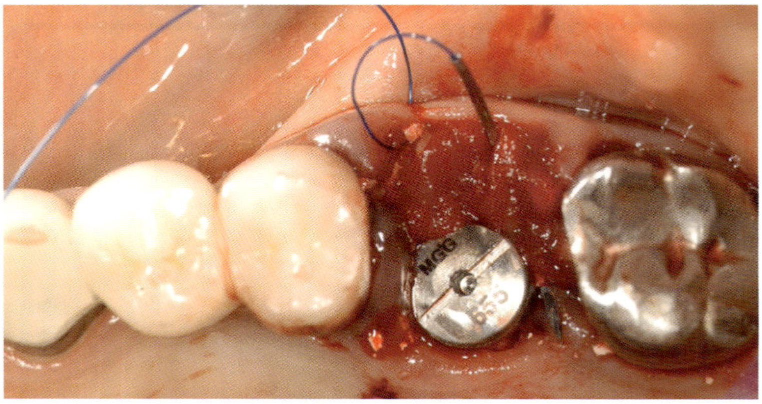

▶▶ 그림 8-35.

그림8-35: 발치와 협측을 collatap으로 덮은 후 봉합을 시작한다.

1. needle을 misiobuccal 협측 치은에 자입하여 발치와 내부 상방으로 needle을 빼낸다.
2. 그다음 needle을 위 그림과 같이 distal로 이동하여 2겹의 collatape에 자입하고 그대로 구개측으로 다시 자입하여 distopalatal 치은 쪽으로 빼낸다. (이때 collatape에 needle을 자입시 collatape이 떨어져 나올 수 있으므로 핀셋이나 tissue forcep 등으로 먼저 누른 상태에서 needle을 자입하는 것이 좋다)

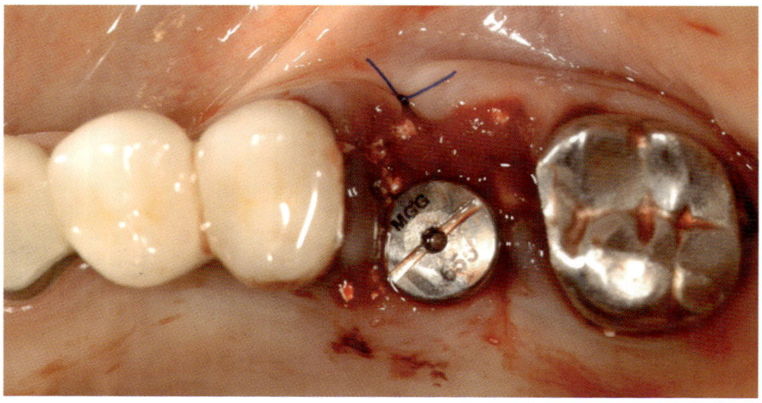

▶▶ 그림 8-36.

3. 이후 collatape을 봉합으로 누르면서 협측 mesiobuccal에서 구개측 distopatal에 이르는 봉합을 완성한다.

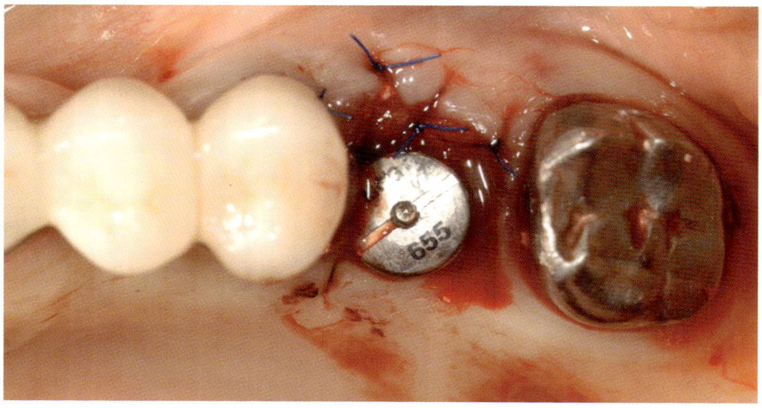

▶▶ 그림 8-37.

4. 같은 방법으로 distobuccal에서 mesiopalatal에 이르는 봉합을 완성한다.
5. 그리고 발치와의 크기가 넓거나 flap을 거상한 경우라면 이에 더해 발치와의 miseal과 distal 쪽에서 bucco-palatal로의 simple interrupted suture를 추가할 수도 있다.

Chapter **09**

발치 시 flap 거상이 골손실에 영향을 미치는가? (flapless VS flap procedure)

앞에서도 말씀드렸지만 발치 즉시 식립 수술은 증례에 따라 flap을 거상할 수도 있고, flapless로 수술할 수도 있다.

따라서 이번 장에서는 이러한 발치와 주변의 flap 거상이 임플란트 주변의 골손실에 미치는 영향을 논문과 증례를 통해 알아보고 이에 따른 수술 시 고려 사항에 대해 알아보도록 하자.

발치 즉시 식립 시 flap을 거상해서 수술할 것인가 flapless로 수술할 것인가는 술자의 경험과 수술 부위 등 여러 가지 고려 사항이 있다.

필자는 상악 전치부와 다른 부위를 구별하여 flap vs flapless 수술에 대한 고려 사항을 알아보려 한다.

즉 상악 전치부는 가능하면 flapless로 수술하는 것이 치간유두를 보존하는데 많은 도움이 되고 나머지 부위는 가능하면 flapless로 가는 것이 좋으나 치아 주변으로 각화치은이 부족하거나 발치와 협설측 골판의 흡수에 대한 3차원적 인식이 어렵거나 술자의 수술에 대한 자신감이 부족한 경우 flap를 거상해서 수술할 것을 권해 드린다.

01. 발치 시 flap의 거상이 발치와에 미치는 영향

먼저 발치 후 일어나게 되는 발치와의 흡수에 있어서 이것이 치아가 발치된 영향이 더 큰지 아니면 발치 과정에서 flap을 거상 하거나 하지 않거나 하는 영향이 더 큰지에 대해 알아보기로 하자.

이에 대한 이해를 돕기 위해 다음 논문을 살펴보도록 하자

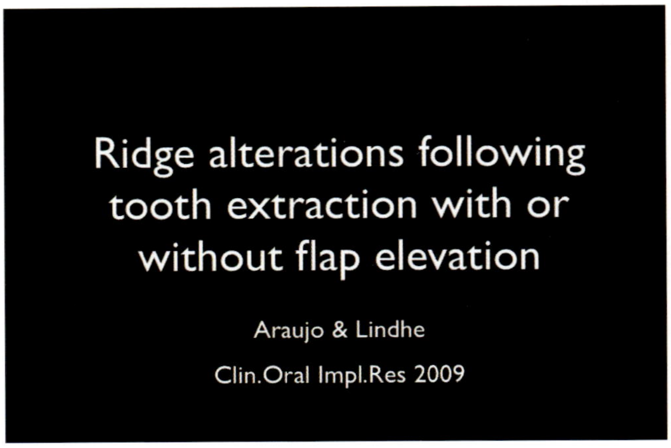

▶▶ 그림 9-1. Araujo[1]등이 2007년에 발표한 것으로 flap의 거상 여부에 따른 발치와의 흡수의 차이를 알아보고자 하는 논문이다.

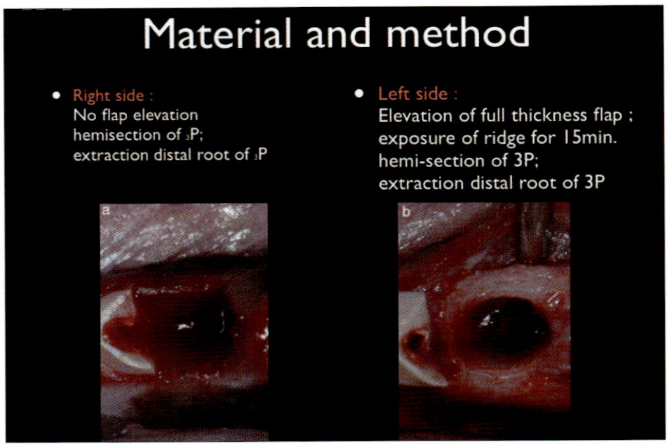

▶▶ 그림 9-2. 이 논문에서 연구자는 성견의 우측 소구치의 한쪽 치근을 flap을 열지 않고 발치하였고 왼쪽 소구치의 한쪽 치근은 flap을 열고 15분 정도 후에 치근을 발치하였다. 또한 발치하지 않은 소구치 부위는 치아 주변의 flap만 거상 하였다가 봉합하였다.

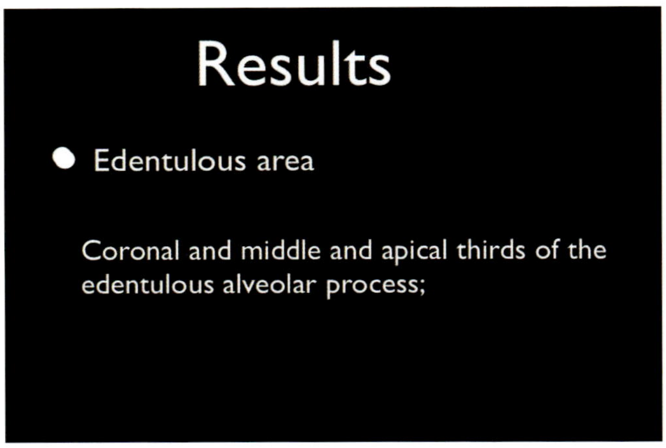

▶▶ 그림 9-3. 발치 부위의 결과를 보면

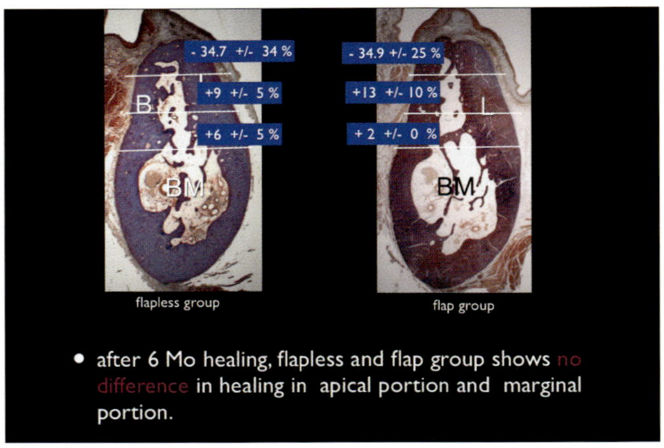

▶▶ 그림 9-4. 이후 약 6개월경에 양쪽 부위를 비교한 결과를 보면 먼저 치근을 발치한 부위의 결과는 flap을 거상 하는 여부와 관계없이 거의 동일 하였다. 즉 발치와의 coronal 1/3에서의 발치와의 흡수율을 보면 flapless 부위- 34.7 +/- 34%였고 flap 거상 부위는 - 34.9 +/- 25%로 큰 차이가 없었다. 이것은 flap 거상 여부보다 발치 자체가 발치와 흡수에 더 큰 영향을 미친다는 것을 시사한다.

1) Araujo & Lindhe: Ridge alterations following tooth extraction with or without flap elevation ; Clin.Oral Impl.Res 2009

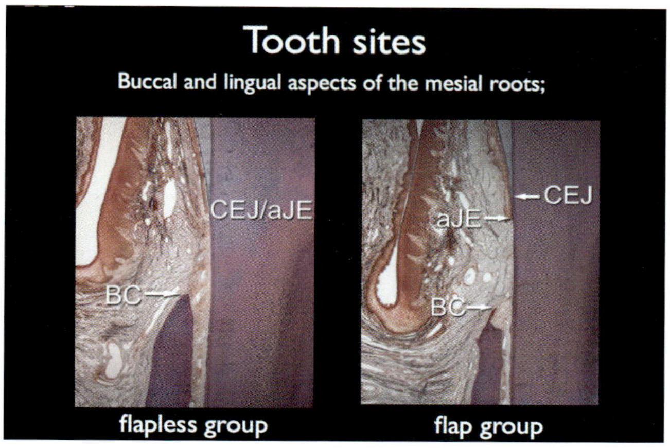

▶▶ 그림 9-5. 치아를 유지한 부위의 결과를 보면

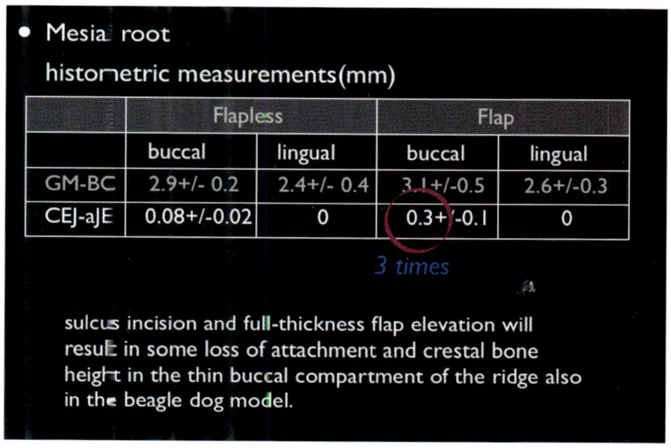

▶▶ 그림 9-6. 발치 부위와 달리 치아가 있는 부위에서는 flap을 거상 하지 않은 부위(flapless group)에 비해 flap을 거상한 부위(flap group)에서 약 3배 정도 더 많은 부착 소실이 있었다.

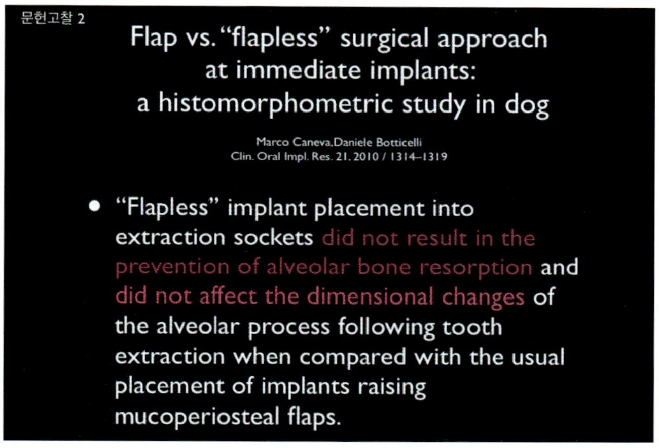

▶▶ 그림 9-7.
Caneva,[2] 등도 2010 발표한 논문에서도 동일한 결론을 발표하였다.

따라서 우리는 이 논문을 통하여 발치 즉시 식립 수술 시 flap vs flapless에 대한 다음과 같은 결론을 내릴 수 있다.

해설

1. 발치 즉시 식립 임플란트 시술 시 flap vs flapless surgery 간의 치조골흡수에 있어 큰 차이는 없다.
   (단, 전치부 심미적 임플란트 시술 시 미세한 연조직 치유 양상의 차이는 있을 수 있다. 이 부분은 증례를 통해 설명하겠다.)
2. 그러므로 발치 즉시 식립에서 반드시 flapless 수술을 고집할 필요는 없으며
   • CBCT가 없는 경우나 • Buccal 혹은 lingual bone wall dehiscence가 심한 경우
   • 발치와의 3차원적 형태를 잘 알 수 없는 경우 flap을 거상해서 수술을 시행하는 것을 고려할 수 있다.
3. 발치 후 즉시 식립뿐만 아니라 임플란트 치료 시 식립 위치는 가장 중요한 요소이며 3벽성 골결손에서 삼차원적 골 형태를 파악하기 곤란한 경우는 CT촬영의 유무에 관계 없이 flap을 열어 임플란트를 식립하는 것이 좋다.

2) Caneva M1, Botticelli D, Salata LA, Souza SL, Bressan E, Lang NP ; Flap vs. "flapless" surgical approach at immediate implants: a histomorphometric study in dogs.;Clin Oral Implants Res. 2010 Dec;21(12):1314-9.

임상 증례 1

Flap을 거상한 증례(구치부)

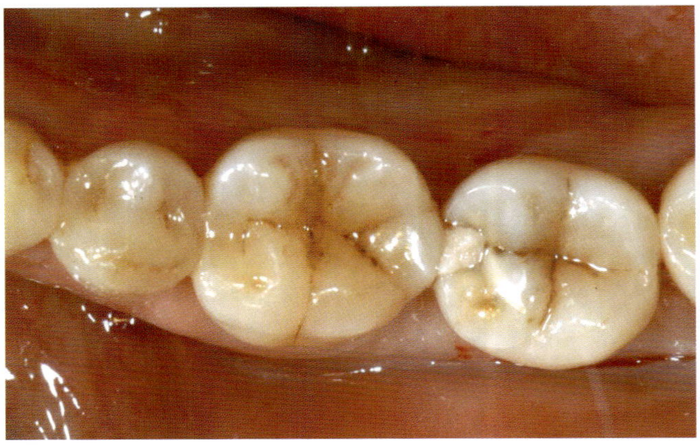

▶▶ **그림 9-8.** 40대 중반 여자 환자로 #37 치아의 동요도가 심하여 발치하기로 하였다.

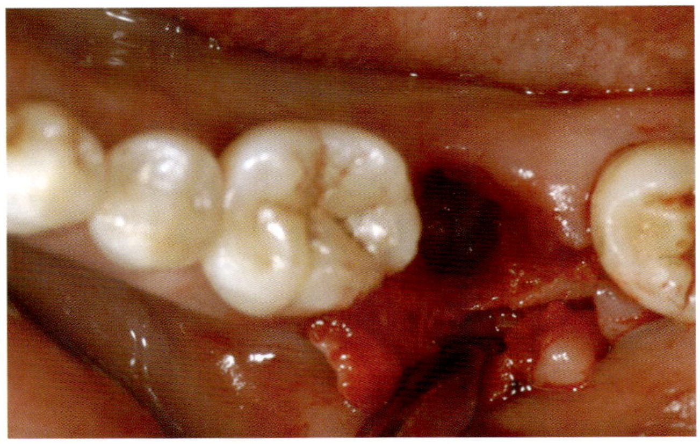

▶▶ **그림 9-9.** 치주염에 의한 협측골의 상실을 파악하기 위해 협측 flap을 거상 하였다.

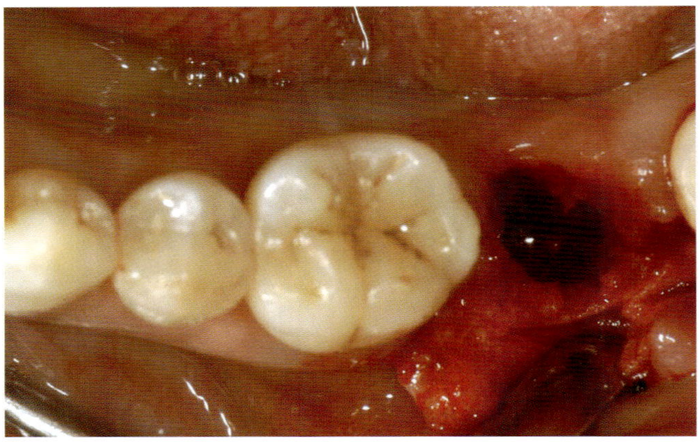

▶▶ **그림 9-10.** 협측 골판의 흡수가 약간 있으나 광범위한 열개 소견은 보이지 않아 통법대로 드릴링을 최대한 설측으로 시행하였다.

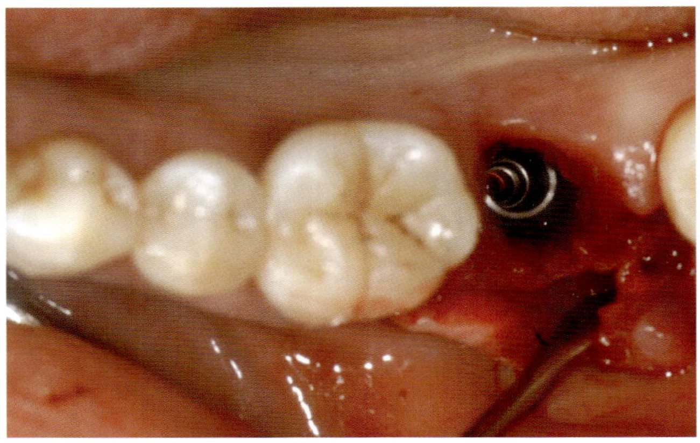

▶▶ **그림 9-11.** 임플란트 식립 후의 사진으로 설측으로 심겨진 임플란트와 협측 골판과의 gap을 확인할 수 있다.

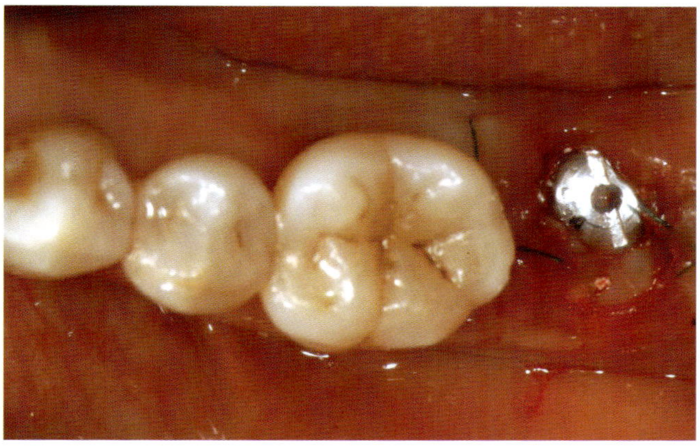

▶▶ **그림 9-12.** gap 부위에 bovine bone을 이식하고 봉합하였다.

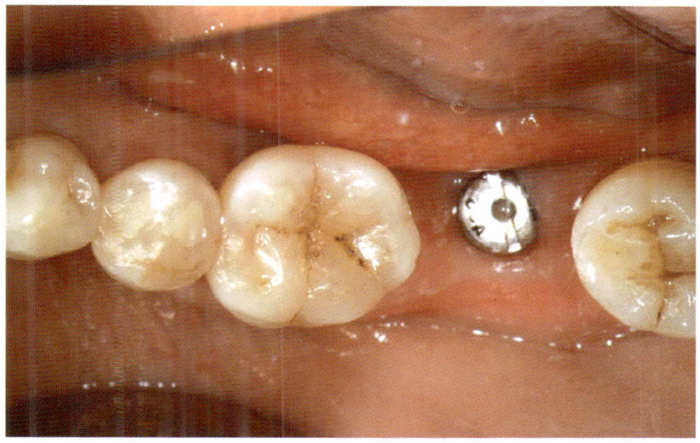

▶▶ **그림 9-13.** 술 후 약 2달 17일경 사진으로 감염 없이 연조직 치유가 잘 이루어졌음을 알 수 있다.

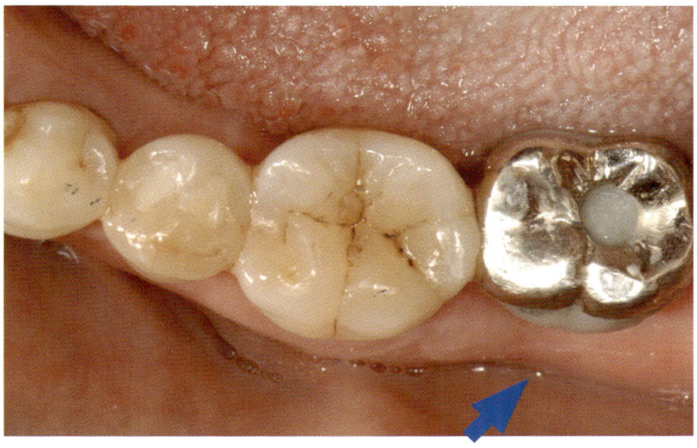

▶▶ **그림 9-14.** 수술 후 약 3개월경 최종 보철 교합면 사진으로 임상 사진상 연조직 치유는 정상적으로 보이며 골흡수 양상도 크지는 않았다.

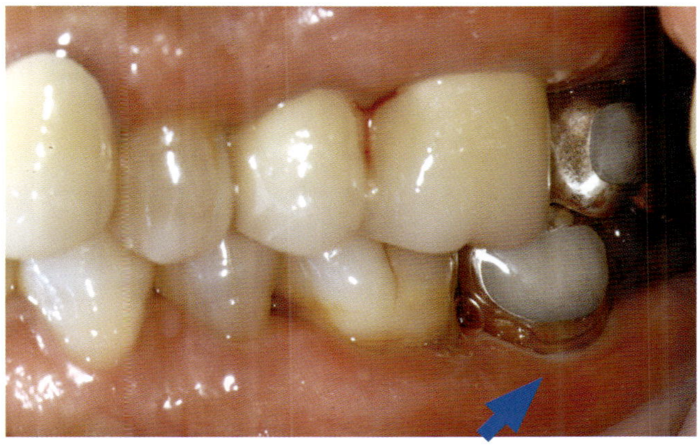

▶▶ **그림 9-15.** 상기 환자의 협측 임상 사진으로 연조직 치유는 잘 이루어져 있음을 알 수 있다. (파란 화살표)

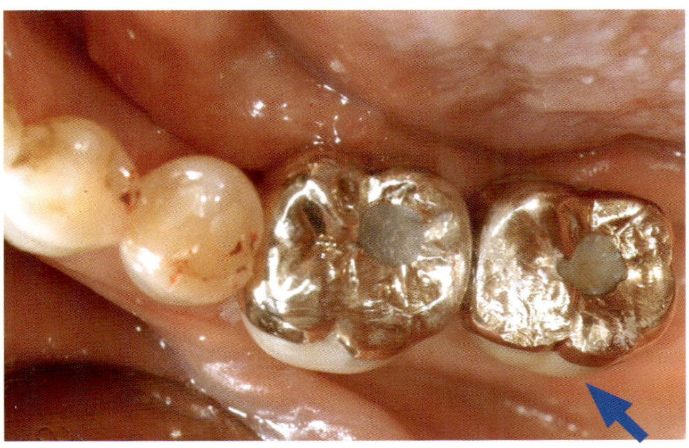

▶▶ **그림 9-16.** 술 후 약 4년 후 교합면 임상 사진이다. 약간의 협측 골흡수가 보인다.

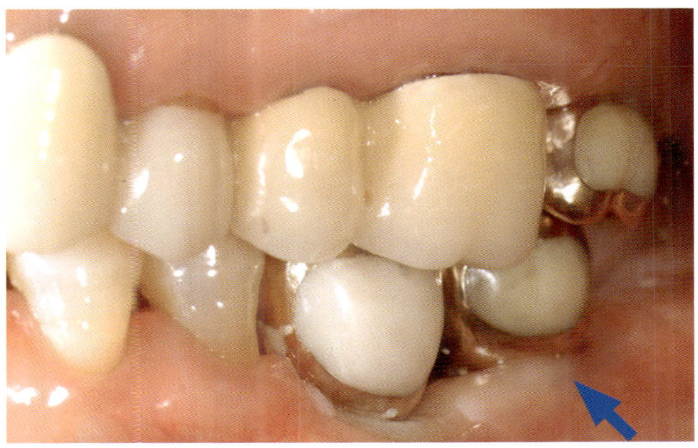

▶▶ **그림 9-17.** #46 수술로 인한 치간유두의 소실이 아쉽긴 하지만 #47 주변 치조골 상태나 연조직 상태는 보철 직후 사진(그림 9-15)과 비교하여 크게 달라져 보이진 않는다. 이와 같이 flap 거상해서 수술한 경우 주변골 소실이나 연조직 변화에 있어서 큰 차이가 없음을 알 수 있다.

임상 증례 2

Flapless 증례(구치부)

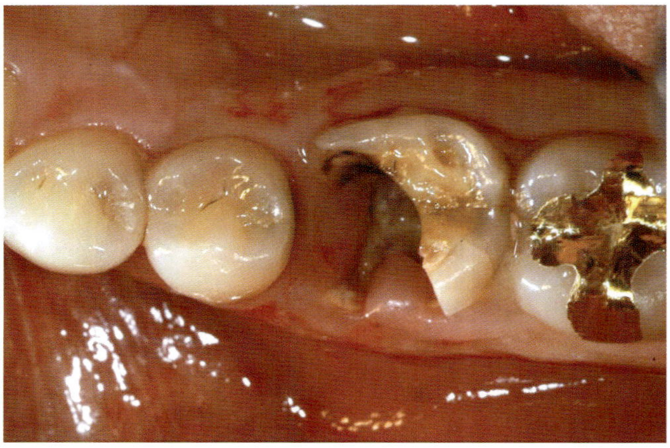

▶▶ **그림 9-18.** 40대 여자 환자로 #36 치아의 치근우식 및 치아 동요도로 인해 발치한 후 즉시 식립을 시행하였다.

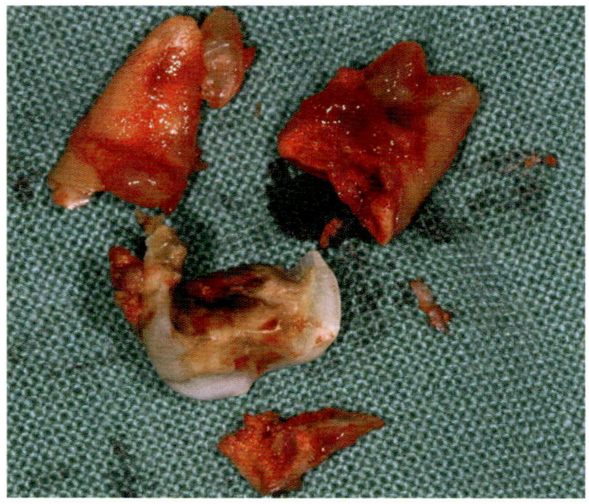

▶▶ **그림 9-19.** 치근우식으로 치아가 파절되었다.

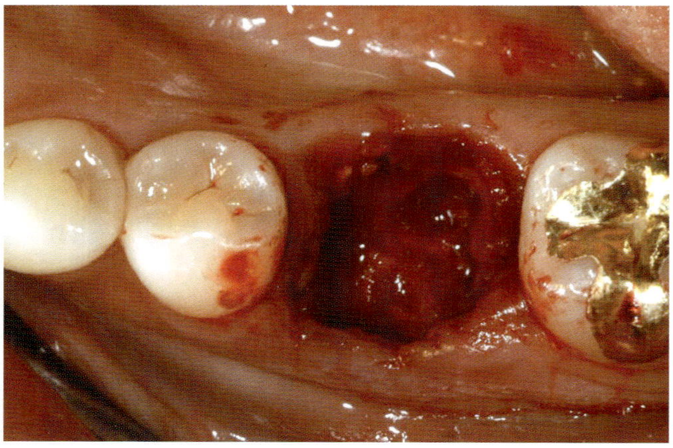

▶▶ **그림 9-20.** 발치 후 사진에서 septum이 두꺼운 것을 알 수 있다.

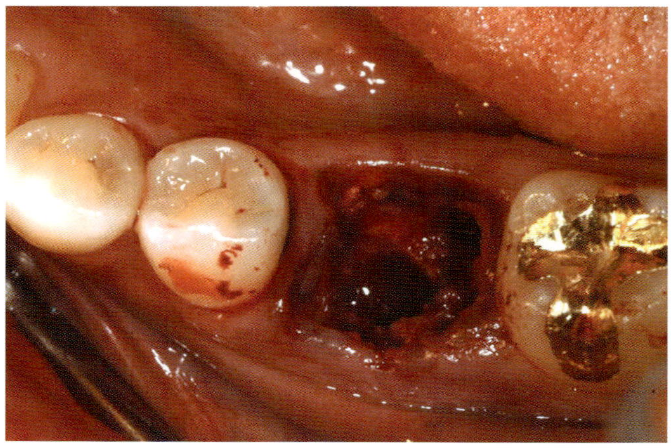

▶▶ **그림 9-21.** Septum을 이용하여 발치와 드릴링을 시행하였다.

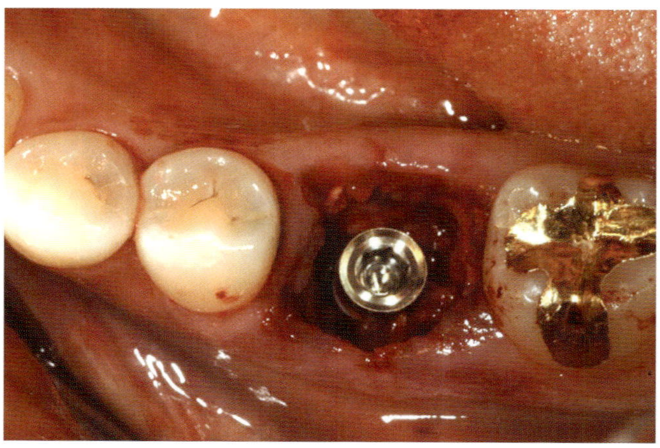

▶▶ **그림 9-22.** 임플란트를 설측으로 식립하였다.

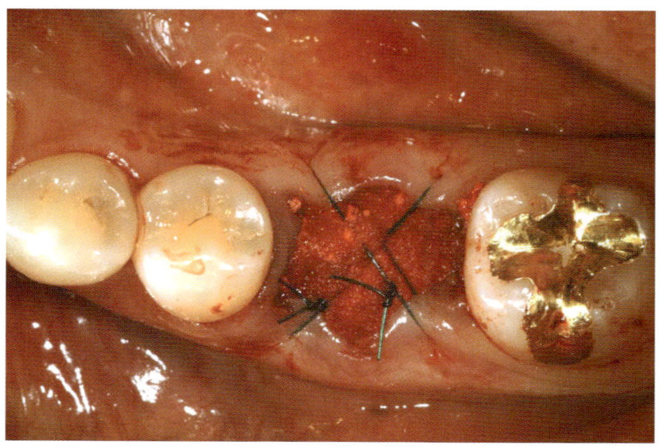

▶▶ **그림 9-23.** 임플란트의 초기 고정이 약하여 골이식 후 collatape으로 발치와 전체를 덮고 봉합하여 마무리하였다.

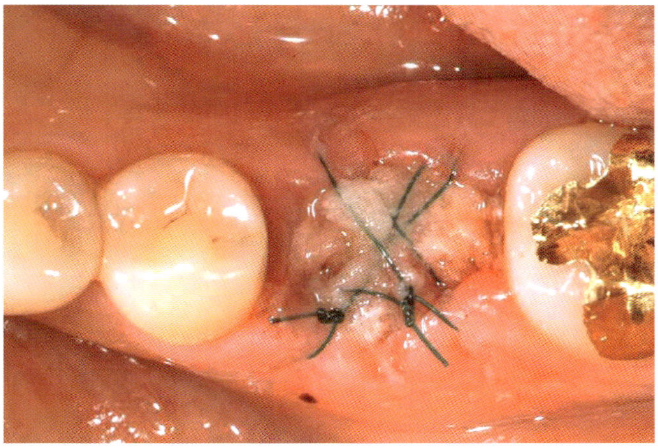

▶▶ 그림 9-24.
수술 후 3일경 collatape의 치유 양상이다.

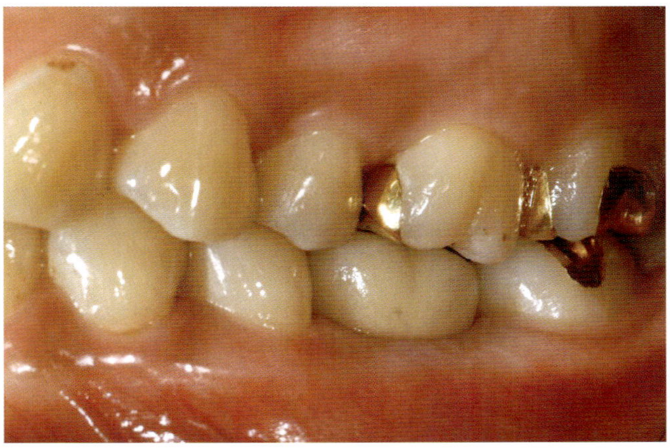

▶▶ 그림 9-25. 술 후약 4개월경 최종 보철을 완성하였다. 임플란트 주변 연조직이 안정적인 소견을 보이고 골흡수도 거의 찾아볼 수 없다.

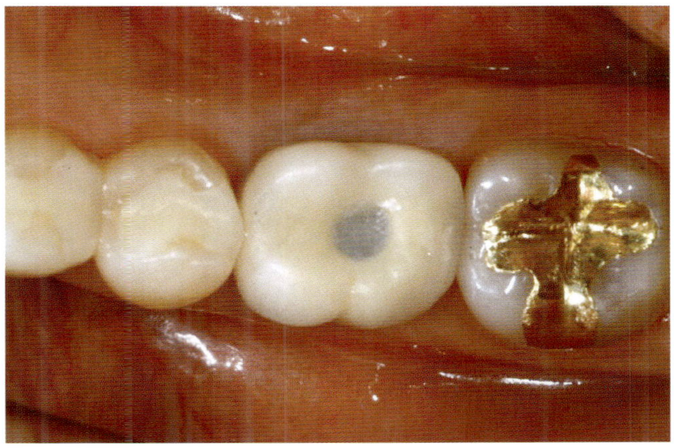

▶▶ 그림 9-26. 교합면 사진으로 협측 골 volume도 잘 유지되고 있다.

이상에서와 같이 위의 두 증례를 비교해 보면 flap을 거상한 경우와 flapless 수술을 한 증례에서 flap 유무에 따른 임플란트 주변골의 변화는 크지 않는 것을 알 수 있다. 오히려 발치와의 상태 즉 biotype이나 협측 골판의 소실 유무의 영향이 더 클 것으로 추정할 수 있다.

임상 증례 3 Flap을 거상한 증례(상악 전치부)

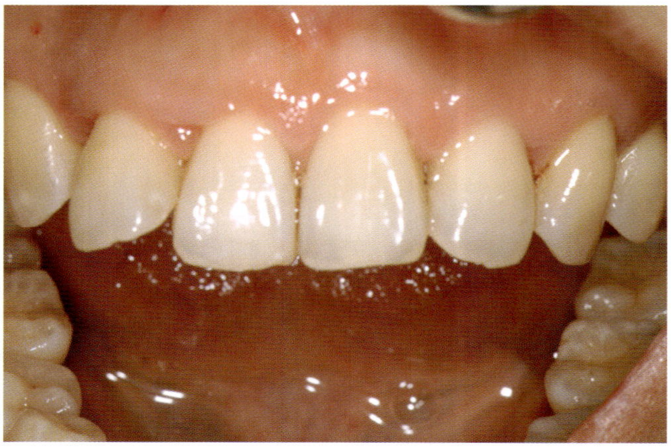

▶▶ **그림 9-27.** 40대 여자 환자로 #12 치아의 치주염에 의한 동요로 인해 발치 후 즉시 임플란트를 식립하기로 하였다.

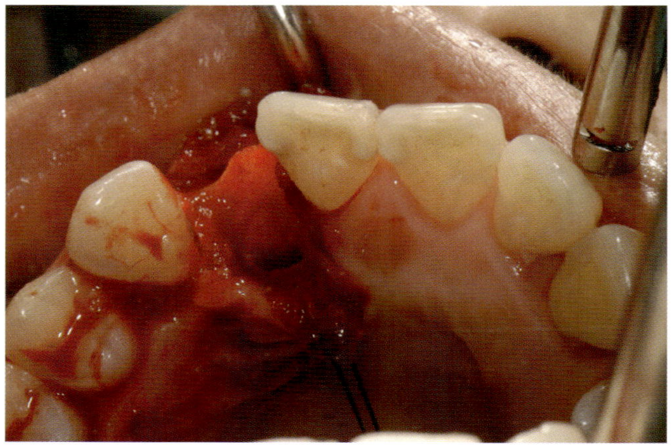

▶▶ **그림 9-28.** Distal 쪽 치간골의 흡수가 관찰되어 인접치 치간유두를 포함하여 순측과 구개측 flap을 거상 하였다.

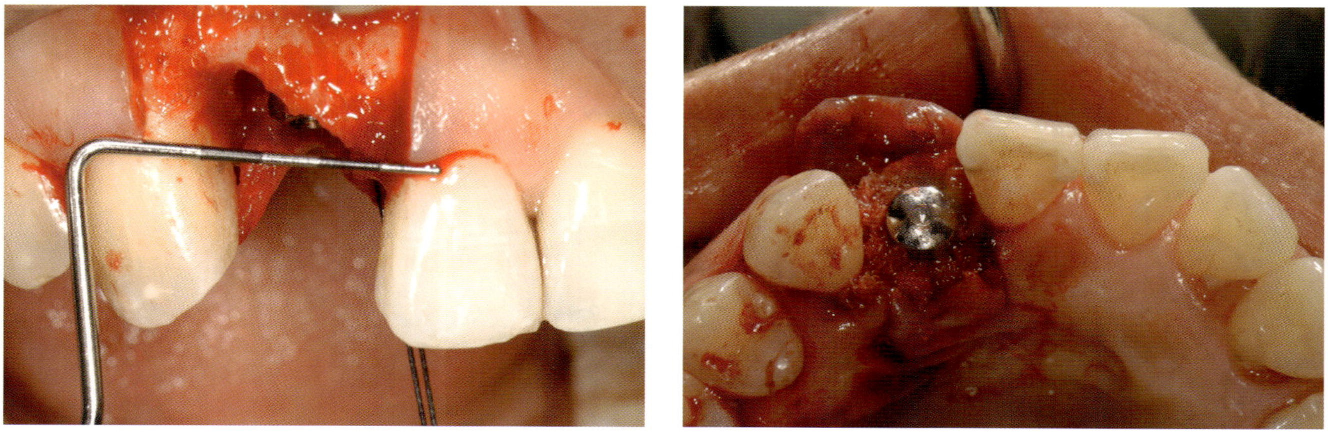

▶▶ **그림 9-29.** 발치와에 임플란트가 식립 된 사진으로 인접치 변연 치은에서 4mm 하방에 임플란트를 식립하였다.

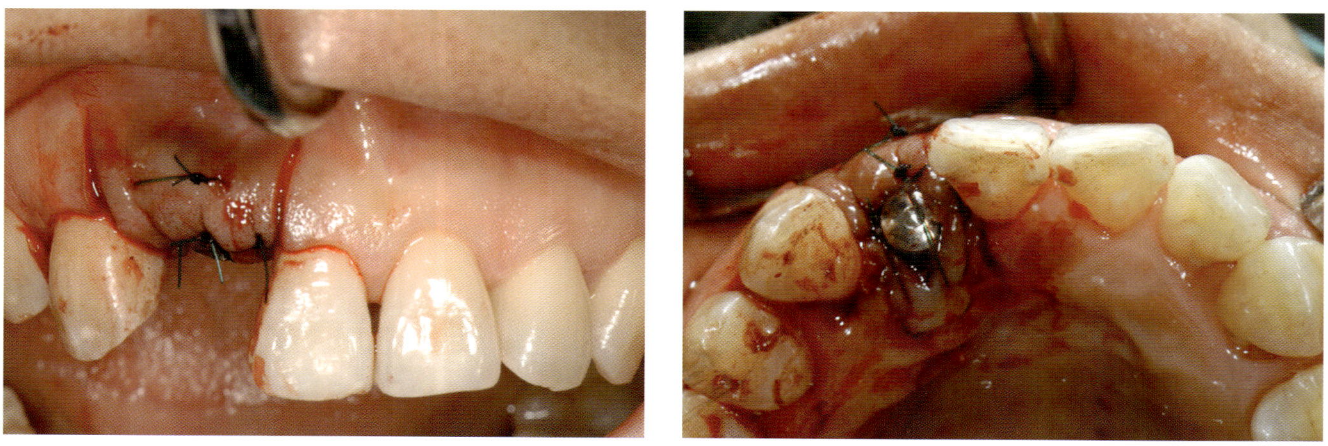

▶▶ **그림 9-30.** 봉합하고 수술을 마무리하였다.

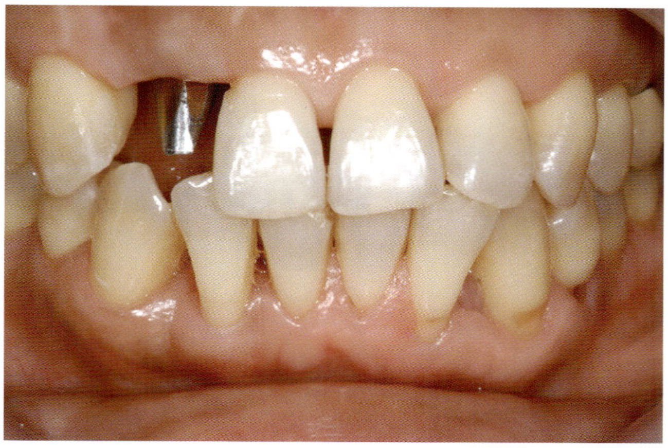

▶▶ 그림 9-31.

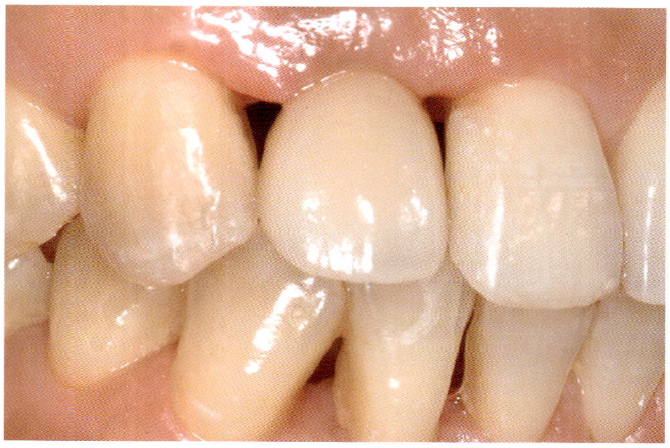

▶▶ 그림 9-32.

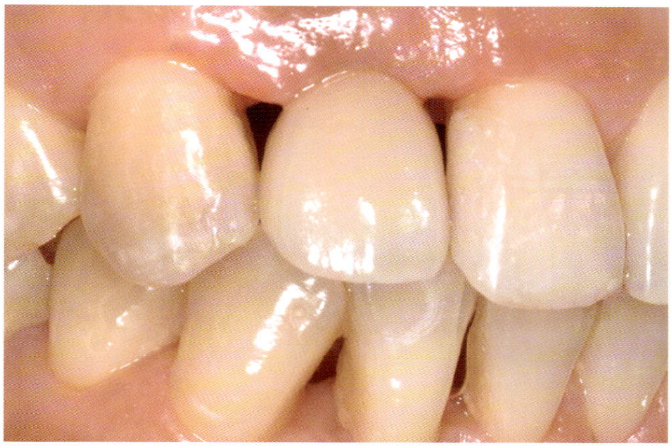

▶▶ 그림 9-33.

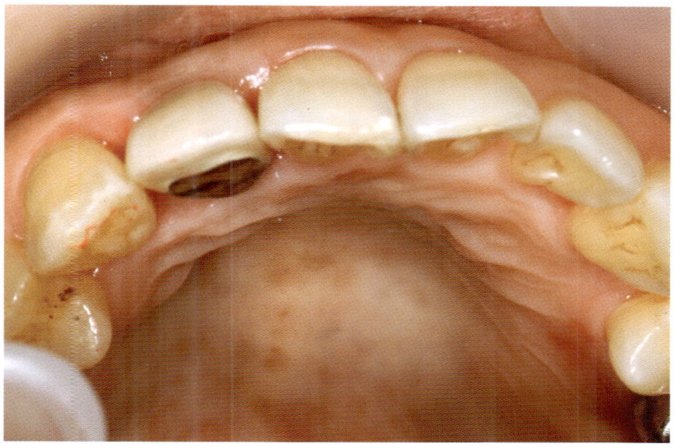

▶▶ 그림 9-34.

상기 환자의 보철 치료 완료 직후 사진이다. 협측의 골폭은 비교적 잘 유지되나 #12 보철물 주변의 치간유두는 재생되지 않은 것을 알 수 있다. 물론 시간이 경과하면 어느 정도의 치간유두는 재생이 되겠지만 처음 상태로 까지 재생되지 않는 경우가 대부분이다. 이런 현상이 생기는 이유는 여러 가지가 있을 수 있으나 수술 시 flap을 거상 하는 것이 중요한 요인 중에 하나라고 생각된다(그림 9-31~34).

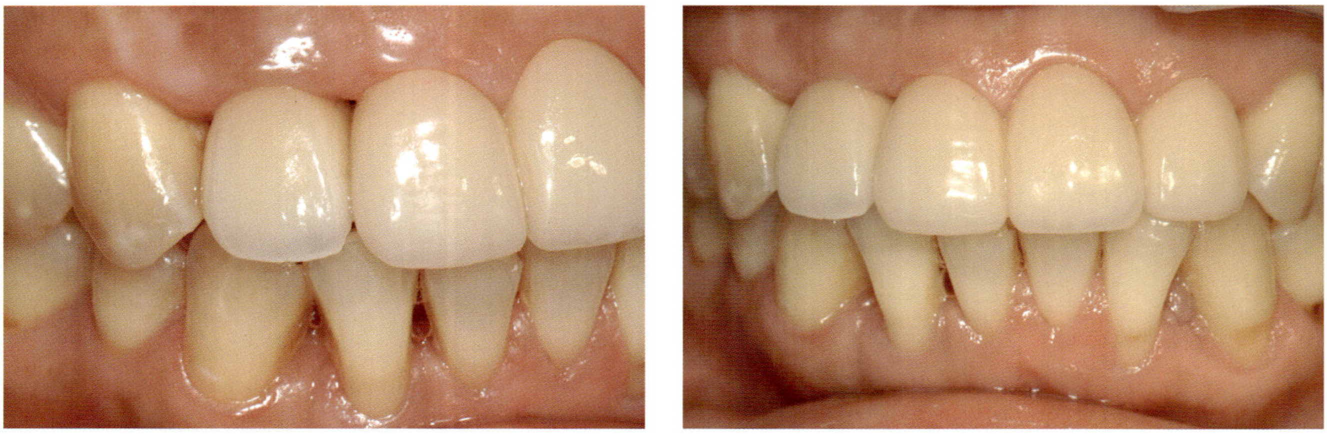

▶▶ **그림 9-35.** 술 후 8개월 경과된 임상 사진이다. 치간유두가 많이 회복된 모습을 볼 수 있으나 완전한 회복은 아니며 퇴축이 있다.

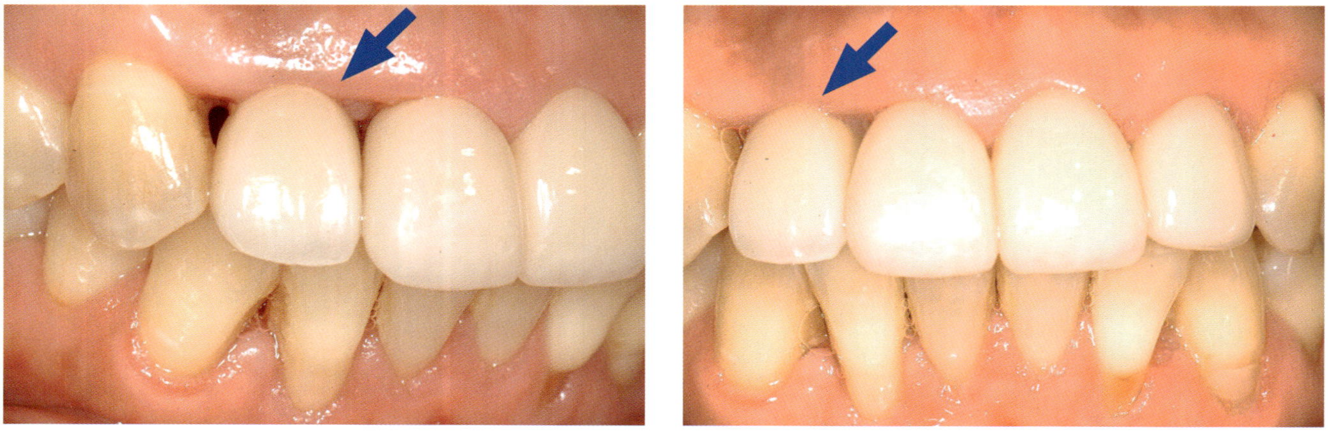

▶▶ **그림 9-36.** 술 후 14년 2개월 경과된 임상 사진이다. 치간유두가 재생이 좋지 않음을 알 수 있다. 이와 같이 상악 전치부의 경우 flap에 의해 손상된 치간유두는 원래의 형태로 회복되기는 어렵다고 할 수 있다.

임상 증례 4 Flapless 수술 증례(상악 전치부)

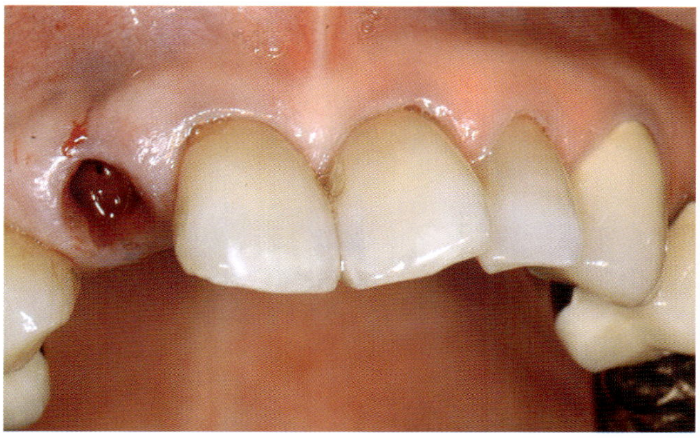

▶▶ 그림 9-37. 60대 여자 환자의 초진 시 사진으로 사고에 의해 치관이 파절되어 발치를 결정하였다.

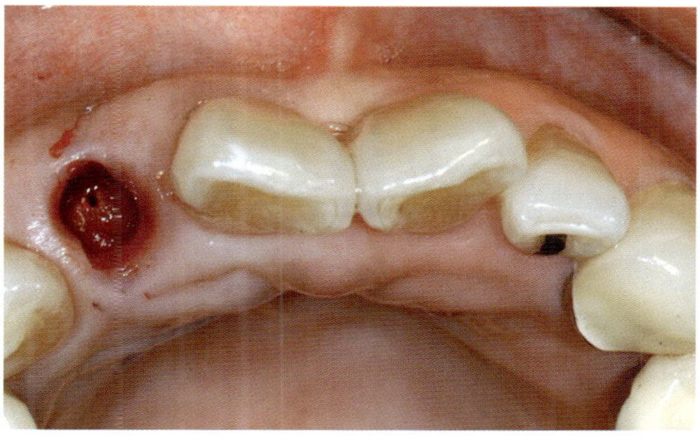

▶▶ 그림 9-38. 발치와의 감염이 없는 것을 확인할 수 있다.

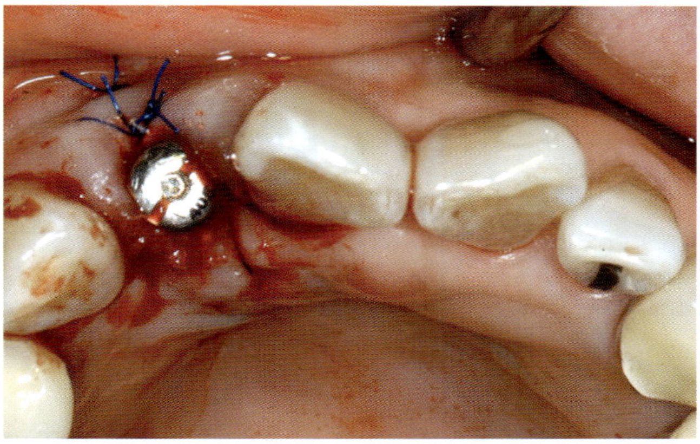

▶▶ 그림 9-39.
Flapless로 발치 즉시 식립을 시행하였다.

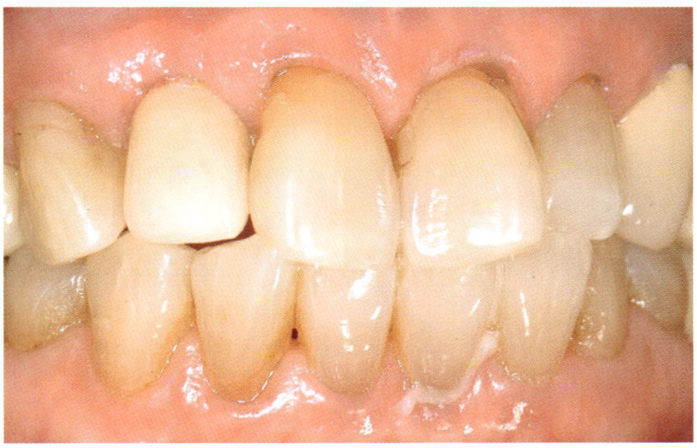

▶▶ 그림 9-40. #12 임플란트 보철 완성 후의 사진이다. #12 임플란트 부위의 치간유두가 잘 유지되고 있음을 알 수 있다.

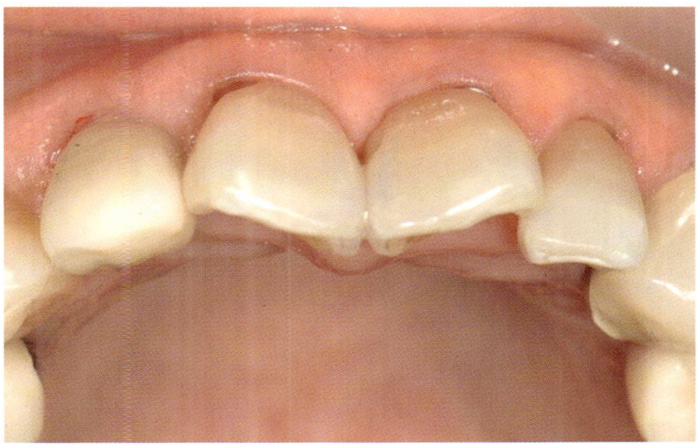

▶▶ 그림 9-41. 교합면 사진으로 협측 골의 volume이 잘 유지되고 있다.

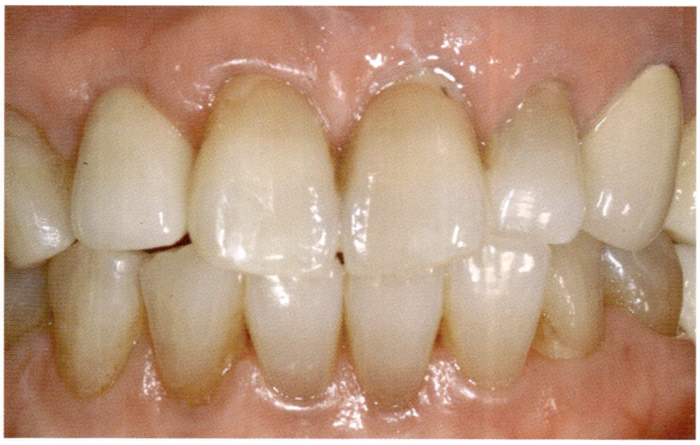

▶▶ 그림 9-42.

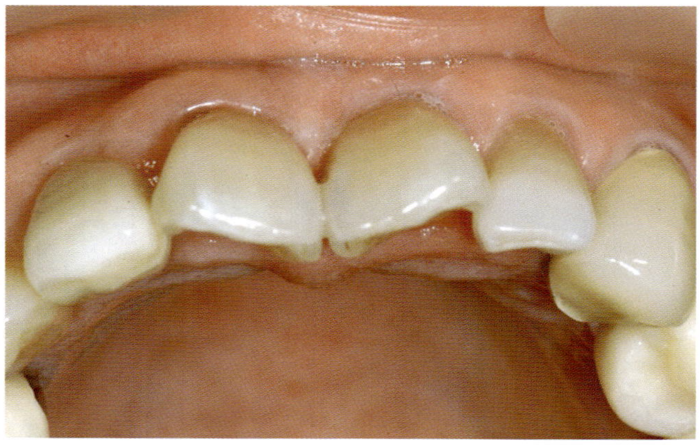

▶▶ 그림 9-43.

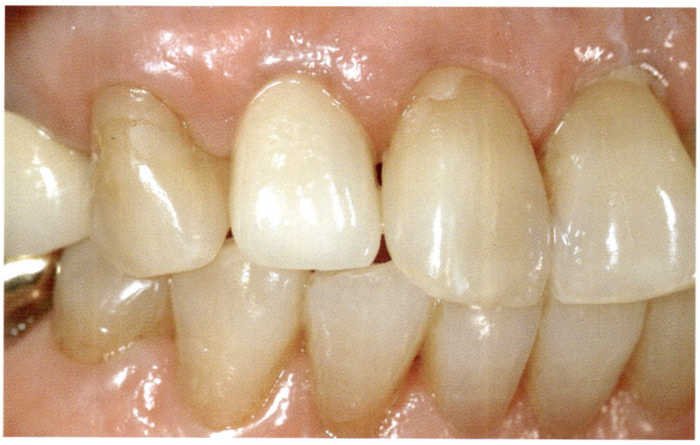

▶▶ 그림 9-44.

술 후 5개월 경과된 임상 사진으로 #12 임플란트 주위 치간유두가 공간을 잘 메우고 있고 좀 더 치밀해진 양상을 볼 수 있다. 이것은 flapless 수술로 인한 것으로 생각된다(그림9-42~44).

이상으로 발치 즉시 식립 임플란트 시 flap을 거상 하는 수술과 flapless 수술에 대해서 알아보았다. 정리를 하면 발치 즉시 식립 시 flap의 유무가 임플란트 주변골 흡수에 미치는 영향은 미미하다고 할 수 있다. 그러나 상악 전치부와 같이 심미성이 중요한 부위의 경우 가능하다면 flapless 시술을 우선적으로 고려하는 것이 좋을 것으로 생각된다.

Chapter **10**

즉시 식립 VS 지연 식립

이번 장에서는 발치와의 상태에 따라 발치 즉시 식립이 더 나은지 혹은 지연 식립이 더 나은지에 대해 알아보고자 한다. 물론 각각의 증례에 대해 어떤 방법으로 임플란트 수술을 할 것인가는 술자의 선호도나 숙련도에 따라 달라질 수 있다.

다만 그러한 선호도가 어느 정도 이론적 배경을 기반으로 하고 환자의 편의성과 수술의 예지성을 높이는 방향으로 나아가고 술자의 숙련도 역시 그러한 방향으로 나아가는 것이 좋다고 생각한다.

따라서 이번 장에서는 총론적으로 발치 즉시 식립과 지연 식립의 장기적인 결과를 분석해 보고 서로의 장단점을 알아 보고, 각론을 통해 각 증례에 맞는 수술법을 알아보도록 하겠다.

이번 장에서 필자가 제시하는 구분이 절대적인 기준이 될 수는 없지만 이 책을 보고 계시는 선생님들께 하나의 참고할 만한 기준과 발치 즉시 식립의 나아가야 할 방향을 잘 보여줄 수 있으면 좋겠다.

01. 즉시 식립과 지연 식립의 장기적인 결과 비교

먼저 본격적인 증례를 살펴보기에 앞서 다음 논문을 살펴보자.

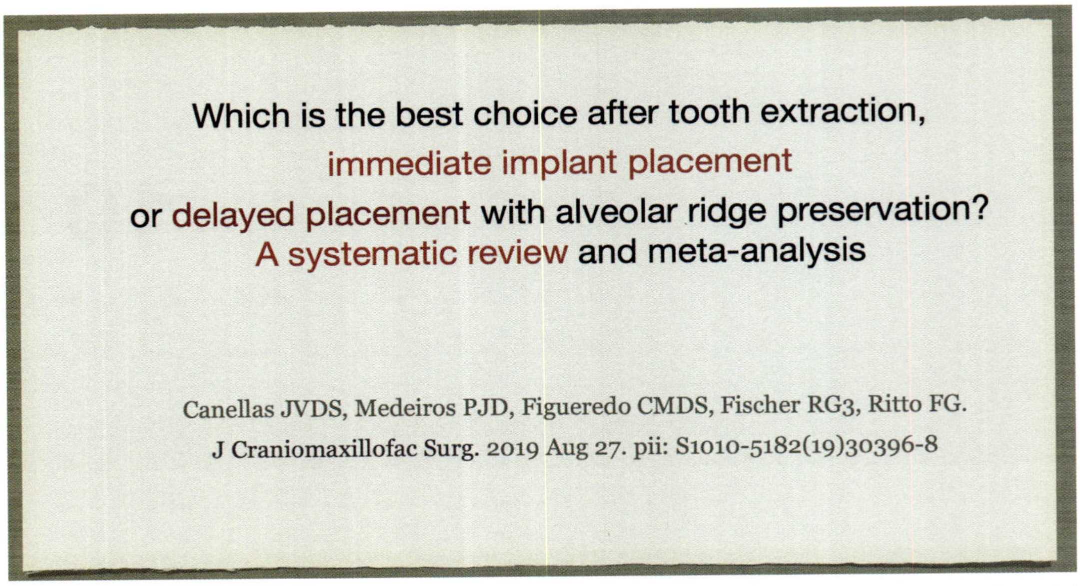

▶▶ 그림 10-1. 이 논문은 canellas[1]등이 즉시 식립과 지연 식립의 결과를 비교한 systematic review 논문이다. 지면 관계상 결과만 살펴보기로 하자.

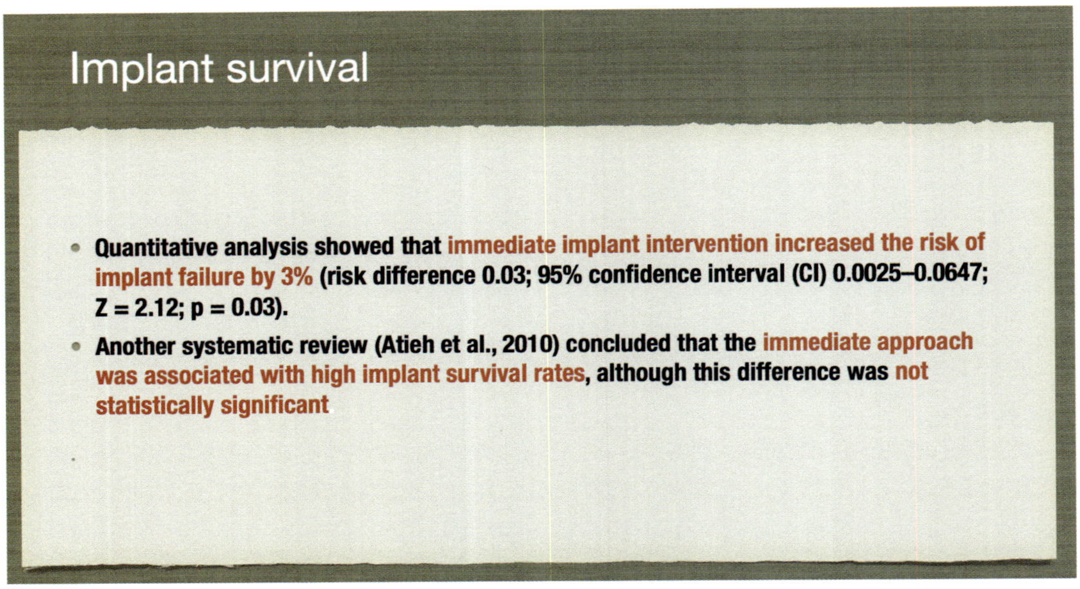

▶▶ 그림 10-2. 이 논문에서는 즉시 식립이 3% 정도 실패가 많은 것으로 언급하였다. 그러나 다른 논문에서는 즉시 식립의 성공률이 더 높다고 언급하고 있는 논문도 있다. 또한 기존 필자병원의 통계도 98% 정도의 발치 즉시 식립 임플란트의 생존율을 보고하고 있다. (28장 참조)

1) Canellas JVDS, Medeiros PJD, Figueredo CMDS, Fischer RG3, Ritto FG. Which is the best choice after tooth extraction, mmediate implant placement or delayed placement with alveolar ridge preservation? A systematic review and meta-analysis J Craniomaxillofac Surg. 2019 Aug 27. pii:S1010-5182(19)30396-8

필자가 생각하는 발치 즉시 식립 임플란트와 지연 식립의 생존율은 두 수술 방법 모두 비교적 높은 생존율을 보인다고 생각된다. 따라서 선생님들께서 두 가지 방법중 하나의 수술 방법을 선택할 때 임플란트의 생존율 때문에 그 수술 방법을 선택하실 필요는 없다고 생각한다.

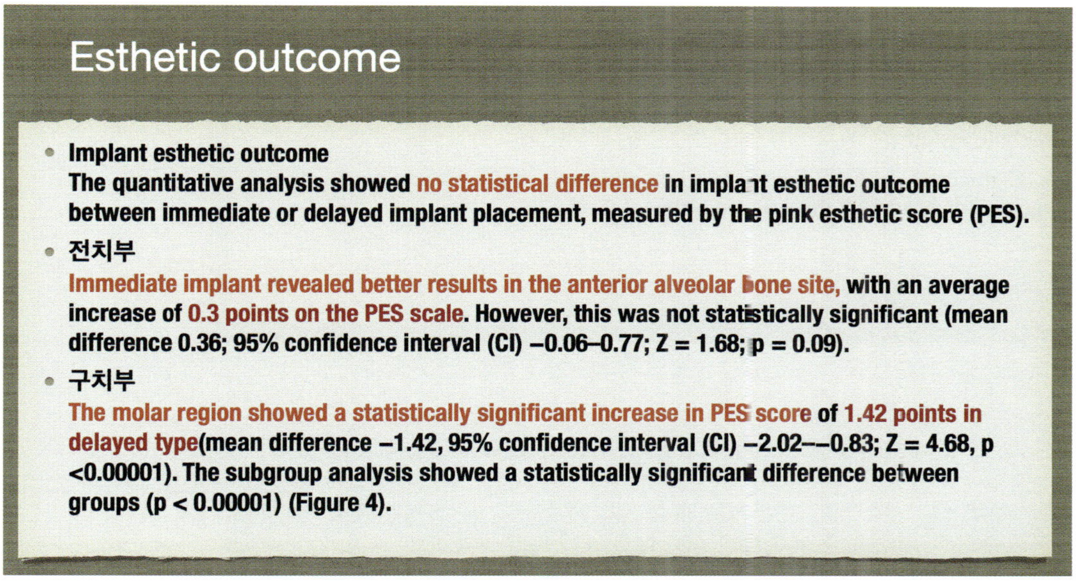

▶▶ 그림 10-3. 두 수술의 심미적인 결과의 차이를 보여주는 것으로 전체적으로 보면 두 수술 간의 심미적인 결과 차이는 없다고 보고하였다. 그러나 전치부에 한정해서 보면 PES(pink esthetic score)가 즉시 식립에서 0.3 포인트 정도 우수한 것(단, 통계적 유의성은 없었다)으로 보고하였다. 또한 구치부의 경우 지연 식립이 1.42 포인트 PES가 높은 것으로 나타났다.

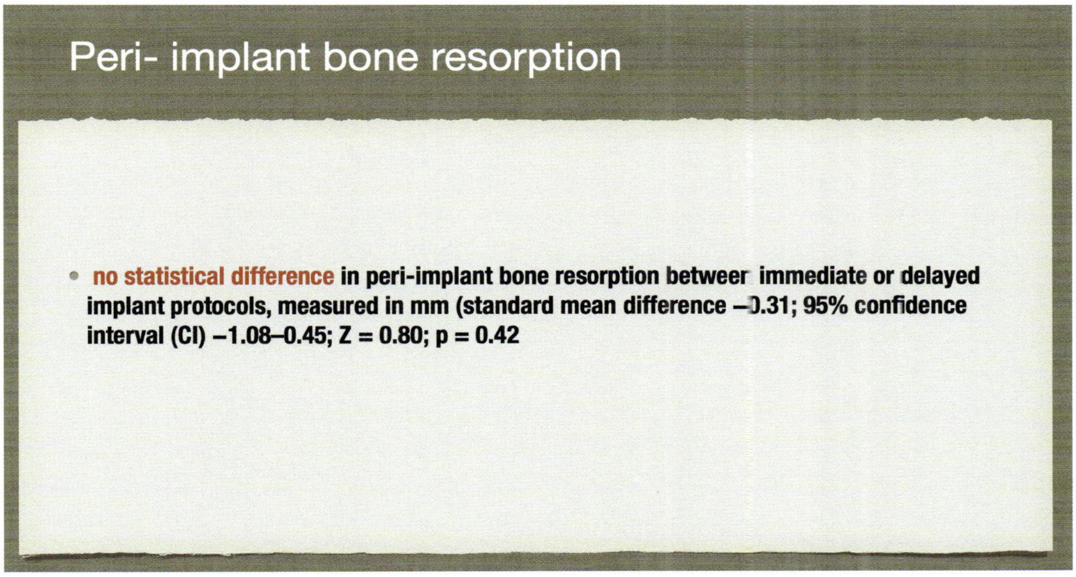

▶▶ 그림 10-4. 임플란트 주변 골흡수에 관해서는 두 수술의 차이가 없다고 보고하였다.

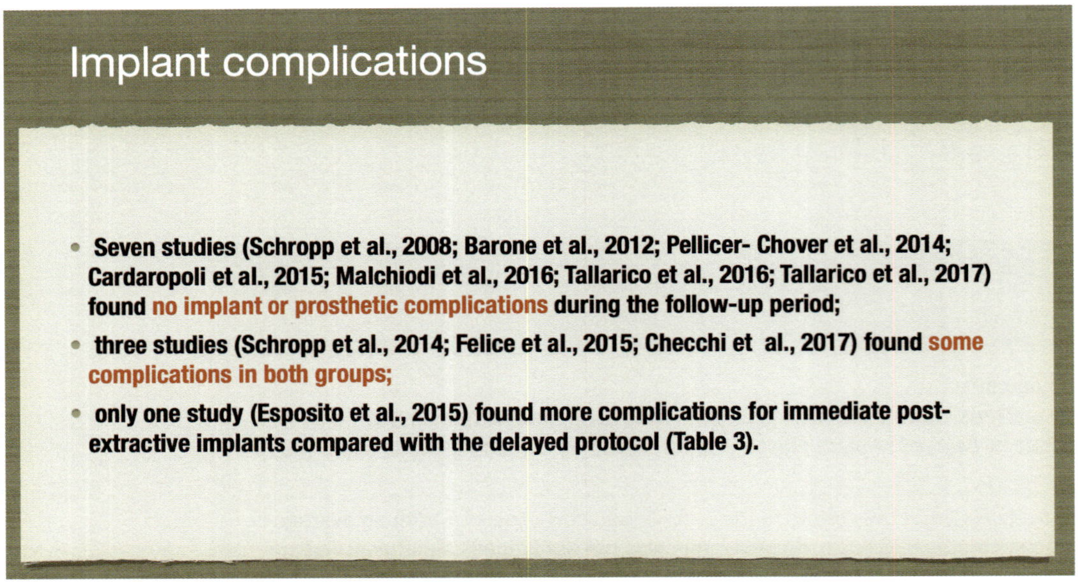

▶▶ 그림 10-5. 임플란트 합병증의 경우 여러 논문에서 두 수술의 큰 차이가 없음을 보고하였다.

	즉시 식립	지연 식립
안정성(성공률, 골흡수, 부작용)	✓	✓
효율성(수술 횟수 및 치료 기간 감소)	✓	
심미성(전치부)	✓	
심미성(구치부)		✓
수술 용이성		✓

▶▶ 그림 10-6. 이상 논문의 결과와 필자 개인의 경험을 종합하여 즉시 식립과 지연 식립의 장단점을 정리하면 위의 그림과 같다. 이 책을 보고 계시는 선생님들께서는 위의 표를 참고하셔서 즉시 식립과 지연 식립의 결정을 하시면 좋을 것 같다.

위 설명을 바탕으로 각각의 임상증례를 통해 즉시 식립과 지연 식립에 대해 알아보도록 하자.

임상 증례 1

상악 전치부 동일 부위에서의 즉시 식립과 지연 식립의 비교

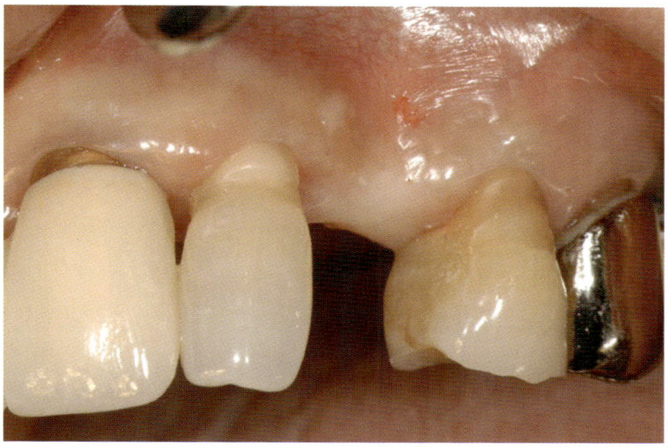

▶▶ 그림 10-7. 60대 여자 환자분이 #24의 통증과 동요도와 #23 부위 임플란트 식립을 위해 내원하였다. #24 부위 또한 발치 및 즉시 식립을 결정하였다.

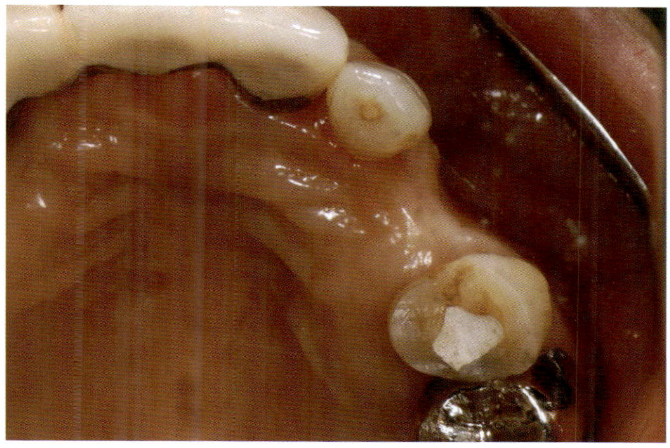

▶▶ 그림 10-8. 교합면 상에서 보면 #23의 경우 발치 후 오랜 시간이 경과하여 순측과 구개측의 흡수가 많은 것을 알 수 있다.

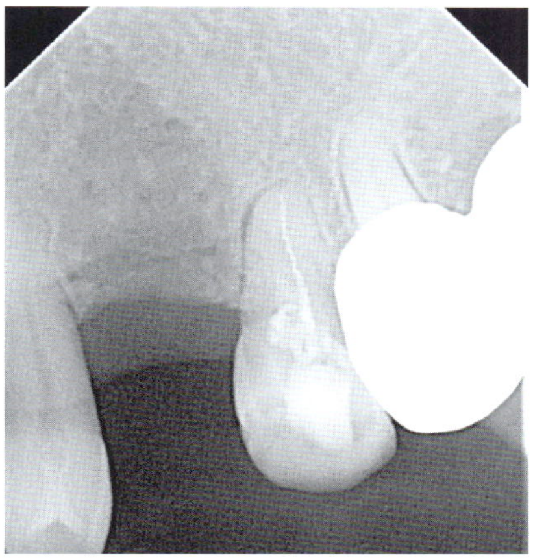

▶▶ 그림 10-9. 술 전 periapical x-ray상 #23부위의 골흡수가 많음을 알 수 있다.

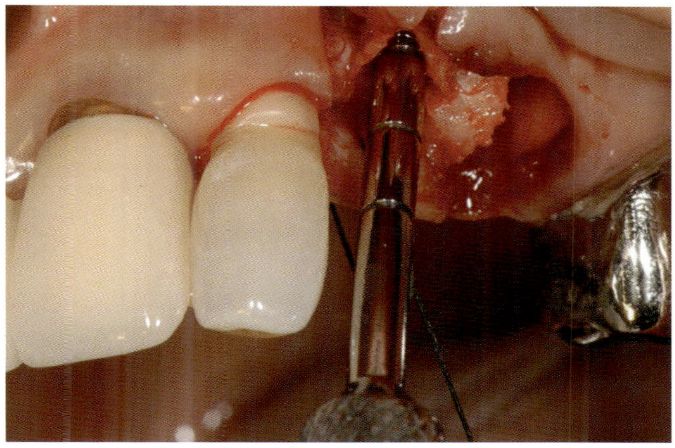

▶▶ 그림 10-10. #23 부위의 ridge expansion을 시행하고

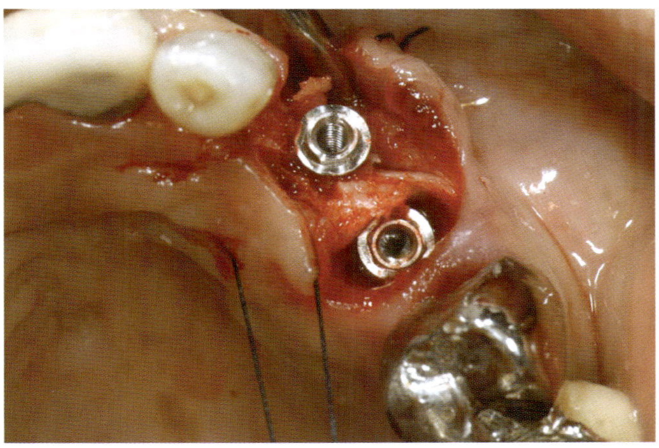

▶▶ 그림 10-11.
#23에 임플란트를 식립하였다. 사진에서 알 수 있듯이 순, 구개측 골흡수가 많이 진행되어 임플란트가 bone housing 내에 위치하지 않음을 알 수 있다. 이런 경우 차폐막을 쓰더라도 골형성은 잘 안되는 경우가 많고 장기적으로 순측골의 흡수를 보이는 경우가 많다. 지금 와서 생각을 해보면 좀 더 작은 직경의 임플란트를 식립해야 하지 않았나 생각된다. 반면 #24 발치 즉시 식립 부위는 발치와 주변골이 intact 하며 식립 깊이가 적절했음을 알 수 있다.

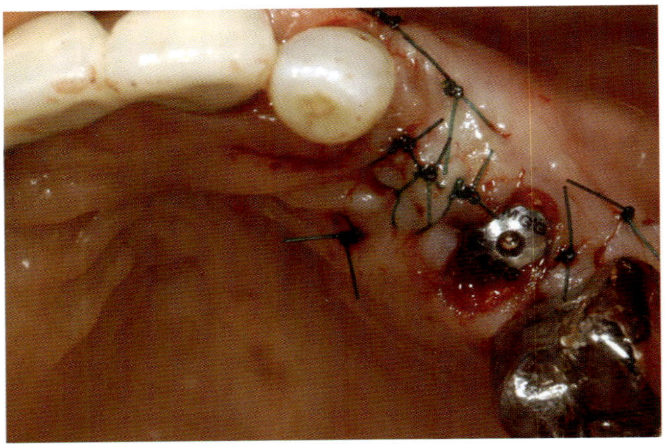

▶▶ 그림 10-12. #23 부위는 골이식 후 차폐막을 설치하고 수술을 마무리하였다.

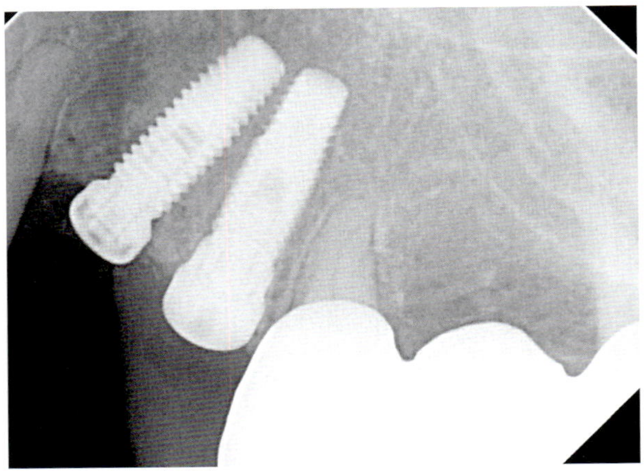

▶▶ 그림 10-13. 수술 직후 periapical x-ray 사진이다.

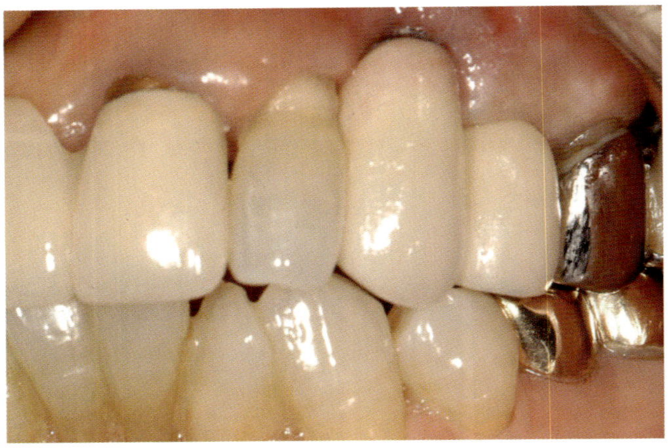

▶▶ 그림 10-14. #23, 24 보철 완성 직후의 임상 사진이다. #23의 경우 보철물의 형태가 길어져서 심미적으로 좋지 않은 결과를 보인다.

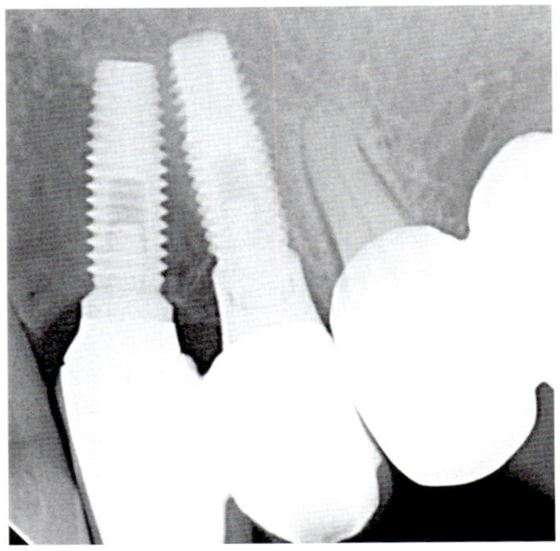

▶▶ 그림 10-15. 최종 보철 완성 후 periapical x-ray 사진이다. 임플란트 주변으로 골의 흡수는 보이지 않는다.

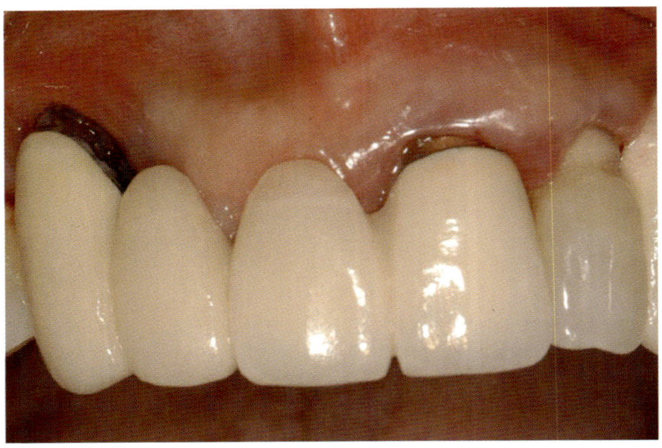

▶▶ 그림 10-16.
같은 환자에서 #13- #21 브릿지의 흔들림으로 발치를 하기로 하고 임플란트를 동시에 식립하기로 하였다.

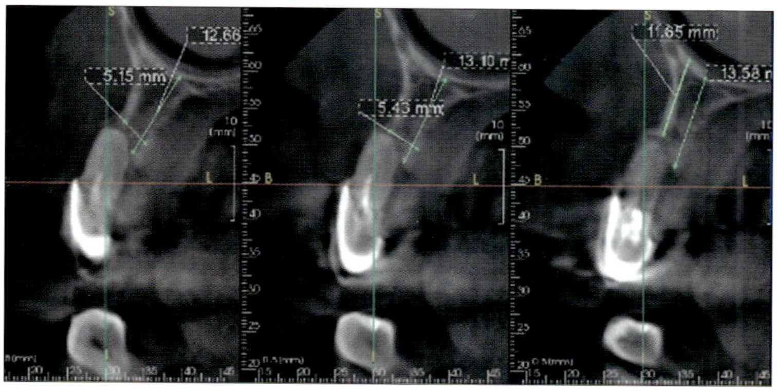

▶▶ **그림 10-17.** #13 치아의 술 전 CBCT 사진으로 순측골폭이 좁고 순측 골판의 흡수가 있음을 알 수 있다.

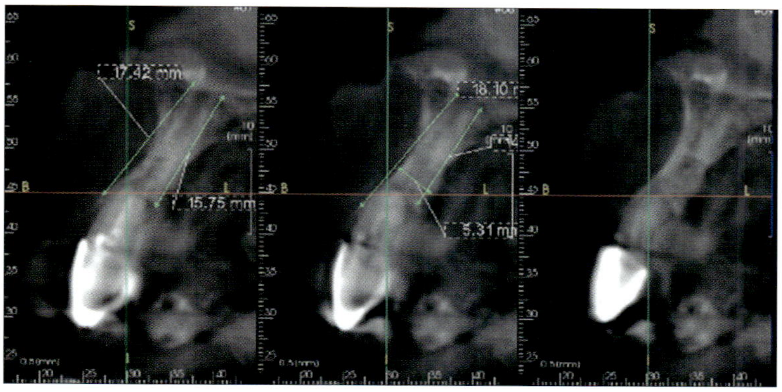

▶▶ **그림 10-18.** #21 치아의 술 전 CBCT 사진으로 순측골폭이 좁고 함요가 있으나 순측 골판은 비교적 괜찮은 것을 알 수 있다.

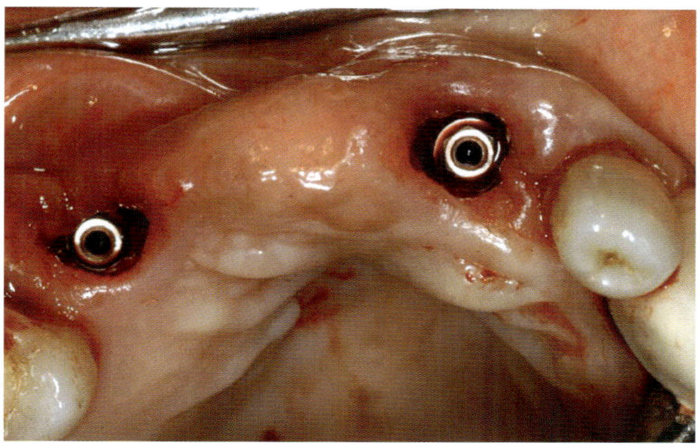

▶▶ **그림 10-19.** 15장에서 설명하겠지만 HDD>/= HDW가 되도록 임플란트를 식립하였다.

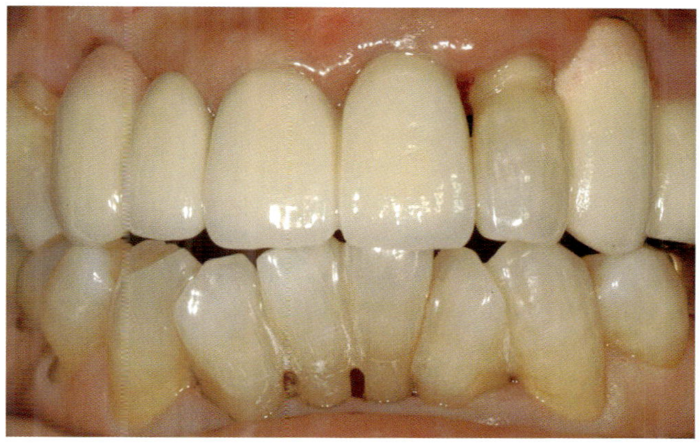

▶▶ **그림 10-20.** 술 후 3개월경에 최종 보철을 마무리하였다.

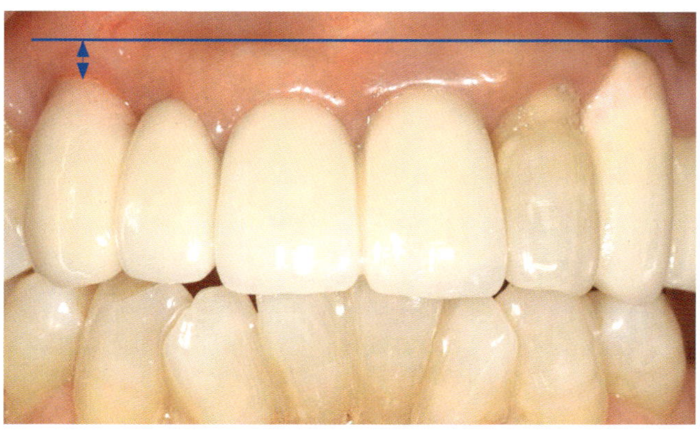

▶▶ **그림 10-21.** 상기 환자의 술 후 2년 경과 시 임상 사진으로 이 증례의 경우 #23과 같이 광범위한 골흡수가 있는 경우 지연 식립하였을 때 그것을 회복시키기 위해서는 여러 가지 더 힘든 술식이 필요함을 알 수 있다(필요시 발치와 보존술을 활용). 즉시 식립한 #13과 지연 식립한 #23을 비교해 보면 #13이 비교적 간단한 술식으로 치료 기간도 단축되고 심미적으로 더 좋은 결과를 보임을 알 수 있다. 따라서 상악 전치부의 경우, 물론 환자의 상황에 따라 다르겠지만 가능하면 즉시 식립으로 임플란트를 식립하는 것이 임상적으로 더 나은 결과를 보일 수 있다. 이와 같이 상악 전치부에서 발치 즉시 식립의 적절한 활용은 환자의 편의성과 심미적 결과에 도움이 된다.

임상 증례 2 상악 전치부 동일 부위에서의 즉시 식립과 지연 식립의 장기 예후 비교

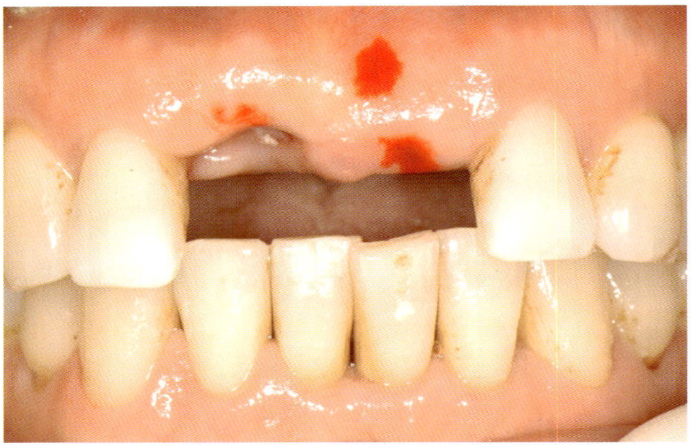

▶▶ **그림 10-22.** 50대 여자 환자분으로 #11, 21 부위 임플란트 수술을 위해 내원하였다.

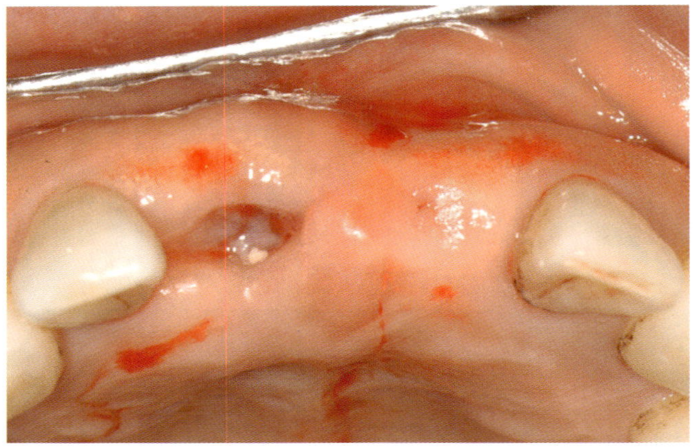

▶▶ **그림 10-23.** 같은 환자의 술 전 교합면 사진으로 #11 부위는 잔존 치근이 존재하였고 #21 부위는 성숙골였다.

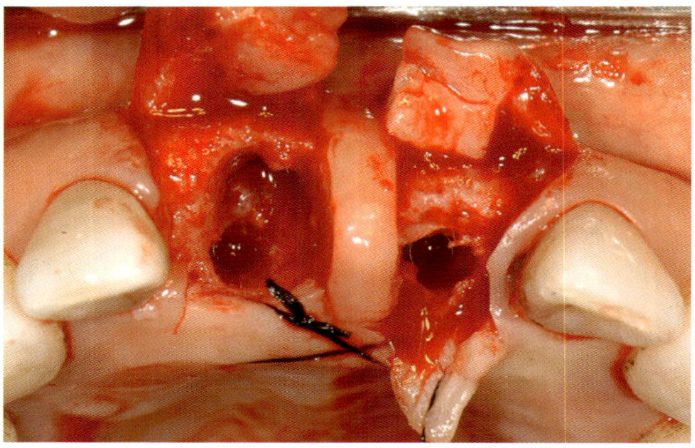

▶▶ **그림 10-24.** #11 부위는 발치 즉시 식립을 #21 부위는 성숙골 식립(지연 식립)을 시행하였다.

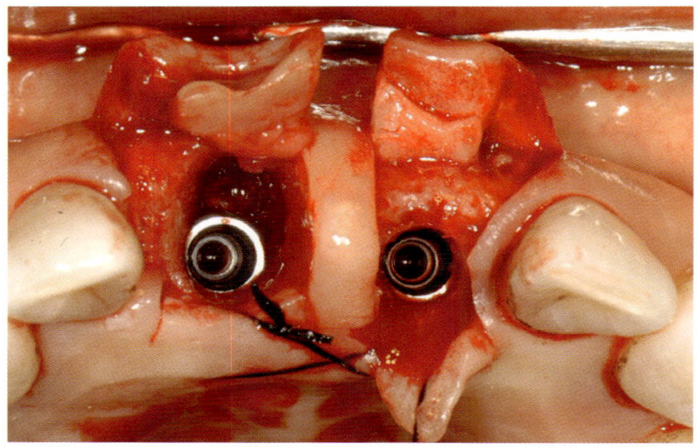

▶▶ **그림 10-25.** #11, 21 부위 임플란트 식립 후의 임상 사진으로 #11 부위는 구개측 식립 및 순측 공간을 확인할 수 있다.

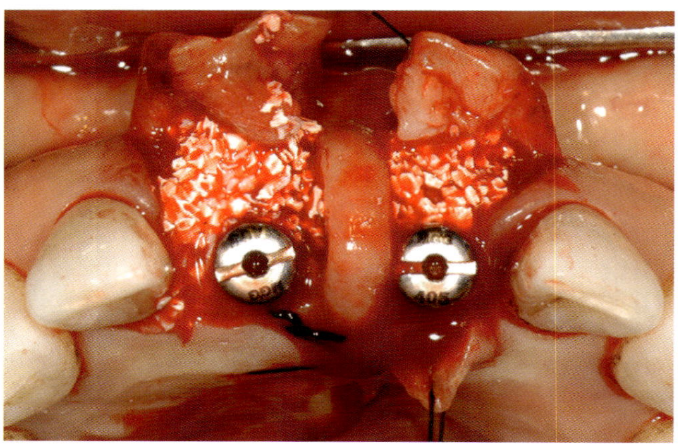

▶▶ **그림 10-26.** 골이식 및 연조직 이식술을 시행하고 수술을 마무리하였다.

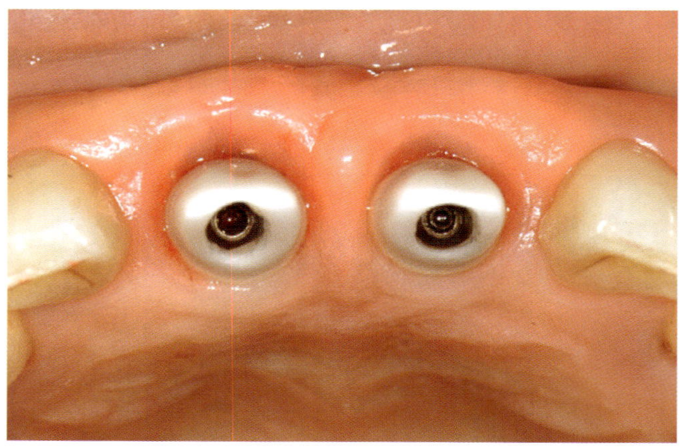

▶▶ **그림 10-27.** link abutment를 이용하여 지대주를 제작하였다.

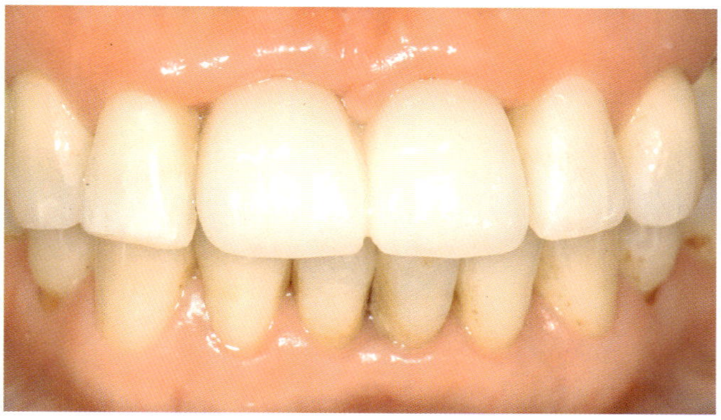

▶▶ 그림 10-28. 최종 보철물 완성 시 임상 사진이다. #11 즉시 식립이나 #21 지연 식립의 경우에 심미적으로나, 생물학적으로 큰 차이가 보이지는 않는다.

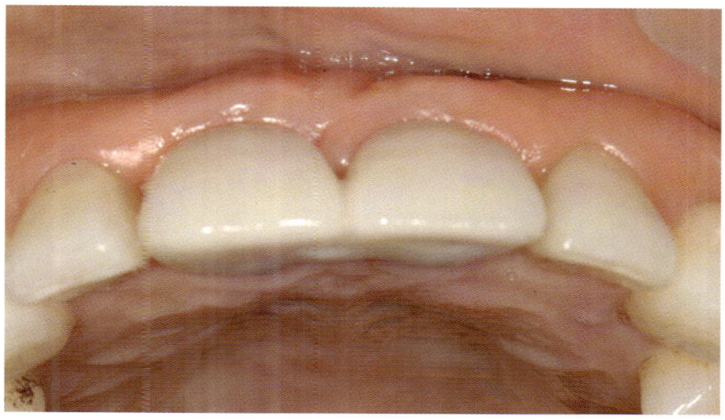

▶▶ 그림 10-29. 보철 완성 후 교합면 사진이다. 초기 교합면 사진에서도 즉시 식립과 지연 식립의 연조직 volume의 큰 차이는 보이지 않는다.

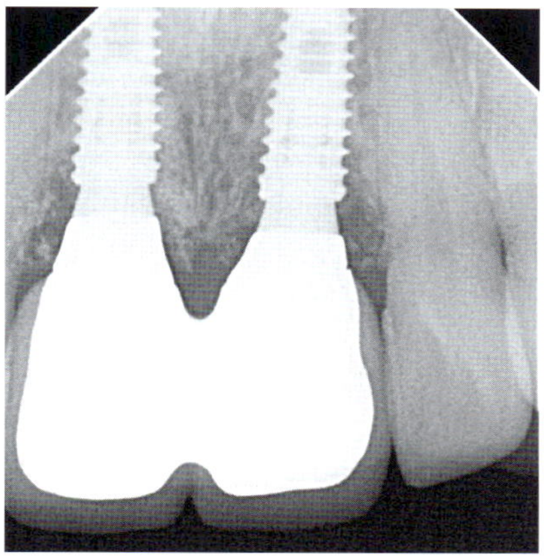

▶▶ 그림 10-30. 보철 완성 후 periapical x-ray 사진으로 #11 즉시 식립과 #21 지연 식립 임플란트 사이의 임플란트 주변골 형성의 차이는 보이지 않는다.

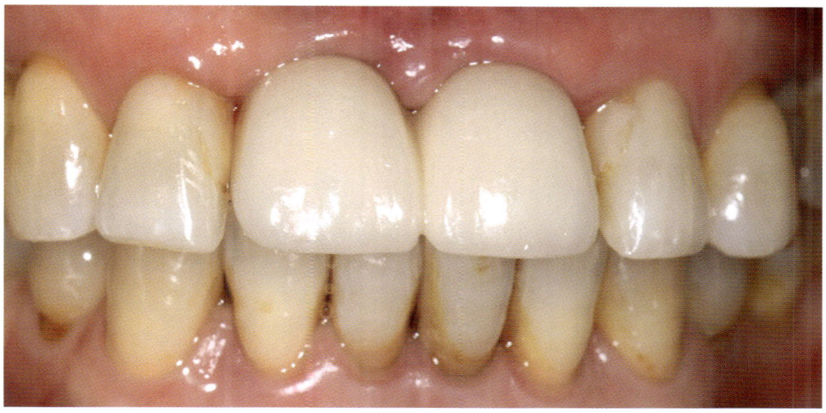

▶▶ 그림 10-31. 술 후 8년 9개월경 임상 사진으로 임플란트 주변으로 약간의 연조직 수축이 보이나 심미적으로는 큰 문제가 없어 보인다.

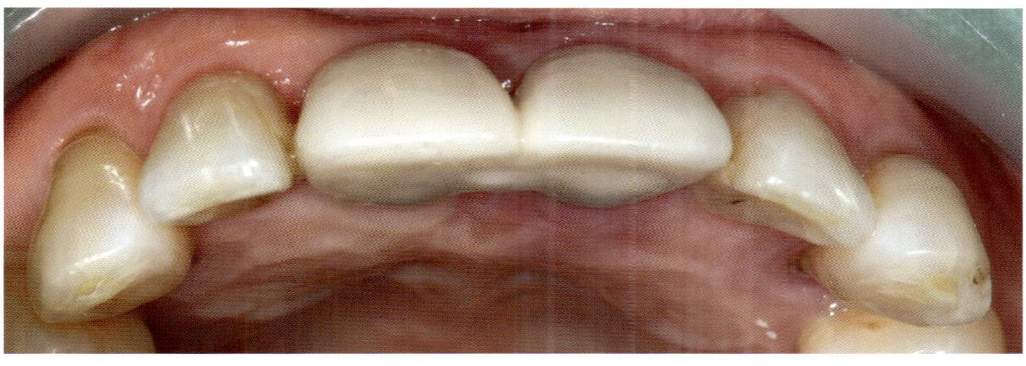

▶▶ 그림 10-32. 술 후 8년 9개월경의 교합면 임상 사진으로 #11, 21 임플란트 모드에서 순측 연조직의 수축 양상이 관찰된다.

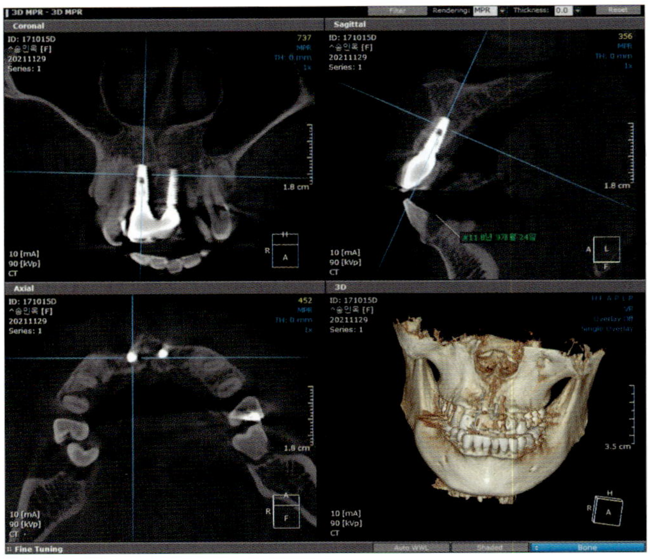

▶▶ 그림 10-32. #11 임플란트 8년 9개월 경과 시 CBCT 사진으로 임플란트 주변으로 약간의 골흡수 양상이 있으나 대체적으로 임플란트 주변골이 잘 유지되고 있음을 알 수 있다.

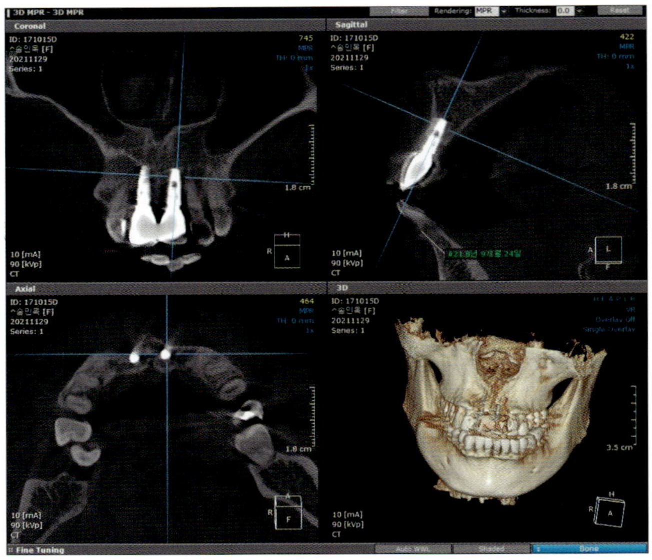

▶▶ 그림 10-33. #21 임플란트 8년 9개월 경과 시 CBCT 사진으로 임플란트 주변으로 골흡수가 진행된 양상을 볼 수 있다.

이상의 상악 전치부 2 증례를 통해 알 수 있는 것은 장기적으로 볼 때 상악 전치부의 심미성은 즉시 식립이 좀 더 낫거나 지연 식립과 비슷한 결과를 보인다는 것을 알 수 있다. 따라서 상악 전치부의 경우 발치와 인접 치간골이 잘 유지되고 발치와 순측골의 흡수가 많지 않다면 즉시 식립으로 수술하는 것이 좀 더 타당하다고 할 수 있겠다.

임상 증례 3

협측열개 증례 - 치간골이 intact 한 경우

이번 증례는 14장에서도 나올 증례이나 이번 장에서는 관점을 약간 달리하여 설명해 드리려고 한다.

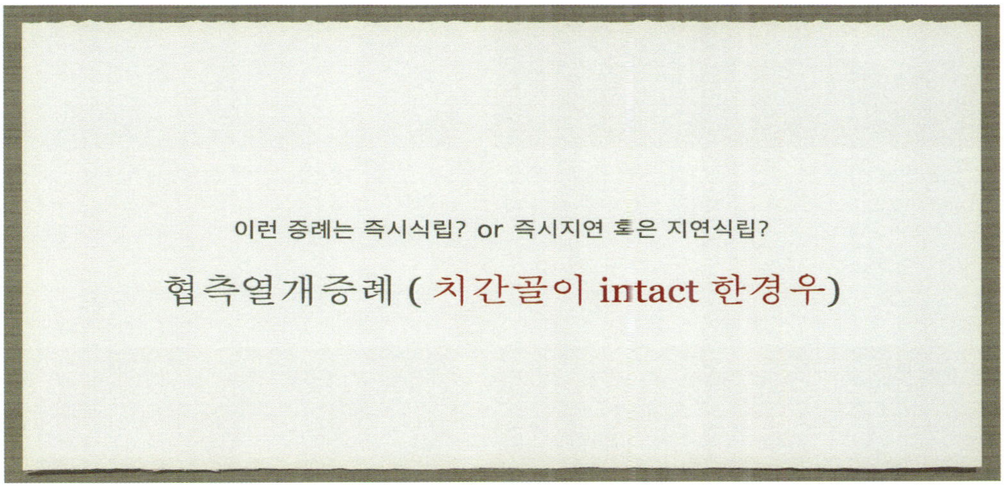

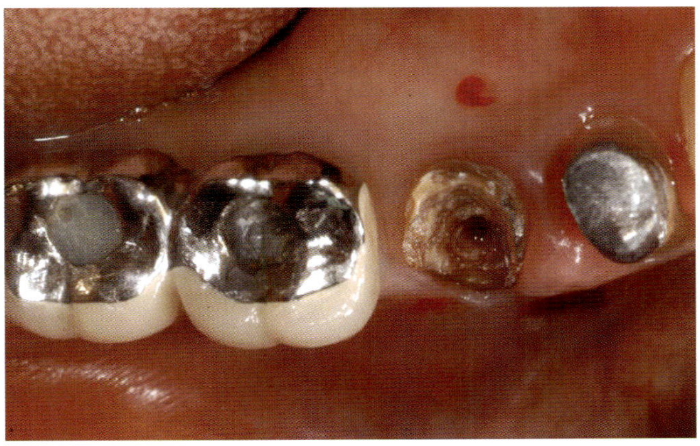

▶▶ 그림 10-34. 40대 여자 환자분으로 #45 치아의 파절로 내원하셨다. 치근 우식이 있어서 발치와 함께 즉시 식립을 하기로 결정하였다.

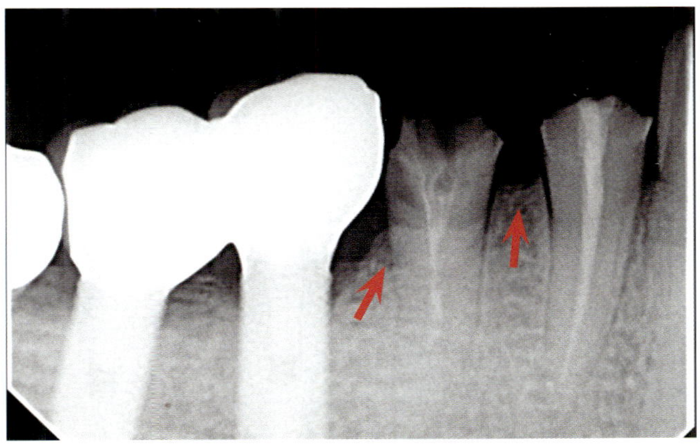

▶▶ 그림 10-35. 술 전 periapical x-ray 상 #45 치아 주변의 치간골(interproximal bone)은 intact 한 것을 알 수 있다. (화살표 부위)

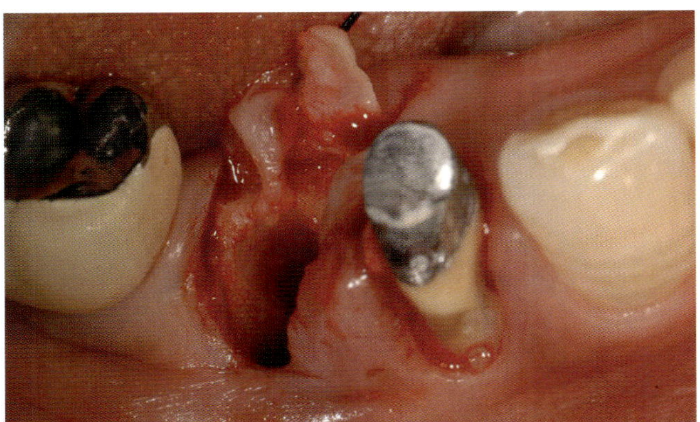

▶▶ 그림 10-36.
또한 발치 후 협측 사진을 보면 발치와의 협측열개가 큰 것을 볼 수 있다. 그러나 그림 10-35에서 본 것처럼 #45 치아 옆의 자연치와 임플란트 주변의 치간골이 비교적 잘 유지되고 두꺼운 것을 알 수 있다. 따라서 이 증례의 경우 발치 즉시 식립으로 수술하기로 결정하였다. 왜냐하면 발치 즉시 식립에서 중요한 것은 협측 열개의 양도 중요하지만 그것보다는 발치되는 치아 주변의 인접치 치간골의 높이가 더 큰 영향을 미친다고 할 수 있기 때문이다. 이 증례를 통해 이 부분을 좀 더 살펴보기로 하자.

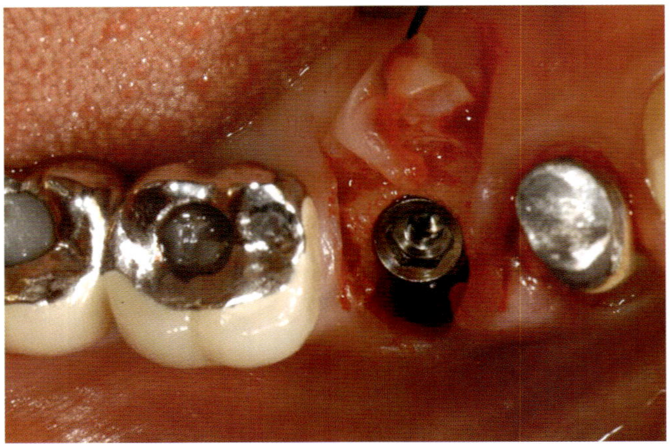

▶▶ 그림 10-37. 임플란트 식립 시 사진으로 치간골이 충분하므로 임플란트 식립 깊이를 HDD> /= HDW(15장 참조)가 되게 좀 깊이 식립하여 주었다.

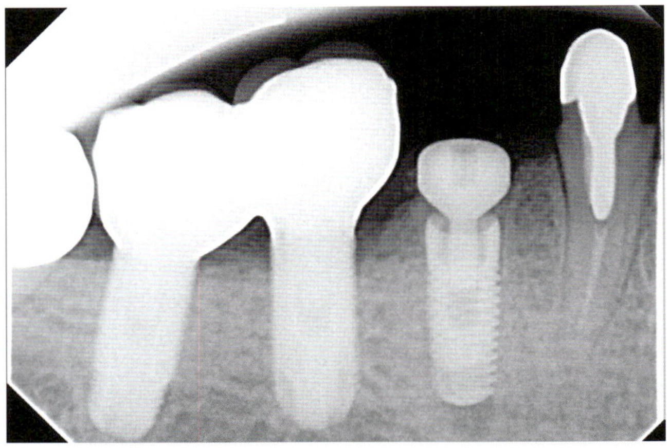

▶▶ 그림 10-38. 식립 직후 periapical x-ray로 식립 깊이가 깊어진 것 즉 치간골에서 충분한 깊이(4mm 이상)로 식립 되어진 것을 확인할 수 있다.

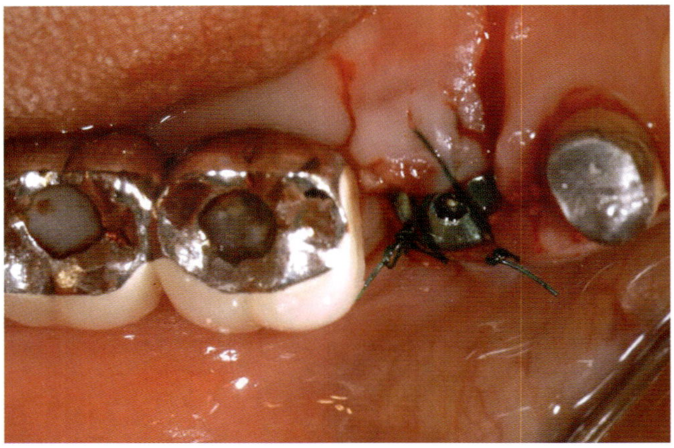

▶▶ 그림 10-39. 골이식 후 봉합하고 수술을 마무리하였다.

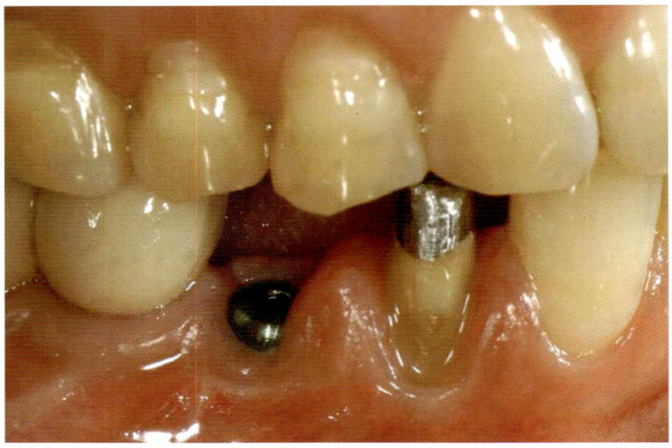

▶▶ 그림 10-40. 수술 후 2개월경 임상 사진이다. 임플란트 협측 연조직이 creeping 현상에 의해 coronal 쪽으로 올라온 것을 볼 수 있다. 이것은 임플란트의 식립 위치를 설측으로 위치시켰기 때문에 일어나는 현상으로 이와 같이 협측 열개의 경우 임플란트의 식립 깊이와 위치를 조정하여 어느 정도 극복이 가능하다.

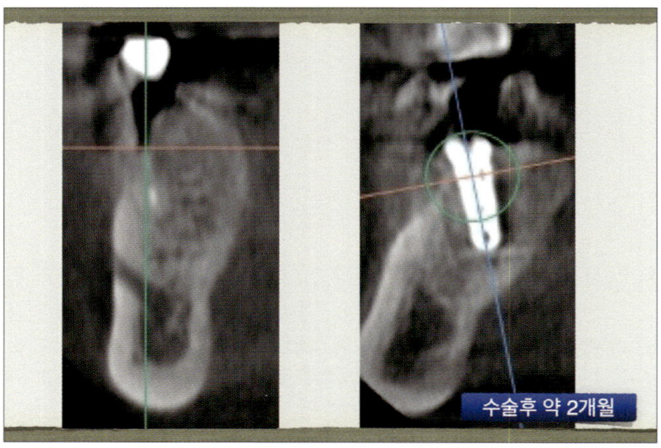

▶▶ 그림 10-41.
수술 후 2개월경 CBCT 사진으로 임플란트 주변의 골이 잘 형성되고 있음을 알 수 있다.

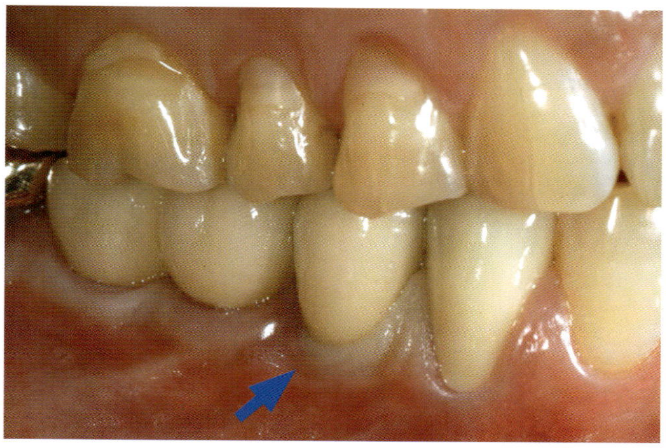

▶▶ 그림 10-42. 보철 완성 후의 임상 사진으로 #45 주위의 연조직이 #44 자연치에 비하여 자연스러운 형태를 띠고 있음을 볼 수 있다.

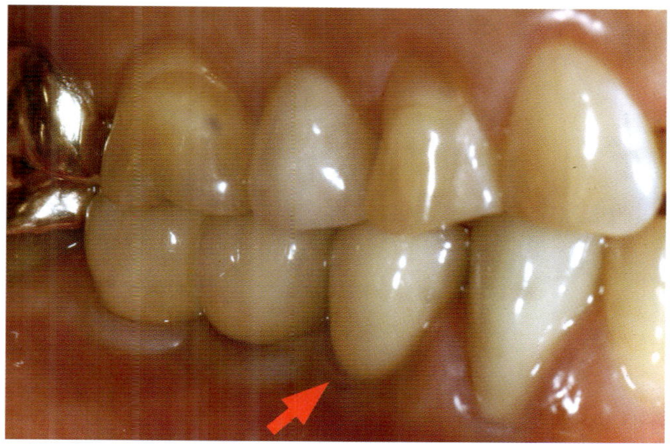

▶▶ 그림 10-43. 술 후 6년 5개월경 임상 사진으로 #45 임플란트 주변의 연조직에 퇴축없이 잘 유지되고 있음을 알 수 있다.

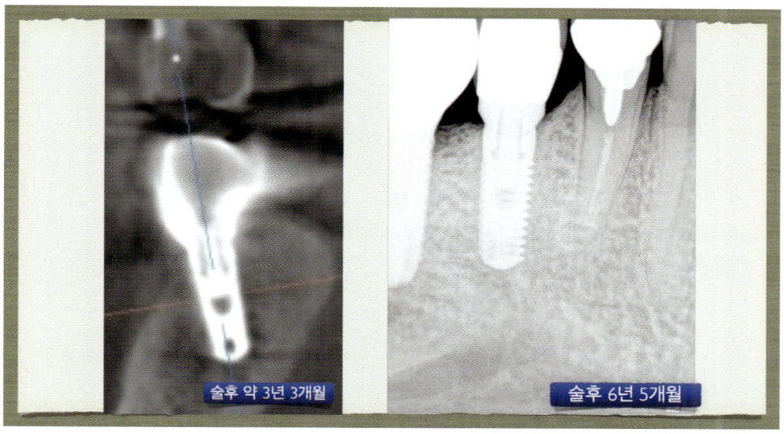

▶▶ 그림 10-44.
술 후 3년 3개월경 CBCT 사진과 술 후 6년 5개월경 periapical x-ray 사진으로 임플란트 주변골이 잘 유지되고 있음을 알 수 있다.

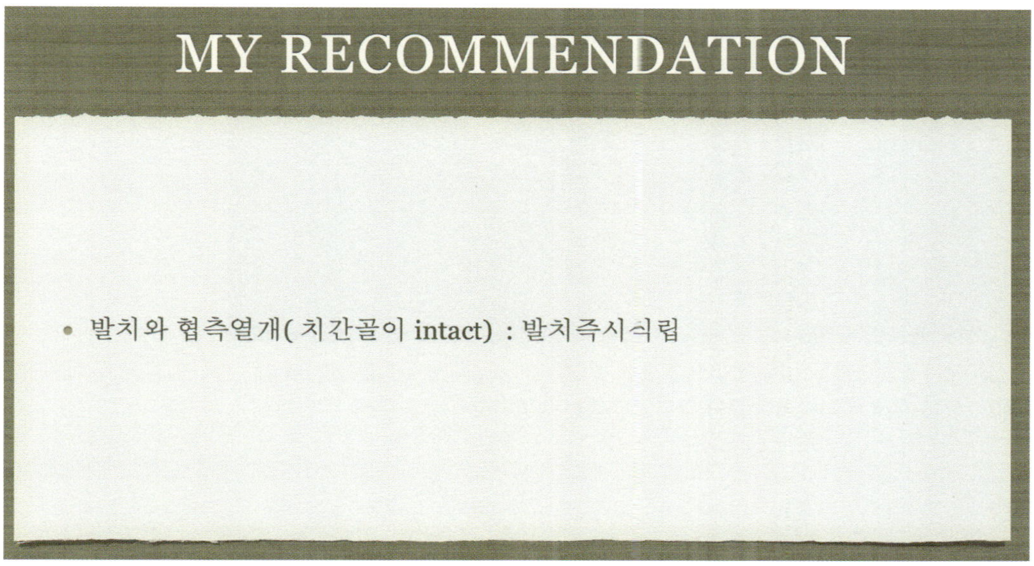

▶▶ 그림 10-45. 이번 증례를 통해 알 수 있는 것은 발치와의 치간골이 intact 한 경우의 협측 열개가 있는 경우라면 임플란트의 식립 위치와 깊이를 조절하여 발치 즉시 식립이 가능함을 알 수 있다.

임상 증례 4 구치부 단근치의 경우

이번에 알아볼 증례는 구치부단근치 증례이다. 이 경우는 발치 후 septum이 없기 때문에 임플란트의 고정이 어려울 수 있다.

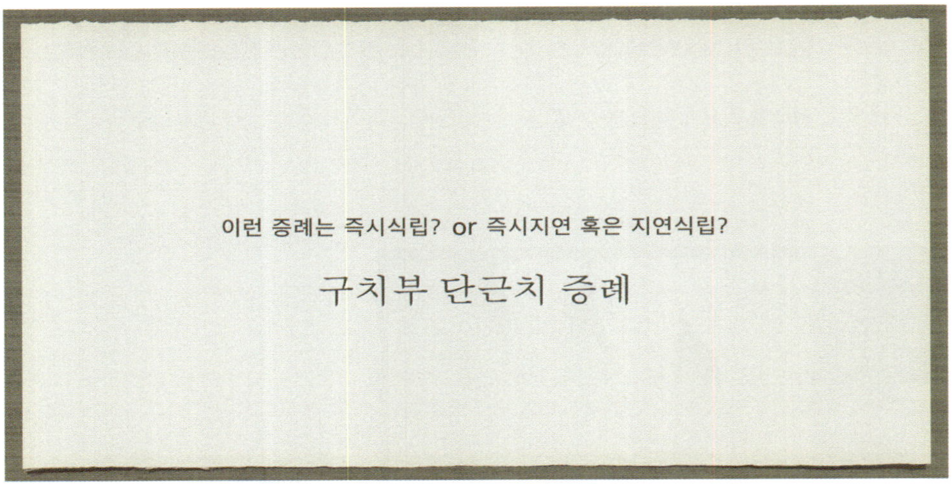

다음 증례를 살펴보도록 하자

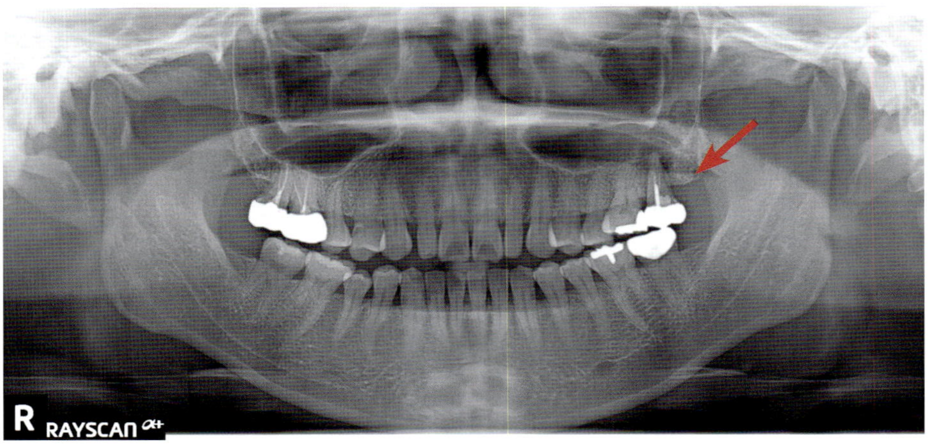

▶▶ 그림 10-46. 50대 여자 환자분이 #27 치아의 동요 및 통증을 호소하여 발치를 결정하였다. 발치 전 파노라마 사진으로 #27 치아의 치근단 부위의 염증이 광범위하게 있음을 알 수 있다.

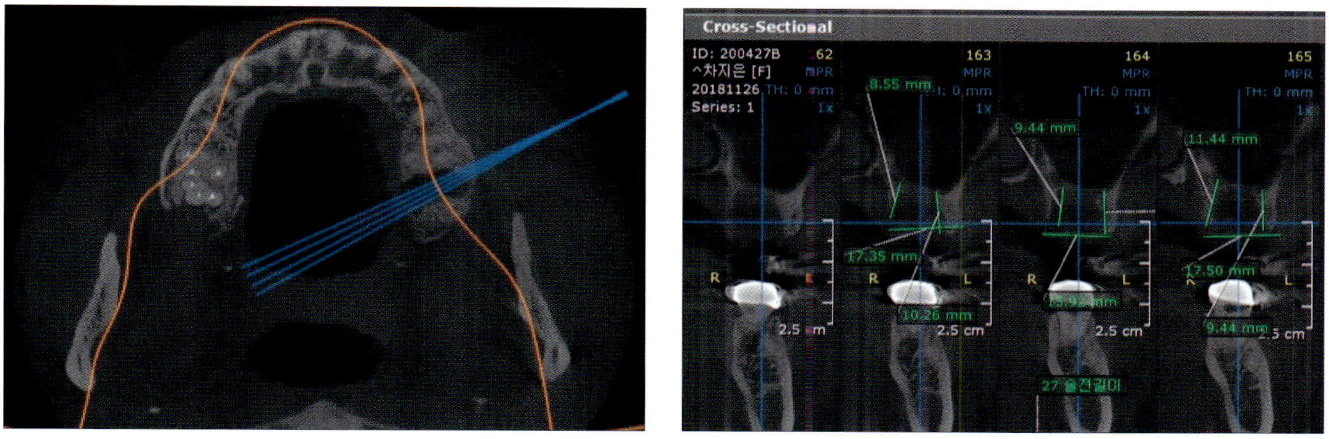

▶▶ 그림 10-47. #27 치아 발치 후 1개월경의 CBCT 사진이다. 구개측 골판의 흡수가 있음을 알 수 있으나 발치와의 치간골은 intact 하였다.

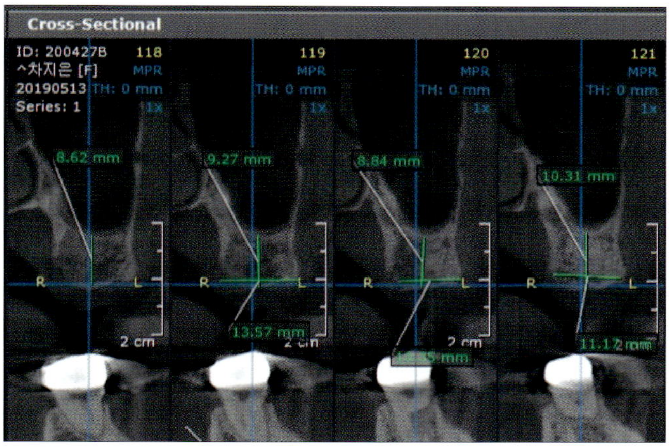

▶▶ 그림 10-48.
#27 발치와의 약 7개월 경과 시 CBCT 사진이다. (환자분 사정에 의해 발치 후 내원이 늦어졌다) 그림 10-47에서 보이던 광범위한 발치와의 흡수가 신생골로 거의 채워졌음을 알 수 있다. 흡수가 심했던 구개측도 약간의 수평적 흡수가 보이긴 하나 수술하기 좋은 형태로 발치와의 치유가 일어났음을 알 수 있다. 이것은 앞에서도 말씀드린 것처럼 발치와의 치간골이 잘 유지되고 있었기 때문이며 구개측의 경우 연조직이 두꺼워서, 골판의 흡수가 있음에도 발치와의 골형성 및 유지에 긍정적 역활을 했기 때문으로 생각된다.

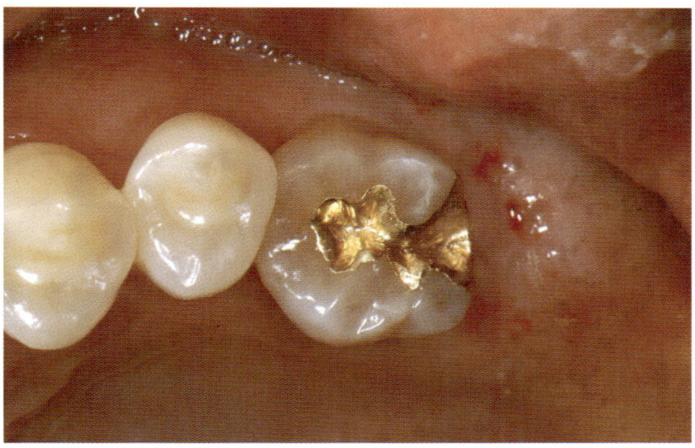

▶▶ 그림 10-49. #27 부위 발치 후 7개월경의 임상 사진이다. 발치와의 흡수는 보이지 않고 잘 유지되고 있음을 알 수 있다.

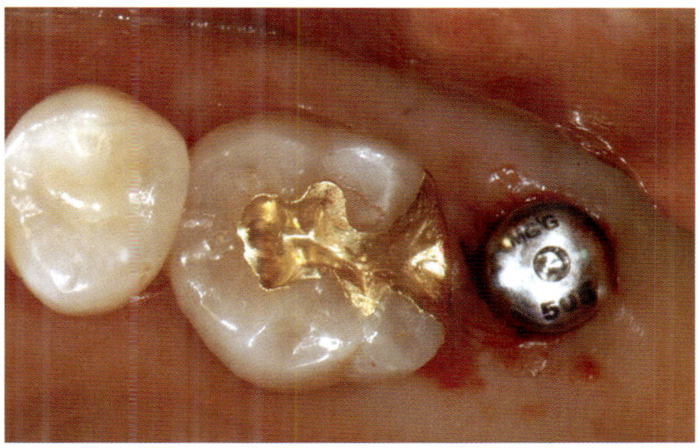

▶▶ 그림 10-50. 그림 10-48의 CBCT 사진에서 볼 수 있듯이 발치와의 치유 상태가 좋고 흡수가 거의 없었으므로 flapless 수술로 임플란트를 식립하였다.

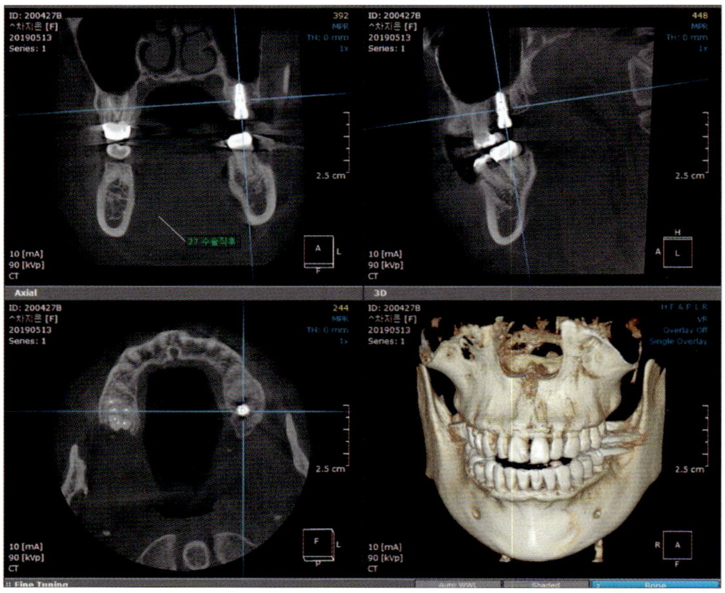

▶▶ 그림 10-51.
수술 직후 CBCT 사진이다. 치유된 발치와에 임플란트가 잘 식립 된 것을 확인할 수 있다.

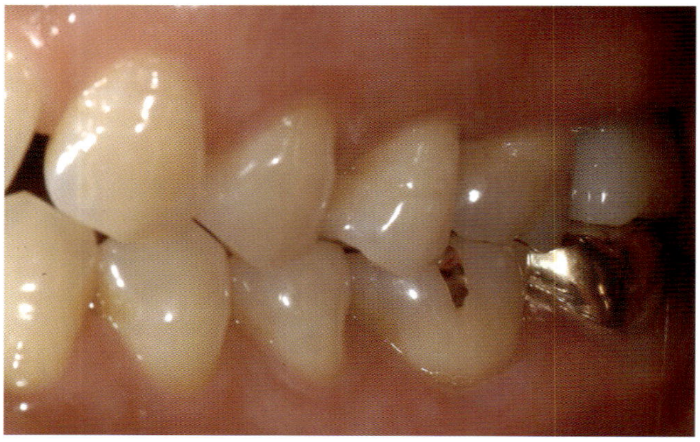

▶▶ 그림 10-52. 술 후 약 4개월경에 #27 최종 보철을 마무리 하였다.

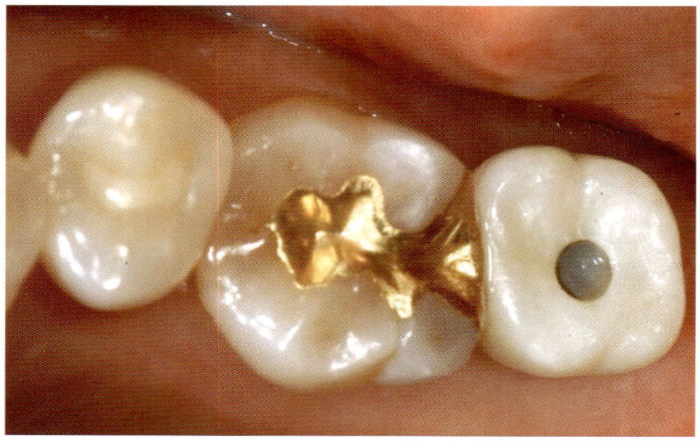

▶▶ 그림 10-53. 최종 보철 완성 시 교합면 사진이다.

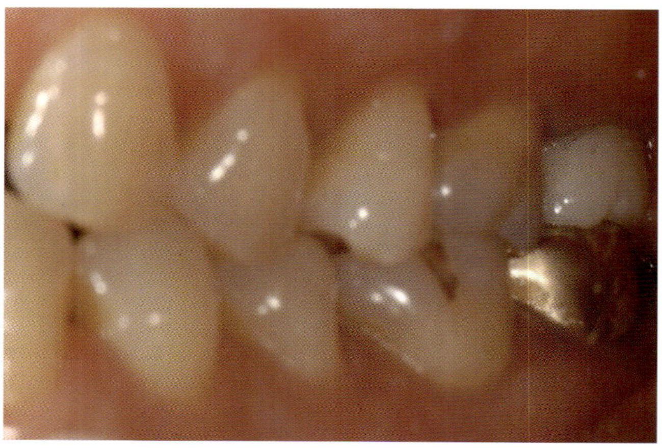

▶▶ 그림 10-54. 술 후 약 11개월경 임상 사진으로 #27 임플란트 주변으로 양호한 상태가 유지되고 있음을 알 수 있다.

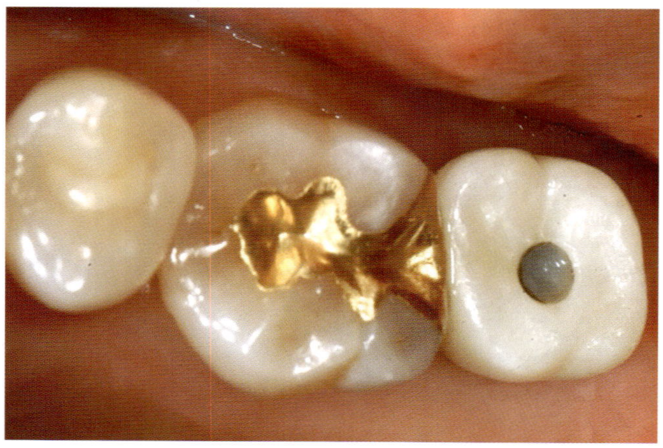

▶▶ 그림 10-55. 술 후 약 11개월경 교합면 임상 사진으로 양호한 치유 상태가 유지되고 있음을 알 수 있다.

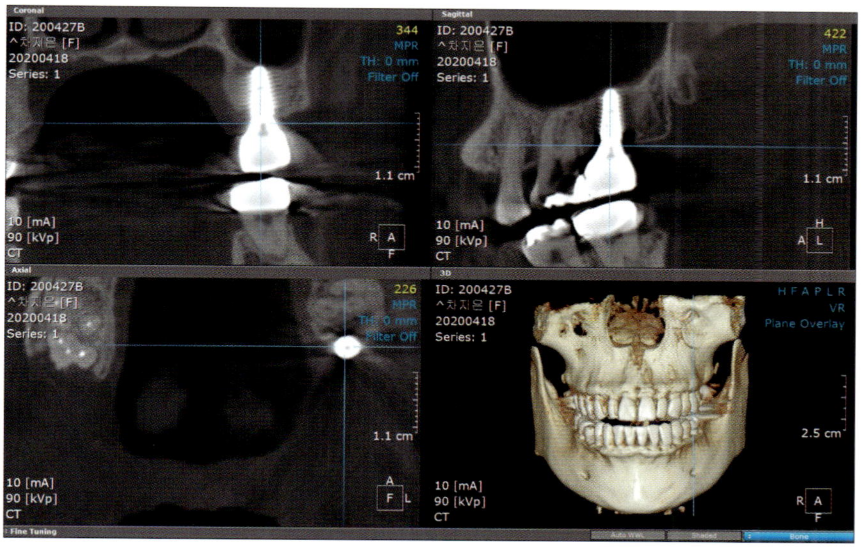

▶▶ 그림 10-56.
술 후 11개월경 CBCT 사진으로 임플란트 주변으로 골의 흡수 양상은 보이지 않는다.

이상의 증례를 통해 구치부 단근치에 대한 필자의 생각을 정리하면 다음과 같다.

MY RECOMMENDATION

- 구치부 단근치(septum이 없는경우) : 즉시지연 혹은 지연식립

- 구치부 단근치는 형태상 발치와가 넓고 septum이 없어 **초기고정**이 어려울 수 있다.
  - 따라서 **치간골이 intact 하다면** 즉시지연 혹은 지연식립이 바람직한데
  - 발치와의 healing capacity를 이용한다는 면에서는 즉시지연식립(8주)을 추천
  - 초기고정의 용이성 관점에서 보면 지연식립 (16주이상)을 추천

MY RECOMMENDATION

- 이 경우(발치와의 치간골이 intact) 발치와의 발치와보존술은 어떤가?
  - 가능할것으로 보이나 일반적으로 발치와내로 **골이식을 하게 되면 발치와의 치유는 더 느리게 일어난다.**
  - 따라서 이와같이 발치와 주변의 치간골이 intact 할 경우에는 발치와 보존술보다는 기다리는 것이 더 나을수 있다.

- 구치부 단근치(혹은 septum이 없는 경우) 에서 발치와의 치간골이나 주변골의 흡수가 심한경우 발치와보존술보다는 즉시지연 혹은 지연식립과 함께 GBR을 하는것이 더 나을것이라 생각된다 . (구치부의 큰 교합력고려)

임상 증례 5 광범위한 골흡수가 있는 경우의 즉시-지연 식립 증례

이번에 알아볼 증례는 협측이나 구개측으로 광범위한 흡수가 있는 증례에서 수술 시기를 언제로 하는 것이 좋을 것인가에 대해서 알아보려고 한다.

먼저 다음 논문을 살펴보자.

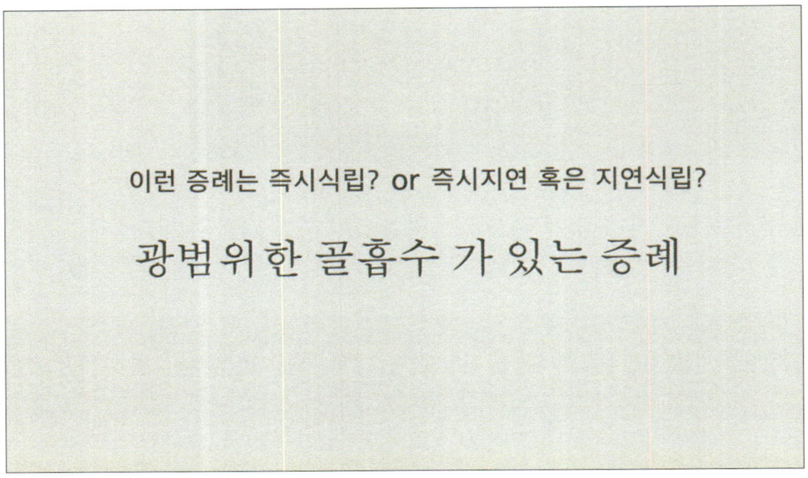

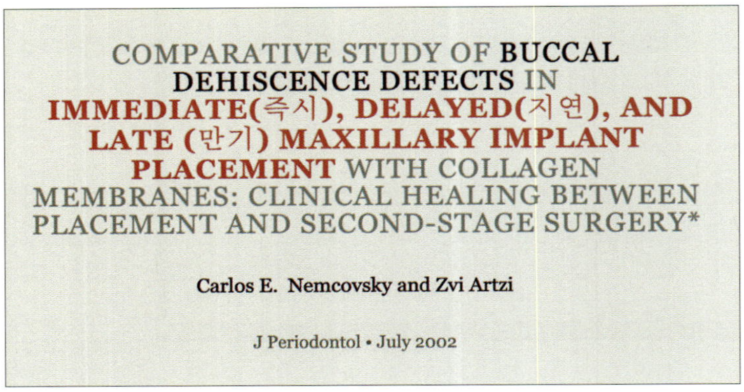
COMPARATIVE STUDY OF BUCCAL DEHISCENCE DEFECTS IN IMMEDIATE(즉시), DELAYED(지연), AND LATE (만기) MAXILLARY IMPLANT PLACEMENT WITH COLLAGEN MEMBRANES: CLINICAL HEALING BETWEEN PLACEMENT AND SECOND-STAGE SURGERY*

Carlos E. Nemcovsky and Zvi Artzi

J Periodontol • July 2002

▶▶ 그림 10-57.
논문은 Carlos[2]등이 2002년에 발표한 논문으로 협측의 광범위한 골소실이 있는 경우 즉시, 지연, 만기 식립에 따른 골형성의 정도를 비교한 논문이다.

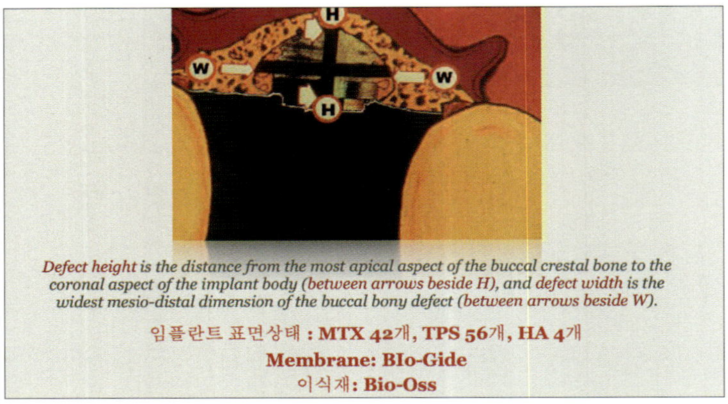

▶▶ 그림 10-58.
그림과 같은 골결손 부위의 크기를 술 전과 2차 수술 시에 나누어 골결손의 폭과 높이를 측정하였다.

2) Carlos E. Nemcovsky and Zvi Artzi: Comparative Study of Buccal Dehiscence Defects inImmediate(즉시), Delayed(지연), andLate(만기) Maxillary Implant Placement With Collagen Membranes: Clinical Healing Between Placement and Second-Stage Surgery; J Periodontol•July 2002

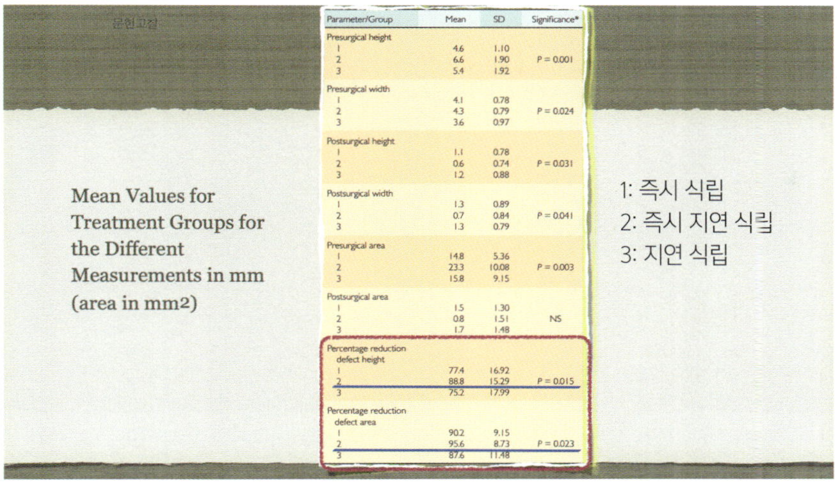

Parameter/Group	Mean	SD	Significance*
Presurgical height			
1	4.6	1.10	
2	6.6	1.90	P = 0.001
3	5.4	1.92	
Presurgical width			
1	4.1	0.78	
2	4.3	0.79	P = 0.024
3	3.6	0.97	
Postsurgical height			
1	1.1	0.78	
2	0.6	0.74	P = 0.031
3	1.2	0.88	
Postsurgical width			
1	1.3	0.89	
2	0.7	0.84	P = 0.041
3	1.3	0.79	
Presurgical area			
1	14.8	5.36	
2	23.3	10.08	P = 0.003
3	15.8	9.15	
Postsurgical area			
1	1.5	1.30	
2	0.8	1.51	NS
3	1.7	1.48	
Percentage reduction defect height			
1	77.4	16.92	
2	88.8	15.29	P = 0.015
3	75.2	17.99	
Percentage reduction defect area			
1	90.2	9.15	
2	95.6	8.73	P = 0.023
3	87.6	11.48	

▶▶ **그림 10-59.** 결과를 살펴보면 위 그림에서는 수술 전후의 골 결손 부위의 수직적 높이와 결손의 폭이 줄어든 정도를 비교한 것으로 즉시 지연 식립 수술에서 가장 골형성이 좋은 결과를 보였다.

즉 이 논문이 시사하는 바를 요약하면 다음과 같다.

해설

모든 비교에서 group2는 골결손이 가장 많이 감소하고 있는 것을 알 수 있다. 예지성이 낮은 열개의 증례에서는 **즉시 지연 식립(immediate-delayed implantation)**이 예지성이가장 좋은 결과를 보이고 있다

발치 후 수주가 지나 연조직은 치유되고 있지만 경조직은 치우되지 않았다. **연조직이 안정되고 발치와의 골형성능을 아직 기대할 수 있는 시기**라는 점이 가장 좋은 결과를 기대할 수 있는 큰 이유라 생각된다.

이상의 논문을 참조하여 다음 증례를 살펴보기로 하자.

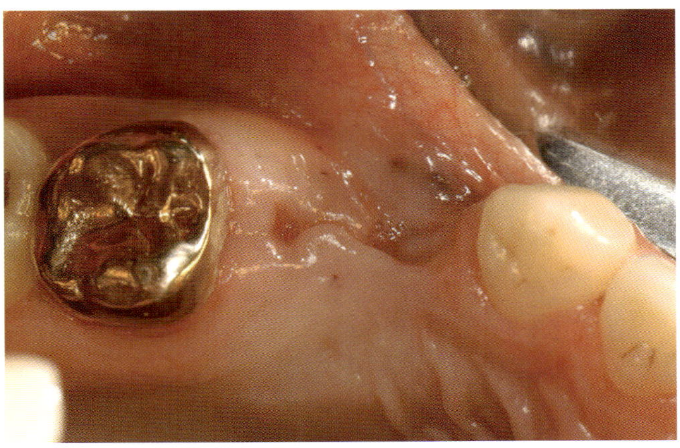

▶▶ **그림 10-60.** 30대 여자 환자의 #14,15 부위 발치 후 2개월이 경과한 사진이다. 협측의 광범위한 골흡수 보인다.

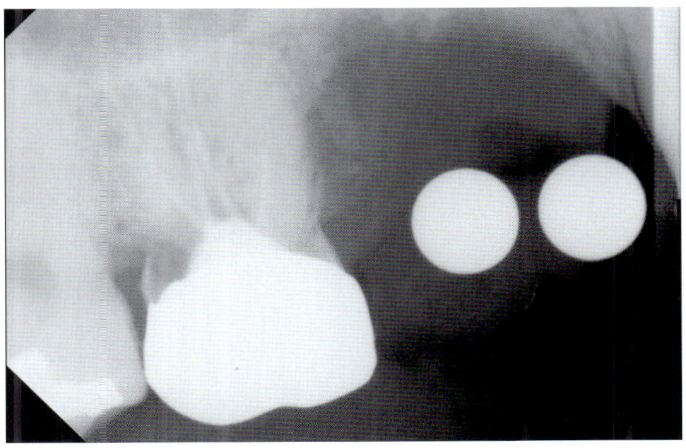

▶▶ **그림 10-61.** 상기 환자의 술 전 periapical x-ray 사진으로 수직적인 골흡수 양상을 볼 수 있다.

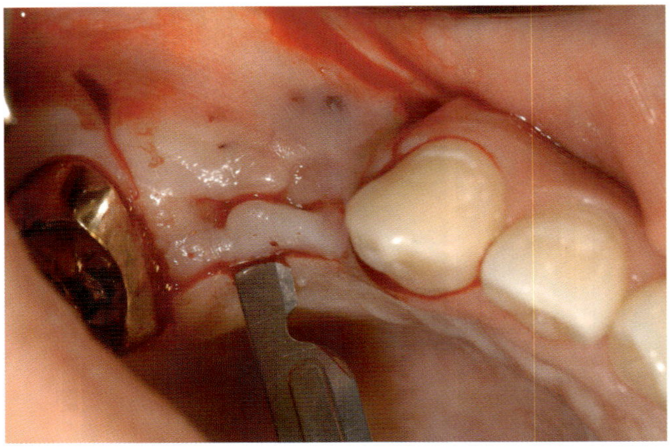

▶▶ **그림 10-62.** 상악 구치부와 같이 연조직이 두꺼운 경우 그림과 같이 blade를 약간 기울여서 beveled 절개를 주면 봉합 시 연조직의 접촉 면적을 넓힐 수 있어 광범위한 골이식 후 봉합 시 연조직이 조금 부족하더라도 봉합에 유리하다.

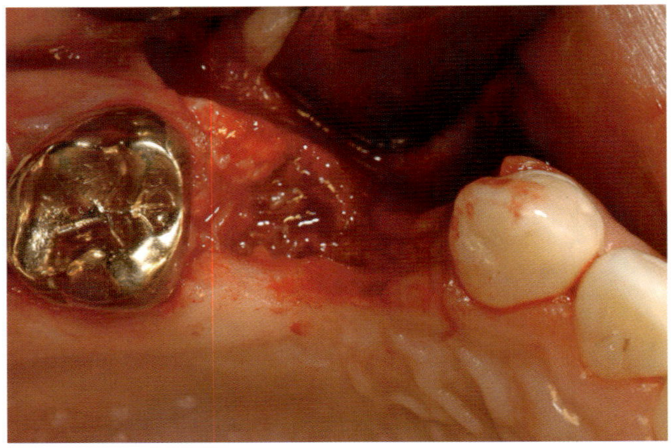

▶▶ **그림 10-63.** 수술을 위해 flap을 거상한 사진으로 발치 후 2달 경과 시 연조직의 치유는 일어났으나 발치와 골조직의 치유는 완전하지 않음을 알 수 있다.

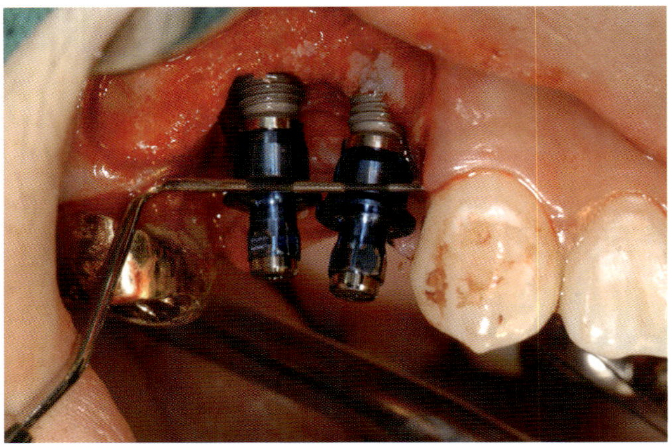

▶▶ **그림 10-64.** 임플란트 식립 후 사진이다. 수직골 결손을 확인할 수 있다.

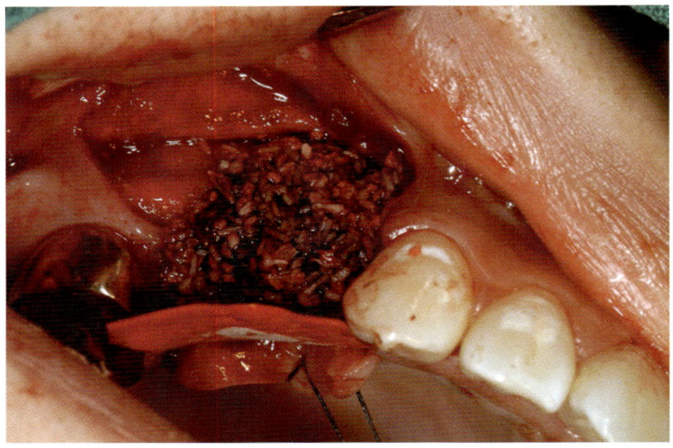

▶▶ **그림 10-65.** 전혈(whole blood)과 골이식재(동종골 +TCP)를 섞어서 이식하고 흡수성 차폐막으로 덮어줬다.

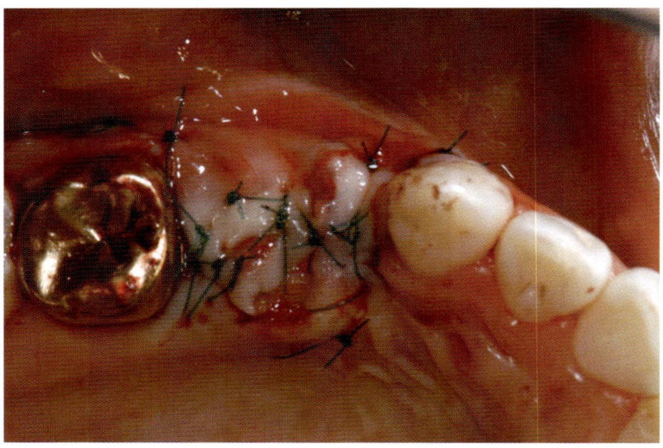

▶▶ **그림 10-66.** 위 그림과 같이 봉합하고 수술을 마무리하였다.

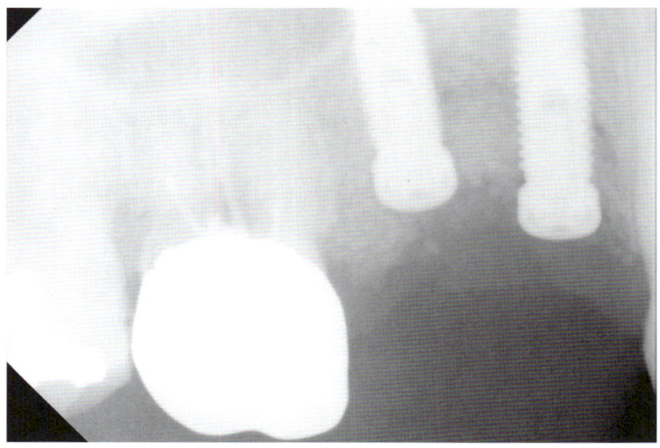

▶▶ **그림 10-67.** 수술 직후 periapical x-ray 사진으로 수직골 거상이 되어 있음을 알 수 있다.

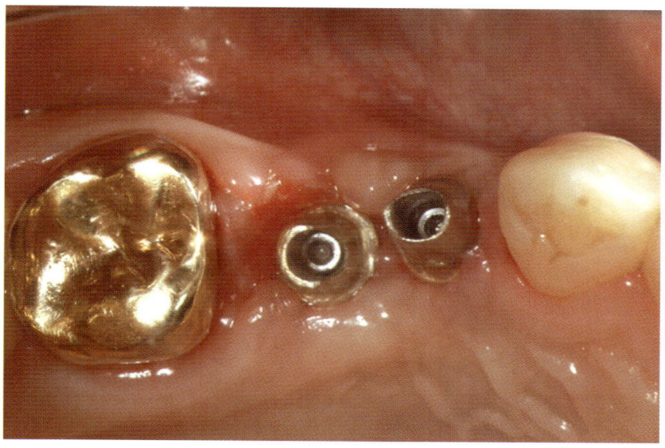

▶▶ **그림 10-68.** 술 후 8개월 경과 후(환자분 사정으로 내원이 늦어짐) 보철 완성 시의 교합면 사진으로 협측으로 치은이 확장되어 있음을 알 수 있다.

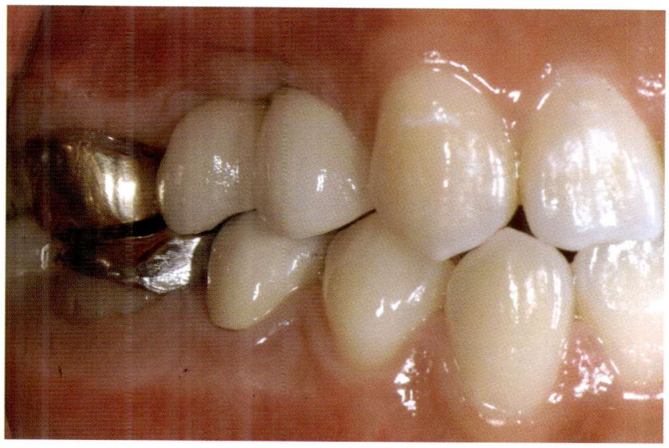

▶▶ **그림 10-69.** 보철 완성 시 협측 임상 사진으로 협측치은의 치유가 완전히 일어나지는 않았으나 염증 소견을 보이거나 치은의 퇴축 소견은 보이지 않는다.

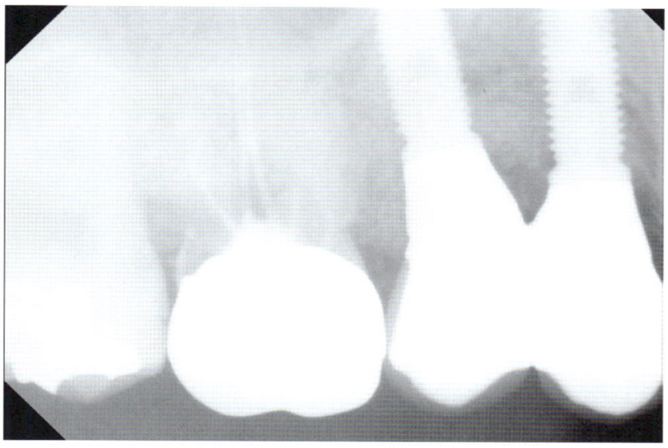

▶▶ **그림 10-70.** 보철 완성 시(술 후 약 8개월)의 periapical x-ray 사진이다. 수직 골이식 부위가 잘 유지되고 있음을 알 수 있다.

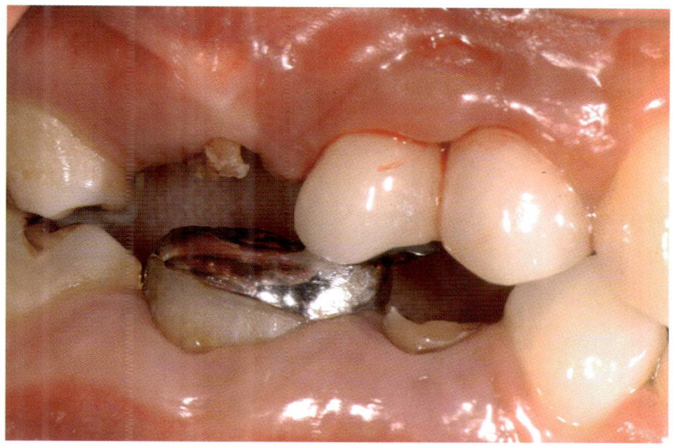

▶▶ **그림 10-71.** 술 후 7년 3개월이 경과한 임상 사진이다. 임플란트 주변으로 치은이 잘 유지되고 있음을 알 수 있다. (약간의 염증 소견이 보이는 듯 하다. 환자는 오랜 기간 내원하지 않다가 #16치아의 파절로 내원하였다.)

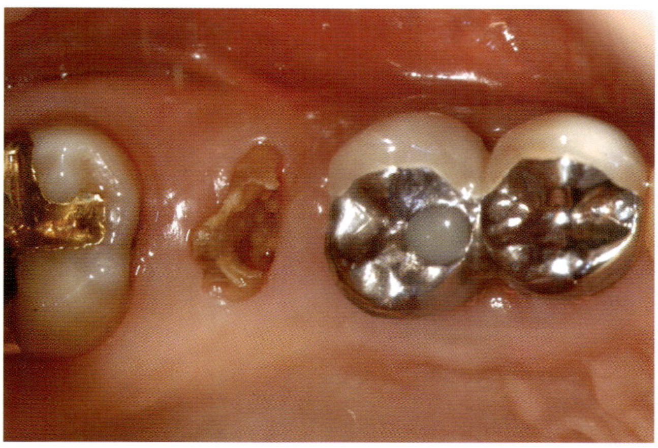

▶▶ **그림 10-72.** 상기 환자의 술 후 7년 3개월경 교합면 임상 사진이다.

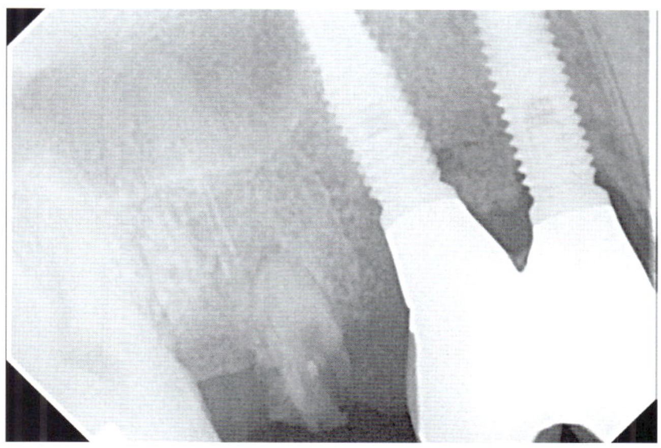

▶▶ **그림 10-73.** 상기 환자의 술 후 7년 3개월 경과 시 periapical x-ray 사진이다. 수직골 이식 부위가 흡수되지 않고 잘 유지되고 있음을 알 수 있다.

이와 같이 발치 후 2달 내외기간으로 즉시 지연 식립 및 GBR을 시행한 증례에서 임플란트 주변의 골이식 부위나 연조직 부위가 비교적 잘 유지 됨을 알 수 있다. (이 부분에 대한 해설은 임상 증례 6을 살펴본 후 같이 설명하도록 하겠다.)

임상 증례 6 광범위한 골흡수가 있는 경우의 발치 즉시 식립 증례

이번 증례에서는 협측및 구개측으로 광범위한 골흡수가 있는 경우에 발치 즉시 식립으로 임플란트를 식립한 증례이다.

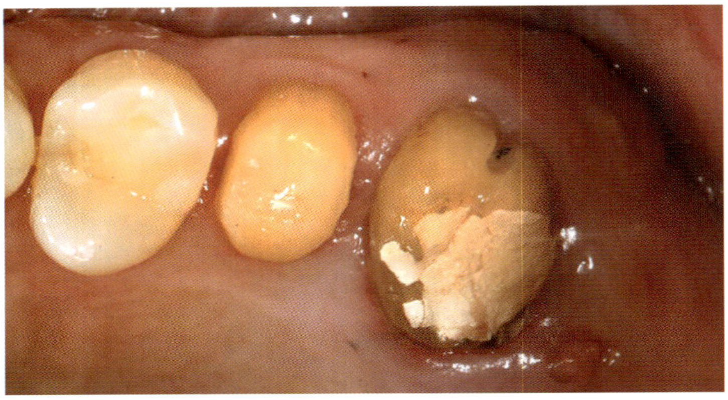

▶▶ 그림 10-74. 50대 여자 환자로 #26 부위의 통증 및 흔들림을 주소로 내원하여 #26의 발치 및 #26, 27 부위의 임플란트를 식립하기로 하였다.

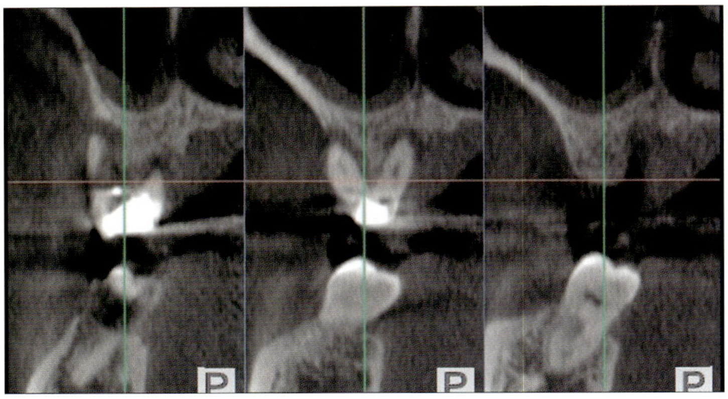

▶▶ 그림 10-75. 상기 환자의 술 전 CBCT 사진으로 협측과 구개측 골판의 광범위한 흡수가 관찰되나 septum 쪽은 골의 흡수가 많지 않음을 알 수 있다.

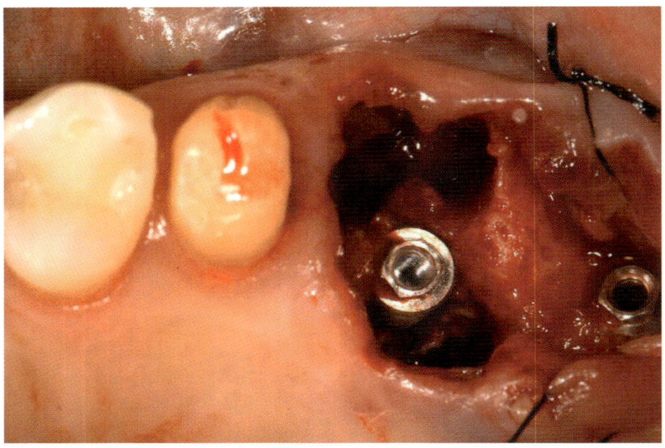

▶▶ 그림 10-76. #26 발치 후 #26, 27 부위 임플란트 식립 후 사진이다. #16 부위는 septum을 이용하여 최대한 협측 골판과 구개측 골판에서 HDD>HDW(15장 참조)가 될 수 있게 임플란트를 식립하였다.

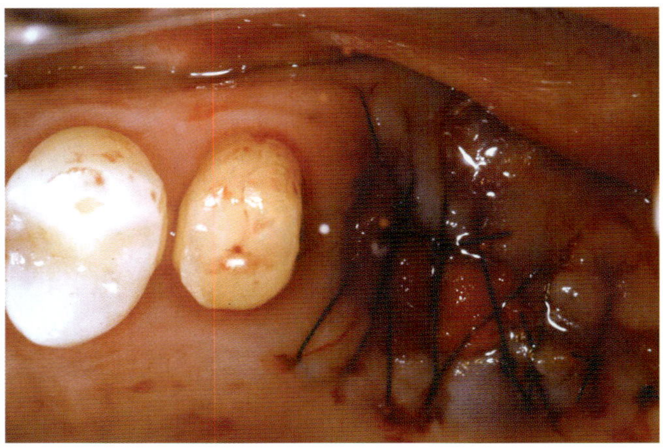

▶▶ 그림 10-77. #26 부위의 초기 고정이 약해서 cover screw만 연결 후 bio-col tech.을 이용하여 primary closure 없이 개방창 형태로 수술을 마무리하였다.

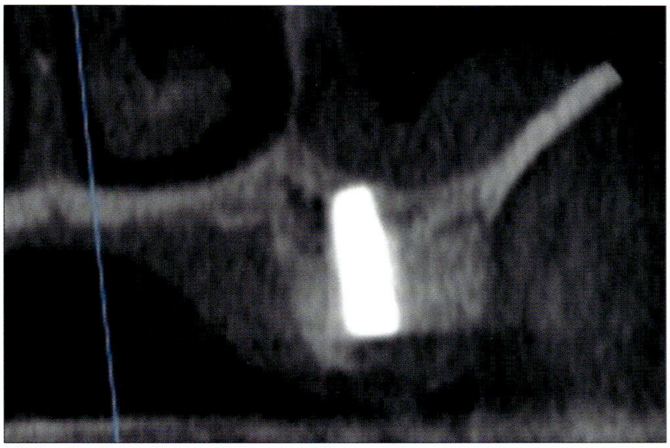

▶▶ **그림 10-78.** #26 수술 직후 CBCT 사진으로 협측과 구개측으로 광범위한 골이식을 확인할 수 있다.

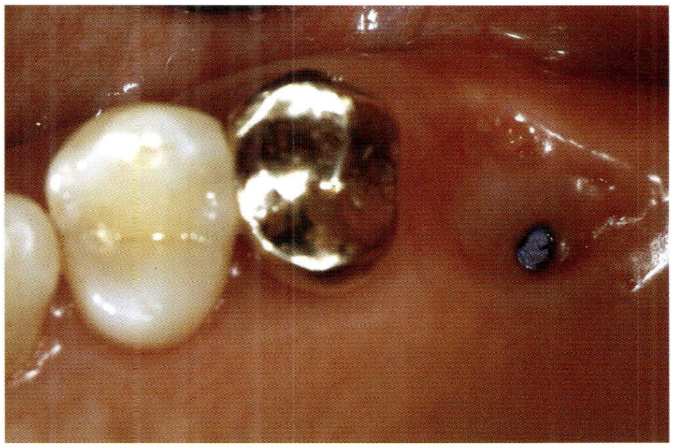

▶▶ **그림 10-79.** #26 부위 술 후 1개월 경과 시의 수술 부위의 치유 상태이다. Cover screw 약간의 노출이 있으나 염증 소견 없이 양호한 치유 상태를 브인다.

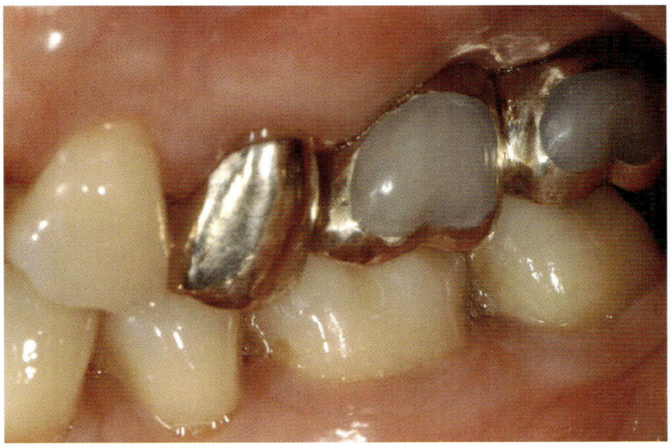

▶▶ **그림 10-80.** 술 후 4개월 후 보철 완성 시의 임상 사진이다. #26, 27 부위 치은의 치유는 양호하다.

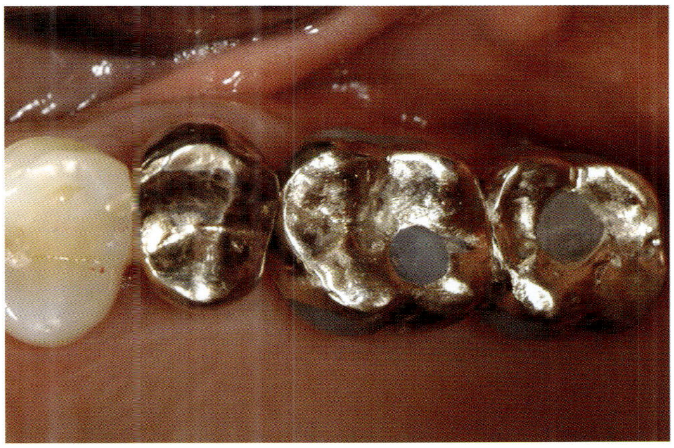

▶▶ **그림 10-81.** 상기 환자의 교합면 임상 사진이다. 초진 사진과 비교하여 협측골의 volume이 줄었으나 비교적 양호한 치유 상태를 보임을 알 수 있다.

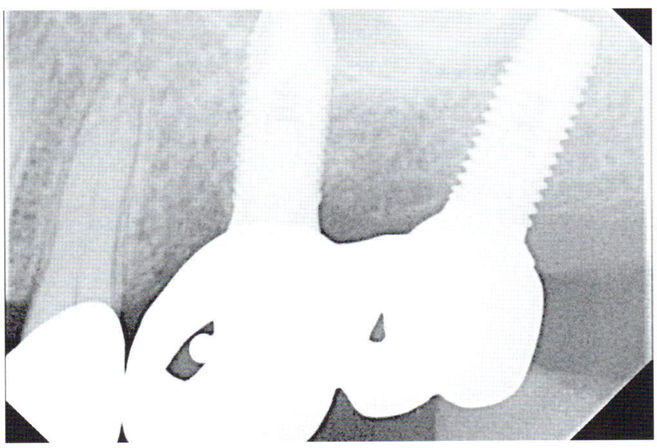

▶▶ **그림 10-82.**
보철 완성(술 후 약 4개월) 시 periapical x-ray로 임플란트 주변으로 양호한 골생성을 보이고 있다.

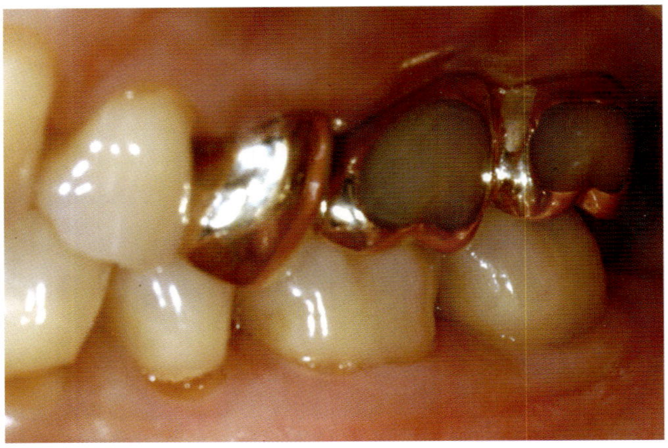

▶▶ **그림 10-83.** 술 후 7년 7개월경 임상 사진으로 임플란트 주변으로 양호한 치유 상태가 유지되고 있다.

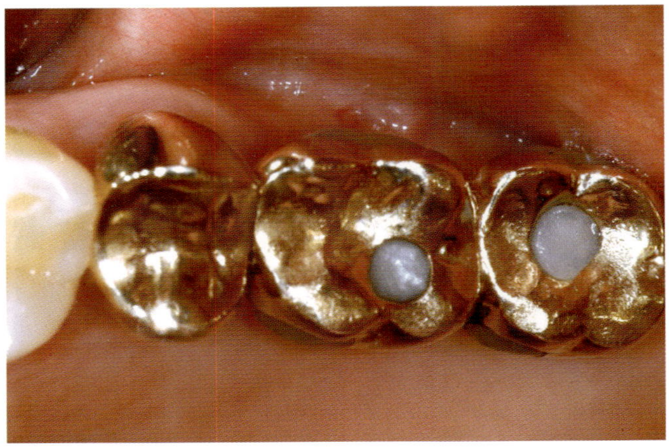

▶▶ **그림 10-84.** 상기 환자의 7년 7개월 경과 시 교합면 임상 사진으로 협측 골이 좀 더 흡수가 된듯하나 전반적인 치유 상태는 비교적 잘 유지되고 있다.

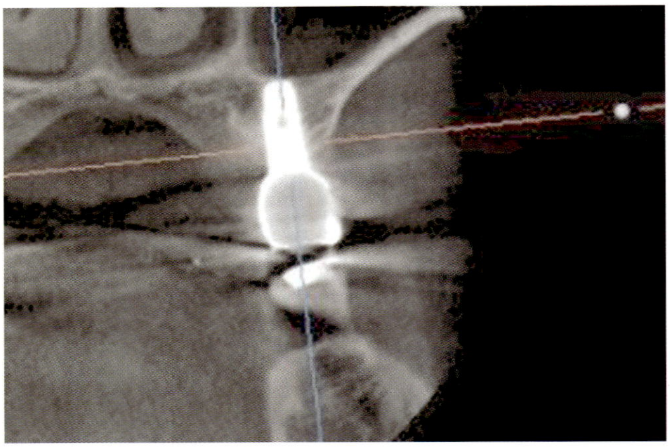

▶▶ **그림 10-85.** #26 임플란트의 술 후 5년 4개월경 CBCT 사진으로 임플란트 주변골이 안정적으로 잘 유지되고 있음을 알 수 있다.

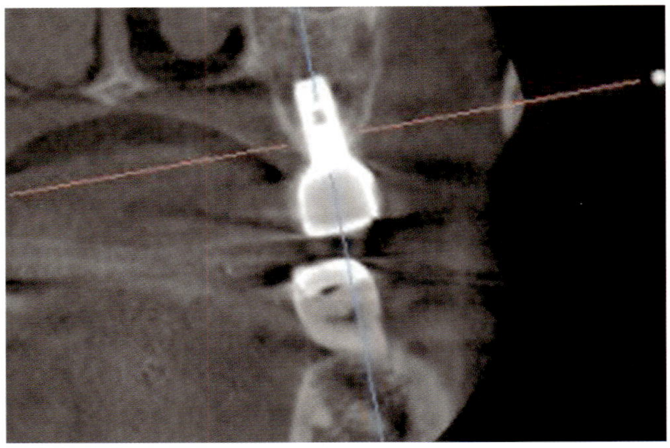

▶▶ **그림 10-86.** #27 임플란트의 술 후 5년 4개월경 CBCT 사진으로 #26과 마찬가지로 임플란트 주변골이 안정적으로 잘 유지되고 있음을 알 수 있다.

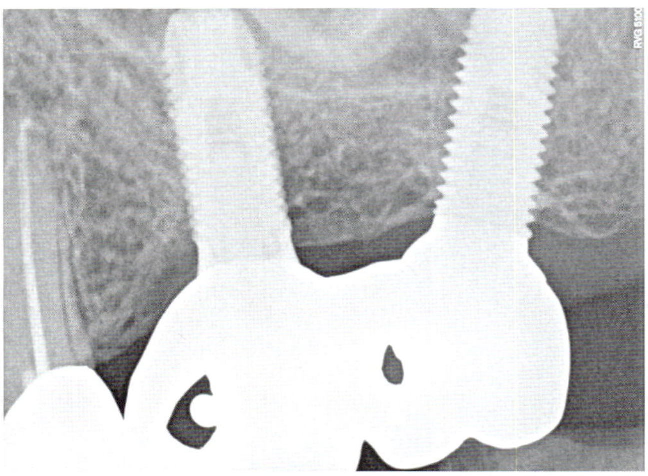

▶▶ **그림 10-87.**
#26, 27 부위 술 후 7년 7개월경 periapical x-ray 사진으로 임플란트 주변골이 잘 유지되고 있음을 알 수 있다.

이상으로 임상 증례 5, 6을 통해서 광범위한 발치와의 흡수가 있는 증례에서 즉시 지연 식립과 즉시 식립 증례를 비교해 보았다. 두 증례 모두에서 양호한 임상 결과를 얻었다. 그러나 필자의 의견은 이러한 광범위한 흡수가 있는 증례에서는 발치 후 2달 전후의 즉시 지연 식립을 선호하고 추천하고 싶다. 그 이유는 앞에서도 언급하였지만 발치 후 2달경이면 연조직 치유가 일어나서 충분한 연조직 강도를 가져 수술이 쉬워지고, 발치와의 healing capacity도 남아있어서 골이식의 치유도 잘 일어나기 때문이다. 또한 증례 6과 같이 광범위한 골흡수가 있는 증례에서 즉시 식립을 한다면 임플란트의 식립 위치, 깊이 등에 있어서 technique sensitive 할 수 있어 수술의 예지성이 떨어질 수 있다.

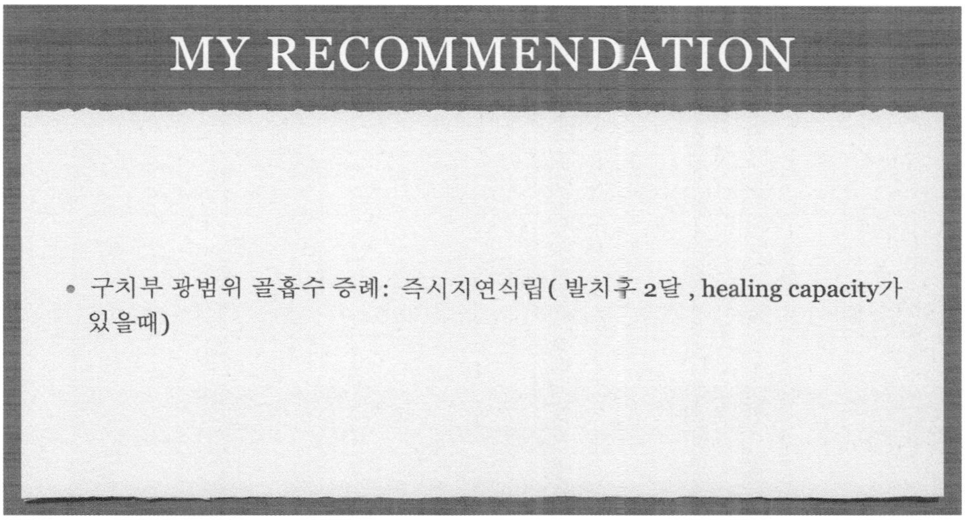

임상 증례 7 자연치의 위치이상 증례

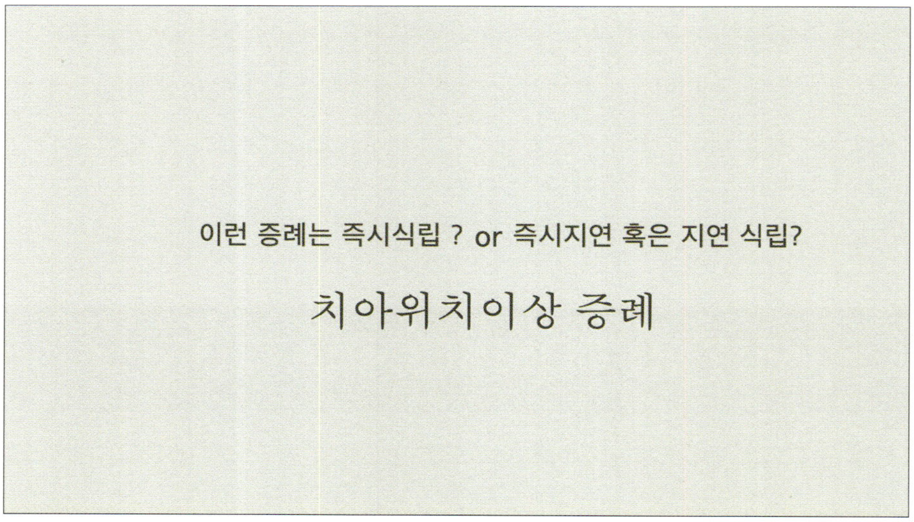

다음은 자연치의 위치이상이 있는 경우의 발치 즉시 식립 증례이다.

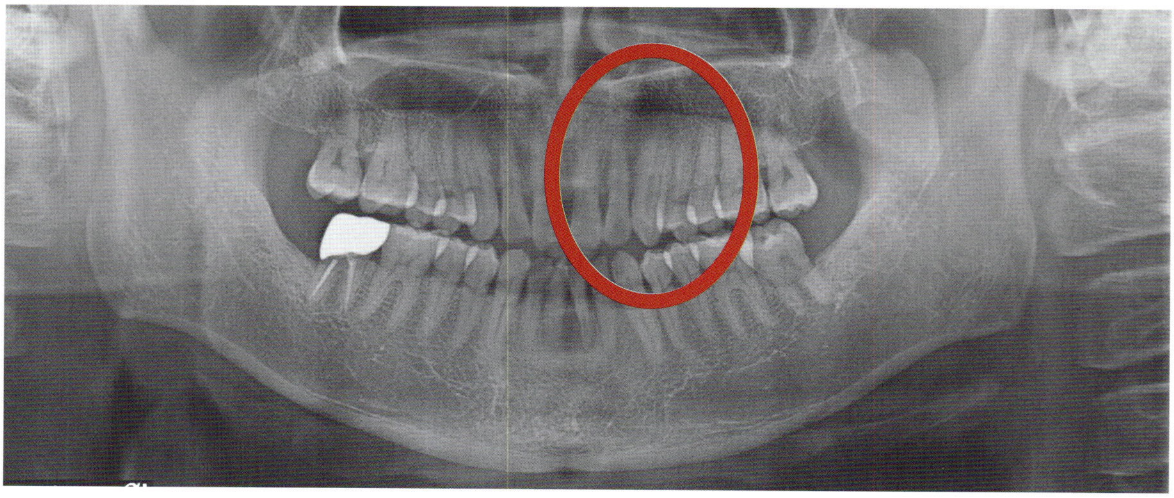

▶▶ **그림 10-88.** 50대 남자 환자로 #24 치아의 파절을 주소로 내원하여 발치를 결정하고 즉시 식립을 하기로 계획하였다.

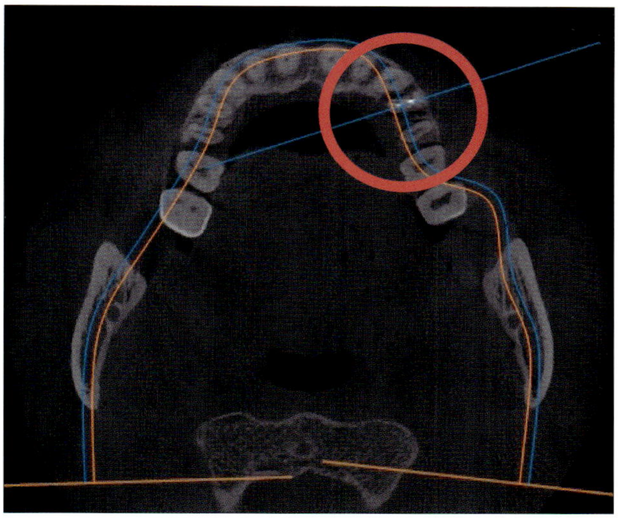

▶▶ 그림 10-89.
상기 환자의 술 전 CBCT 사진으로 #23, 24 치아의 치근이 서로 근접해 있음을 알 수 있다.
필자는 이 환자의 수술에서 사전에 이런 사실을 인지하지 못하고 수술에 들어가게 되었다.

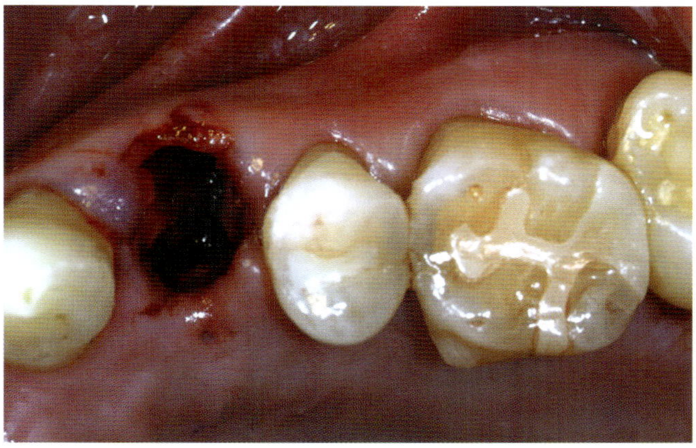

▶▶ 그림 10-90. #24 발치 후 사진으로 치관 부위에서는 정상적인 치아 간격으로 보였다.

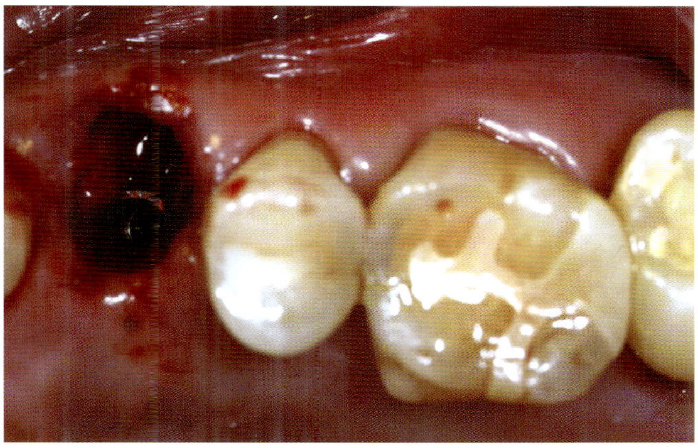

▶▶ 그림 10-91. 필자가 치근 부위의 근접을 인지하지 못하고 통법대로 치근의 구개측으로 임플란트를 식립하였다. 지금 생각해 보면 술 전에 #24 치근의 위치를 인지하고 #24 치근의 위치와 관계없이 드릴링 시 린데만 버등을 이용하여 좀 더 #25쪽으로 드릴링을 하여야 했다. 하지만 이것을 수술 중에 정확한 위치로 드릴링한다는 것은 그리 쉬운 일이 아니다. 이 경우에는 수술을 연기하여 발치와의 치유가 완전히 일어난 이후(술 후 약 4개월 내외) 수술을 하거나 스텐트를 이용한 가이드 수술이 더 적합하다고 생각된다.

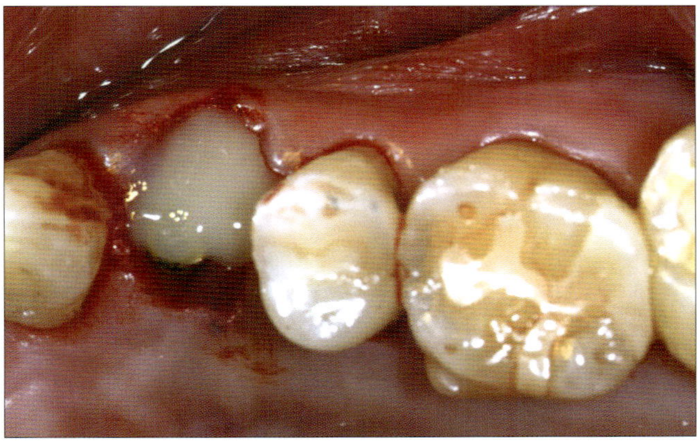

▶▶ 그림 10-92. 협측 공간 부위에 골이식 후 flowable resin을 덮고 수술을 마무리하였다.

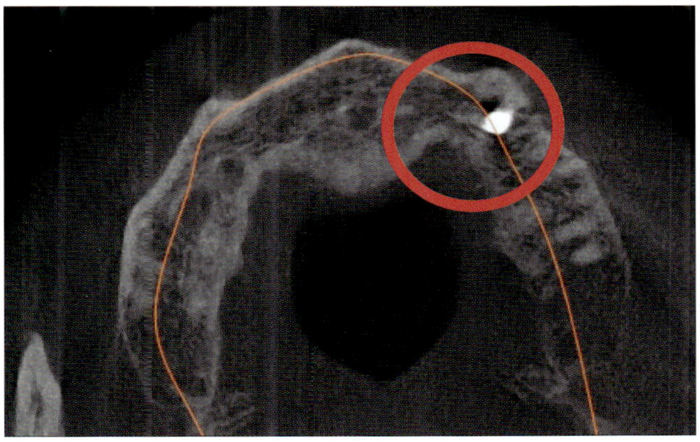

▶▶ 그림 10-93. 수술 직후 CBCT 사진상에서 #23 치근과 #24 임플란트가 매우 근접해 있음을 알 수 있다.

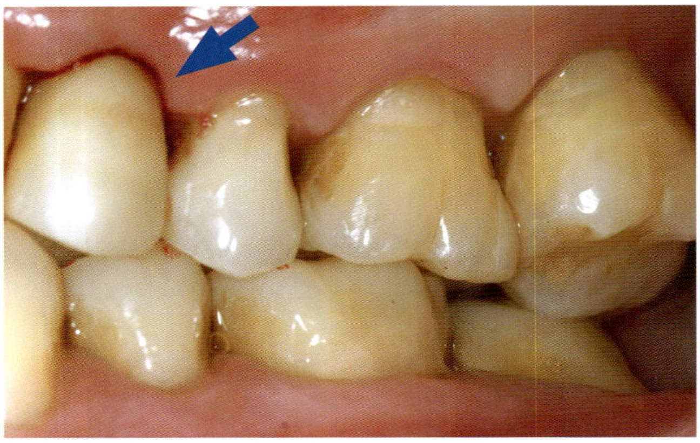

▶▶ 그림 10-94. 술 후 2개월경 보철치료를 완성하였다. 치관의 형태나 연조직의 치유 상태는 양호하다.

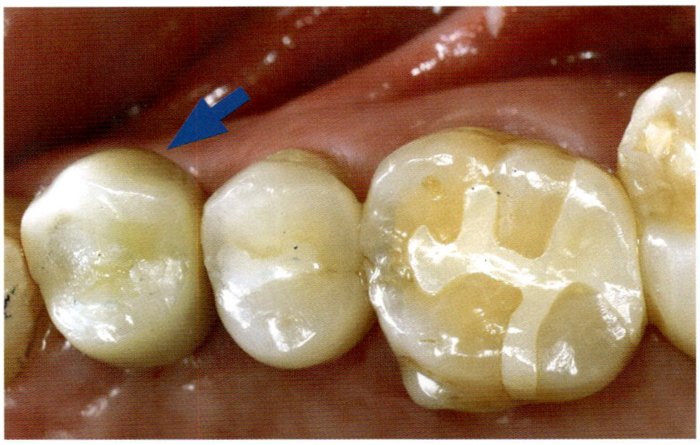

▶▶ 그림 10-95. 상기 환자의 교합면 사진이다.

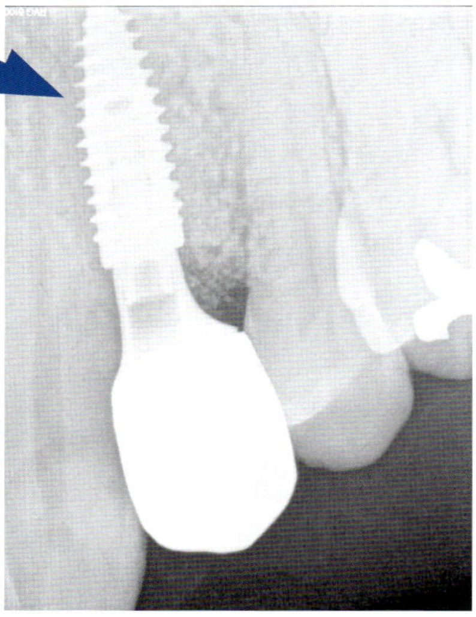

▶▶ 그림 10-96.
보철 완성 후 periapical x-ray 사진으로 #24 임플란트 fixture가 #23 치근에 근접해 있음을 알 수 있다.
이와 같이 발치되는 자연치의 위치가 정상적인 위치가 아니라면 발치 즉시 식립에서 상당한 주의를 요한다.
이러한 증례에 대해 요약하면 다음과 같다.

MY RECOMMENDATION

- 치아위치 이상 : 지연 식립 (발치후4달, 발치와 골형성이 완성된 이후)
- 특히 치관의 위치는 괜찮아도 치근의 위치가 이상한 경우에 특히 주의
- 단, 술자가 자연치 위치 이상을 인지 하고 린데만 버 등을 이용해서 드릴링 시 정확한 위치로 드릴링이 가능하다면 발즉도 가능 (수술중간에 x-ray찍어서 드릴링 위치를 확인할것)

임상 증례 8 치근단 염증이 있는 증례

이런 증례는 즉시식립 ? or 즉시ㅈ 연 혹은 지연 식립?

치근단 염증이 있는 증례

다음은 치근단 염증이 있는 치아에서의 발치 즉시 식립 증례이다.

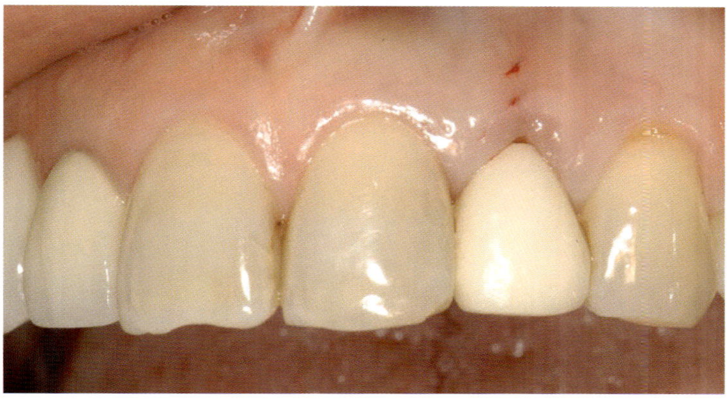

▶▶ 그림 10-97.
30대 여자 환자로 #22 치아의 불편을 주소로 내원하였다.

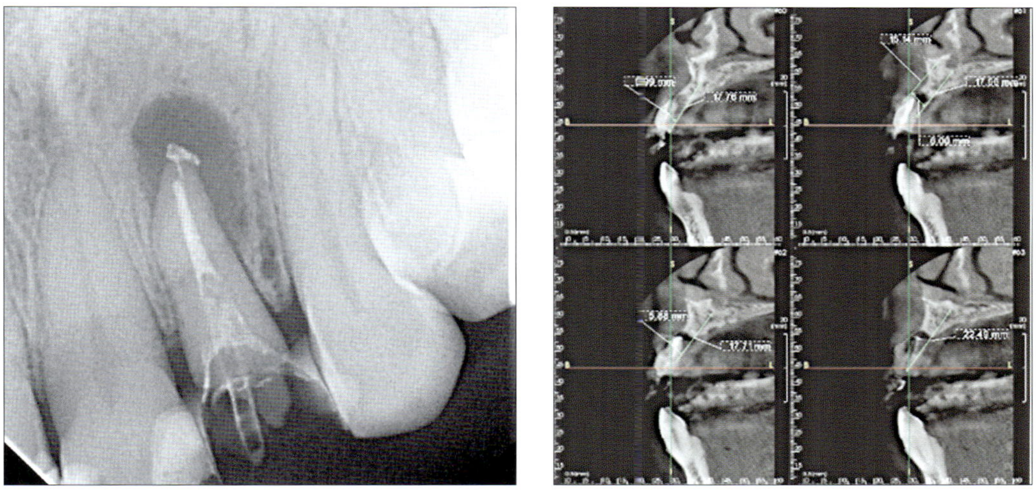

▶▶ 그림 10-98. 상기 환자의 periapical x-ray 및 CBCT 사진으로 치근단에 광범위한 치근단 염증을 관찰할 수 있고 치근 상방의 치조골폭도 좁은 것을 알 수 있다.

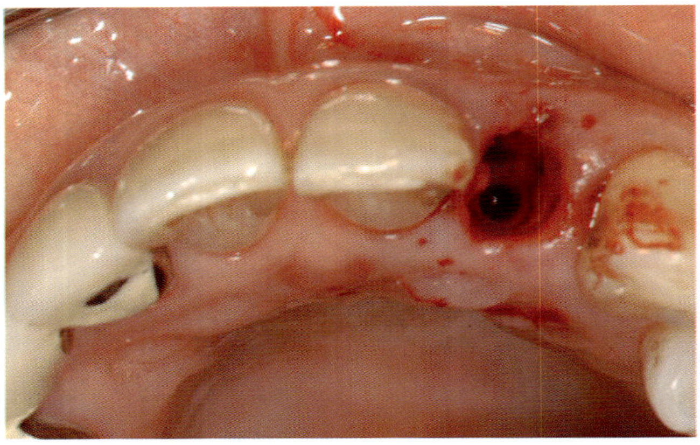

▶▶ **그림 10-99.** #22 치아를 발치하고 치근단 염증조직의 소파술 및 감염조절(20장 참조)을 시행하고 드릴링을 시행하였다. 이경우 초기 고정을 위해서 치근단 염증을 관통하여 임플란트 드릴링을 하는 것이 좋다.

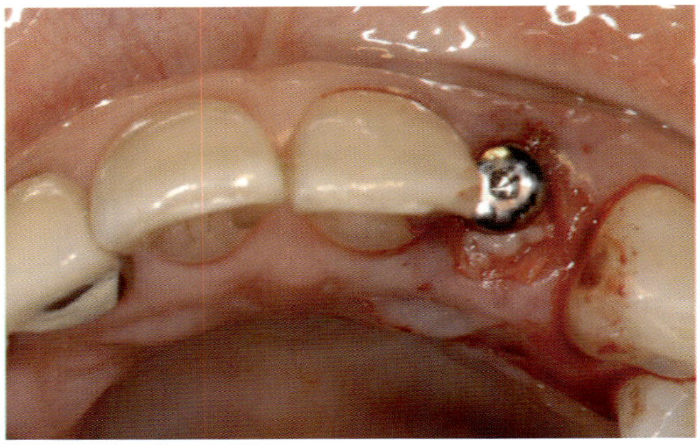

▶▶ **그림 10-100.** 임플란트를 식립하고 개방창으로 마무리하였다.

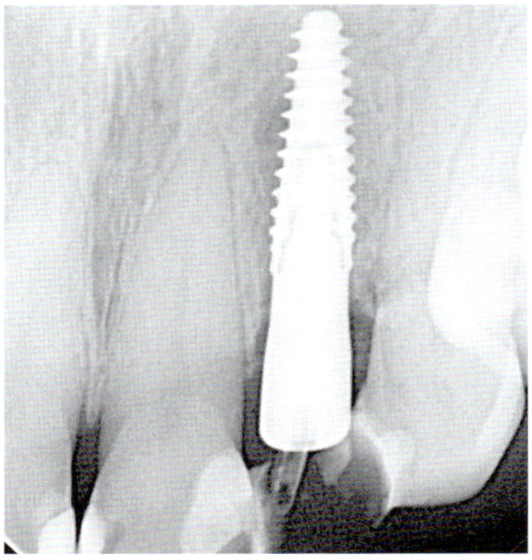

▶▶ **그림 10-101.** 임플란트 수술 직후 periapical x-ray 사진이다. 임플란트가 치근단 염증을 지나서 식립 되어있는 것을 확인할 수 있다.

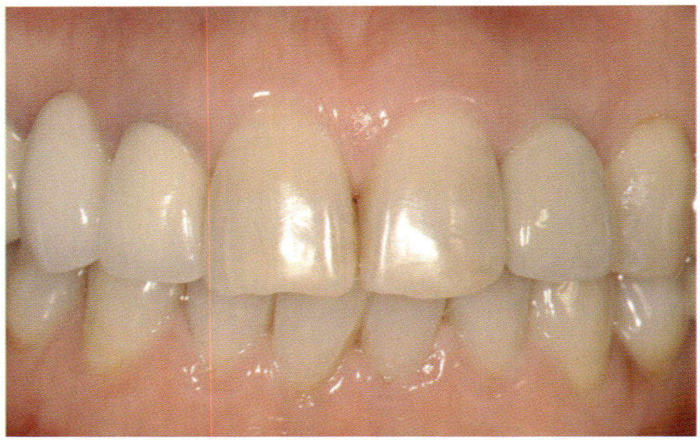

▶▶ **그림 10-102.** 술 후 2달경 보철 완성 시의 임상 사진이다. 임플란트 주변으로 염증은 관찰되지 않고 양호한 치은의 치유 상태를 알 수 있다.

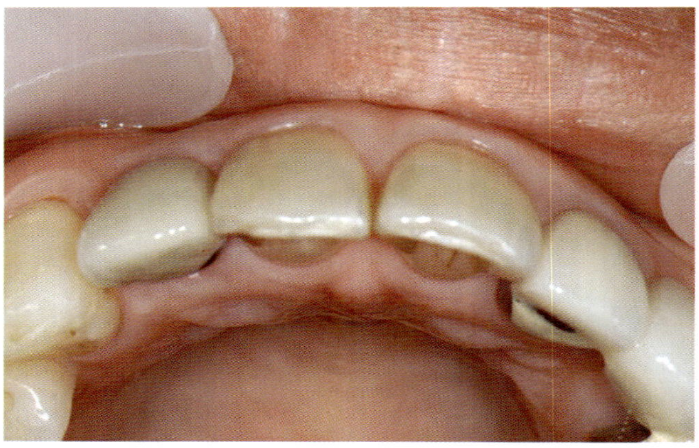

▶▶ **그림 10-103.** 보철 완성 시의 교합면 사진이다. 순측 치조제가 잘 유지되고 있음을 알 수 있다.

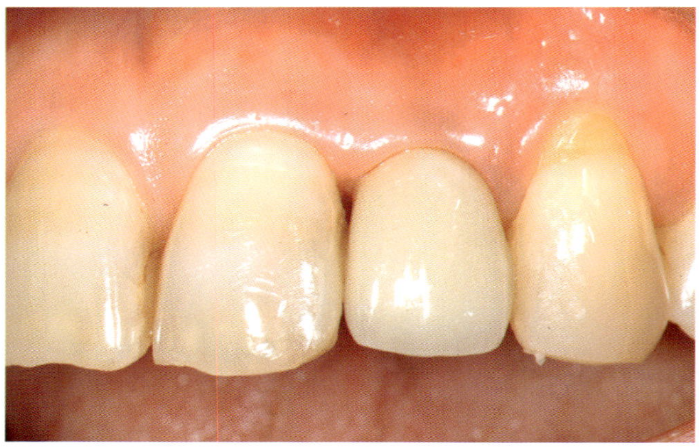

▶▶ **그림 10-104.** 술 후 2년 경과 시 임상 사진이다. #22 근심쪽 치간유두가 약간의 퇴축을 보이고 있는 것을 제외하고는 임플란트 주변의 염증 소견을 보이진 않는다.

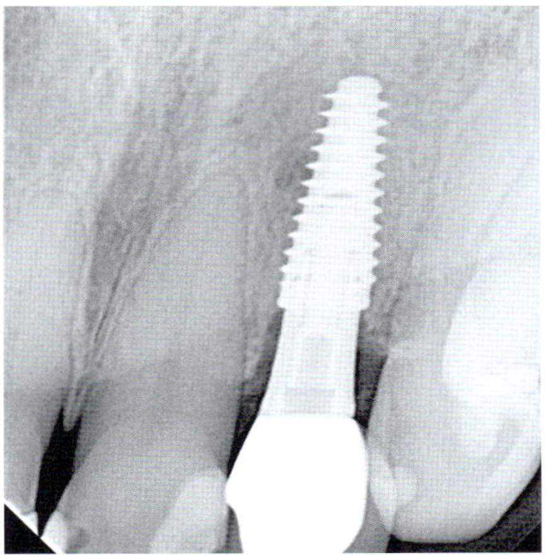

▶▶ 그림 10-105.
상기 환자의 술 후 3년 경과 시 periapical x-ray 사진으로 임플란트 주변골이 잘 유지되고 있고 술 전 치근단 염증이 있던 부위도 치유가 잘 되었음을 알 수 있다.

이 증례를 통해 치근단 염증이 있는 경우 발치 즉시 식립이 가능하고 장기적으로 좋은 예후를 보임을 알 수 있다.

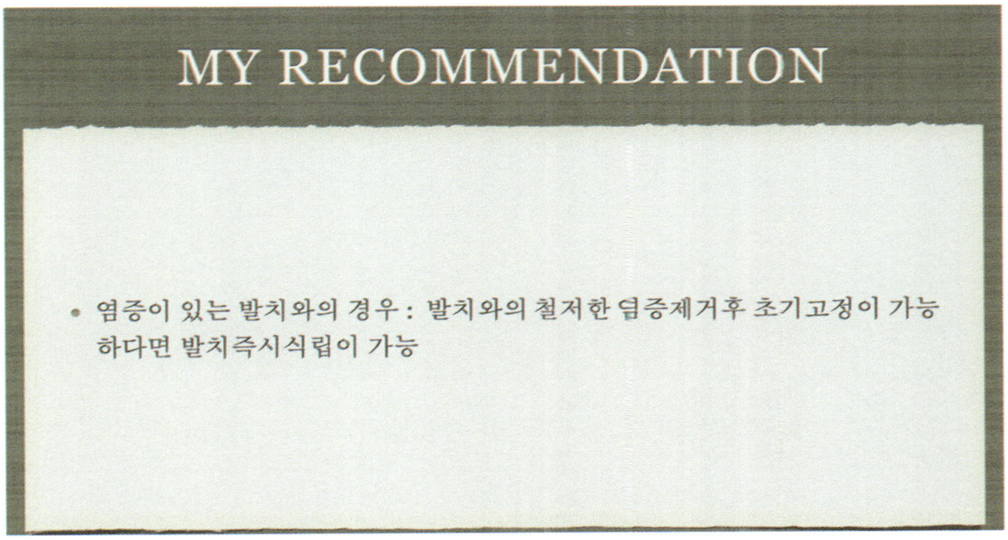

이번 장에서는 발치 즉시 식립과 지연 식립의 장단점을 알아보고 각 증례에 따라 발치 즉시 식립으로 수술을 하는 것이 좋은지 지연 식립으로 수술하는 것이 좋은지에 대해 알아보았다.

이번 장에서 나온 증례들을 참조하여 각자에게 맞은 수술 방법을 선택하셔서 예지성 높은 임플란트 수술이 되길 바라는 마음이다.

관련 동영상으로 더 깊게 이해하기

발치 즉시 식립 VS 지연식립 PART 1

발치 즉시 식립 vs 지연식립 PART 2

Part
II

술 전 진단 및 수술계획

제11장 | 발치와의 분류와 진단적 고려 사항

제12장 | CBCT를 이용한 술 전 식립 깊이의 결정

제13장 | 발치 즉시 식립 시술이 가능한 협측골 열개의 한계치

Chapter 11

발치와의 분류와 진단적 고려 사항

이번 장에서는 발치 후 발치와 측벽의 흡수 정도에 따른 분류에 대해서 알아보고 이에 따른 발치 즉시 식립의 프로토콜에 더해서 알아보려고 한다.

이것은 술자가 수술 전 x-ray나 CBCT를 통해 발치와의 상태를 확인하고 미리 수술계획을 세우는 데 있어서 중요한 판단기준이 된다.

어떤 경우에 발치 즉시 식립을 하고 어떤 경우에 수술을 연기하는 것이 좋을 것인가 그리고 발치 즉시 식립을 하는 경우 어떤 경으에 flap을 거상하고 어떤 경우에 flapless로 수술을 해야 할 것이며 어떤 경우에 simple 골이식만 시행하고 어떤 경우에 GBR을 해야 하는지에 관한 논의를 해보고자 한다.

발치와에 대해서는 발치와의 흡수 정도, 감염 정도, 혹은 연조직의 위치 등에 따라 많은 분류 방법이 존재한다. (kim[1], Juodzbalys[2], Steigmann[3])

이 중에서 발치 즉시 식립과 관련하여 발치와를 분류하는데 있어서는 앞서 기술한 모든 요소를 다 고려 한다면 너무 복잡한 분류가 되어 실제 임상에서 적용하기에는 어려운 점이 많을 것 같다. 이에 필자는 발치 즉시 식립에 있어서는 협측 골판의 흡수 정도가 수술의 난이도, 수술 시기를 결정하는데 매우 중요한 요소라고 생각되어 이를 중심으로 발치와의 분류를 해 보고자 한다.

먼저 다음 논문을 살펴보자

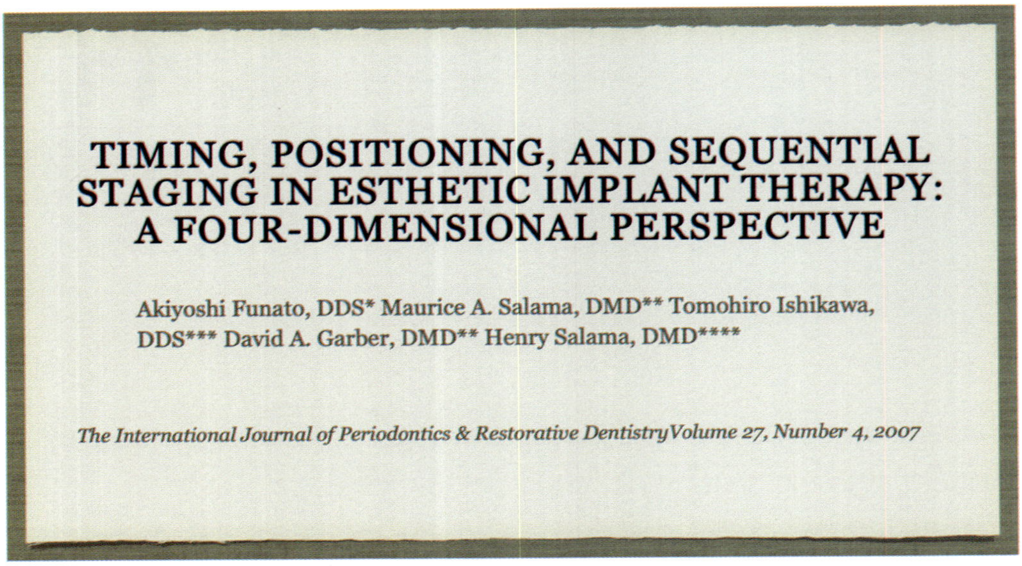
TIMING, POSITIONING, AND SEQUENTIAL STAGING IN ESTHETIC IMPLANT THERAPY: A FOUR-DIMENSIONAL PERSPECTIVE

Akiyoshi Funato, DDS* Maurice A. Salama, DMD** Tomohiro Ishikawa, DDS*** David A. Garber, DMD** Henry Salama, DMD****

The International Journal of Periodontics & Restorative DentistryVolume 27, Number 4, 2007

▶▶ 그림 11-1.
Funato[4] 등이 2007년에 발표한 논문으로 상악 전치부에서 발치와의 순측 골판의 두께와 연조직의 biotype에 따른 발치와의 분류에 대하여 기술하였다.

1) Jung-Ju Kim,[†] Heithem Ben Amara,[†] Inna Chung, Ki-Tae Koo Compromised extraction sockets:a new classification and prevalence involving both soft and hard tissue loss J Periodontal Implant Sci. 2021 Apr;51(2):100-113
2) Gintaras Juodzbalys[1], Arturas Stumbras[1], Samir Goyushov[2], Onurcem Duruel[3], Tolga Fikret T*z+m[4] Morphological Classification of Extraction Sockets and Clinical Decision Tree for Socket Preservation/Augmentation after Tooth Extraction: a Systematic Review J Oral Maxillofac Res 2019(Jul-Sep) | vol. 10 | No 3 | e3 | p.2
3) Larissa Steigmann[1], Riccardo Di Gianfilippo[1], Marius Steigmann[2] and Hom-Lay Wang[1,*] Classification Based on Extraction Socket Buccal Bone Morphology and Related Treatment Decision Tree : Materials 2022, 15, 733
4) Akiyoshi Funato, DDS* Maurice A. Salama, DMD** Tomohiro Ishikawa, DDS*** David A. Garber, DMD** Henry Salama, DMD**** Timing, Positioning, and Sequential Staging in Esthetic Implant Therapy: A Four-Dimensional Perspective. The International Journal of Periodontics & Restorative DentistryVolume 27, Number 4, 2007

이 논문은 다음과 같이 발치와를 분류하고 있다.

Table 1 Classification of immediate implant placement

Class	Buccal bone	Viable implant placement technique	Expected results of immediate implant placement	Indication for immediate implant placement
Class 1	Intact with thick gingival biotype	Immediate without flap reflection	Optimal	Yes
Class 2	Intact with thin gingival biotype	Immediate with CTG or staged CTG	Good	Yes
Class 3	Deficient but implant placement possible in remaining alveolar housing of extraction socket	Simultaneous immediate with GBR and CTG or followed by staged CTG	Acceptable	Limited
Class 4	Deficient and implant may deviate from alveolar housing	Delayed	Unacceptable	No

CTG = connective tissue graft.

▶▶ 그림 11-2.

Class 1: The buccal bone is intact, with a thick gingival biotype. "Incisionless" implant placement without flap reflection is viable

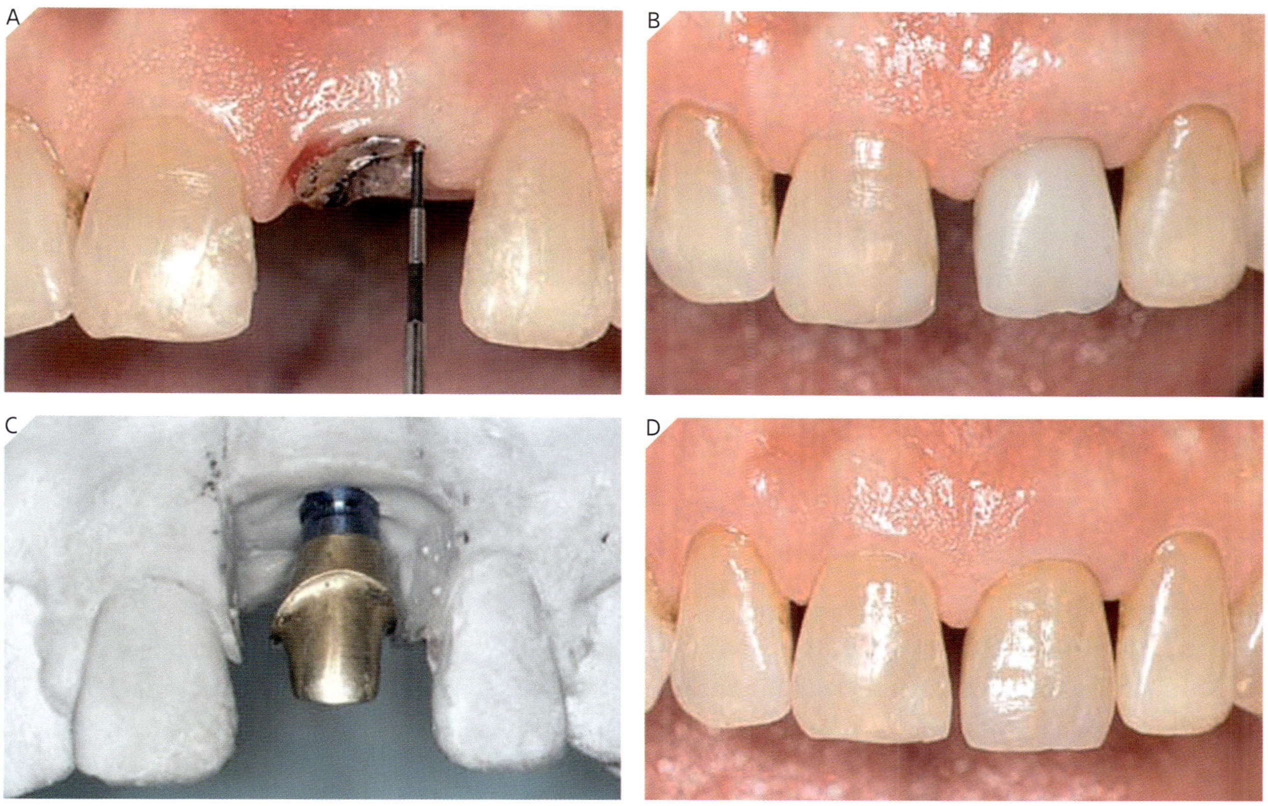

A. This case is categorized as class 1. Following orthodontic extrusion, the maxillary left central incisor was extracted. The existing buccal bone was confirmed by bone sounding with a periodontal probe. A thick biotype was diagnosed.

B. An implant was placed "incisionless" without flap reflection, and a provisional restoration was placed immediately.

C. Facial view of the definitive implant analog and definitive abutment. An abutment access hole cannot be seen, confirming that the extended long axis of the implant would not be labial to the incisal edge of the restoration.

D. Facial view of the definitive restoration.

Class 2:

The buccal bone is intact with a thin, more scalloped gingival biotype.

Incisionless implant placement is viable, but in combi-nation with a connective tissue graft or a subsequent secondary connective tissue graft(staged)

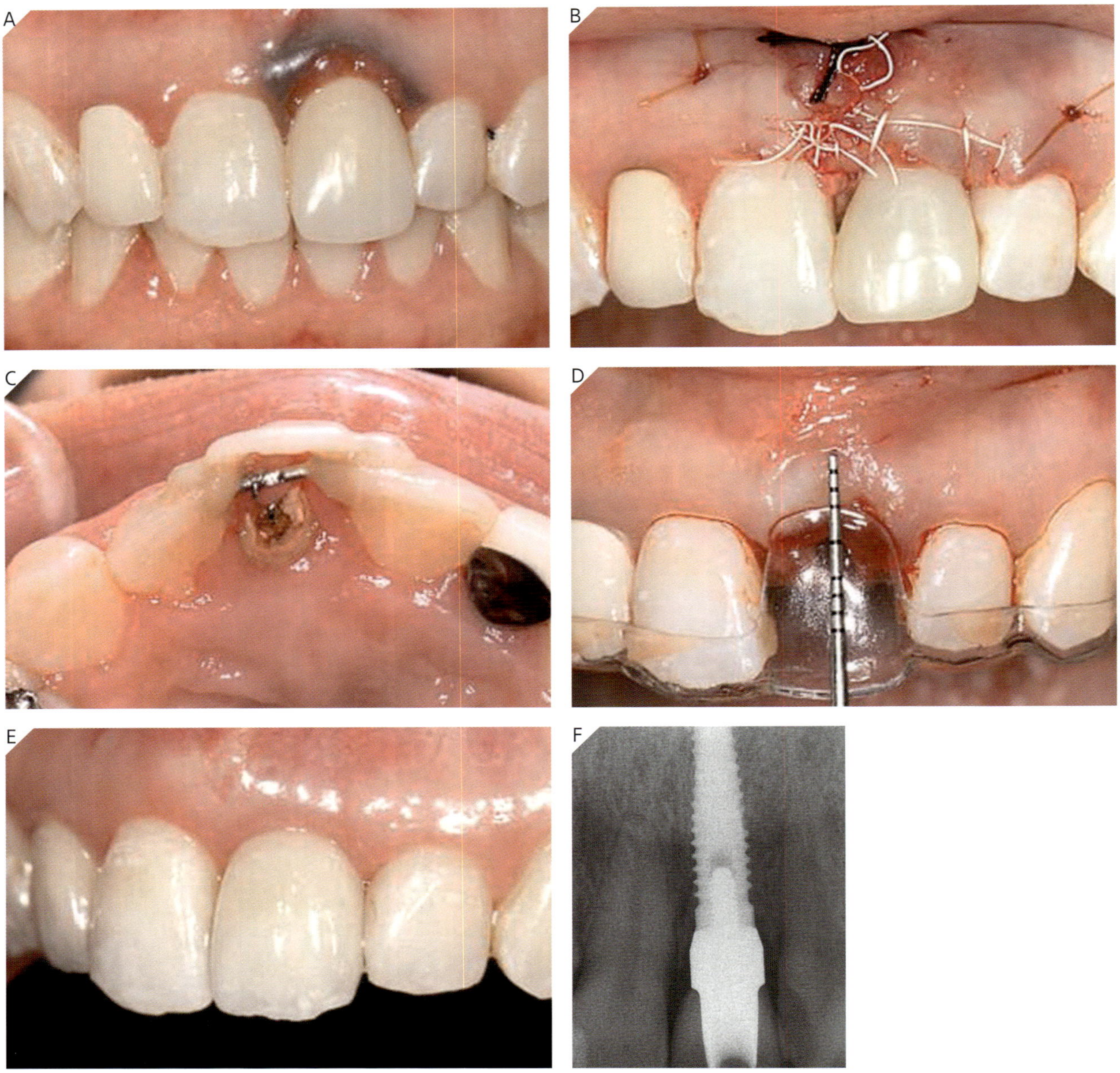

A. This case is categorized as class 2. At the initial examination, an amalgam tattoo and root fracture were evident at the maxillary left central incisor.

B. The amalgam tattoo tissue was surgically excised, and a subepithelial connective tissue graft was placed.

C. Orthodontic eruption of the tooth intended for extraction was performed; following confirmation of the resulting bone level, both interproximally and labially, the tooth was extracted with the aid of a periotome.

D. Surgical guide in position prior to implant placement. The implant was placed, and an immediate provisional restoration, employed for both immediate esthetics and to provide optimal support for the soft tissues, was placed.

E. Facial view of the definitive restoration on the maxillary left central incisor. A diminished or concave labial contour and positive interproximal support maintain the form of the free gingival margin and the height of the papillae.

F. Postoperative radiograph at 1 year.

Class 3:

The buccal bone is lost, but the implant can still be placed immediately within the remaining alveolar housing of the extraction socket, with the necessary osseous support provided through regeneration using a membrane with GBR and incorporating a simultaneous connective tissue graft.

Class 4:

The buccal bone is severely compromised, and implant place- ment within the remaining palatal bone results in a significantly off- axis implant position

In these cases, following extraction, implant place-ment should be delayed.

이 분류는 상악 전치부에서 발치와를 순측 골판의 두께와 열개 유무에 따라 4가지로 구분하고

Class 1은 순측 골판이 intact 하고 두꺼운 경우로 flapless 발치 즉시 식립을 하는 경우이다.

Class 2는 순측 골판이 intact 하나 얇은 경우로 flapless 수술 및 연조직 이식술을 하는 경우이다.

Class 3은 순측 골판의 흡수가 있으나 임플란트를 식립하고 GBR 및 연조직 이식술을 시행하는 경우이다.

Class 4는 순측 골판의 흡수가 심하여 지연 식립을 하는 경우이다.

이상의 분류법은 발치와의 골흡수 상태나 연조직의 biotype에 의한 분류이다. 물론 이러한 분류가 일반적으로 많이 사용되나 이것은 발치 즉시 식립 수술의 관점에서는 그리 유용하지 않다고 생각된다. 왜냐하면 성숙골과는 달리 즉시 식립에서는 임플란트의 수평 수직 식립 위치에 따라 수술 후 순/협측 골판의 상태가 다르게 보여질 수 있기 때문이다.

예를 들어 발치와 협측골의 열개가 상방 3mm 정도까지 있는 thick biotype 발치와의 경우 임플란트의 식립 깊이에 따라 funato의 분류상 class 3(열개 증례)가 될 수도 있고 class 1이 될 수도 있다. 즉 임플란트를 3mm 이상 깊이 식립하면 class 1이 될 수도 있고 이보다 얕게 식립한다면 class 3가 될 수 있다.

이와 같이 발치 즉시 식립 증례에서 발치와 자체의 진단적 분류는 발치와의 상태를 파악하는 데는 도움을 줄 수 있으나 발치 즉시 식립 수술의 관점에서는 임상적인 도움이 되지 않는 경우도 있을 수 있다.

이에 필자는 발치 즉시 식립 시 발치와의 분류를 임플란트 식립의 관점에서 분류하는 것이 더 임상적으로 타당하고 도움이 될 것이라 생각한다.

이러한 관점에서 필자는 발치 즉시 식립 시 다음과 같은 분류가 좀 더 실제적일 것이라 생각한다. 필자가 사용하는 분류법은 임플란트를 식립한 후의 발치와의 형태에 따른 분류이다. 이것이 근본적인 차이이다.

즉 열개가 크더라도 식립 후 bone contiaing defect가 가능하다면 simple bone graft 만 할 수 있다는 것이다.

01. 발치 즉시 식립 임플란트의 식립 프로토콜

필자가 생각하는 발치 즉시 식립을 위한 발치와의 분류는 아래 표와 같고 이 분류는 앞에서 말씀드린 funato와 sclar의 이론을 바탕으로 재구성하였다.

발치즉시식립 임플란트의식립 프로토콜
(FUNATO 와 SCLAR 의 이론을 바탕으로 재구성)

- **class 1 - flapless surgery + (bone graft)**
  4벽성 골결손, 협측 열개가 좁은 경우 (인접 **interproximal bone**의 높이가 유지되는 경우)
- **class 2 - flap surgery + simple bone graft**
  발치와에 골결손이 있으나 임플란트 식립후 주변골의 self containing defect 형태를 얻을수 있는 경우 혹은 발치와의 ridge splitting 을 통해 인위적인 self containing defect를 만들수 있는 경우
- **class 3 - flap surgery + non submerged GBR**
  발치와 골결손이 있고 임플란트 식립시 주변골의 self containing defect 를 얻을수 없는 경우
- **class 4 - alveolar ridge preservation or delayed implantation**
  광범위한 골 결손 및 초기 고정을 얻을수 없는 경우
- **class 5 -** 심미성이 요구되는 부위의 연조직 이식을 동반한 수술 (치은높이, biotype, 인접치치간골높이를 고려)

필자가 사용하는 임플란트 식립 프로토콜이다. 각각에 분류에 대해 증례를 통해 살펴보도록 하자

【 Class 1 】

4벽성 골결손이나 협측열개가 좁은 경우 그리고 인접 치간골의 높이가 양쪽으로 유지되는 경우에 flapless 수술과 술 후 gap distance에 대한 골이식을 시행하는 경우이다.

협측 열개가 어느 정도 일때 flapless 수술이 가능한지는 13장에서 알아보도록 하겠다.

임상 증례 1 Class 1

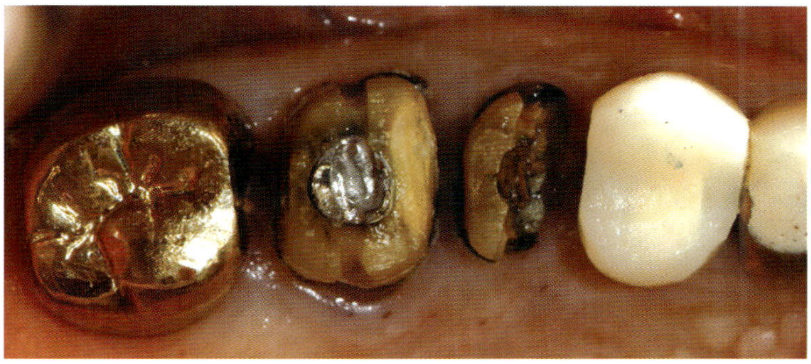

▶▶ 그림 11-3.
60대 남자 환자분으로 #15, 16 치아의 근관치료 및 포스트 치료 후 지속적인 통증을 호소하여 발치를 결정하였다.

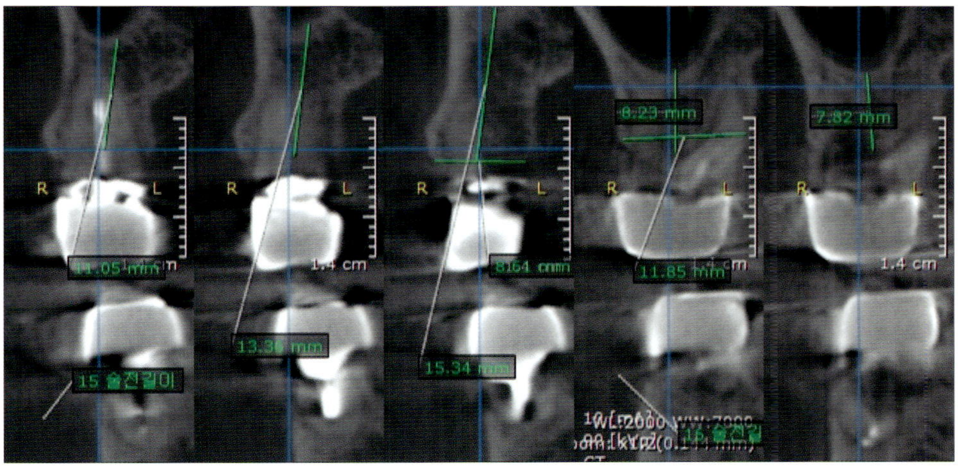

▶▶ 그림 11-4.
환자의 술 전 CBCT 사진이다.

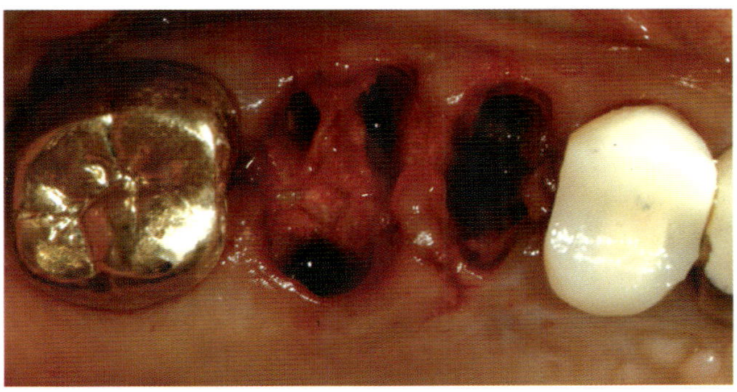

▶▶ 그림 11-5. 발치 후 사진이다. #15의 경우 협측 골판은 intact했으며 #16의 경우 협측 골판이 intact하고 흡수가 거의 없고 충분한 양의 septum이 존재하고 있다.

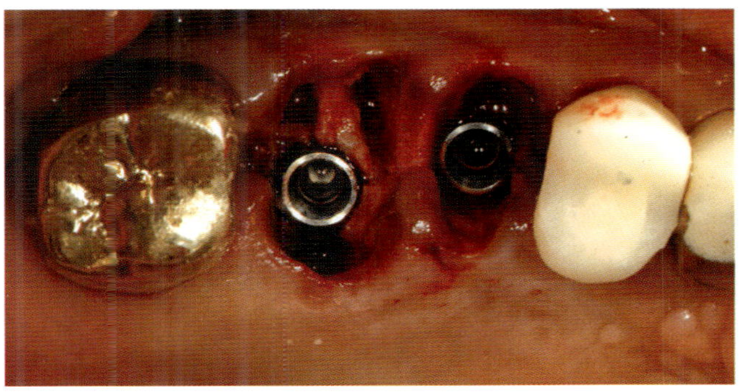

▶▶ 그림 11-6. 임플란트 식립 후 사진이다. #15의 경우 발치와 하방골과 측벽게서 고정을 얻었으며 #16의 경우 septum을 이용하여 비교적 수월하게 임플란트를 식립하였고 모두에서 2mm 이상의 충분한 정도의 협측 골판과 임플란트 사이의 gap distance를 확보하였다.

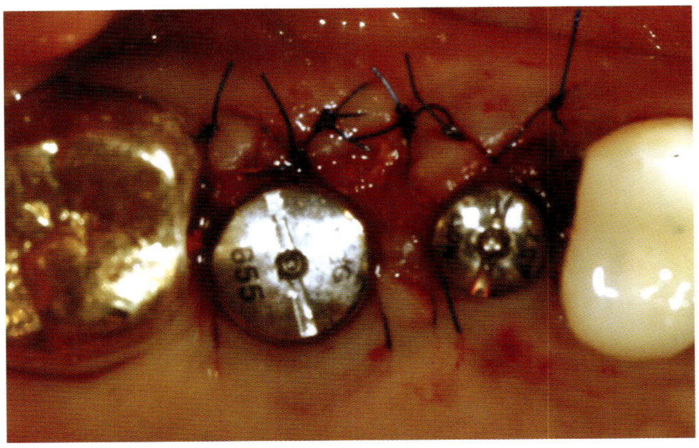

▶▶ 그림 11-7.
gap 부위에 골이식을 하고 개방창 형태로 수술을 마무리하였다.

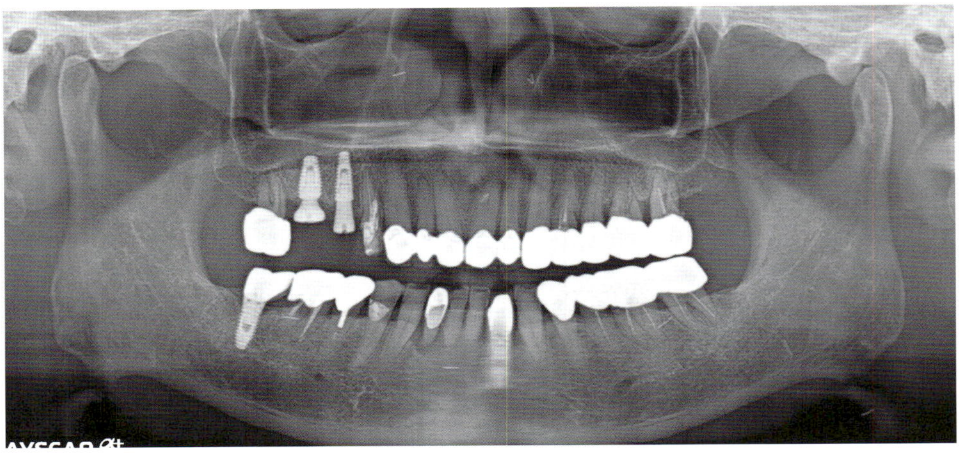

▶▶ 그림 11-8.
술 후 파노라마 사진이다.

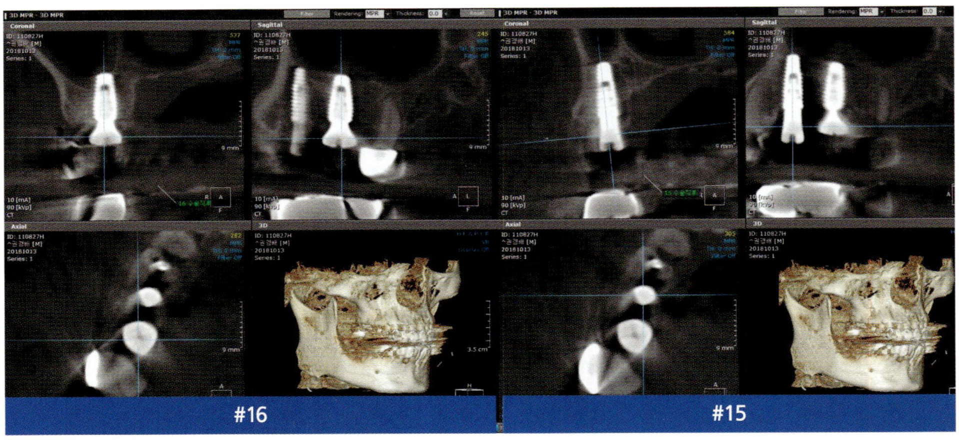

▶▶ 그림 11-9.
술 후 CBCT 사진이다.

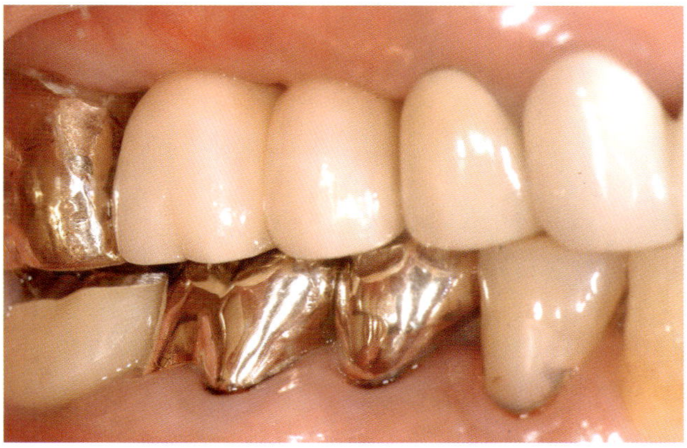

▶▶ 그림 11-10. 3개월 후 보철물 완성 시 협측 임상 사진이다. 임플란트 주변 연조직의 자연스러운 치유 양상을 볼 수 있다.

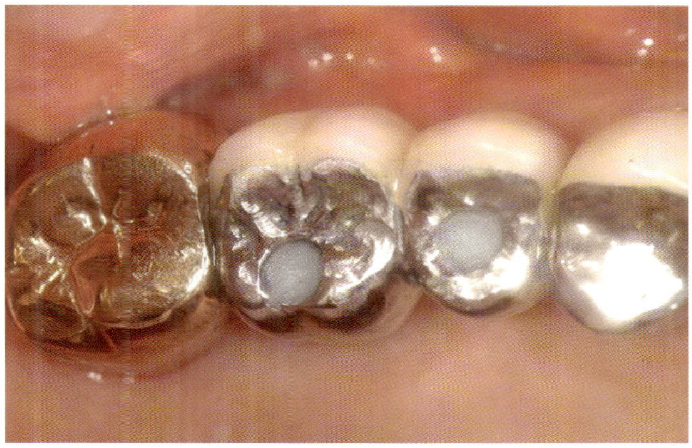

▶▶ 그림 11-11. 상기 환자의 교합면 보철 사진이다. 협측골의 volume이 잘 유지 되고 있는 것을 볼 수 있다.

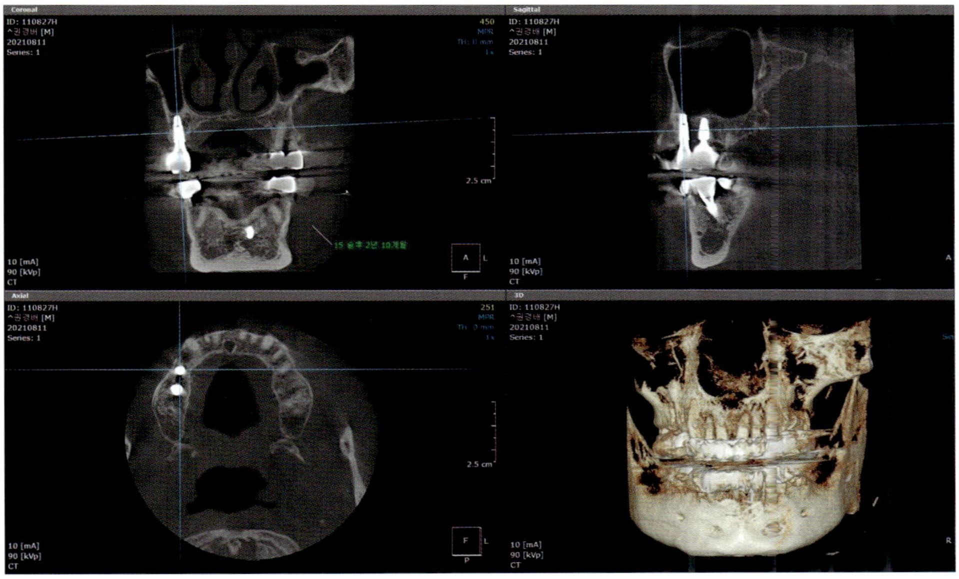

▶▶ 그림 11-12.
#15 술 후 2년 10개월경 CBCT 사진이다. 임플란트 주변 골이 잘 유지 되고 있는 것을 확인할 수 있다.

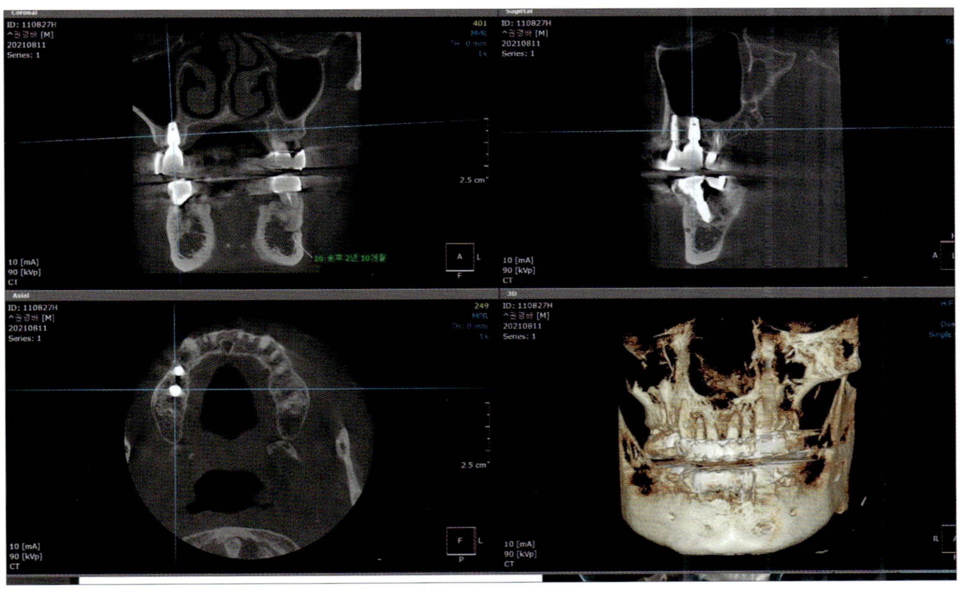

▶▶ 그림 11-13.
#16 술 후 2년 10개월경 CBCT 사진이다. 임플란트 주변 골이 잘 유지 되고 있고 특히 협측으로 충분한 양의 골이 있는 것을 알 수 있다.

【 Class 2 】

발치와에 골결손은 있으나 임플란트 식립 후 주변 골이 self containing defect 형태를 얻을 수 있는 경우나 혹은 발치와의 ridge splitting을 통해 인위적인 self containing defect를 만들어 줄 수 있는 경우이다.

이런 경우 발치와 골결손 부위의 확인을 위해 flap을 거상하고 임플란트를 식립 후 self containing defect를 얻을 수 있다면 GBR 없이 simple bone graft 및 개방창 치유를 유도하게 된다. 또한 이 경우 12장에서 말씀드릴 CBCT를 이용해서 술 전에 임플란트의 식립 깊이를 미리 결정해서 수술을 시행하면 좀 더 쉽게 임플란트의 식립 깊이를 결정할 수 있다.

이에 대한 증례를 살펴보자

임상 증례 2 Class 2

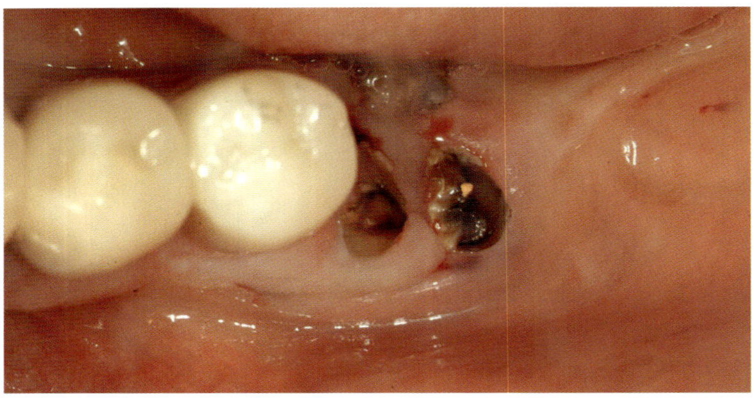

▶▶ 그림 11-14.
60대 남자 환자로 하악 #36 파절로 발치 및 #36, 37 임플란트 식립을 결정하였다. 이 사진에서 #36 치근이 협측으로 위치해 있음을 알 수 있다. 이런 경우 협측 골판의 열개(혹은 scallope)가 나타나는 경우가 많다.

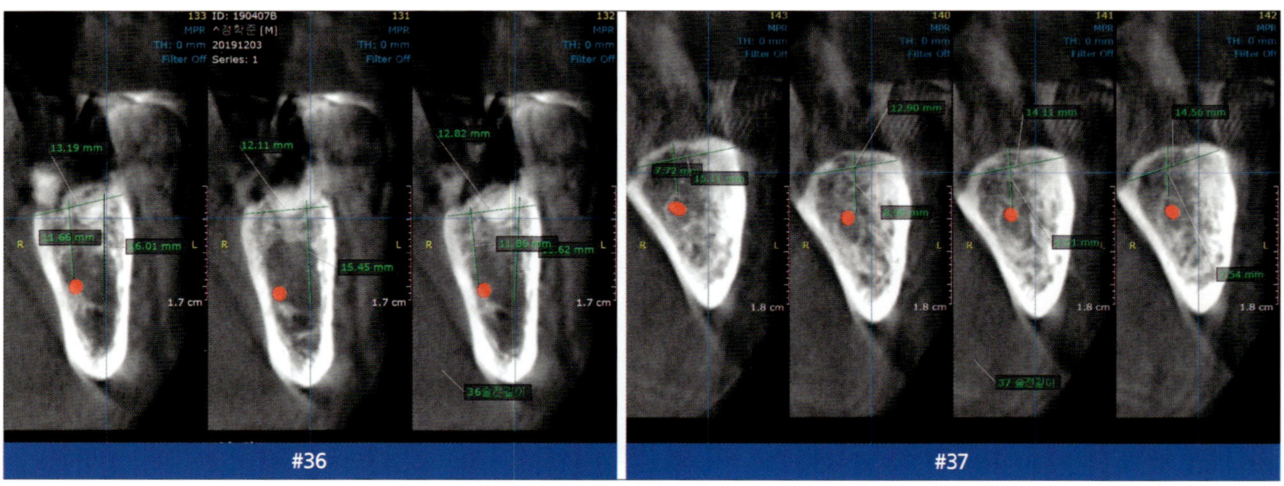

▶▶ 그림 11-15. #36, 37 술 전 CBCT 사진이다. #36의 경우 협측 골판의 높이가 치아의 위치보다 낮음을 알 수 있다.

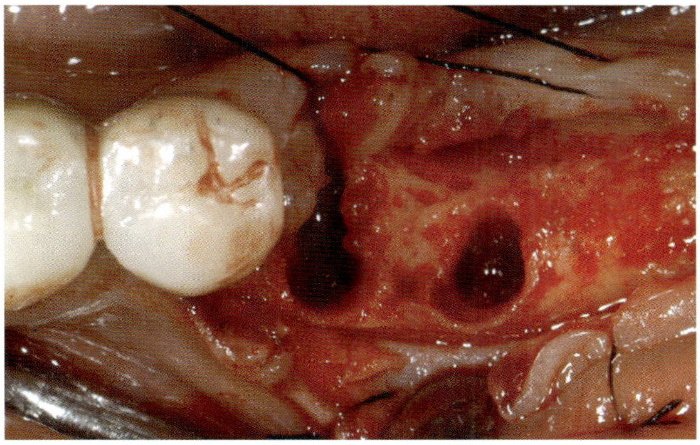

▶▶ 그림 11-16. #37 수술을 위해 flap을 거상하면서 #36 치근의 협측 위치와 그에 따른 #36 부위 협측열개의 양을 확인하기 위해 flap을 #36 부위까지 확장하였다.

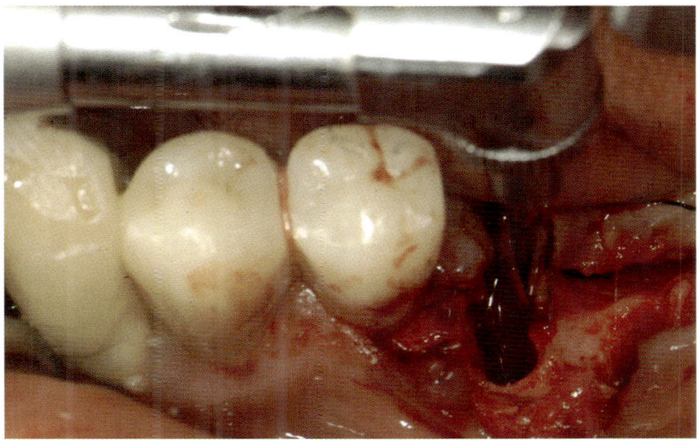

▶▶ 그림 11-17. #36 부위 path 확보를 위해 린데만 버 사용 시 사진으로 #36 mesial root 부위의 협측 열개(혹은 scallope) 형태를 확인할 수 있다.

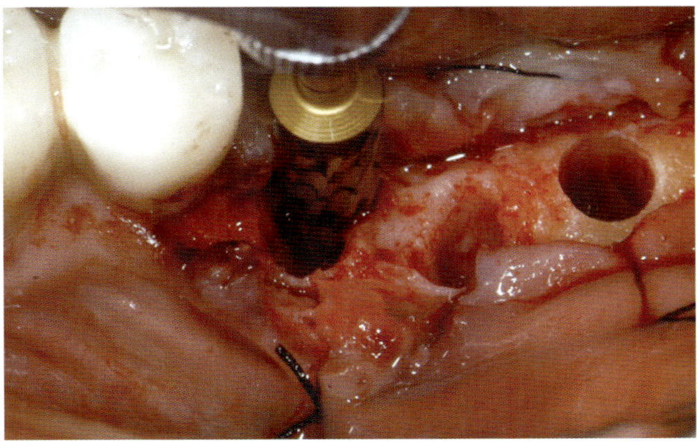

▶▶ 그림 11-18. 덴사버를 이용하여 #36 부위의 드릴링 시 임상 사진으로 최대한 설측으로 위치시켜 HDD를 최대한 크게 확보하였다. (HDD: 15장 참조)

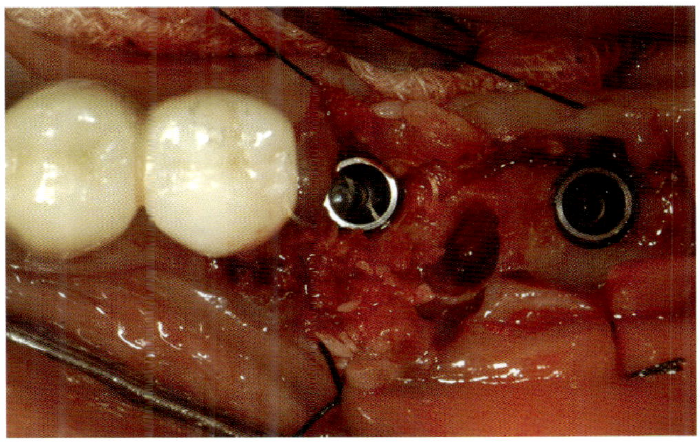

▶▶ 그림 11-19. #36 임플란트의 식립 깊이를 조금 깊게 하여 HDD >/= HDW가 되도록 식립하여 bone containing defect가 되도록 하였으며 이후 gap을 메워주는 simple bone graft를 시행하였다.

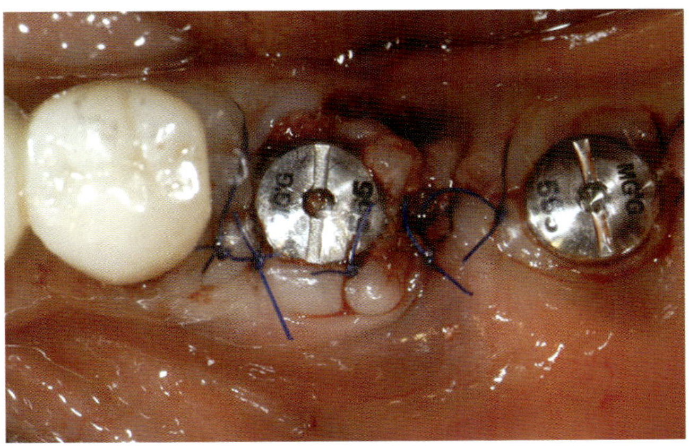

▶▶ 그림 11-20.
발치와의 healing capacity를 고려하여 차폐막 없이 THA를 연결하고 봉합 후 수술을 마무리하였다.

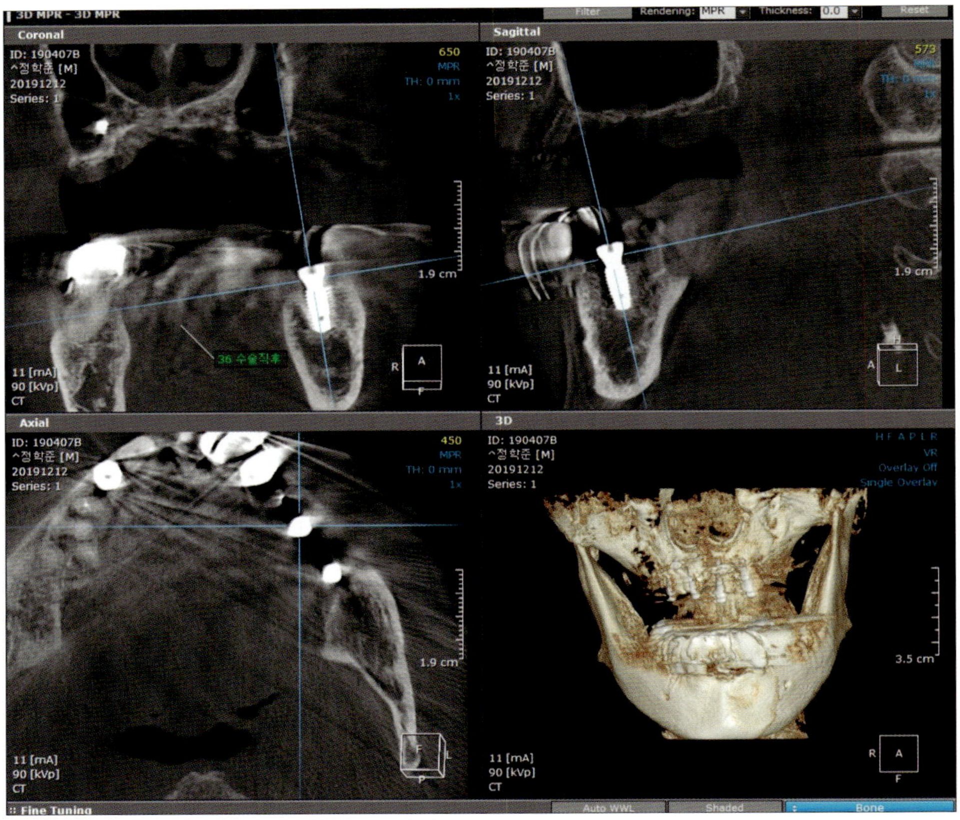

▶▶ 그림 11-21. 수술 직후 #36 CBCT 사진으로 #36 협측으로 골이식재를 확인할 수 있다.

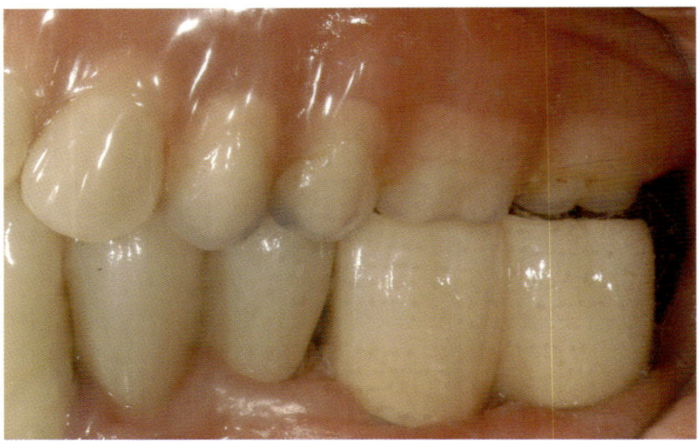

▶▶ 그림 11-22. 상기 환자의 보철 완성 시 협측 임상 사진으로 연조직 치유가 양호함을 알 수 있다.

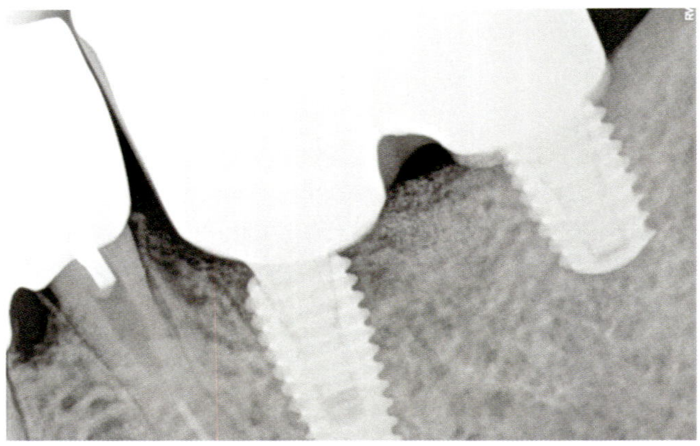

▶▶ 그림 11-23. 보철 완성 시 periapical x-ray 사진으로 #36 임플란트 주변으로 골이식재가 잘 유지 되고 있음을 알 수 있다.

【 Class 3 】

발치와 골결손이 광범위하여 임플란트 식립 후 self containing defect를 만들 수 없는 경우이다.

이런 경우는 임플란트 식립 후 GBR을 시행하고 가능하면 Nonsubmerged GBR을 해 준다(발치와의 GBR 시 primary closure는 기술적으로 힘들 뿐만 아니라 술 후 봉합이 벌어지거나 감염이 되는 경우가 자주 발생한다.) Class 3 대해서는 19장에서 좀 더 자세히 다루도록 하겠다.

다음 증례를 살펴보자

임상 증례 3 Class 3

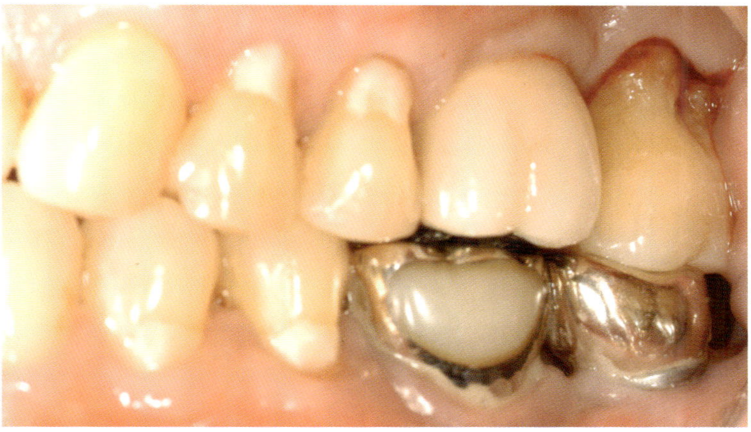

▶▶ 그림 11-24.
60대 남자 환자로 #27 치아의 통증과 흔들림을 주소로 내원하여 임상 및 방사선학적 검사 시행 후 발치를 결정하였다.

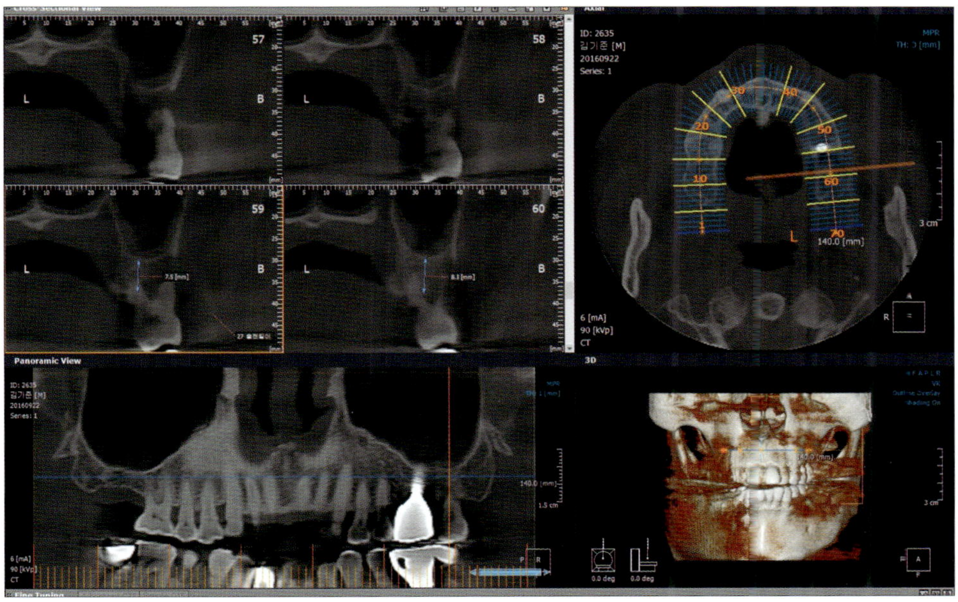

▶▶ 그림 11-25.
술 전 CBCT 상 #27 치아 협측으로 광범위한 골흡수가 있음을 알 수 있다.

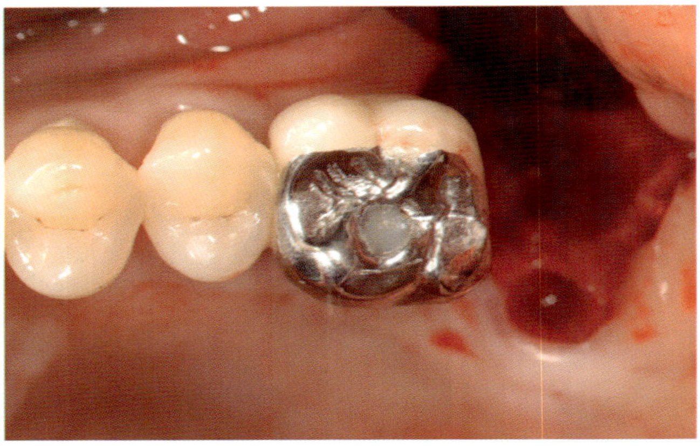

▶▶ 그림 11-26. Flap을 거상하고 발치를 시행한 후 임상 사진을 협측 골판의 광범위한 흡수를 볼 수 있다.

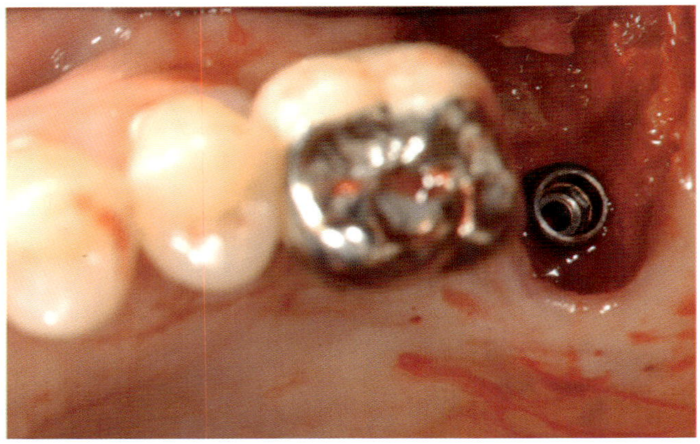

▶▶ 그림 11-27. 임플란트를 식립 후 임상 사진으로 HDW>HDD의 상태로 식립 되었다. (15장 참조)

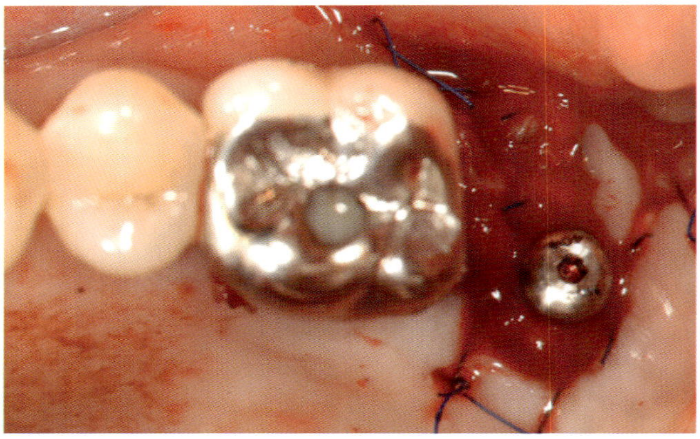

▶▶ 그림 11-28.
골이식 후 티타늄 메쉬로 차폐막을 설치하고 nonsubmerged GBR 형식으로 수술을 마무리하였다.

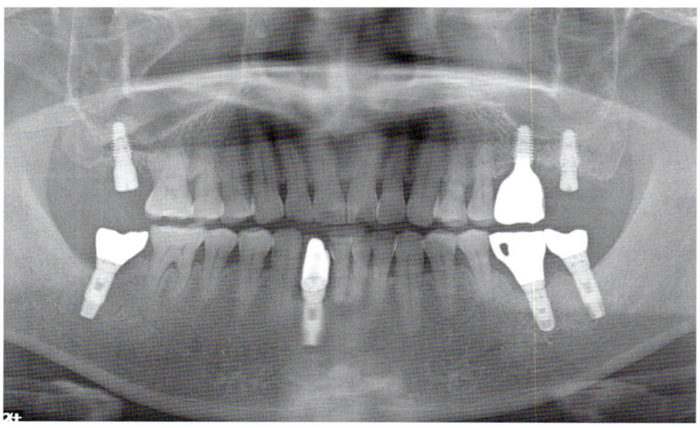

▶▶ 그림 11-29. 수술 직후 파노라마 사진이다.

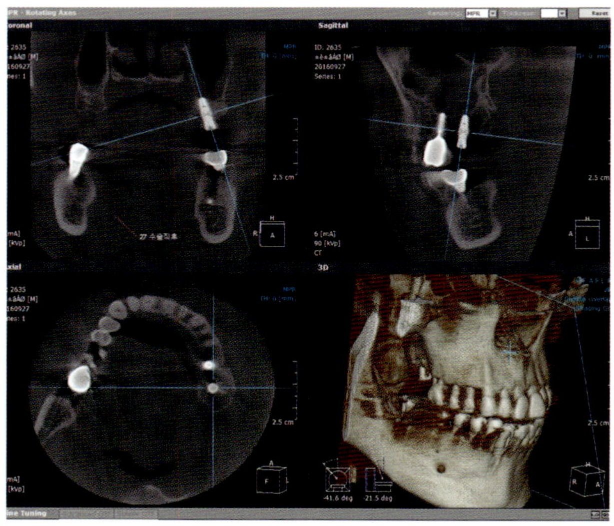

▶▶ 그림 11-30. 수술 직후 CBCT 사진으로 임플란트 협측으로 광범위한 골이식과 티타늄 메쉬(i-Gen®, megazen) 차폐막이 보인다.

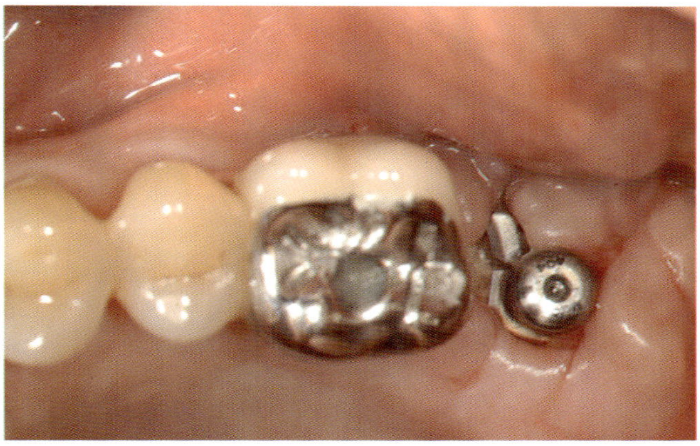

▶▶ 그림 11-31. #27 술 후 10일경 임상 사진으로 약간의 차폐막의 노출이 보이나 주변 연조직의 염증 소견은 보이지 않는다.

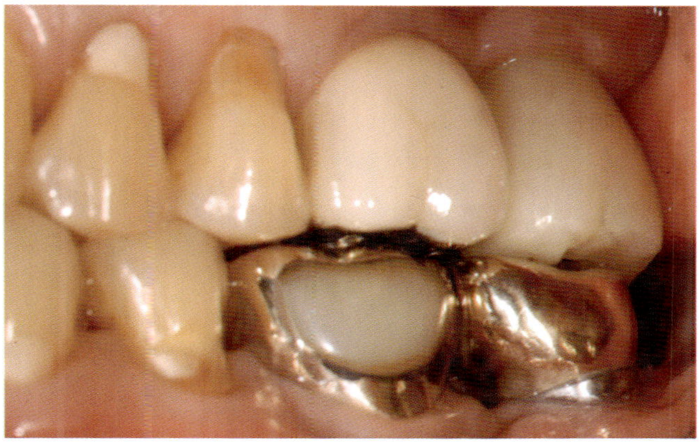

▶▶ 그림 11-32. #27 술 후 2년 9개월경 협측 임상 사진으로 양호한 연조직 치유 양상을 보인다.

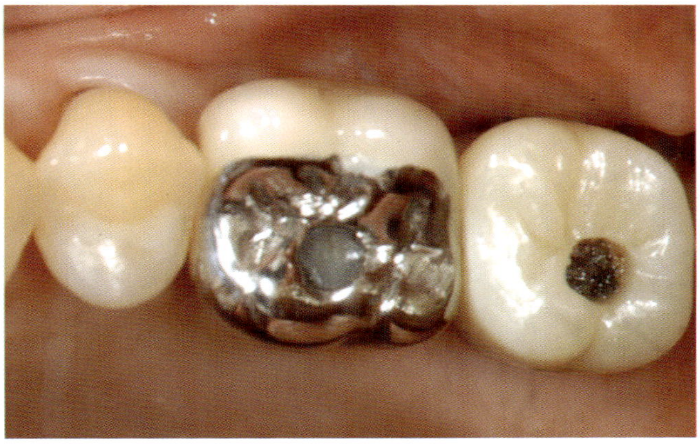

▶▶ 그림 11-33. #27 술 후 2년 9개월경 교합면 임상 사진으로 협측 연조직의 약간의 수축을 추정할 수 있다.

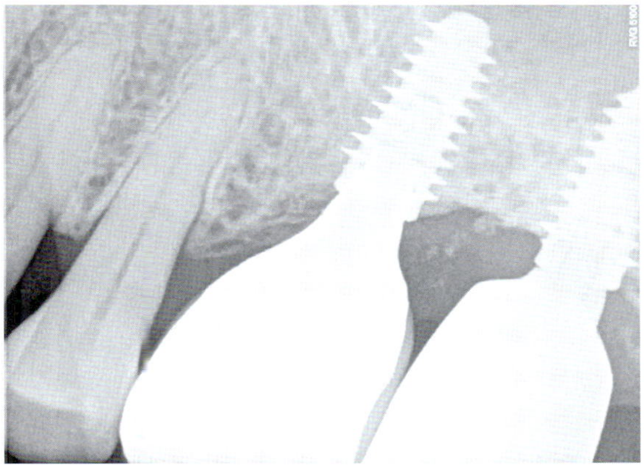

▶▶ 그림 11-34. #27 술 후 2년 9개월경 periapical x-ray 사진으로 임플란트 주변으로 골형성이 양호함을 알 수 있다.

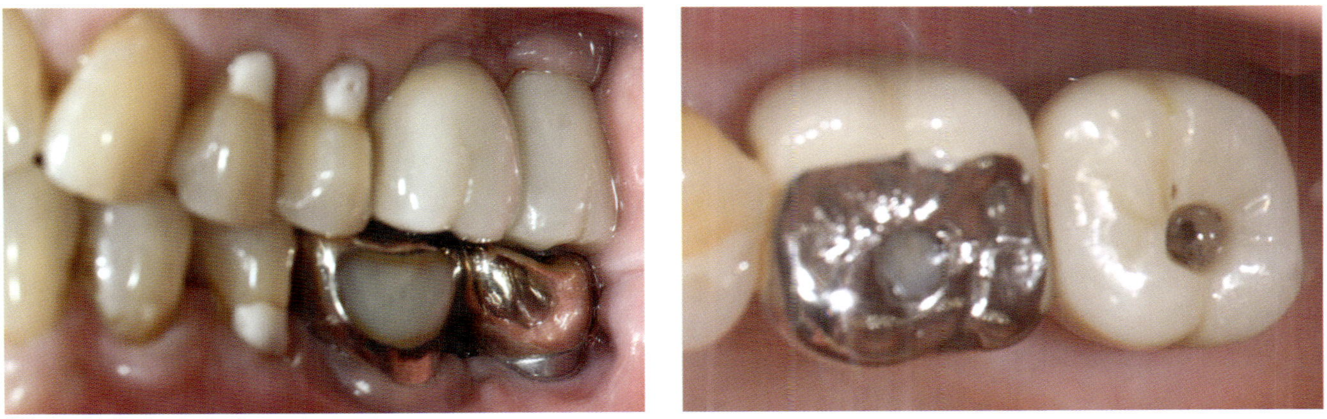

▶▶ 그림 11-35. 술 후 5년 8개월 경과 시 임상 사진으로 양호한 치유 양상을 유지하고 있음을 알 수 있다.

【 Class 4 】

1벽성 혹은 2벽성 골 결손과 같이 골결손의 범위가 광범위하거나 임플란트 식립 시 초기 고정을 얻을 수 없는 경우 혹은 술자가 해당 증례에 대해 발치 즉시 식립에 대한 자신감이 없는 경우이다.

이런 경우는 지연 식립 수술을 시행하거나 필요시 발치와 보존술을 시행한다.

이에 대한 증례를 살펴보자

임상 증례 4 Class 4

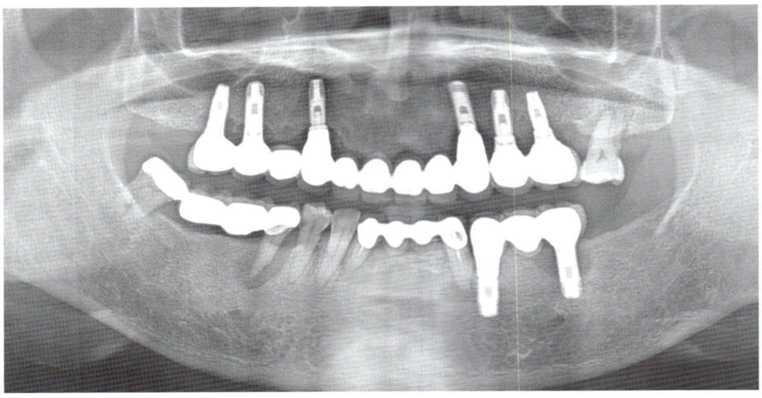

▶▶ 그림 11-36.
50대 여자 환자분으로 #45 치아의 통증과 고름을 주소로 내원하여 임상적 방사선학적 검사 후에 발치를 결정하였다. 파노라마 상에서 광범위한 골흡수가 관찰되고 1-2벽성 골 결손으로 추정되어 발치 후 2달 정도 기다린 후 즉시 지연식립 수술을 하기로 결정하였다.

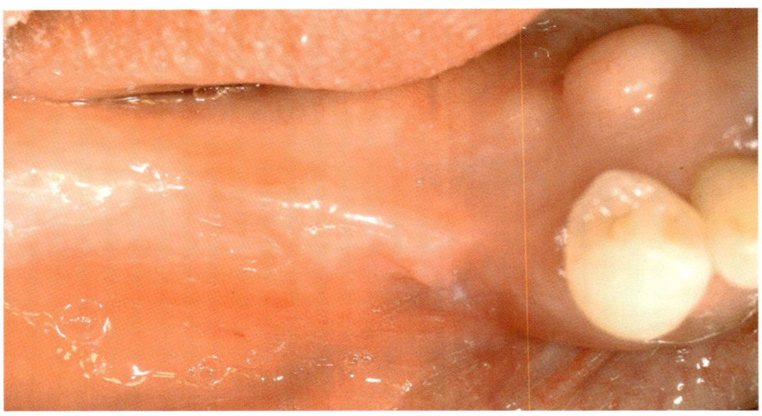

▶▶ 그림 11-37.
상기 환자의 #45, 48 발치 후 2달 경과 시의 임상 사진이다. #45 부위의 광범위한 골흡수로 인한 함몰이 보이나 연조직의 치유는 양호한 편이다. 이처럼 GBR이 예상되는 수술에서는 연조직이 충분한 강도를 가지는 2달 전후까지 기다려서 수술하는 것이 좋다.

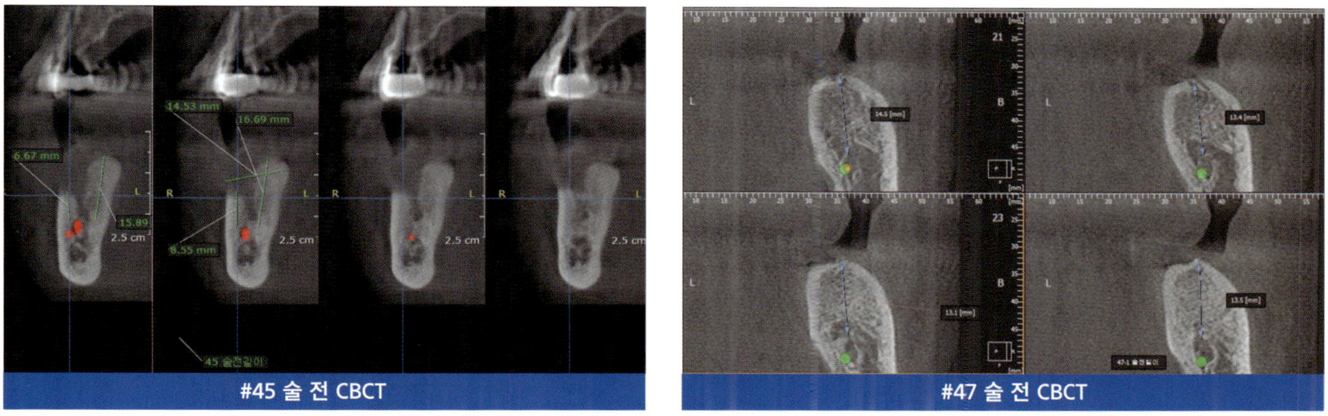

▶▶ 그림 11-38. #45, #47번 부위 술 전 CBCT 사진이다. #45 협측으로 광범위한 골결손을 확인할 수 있다.

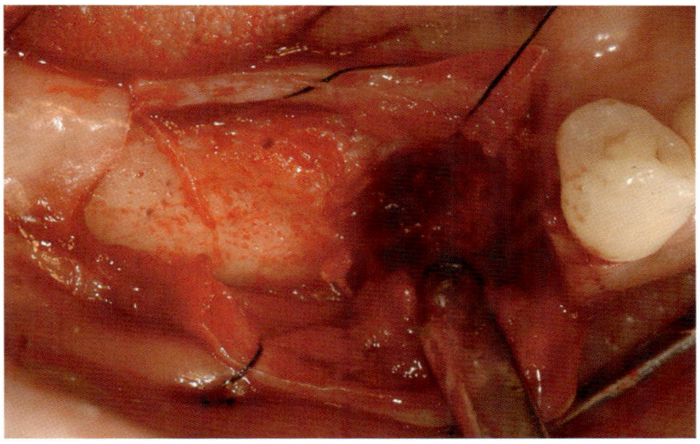

▶▶ 그림 11-39. 수술 시 사진이다. #45 부위 협측의 1벽성 골소실을 확인할 수 있다.

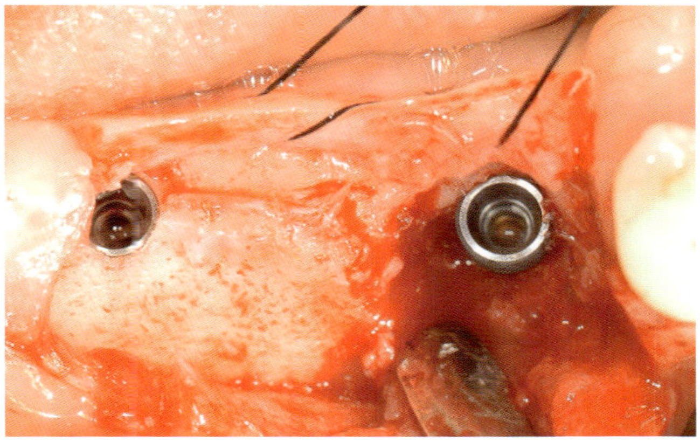

▶▶ 그림 11-40. 임플란트 식립 후 사진이다. #45 협측 부위 임플란트 식립 후 HDW> HDD 상태임을 확인할 수 있다.
즉 임플란트 식립 후 non-self containing defect 상태이다. 따라서 이 경우는 GBR을 시행해야 한다.

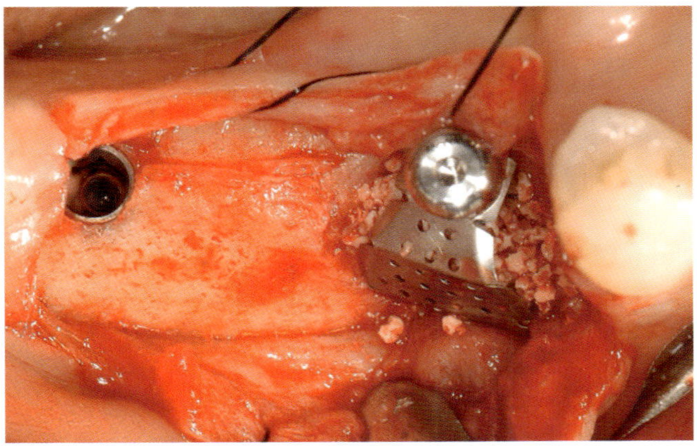

▶▶ 그림 11-41. #45 부위의 골이식과 함께 티타늄 메쉬(i-Gen®)을 이용하여 GBR 시행했다.

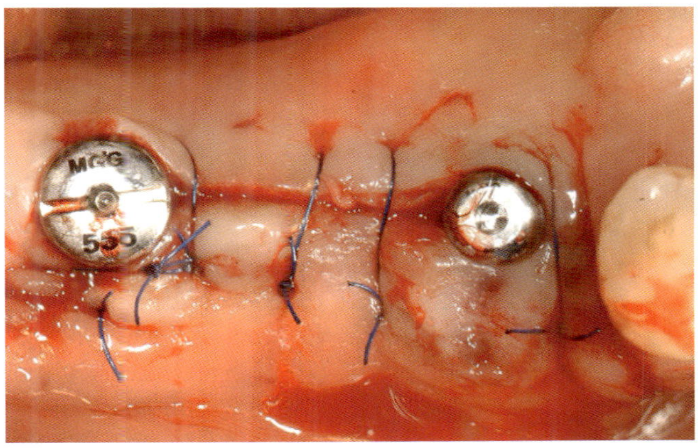

▶▶ 그림 11-42. 임플란트의 초기 고정이 충분하여서 nonsubmerged GBR 형태(9장 참조)로 마무리하였다. #45 부위의 협측골흡수로 인해 수평적 골증대술을 시행하였으므로 1차 봉합이 힘들 수 있으나 이와 같이 nonsubmerged 형식으로 수술하여 비교적 쉽게 봉합을 할 수 있었다.

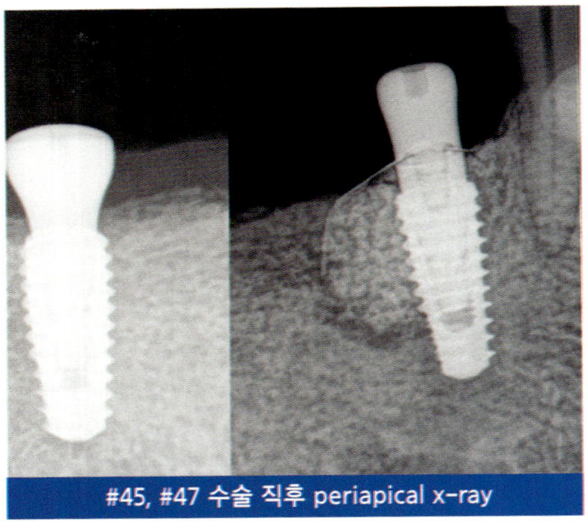

▶▶ **그림 11-43.** 수술 직후 periapical x-ray 사진으로 #45 부위의 골이식과 티타늄 차폐막을 확인할 수 있다.

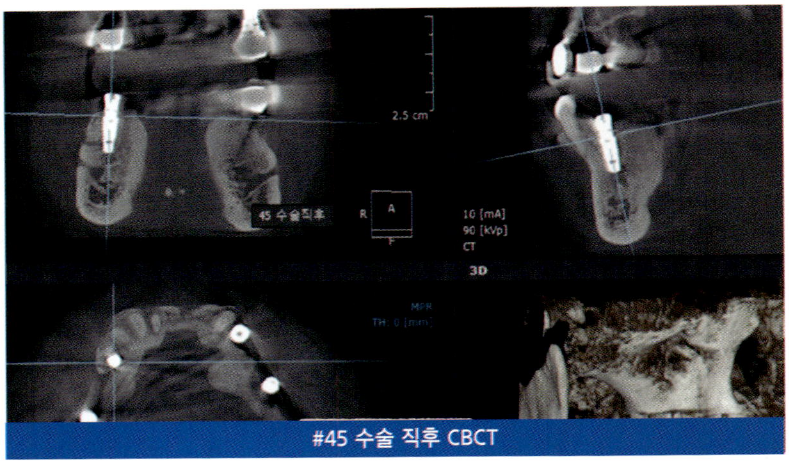

▶▶ **그림 11-44.** #45 부위 수술 직후 CBCT 사진으로 골이식과 티타늄 차폐막을 확인할 수 있다.

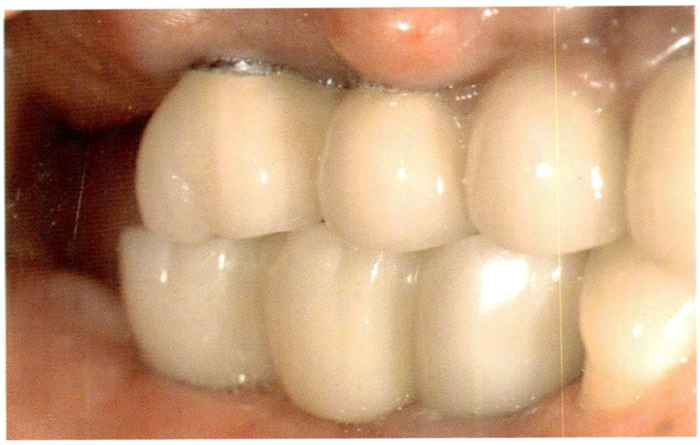

▶▶ **그림 11-45.** 술 후 3개월 후 보철 완성 시의 협측 임상 사진으로 #45 임플란트 주변으로 연조직의 치유와 volum이 잘 유지 되고 있음을 알 수 있다.

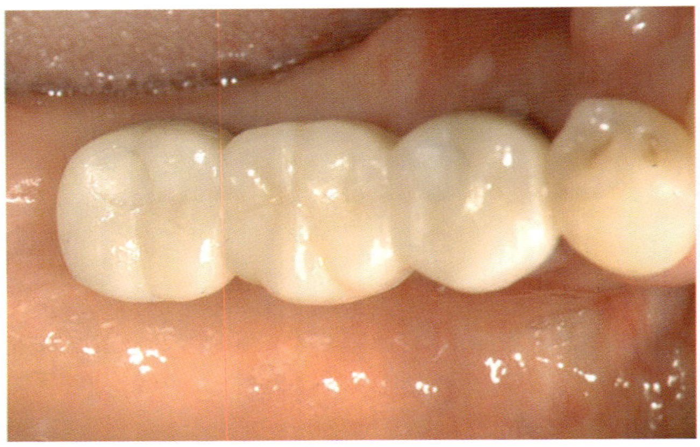

▶▶ **그림 11-46.** 보철 완성 시 교합면 사진으로 #45 부위의 연조직 volume이 잘 유지 되고 있음을 알 수 있다.

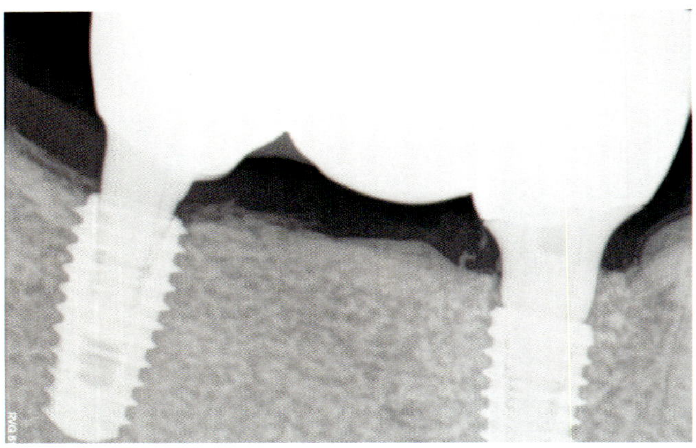

▶▶ **그림 11-47.** 술 후 5개월 경과 시 periapical x-ray로 #45 임플란트 주변 골이 잘 유지 되고 있음을 알 수 있다.

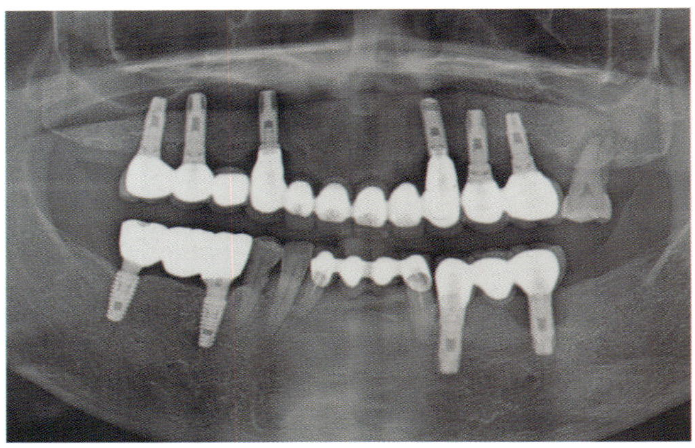

▶▶ **그림 11-48.** 술 후 2년 5개월 경과 시 파노라마 사진으로 #45 임플란트 주변 골이 잘 유지 되고 있음을 확인할 수 있다.

【 Class 5 】

심미성이 요구되는 상악 전치부와 같은 부위에서 골이식뿐만 아니라 연조직 이식술을 동반해야 하는 경우라고 할 수 있다.

이 경우는 수술 부위의 flapless 여부 혹은 flap을 거상 한다면 절개선의 위치, 형태 등을 고려해야 하며 연조직 공 여부의 추가적인 수술 여부 등에 대한 환자분께 사전 고지 등을 해야 한다(단, 상악 전치부 등에서 즉시 식립 후 골이식만 시행한다면 위 class 1, 2, 3 중의 하나에 해당한다고 할 수 있다). 상악전치부 발치 즉시 식립 시 필자가 추천하는 수술법에 대해서는 17장에서 자세히 살펴보도록 하겠다.

다음 증례를 살펴보자

임상 증례 5 Class 5

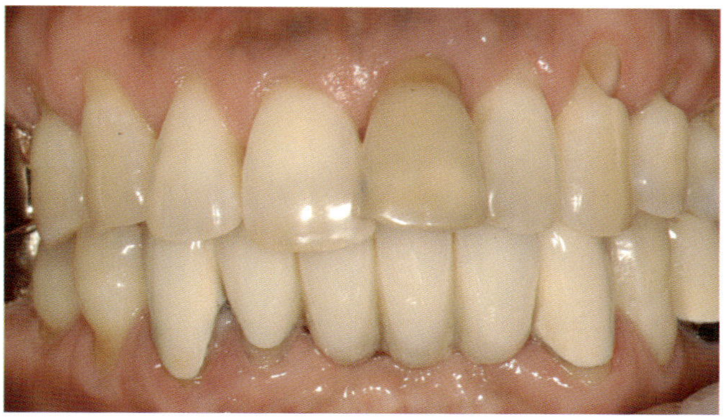

▶▶ 그림 11-49. 50대 남자 환자로 #21 흔들림을 주소로 내원하여 임상적 방사선학적 검사 시행 후 발치를 결정하였다. #22, 23, 24 치아에서 보이는 치경부 마모는 CTG로 치료하기로 하였다.

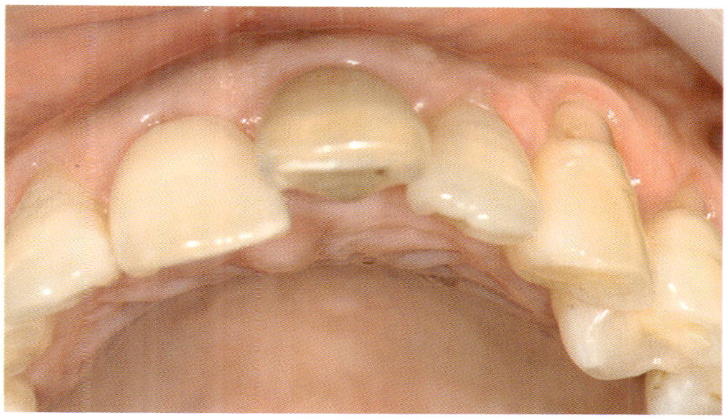

▶▶ 그림 11-50. 상기 환자의 술 전 교합면 사진으로 #21 치아의 순측 경사를 알 수 있다

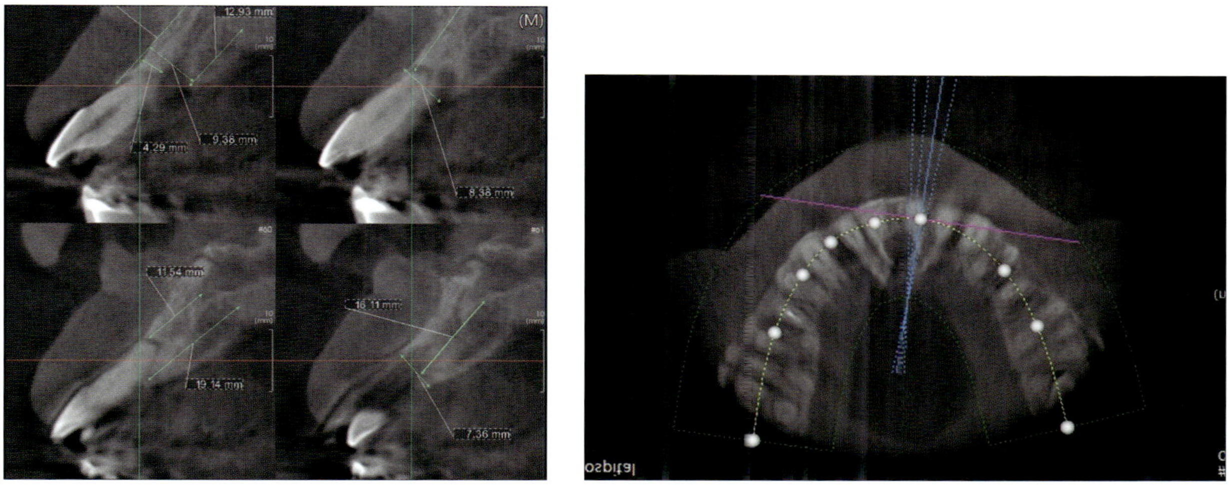

▶▶ 그림 11-51. 술 전 CBCT 사진이다.

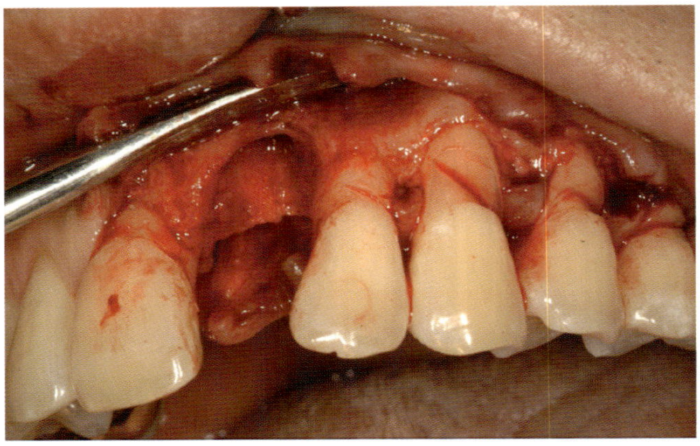

▶▶ **그림 11-52.** #21 부위 순측열개의 확인 및 #22, 23, 24 부위 root coverage를 위해 flap을 거상 하였다.

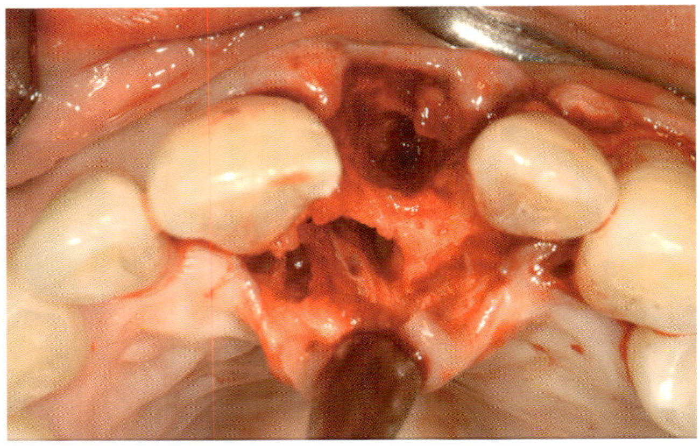

▶▶ **그림 11-53.** #21 구개측에서 CTG 채취를 위해 구개측 flap도 같이 거상 하였다. (이 부위에서의 많은 양의 CT는 채취할 수는 없다. 그러나 이 증례의 경우 root coverage를 위해 많은 양의 CT가 필요하므로 이 부위에서 추가적으로 채취하였다)

전치부 구개측에서 CTG를 채취하는 것에 대해서는 뒷장에서 다시 설명하겠다.

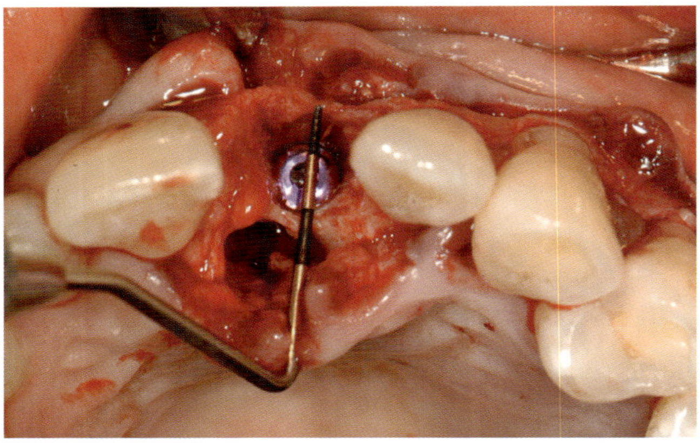

▶▶ **그림 11-54.** #21 부위 임플란트를 최대한 구개측으로 식립하였다.

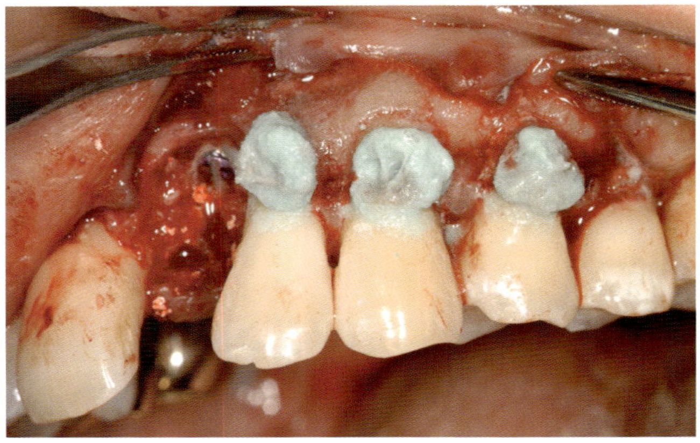

▶▶ **그림 11-55.** #22, 23, 24 부위 root coverage를 위한 치경부 표면 처리도 시행하였다.

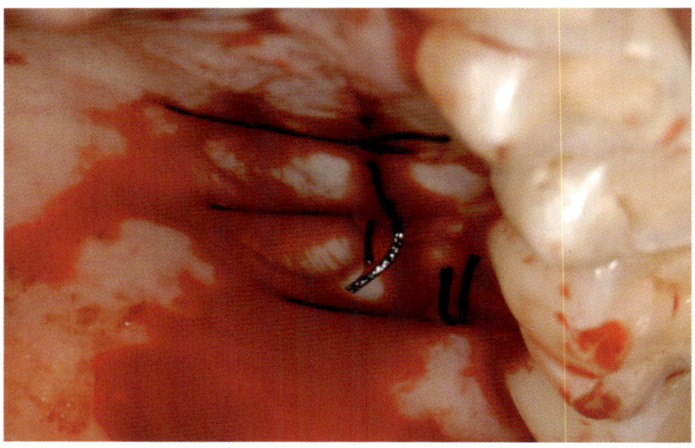

▶▶ **그림 11-56.** 구치부 구개측에서도 CT를 채취하였다.

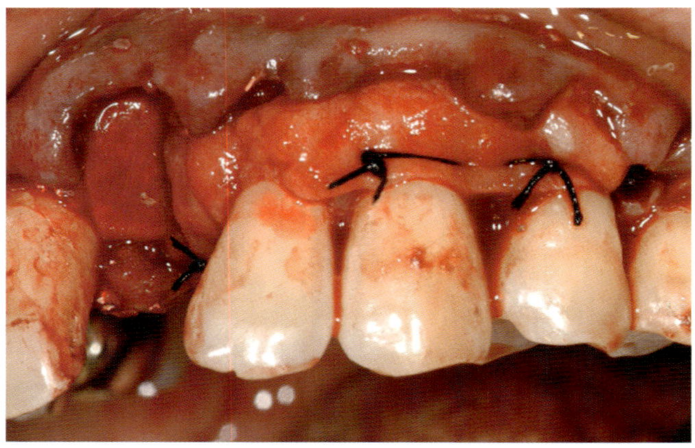

▶▶ **그림 11-57.** CTG를 이용하여 #21 임플란트 순측 및 #22, 23, 24 root coverage를 시행하였다.

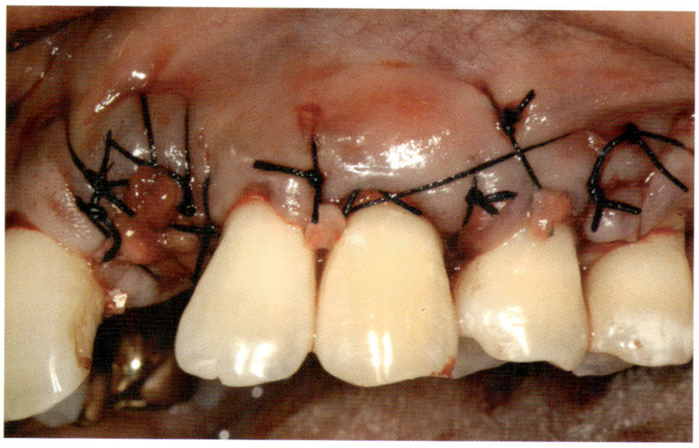

▶▶ 그림 11-58.
그림과 같이 수술을 마무리하였다.

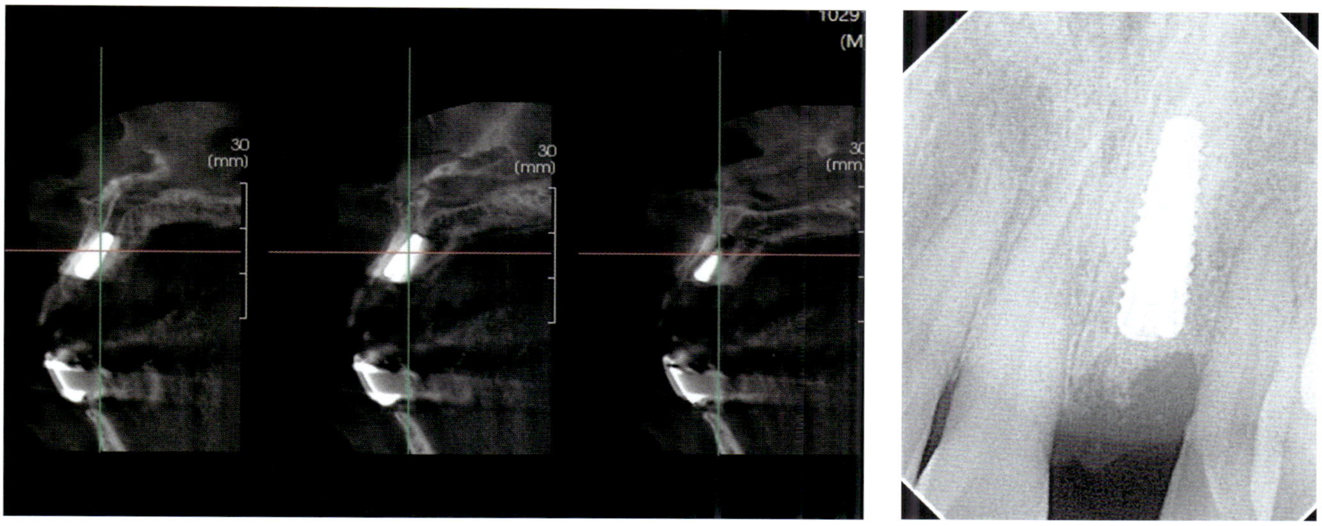

▶▶ 그림 11-59. 수술 직후 CBCT 및 periapical x-ray 사진으로 임플란트 순측 글판이 충분한 두께로 유지됨을 알 수 있다

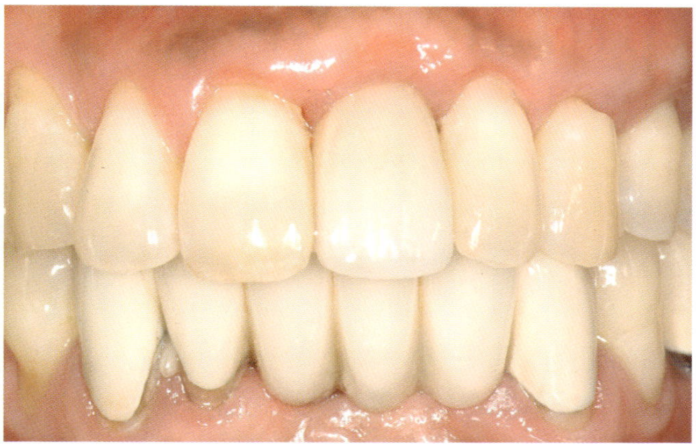

▶▶ 그림 11-60. 술 후 1년 6개월경의 순측 임상 사진으로 #21 부위 임플란트 연조직이 잘 유지 되고 있고 그림 11-49의 초진 사진과 비교해 봤을 때 심미적으로 많이 개선된 것을 알 수 있다.

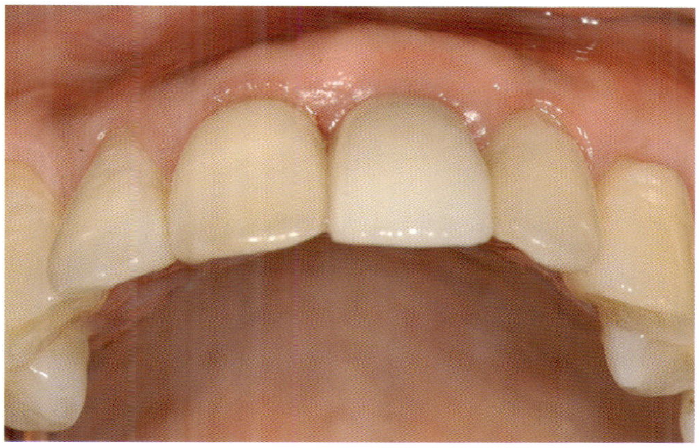

▶▶ 그림 11-61. 상기 환자의 교합면 사진으로 #21부위 순측 CTG 부위의 연조직 volum이 잘 유지 되고 있음을 알 수 있다.

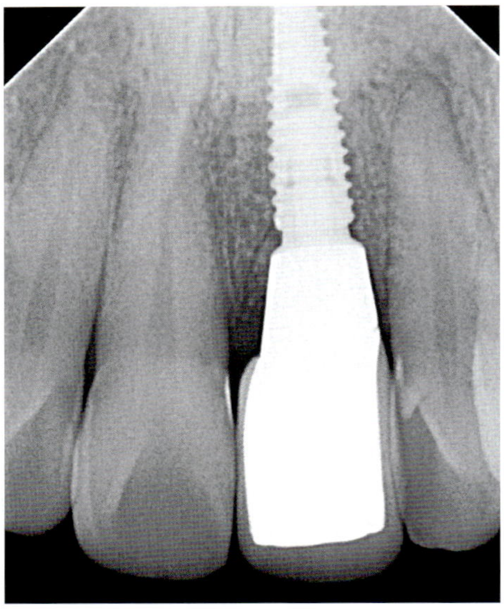

▶▶ 그림 11-62. 술 후 1년 6개월경 periapical x-ray 사진으로 임플란트 주변으로 골형성이 잘 되어있음을 알 수 있다.

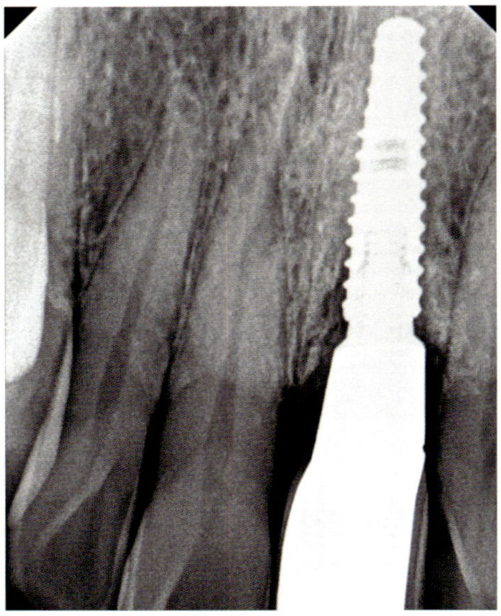

▶▶ 그림 11-63. 술 후 8년경 periapical x-ray 사진으로 임플란트 주변 골이 잘 유지 되고 있음을 알 수 있다.

이상으로 발치와의 분류 및 임플란트 수술의 분류와 그에 따른 즉시 식립 임플란트의 식립 프로토콜에 대해 알아보았다.

필자는 이런 분류가 절대적인 것이 될 수는 없고 수술 시 술자의 경험이나 선호도 혹은 환자분의 상태에 따라 유연하게 적용하는 것이 좋다고 생각한다.

하지만 이러한 발치 즉시 식립 수술의 분류와 그에 따른 식립 프로토콜을 알고 적용하는 것은 선생님들께서 발치 즉시 식립 수술에 대한 전반적인 조망과 이해 그리고 좀 더 명확히 발치 즉시 식립 수술에 접근하는 데 도움이 될 것이라고 생각한다.

이 책에서는 위의 분류 중 특히 술자에게 부담을 줄 수 있는 class 3에 대해서는 19장에서 증례 중심으로 좀 더 자세히 다루려고 한다.

관련 동영상으로 더 깊게 이해하기

식립프로토콜에 따른 증례

Chapter **12**

CBCT를 이용한 술 전 식립 깊이의 결정

이번 장에서는 발치 즉시 식립 임플란트를 flapless로 시행 시 임플란트의 식립 위치를 사전에 CBCT를 이용하여 결정하는 방법에 대해 알아보기로 하자.

이 방법으로 술 전에 미리 임플란트의 식립 깊이를 결정해서 수술에 임하게 되면 보다 손쉬운 수술을 할 수 있을 것이다.

01. CBCT를 이용한 식립 위치의 결정

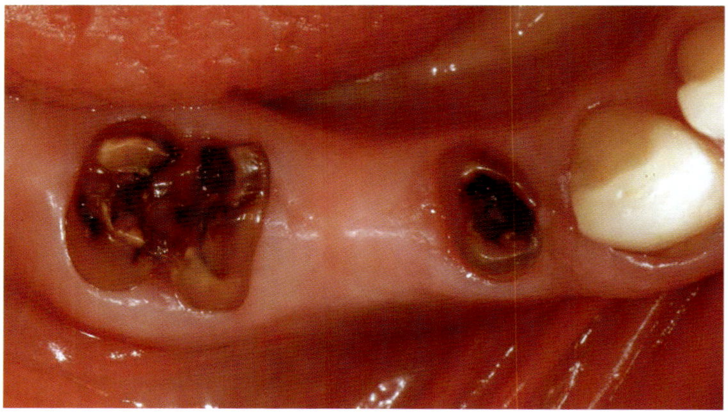

▶▶ 그림 12-1.

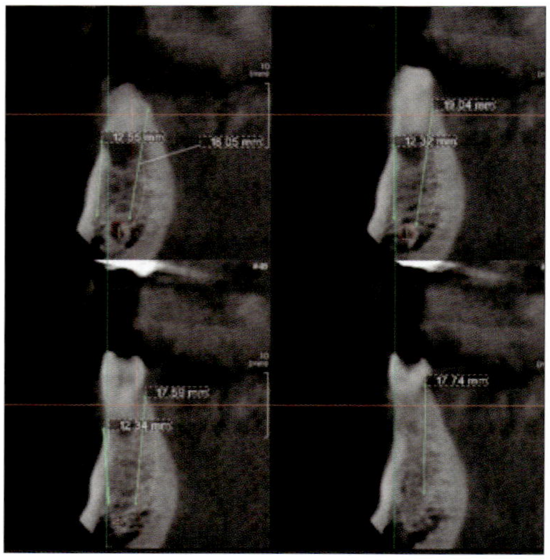

▶▶ 그림 12-2.

그림 12-1: 53세 여자 환자로 #44, #46 치아는 치관파절 및 치근 우식이 관찰되고 주변 각화 치은의 양도 2mm 이상으로 양호한 것으로 판단되어 발치 및 즉시 식립을 결정하였다. 여기서 우리가 살펴보려고 하는 부분은 #44 부위이다. 그래서 #44 부위를 중심으로 설명하려고 한다.

그림 12-2: #44 치아의 술 전 CBCT 사진으로 치근단 염증과 함께 협측 골판의 흡수를 볼 수 있다. 하치조 신경관까지의 거리는 17mm 이상으로 충분한 것을 알 수 있다.

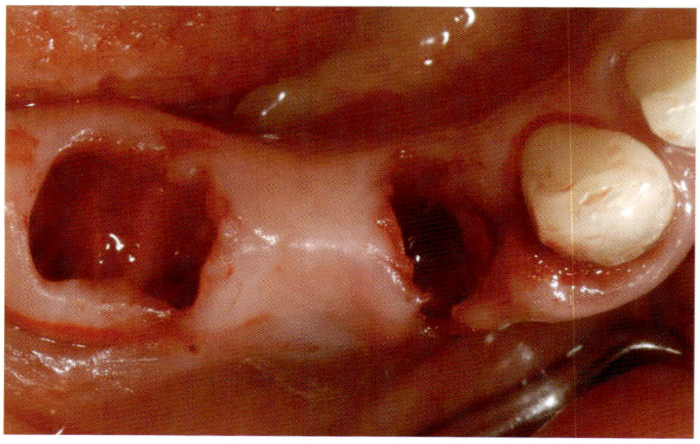

▶▶ 그림 12-3.

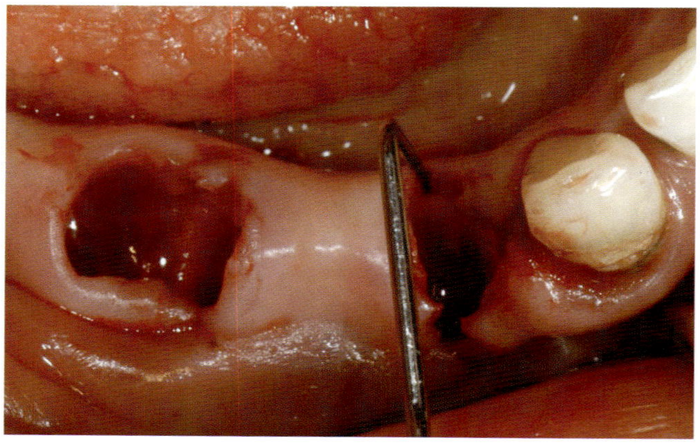

▶▶ 그림 12-4.

그림 12-3: 먼저 발치를 시행하고 남아있는 불량 육아 조직을 완전히 제거한다. 이때 불량 육아 조직이 남아있게 되면 술 후 감염의 원인이 될 수 있으므로 철저히 제거하는 것이 중요하다. 이러한 불량 육아 조직 제거 후 surgical curette 등으로 발치와 벽을 긁어주어 fresh bleeding을 만들어 주는 것이 좋다.

그림 12-4: Flapless surgery를 위한 식립 깊이를 결정하기 위해 periodontal probe로 연조직의 높이를 측정하는 과정이다.

여기에서 이번 장의 주제인 CBCT를 이용한 임플란트 식립 깊이의 결정에 대해 알아보도록 하자.

일반적으로 발치와의 흡수가 있다면 협측 골판의 흡수를 말하는 것이다(위 증례 또한 협측 골판의 흡수가 진행된 증례이다). 이 경우는 임플란트의 식립 위치와 깊이를 결정하는 것이 상당히 어렵다. 왜냐하면 발치와의 흡수 상태에 따라 임플란트의 식립 위치와 깊이는 달라지고 때에 따라서는 수술을 연기하는 것이 더 나은 경우도 있다.

따라서 필자는 먼저 발치와의 협측골의 흡수가 있을 시 임플란트를 식립하는 일반적인 원칙에 대해 간단히 이야기하고 CBCT를 이용한 식립 깊이의 결정에 대해 이야기 하려고 한다.

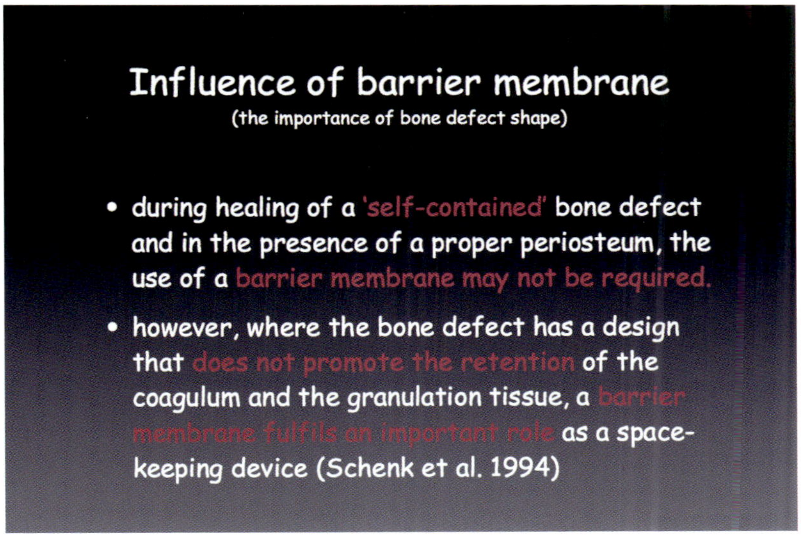

▶▶ 그림 12-5

그림 12-5: Botticelli[1] 등이 2003년에 발표한 논문으로 발치와에서의 jumping distance를 논 함에 있어 골결손 부위가 self-contained defect가 된다면 차폐막의 사용은 필요하지 않다고 하였다. 따라서 우리가 발치와에 임플란트를 식립할 때 임플란트의 식립 위치와 깊이를 조절하여 골결손부를 self-contained defect 형태로 만들어 줄 수 있다면 차폐막의 사용이나 그에 따른 primary closure 등과 같은 복잡한 술식없이 발치 즉시 식립이 가능하다고 생각한다. 그렇다면 이러한 self-containing defect를 만들어 주기 위해서는 어떻게 해야 할까? 이에 앞서 먼저 몇 가지 용어에 대해 정리하고 넘어가도록 하자.

1) Daniele Botticelli, Tord Berglundh, Daniel Buser, Jan Lindhe: The jumping distance revisited An experimental study in the dog:COIR Volume14, Issue1February 2003Pages 35-42

약 4.5mm 정도의 공간(파란색 화살표)이 필요하다. 또한 이렇게 임플란트를 식립한다고 가정하였을 때 협측 골판과 식립 된 임플란트의 협측까지의 거리(=gap distance)를 뜻하는 HDD는 3.73mm가 된다(붉은 화살표). 따라서 앞의 그림 13-8의 HDD〉/=HDW을 맞추기 위해서는 HDW가 최소 3.73mm 이하가 되는 지점을 찾아야 하며 이는 CBCT 상의 coronal cut에서 깊이를 조절하여 찾아야 한다. 필자가 찾은 깊이는 그림 12-10에서 보는 바와 같이 HDW(buccal plate dehiscence의 폭)가 3.63mm가 되는 지점이다(보라색 화살표). 이렇게 되면 HDD(3.73mm) 〉 HDW(3.63mm)가 되어 차폐막 사용 없이 flapless 수술이 가능하다.

■ 임플란트 수직위치

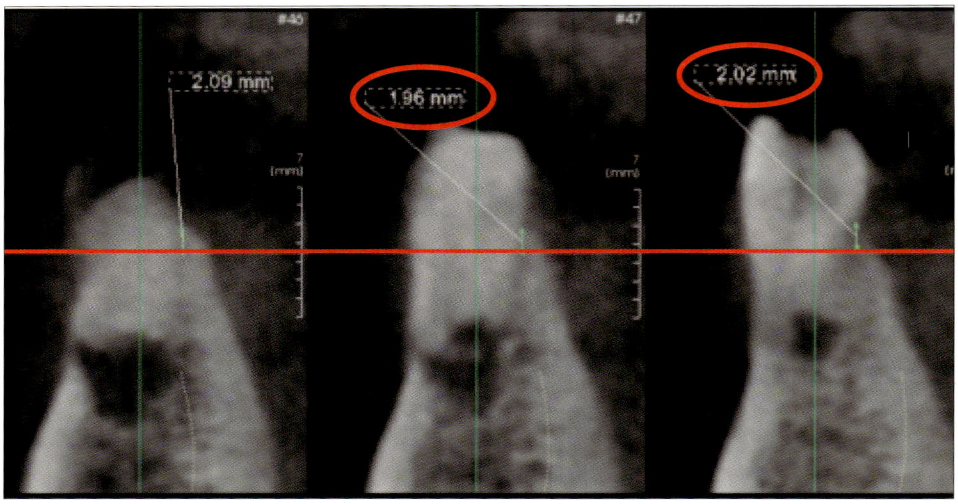

▶▶ 그림 12-11.

그림 12-11: 임플란트 수직적 식립 깊이를 결정하기 위해 CBCT의 coronal cut 상에서 식립 깊이를 측정한 사진이다. 위 그림에서 빨간색 선이 그림 12-10에서 HDD(3.73)〉HDW(3.63)가 되는 지점의 임플란트 식립 깊이가 되는 것이다. 이것을 설측 치조정에서 측정해 보면 깊이가 1.96mm 즉 임플란트의 식립 깊이는 설측 치조정에서 약 2mm (붉은색 동그라미 부위) 정도 더 깊이 식립하면 된다.

(물론 이 방법이 완전히 정확한 식립 깊이를 결정해 준다고 할 수는 없다. 왜냐하면 CBCT 자체가가지고 있는 오차(Fienitz[3])와 CT상 길이 측정 시의 오차 그리고 술자가 실제 수술 시 위치선정에서의 오차 등이 생길 수 있기 때문이다. 따라서 술자는 이러한 오차를 감안하여 수술계획을 세워야 한다. 하지만 술자가 수술 전에 이러한 정도의 임플란트 식립 위치에 대한 정보를 가지고 있다면 최소 침습수술, 수술 시간과 범위의 단축 및 술 후 환자의 불편감 감소에 많은 도움이 된다고 생각한다. 실제로 필자는 이러한 방법으로 실제 수술에서 많은 도움을 받고 있다.)

이상으로 CBCT 상에서 임플란트 식립 깊이를 결정하는 방법에 대해 알아보았다. 지면상에서 글로써 설명하려니 선생님들께서 복잡하게 느낄 수도 있으나 실제로 임상에서 적용을 하게 되면 그리 복잡하지는 않을 것이라 생각한다.

3) Tim Fienitz Frank Schwarz Lutz Ritter Timo Dreiseidler Juergen Becker Daniel Rothamel . Accuracy of cone beam computed tomography in assessing peri-implant bone defect regeneration: a histologically controlled study in dogs . Clin. Oral Impl. Res. 23, 2012 / 882–887

이제 다시 앞의 증례로 돌아가자.

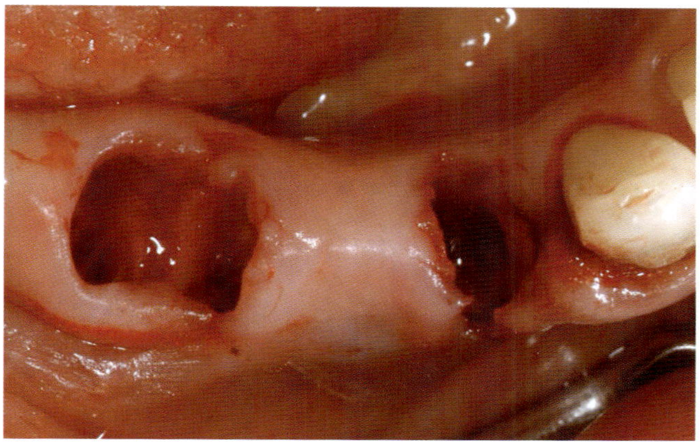

▶▶ **그림 12-12.**

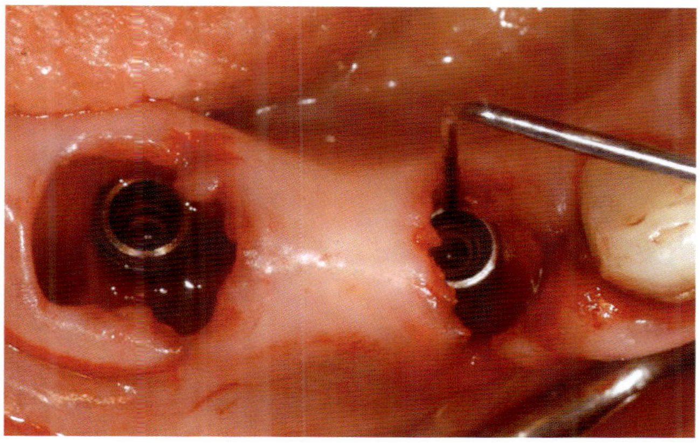

▶▶ **그림 12-13.**

그림 12-12: 위에서 설명한 방법으로 식립 깊이를 결정하고 드릴링 한 후의 사진으로 드릴링 위치가 설측임을 알 수 있다.

그림 12-13: #44 실제 임플란트 식립 후의 사진으로 이 환자분의 경우 식립 깊이가 설측 치조정에서 약 2mm 정도 하방이며 이를 수술의 편의성을 위해 상방 연조직에서 부터 측정하면 설측 연조직의 높이가 약 3mm이었으므로 설측 치은연에서 약 5mm 하방 지점에 실제 임플란트 fixture top이 위치해야 하며 실제 식립 위치 또한 이와 동일한 것을 알 수 있다.

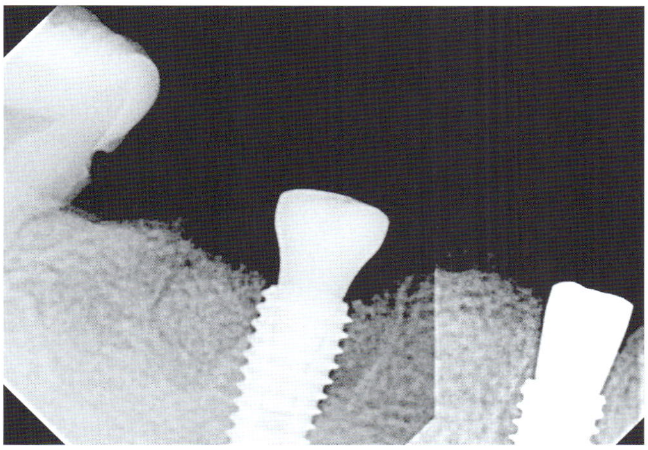

▶▶ **그림 12-14.** #44 임플란트 식립 직후 periapical x-ray 사진이다. 식립 깊이가 인접치 치간골에서 약 3.5mm 정도이다.

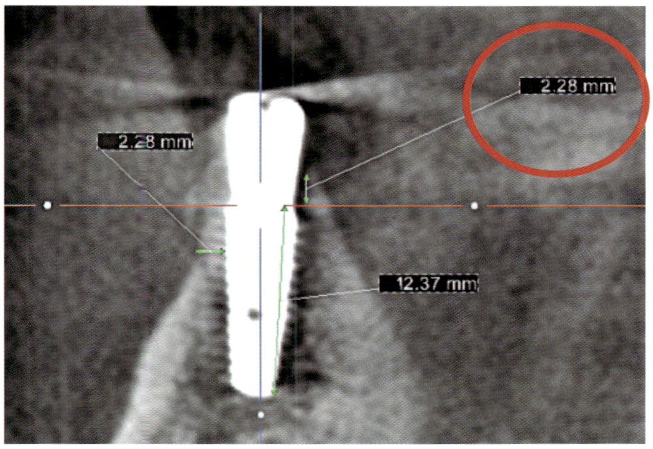

▶▶ **그림 12-15.** #44 식립 직후 CBCT 사진으로 설측에서 식립 깊이가 약 2.28mm(붉은색 동그라미)로 처음 계획했던 식립 깊이(2mm)와 큰 차이가 없음을 알 수 있다.

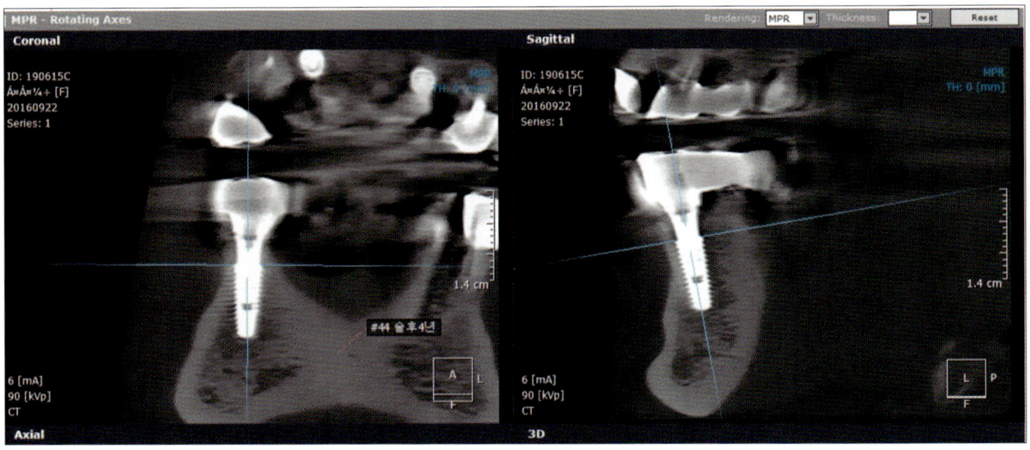

▶▶ 그림 12-16.

그림 12-15: #44 임플란트의 술 후 4년 경과 시 CBCT 사진으로 임플란트 주변으로 골형성이 잘 되어있으며 흡수 양상은 보이지 않는다.

이와 같이 협측 골판의 열개가 있는 경우라도 식립 위치와 깊이를 잘 조절하여 flapless로 임플란트를 식립하면 GBR 없이 양호한 임플란트 주변의 골형성을 유도할 수 있다.

이번 장에서는 CBCT를 이용하여 술 전에 임플란트의 식립 깊이를 예측하여 발치 즉시 식립 임플란트 수술을 보다 쉽게 할 수 있는 방법에 대해 알아보았다. 물론 이 방법이 약간의 오차를 감안하는 것과 술자의 경험 등이 필요하지만, 꾸준히 임상에 잘 적용한다면 선생님들의 수술에 많은 도움이 될 것으로 생각한다.

Chapter **13**

발치 즉시 식립 시술이 가능한 협측골 열개의 한계치

앞에서도 말씀드렸지만, 발치 즉시 식립 수술의 기본은 flapless 수술이다. 그런데 술자의 발치 즉시 식립에 대한 경험이 더해가면서 일반적으로 협측골의 열개가 크거나 설측과 협측의 높이가 다른 증례를 접하게 된다.

이 경우 임플란트의 식립 위치 특히 식립 깊이를 설정하는 것이 상당히 어렵게 된다.

또한 필자가 발치 즉시 식립 연수회를 진행하면서 선생님들이 많이 질문하시는 것 중에 하나가 순,협측 열개가 어느 정도 일때 flapless 수술이 가능한가에 관한 것이었다. 물론 이 부분에 대해서는 명확한 기준을 제시하는 것은 어려움이 있다. 사실 이것은 술자의 경험이 많은 영향을 주기 때문이다.

단순하게 생각하면 열개가 큰 경우 그 열개의 가장 하방 부위까지 임플란트를 식립하면 임플란트 주변골의 생성에는 별문제가 없을 것이다. 그러나 이 경우 임플란트가 너무 깊게 심어져서 보철적인 문제나 치주적인 문제를 야기할 수 있기 때문에 보다 신중한 접근이 요구된다.

따라서 이번 장에서는 앞에서 말씀드린 Hayashi의 이론(HDD=/> HDW)을 바탕으로 이 문제에 대한 필자 나름대로의 기준을 말씀드리고자 한다.

물론 이것은 절대적인 기준은 아니고 실제 수술에서는 많은 변수가 있을 수 있으나 술 전에 선생님들께서 대략적인 기준을 가지고 계신다면 flapless 수술에 많은 도움을 받을 수 있을 것이라 생각된다. (조금 복잡하고 이론적인 내용이 많아 어려운 내용일 수도 있어서 처음 시작하시는 선생님들께서는 이 부분은 그냥 넘기셔도 될듯하다.)

발치와 협측 골판의 열개에 대한 고찰에 앞서 우리는 치아를 담고 있는 치조골 특히 발치 즉시 식립과 관련해서는 치조정 혹은 CEJ 부근의 폭이나 형태를 알아볼 필요가 있다. 왜냐하면 이것에 따라 임플란트의 식립 깊이가 영향을 받기 때문이다. 먼저 다음 논문을 살펴보자.

cho[1] 등은 한국인에서 남, 여 각각 11명씩의 환자의 발치와의 협설측 폭을 crestal, mid-root, and root apex level 에서 MDCT(multi-detector computed tomography) images를 통하여 측정하였다. (그림 13-1)

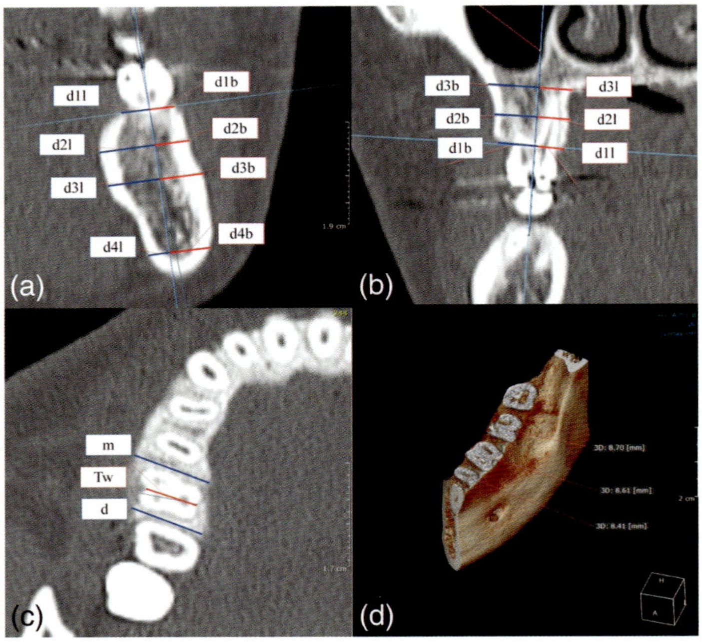

Fig. 2 Measurement of horizontal width of alveolar bone. **a** Working on a coronal view of the mandibular first molars. **b** Working on a coronal view of the maxillary first molars. **c** Measurement of the horizontal width of the interdental alveolar bone crest (m, d) and the teeth (Tw). **d** Working on volumetric view on mandibular first molars. d1 = bone width at the crestal level; d2 = bone width at the mid-root level; d3 = bone width at root the apex level; d4 = bone width at the mandibular border level. b, l = buccal and lingual sides; m, d =

▶▶ 그림 13-1.

이 논문의 결과 중 임상적으로 중요성이 있는 결과를 살펴보면

상악에서 치조골정에서의 평균적인 협-구개측 치조골의 폭경은 중절치 6.30mm, 견치 7.68mm, 소구치 8.22mm, 제1대구치 10.00mm이고 하악에서 치조골정에서의 협설측 평균적인 치조골의 폭경은 중절치 5.65mm, 견치 7.60mm, 제2소구치 7.15mm, 제1대구치 7.91mm 였다. (그림 13-2, 파란 박스 부분)

또한 협측에서는 치조골의 폭경이 상악에서는 crest에서 apex로 갈수록 증가하였고 하악에서는 mid-root level 에서 가장 두꺼웠다고 하였다. (그림 13-3)

1) Hyun-Jae Cho, Jae-Yun Jeon, Sung-Jin Ahn, Sung-Won Lee, Joo-Ryun Chung, Chang-Joo Park, and Kyung-Gyun Hwang: The preliminary study for three- dimensional alveolar bone morphologic Maxillofacial Plastic and Reconstructive Surgery :Maxillofacial Plastic and Reconstructive Surgery(2019) 41:33 Page 2 of 7

Table 2 Horizontal width of alveolar bones (d1, d2, d3, d4), (m, d), and tooth dimensions (Tw, Tl)

		d1b	d1l	d2b	d2l	d3b	d3l	d4b	d4l	m	d	Tw	Tl
Mx.	CI	3.57	3.86	3.54*	5.69	3.53	8.15	N/A		5.73	5.90	6.30	22.57
		(± 0.448)	(± 0.361)	(± 0.485)	(± 0.935)	(± 1.163)	(± 1.644)			(± 0.836)	(± 0.471)	(± 0.430)	(± 1.626)
	C	4.33	4.58*	3.69*	6.88	3.40	9.39			6.12*	7.45*	7.68	24.31
		(± 0.715)	(± 0.451)	(± 0.931)	(± 4.027)	(± 1.498)	(± 2.758)			(± 0.841)	(± 0.722)	(± 1.187)	(± 3.312)
	PM2	4.93	4.64	4.63	6.54	5.49	9.31			8.03*	9.42*	8.22	19.00
		(± 0.492)	(± 0.455)	(± 0.984)	(± 1.039)	(± 2.437)	(± 1.598)			(± 0.728)	(± 0.759)	(± 0.574)	(± 1.830)
	M1	6.23	6.15	7.53	7.58	11.20	9.77			9.50*	12.21	10.00	19.06
		(± 0.559)	(± 0.522)	(± 0.897)	(± 0.809)	(± 2.470)	(± 1.519)			(± 0.709)	(± 1.166)	(± 0.621)	(± 1.504)
Mn.	CI	3.15	3.06	2.65	4.13	3.95	4.72*	11.05	2.20	4.66*	5.43*	5.65	20.08
		(± 0.430)	(± 0.215)	(± 0.375)	(± 0.703)	(± 1.228)	(± 1.140)	(± 2.107)	(± 1.647)	(± 0.676)	(± 0.542)	(± 0.396)	(± 1.334)
	C	4.03*	4.52*	3.11*	6.71*	4.90	5.49*	9.99*	2.32	6.45	6.60	7.60*	24.83
		(± 0.535)	(± 0.628)	(± 0.499)	(± 1.372)	(± 1.364)	(± 1.268)	(± 1.901)	(± 0.769)	(± 0.892)	(± 0.847)	(± 0.879)	(± 1.657)
	PM2	4.09	4.36	4.11	8.13*	5.62	6.15*	7.42	3.09	6.84	8.10	7.15	21.20
		(± 0.432)	(± 0.667)	(± 0.752)	(± 1.547)	(± 1.304)	(± 2.183)	(± 1.852)	(± 1.544)	(± 1.115)	(± 0.920)	(± 0.556)	(± 1.805)
	M1	4.77	5.25	6.34	7.89*	7.70	6.07	7.99	2.57	8.25	9.12	7.91	19.43
		(± 0.420)	(± 0.550)	(± 0.942)	(± 1.172)	(± 1.230)	(± 1.702)	(± 1.554)	(± 1.054)	(± 1.045)	(± 0.918)	(± 0.674)	(± 1.865)

CI central incisors, *C* canines, *PM2* second premolars, *M1* first molars, *d1* bone width at the crestal level, *d2* bone width at the mid-root level, *d3* bone width at root the apex level, *d4* bone width at the mandibular border level, *b*, *l* buccal and lingual surfaces *Tw* width of tooth at the cementoenamel junction
*Statistically significant differences are marked between the sexes ($P < 0.05$, Mann-Whitney test)

▶▶ 그림 13-2.

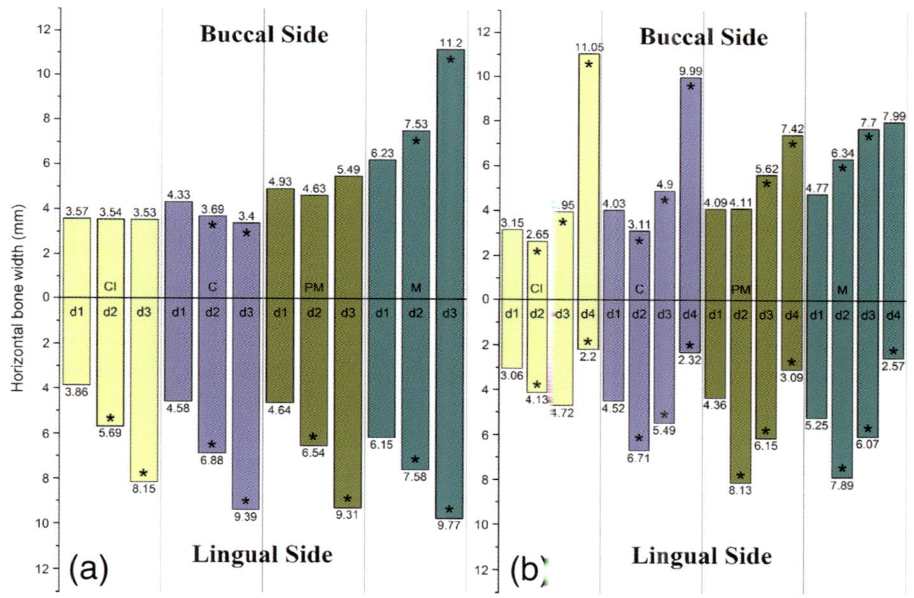

Fig. 3 Comparison of horizontal alveolar widths between **a** maxillary and **b** mandibular alveolar bone. CI, central incisors; C, canines; PM, premolars; M, molars; d1 = bone width at the crestal level; d2 = bone width at the mid-root level; d3 = bone width at root the apex level; d4 = bone width at the mandibular border level (*$P < 0.05$)

▶▶ 그림 13-3.

또한 Stanley Nelson[2] 등은 2019년 Wheeler's Dental Anatomy, Physiology and Occlusion이라는 책에서 cervix 즉 치경부에서의 평균적인 발치와의 폭에 대해서 기술하겼다.

2) 2S. J. Nelson, M. Ash:Wheeler's Dental Anatomy, Physiology and Occlusion.11th Edition - November 9, ed 9. Saunders . 2019

TABLE 1-1 Measurements of the Teeth: Specifications for Drawing and Carving Teeth of Average Size*

	Length of Crown	Length of Root	Mesiodistal Diameter of Crown†	Mesiodistal Diameter of Crown at Cervix	Labio- or Buccolingual Diameter of Crown	Labio- or Buccolingual Diameter of Crown at Cervix	Curvature of Cervical Line—Mesial	Curvature of Cervical Line—Distal
Maxillary Teeth								
Central incisor	10.5	13.0	8.5	7.0	7.0	6.0	3.5	2.5
Lateral incisor	9.0	13.0	6.5	5.0	6.0	5.0	3.0	2.0
Canine	10.0	17.0	7.5	5.5	8.0	7.0	2.5	1.5
First premolar	8.5	14.0	7.0	5.0	9.0	8.0	1.0	0.0
Second premolar	8.5	14.0	7.0	5.0	9.0	8.0	1.0	0.0
First molar	7.5	B L	10.0	8.0	11.0	10.0	1.0	0.0
		12 13						
Second molar	7.0	B L	9.0	7.0	11.0	10.0	1.0	0.0
		11 12						
Third molar	6.5	11.0	8.5	6.5	10.0	9.5	1.0	0.0
Mandibular Teeth								
Central incisor	9.0‡	12.5	5.0	3.5	6.0	5.3	3.0	2.0
Lateral incisor	9.5‡	14.0	5.5	4.0	6.5	5.8	3.0	2.0
Canine	11.0	16.0	7.0	5.5	7.5	7.0	2.5	1.0
First premolar	8.5	14.0	7.0	5.0	7.5	6.5	1.0	0.0
Second premolar	8.0	14.5	7.0	5.0	8.0	7.0	1.0	0.0
First molar	7.5	14.0	11.0	9.0	10.5	9.0	1.0	0.0
Second molar	7.0	13.0	10.5	8.0	10.0	9.0	1.0	0.0
Third molar	7.0	11.0	10.0	7.5	9.5	9.0	1.0	0.0

B, Buccal; *L*, lingual.
*In millimeters. This table has been "proved" by carvings shown in Figures 1-16 and 1-17.
†The sum of the mesiodistal diameters, both right and left, which gives the arch length, is maxillary, 128 mm; mandibular, 126 mm.
‡Lingual measurement is approximately 0.5 mm longer.

▶▶ 그림 13-4.

그림 13-4에서 보는 바와 같이 표에 따르면 치조정 부근에서 전치부의 평균폭경은 상악 전치부는 근원심 폭경이 중절치 7.0mm, 측절치 5.0mm, 견치 5.5mm, 순설 폭경은 중절치 6.0mm, 측절치 5.0mm, 견치 7.0mm이고 하악 전치부는 근원심 폭경이 중절치 3.5mm, 측절치 5.5mm, 견치 5.5mm, 순설 폭경은 중절치 5.3mm, 측절치 5.8mm, 견치 7.0mm이다.

소구치의 평균 폭경은 상악소구치는 근원심 폭경이 5.0mm, 협설측 폭경이 평균 8.0mm 하악 소구치는 근원심 폭경이 5.0mm, 협설측 폭경이 7.0mm 정도이다.

대구치의 평균 폭경은 상악 대구치는 근원심 폭경이 8.0mm, 협설측 폭경이 10.0mm, 하악 대구치는 근원심 폭경이 9.0mm, 협설측 폭경이 9.0mm 정도이다.

이상에서 보면 그림 13-2와 그림 13-4의 파란색 박스가 나타내는 협설 폭경은 하악 제1대구치를 제외하고 거의 비슷함을 알 수 있다.

발치 즉시 식립에서 중요한 것은 발치와 치조정 부위에서의 협설 폭경이다. 따라서 위 두 논문에서 제시된 협설 폭경의 평균치(표 13-4의 파란 박스와 빨간 박스의 숫자를 참고하시면 된다) 를 중심으로 Flapless 발치 즉시 수술 혹은 GBR을 하지 않는 simple bone graft가 가능한 임플란트 식립 깊이 즉 HDD와 HDW가 같아지는 최소한의 깊이를 추정해 보면 다음과 같다.

상악 전치부에서 협설 폭경의 평균치는 상악중절치 6.0mm, 견치 7.0mm이고 평균 4.0mm직경의 임플란트를 식립한다고 가정했을 때(구개측 bundle bone의 두께 0.5mm를 고려하여 총 4.5mm 정도의 공간이 필요하고 이 경우 임플란트 식립 후 HDD는 상악중절치에서 1.5mm, 견치에서 2.5mm 정도가 된다. 따라서 HDD=HDW가 되는 상악중절치의 열개의 최대치는 상악중절치 평균 근원심 폭경 7.0mm의 21%, 견치의 평균 근원심 폭경 5.5mm의 약 45% 정도에 해당한다.

하악 견치의 경우 상악 견치와 평균값이 같으므로 상악견치와 같이 생각하면 된다.

상악 측절치와 하악 전치부의 경우 협설폭이 너무 작아서 이러한 계산이 큰 의미가 없어 생략하기로 한다.

소구치에서 협설 폭경의 평균치는 상악 8.0mm, 하악 7.0mm이고 소구치에서 평균 4.0mm 직경의 임플란트를 식립한다고 가정했을 때(4.5mm 정도의 공간이 필요) HDD는 상악에서 평균 3.5mm, 하악에서 2.5mm 정도가 생성된다. 따라서 HDD = HDW가 되는 소구치 협측 골판의 열개의 최대치는 이는 상악 소구치 평균 근원심 폭경 5.0mm의 70%, 하악 소구치 평균 근원심 폭경 5.0mm의 50%에 해당된다.

그리고 이러한 협설 폭경은 crest에서 apex 쪽으로 내려갈수록 더 넓어지게 된다. (그림 13-3)

따라서 우리는 술 전 CBCT에서 상악 소구치 근원심 폭경의 70% 하악 소구치 근원심 폭경의 50% 정도에 해당하는 열개가 있다고 하더라도 flapless 혹은 simple bone graft가 가능함을 알 수 있다. (물론 열개의 깊이에 따라 임플란트의 식립 깊이는 달라질 수 있다.)

따라서 소구치에서 flapless 수술 시 식립 깊이를 발치와 치조정에 맞춘다면 협측 골판의 흡수가 근원심 폭경의 50~70% 정도라면 flapless 수술이 가능하며 이 경우 술 전 bone sounding 시에도 비교적 쉽게 열개 정도를 알 수 있다.

제1대구치에서 협설 폭경의 평균치는 상악 10.0mm, 하악 9.0mm이고 대구치에서 평균 5.0mm 직경으로 임플란트를 식립한다고 가정했을 때(총 5.5mm 정도의 공간이 필요) HDD는 상악에서 평균 4.5mm, 하악에서 평균 3.5mm 정도가 생성된다. 이는 상악 제1대구치 평균 근원심 폭경 8.0mm의 약 56%, 하악 제1대구치 평균 근원심 폭경 9.0mm의 38%에 해당된다.

따라서 대구치에서는 flapless 수술 시 식립 깊이를 발치와 치조정에 맞춘다면 협측 골판의 흡수가 근원심 폭경의 40~50% 정도라면 flapless 수술이 가능하다고 할 수 있다.

이의 내용을 간단히 요약하면 아래 표와 같다.

Flapless 수술(혹은 simple bone graft) 가능한 순협측 열개의 최대치

(설측 치조정 높이에 임플란트를 식립한다고 가정했을 때)

전치부

- 상악중절치: 1.5mm(순측 골판 평균 근원심 폭경 7mm의 21%)
- 상,하악 견치: 2.5mm(순측 골판 평균 근원심 폭경 5.5mm의 45%)

소구치

- 상악: 3.5mm(협측 골판 평균 근원심 폭경 5.0mm의 70%)
- 하악: 2.5mm(협측골찬 평균 근원심 폭경 5.0mm의 50%)

대구치(제1대구치 기준)

- 상악: 4.5mm(협측 골판 평균 근원심 폭경 8.0mm의 56%)
- 하악: 3.5mm(협측 골판 평균 근원심 폭경 9.0mm의 38%)

따라서 위의 표에서 제시한 수치를 기준으로 술 전 CBCT 상에서 치조정의 높이에서 HDW의 길이를 측정하거나 술 전 CBCT 상에서 HDW를 측정해서 이보다 작다면 flapless 수술이나 flap을 연다고 하더라도 임플란트 식립 후 GBR 없이 simple bone graft가 가능하다고 할 수 있겠다. (이때 식립 깊이는 설측 골판의 치조정을 기준으로 한 것이므로 이보다 좀 더 깊이(대략 2mm 정도) 식립하기만 한다면 큰 문제는 없을 것으로 생각된다)

이상의 내용은 너무 복잡하고 이해하기 어려운 부분도 있는 줄 안다. 다만 이 장을 기술하는 이유는 우리가 발족 수술 시 대략적인 식립 깊이의 기준을 가질 수 있다면 좀 더 편리하게 수술을 할 수 있을 것이라 생각되기 때문이다.

따라서 좀 더 advanced 된 발치 즉시 식립 수술은 하기를 원하시는 선생님들께서는 이번 장의 내용을 참고하시면 좋을 듯하다.

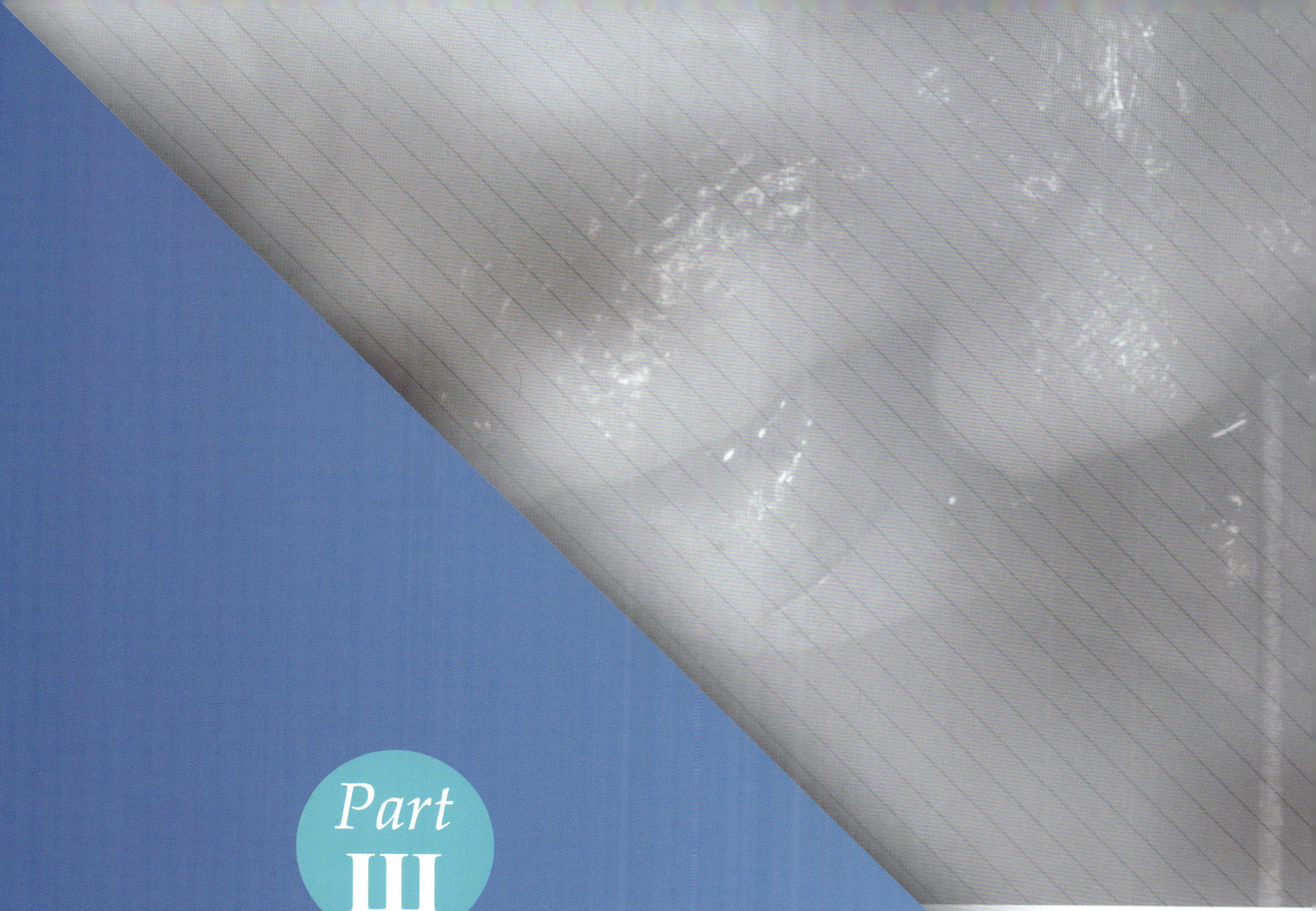

Part III

발치 즉시 식립 수술 프로토콜

< Basic >

< Advanced >

Immediate Implant Recipe

Basic

Chapter 14

발치 즉시 식립 임플란트의 식립 위치의 중요성

많은 선생님께서 발치 즉시 식립 시 임플란트를 구개측이나 설측에 식립해야 한다는 것은 알고 계실 것이다.

그런데 실제로 발치 즉시 식립 임플란트의 식립 위치가 협측이나 설측(혹은 구개측)으로 식립 되었을 때 임상에서 어떤 현상이 일어나게 될까?

아마도 많은 선생님들이 알고 계시리라 생각되지만 이 문제를 실제 임상 증례를 통해 살펴보고, 그렇다면 실제로 술자가 수술 시 얼마나 구개측으로, 또한 얼마나 깊이 식립해야 하느냐 하는 문제를 역시 임상 증례를 통해 알아보도록 하자.

그리고 여기서 먼저 말씀드릴 것은 이러한 식립 위치와 깊이의 문제는 발치와의 상태와 발치 부위에 따라 다르기 때문에 이번 장에서는 발치와의 협측골이 intact 한 경우를 중심으로 가장 일반적인 원칙에 대해서 먼저 알아보도록 하겠다.

01. 발치와의 협측골에 가까이 임플란트를 식립했을 때 임플란트 주변 골과 연조직에는 어떤 변화가 생길까?

임상 증례 1 발치 즉시 식립 임플란트가 협측 골판에 가깝게 식립 된 증례

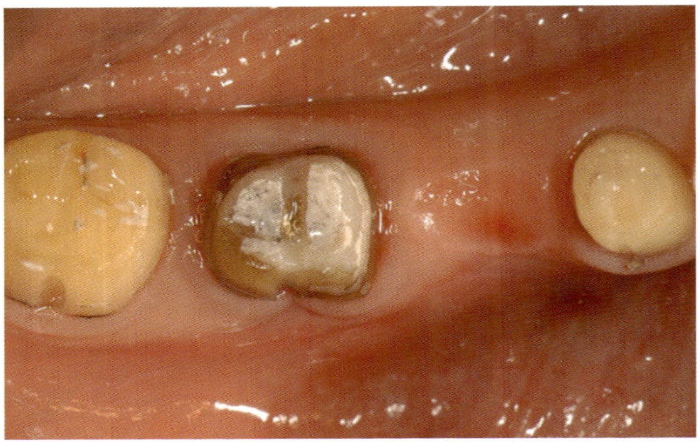

▶▶ **그림 14-1.** 64세 여자 환자로 #44~#46 브릿지의 통증을 주소로 내원하여 #46의 포스트의 동요와 치근 우식으로 인해 발치를 결정하고 #45, #46 부위 임플란트 식립하기로 한 환자분의 술 전 사진이다.

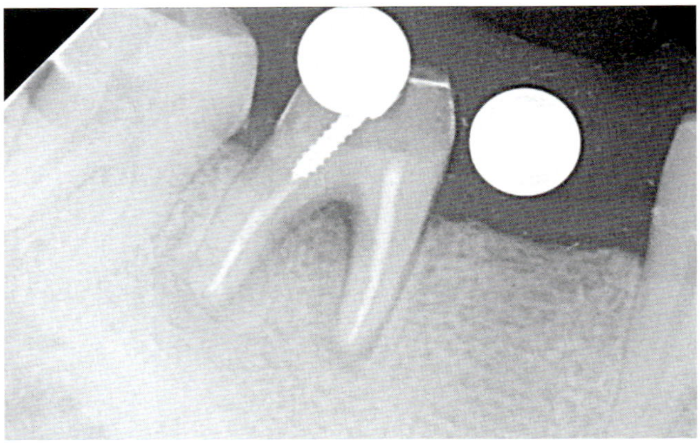

▶▶ **그림 14-2.** 이 환자분의 술 전 periapical x-ray 사진이다.

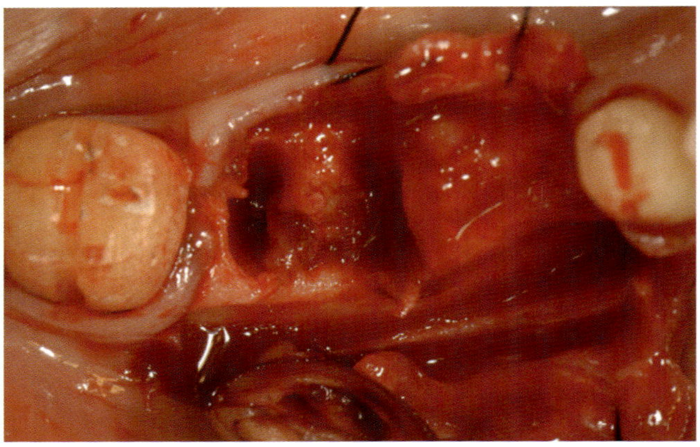

▶▶ **그림 14-3.** 그림 14-1에서 보듯이 #46 부위의 연조직의 염증 소견은 없으며 주변 각화 치은의 양도 양호한 상태로 flap 거상 후 발치를 시행하였다.

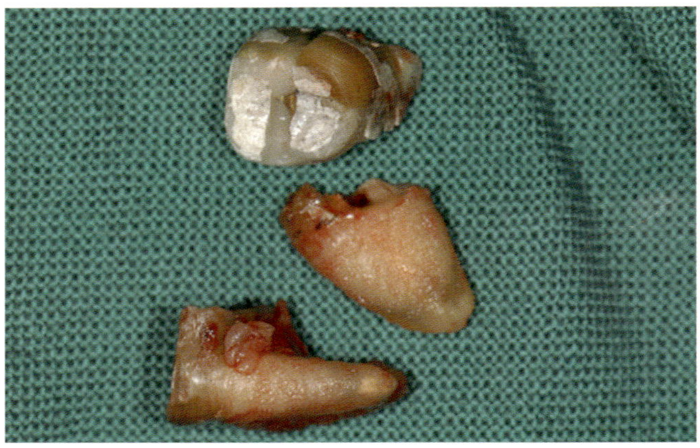

▶▶ **그림 14-4.** 발치 된 치아 사진이다. 치근 우식을 확인할 수 있다.

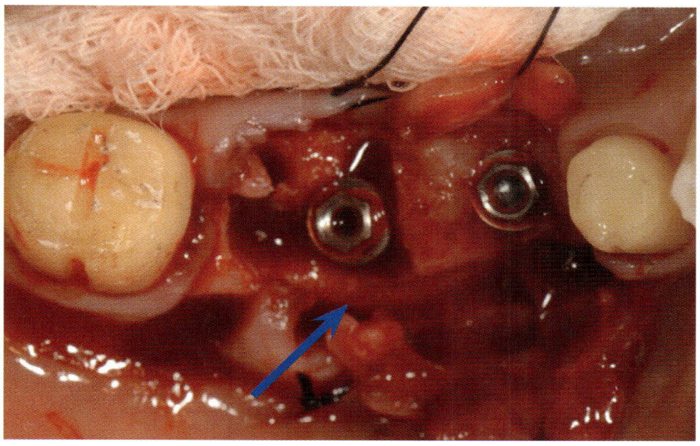

▶▶ **그림 14-5.** 임플란트 식립 시 사진(화살표 부위)으로 #46 임플란트의 수평적 식립 위치를 보면 임플란트가 협측으로 식립 된 것을 볼 수 있고 근원심으로도 septum에서 mesial root 쪽으로 식립되어 있음을 알 수 있다. 식립 깊이 또한 발치와의 협측골의 열개를 고려 하면 너무 얕음을 알 수 있다.

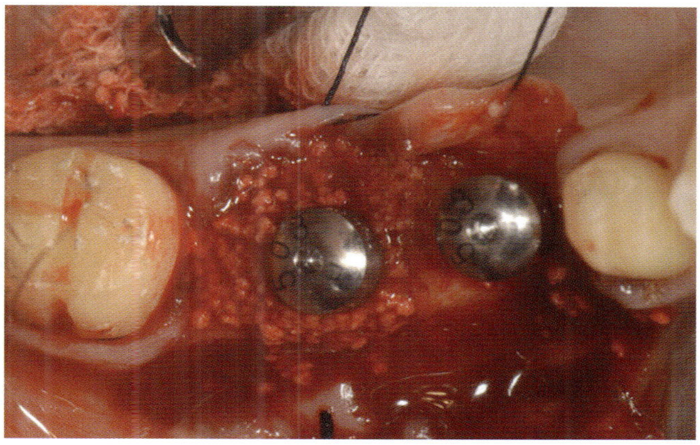

▶▶ **그림 14-6.** 이후 발치와와 주변의 골이식을 시행하였다.

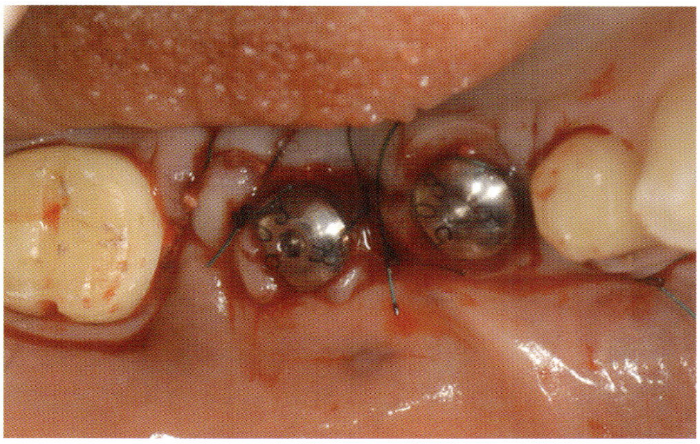

▶▶ **그림 14-7.** 32Ncm 이상의 초기 고정력이 나와 Healing abutment 장착 후 봉합하였다.

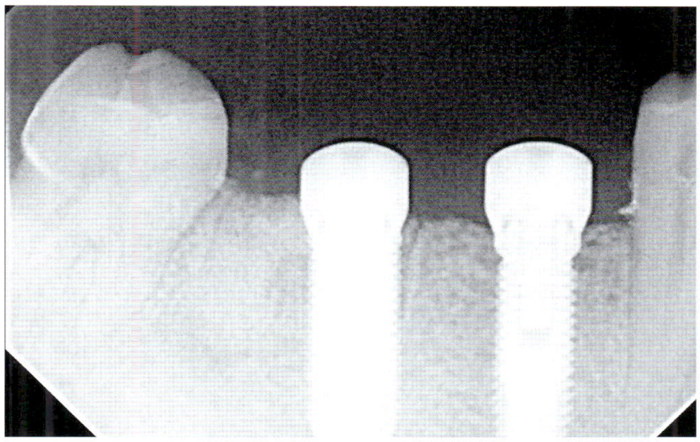

▶▶ **그림 14-8.** 식립 직후 periapical x-ray 사진이다.

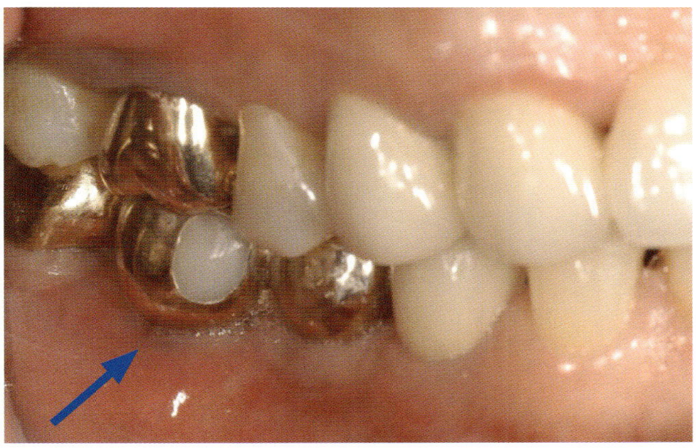

▶▶ **그림 14-9.** 수술 후 약 3개월경 보철 완성 시의 임상 사진으로 성숙골에 식립한 #45 임플란트 주변의 각화 치은은 비교적 잘 유지되고 있으나 발치와의 협측에 식립 된 #46 임플란트 주변 각화 치은(화살표 부위)은 거의 흡수된 것을 확인할 수 있다.

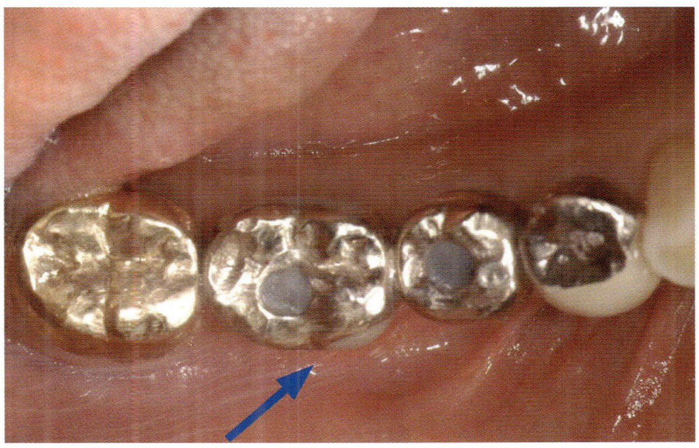

▶▶ **그림 14-10.** 같은 환자의 교합면 사진으로 임플란트 주변의 각화 치은이 없음을 확인할 수 있다.

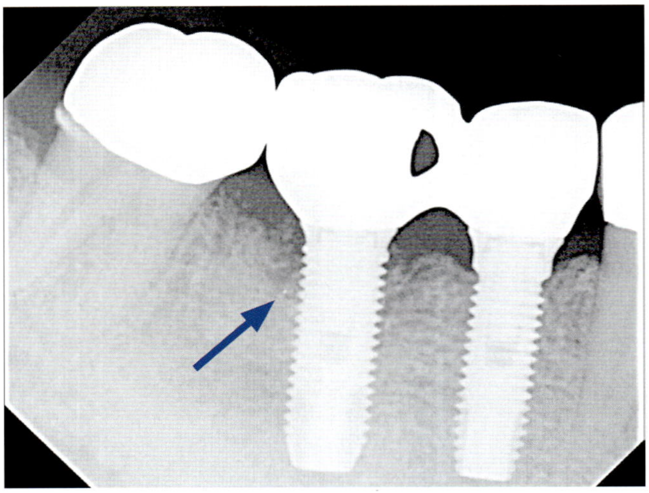

▶▶ **그림 14-11.** 보철 완성 시 periapical x-ray 사진상에서도 수술 후 불과 3개월 만에 #46 임플란트 주변 골의 흡수(화살표 부위)가 시작되고 있음을 알 수 있다.

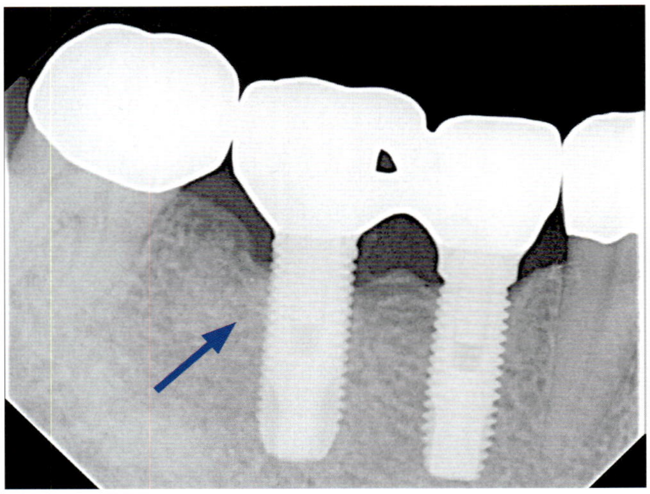

▶▶ **그림 14-12.** 수술 후 2년 4개월경 periapical x-ray로 #45 임플란트 주변 골은 안정적인 양상을 보이나 #46 임플란트 주변 골의 흡수(화살표 부위)를 볼 수 있다.

해설

이러한 현상은 2장에서 살펴본 바와 같이 발치와의 bundle bone과 outer surface의 흡수가 초기 3~6개월 경에 대부분 일어나고 이와 함께 발치와 내측방에서 골형성 과정이 일어난다고 했을 때 임플란트가 너무 협측골에 심어지면 내측방의 공간이 적어져서 임플란트 주변 골 형성 과정이 방해되어 임플란트 주변에 골형성이 부족하게 되고 이에 따라 상방의 연조직을 유지할 주변 골이 없기 때문에 연조직의 퇴축이나 흡수가 일어난다고 할 수 있다.

02. 발치와의 설측에 임플란트를 식립했을 때 임플란트 주변 골과 연조직에는 어떤 변화가 생길까?

임상 증례 2 발치 즉시 식립 임플란트가 설측골판에 가깝게 식립 된 증례

이 증례는 10장에서도 나왔던 증례이나 이번 장에서는 설측식립의 관점에서 살펴보도록 하자.

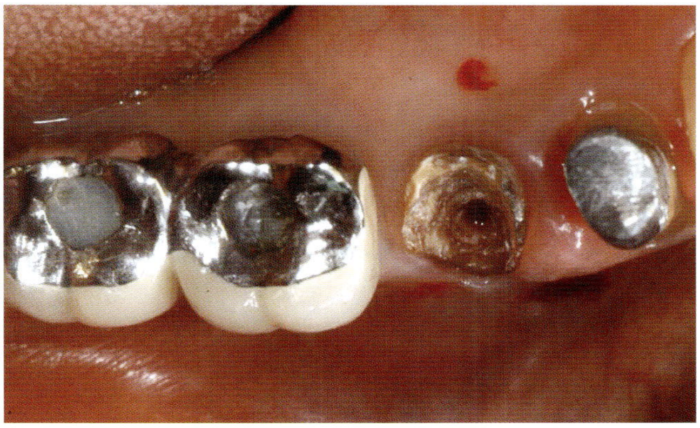

▶▶ **그림 14-13.** 40대 여자 환자로 #45 치아 파절을 주소로 내원하였고 #45 치근 우식 상태로 발치 후 즉시 식립 임플란트를 계획하였다.

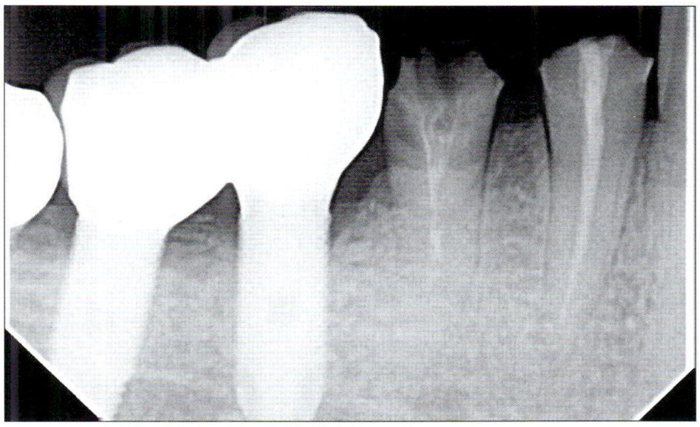

▶▶ **그림 14-14.** 같은 환자의 periapical x-ray 사진으로 #45 치아의 치근 우식을 확인할 수 있다.

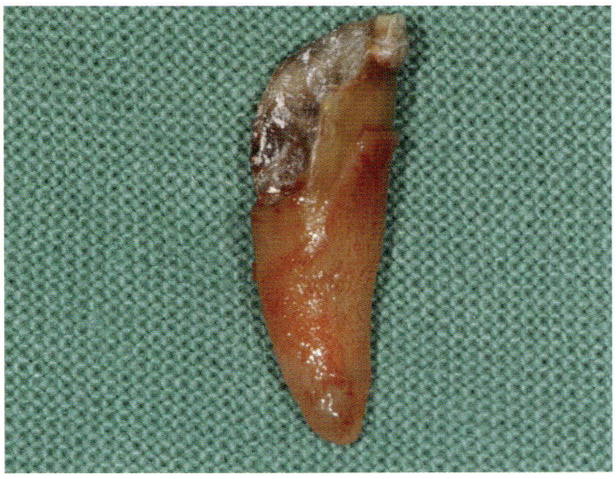

▶▶ **그림 14-15.** 발치 된 #45 치아의 상태이다.

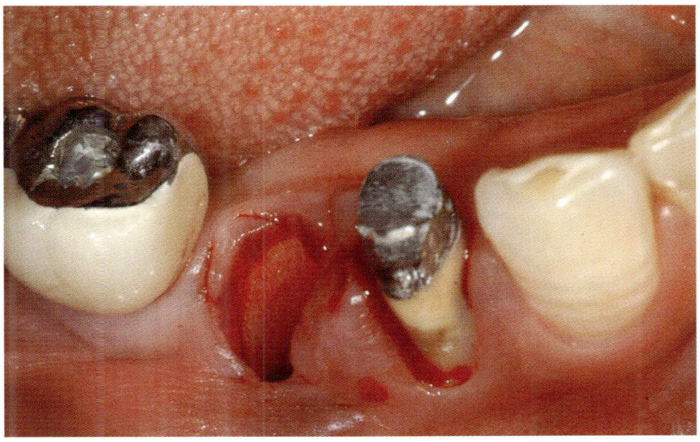

▶▶ **그림 14-16.** #45 발치 후 구강 내 사진

#45 발치 후 사진으로 그림 14-13과 14-16을 자세히 관찰해 보면 이 환자분은 전형적인 thin biotype으로 #44, 45 주변으로 이미 협측골의 흡수와 함께 치근 노출, 연조직 퇴축이 진행되어 있음을 알 수 있다. 이때 재미있는 것은 #44, #45 치아 협측의 연조직 퇴축 양이 거의 비슷하다는 것이다. 따라서 우리는 #45의 임플란트 설측 식립 후 연조직의 변화를 #44 자연치 주변의 연조직과 비교하면 쉽게 알 수 있을 것이다.

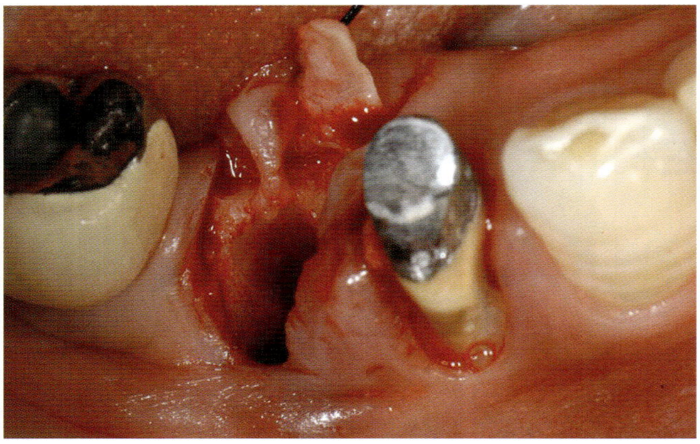

▶▶ **그림 14-17.** 임플란트 식립을 위한 드릴링의 위치를 보여주는 사진

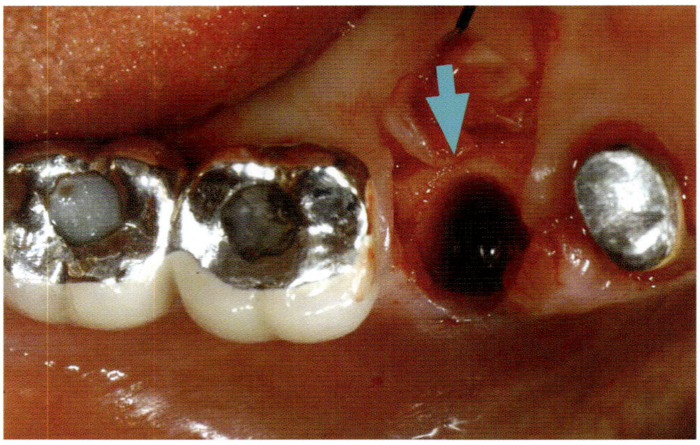

▶▶ **그림 14-18.** 드릴링의 위치가 설측으로 위치해 있음을 알 수 있다. (화살표)

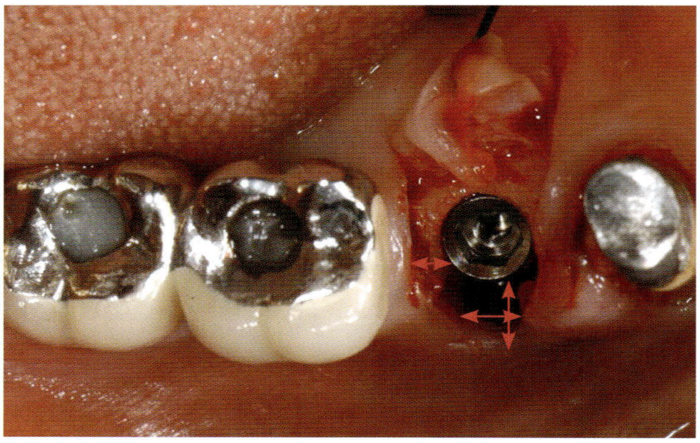

▶▶ **그림 14-19.** 임플란트 식립 사진

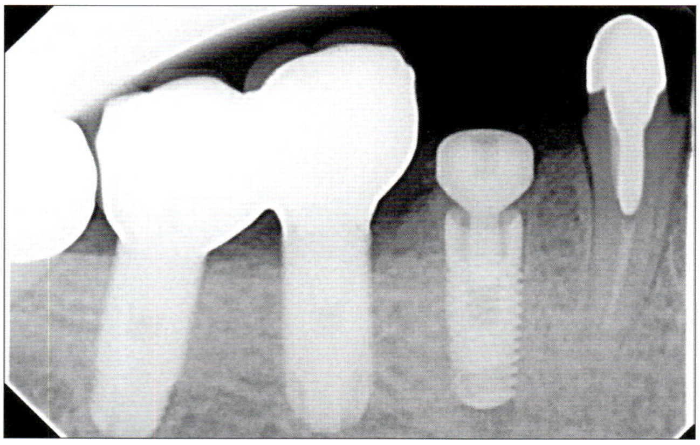

▶▶ **그림 14-20.** 수술 직후 x-ray 사진

그림 14-19: 임플란트 식립 사진으로 여기서 눈여겨보아야 할 것은 임플란트 식립 위치를 safety zone 내에서 허용할 수 있는 최대한 설측으로 식립하고 식립 깊이를 깊게 하였다는 것이다(화살표). 이후 골이식을 시행하였다.

그림 14-20: 수술 직후 x-ray 사진으로 THA(temporary healing abutment)가 주변 골에 걸려서 덜 들어가 있다. 좀 더 가는 temporary healing abutment를 선택했어야 했다. 그러나 이는 바람직하지는 않지만, 역설적으로 임플란트가 깊게 식립 되었음을 보여 주고 있다고 할 수 있다.

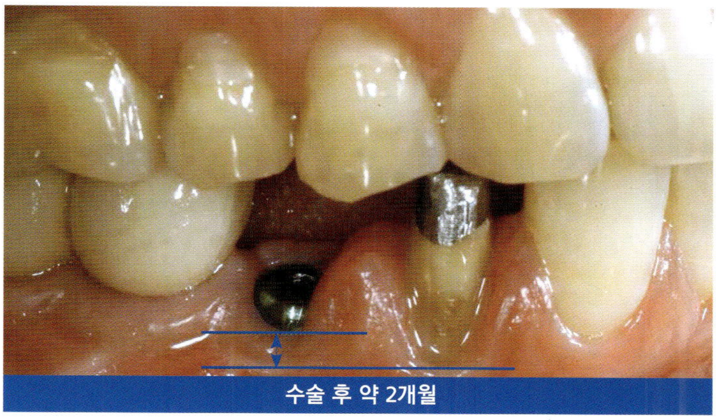

▶▶ 그림 14-21. 이 환자분의 술 후 약 2개월경 임상 사진으로 연조직 치유는 양호하며 Healing abutment 주변으로 각화 치은이 생성된 것을 볼 수 있다.

그림 14-21: 수술 후 약 2개월경 임플란트 주변 연조직 치유 사진으로 #45 임플란트 주변 연조직이 #44 자연치 연조직과 비교하였을 때 약 2mm 정도 creeping 되었으며 그 높이는 #46 임플란트 주변 각화 치은과 비슷해 졌음을 알 수 있다. 이와 같이 임플란트의 설측 식립과 적절한 깊이의 부여는 GBR 등의 복잡한 술식을 거치지 않고도 술 후 연조직의 생성과 함께 자연스럽게 임플란트 주변 연조직이 치유 된다는 것을 알 수 있다.

해설

이와 같은 현상은 앞서 증례 1에서 설명 드렸던 것과 반대로 발치와 주변 골의 흡수와 함께 내측방에서 골 생성 과정이 진행 되는 동안 임플란트와 협측골 사이에 충분한 공간이 있어 발치와 내측방에서 골 형성이 일어날 수 있는 공간이 생기고, 이는 자연스럽게 임플란트 주변 골 형성으로 이어지며 이렇게 생성된 골 상방으로 자연스럽게 연조직이 부착한 것으로 볼 수 있다.

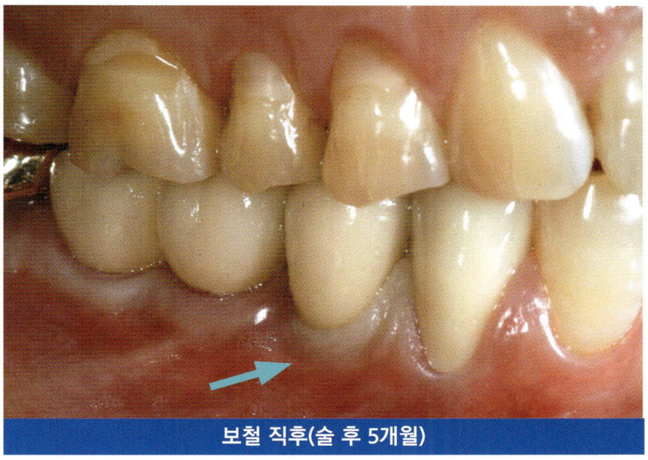

▶▶ 그림 14-22. 최종 보철물 장착 직후 임상 사진으로 임플란트 주변(화살표 부위)으로 자연스러운 각화 치은의 형성과 함께 술전 같은 높이였던 #44의 연조직에 비해 연조직이 많이 형성된 것을 알 수 있다.

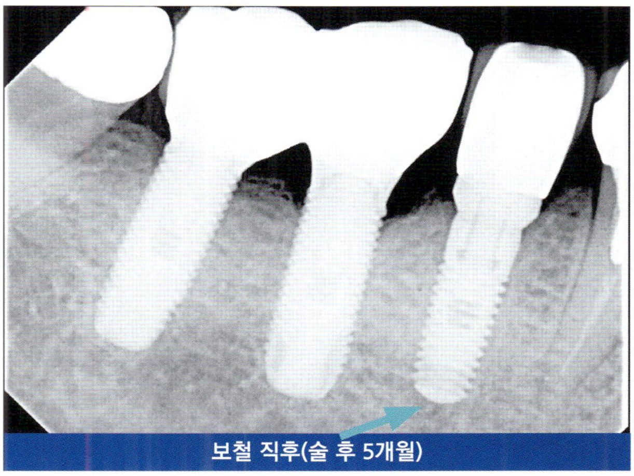

▶▶ 그림 14-23. 술 후 5개월 x-ray 사진으로 #45 임플란트 주변(화살표 부위)으로 골의 흡수는 관찰되지 않는다.

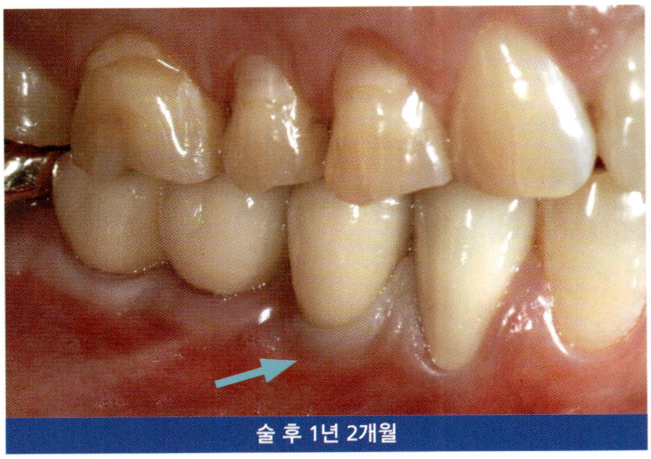

▶▶ **그림 14-24.** 술 후 1년 2개월 경과 시 임상 사진으로 임플란트 주변 각화 치은은 약간의 수축은 보이나 비교적 안정적인 상태로 유지 되고 있음을 알 수 있다.

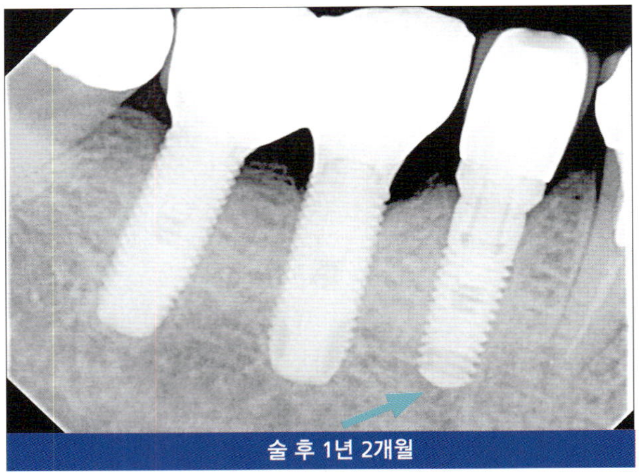

▶▶ **그림 14-25.** 술 후 1년 2개월 periapical x-ray 사진으로 임플란트 주변 골의 흡수 없이 안정적인 골반응을 보이고 있다.

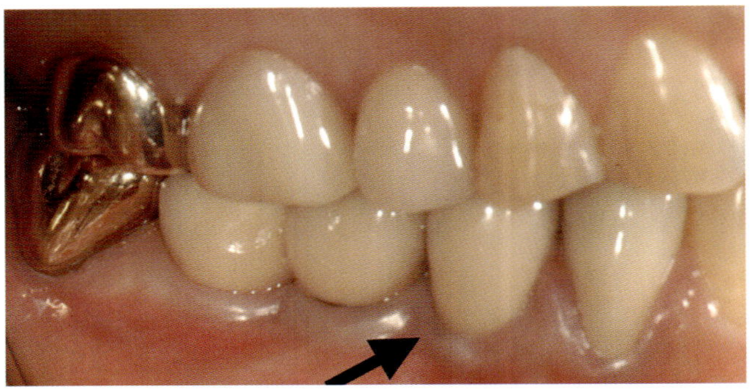

▶▶ **그림 14-26.**
술 후 7년 5개월 경과 사진
안정적인 연조직 상태를 보이고 있다.

위의 두 증례에서 보았듯이 임플란트의 식립 위치와 깊이는 발치 즉시 식립 임플란트의 성패를 결정하는 매우 중요한 요소이다. 만약 임플란트의 식립 위치와 깊이가 잘못되면 임플란트 주변 골의 흡수 또는 심미성의 상실, 더 나아가 임플란트 실패에 이를 수 있다. 따라서 임상적으로 발치와에서 올바른 임플란트 식립 위치와 깊이를 결정하는 것은 매우 중요하다 할 수 있다.

03. 증례를 통해 발치 즉시 식립 임플란트의 수평적 식립 위치와 수직적 깊이에 대해 좀 더 구체적으로 알아보자.

지금 보실 이 증례는 발치와의 협측 골판이 intact 한 기본적인 증례가 되겠다.

임상 증례 3 협측 골판이 intact 한 경우의 발치 즉시 식립의 순서

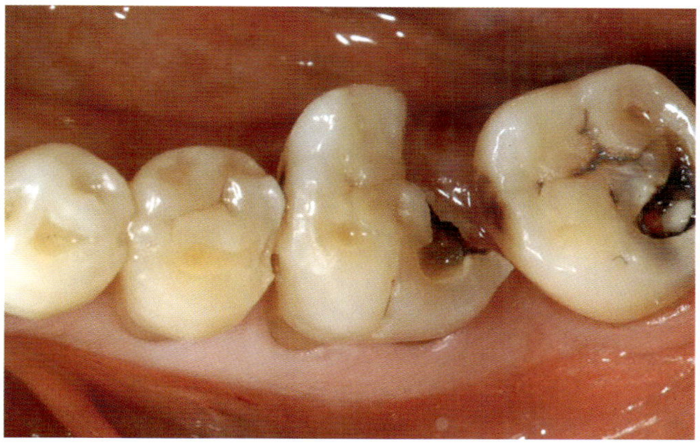

▶▶ 그림 14-27. 하악 구치부(#36) 치아파절과 치근 우식으로 인한 발치 증례로 협측 골판이 intact 한 상태이다.

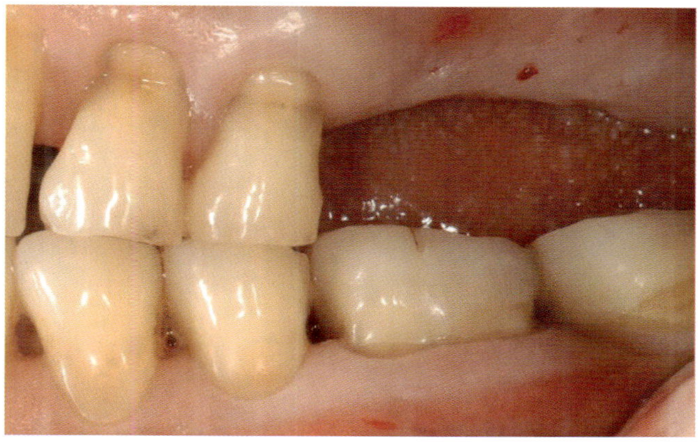

▶▶ 그림 14-28. 상기 치아의 측면 임상 사진으로 주변 치은의 각화치은의 양도 충분한 상태로 발치 즉시 식립에 양호한 증례이다.

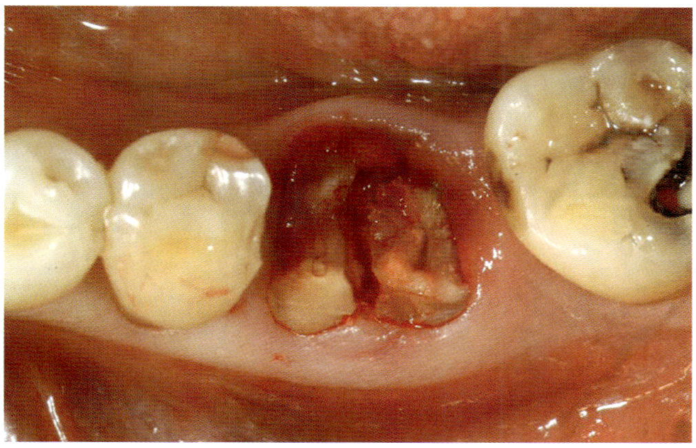

▶▶ 그림 14-29.

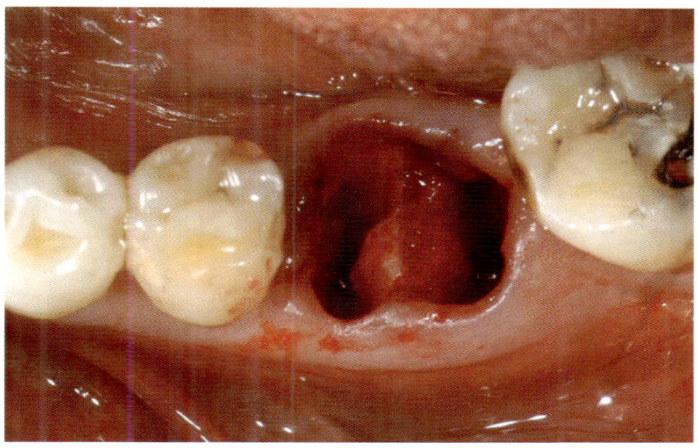

▶▶ 그림 14-30.

그림 14-29: 먼저 주변 연조직이나 협측 골판의 손상 없이 발치를 시행한다(발치 방법에 대해서는 1장에서 간단히 설명하였다.)

그림 14-30: 이때 발치와의 감염은 없는 상태이므로 발치와의 감염조절 등은 필요치 않다. 즉 감염 발치와가 아니라면 발치와를 기구를 사용하여 긁어 주는 것은 필요치 않다. 이는 오히려 PDL space에 남아있는 세포들에 손상을 줄 수 있기 때문이다.

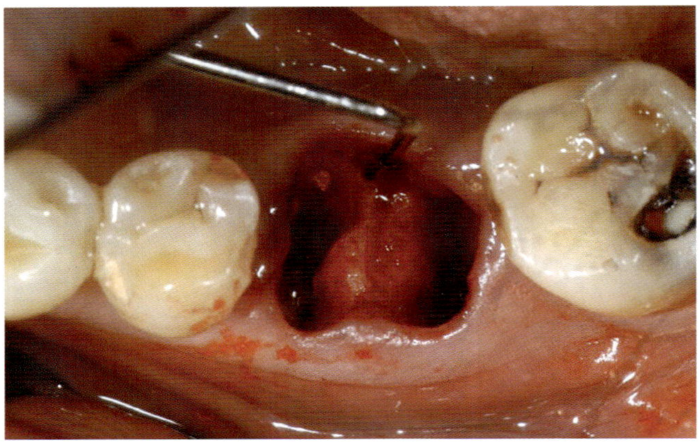

▶▶ 그림 14-31.

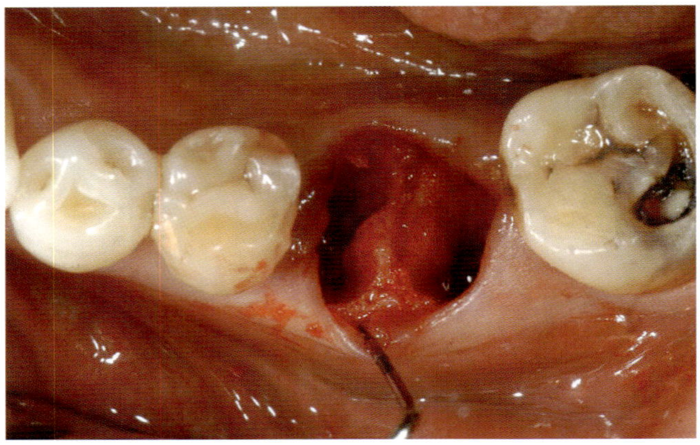

▶▶ 그림 14-32.

그림 14-31~32: 발치 후에는 periodontal probe를 이용하여 협설측에서 연조직의 높이를 측정한다. 발치 즉시 식립을 flapless로 수술 시 식립의 기준을 설측 연조직의 정상부위로 잡는 것이 좋다. 물론 완전히 고정된 조직이 아니라는 한계가 있기는 하지만 시야 확보라는 측면에서 장점이 많기 때문이다.

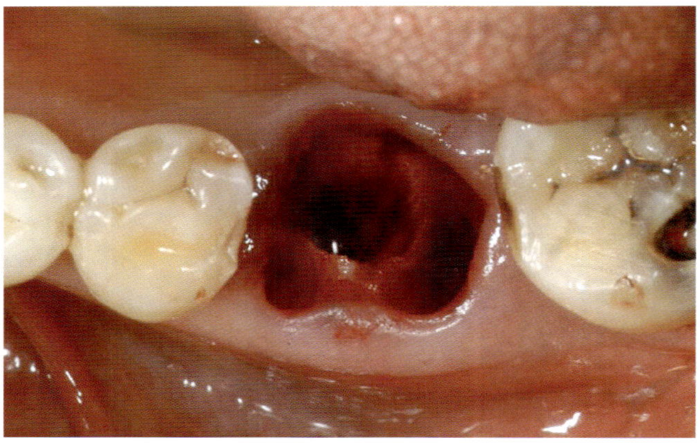

▶▶ 그림 14-33.

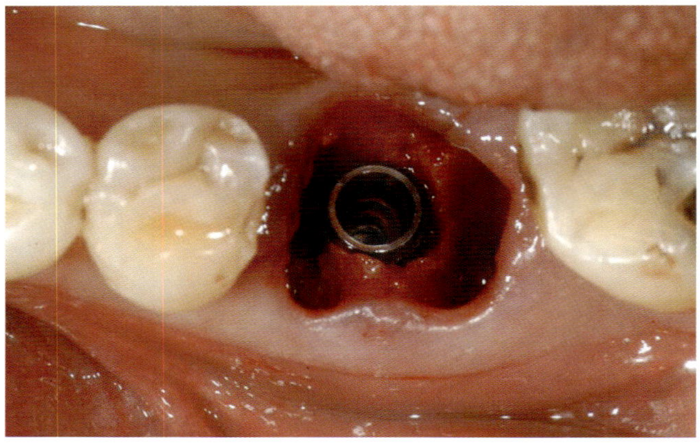

▶▶ 그림 14-34.

그림 14-33~34: 임플란트의 수평적 식립 위치는 임플란트가 식립 된 깊이에서, 식립 된 임플란트의 협측면이 발치와의 협측 골판 사이에서 보철적으로 허용할 수 있는 최대한 설측으로 식립하는 것이 좋다. (개인적으로는 이와 같은 경우 직경이 매우 큰 임플란트를 발치와의 중앙 부위에 식립하는 것은 좋지 않다고 생각한다. 왜냐하면 앞서 2장에서 설명해 드렸듯이 구치부의 경우 발치 후 협측의 흡수량이 많아 임플란트가 노출될 수도 있기 때문이다.)

임플란트의 수직적 식립 깊이는 설측 골판 치조정을 기준으로 subcrestal 약 1~2mm 정도가 적당하다. (이는 발치 후 발치와의 수직적 흡수량은 1~2mm를 보상하기 위함이다.)

해설

발치와에서 임플란트의 수평적 식립 위치 즉 협측 골판에서 얼마의 간격을 두어야 하느냐 하는 것은 정량적으로 얼마다 라고 일률적으로 말하기는 힘들다. 가장 큰 이유는 발치와의 수평적 즉, 협설적 흡수는 부위에 따라, biotype에 따라, 어떤 골이식재를 쓰느냐에 따라, 협측골의 열개 유무와 정도에 따라 다양하게 나타날 수 있기 때문이다. 발치와의 수평적 흡수에 관한 여러 연구에서도 연구자에 따라 다양한 결과를 보이고 있다. 참고로

발치와의 부위별 평균적인 흡수량은 제2장 그림 2-15와 같다.

따라서 필자는 발치와 임플란트의 수평적 식립 위치를 결정할 때 대략 2가지 원칙을 가지고 정하고 있다.

첫째는 임플란트와 협측 골판 사이의 거리를 최대한 크게 한다는 것이다. 즉, jumping distance를 무시하고 임플란트를 보철적으로 허용 가능한 범위 내에서 최대한 설측이나 구개측에 위치시킨다. 이는 임플란트 주변 골흡수의 대부분이 협측에서 일어나므로 임플란트 주변 협측골의 양을 최대한 확보하여 향후 있을지도 모를 협측골흡수에 대비하고 장기적으로 임플란트와 주변 연조직의 안정을 확보하기 위함이다.

둘째로 상악 전치부의 경우 제2장에서 설명한 것처럼 향후 흡수가 발치와 original volume의 2mm 정도까지 일어나므로 협측 골판에서 최소 2mm 이상의 간격을 둔다. 만약 간격의 확보가 여의치 않은 경우 허용 가능한 더 작은 직경의 임플란트를 사용하여 간격을 확보한다. 또한 어느 경우에나 이러한 협측 골판의 흡수에 저항하고 기타 변수에 대응하기 위해 흡수가 늦은 골이식재를 같이 사용하고 있다.

수직적 식립 위치(깊이)에서 수직적 흡수의 경우 수평적 식립 위치와 달리 문헌마다 대부분 1~2mm 정도로 이야기되고 있다. 따라서 수직 깊이 또한 설측 혹은 구개측에서 subcrestal 2mm 정도에 식립하고 있다.

다만 식립 깊이 또한 보철적. 치주적 허용범위 안에서 가능한 깊이 식립하는 것이 향후 보철물의 치은 연하 형태와 발치와의 치유에 있어 더 유리하다고 생각된다.

또한 상악 전치부에서와 같이 심미를 요하는 부위에서의 식립 깊이는 임플란트 주변의 연조직의 biologic width 3mm와 발치 후 수직적 골흡수량인 1~2mm를 고려하여 인접치 치은변연에서 약 4~5mm 정도의 식립 깊이가 좋다고 생각한다.

또한 jumping distance가 2mm 이상인 경우 일반적으로 골이식이 추천되므로 골이식을 같이 시행한다. 이때 골이식의 높이는 협측 골판의 높이까지 채워주면 된다. 그 이상 연조직 까지 올라 오는 골이식재는 골화가 되지 않고 빠져나오거나 드물게 감염의 원인이 될 수 있으므로 너무 많은 골이식을 해 주는 것은 오히려 좋지 않은 결과를 보일 수 있다.

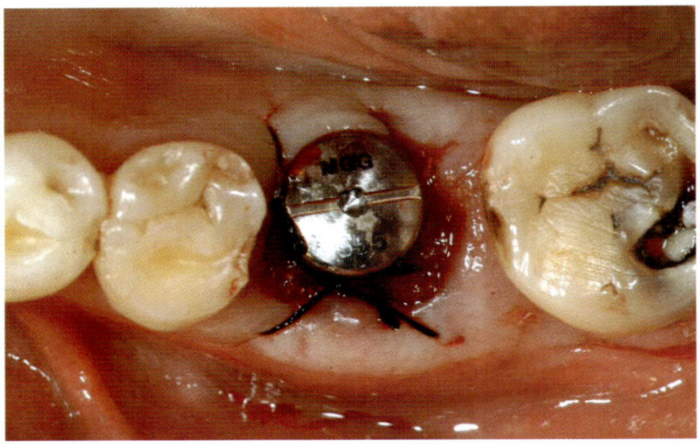

▶▶ 그림 14-35.

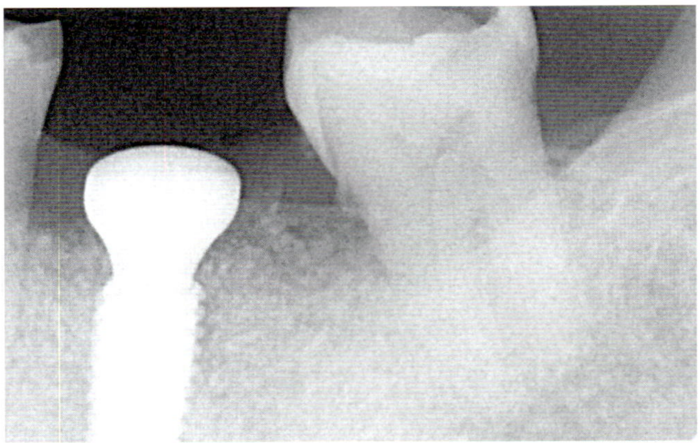

▶▶ 그림 14-36.

그림 14-35: 임플란트의 식립 강도가 충분한 경우(ISQ 값으로 70 이상이거나 식립토크가 32 Ncm 이상인 경우) 위의 그림에서처럼 Healing abutment를 연조직 상방으로 약 1~2mm 높이가 되도록 연결한다. Healing abutment의 직경은 발치와를 완전히 덮는 것보다는 협측에 약간의 여유 공간을 두어 향후 keratinized gingiva가 자라 들어올 수 있는 공간을 두는 것이 좋다고 생각된다. 이때 Healing abutment와 협측 연조직과의 공간은 collatape 등으로 덮어 주면 임플란트 주변 혈병의 유지에 도움을 주고 골이식재가 빠져나오는 것을 어느 정도 막아 주어 초기 연조직 치유에 도움이 된다. 이와 같이 협측 골판이 intact 한 증례(4벽성 골결손 형태)에서는 식립 후 연조직의 처치는 flap을 당겨서 primary closure를 하는 것보다는 골이식 후 발치창을 개방상태로 유지하고 혈병의 유지를 위하여 collatape이나 CTG 등으로 덮는 것이 더 좋은 결과를 보이게 된다. (Hayashi(2005), Tarnow(2009)).

그림 14-35: 임플란트 식립 직후의 periapical x-ray 사진이다. 임플란트의 적절한 식립 깊이를 확인할 수 있다.

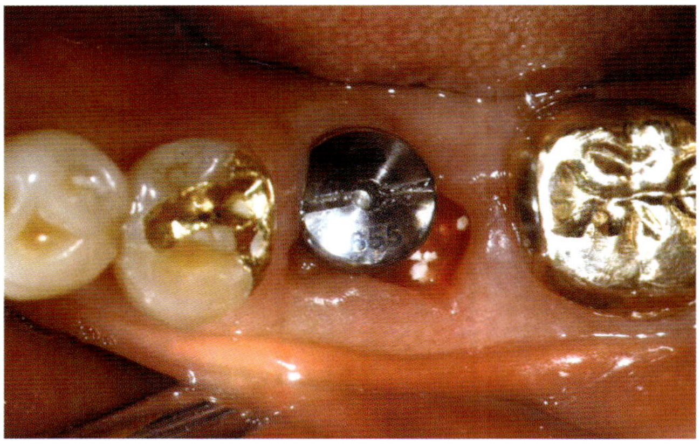

▶▶ 그림 14-37.

그림 14-37: 술 후 약 14일경 연조직 치유 사진으로 Healing abutment 주변으로 초기 keratinized gingiva가 형성되고 있으며 그 사이로 이식재가 보이긴 하나 감염이나 연조직의 퇴축 소견은 보이지 않았다.

이와 같이 임플란트 수술 후 개방창 형태로 2차 치유를 유도할 때 발치와 주변 연조직 치유는 약 3~5주경에 일어나게 된다. 이에 대한 자세한 내용은 8장을 참고하기 바란다.

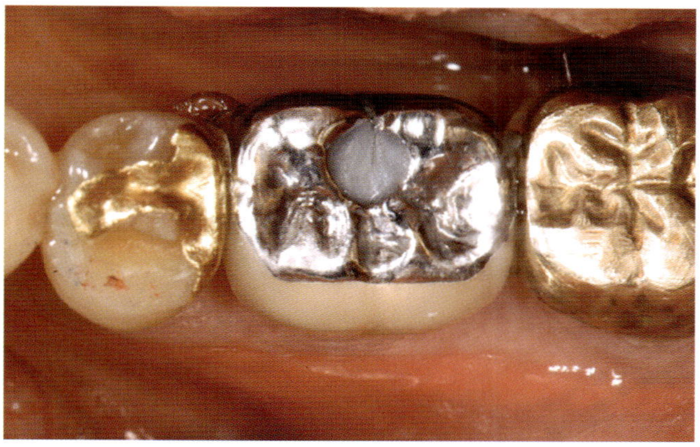

▶▶ 그림 14-38.

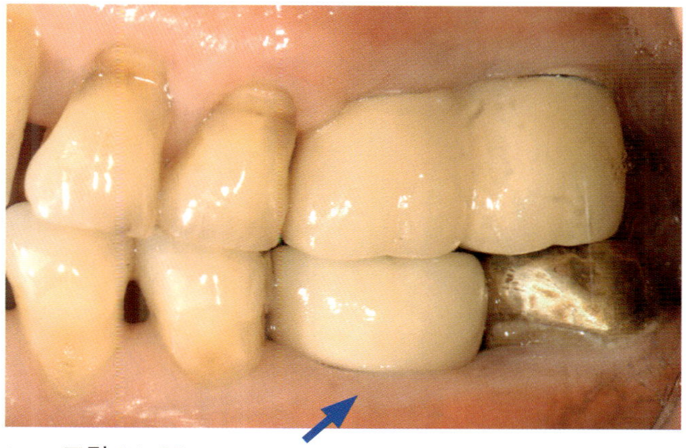

▶▶ 그림 14-39.

수술 후 약 4개월경 보철 완성 시의 임상 사진이다. 임플란트 주변 각화 치은의 양이 술 전 사진과 비교하여 큰 차이가 없고(화살표) mucogingival junction 또한 안정적으로 잘 유지 되고 있다(그림 14-38~39).

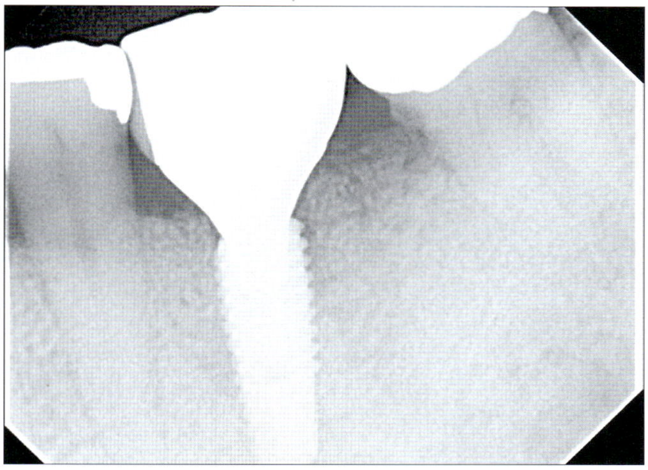

▶▶ 그림 14-40.
Periapical x-ray 사진상에서도 안정적인 골 형성이 이루어졌음을 알 수 있다.

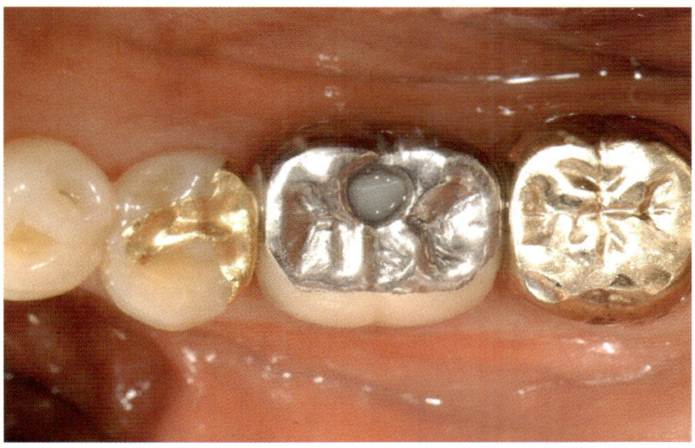

▶▶ 그림 14-41.

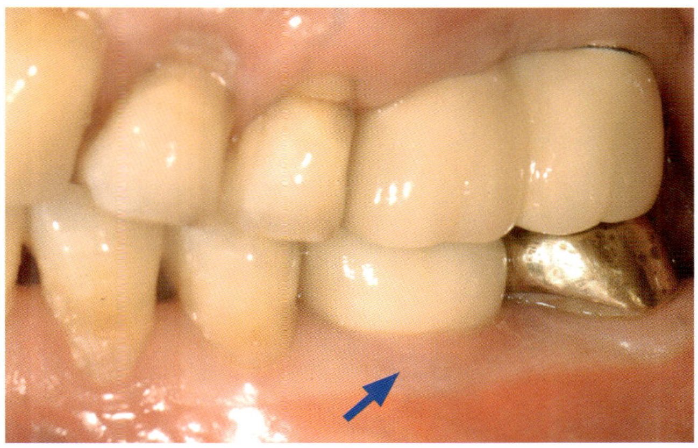

▶▶ 그림 14-42.

그림 14-41~42: 술 후 약 2년 후 임상 사진으로 임플란트 주변 연조직은 안정적으로 잘 유지 되고 있으며 임플란트 주변 치조골이 약간 흡수 양상이 보이나 전체적으로 안정적인 예후를 보인다고 할 수 있다.

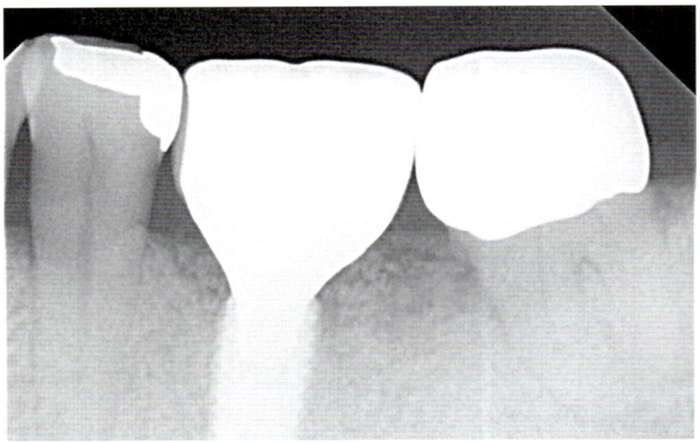

▶▶ 그림 14-43.

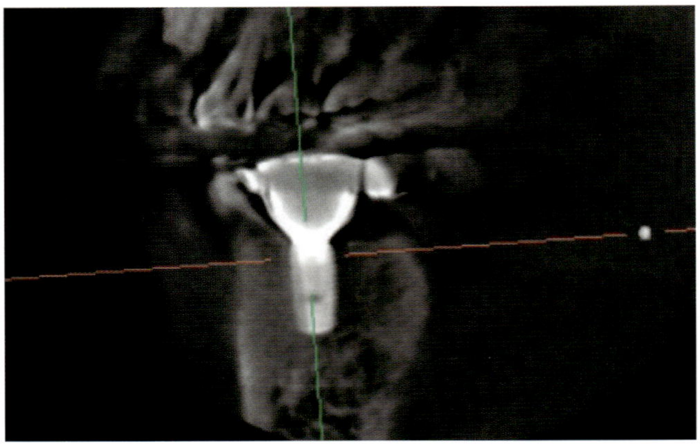

▶▶ 그림 14-44.

그림 14-43~44: 술 후 약 2년경의 periapical x-ray와 CBCT 사진으로 임플란트 주변 골들도 안정적으로 잘 유지 되고 있음을 알 수 있다.

이상으로 발치 즉시 식립 시 임플란트 위치의 중요성에 대해서 알아보았다. 이번 장의 내용을 바탕으로 다음 장에는 이러한 임플란트 식립 위치의 이론적 배경에 대해 알아보도록 하자.

Chapter 15

발치 즉시 식립 임플란트의 수평 수직적 식립 위치에 대한 이론적 배경(문헌 고찰)

우리는 제14장에서 발치 즉시 식립 임플란트의 식립 위치와 깊이의 중요성에 대해 임상 증례를 통하여 살펴보았다. 앞에서도 말씀드렸지만, 이 부분은 발치 즉시 식립의 가장 중요한 부분이므로 이번 장에서는 발치와에서의 임플란트 식립 위치에 대해 여러 문헌과 임상 증례를 통해 임상에 적용하기 쉽게 구체적으로 알아보도록 하자.

01. 식립 위치에 대한 용어 정리

먼저 앞으로 이야기할 식립 위치에 대한 이론적 배경을 위해서는 발치 즉시 식립 시 임플란트와 주변 발치와의 관계를 정의한 용어를 알아둘 필요가 있다. 물론 여러 가지 용어가 혼재되어 사용되고 있지만 이 책에서는 다음과 같이 용어를 정리하기로 한다.

2005년 chen[1] 등에 의해 발표된 논문에는 다음과 같이 발치와와 식립 된 임플란트 주변에 대한 용어를 정의하였다.

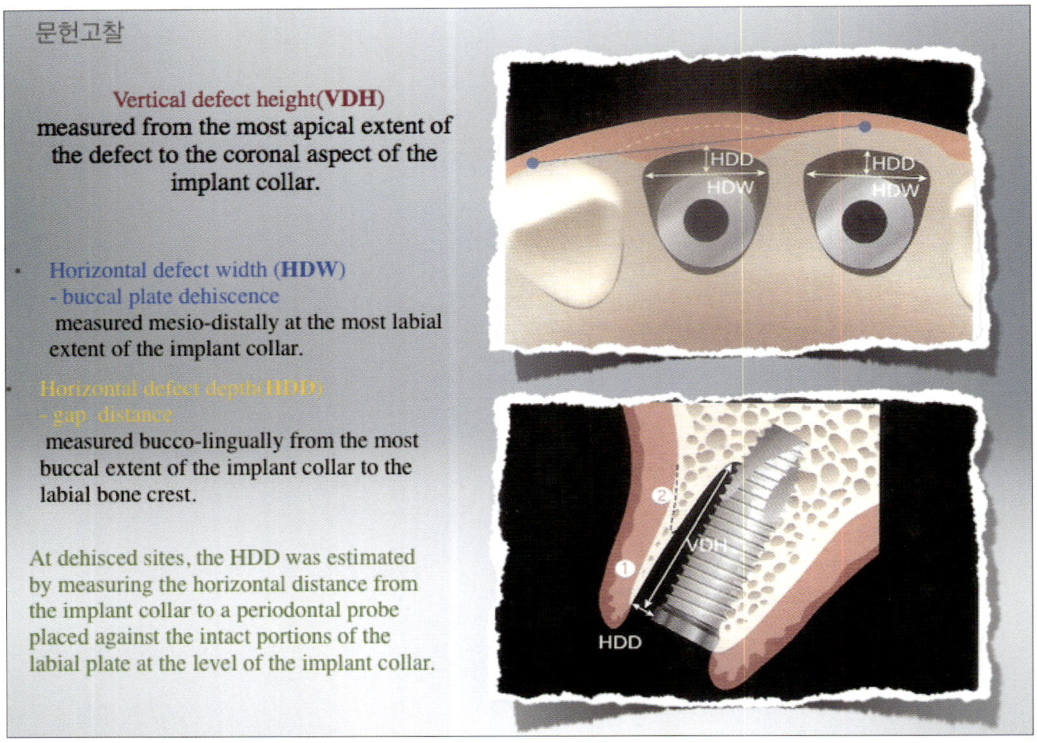

▶▶ 그림 15-1. Chen의 HDD, DHW 정의.

1) Stephen T. Chen, Ivan B. Darby, Geoffrey G. Adams, Eric C. Reynolds: A prospective clinical study of bone augmentation techniques at immediate implants. Clin. Oral Impl. Res. 16, 2005 / 176–184

발치 즉시 식립 임플란트에서 많이 사용되는 용어 정리(by chen)

• **HDD(Horizontal Defect Depth)**

발치와에 임플란트 식립 후 식립 된 임플란트의 top에서 협설측으로 측정하였을 때 임플란트의 가장 협측 부위에서 발치와의 협측 골판까지의 거리

• **HDW(Horizontal Defect Width)**

발치와에 임플란트 식립 후 식립 된 임플란트의 top에서 근원심측으로 측정하였을 때의 발치와의 근원심 거리

• **VDH(Vertical Defect Height)**

발치와의 가장 하방에서 식립 된 임플란트의 top까지의 거리

Hayashi(2005)[2]는 그의 책에서 chen이 제시한 용어를 다음과 같이 재 정의하였다. 다른 용어는 chen과 같으나 HDW의 개념을 약간 달리 정의하였다. 즉 HDW를 발치와 열개가 있는 경우 열개의 크기로 정의하였다.

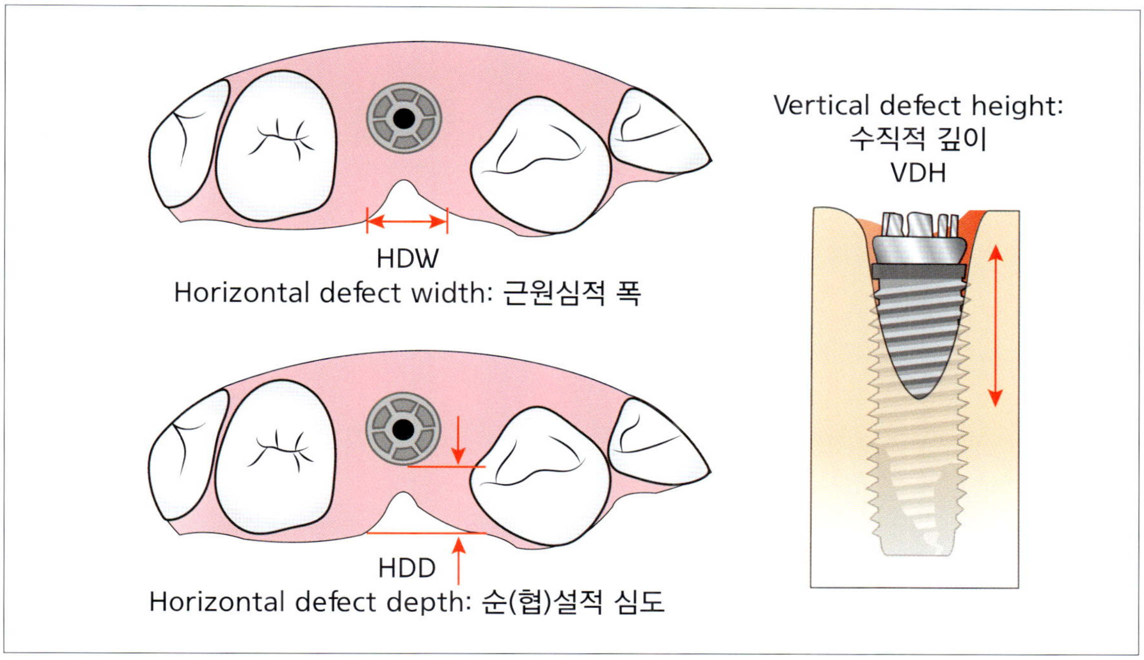

▶▶ 그림 15-2. Hayashi의 HDD, HDW 정의

2) Hayashi . The Immediate Implantology. DaehanNarea Publishing,Inc. (2008)

필자는 임상에서 사용하기에 Hayashi의 정의 가 더 쉽고 임상적 의미가 있다고 생각하여 이 책에서는 Hayashi의 정의를 따르기로 한다.

최종적으로 발치와에서 임플란트와 주변 발치와의 관계를 정의하는 용어를 정리하면 다음과 같다.

발치 즉시 식립 임플란트에서 많이 사용되는 용어 정리(by Hayashi)

- **HDD(Horizontal Defect Depth) -gap distance**
  발치와에 임플란트 식립 후 식립 된 임플란트의 순설측 심도
- **HDW(Horizontal Defect Width) -협측 골판 열개**
  발치와에 임플란트 식립 후 식립 된 임플란트 레벨에서의 협측 골판의 열개 정도 (열개의 근원심 폭)
- **VDH(Vertical Defect Height)**
  발치와의 가장 하방에서 식립 된 임플란트의 top까지의 거리

위의 3가지 용어 중 특히 HDD와 HDW는 앞으로 이 책에서 많이 사용되는 용어가 된다.

이렇게 정리된 용어를 기억하기 쉽게 설명을 드리자면 HDD는 gap distance로 이것은 좋은 것으로 늘려 주는 것이 좋고 HDW는 협측 골판의 열개의 양으로 이것은 나쁜 것으로 줄여 주는 방향으로 임플란트를 식립하는 것으로 생각하면 실제 임상에서 도움이 될 것이다. 이에 대한 이유는 뒤로 가면서 자세히 설명하기로 하겠다.

02. 논문으로 살펴보는 임플란트 식립 위치의 중요성

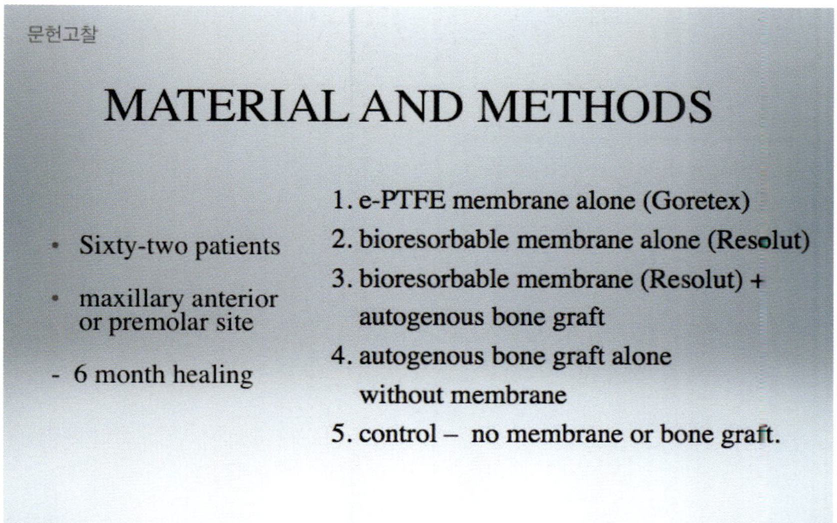

▶▶ 그림 15-3.

그림 15-3: 앞에서 언급한 Chen 등이 2005년 발표한 논문에서 발치와에 임플란트를 식립 후 치유되는 양상을 6개월 정도 관찰한 논문이다.

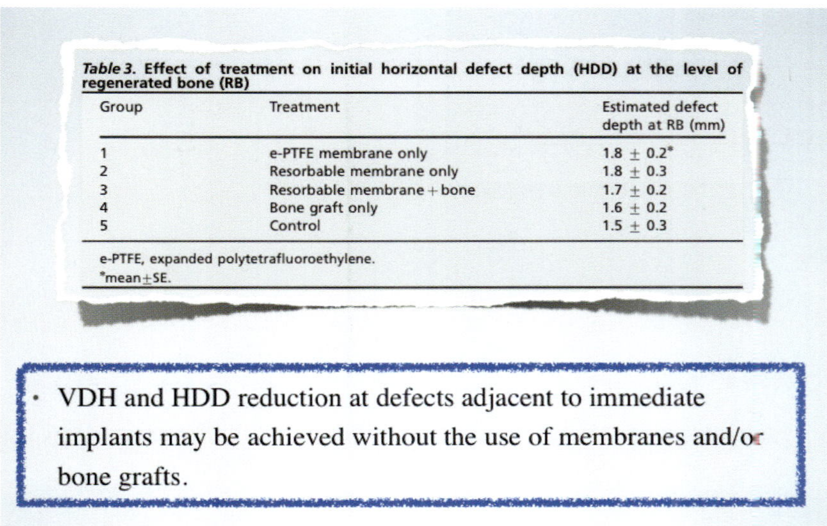

Table 3. Effect of treatment on initial horizontal defect depth (HDD) at the level of regenerated bone (RB)

Group	Treatment	Estimated defect depth at RB (mm)
1	e-PTFE membrane only	1.8 ± 0.2*
2	Resorbable membrane only	1.8 ± 0.3
3	Resorbable membrane + bone	1.7 ± 0.2
4	Bone graft only	1.6 ± 0.2
5	Control	1.5 ± 0.3

e-PTFE, expanded polytetrafluoroethylene.
*mean ± SE.

▶▶ 그림 15-4.

그림 15-4: HDD와 VDH의 경우 주변 골이식이나 차폐막의 사용 여부와 관계없이 감소하였다고 하였다.

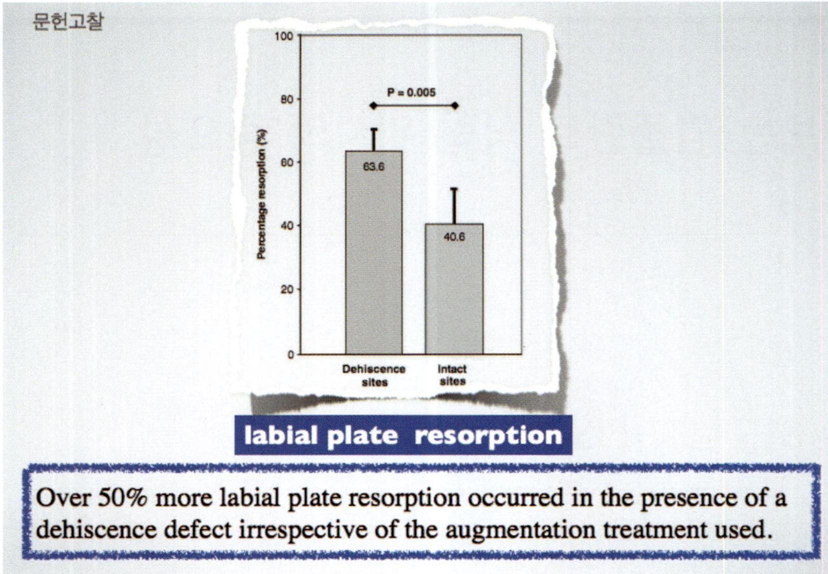

▶▶ 그림 15-5.

그림 15-5: 그러나 HDW(labial plate resorption)의 경우 협측골의 열개가 있는 경우 차폐막이나 골이식 여부에 관계없이 약 50%에서 협측 골판의 흡수가 있었다고 하였다.

즉 협측 골판의 열개가 큰 경우 차폐막을 사용하거나 골이식을 한다고 하더라도 그 예지성이 떨어진다는 것을 알 수 있다.

이러한 결과를 염두에 두고 다음의 논문을 살펴보기로 하자.

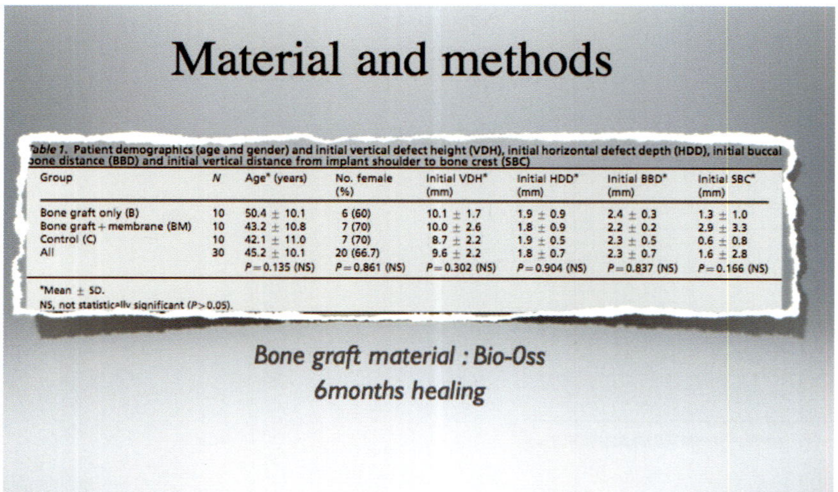

Table 1. Patient demographics (age and gender) and initial vertical defect height (VDH), initial horizontal defect depth (HDD), initial buccal bone distance (BBD) and initial vertical distance from implant shoulder to bone crest (SBC)

Group	*N*	Age* (years)	No. female (%)	Initial VDH* (mm)	Initial HDD* (mm)	Initial BBD* (mm)	Initial SBC* (mm)
Bone graft only (B)	10	50.4 ± 10.1	6 (60)	10.1 ± 1.7	1.9 ± 0.9	2.4 ± 0.3	1.3 ± 1.0
Bone graft + membrane (BM)	10	43.2 ± 10.8	7 (70)	10.0 ± 2.6	1.8 ± 0.9	2.2 ± 0.2	2.9 ± 3.3
Control (C)	10	42.1 ± 11.0	7 (70)	8.7 ± 2.2	1.9 ± 0.5	2.3 ± 0.5	0.6 ± 0.8
All	30	45.2 ± 10.1	20 (66.7)	9.6 ± 2.2	1.8 ± 0.7	2.3 ± 0.7	1.6 ± 2.8
		P=0.135 (NS)	*P*=0.861 (NS)	*P*=0.302 (NS)	*P*=0.904 (NS)	*P*=0.837 (NS)	*P*=0.166 (NS)

*Mean ± SD.
NS, not statistically significant (*P*>0.05).

▶▶ 그림 15-6.

또한 이미 7장에서 언급한 바 있는 Chen[3] 등의 2007년 발표한 논문에서는 발치와에서의 임플란트 식립 위치의 중요성과 흡수가 늦은 골이식재의 사용의 유용성에 관하여 이야기하였다.

30명의 환자에서 10명은 골이식, 10명은 골이식과 차폐막, 나머지 10명은 아무런 처치를 하지 않았을 때 발치와의 흡수 정도를 관찰하였다(그림 15-6).

3) Stephen T. Chen Ivan B. Darby Eric C. Reynolds:A prospective clinical study of non- submerged immediate implants: clinical outcomes and esthetic results :Clin. Oral Impl. Res. 18, 2007 / 552–562

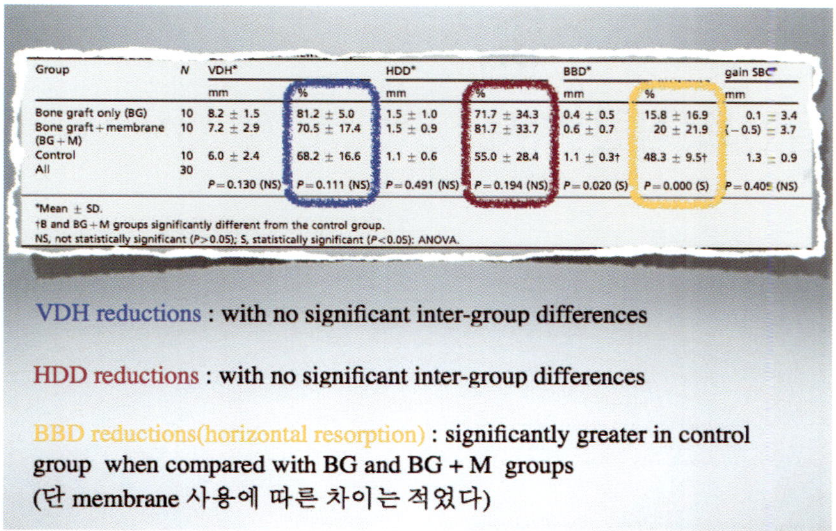

Group	N	VDH* mm	VDH* %	HDD* mm	HDD* %	BBD* mm	BBD* %	gain SBC* mm
Bone graft only (BG)	10	8.2 ± 1.5	81.2 ± 5.0	1.5 ± 1.0	71.7 ± 34.3	0.4 ± 0.5	15.8 ± 16.9	0.1 ± 3.4
Bone graft + membrane (BG + M)	10	7.2 ± 2.9	70.5 ± 17.4	1.5 ± 0.9	81.7 ± 33.7	0.6 ± 0.7	20 ± 21.9	(−0.5) ± 3.7
Control	10	6.0 ± 2.4	68.2 ± 16.6	1.1 ± 0.6	55.0 ± 28.4	1.1 ± 0.3†	48.3 ± 9.5†	1.3 ± 0.9
All	30							
		P = 0.130 (NS)	P = 0.111 (NS)	P = 0.491 (NS)	P = 0.194 (NS)	P = 0.020 (S)	P = 0.000 (S)	P = 0.405 (NS)

*Mean ± SD.
†B and BG + M groups significantly different from the control group.
NS, not statistically significant (P > 0.05); S, statistically significant (P < 0.05): ANOVA.

▶▶ 그림 15-7.

그림 15-7: 결과는 VDH, HDD는 각 그룹 간에 큰 차이는 없었으나 BBD(발치와의 폭)은 골이식을 하거나 골이식+차폐막을 사용한 그룹이 아무런 처치를 하지 않은 그룹에 비해서 발치와의 흡수량이 적었다. 단 이때 골이식만 한 그룹과 골이식+차폐막을 사용한 그룹 간의 차이는 유의성이 없다고 하였다.

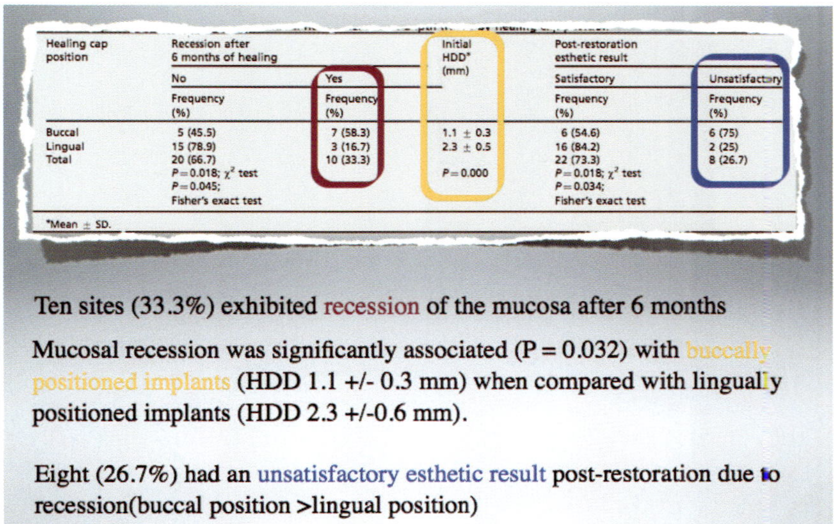

Healing cap position	Recession after 6 months of healing: No, Frequency (%)	Recession after 6 months of healing: Yes, Frequency (%)	Initial HDD* (mm)	Post-restoration esthetic result: Satisfactory, Frequency (%)	Post-restoration esthetic result: Unsatisfactory, Frequency (%)
Buccal	5 (45.5)	7 (58.3)	1.1 ± 0.3	6 (54.6)	6 (75)
Lingual	15 (78.9)	3 (16.7)	2.3 ± 0.5	16 (84.2)	2 (25)
Total	20 (66.7)	10 (33.3)		22 (73.3)	8 (26.7)
	P = 0.018; χ^2 test P = 0.045; Fisher's exact test		P = 0.000	P = 0.018; χ^2 test P = 0.034; Fisher's exact test	

*Mean ± SD.

▶▶ 그림 15-8.

그림 15-8: 또한 임플란트의 식립 위치에 있어서 협측에 비해 설측으로 식립 된 임플란트가 더 나은 심미적 결과를 보인다고 하였다.

따라서 위에서 언급한 두 논문에서 우리가 유추해 볼 수 있는 것은 첫 번째로 발치와에 열개가 있는 경우 차폐막의 사용이 발치와의 흡수에 그리 큰 효용성을 보이지 않음을 알 수 있다.

두 번째로 발치와에 있어서는 흡수가 늦고 골전도성이 있는 이식재가 발치와의 흡수를 줄이는 효과가 있으며 발치와에서는 다른 부가적인 처치보다는 **임플란트의 식립 위치와 깊이**가 매우 중요함을 다시 한번 알 수 있다고 생각한다.

03. Hayashi의 임플란트 식립 위치

1) 수평적 식립 위치

이상에서 살펴본 논문들을 바탕으로 발치와에서의 임플란트 식립 위치에 대해 알아보기로 하자.

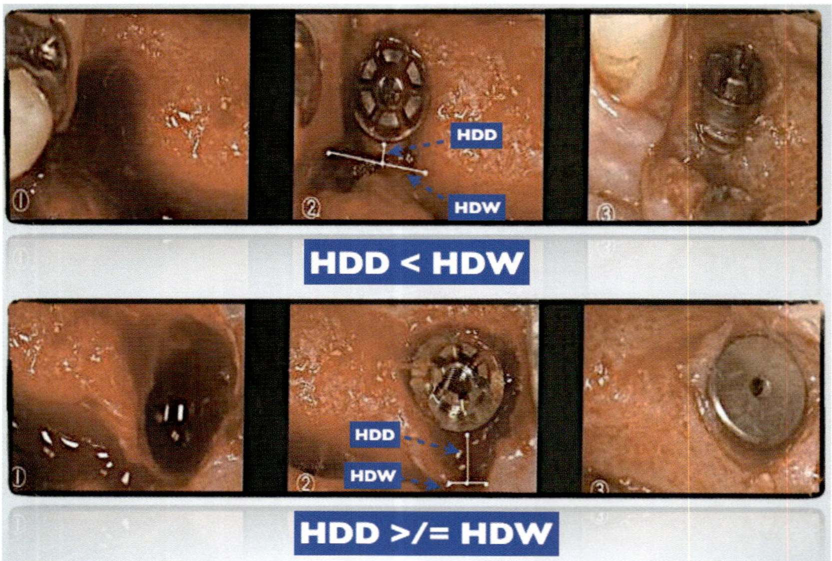

▶▶ 그림 15-9.
(hayashi 책에서 발췌)

그림 15-9: 위쪽 그림에서는 발치와의 협측 골판 열개가 있고 임플란트를 협측 즉 HDD〈HDW가 되도록 식립하였을 때 임플란트 주변 골의 치유 양상은 그림과 같이 임플란트 협측 치조골의 열개가 나타나게 된다. 이때 HDD와 HDW의 측정은 식립된 임플란트 top을 기준으로 측정하면 된다.

아래쪽 그림에서는 비슷한 상황에서 임플란트를 설측 즉 HDD 〉/= HDW가 되도록 식립하였을 때 임플란트 주변에 자연스러운 골생성 양상을 볼 수 있다.

이상에서 우리가 생각해야 하는 것은 임플란트 협측 골판의 흡수와 생성에 중요한 것은 발치와 근원심 골판의 내벽에 존재하는 신생혈관에 의해 좌우된다는 것이다. 즉 발치와의 근원심 골판의 양이 중요함을 알 수 있다. 위 그림의 결과가 이를 잘 나타내주고 있다.

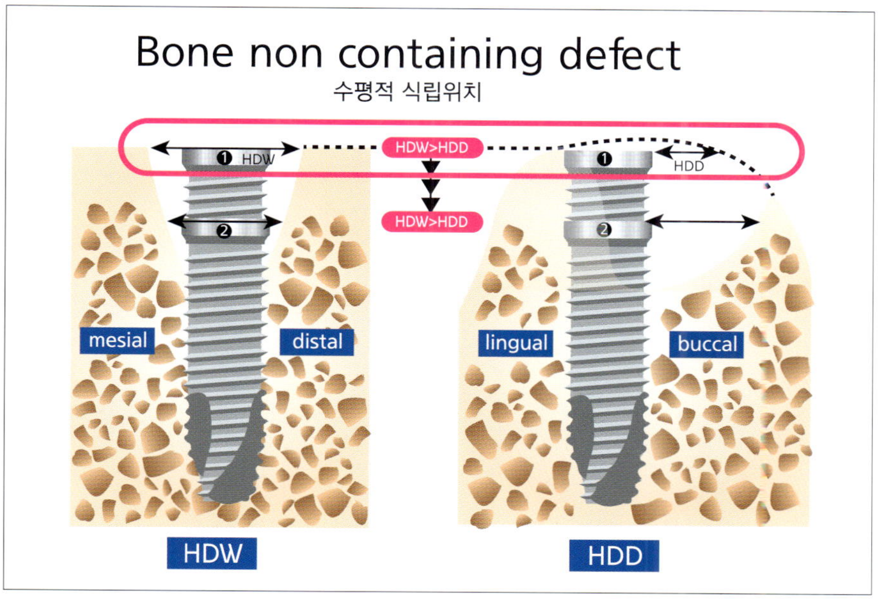

▶▶ 그림 15-10.
(ishimoto[4]책에서 발췌)

그림 15-10: 임플란트의 식립 깊이에 따른 HDD와 HDW와의 관계를 보여주고 있다.

즉 발치와의 협측 골판의 열개가 있는 경우 위 그림과 같이 임플란트를 식립할 경우(빨간색 테두리) 발치와 협측의 공간이 bone containing defect가 될 수가 없다. 따라서 이런 경우 골이식을 하더라도 임플란트 협측에 열개가 생길 가능성이 높다고 할 수 있다.

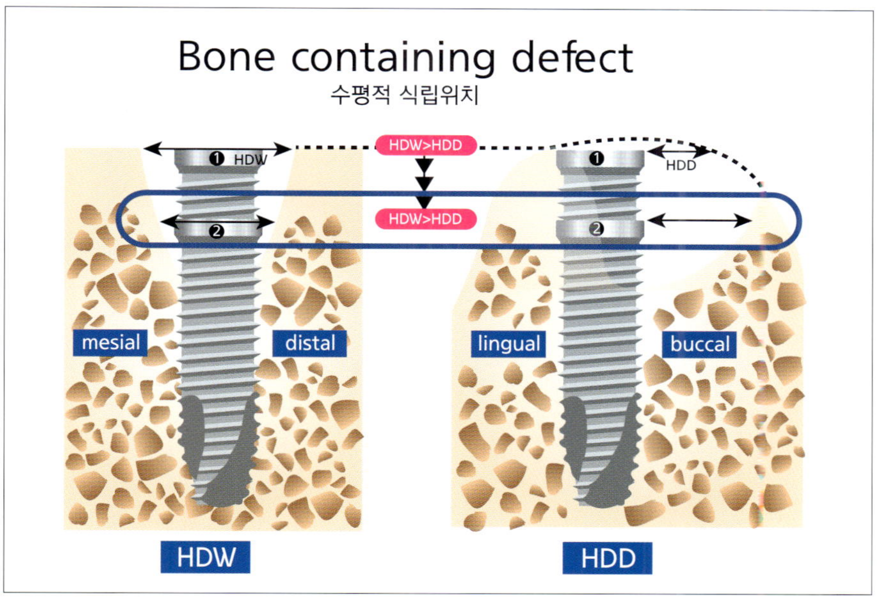

▶▶ 그림 15-11.
(ishimoto[4]책에서 발췌)

그림 15-11: 이에 반해 임플란트의 식립 깊이를 좀 더 깊게 가지고 갔을 경우(파란색 테두리) 발치와 임플란트 사이가 bone containing defect가 됨을 알 수 있다. 따라서 이런 경우 골이식을 하게 되면 임플란트 주변의 골형성 잘 이루어 질 것으로 생각된다(그림 15-11).

4) ishimoto 저 : HA코팅 임플란트: 한국 퀸테센스 출판(2010)

이와 같이 임플란트를 식립한 후 형성된 발치와의 모양을 기준으로 2005년 Hayashi와 Morita는 다음과 같은 이론을 발표한다.

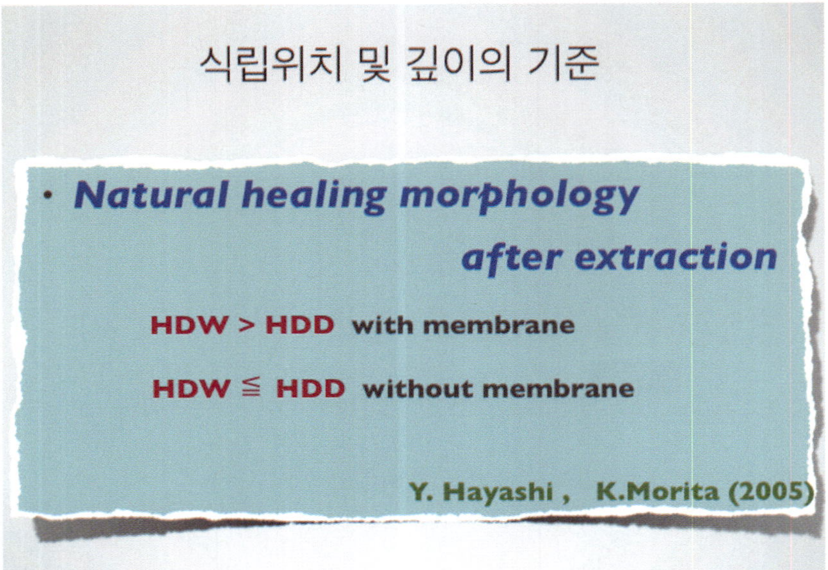

▶▶ 그림 15-12.

그림 15-12: 이 그림은 12장에서도 설명을 했었는데 필자 개인적인 생각은 발치 즉시 식립에 있어서 이 이론이 가장 잘 정리된 이론이라 생각된다. 즉 발치와에서 발치와의 크기, 협측골의 상태 등을 고려 하여 임플란트의 식립 위치와 식립 깊이를 위의 이론에 따라 식립하게 된다면 발치 즉시 식립 시 GBR의 가능성을 많이 줄일 수 있을 것이라 생각된다. 즉 HDW〉HDD 형태로 수술이 되면 non containing defect가 형성되어 GBR을 해야하고 HDD≦HDD 형태로 수술이 되면 self-containing defect가 되어 simple bone graft만 하면된다.

2) 수직적 식립 위치

이상에서 살펴본 논문들을 바탕으로 발치와에서의 임플란트 식립 깊이에 대해 알아보기로 하자.

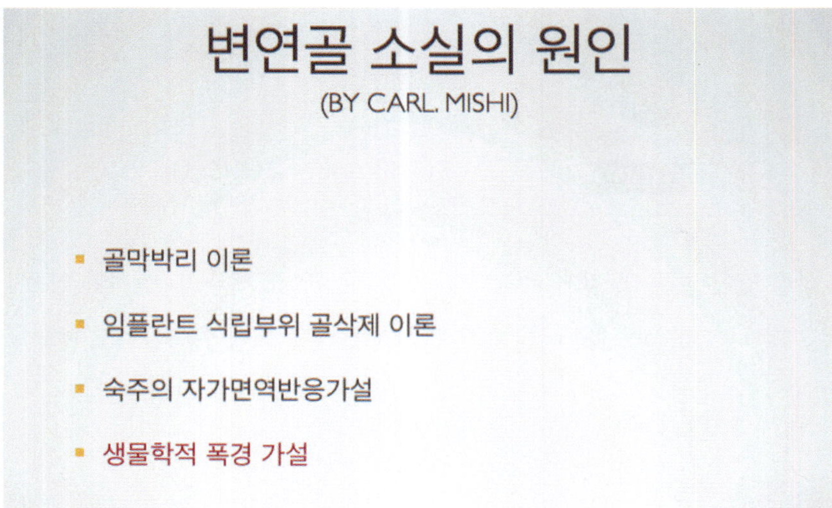

▶▶ 그림 15-13.

그림 15-13: Carl Mish[5]는 그의 책에서 임플란트 식립 후 변연골의 소실 원인을 그림 15-31과 같이 제시하였다.

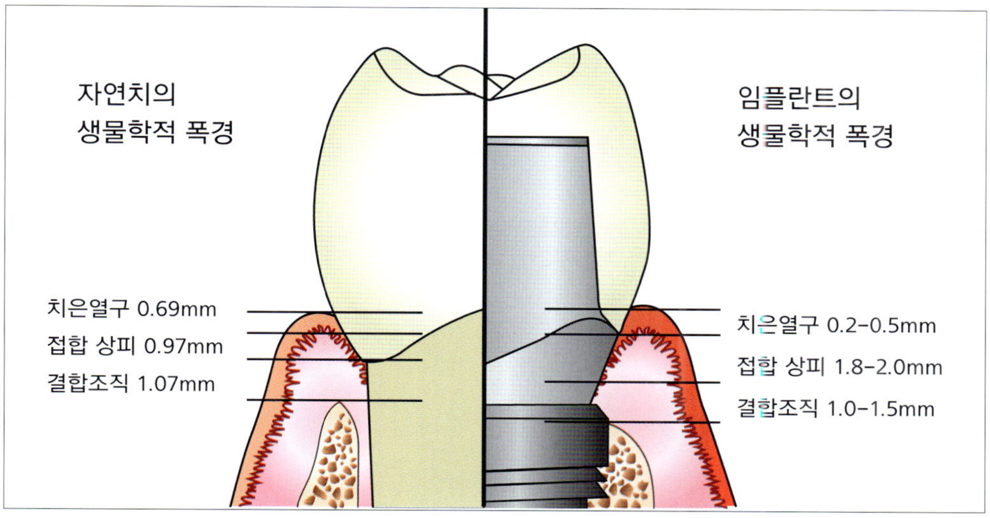

▶▶ 그림 15-14.

Hermann(2000)[6]은 임플란트 주변으로, 생리적으로 안정적인 구조가 형성되고 이를 임플란트의 생물학적 폭경(biologic width)라고 하였다.

Berglundh & Lindhe[7]는 동물실험을 통해 연조직이 얇은 곳에서 상처치유가 지속적으로 일어나서 골의 흡수가 일어나는 것을 관찰하였다. 필자 또한 임플란트 변연골의 소실은 임플란트 주변의 생물학적 폭경에 의한 감소가 다른 여러 원인에 비해 더 영향을 주지 않나 생각한다. 위 그림은 자연치와 임플란트 주변의 생물학적 폭경에 대한 비교한 그림으로 임플란트에서는 자연치에 비해 치은열구가 얕고 치은의 접합 상피 부위가 길게 나타나서 약 3mm 내외의 생물학적 폭경이 생성된다(그림 15-14).

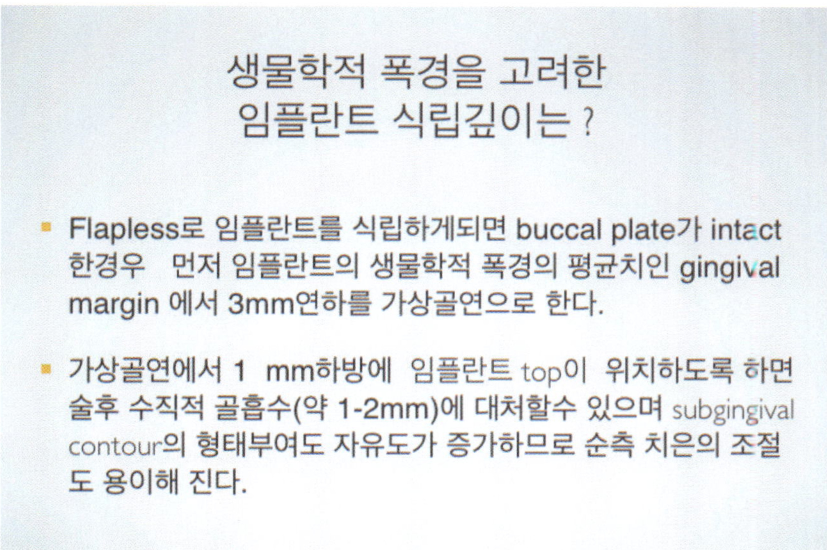

▶▶ 그림 15-15.

5) Carl E.Mish 저: 최신임플란트 치과학 : 대한나래 출판사(2009)
6) J.S.Hermann, D.Buser : Biologic width around titanium implants. A Physiologically formed and stable dimension over time .Clin.Oral.Impl .Res 2000:11:1-11
7) T. Berglundh, J. Lindhe: Dimension of the periimplant mucosa. Biological width revisited.: JCD Volume23, Issue10.October 1996Pages 971-973

이상의 생물학적 폭경 이론을 발치와에 적용하여 임플란트 식립 깊이를 정리하면 만약 발치와가 intact 하다면 임플란트 주변 생물학적 폭경의 평균치인 3mm + 발치 후 수직적 골흡수 평균치(약 1mm)를 합쳐 임플란트의 식립 깊이는 인접 자연치 치은변연에서 4mm 이상의 깊이로 심어져야 한다(그림 15-15).

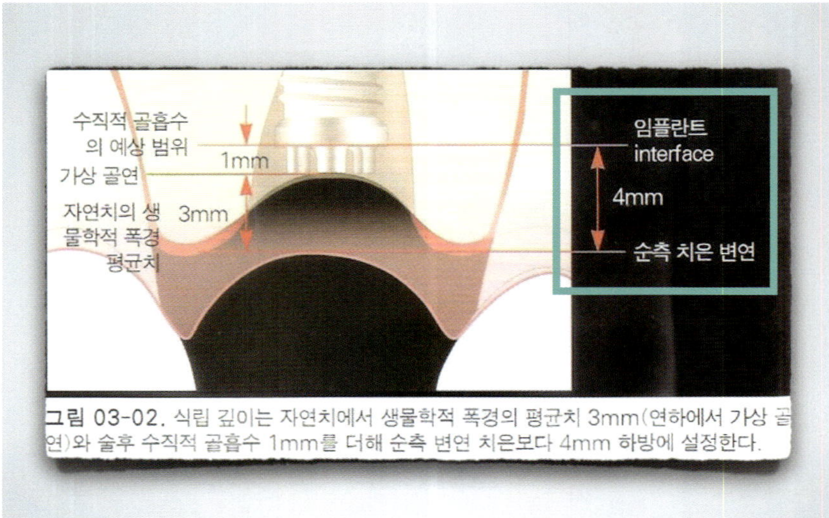

▶▶ 그림 15-16.
hayashi 책에서 발췌

그림 15-16: 그림 15-15의 내용을 그림으로 요약하면 위 그림과 같다.

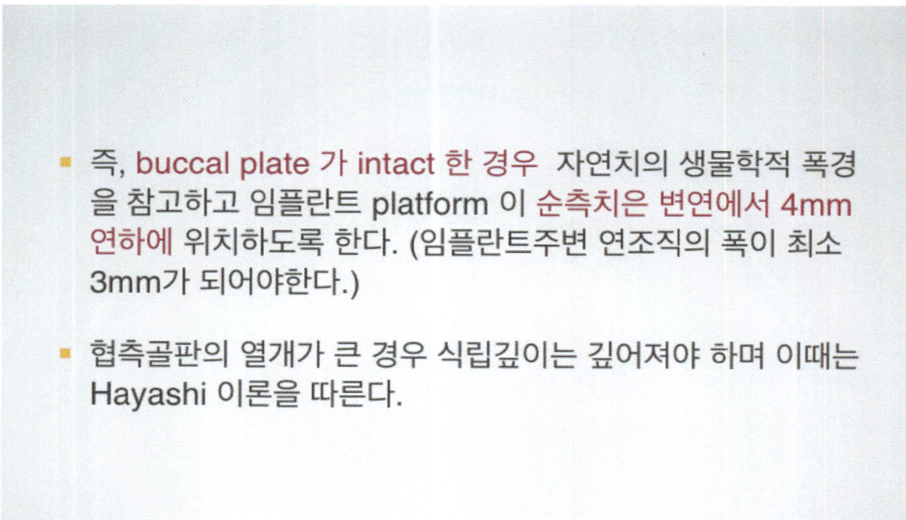

▶▶ 그림 15-17.

그림 15-17: 또한 협측 골판이 열개가 큰 경우에는 일률적으로 4mm 깊이를 적용하기 힘들고 이 그림 15-12에서 말씀드린 Hayashi rule에 따르면 될 것으로 생각된다.

Chapter 16

발치 즉시 식립 임플란트 실전 수술 (단계별 수술 과정)

이번 장에서는 앞에서 알아본 발치 즉시 식립 시 식립 위치의 중요성과 그 이론적 배경을 바탕으로 실제 단계별 임플란트 식립 과정에 대해 알아보기로 하자 .

물론 임플란트의 식립 부위에 따라 식립 시 고려할 점이 약간씩 달라지는 것은 사실이나 큰 원칙에서는 차이가 없으므로 이번 장에서는 구치부 임플란트 식립 증례를 가지고 단계별 식립 과정에 대해서 알아보기로 하겠다.

다음 증례는 12장에서 술 전 식립 깊이를 결정하기 위한 증례에서 말씀드린 50세 중반 여자 환자로 이 환자분의 식립 깊이 결정 후의 수술 과정에 대하여 단계적으로 알아보도록 하자.

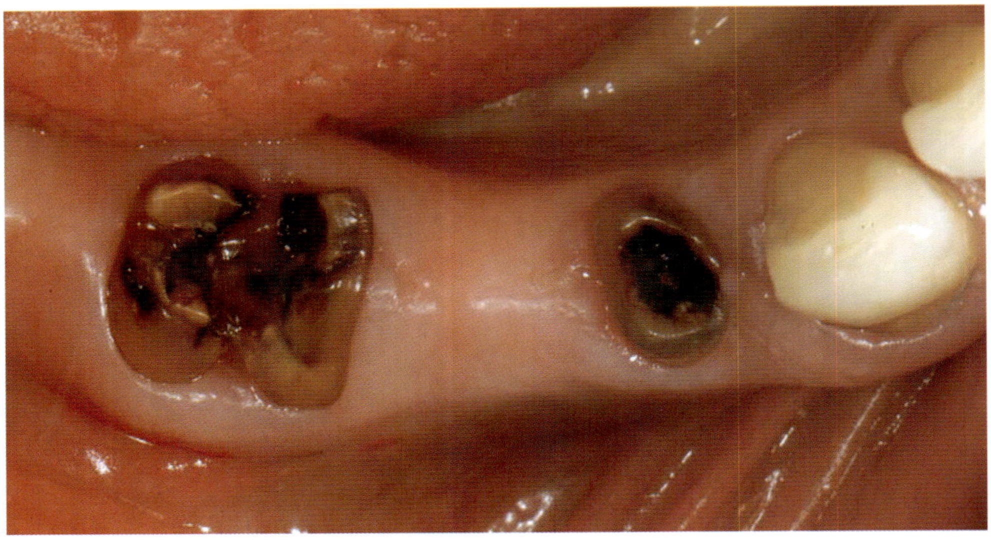

▶▶ 그림 16-1.

환자는 #44-#46 브릿지의 탈락을 주소로 내원하였다.

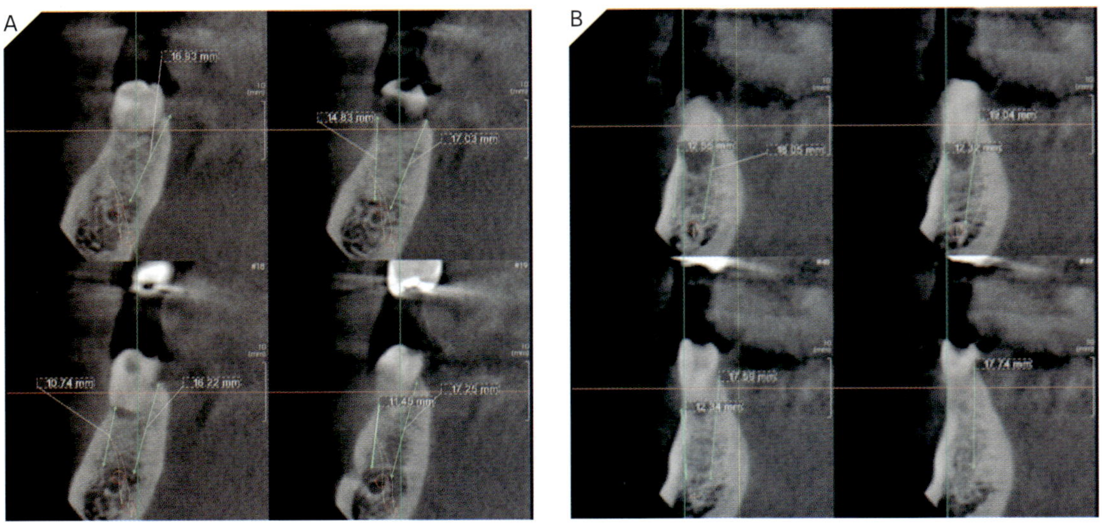

▶▶ 그림 16-2. 술 전 CBCT 사진 A: #46 / B: #44

CBCT 상 #46은 협측 골판이 intact 한 상태이나 #44의 경우 협측 골판의 흡수 상태를 볼 수 있다.

#44의 경우 12장에서 술 전에 미리 식립 길이를 결정하여 설측치은연에서 5mm(설측 치조정에서 2mm) 깊이로 flapless 수술을 하기로 결정하였다.

이제 실제 식립 단계별 과정을 알아보기로 하자.

01. 발치 및 불량 육아조직 제거

발치 즉시 식립의 가장 첫 번째 단계는 물론 발치 과정이다. 발치는 최대한 협측골과 치은연의 손상 없이 gentle 하게 해야 한다. 또한 발치와 내에 불량한 육아 조직이 남아 있다면 이를 완전히 제거해야 한다. 왜냐하면 불량 육아조직이 향후 발치와의 골형성을 방해하거나 감염원으로 작용할 수도 있기 때문이다. (감염원의 제거는 20장을 참조하시기 바란다.)

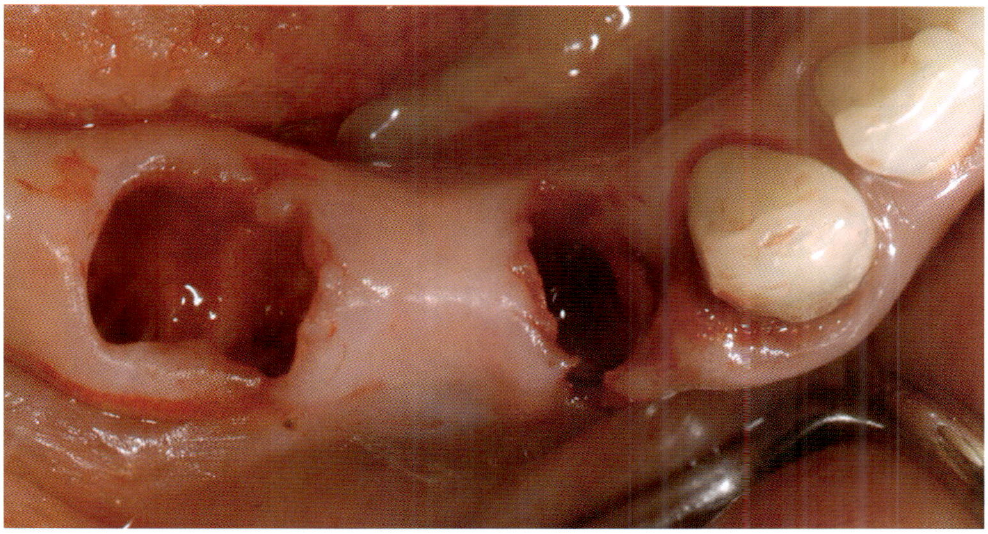

▶▶ 그림 16-3.

02. 치은 높이 측정

발치 즉시 식립 시 flapless로 수술해야 하는 경우 식립 깊이의 기준은 설측치은연이 된다. 따라서 술 전에 연조직의 높이를 미리 측정하는 것은 매우 중요하다.

이때 치은 높이는 perio probe를 이용하여 측정한다. 즉 설측 치조정에서 치은연까지의 길이를 측정한다.

식립 깊이는 치은 높이+임플란트 길이 +1~2mm(발치 후 수직 흡수에 대한 보상)으로 결정한다. 또한 협측 골판 열개가 있는 경우 좀 더 깊이 식립한다. 이 부분에 대해서는 뒤에 좀 더 자세히 설명하겠다.

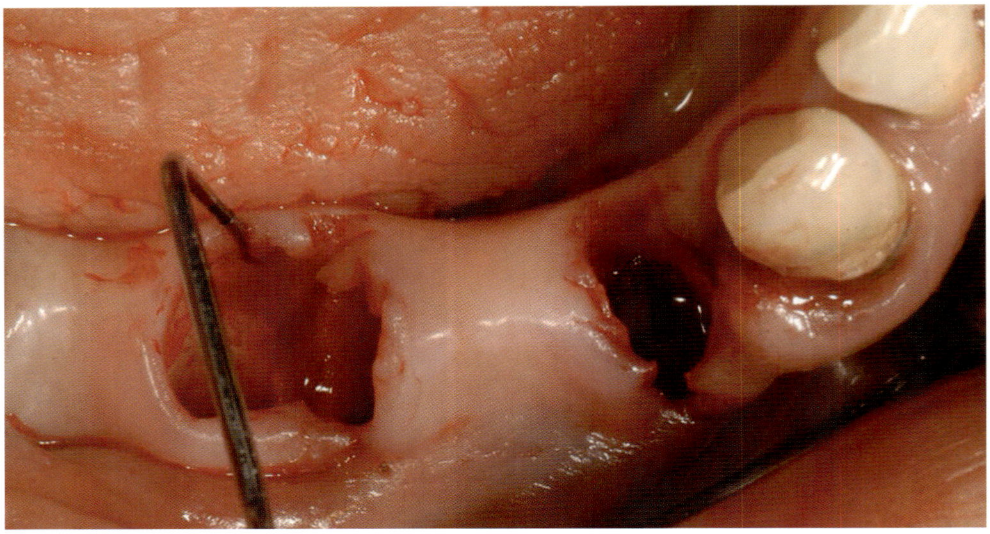

▶▶ 그림 16-4.

03. 드릴링

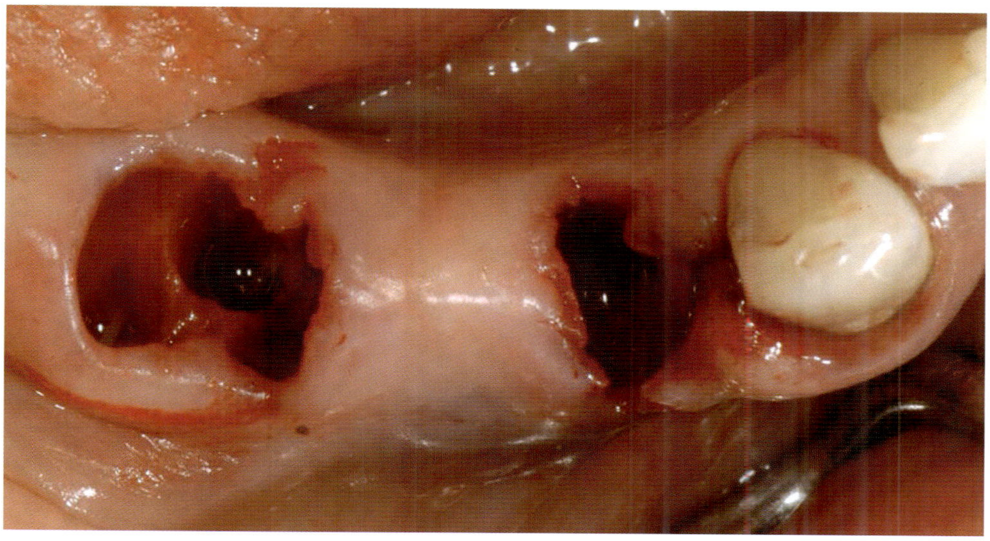

▶▶ 그림 16-5.

발치 즉시 식립의 드릴링 위치는 임상적으로 허용 가능한 가장 설측으로 식립하는 것이 좋다. 이 부분에 대해서는 앞 장에서 설명하였으므로 참고하시기 바란다.

단, 구치부에 비해 소구치나 전치부는 발치와의 크기가 작기 때문에 식립 시 고려해야 할 사항이 더 있다. 이에 대해서 좀 더 알아보기로 하자.

전치나 소구치 시술 시 발치와의 크기가 작아서 구개측벽이나 설측벽이 경사져 있는 경우가 많다. 이 경우 드릴링 시 미끄러질 위험이 있기 때문에 주의를 요한다.

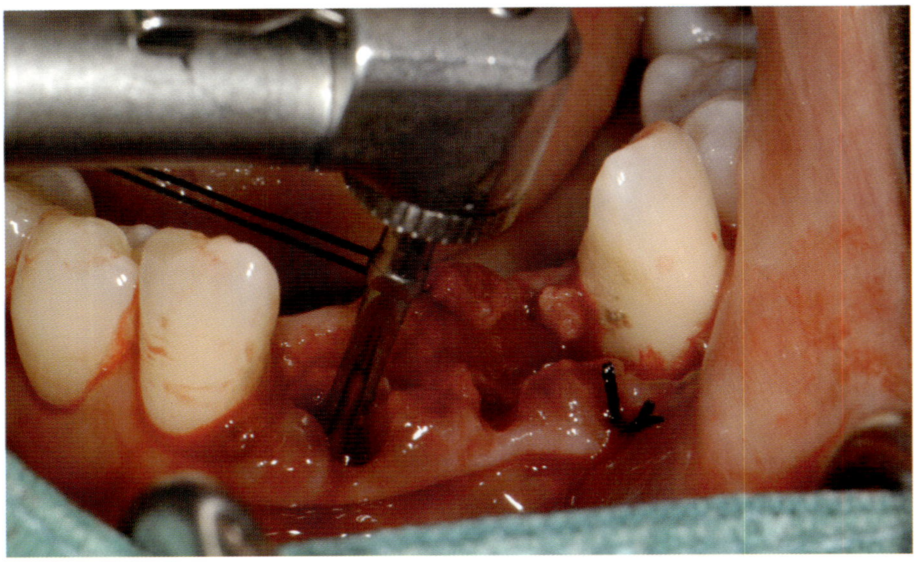

▶▶ 그림 16-6.

따라서 전치부나 소구치에서는 위 그림과 같이 처음 시작점을 부여 시 끝부분이 뾰족하여 잘 미끄러지지 않는 lance drill 등을 이용하여 발치와 상방에서 하방으로 약 2/3되는 지점에 시작점을 부여한다. 물론 발치와의 상황에 따라 다르기는 하지만 일반적으로 이 지점이 드릴이 미끄러지지 않게 힘을 주기가 좋은 지점이라 생각된다. 이때 lance drill의 각도는 순측으로 약 15~30도 정도 기울여서 시작하고 깊이는 약 2mm 정도로 깊게 시작점을 부여하는 것이 이후의 드릴링의 안정화에 도움을 준다.

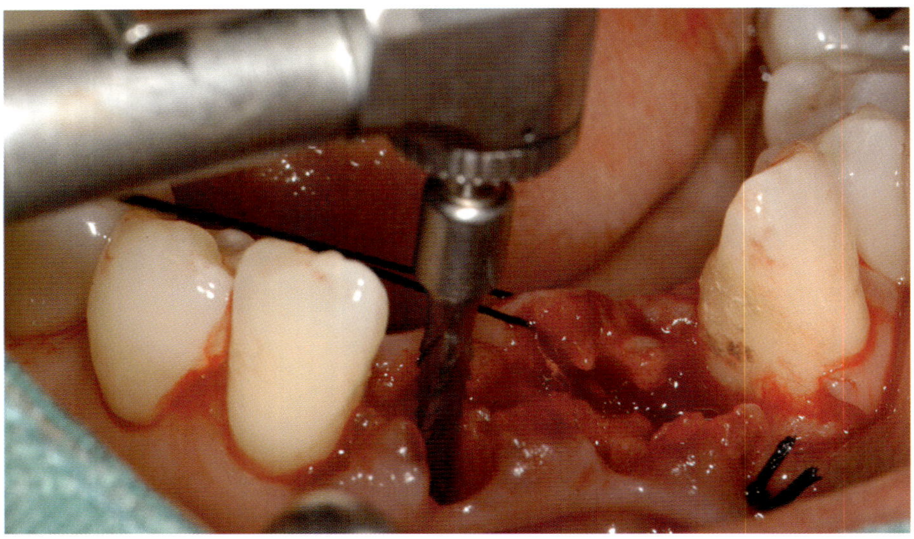

▶▶ 그림 16-7.

이후 드릴링은 드릴을 설측 혹은 구개측으로 서서히 세워가면서 시행한다. 이때 위 그림과 같이 드릴의 몸통 쪽에도 날이 있는 lindemann drill을 이용하여 path를 형성해 주게 되면 이후의 드릴링이 좀 더 용이해 진다.

이후에는 통법대로 드릴링을 시행하면 된다.

04. 임플란트의 식립

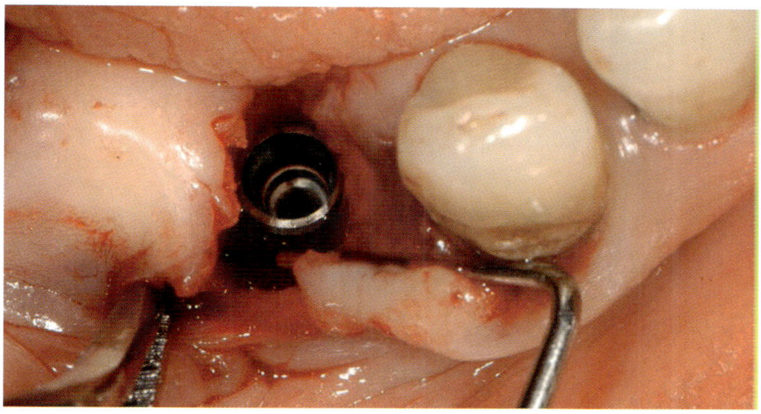

▶▶ 그림 16-8.
#44 식립 위치 확인 HDW 측정

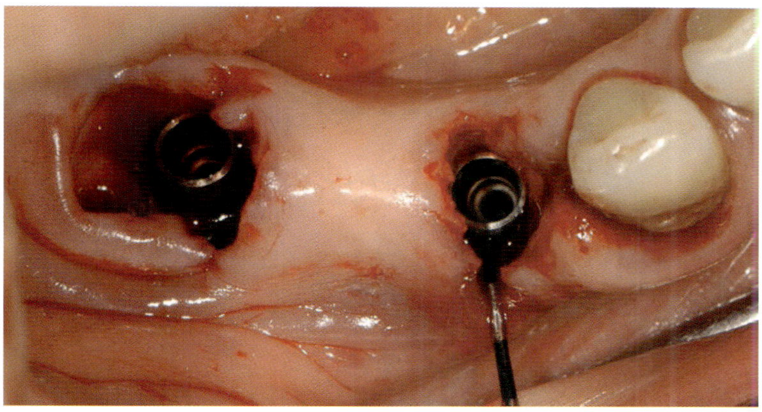

▶▶ 그림 16-9.
#44 식립 위치 확인 HDD 측정

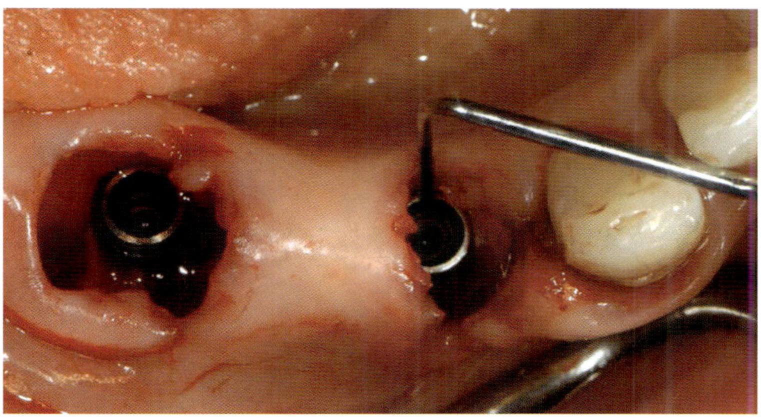

▶▶ 그림 16-10.
#44 설측 식립 깊이 확인

#44의 경우 협측 골판 열개가 있는 관계로 식립 깊이는 HDD=HDW가 되는 부위의 설측 골판에 식립 깊이를 설정한다. 이때 HDD와 HDW의 측정은 식립된 임플란트의 top 부위에서 시행한다(그림 16-8, 9). 설측치은연에서 약 5mm 하방(치은 높이 3mm+lingual crestal bone 하방 약 2mm)에 식립 시 bone containing defect가 된

다. 자세한 식립 위치에 대한 결정 방법은 12장에서 설명하였다. 임플란트가 설측골연에서 약 2mm 하방에 식립된 것을 확인할 수 있다(그림 16-11).

#46 부위의 식립 위치는 협측 골판 intact 하므로 식립 깊이는 설측 치은연에서 약 4mm(치은 높이 3mm+수직 흡수 1mm)깊이로 식립하였다(그림 16-12~13).

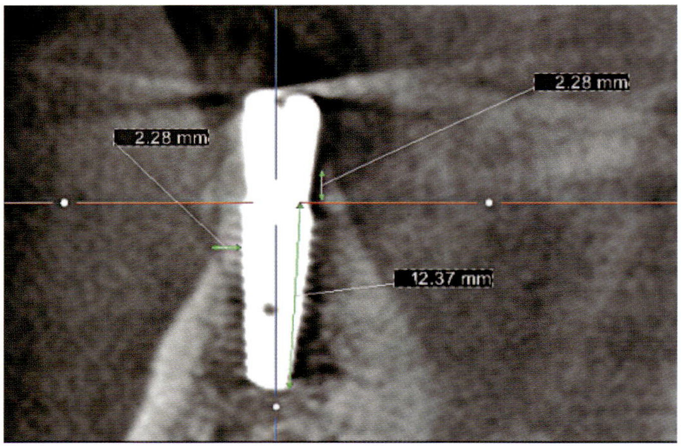

▶▶ 그림 16-11.
#44 식립 후 CBCT

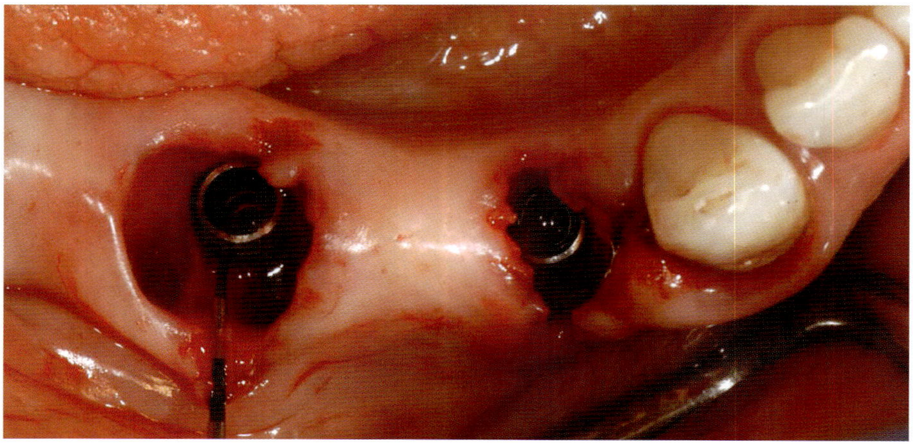

▶▶ 그림 16-12.
#46 설측 식립 위치 확인

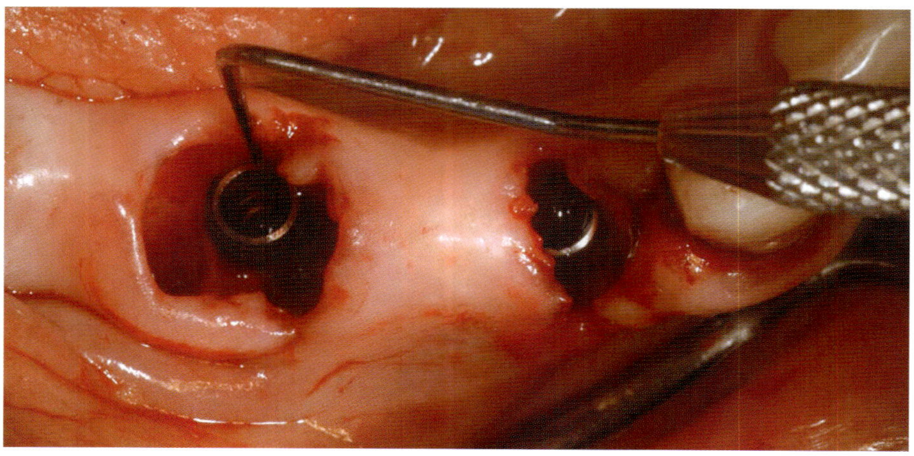

▶▶ 그림 16-13.
설측 식립 깊이 확인

05. 골이식재의 충전

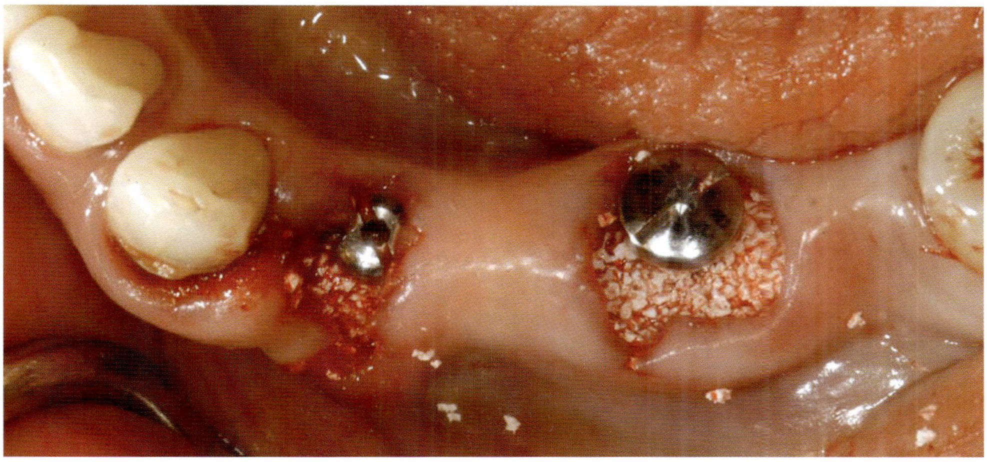

▶▶ 그림 16-14.

골이식재는 흡수가 느린 이종골이나 합성골을 사용하는 것이 향후 발치와의 흡수 과정에 저항하여 어느 정도의 볼륨을 유지하는데 용이하다.

또한 골이식의 높이는 발치와 골판의 높이까지 해 주는 것이 좋다. 그 이상 높이 이식된 골이식재는 흡수되거나 드물긴 하지만 감염의 원인이 되기도 한다(그림 16- 14). 따라서 협설측 골판 상부에 존재하는 골이식재는 suction 등으로 제거하는 것이 좋다.

그러나 tarnow는 상악전치부에서 골판 상부의 잉여 골이식재가 연조직에 embeded 되어 연조직의 높이 유지에 도움이 된다고도 하였으나, 필자의 견해는 이 경우 환자의 관리 능력이 떨어질 경우 감염으로 이어질 가능성이 있으므로 발치와 이상의 잉여 골이식재는 제거하는 것이 바람직하다고 생각한다.

06. Collatape의 사용 및 봉합

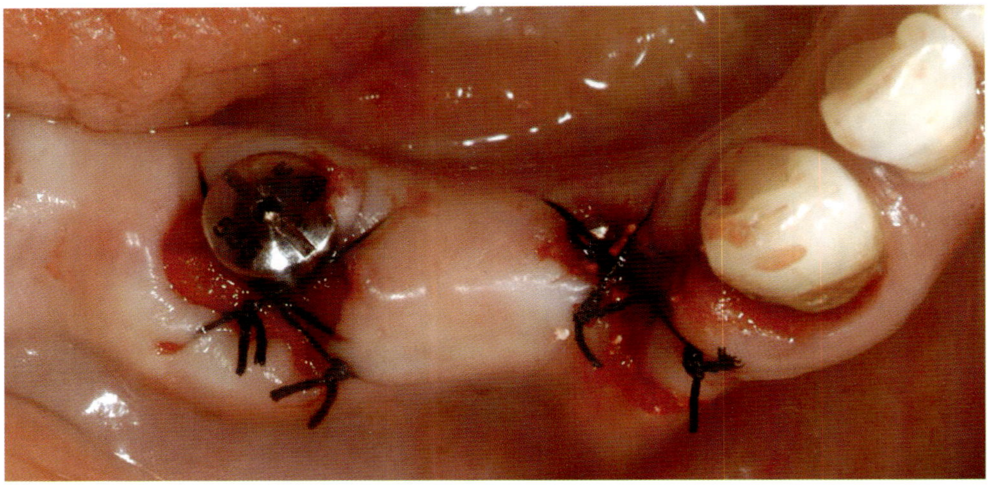

▶▶ 그림 16-15.

발치 즉시 식립 시 임플란트 식립 후 발치와의 처리는 기본적으로 개방창으로 치유를 유도한다. 즉 발치와에 차폐막 등을 사용한 경우가 아니라면 발치와는 개방된 상태로 치유하는 것이 치유의 결과나 향후 감염의 가능성을 줄일 수 있다. 그 근거에 대해서는 8장에서 설명을 드린바 있다.

따라서 개방창 치유로 유도 시 발치와 협측 골판과 임플란트 사이 공간은(하방에는 골이식재가 있다.) collatape 등으로 덮어주어 그 상부로 연조직의 성장을 유도하고 하방 치조골과 임플란트 표면으로의 상피 이동을 억제하며 자연스러운 발치와의 치유를 유도한다.

봉합은 그림 16-15에서 보는 바와 같이 simple interrupted suture을 기본적으로 사용하면 된다. 물론 술자에 따라 criss cross, figure 8 봉합을 사용하는 경우도 있으나 필자의 개인적인 경험으로는 simple interrupted suture가 설측이나 구개측에서 사용하기가 더 편리하고 협측의 collatape을 눌러 주는 효과가 더 있어서 이의 사용을 추천하는 바이다.

봉합 시 주의할 점은 needle의 자입점이 발치와의 범위를 벗어나지 말아야 한다는 것이다. 이를 벗어나게 되면 봉합사의 장력(tension)이 감소하여 발치와 전체를 눌러 주는 힘이 감소하게 된다.

또한 collatape이 떨어져 나가는 것을 방치하기 위해 봉합 시 collatape을 같이 봉합 해주는 것이 필요하다. 봉합법에 대한 자세한 사항은 8장을 참조하시기 바란다.

07. 발치와의 치유 양상(술 후 1개월 6일)

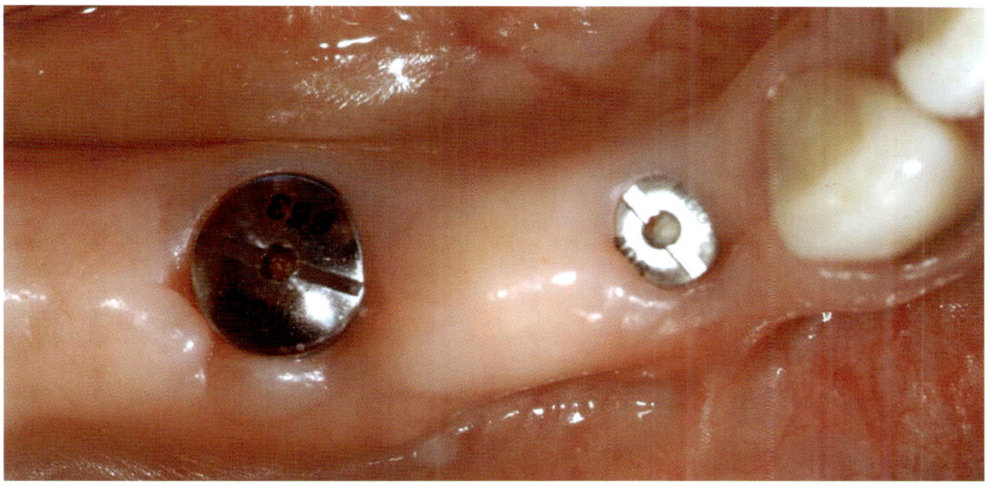

▶▶ 그림 16-16.

수술 후 1개월 6일째 임플란트 주변의 치유 양상을 보여주는 사진이다. 개방창으로 치유를 유도하였음에도 임플란트 주변의 감염이나 염증 소견 없이 치유가 잘 일어났음을 알 수 있고 연조직 또한 keratinized gingiva로 치유가 일어나고 있음을 알 수 있다. 좀 더 자세한 발치와의 치유양상에 대해서는 8장을 참조하시기 바란다.

08. 보철 완성

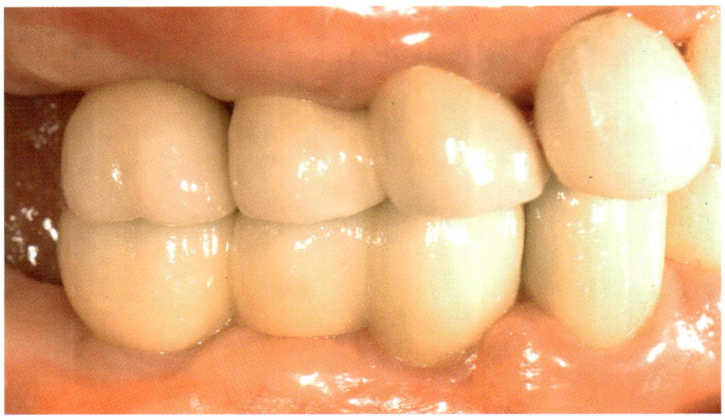

▶▶ 그림 16-17.

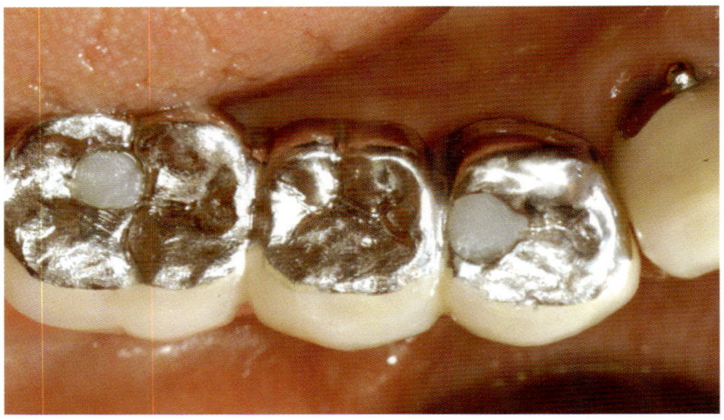

▶▶ 그림 16-18. 상기 환자의 교합면 사진이다.

그림 16-17: 3개월 후 보철 완성 시의 협측 임상 사진으로 임플란트 주변으로 연조직이 잘 유지 되고 있으며 mucogingival junction도 잘 유지 되고 있음을 볼 수 있다.

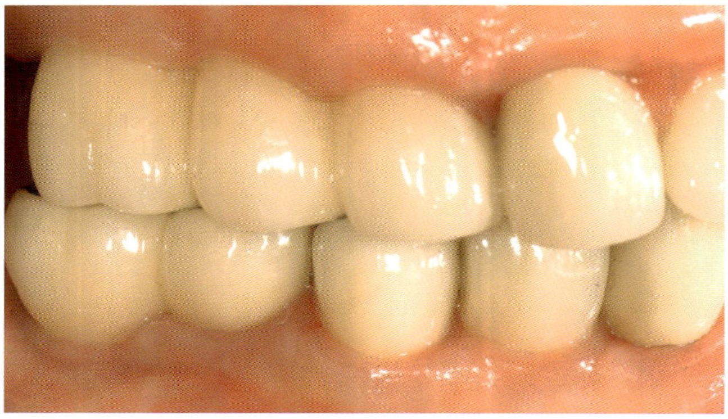

▶▶ 그림 16-19.

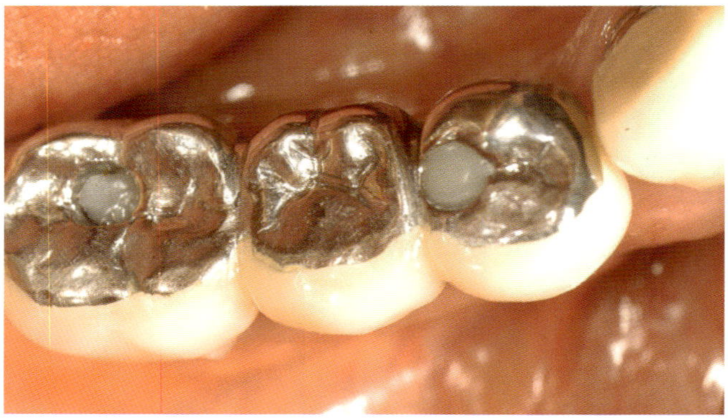

▶▶ 그림 16-20.

그림 16-19~20: 상기 임플란트의 술 후 약 4년경의 임상 사진이다. 임플란트 주변 골흡수나 연조직의 염증 소견 없이 잘 유지 되고 있는 양상을 확인할 수 있다.

이상으로 발치 즉시 식립 임플란트 식립의 실제적인 과정을 단계적으로 알아보았다. 이 책을 읽으시는 선생님들께서 위의 과정을 잘 숙지하셔서 수술하신다면 술자나 환자에게 수술에 대한 부담을 줄이고 좋은 결과를 담보할 수 있으리라 생각한다.

그리고 이해를 돕기 위해 이번장의 설명과 약간 차이가 있으나 열개가 있는 모델에서 flap을 거상하면서 식립하는 방법을 옆에 링크된 동영상을 통해 알아보도록 하자.

관련 동영상으로 더 깊게 이해하기

[핸즈온]
발치 즉시 식립(구치부)

Chapter **17**

상악 전치부 발치 즉시 식립 임플란트의 식립 전략

상악 전치부는 심미성이 중요한 부위로 발치 즉시 식립의 장점이 잘 나타나는 수술 부위이기도 하다. 즉, 상악 전치부 심미 임플란트 수복의 기본은 발치 즉시 식립이 된다.

하지만 전치부 수술의 특성상 임플란트의 식립 위치와 깊이가 중요하고 상악 전치부 발치와 주변 연조직의 특징을 잘 이해하고 그에 맞게 임플란트를 식립하는 것 또한 중요하며 환자의 biotype이나 협측골의 흡수 정도에 따라 FGG 나 CTG와 같은 연조직 이식술이 동반되어야 한다.

또한 상악 전치부는 환자가 만족하는 수준과 술자가 만족하는 수준이 달라서 자칫하면 너무 많은 횟수의 광범위한 수술을 하게 되거나 너무 비 심미적 결과를 초래하는 오류에 빠질 수 있다.

따라서 이번 장에서는 이러한 점에 유의하면서 상악 전치부 발치 즉시 식립 임플란트의 식립전략에 대해 자세히 알아보도록 하자.

필자가 생각하는 상악 전치부 발치 즉시 식립의 식립 전략을 다음의 6가지로 말씀드릴 수 있겠다.

상악 전치부 발치즉시 식립의 6가지 고려사항

- 인접 자연치의 치간골의(inter proximal bone)의 확인
- Internal connection type implant + platform switching
- 임플란트의 수평 , 수직적 식립위치 및 식립 방향
- 전치부 식립위치의 결정을 어렵게 만드는 요소
- papilla away palatal flap을 활용한 쉬운 전치부 수술법
- 연조직 이식술 및 골이식술

이번 장에는 위의 각 항목에 대해 좀 더 자세히 알아보도록 하겠다.

01. 인접 자연치의 치간골(interproximal bone)의 확인

먼저 다음 논문을 살펴보자

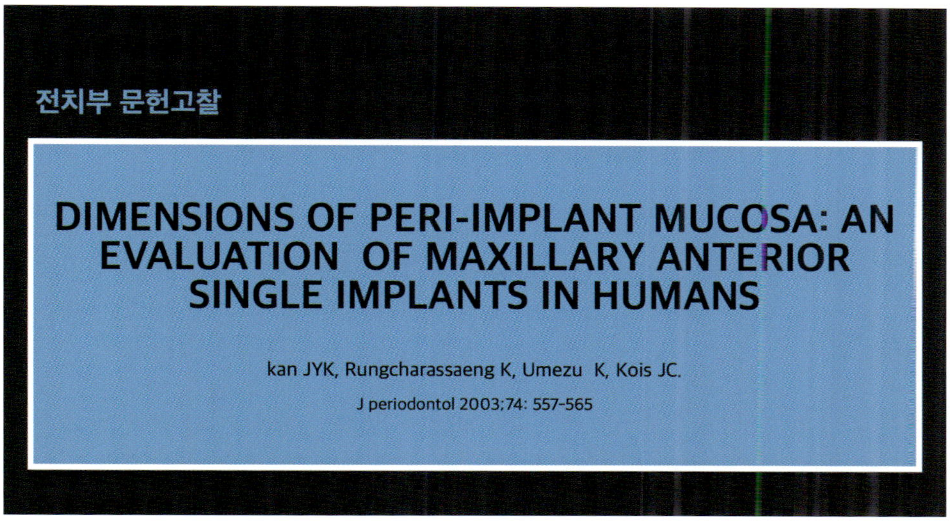

▶▶ 그림 17-1.

그림 17-1: Kan[1] 등이 2003년에 발표한 상악 전치부 단독 임플란트에 대한 논둔으로 우리가 전치부 수술 시 고려해야 할 중요한 시사점을 잘 보여주고 있다.

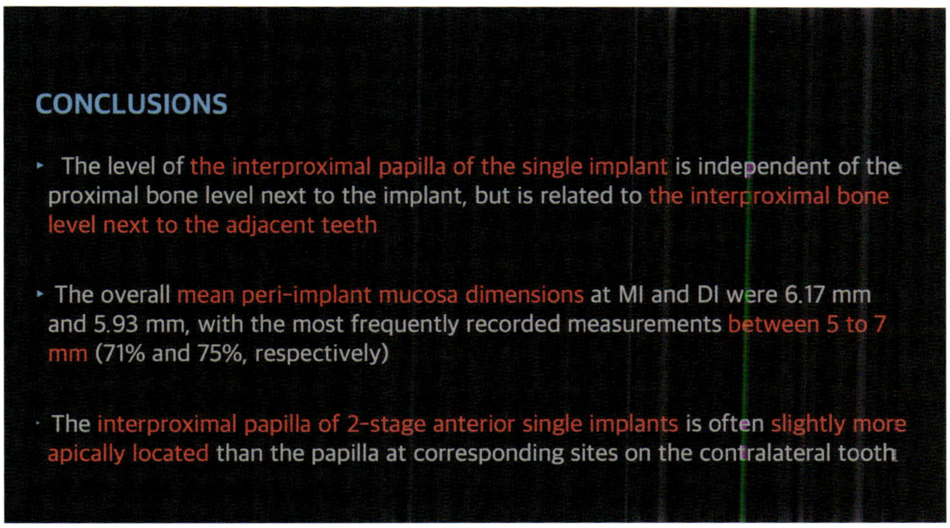

▶▶ 그림 17-2.

1) kan JYK, Rungcharassaeng K, Umezu K, Kois JC. Dimensions of peri-implant mucosa: an evaluation of maxillary anterior single implants in humans . J periodontol 2003;74: 557-565

그림 17-2: 이 논문의 결론을 살펴보면

1. 임플란트의 치간유두의 높이는 임플란트 쪽의 치간골의 높이와는 무관하며 인접 자연치 쪽의 치간골의 높이에 의해 결정된다.
2. 상악 전치부에서 잘 기능하고 있는 임플란트 주변 연조직의 높이는 약 5~7mm 사이이다.
3. 임플란트 주변 치간유두의 높이는 통상적으로 반대 측 대측성 자연치의 치간유두 높이 보다 약간 치근 쪽에 위치하게 된다.

이렇게 대략 3가지 정도로 요약할 수 있다.

각각의 임상적 의미를 살펴보면 다음과 같다.

1. 상악 전치부 임플란트의 심미성을 결정하는 중요한 요소는 임플란트 주변 연조직의 형태(pink esthetics)라고 할 수 있으며 그중에서도 가장 재현하기 어려운 것이 치간유두의 높이이며 이것은 임플란트 쪽 골 높이가 아닌 인접 자연치 쪽의 치간골 높이에 의해 결정된다는 것이다. 또한 발치와 치유 과정에서도 발치와의 골형성되는 높이 또한 인접 자연치의 치간골의 높이나 혹은 그보다 좀 낮은 곳까지 골형성이 이루어진다. 따라서 우리가 상악 전치부 발치 즉시 식립 시 가장 먼저 고려해야 할 것은 인접 자연치의 치간골의 높이를 파악하는 것이라 할 수 있다.
2. 일반적으로 자연치나 임플란트 주변에서 연조직의 높이(대략 pocket depth와 같은 의미로 생각할 수 있다.)는 3mm 정도가 임플란트 주위염의 이환율이 낮은 것으로 알려져 있다. 그 이상으로 깊어지면 임플란트 주위염가능성이 증가한다고 알려져 있다. 하지만 이와 달리 kan의 논문을 비롯하여 다른 여러 논문과 필자의 개인적인 경험을 비추어 보더라도 깊이 심겨진 임플란트에서 변연골의 흡수가 더 적으며 장기적으로 더 안정적인 골반응 보이고 이것은 안정적인 연조직 형태의 재현과 유지로 연결된다는 것을 알 수 있다(5장 참조). 따라서 심미성이 중요한 상악 전치부 발치 즉시 식립 임플란트의 안정적인 결과를 위해서도 임플란트가 깊이 심겨질 필요가 있다고 할 수 있다. 또한 이렇게 임플란트가 깊이 심겨진 경우 보철물에서의 subgingival contour의 형성에 있어서도 보다 자연스러운 형태(26장 참조)를 만들 수가 있어 임플란트 심미성에도 유리하다고 할 수 있다.

   임플란트가 얼마나 깊이 또는 어떤 위치에 식립 되어야 하는지에 대해서는 뒤에서 다시 다루도록 하겠다.
3. 상악 전치부에서 치간골의 높이, 환자의 biotype, 임플란트의 식립 위치 혹은 연조직 이식술 등의 모든 조건이 좋다고 해도 시간이 지남에 따라 치간유두의 높이는 반대 측 동일 자연치아의 치간유두 높이 보다 올라가게(퇴축) 되는 경우가 많다. 이는 flapless 수술에서도 나타나는 경우가 많은데 이유는 발치 후 치주 인대의 상실에 따른 치간골의 감소와 발치와의 수직적 흡수, 술 후 주변 연조직의 치유 과정에서 생기는 수축 등이 원인일 것이라 필자는 추정하고 있다. 이러한 현상의 임상적 중요성은 전치부 수술 시 거의 필연적으로 생기는 치간유두의 퇴축(약 1mm 내외라고 추정된다)을 환자에게 미리 알려 주어야 한다는 것이다. 이것은 특히 심미적으로 예민한 환자와의 사이에 혹시나 생길지 모를 분쟁을 예방할 수 있는 방법이 될 것이다. 또한 일반적으로 임플란트 학회 등에서 발표하는 경우에도 상악 전치부 임플란트에서 1mm 정도의 치간유두의 퇴축은 용인할만 한 것으로 간주 되고 있다.

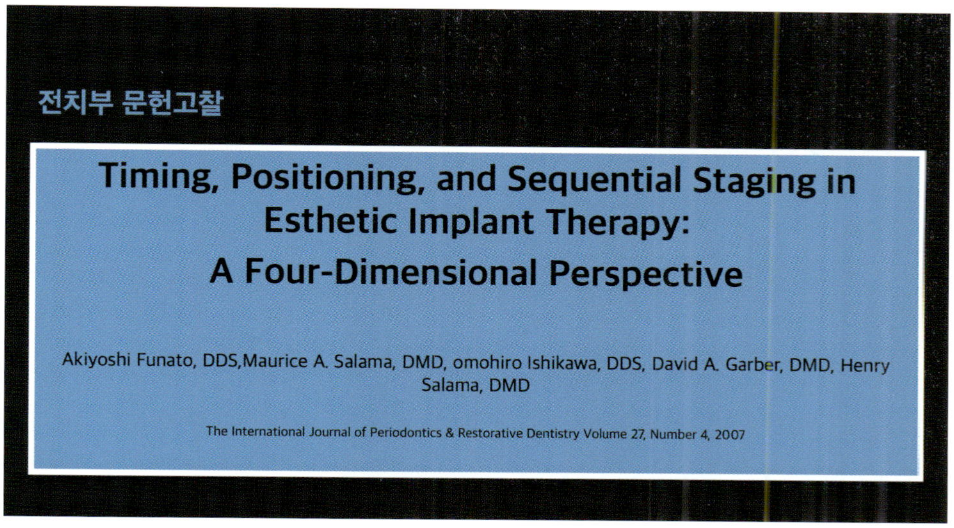

▶▶ 그림 17-3.

그림 17-3은 Funato[2] 등이 2007년에 발표한 논문으로

이 논문에서도 앞서의 kan의 논문과 같은 주장으로 인접치의 치간골의 높이(interproximal height of bone(IHB))가 치간유두의 높이를 결정한다고 하였다.

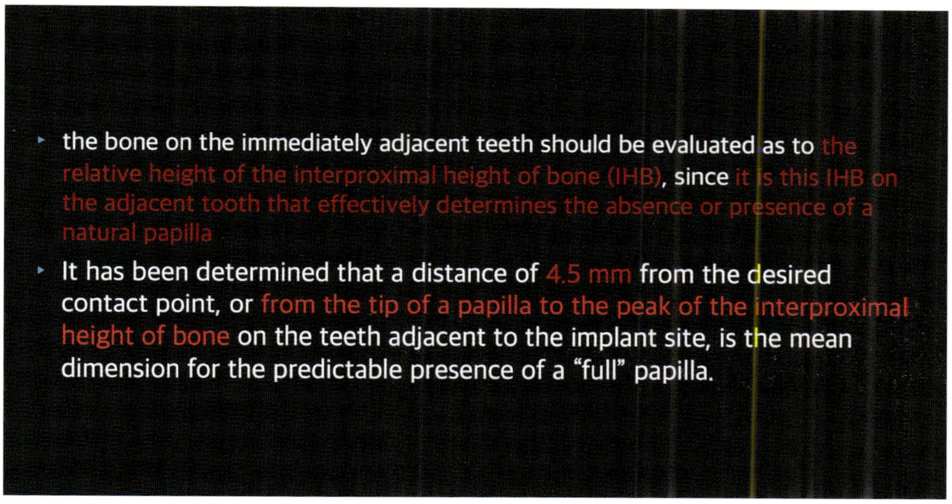

▶▶ 그림 17-4.

그림 17-4: 또한 보철물의 contact point에서 약 4.5mm 정도의 치은 유두의 높이가 예측 가능한 평균적인 높이(자연치 치간골의 최고점에서 치간유두의 최고점까지의 거리는 대략 4.5mm 정도)라고 하였다.

2) Akiyoshi Funato, DDS,Maurice A. Salama, DMD, omohiro Ishikawa, DDS, David A. Garber, DMD, Henry Salama, DMDTiming. Positioning, and Sequential Staging in Esthetic Implant Therapy: A Four-Dimensional Perspective . The International Journal of Periodontics & Restorative Dentistry Volume 27, Number 4, 2007

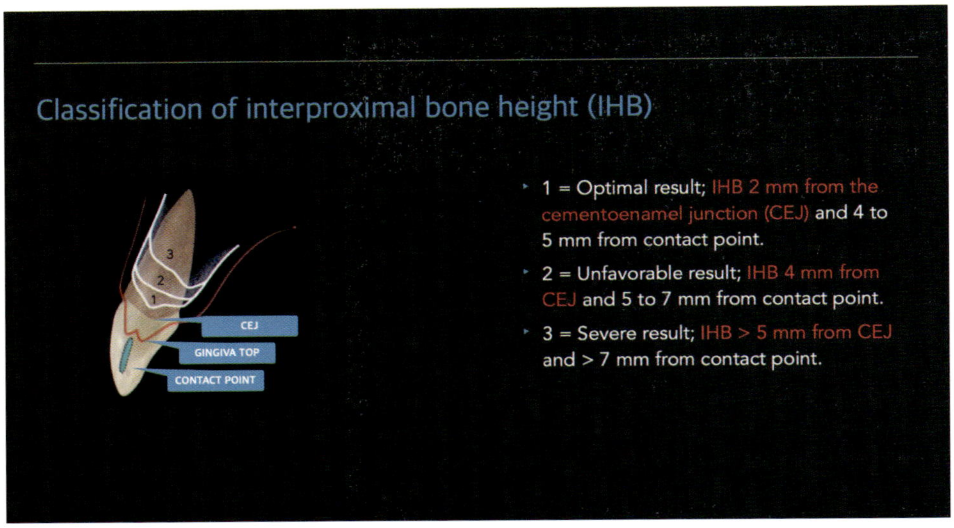

▶▶ 그림 17-5.

그림 17-5: CEJ를 기준으로 인접 자연치 치간골의 높이에 따른 치간유두의 높이를 예측한 그림으로 CEJ하방 약 2mm 지점에 인접치 치간골이 있을 때 이상적인 치간유두 높이를 보였다.

Table 2 Salama et al[12] classification of predicted height of interdental papillae

Class	Restorative environment	Proximity limitations	Vertical soft tissue limitations
1	Tooth-tooth	1.0 mm	5.0 mm
2	Tooth-pontic	N/A	6.5 mm
3	Pontic-pontic	N/A	6.0 mm
4	Tooth-implant	1.5 mm	4.5 mm
5	Implant-pontic	N/A	5.5 mm
6	Implant-implant	3.0 mm	3.5 mm

Salama H, Salama MA, Garber D, Adar P. The interproximal height of bone: A guide- post to predictable aesthetic strategies and sof tissue contours in anterior tooth replacement. Pract Periodontics Aesthet Dent 1998;10:1131–1141.

▶▶ 그림 17-6.

그림 17-6: 이 표는 salama[3] 등이 치간유두의 높이를 각각의 상황에 따라 예측한 표이다. 상악 연조직의 심미성을 논함에 있어서 참고할 만한 중요한 표라고 생각되니 선생님들께서도 수술이나 보철치료 시 참고하시길 바란다.

Class 4, 5, 6를 요약하면 임플란트와 자연치 사이의 최소 간격은 1.5mm, 치간유두의 최대 높이는 4.5mm까지 생성될 수 있으며 임플란트와 pontic 사이의 최소간격은 없으며, 치간유두의 최대 높이는 5.5mm까지 생성될 수 있고 임플란트와 임플란트 사이의 최소 간격은 3.0mm, 치간유두의 최대 높이는 3.5mm까지 생성될 수 있다는 이야기이다.

3) Salama H, Salama MA, Garber D, Adar P. The interproximal height of bone: A guide-post to predictable aesthetic strategies and sof tissue contours in anterior tooth replacement. Pract Periodontics Aesthet Dent 1998;10:1131-1141.

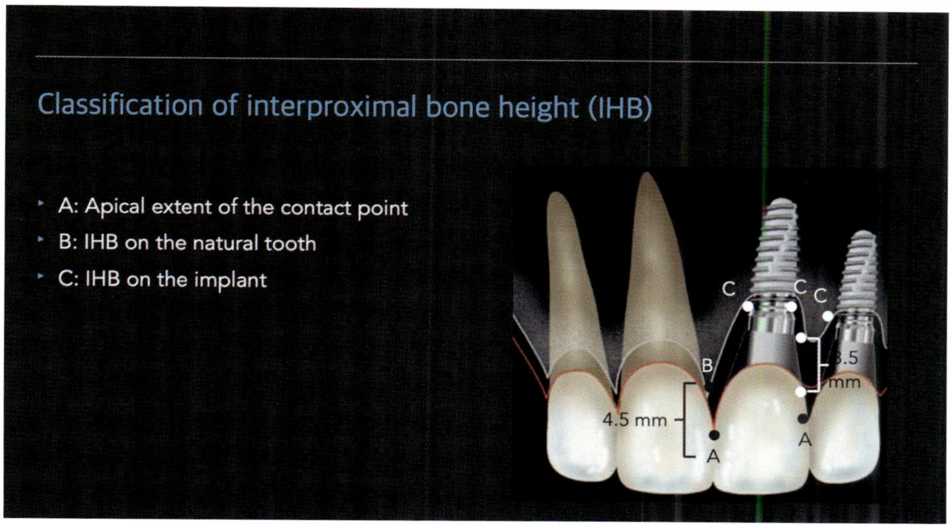

▶▶ 그림 17-7.

그림 17-7: 그림 17-6에 따른 자연치와 임플란트 사이의 최소거리 1.5mm, 치간유두의 높이 약 4.5mm, 임플란트와 임플란트 사이의 최소거리 3mm, 치간유두 높이 3.5mm를 보여주고 있는 그림이다.

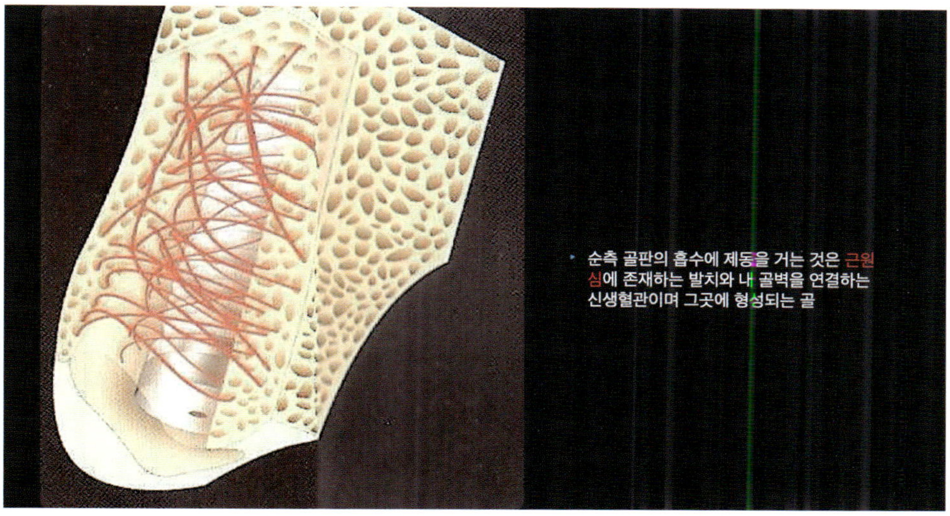

▶▶ 그림 17-8.
(hayashi 책에서 발췌)

그림 17-8: hayashi 책에서 발췌한 그림으로 순측 골판의 흡수에 제동을 거는 것은 발치와 근원심에 존재하는 치간골로 발치와 내 골벽을 연결하는 신생혈관이며 그곳에 형성되는 신생골이 순측 골판의 흡수를 막아준다.

이상의 논문을 바탕으로 필자 개인의 생각을 정리하면 다음과 같다.

1. 상악 전치부 발치 즉시 식립 시 순측 골판의 열개 보다는 인접치 치간골의 높이가 더 중요하다고 생각한다.
   즉, 순측 골판의 열개가 크다고 하더라도
   - 인접치아의 치간골의 높이와 양이 괜찮다면 임플란트 식립 위치와 깊이를 조절하면 술 후 순측 골판의 자연스러운 형성을 볼 수 있는 경우가 많으나
   - 인접치아의 치간골이 흡수된 경우 그 흡수된 부위 이상으로 골형성을 기대하기 어렵기 때문이다.
2. 특히 상악 전치부는 근원심보다는 순설측으로 길이가 긴 타원형이므로 임플란트를 허용 가능한 범위 내에서 식립 위치를 좀 더 구개측으로 그리고 식립 깊이를 좀 더 깊게 식립함으로써 순측 골판의 손실을 보상할 수 있다.

임상 증례 1 인접치 치간골 intiact 증례

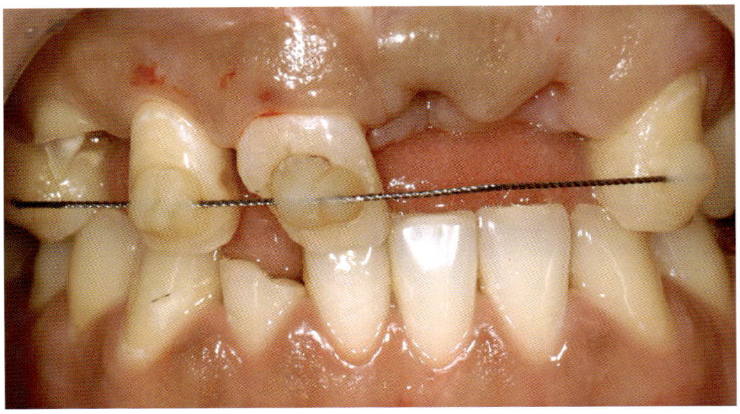

▶▶ 그림 17-9. 30대 남자 환자로, 사고로 인해 #11, 12 치아의 동요 및 #21, 22 치아 잔존 치근 상태로 내원하여 발치 및 #12, 22 부위 임플란트 식립을 결정하였다.

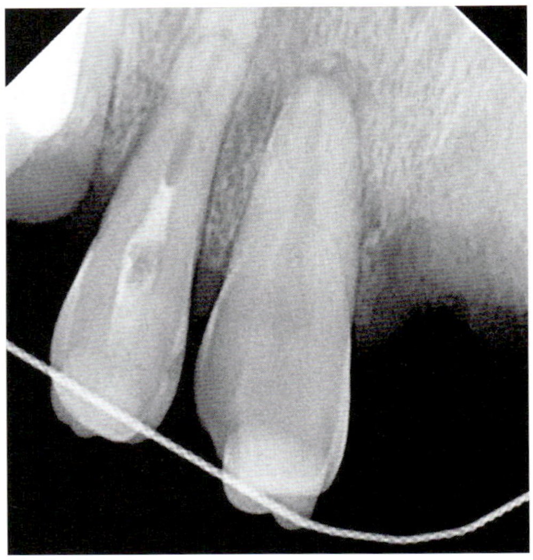

▶▶ 그림 17-10. #12 부위 술 전 periapical x-ray로 #12 좌우측 자연치의 치간골이 intact 한 것을 알 수 있다.

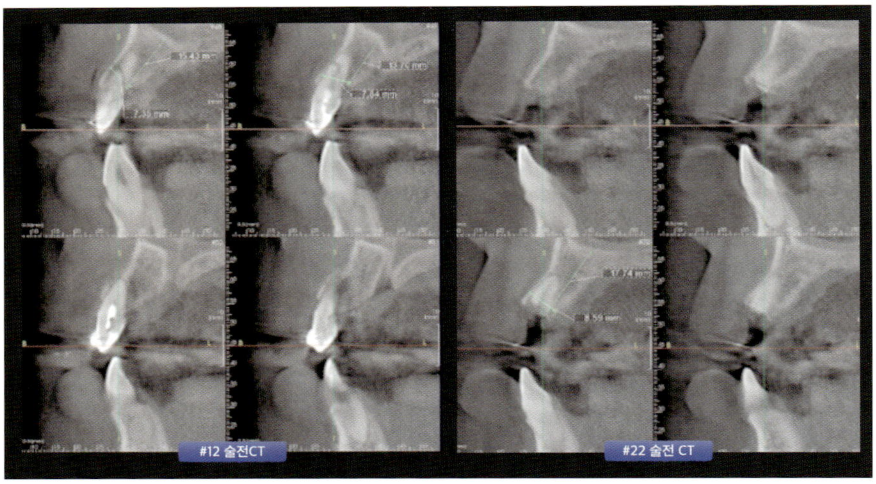

▶▶ 그림 17-11.
#12,21 술 전 CBCT 사진으로 치조골이 intact 한 것을 알 수 있다.

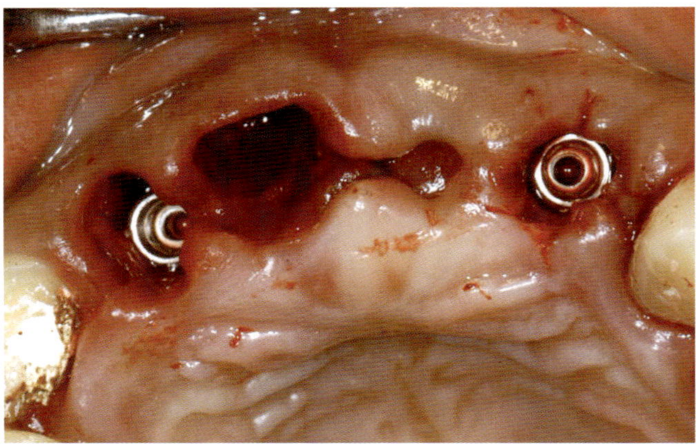

▶▶ 그림 17-12. 임플란트가 식립 된 사진이다. 순측 골판과 2mm 이상의 간격을 두었다.

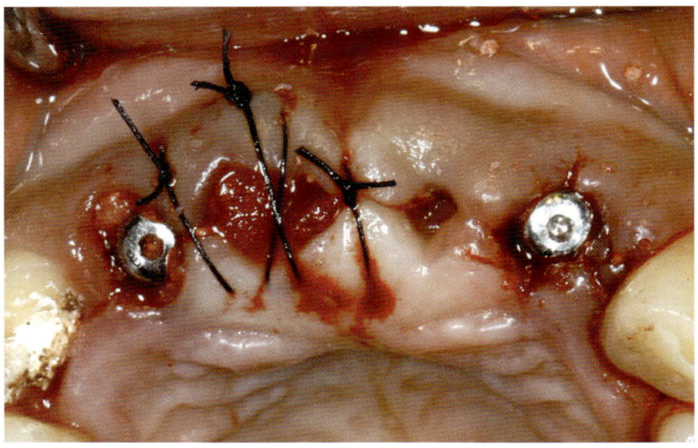

▶▶ 그림 17-13. 골이식 및 봉합 후 수술을 마무리하였다.

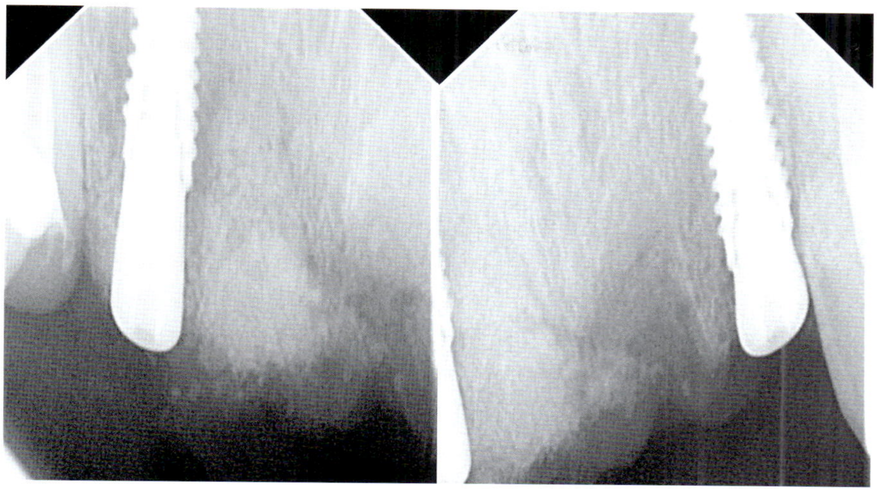

▶▶ 그림 17-14.
수술 직후 periapical x-ray 사진으로 식립 깊이를 확인할 수 있다.

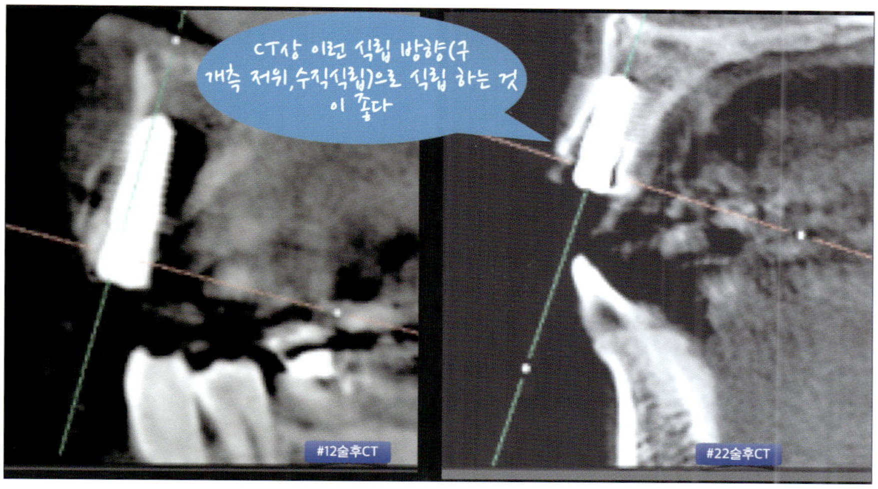

▶▶ 그림 17-15.
수술 직후 CBCT 사진으로 임플란트가 구개측에서 수직으로 저위 식립 되어있는 것을 알 수 있다.

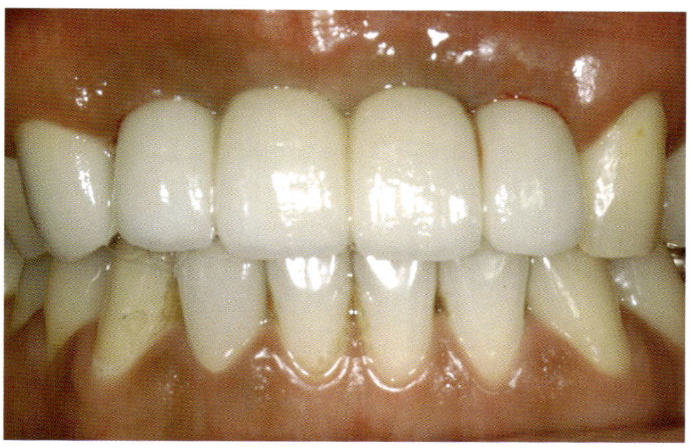

▶▶ 그림 17-16. 술 후 2개월 13일 후 보철 완성 시의 사진이다. 보철물 치간공극(embrasure)의 형태에 아쉬움이 있으나 임플란트 주변 연조직의 상태는 양호하다.

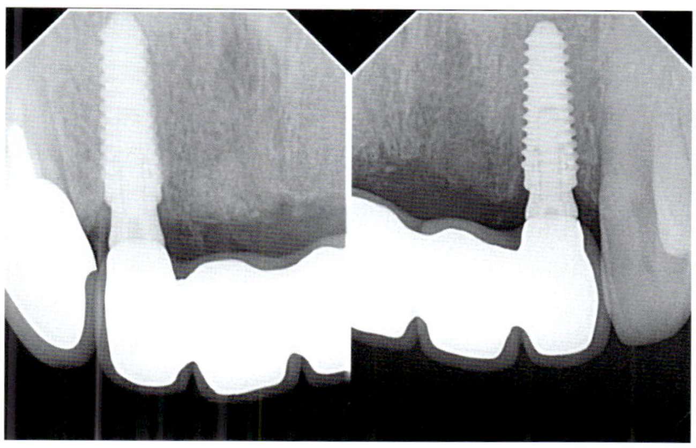

▶▶ 그림 17-17. 보철 직후 periapical X-ray 사진으로 #12, 21 모두에서 인접치 치간골 하방으로 심겨진 임플란트 주변의 골들이 잘 유지되고 있음을 알 수 있다.

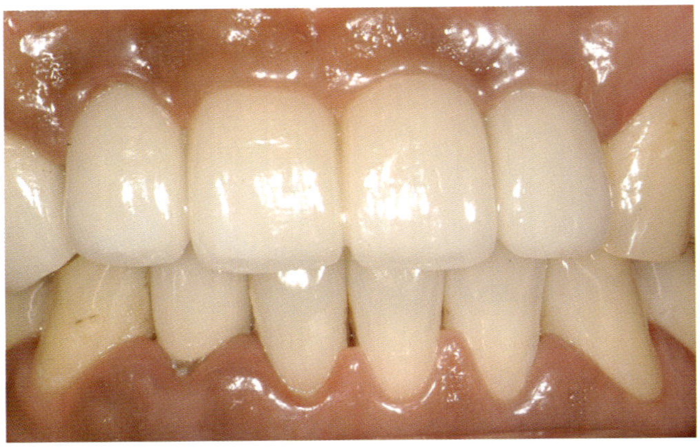

▶▶ 그림 17-18. 술 후 7년 5개월 경과 시 순측 임상 사진으로 임플란트 주변의 연조직이 안정적으로 잘 유지 되고 있다.

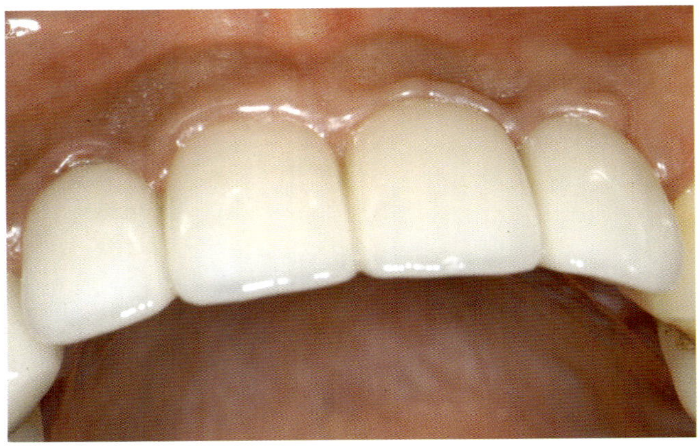

▶▶ 그림 17-19. 교합면 임상 사진으로 안정적인 연조직 반응을 볼 수 있다.

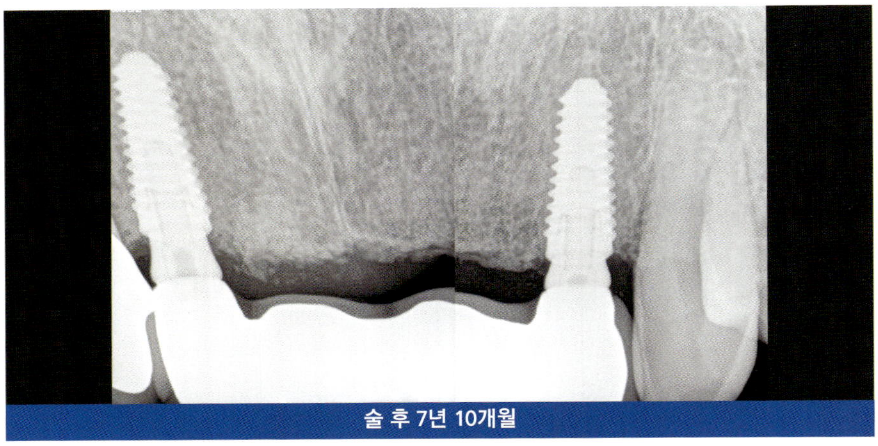

▶▶ 그림 17-20.
술 후 7년 10개월 경과 시 periapical x-ray 사진으로 인접치 치간골 주변으로 안정적인 골반응을 볼 수 있고 따라서 임플란트 주변으로. 골형성이 잘 유지 되고 있음을 알 수 있다.

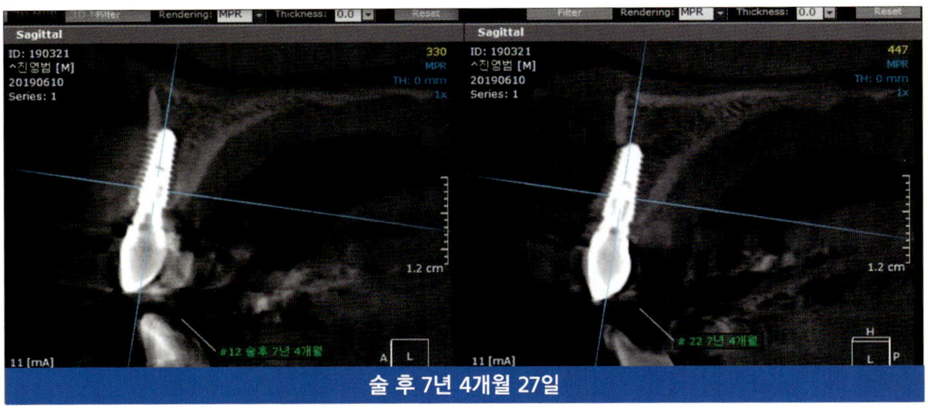

▶▶ 그림 17-21.
술 후 7년 5개월경 CBCT 사진으로 임플란트 순측으로 골이 안정적으로 유지 되고 있음을 알 수 있다.

이상으로 임플란트 인접 자연치 치간골이 좋은 증례를 살펴보았다.

임상 증례 2 인접치 치간골흡수 증례

이번 증례는 인접치 치간골이 흡수가 되어 있는 증례이다.

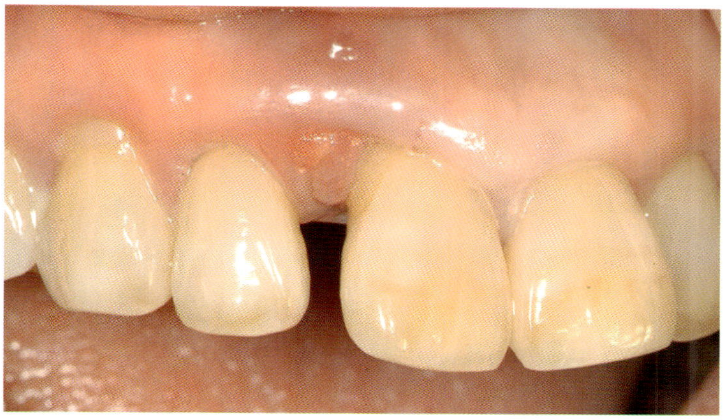

▶▶ 그림 17-22.
60대 여자 환자로 #11 치아의 흔들림 및 fistula를 주소로 내원하여 발치를 결정하였다.

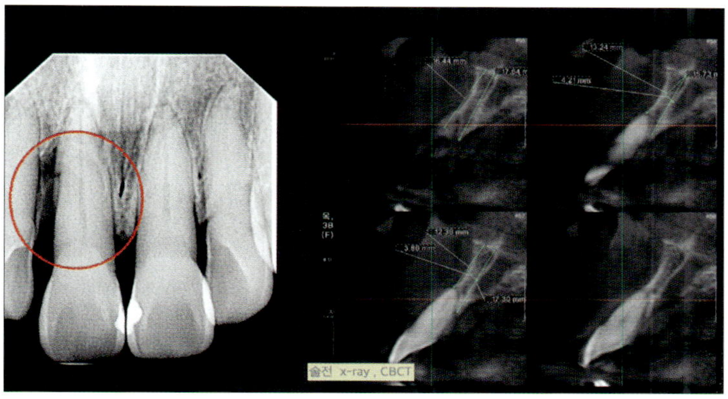

▶▶ 그림 17-23.
술 전 periapical x-ray 및 CBCT 사진으로 인접치인 #12 치아 mesial 부위와 #11 치아 distal 부위의 치간골의 흡수가 치근의 2/3 부위 정도에 걸쳐 있음을 알 수 있다.

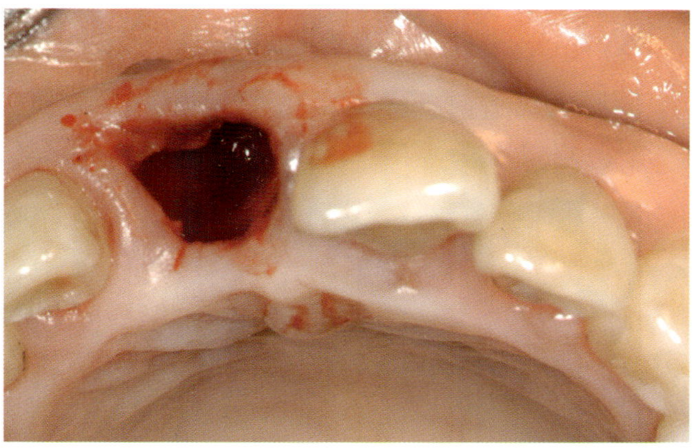

▶▶ 그림 17-24. #11 치아의 발치를 하고 발치와에 있는 염증을 제거하였다.

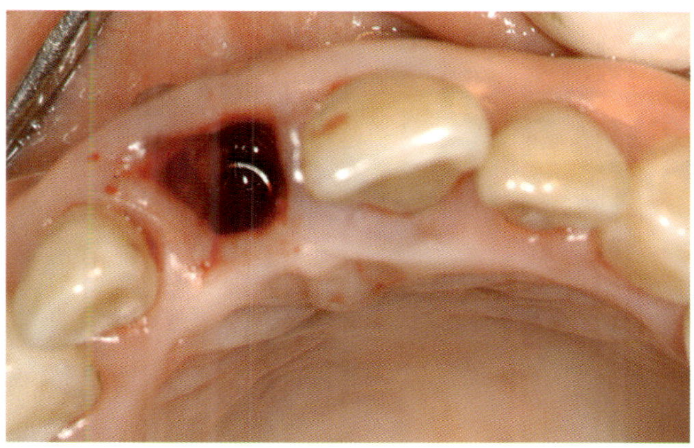

▶▶ 그림 17-25.

그림 17-25: 그림과 같이 임플란트를 식립하였다. 임플란트를 발치와의 distlal 쪽으로 식립하였다. 임플란트를 발치와의 정중앙이 아닌 약간 distal에 식립한 이유는 술 전 사진에서 보듯이 #12, 11 치아 사이에 공간이 있었고, #12 치간골이 많이 흡수가 되어 치간유두가 재생되기에 불리할 것이라 생각해서 임플란트와 자연치와의 간격을 좁혀서 치간유두의 높이 재생에 불리한 상황을 보철적으로 해결해 보고자 함이었다. 하지만 이런 의도와는 달리 결론적으로는 이러한 치간골의 흡수를 극복하는 결과를 장기적 예후에서 얻기는 힘들었다.

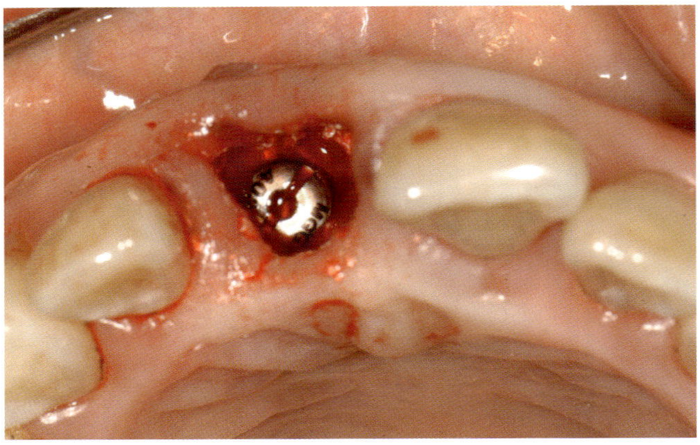

▶▶ **그림 17-26.** 치간골흡수를 고려하여 임플란트 식립 부위 distal 및 순측으로 bovine bone 이식을 하였다.

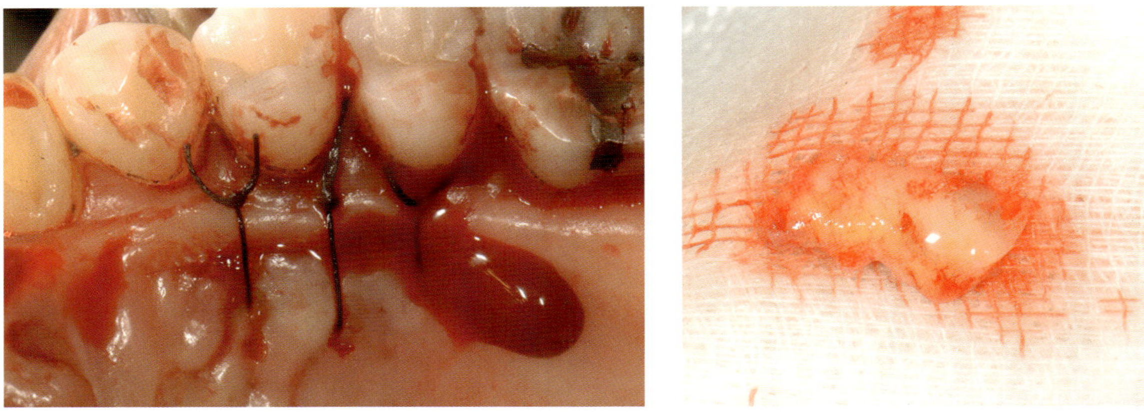

▶▶ **그림 17-27.** 또한 치간골흡수에 대응하기 위해 구개측에서 CT를 채취하여

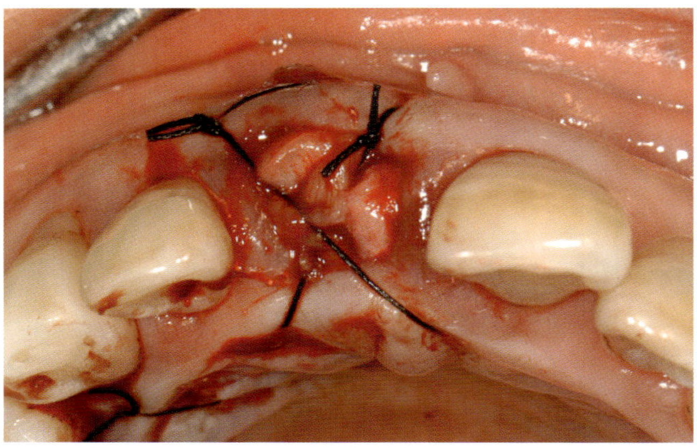

▶▶ **그림 17-28.** 임플란트 식립부에 CTG를 하였다.

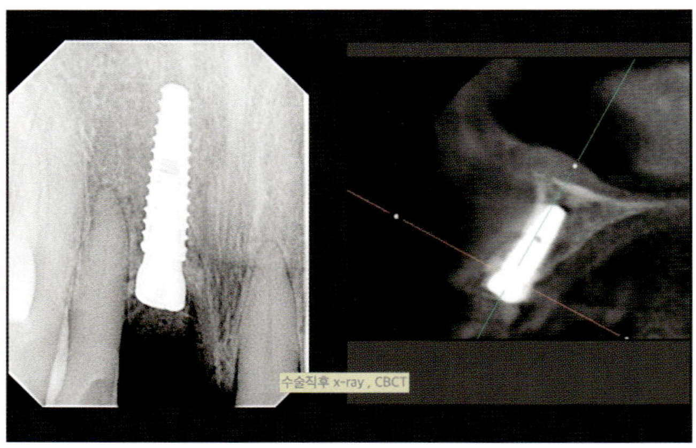

▶▶ **그림 17-29.** 수술 직후 periapical x-ray 및 CBCT 사진으로 임플란트가 약간 깊이 식립 되어있고 임플란트 distal 쪽으로 골이식이 되어있음을 볼 수 있다.

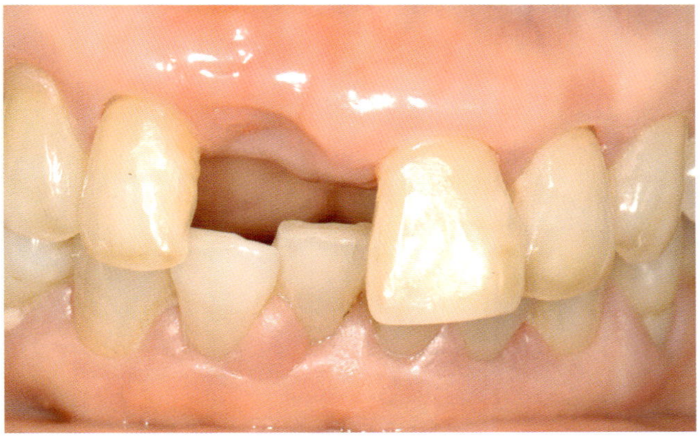

▶▶ 그림 17-30. 술 후 약 2달경 연조직 치유 양상이다. #21 자연치 mesial의 치간유두의 높이는 잘 유지 되고 있고, #12 자연치 mesial의 치간유두는 술 전에 비해 어느 정도 회복된 것을 알 수 있다.

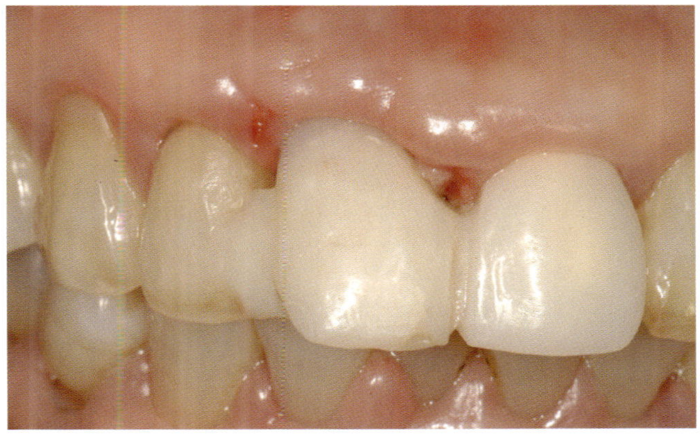

▶▶ 그림 17-31. 술 후 2개월경 Pk flap을 이용하여 2차 수술을 시행하고, 1차 임시 치아 장착 시 모습이다. 임플란트가 약간 distal로 심겨졌기 때문에 임시치아의 형태도 distal 쪽이 길어지는 양상이다.

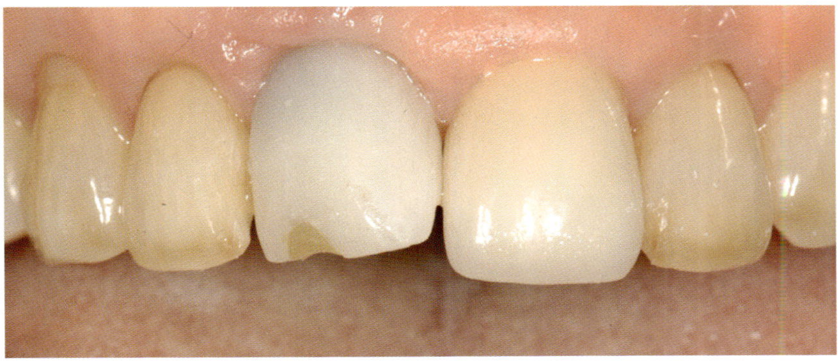

▶▶ 그림 17-32. 술 후 3개월경 2차 임시치아 장착 시 사진이다. 연조직 특히 #12 mesial 쪽 치간유두의 높이가 회복된 듯하다.

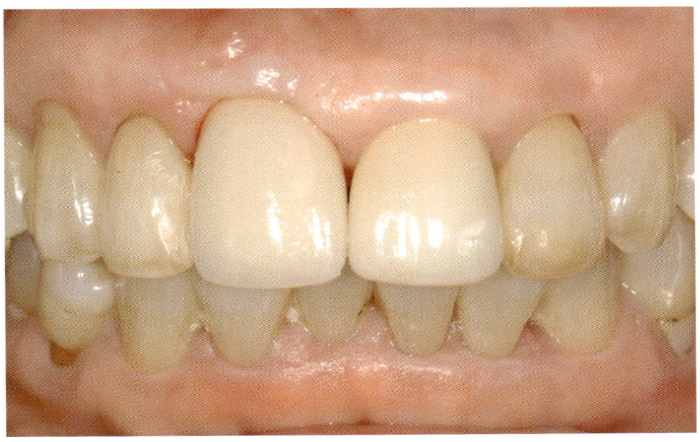

▶▶ 그림 17-33. 최종 보철 완성 시 순측 임상 사진으로 #12 치아 mesial 쪽 치간유두가 자연스러운 형태로 형성되었다.

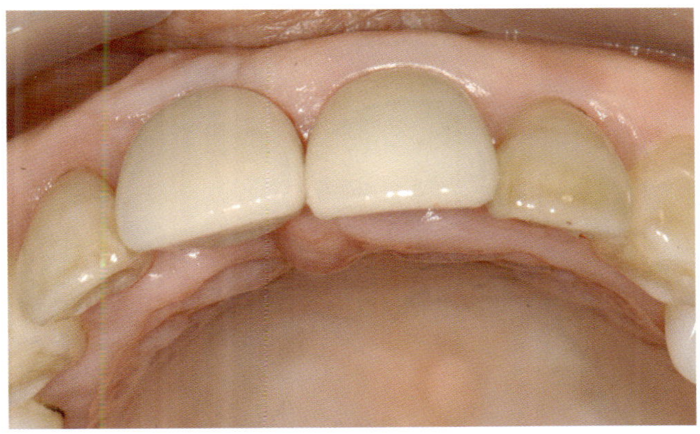

▶▶ 그림 17-34. 상기 환자의 교합면 임상 사진으로 순측 연조직 volume도 잘 유지 되고 있다.

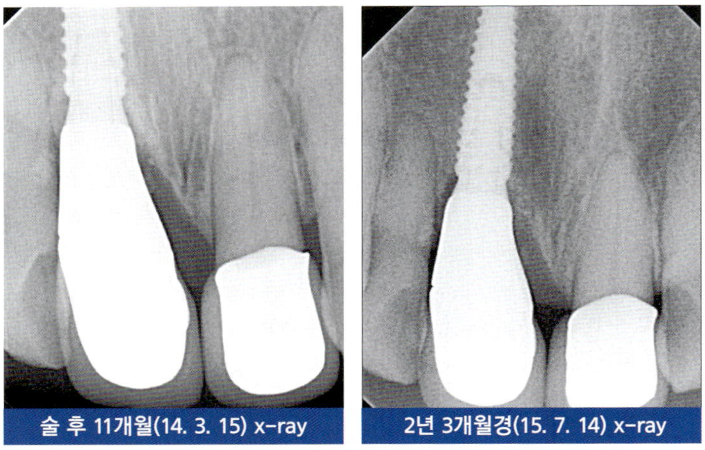

▶▶ 그림 17-35.
술 후 11개월, 2년 3개월경 periapical x-ray 사진으로 임플란트 식립 깊이가 조금 깊었던 관계로 임플란트 주변골들은 안정적으로 잘 유지 되고 있음을 알 수 있다.

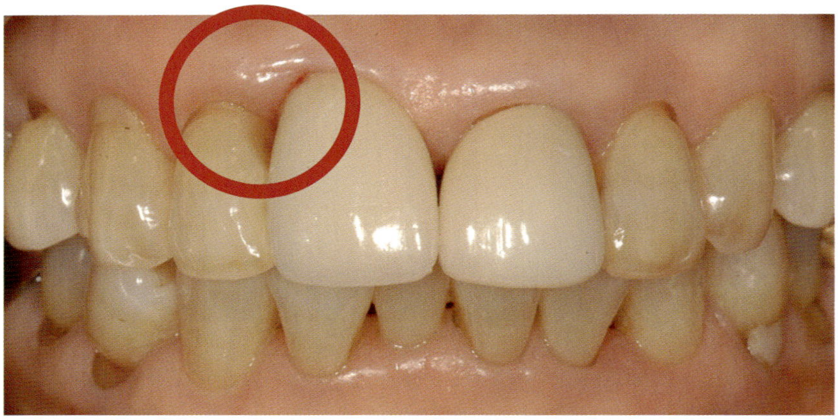

▶▶ 그림 17-36.

그림 17-36: 술 후 5년 3개월 경과 시 순측 임상 사진으로 그림 17-33과 비교하여 #12 인접치 mesial의 치간유두의 퇴축을 볼 수 있다. 이는 치간골의 흡수가 있는 경우 골이식 및 연조직 이식술을 시행하더라도 치간유두의 재생이 쉽지 않음을 알 수 있다.

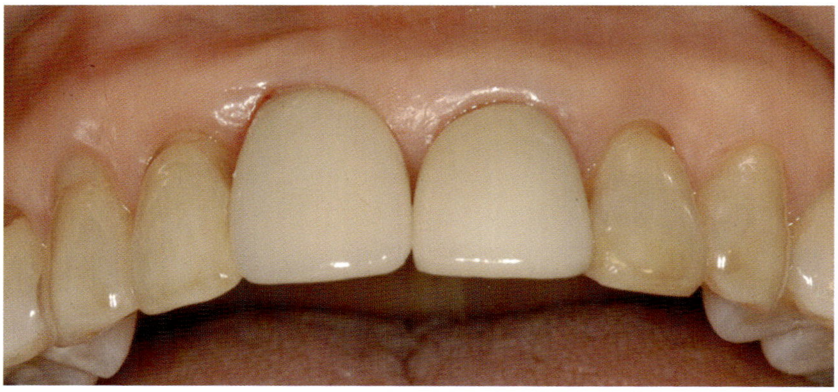

▶▶ 그림 17-37.

그림 17-37: 같은 환자의 교합면 임상 사진으로 #12 자연치 mesial의 치간유두의 퇴축을 확인할 수 있다. 이와 같이 인접 자연치의 치간골의 흡수는 치간유두의 퇴축으로 귀결되는 경우가 많다. 이는 전치부 구치부 공히 볼 수 있는 현상인데 심미성이 중요한 상악 전치부에서는 좀 더 신중히 다루어져야 할 것이다. 따라서 상악 전치부 발치 즉시 식립 임플란트에서는 인접 자연치의 치간골 높이를 최우선으로 고려하되 만약 치간골의 흡수가 많다면 발치 후 지연식립 수술이 바람직하다고 생각된다.

02. 임플란트의 형태: Internal connection type implant + platform switching

상악 전치부 발치 즉시 식립에서 2번째 고려 사항은 임플란트의 형태이다. 심미성이 중요한 상악 전치부에서는 심미성에 영향을 주는 요소 중 하나가 임플란트 주변 연조직의 형태(pink esthetic)이고 이러한 연조직의 형태에 영향을 주는 것은 하방의 치조골의 상태이다. 따라서 상악 전치부 임플란트 수술 시 임플란트 주변 골흡수가 적은 임플란트를 선택하는 것이 임플란트의 심미성을 증가시키는 한 가지 요인이 된다.

먼저 다음 논문을 살펴보자.

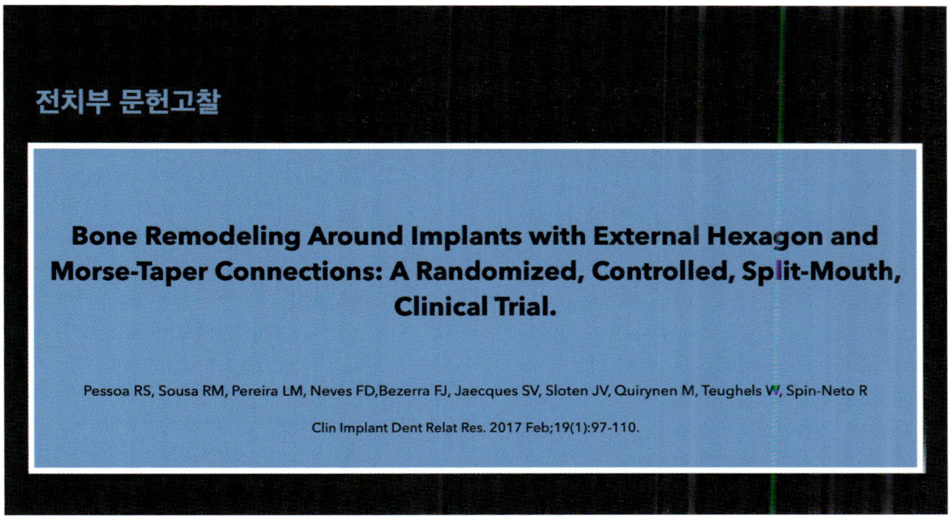

▶▶ 그림 17-38.
Pessoa[3]등이 2017년에 발표한 논문으로 external type과 internal morse taper type 임플란트의 골반응을 비교한 논문이다.

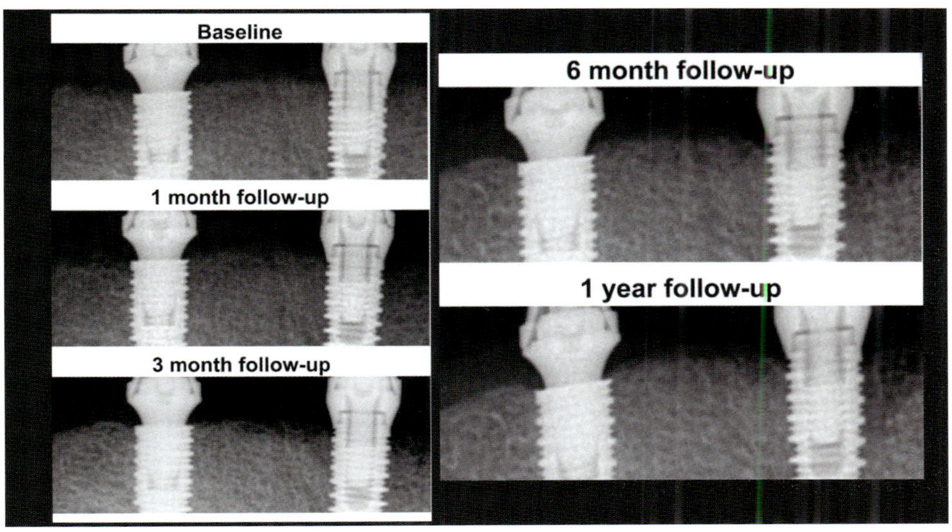

▶▶ 그림 17-39.
수술 직후부터 1년 follow-up 시의 임플란트 주변골을 비교해 보면 시간이 지남에 따라 external type(우측) 임플란트 주변의 골흡수가 증가함을 알 수 있다.

3) Pessoa RS, Sousa RM, Pereira LM, Neves FD,Bezerra FJ, Jaecques SV, Sloten JV, Quirynen M, Teughels W, Spin-Neto R: Bone Remodeling Around Implants with External Hexagon and Morse-Taper Connections: A Randomized, Controlled, Split- Mouth, Clinical Trial.:Clin Implant Dent Relat Res. 2017 Feb;19(1):97-110.

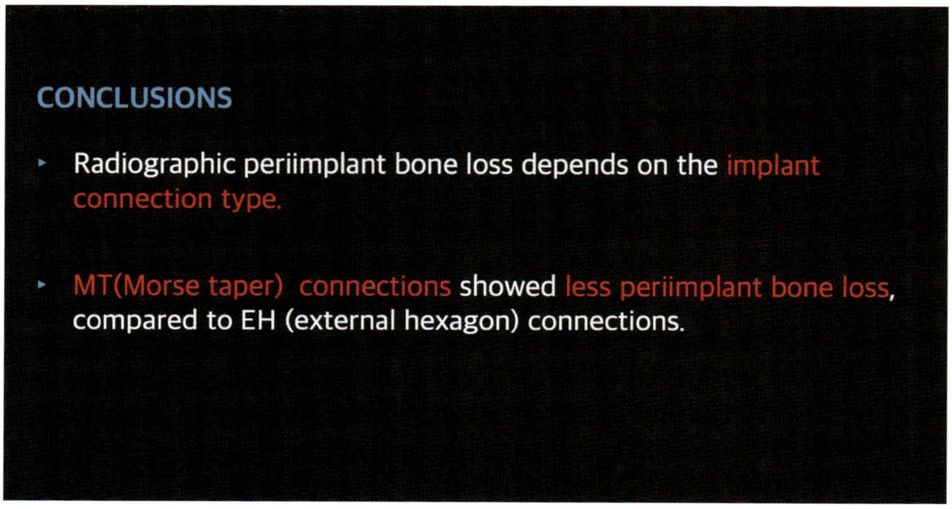

▶▶ 그림 17-40.
결론적으로 임플란트 주변골의 흡수는 임플란트의 connection type과 연관이 있고 external type 보다 internal morse taper(conical seal type)의 임플란트가 주변골의 흡수가 적다고 하였다.

이번에는 골흡수 적은 internal connection 임플란트 사이의 거리에 따른 골흡수 정도를 살펴보도록 하자.

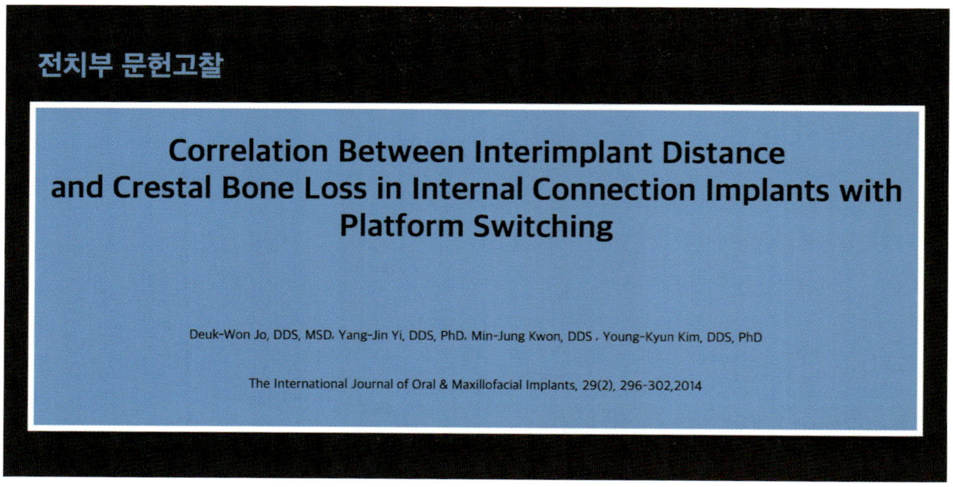

▶▶ 그림 17-41.
Jo[4]등이 2014년에 발표한 논문으로 platform switching 된 internal connection 임플란트 사이의 거리에 따른 치조골의 흡수에 관한 논문이다.

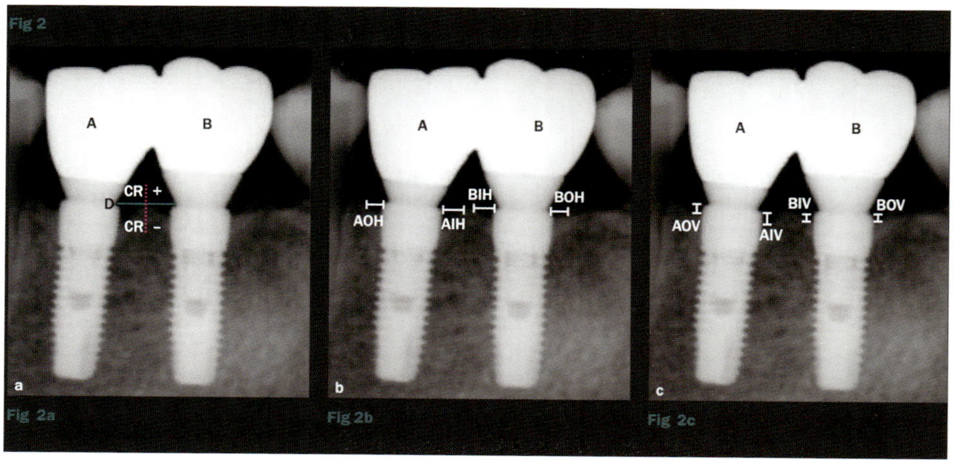

▶▶ 그림 17-42.
이 논문에서는 위 그림과 같이 임플란트 사이의 거리와 이에 따른 치조골흡수를 측정하였다.

---

4) Deuk-Won Jo, DDS, MSD, Yang-Jin Yi, DDS, PhD, Min-Jung Kwon, DDS, Young-Kyun Kim, DDS, PhDCorrelation Between Interimplant Distance and Crestal Bone Loss in Internal Connection Implants with Platform Switching The International Journal of Oral & Maxillofacial Implants, 29(2), 296–302,2014Mouth, Clinical Trial.:Clin Implant Dent Relat Res. 2017 Feb;19(1):97-110.

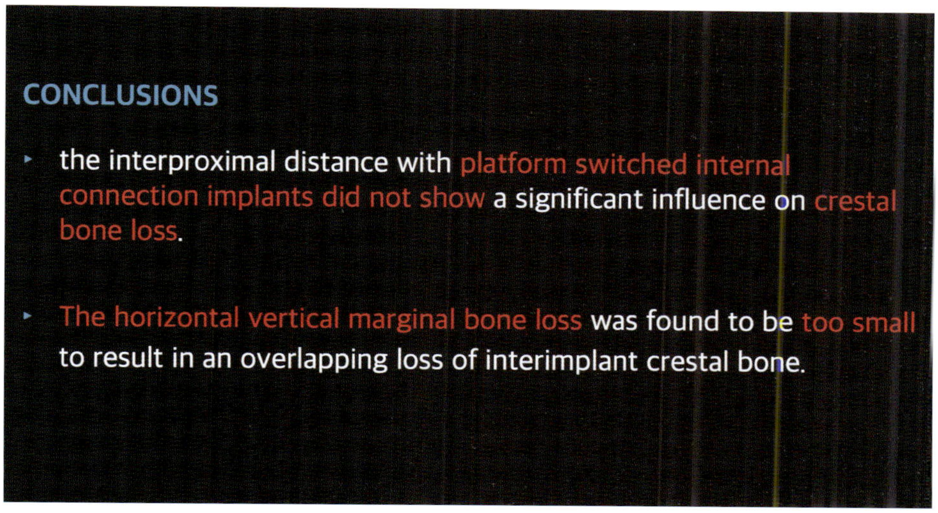

▶▶ 그림 17-43.
이 논문의 결론은 platform switching internal connection 임플란트는 crestal bone 흡수에 큰 영향을 주지 않는다는 것과 임플란트 주변 수평적 골흡수량이 크지않아 임플란트 사이에서 수평적 골흡수가 overlapping 되면서 생길 수 있는 수직적 골흡수는 적다고 하였다.

이 논문으로 추정할 수 있는 것은 상악 전치부와 같이 심미적으로 중요하면서 치아의 크기가 작아서 임프란트 사이의 거리가 충분치 않을 수 있는 부위에서는 platform switching internal connection 임플란트를 사용하는 것이 타당하다는 것이다.

즉, Tarnow 등이 external implant 사이에는 최소 3mm 정도의 거리가 있어야 한다고 보고한 것과 비교하여 상악 전치부에서 연속하는 2개 이상의 임플란트를 식립 시 platform switching internal implant를 사용하는 것이 보다 심미적인 결과를 보이리라는 것을 시사하고 있다. 또한 이 경우 임플란트 사이의 간격이 3mm 이하로 가까워져도 임플란트 주변골 흡수에는 큰 영향이 없다고 할 수 있다.

다음은 implant connection 방식에 따른 영향을 알아보도록 하자.

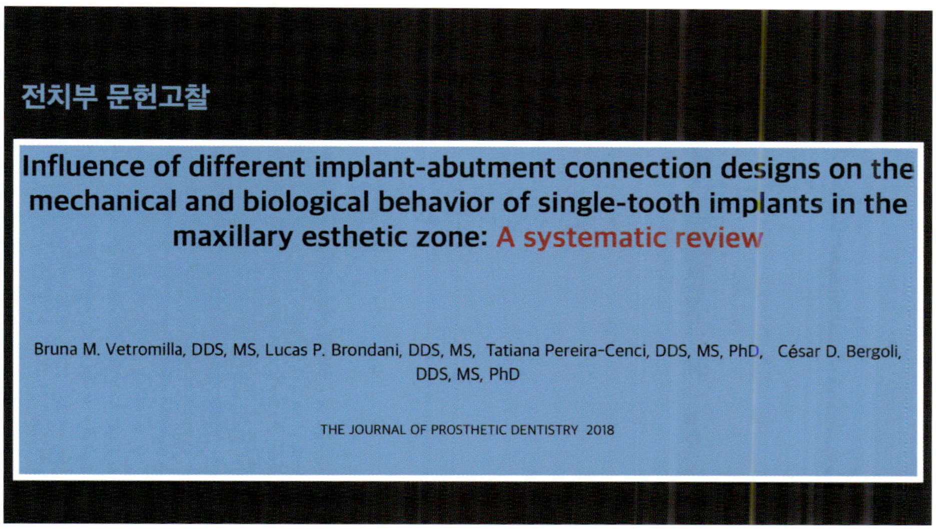

▶▶ 그림 17-44.
Bruna[5]등이 발표한 상악 전치부 임플란트의 connection 방식에 따른 임플란트의 영향에 관한 논문이다.

5) Bruna M. Vetromilla, DDS, MS, [a] Lucas P. Brondani, DDS, MS, [b] Tatiana Pereira-Cenci, DDS, MS, PhD, [c] 5 and César D. Bergoli, DDS, MS, PhD :Influence of different implant-abutment connection designs on the mechanical and biological behavior of single-tooth implants in the maxillary esthetic zone: A systematic review J Prosthet Dent. 2019 Mar;121(3):398-403.

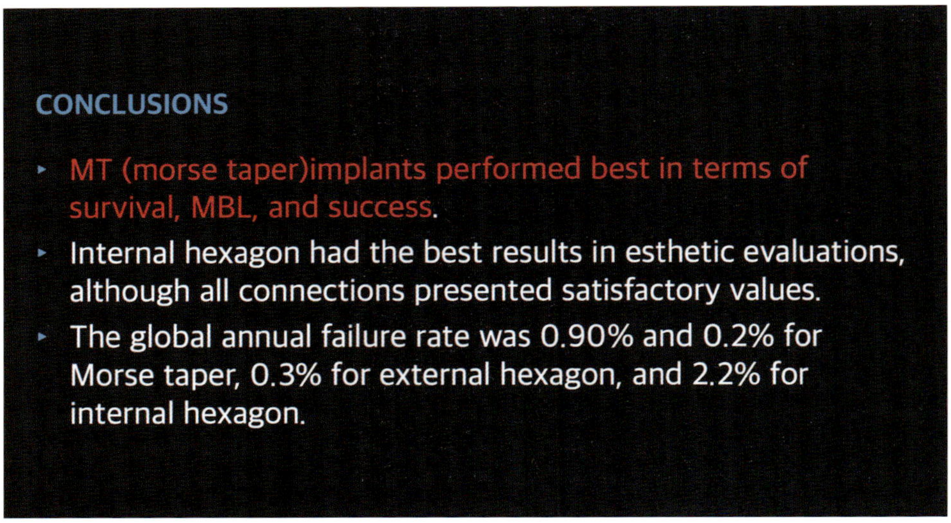

▶▶ 그림 17-45. 결론을 살펴보면 morse taper (internal conical seal) 형태의 internal 임플란트가 가장 주변골 흡수가 적었다고 보고하였다.

이상의 3가지 논문을 종합해 보면 상악 전치부의 임플란트는 internal type+morse taper(conical seal, platform switching) 형태의 임플란트를 선택하는 것이 심미적으로나, 생물학적으로 좋은 결과를 보인다고 할 수 있다.

임상 증례 3 Internal morse taper connection + platform switching 임플란트 증례

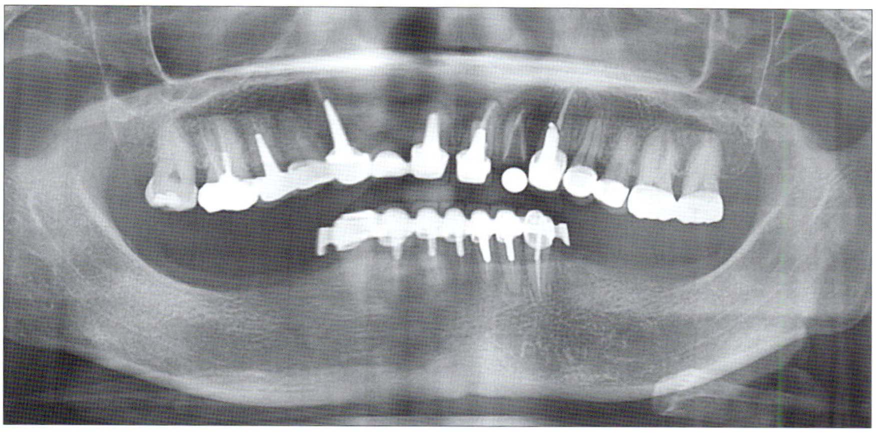

▶▶ 그림 17-46.

그림 17-46: 40대 여자 환자로 #22 치아의 파절을 주소로 내원하여 임상적 방사선학적 검사 후 발치 및 임플란트 식립을 결정하였다. 파노라마 사진에서 볼 수 있듯이 상악 전치부 모든 치아에 프스트 치료가 되어있는 것을 볼 수 있다.

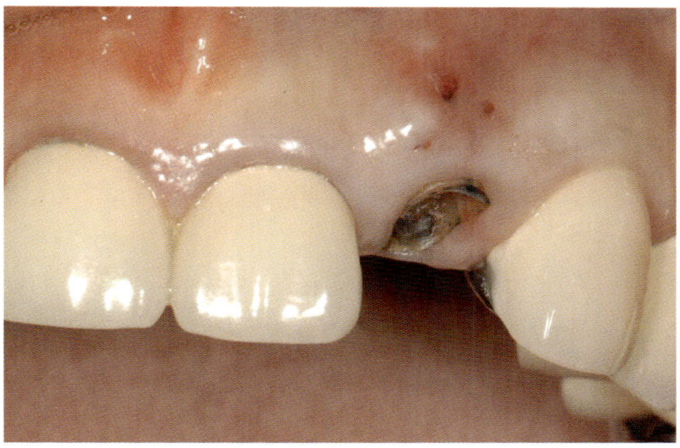

▶▶ 그림 17-47. 상기 환자의 술 전 사진이다.

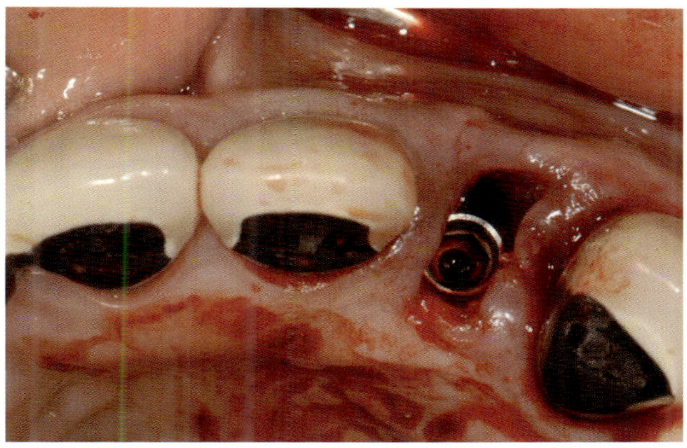

▶▶ 그림 17-48. 발치 후 즉시 식립을 하였다.

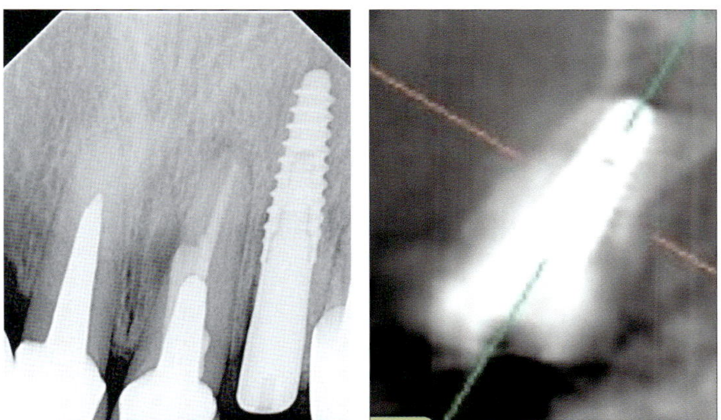

▶▶ 그림 17-49.
수술 직후 periapical x-ray 및 CBCT 사진이다. Internal morse taper connection 임플란트를 식립하였다.

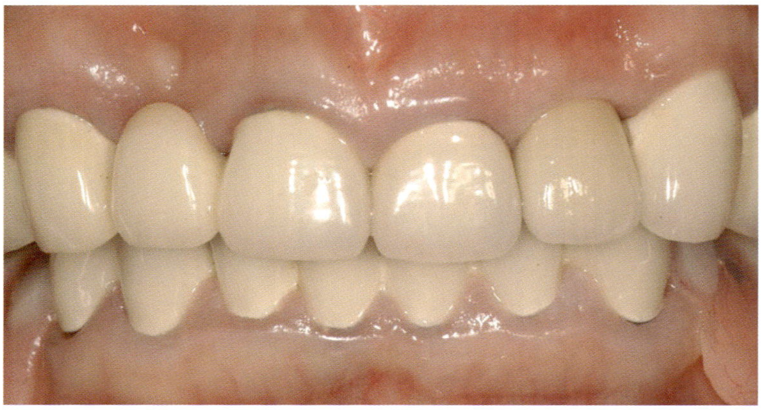

▶▶ **그림 17-50.** 약 2개월 후 보철 완성 시 임상 사진이다. #22 임플란트 주변 연조직이 잘 유지 되고 있다.

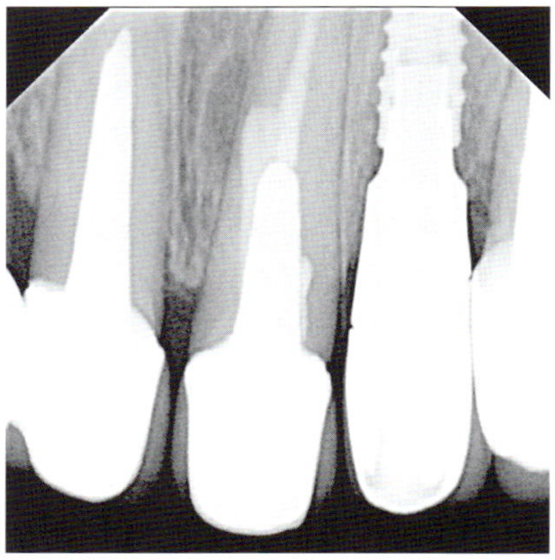

▶▶ **그림 17-51.** 보철 완성 시 periapical x-ray 사진으로 임플란트와 인접 자연치 주변으로 골형성이 잘 되어있다.

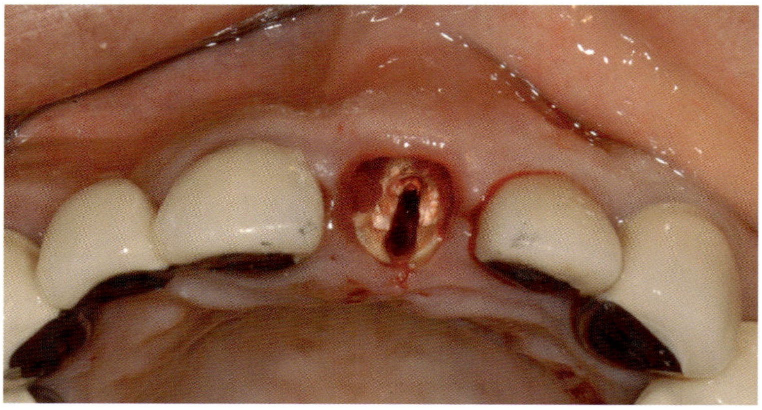

▶▶ **그림 17-52.** 약 6개월 후 환자분이 #21 치아 포스트 파절로 내원하셔서 발치 및 임플란트 식립을 결정하였다.

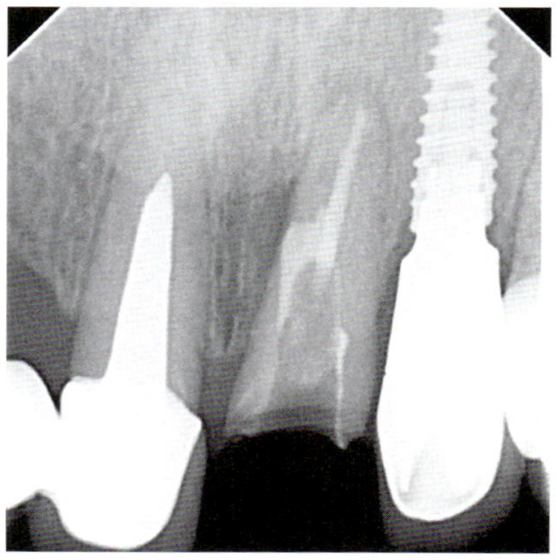

▶▶ **그림 17-53.** #21 치아 술 전 사진으로 distal 쪽 치간골이 얇아진 것을 확인할 수 있다.

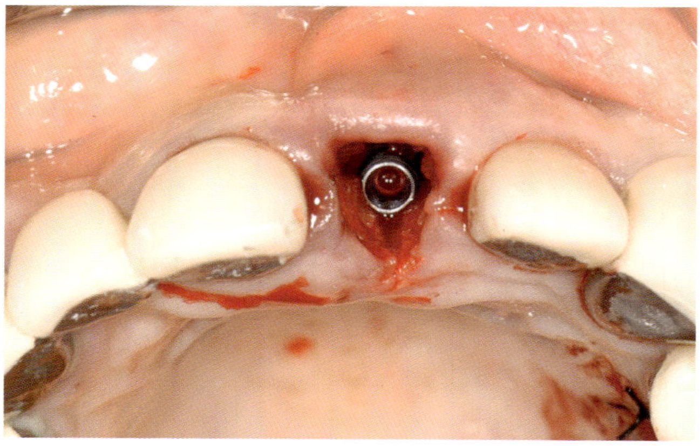

▶▶ **그림 17-54.**

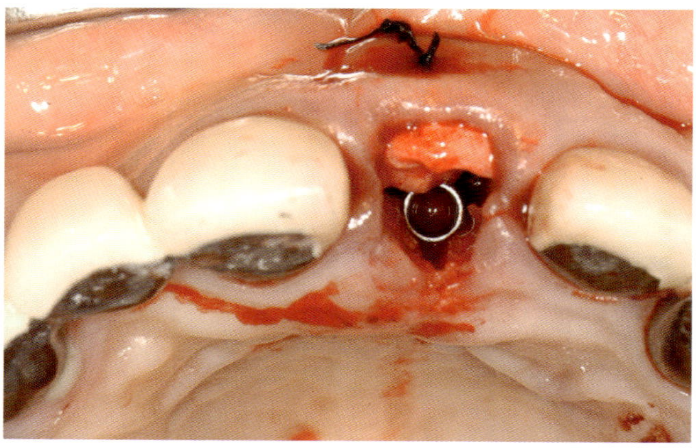

▶▶ **그림 17-55.** 구개측에서 결합조직을 채취하여 CTG를 시행하였다.

그림 17-54: 그림과 같이 임플란트를 식립하였다. 임플란트는 3.3mm 직경의 미니 임플란트를 식립하였다. 이 당시에는 필자도 internal morse taper 임플란트의 특성을 잘 몰라서 임플란트 사이의 간격을 3mm 이상 넓히기 위해 중절치 임에도 불구하고 작은 직경의 임플란트를 식립하였다. 지금 생각해 보면 4.0mm 직경의 임플란트를 사용해도 무방하지 않았나 생각된다.

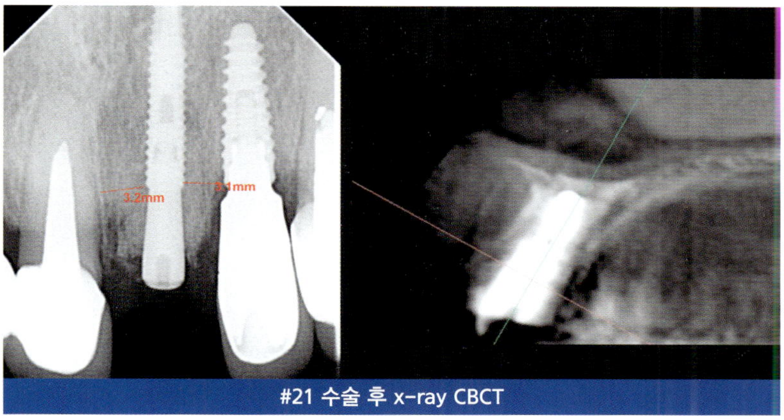

▶▶ 그림 17-56.
#21 수술 직후 periapical x-ray 및 CBCT 사진이다. 임플란트 사이의 간격이 잘 유지 되고 있다.

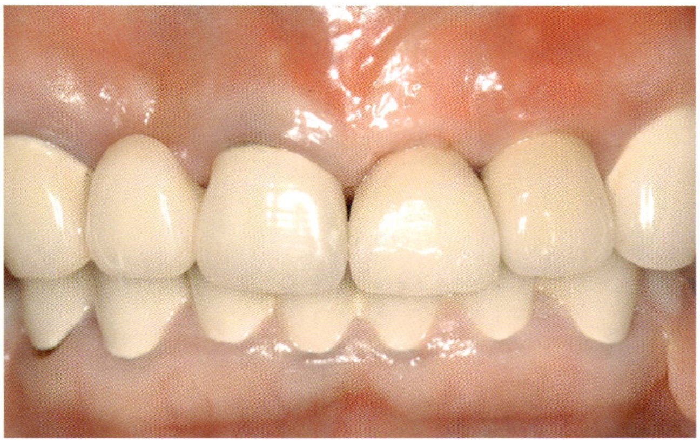

▶▶ 그림 17-57. #21 보철 완성 시 임상 사진이다. 치간유두의 약간의 퇴축이 보이나 flapless 수술이었으므로 시간이 지남에 따라 치간유두가 회복될 것으로 생각된다.

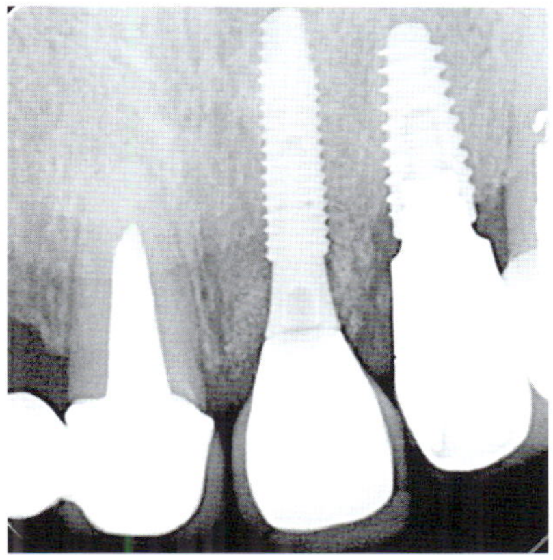

▶▶ 그림 17-58. #21 보철 완성 시의 periapical x-ray 사진으로 #21, 22 임플란트 사이에 치조골이 잘 유지 되고 있음을 알 수 있다.

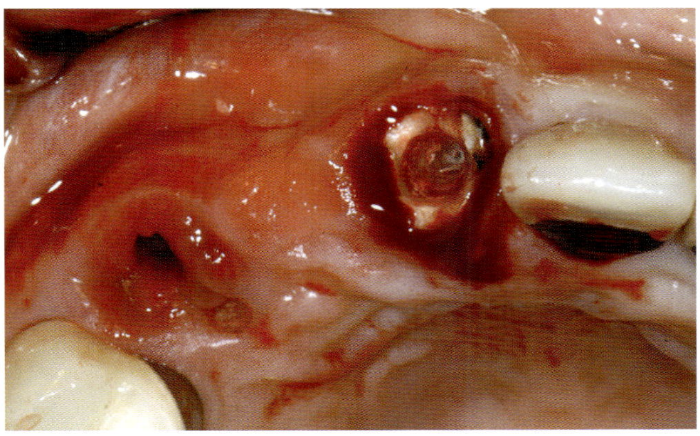

▶▶ 그림 17-59. 약 2개월 후 환자분이 #11-13 bridge가 파절되어서 내원하여 발치 후 즉시 식립을 하기로 하였다.

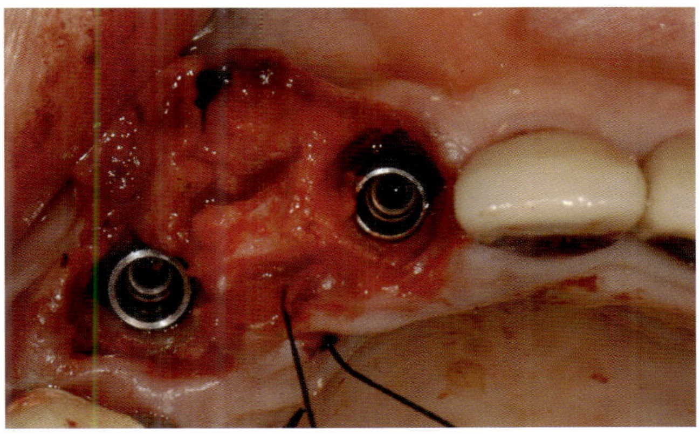

▶▶ 그림 17-60. 그림과 같이 임플란트를 식립하였다. 임플란트는 4.0mm 직경 internal morse taper connection 임플란트를 식립하였다.

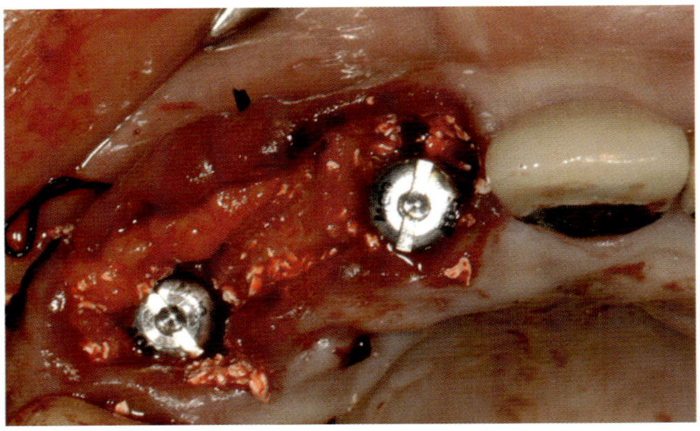

▶▶ **그림 17-61.** 구개측에서 결합조직을 채취하여 CTG를 시행하였다.

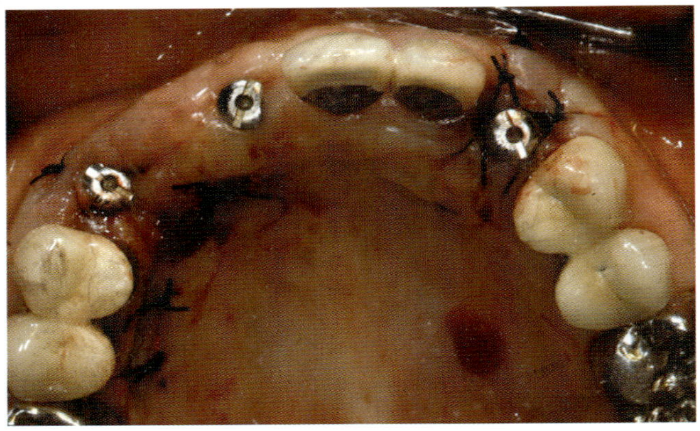

▶▶ **그림 17-62.** #11,13 치유 과정 중에 다시 #23 치아가 파절되어 임플란트를 식립하였다. 앞서와 마찬가지로 4.0mm 직경의 internal morse taper connection 임플란트를 식립하였다.

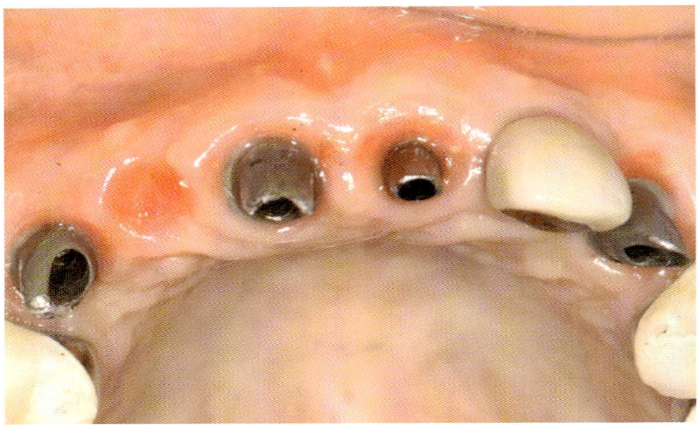

▶▶ **그림 17-63.** 보철 직전 연조직 치유 교합면 임상 사진이다. 임플란트 간격이 가까움에도 불구하고 임플란트 사이의 비교적 양호한 연조직 치유 상태를 보여준다.

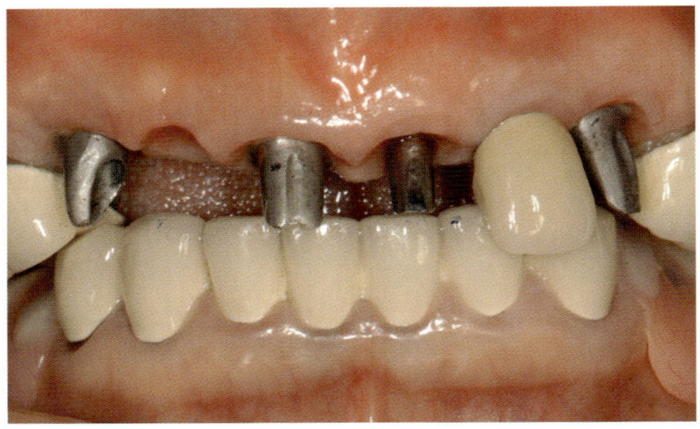

▶▶ **그림 17-64.** 보철 직전의 연조직 치유 순측 임상 사진이다. 임플란트 사이의 양호한 연조직 치유를 볼 수 있다.

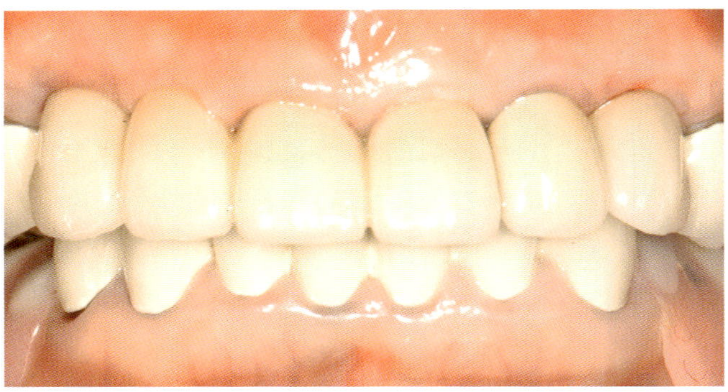

▶▶ **그림 17-65.** 최종 보철 완성 시 사진이다. 상악 전치부에서 임플란트들이 조밀하게 식립 되었으나 비교적 양호한 연조직 치유 상태와 심미성을 보임을 알 수 있다.

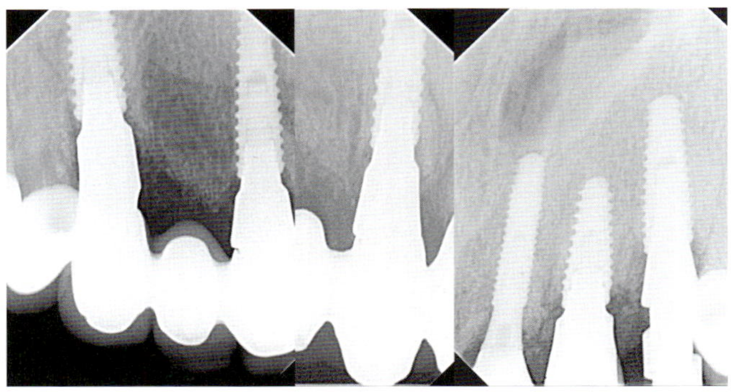

▶▶ **그림 17-66.** 보철 완성 시 periapical x-ray 사진으로 임플란트 사이의 간격이 조밀함에도 비교적 임플란트 주변 골이 잘 유지 되고 있음을 알 수 있다.

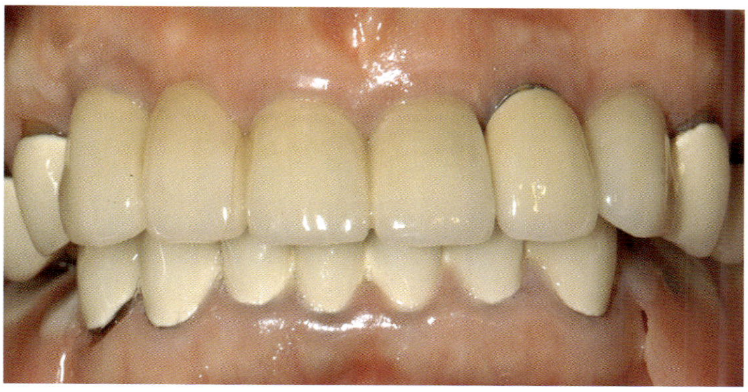

▶▶ 그림 17-67.
각 임플란트에 따라 식립 후 약 3~4년 경과된 시점의 임상 사진이다. #22 임플란트의 주변 연조직의 약간의 퇴축을 제외하고 다른 임플란트 주변의 연조직은 잘 유지 되고 있다.

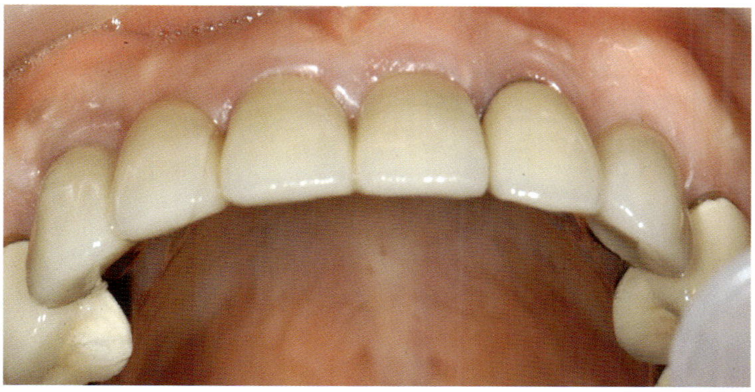

▶▶ 그림 17-68.
같은 환자의 교합면 임상 사진으로 골이식과 CTG를 시행하여서 연조직 volume이 비교적 안정적으로 유지 되고 있다.

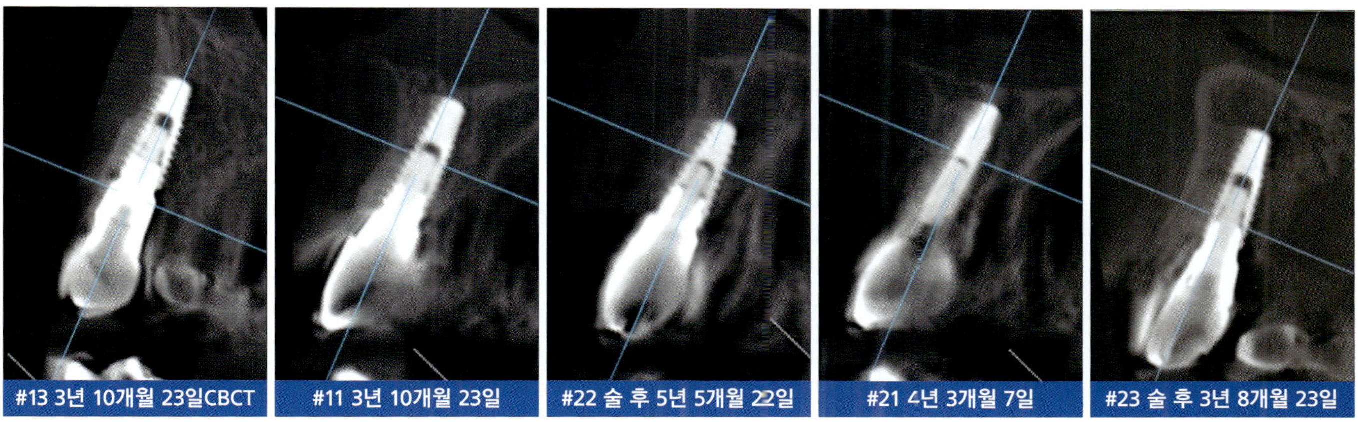

▶▶ 그림 17-69. 식립 후 3~4년 경과 시점의 각 임플란트 CBCT 사진이다. 임플란트 주변 골이 잘 유지 되고 있음을 알 수 있다.

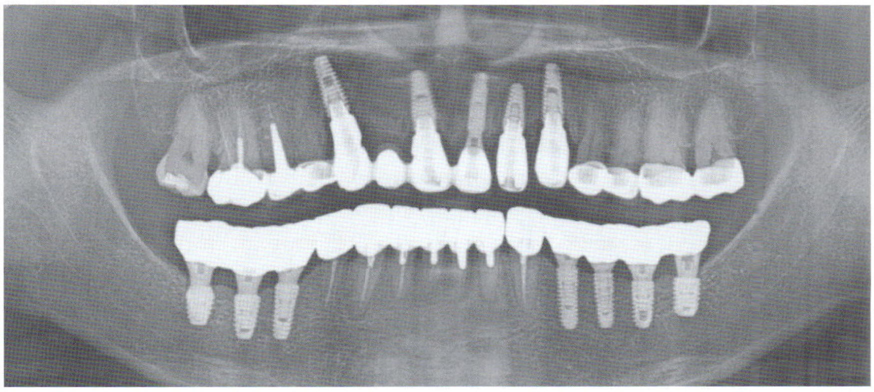

▶▶ 그림 17-70.
술 후 5~6년 경과 시 파노라마 사진으로 상악 전치부 각 임플란트 사이가 조밀하게 식립 되었음에도 임플란트 주변 골이 잘 유지 되고 있음을 알 수 있다.

03. 임플란트의 수평, 수직적 식립 위치 및 식립 방향

이제 상악 전치부의 임플란트 식립에 관한 실질적인 방법을 알아보도록 하자.

1. 수평적 식립 위치

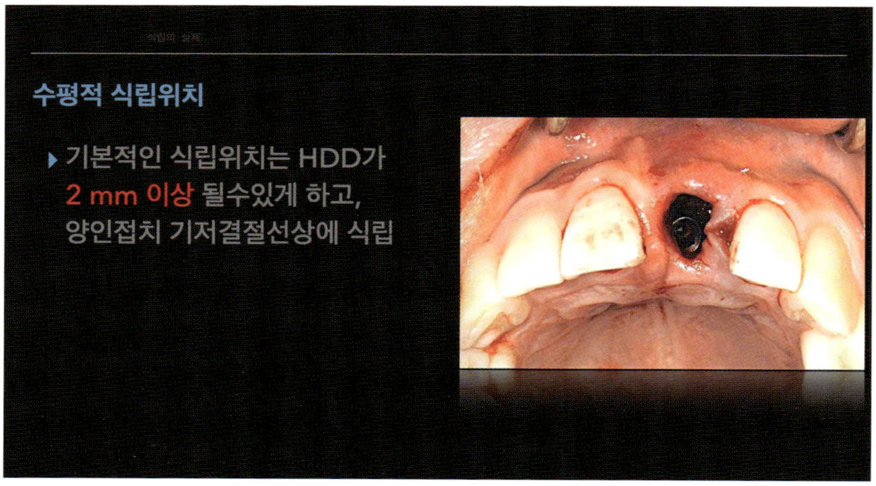

▶▶ 그림 17-71.
상악 전치부 발치 즉시 식립 시 임플란트의 수평적 식립 위치는 구개측 식립과 HDD(gap distance)가 2mm 이상 이어야 한다.

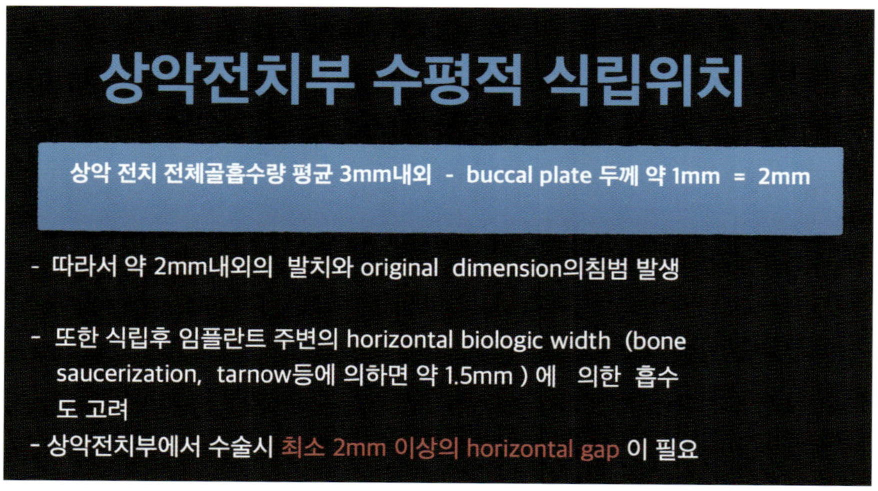

▶▶ 그림 17-72.

그림 17-72: 이 이론에 대한 논리적 근거는 위의 그림과 같다. 즉 상악 전치부 평균 흡수량이 약 3mm 내외이고 순측 골판의 평균 두께가 약 1mm 이하여서 기본적으로 발치 후 발치와 original volume에서 약 2mm 정도의 흡수가 생기므로 발치와에서의 임플란트 식립 위치는 순측 골판에서 최소 2mm 이상 간격이 있는 것이 좋다.

2. 식립 방향

상악 전치부 에서 즉시 식립 시 임플란트의 식립 방향에 있어서 고려해야 할 사항은 치조골의 경사 방향과 치아 장축의 경사 방향이다.

먼저 다음 그림을 살펴보자

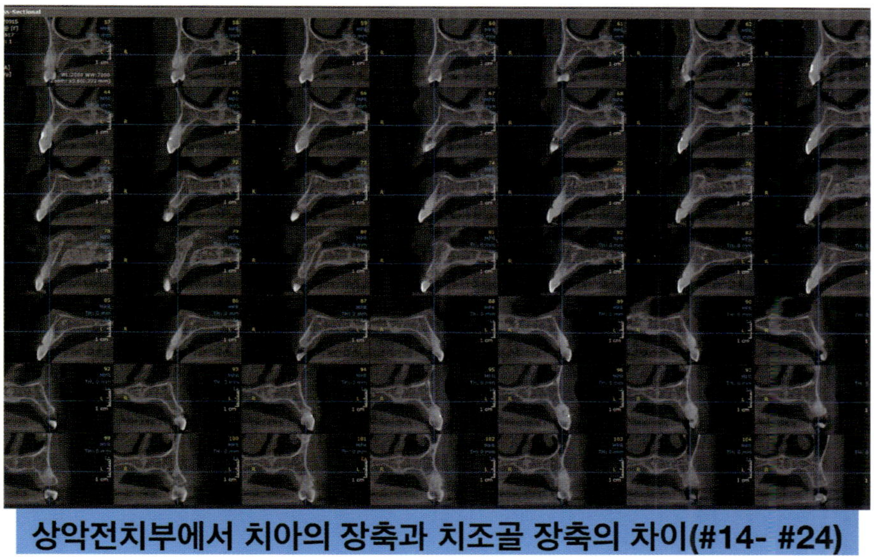

▶▶ 그림 17-73.
상악 전치부 CBCT 사진

그림 17-73: #14~24사이의 CBCT 사진으로 대부분 치아에서 치조골의 장축과 치아의 장축이 다른 것을 알 수 있다. 특히 한국인에 있어서는 이런 경우가 많고 이런 불일치는 상악 전치부 뿐만아니라 제1소구치 부위에서도 나타나는 경우가 있다.

이 경우 발치 즉시 식립 시 임플란트 식립 방향을 어떻게 해야 할 것인가는 향후 임플란트 주변 심미성이나 보철에 있어서 중요한 요소이다.

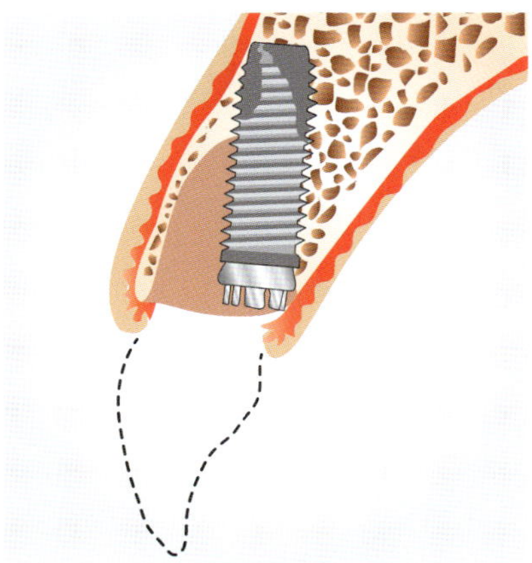

▶▶ 그림 17-74.

그림 17-74: 결론적으로 이러한 차이가 있는 경우 하악 대합치와의 관계를 고려하여 치아의 장축에 평행하게 식립하되 치아의 위치보다 구개측으로 식립하여야 한다. 가상의 치아 형태를 그리고 cingulum 부위에서 임플란트를 식립한다고 생각한다. 자연치 apex에서 2mm 정도 구개측에서 시작점을 잡는다. 구체적인 방법은 뒤에서 다시 설명하겠다.

이러한 치조제와 치아 장축과의 관계를 고려하지 못한 경우 술자가 흔히 범하게 되는 실수는 다음과 같다.

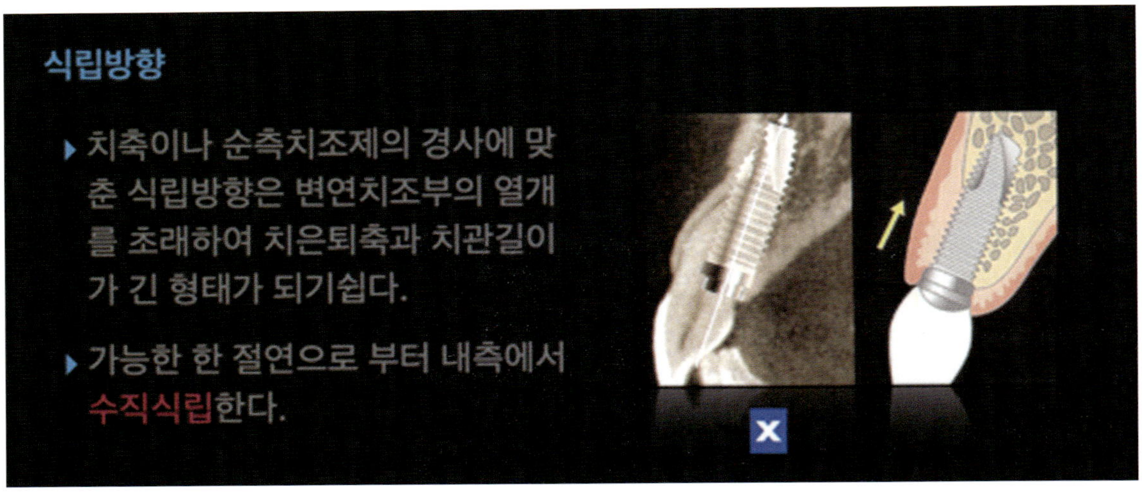

▶▶ 그림 17-75.

그림 17-75: 위 그림과 같이 상악 전치부 에서 임플란트의 식립 방향을 치축이나 순측치조제의 경사에 맞춘 식립 방향은 변연치조부의 열개를 초래하여 치은퇴축과 치관 길이가 긴 보철물 형태가 되기 쉽다.

물론 순구개측으로 치아의 크기가 큰 경우에는 상관이 없겠으나 상악 전치부에서는 순구개측으로 치아의 형태가 충분히 긴 경우가 많지 않으므로 주의해야 한다. 이를 좀 더 구체적으로 알아보자.

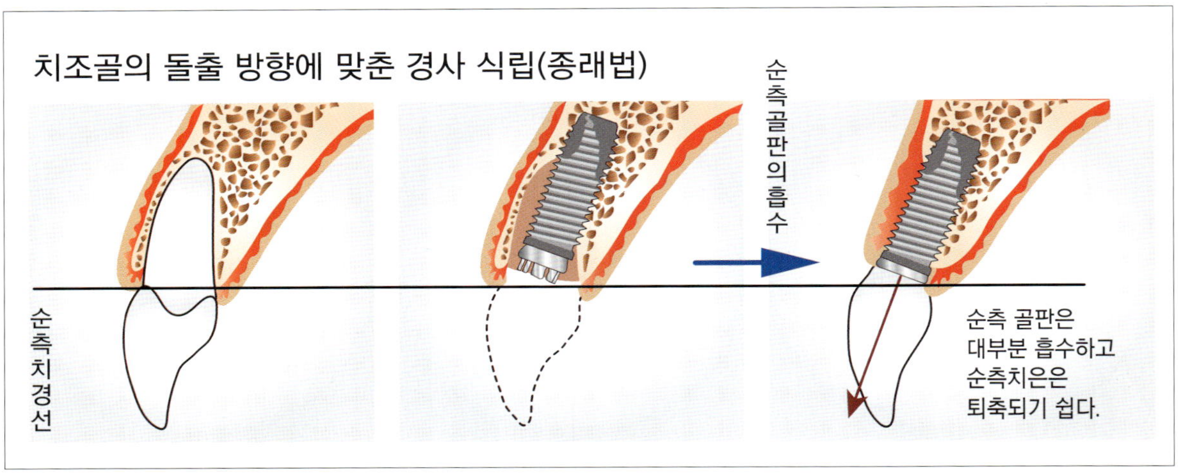

▶▶ 그림 17-76. hasyshi[1]책에서 발췌

그림 17-76: 그림과 같이 순측 치조골과 치아 장축의 방향이 다른 경우에 임플란트를 치조골의 장축과 평행하게 식립하는 경우 두 가지 문제에 봉착하게 된다. 첫번째로는 임플란트를 구개측으로 식립한다고 하더라도 발치와 순측 골판과 임플란트 사이의 공간이 충분치 않은 경우가 많아서 장기적으로 그림같이 임플란트의 순측에서 골흡수 및 치은 퇴축이 되는 경우가 생기게 되고 두번째로는 대합치와의 관계 또한 좋지 않아서 보철 시 어려움과 심미성의 저하를 경험하게 될 가능성이 높아진다.

1) Hayashi . The Immediate Implantology. DaehanNarea Publishing,Inc.(2008)

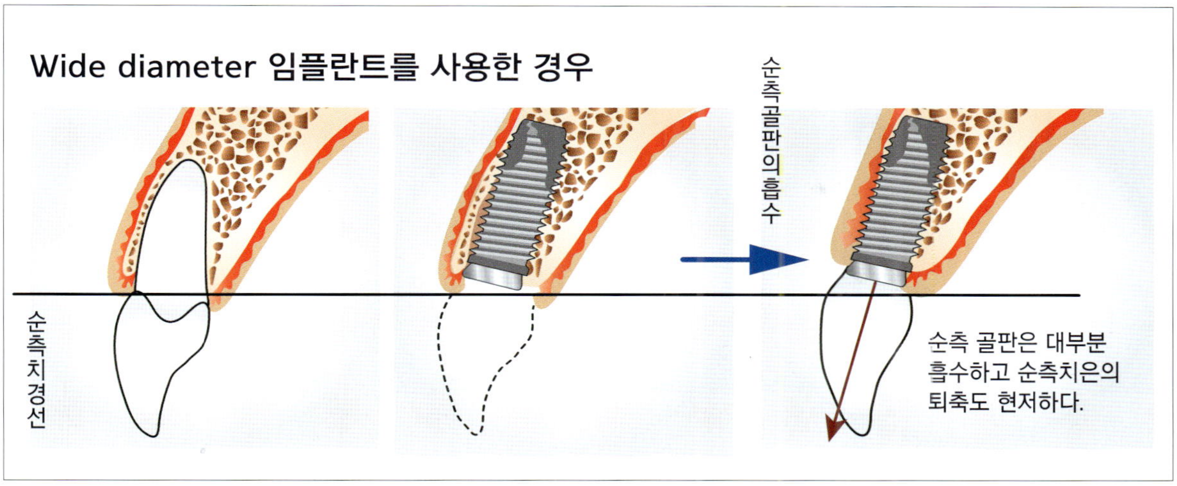

▶▶ 그림 17-77.

그림 17-77: 또한 그림과 같이 치조골과 치아 장축의 방향이 다른 경우 치아 장축에 평행하기는 하지만 임플란트의 위치가 충분히 구개측이 아니거나 너무 넓은 직경의 임플란트를 식립하는 경우 역시 순측골판과의 거리를 충분히 확보하지 못하게 되어 순측 치조골의 흡수에 대한 대처가 힘들어진다.

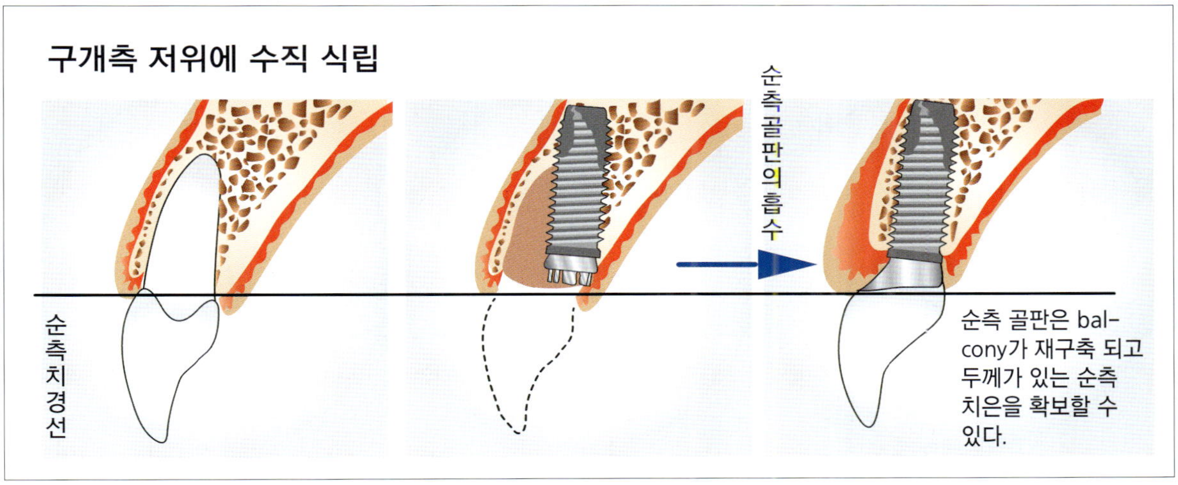

▶▶ 그림 17-78.

그림 17-78: 따라서 위 그림과 같이 치아의 장축에 맞추어서 임플란트를 구개측에서 수직 방향으로 약간 깊게 식립해야 하고 이 경우 순측골판과 임플란트 사이의 거리를 충분히 확보할 수가 있어 술 후 순측 치조제가 흡수되더라도 임플란트 주변으로 치조골이 유지되며 또한 대합치와의 관계에서도 자연스러운 보철물을 만들 수 있다.

또한 funato[2]는 다음과 같이 식립 방향에 대해 제시하였다. (funato 논문의 그림에서는 일단 치조골의 장축과 치아 장축이 일치하는 경우를 전제로 한 것을 추정된다.)

2) Akiyoshi Funato, DDS,Maurice A. Salama, DMD, omohiro Ishikawa, DDS, David A. Garber, DMD, Henry Salama, DMDTiming. Positioning, and Sequential Staging in Esthetic Implant Therapy: A Four-Dimensional Perspective . The International Journal of Periodontics & Restorative Dentistry Volume 27, Number 4, 2007

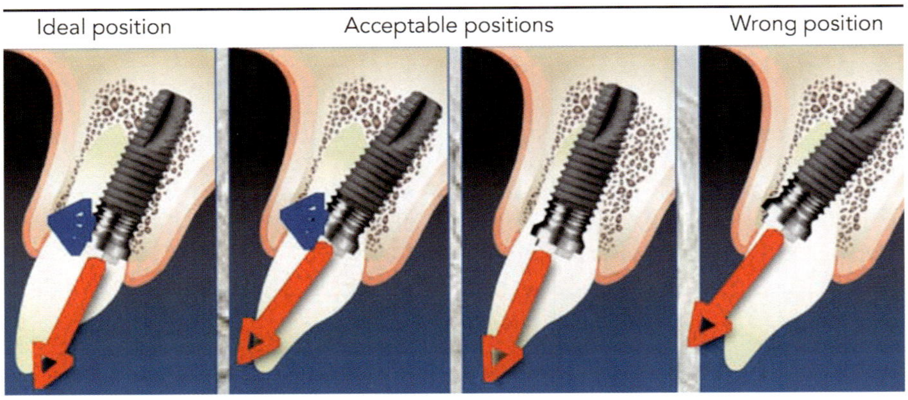

▶▶ 그림 17-79.

그림 17-79: 이 그림에서는 임플란트의 platform 부위의 위치가 중요함을 나타내고 있다.

즉 hasyshi와 funato가 제시하는 식립 방향에 관한 내용은 약간의 차이가 있으나 결국 핵심이 되는 내용은 발치와의 coronal 1/3 지점에 위치하는 임플란트의 platform 부위가 순측 골판과 충분한 간격(2mm 이상)이 있어야 한다는 것이다. 술자가 이 부분을 잘 숙지하고 임플란트를 위치시킨다면 비교적 만족스러운 결과를 얻을 수 있을 것이 라 생각된다.

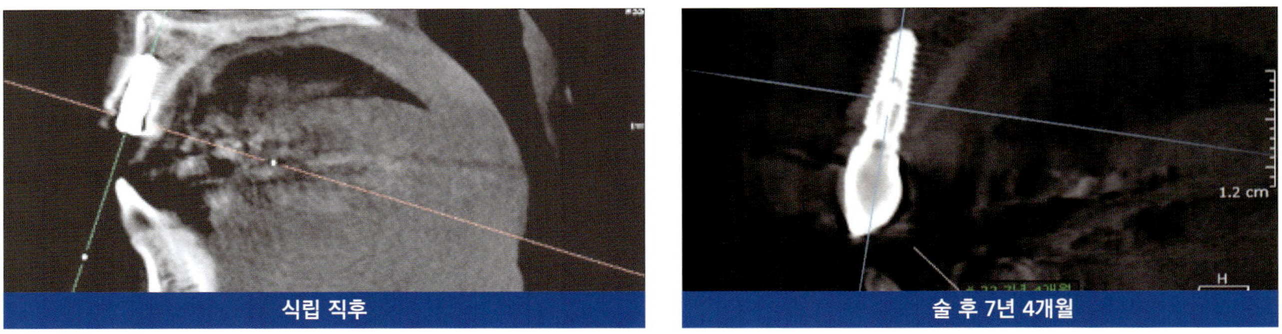

▶▶ 그림 17-80.

그림 17-80: 위의 임상 증례 1에서 보여드렸던 환자의 술 후 CBCT 사진으로 좌측 사진은 식립 시 구개측 저위 식립을 하여 순측골판에서 간격이 충분히 넓은 것을 확인할 수 있다.

우측사진은 술 후 7년 4개월경으로 임플란트 순측으로 치조골이 잘 유지 되고 있는것을 알 수 있다.

3. 수직적 식립 위치

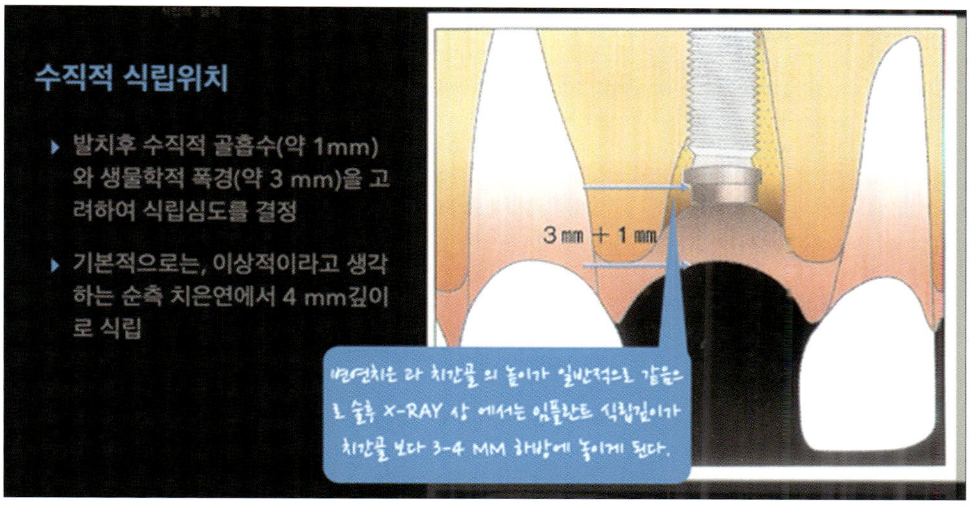

▶▶ 그림 17-81.

그림 17-81: 앞서 15장에서도 언급했지만 상악 전치부의 발치 즉시 식립에서 식립 깊이를 조절하는 것은 참 어려운 문제이다. 기본적으로는 순측 골판이 intact 하다면 순측변연 치은이서 약 4mm 깊이로 식립하는 것이 원칙이다.

또한 이렇게 식립된 임플란트가 올바른 깊이로 식립된 것을 확인할 수 있는 방법 후 술 후 periapical X-ray 상에서 인접 자연치 치간골정에서 4mm 깊이로 임플란트가 식립된 것을 확인하면 된다. 왜냐하면 일반적으로 중등도 정도의 scallape을 가지는 biotype에서 인접치 순측 치은변연과 치간골정의 높이가 비슷하기 때문이다(그림 17-81 참조).

그러나 순측 혹은 구개측 골판이 흡수가 있다면 식립 깊이를 결정하기가 까다로워진다. 이러한 경우 기본적으로는 hayashi rule(그림 15-12)을 따르는 것이 좋고 광범위한 GBR이 예상되는 경우라면 수술을 지연 시키는 것이 현명하리라 생각된다.

4. 상악 전치부에서 드릴링 방법

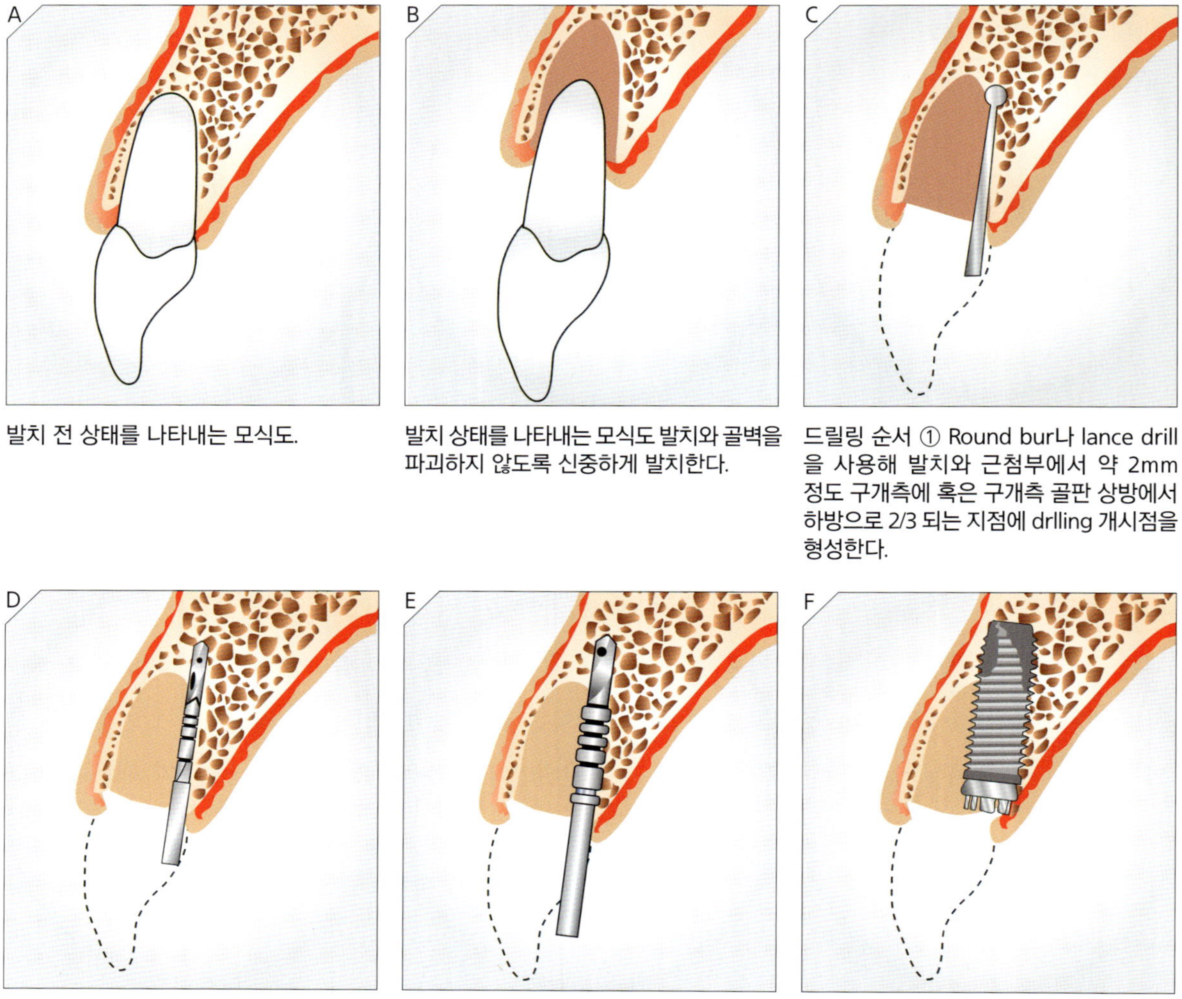

A: 발치 전 상태를 나타내는 모식도.

B: 발치 상태를 나타내는 모식도 발치와 골벽을 파괴하지 않도록 신중하게 발치한다.

C: 드릴링 순서 ① Round bur나 lance drill을 사용해 발치와 근첨부에서 약 2mm 정도 구개측에 혹은 구개측 골판 상방에서 하방으로 2/3 되는 지점에 drlling 개시점을 형성한다.

D: 드릴링 순서 ② 발치와 구개측벽에 pillot drill을 따라 임플란트 장축 line의 연장선상이 cinguium을 통과하도록 pillot hole을 형성한다.

E: 드릴링 순서 ③ 일반 방법으로 pillot hole을 확대해 드릴링 한다.

F: 임플란트 식립. 순측 골판을 주로 하는 기존골의 흡수를 예상한 위치(심도와 순설적 배치)에 임플란트를 식립한다.

▶▶ 그림 17-82.

그림 17-82는 앞에서 말씀드린 임플란트의 식립 위치를 바탕으로 실제 드릴링하는 과정의 모식도이다. 이 모식도에서와 같이 치조골과 치아 장축이 다른 경우 치아의 근첨부에서 약 2mm 정도 구개측으로 드릴링의 시작점을 위치(그림 c) 시킨다. 이것은 16장의 그림 16, 17에서 말씀드린 것처럼 술자가 발치 후 발치와의 상부에서 하방으로 2/3 지점을 드릴링의 시작점으로 하여 순측으로 15-30도 정도 기울여서 시작드릴링을 하고 그 후 lindeman drill을 구개측으로 세워서 드릴링 path를 확보 후 순차적으로 그림과 같이 드릴링을 하면 된다. (그림 d~f)

결국은 치아 장축과 평행하게 임플란트가 위치하되 자연치보다 더 구개측으로 위치하여야 한다.

04. 상악 전치부에서 식립 위치의 결정을 어렵게 만드는 요소

앞에서 상악 전치부 임플란트 식립 위치에 대해 알아보았다.

그러나 상악 전치부에서는 이 부위만이 가지는 해부학적 심미적 요소 때문에 생기는 수술의 어려움이 있다. 이번 세션에서는 이 부분에 대해 알아보도록 하자.

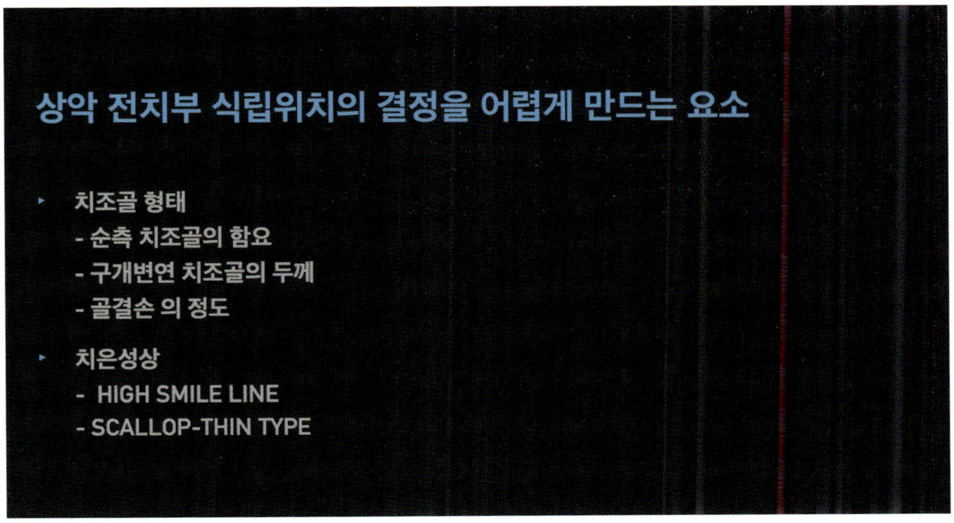

▶▶ 그림 17-83.
hayashi 책 발췌 및 재구성

그림 17-83: Hayashi는 그의 책에서 상악 전치부의 수술을 어렵게 만드는 요소로 위 그림과 같은 5가지 항목을 제시하였다. 이것은 상악 전치부의 해부학적 형태의 특성과 심미성에 기인하는 것으로 위의 5가지 중 앞의 3가지 항목에 대한 설명과 필자의 증례를 통해 좀 더 자세히 알아보도록 하겠다.

1. 순측 치조골의 함요

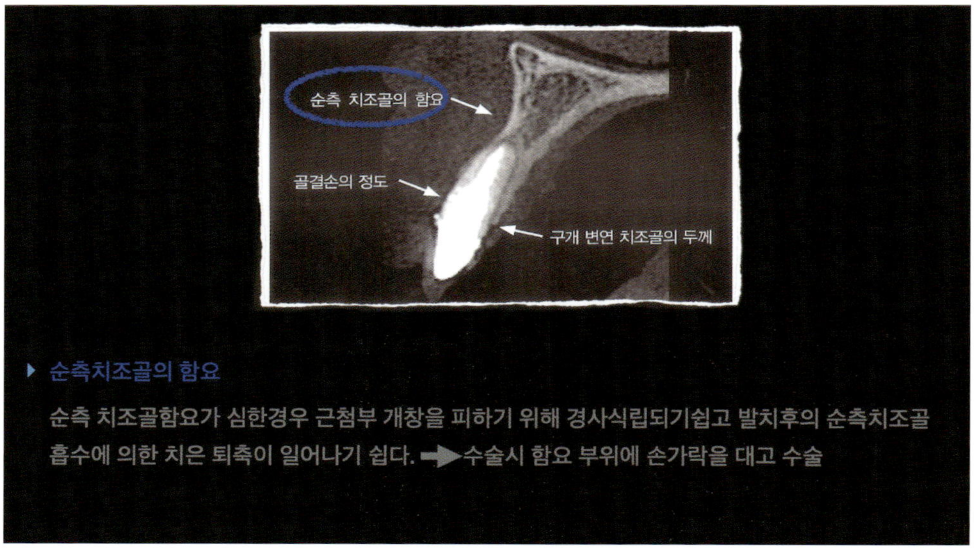

▶▶ 그림 17-84.

그림 17-84: 상악 전치부 임플란트 수술을 어렵게 만드는 해부학적 요소 중 하나가 순측 치조골 부위의 함요이다. 이런 경우 임플란트를 구개측으로 식립하기가 어려워지고 또한 근첨부 함요의 개창을 피하기 위해 순측 경사 식립하게 되면 순측 치조골의 흡수가 나타나게 된다.

따라서 이 경우 수술 시 순측 함요부위에 손을 대고 개창이 되는지 신중하게 식립하는 것이 중요하고 개창이 예상되는 경우 flap을 열어서 개창부위에는 골이식을 해주는 것이 좋다. 어떤 경우에든 임플란트가 순측으로 경사지게 식립 되어서는 안된다. 또한 이런 경우 densah bur를 사용하면 개창의 확률을 줄일 수 있다.

그리고 수술 중간에 CBCT를 찍어서 임플란트의 식립 위치를 확인하는 것도 중요하다.

임상 증례 4 순측 치조골 함요 증례

50대 여자 환자로 #21 부위 임플란트 식립을 하려고 하였으나 실패하여 흔들림이 있는 #22 치아를 발치하고 그 부위에 임플란트를 식립 후 #21 부위는 cantilever br. 형태로 수복하기로 하였다.

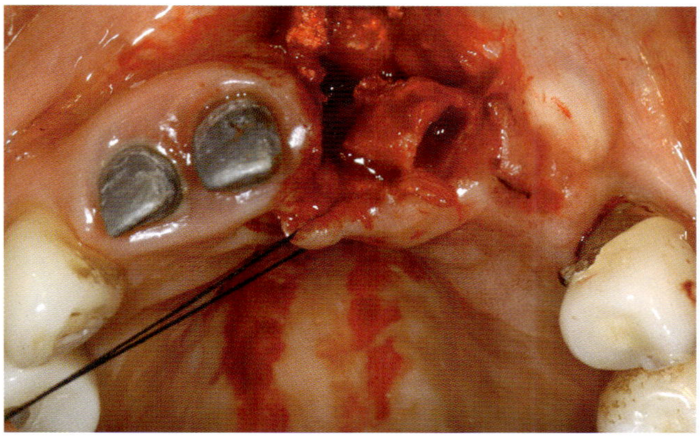

▶▶ 그림 17-85.

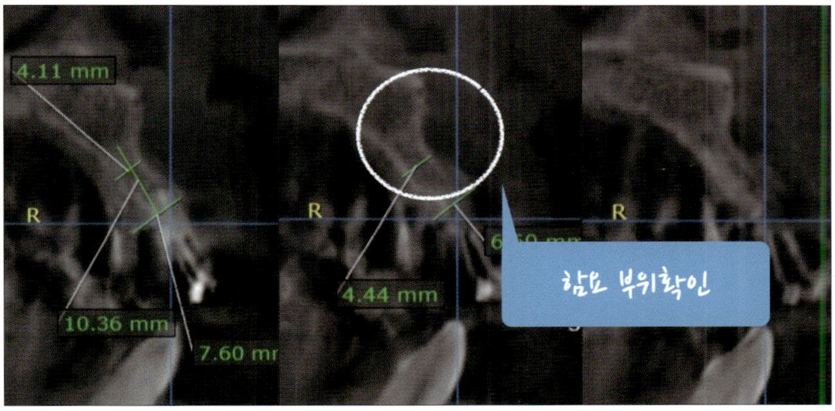

▶▶ 그림 17-86. 술 전 CBCT 사진으로 치아 근단부 부근에 함요를 관찰할 수 있다.

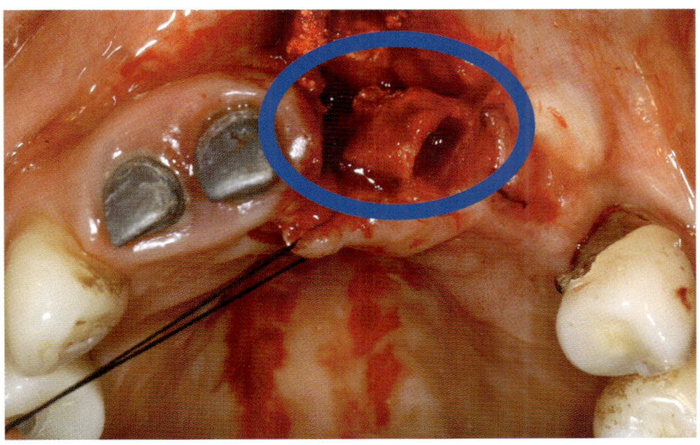

▶▶ 그림 17-87. 수술 중 사진으로 동그라미 친 부위의 함요를 확인할 수 있다.

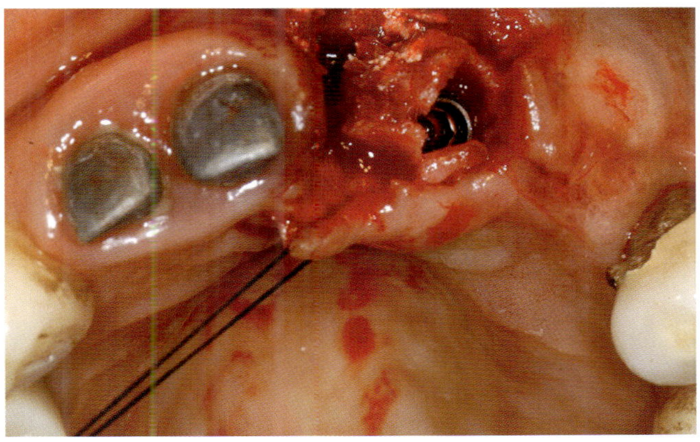

▶▶ 그림 17-88. Densah bur를 사용하여 드릴링 후 임플란트를 식립하였다.

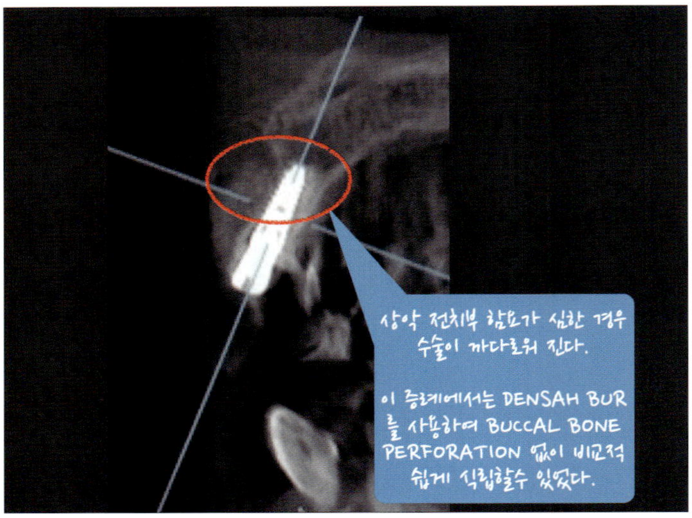

▶▶ 그림 17-89.

수술 직후 CBCT 사진으로 densah bur를 사용하여 근첨부 개창 없이 임플란트를 식립할 수 있었다. (붉은색 동그라미 부위). 이와 같이 densah bur는 드릴링 시 골을 삭제하지 않고 주변으로 골을 밀어내는 기능을 수행하므로 함요가 있거나 골 폭이 좁은 발치와에서 개창을 방지하는데 도움이 될 것으로 생각된다.

2. 구개변연 치조골의 두께

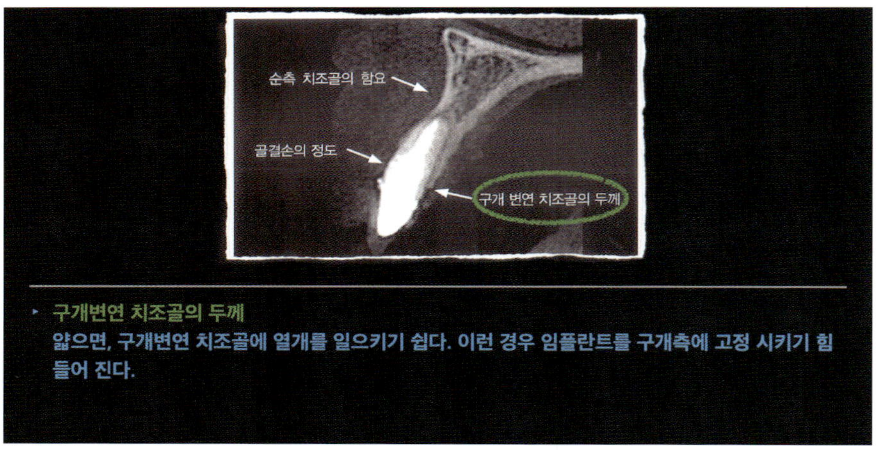

▶▶ 그림 17-90.

상악 전치부 발치 즉시 식립 임플란트 수술을 어렵게 만드는 또 다른 해부학적 요소는 구개측 변연골의 두께이다. 이것이 중요한 것은 즉시 식립 시 임플란트를 구개측에 위치 시켜야 하기 때문이다. 따라서 이러한 구개측 변연골의 두께가 얇다면 구개측 열개가 발생하거나 임플란트를 구개측에 고정시키기가 어려워진다. 따라서 술자는 수술 전 CBCT를 통해서 구개측 변연골의 두께를 미리 확인하고 두께가 얇은 경우 뒤에서 설명드릴 papilla away palatal flap and incision 등의 방법을 통해 수술 부위의 구개측으로 flap을 열고 수술 부위를 눈으로 직접 보면서 수술하는 것이 좋을 것으로 생각된다.

임상 증례 5

지연 식립 시 구개변연치조골이 얇아 실패한 증례

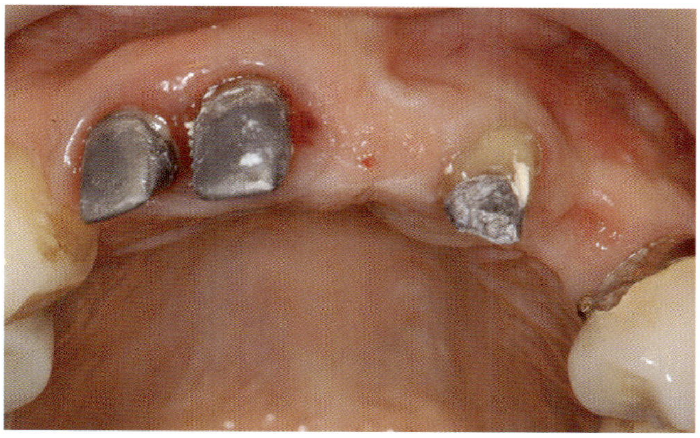

▶▶ 그림 17-91. 50대 여자 환자로 #21 부위 임플란트를 식립하기로 하였다.

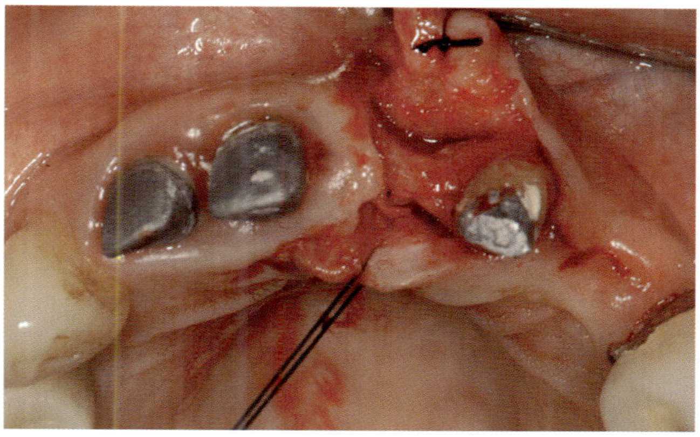

▶▶ 그림 17-92. 수술 중 사진으로 #21 부위 치조골이 순측 뿐 아니라 구개측도 많이 흡수가 되어있음을 알 수 있다.

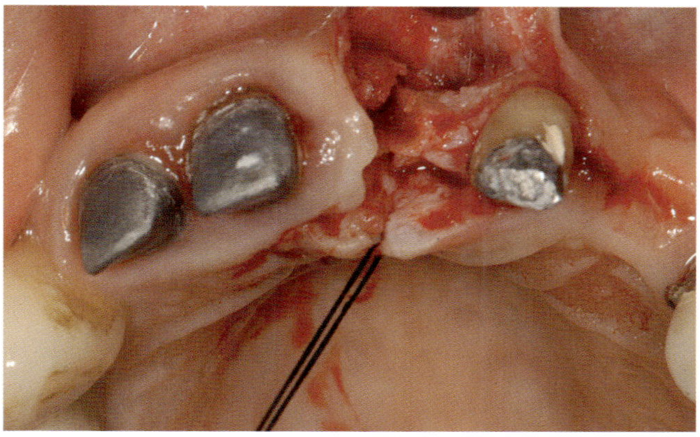

▶▶ 그림 17-93. 임플란트를 식립하려고 하였으나 드릴링 시 구개측 열개가 발생하면서 임플란트 고정에 실패하였다.

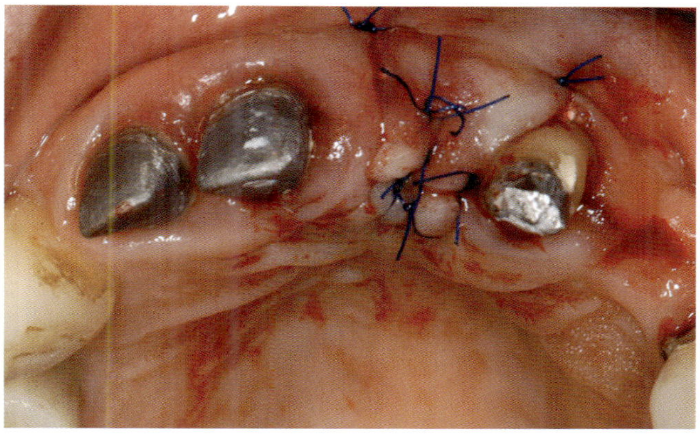

▶▶ 그림 17-94. 골이식 후 봉합하고 수술을 마무리하였다.

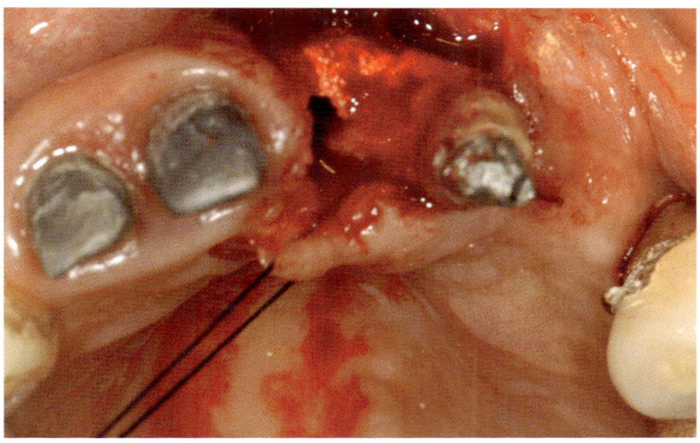

▶▶ 그림 17-95.
골이식 4개월 후 다시 임플란트 식립을 시도하였으나 구개측 열개가 발생하면서 다시 실패하여 #21 부위 임플란트 식립을 포기하였다.

이와 같이 상악 전치부에서는 구개측 골판에 임플란트를 고정하는 것이 중요하나 구개측 골판이 얇은 경우 수술이 까다로워진다고 할 수 있다.

3. 순측골 결손의 정도

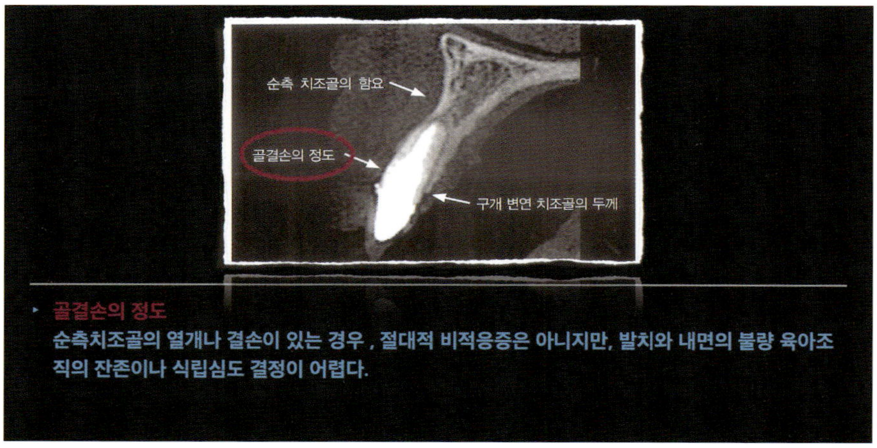

▶▶ 그림 17-96.

상악 전치부 임플란트 수술을 어렵게 만드는 또 다른 요소 중 하나가 순측골의 결손 정도이다. 순측 치조골의 열개나 결손이 있는 경우, 앞에서 말씀드린 대로 절대적 비 적응증은 아니지만, 발치와 내면의 불량 육아조직의 잔존이나 식립 심도 결정이 어렵다. 따라서 이러한 경우 술 전 CBCT나 perio probing을 통해 열개의 정도를 미리 파악하고 가능하면 식립 깊이를 깊게 하여 HDD>/= HDW 형태로 임플란트를 식립해 주는 것이 바람직하다고 할 수 있다.

임상 증례 6 순측 치조골 광범위 흡수 증례

이 증례는 7장 골이식 증례에서 살펴보았던 증례로 이번에는 순측치조골흡수의 관점에서 살펴보기로 하자.

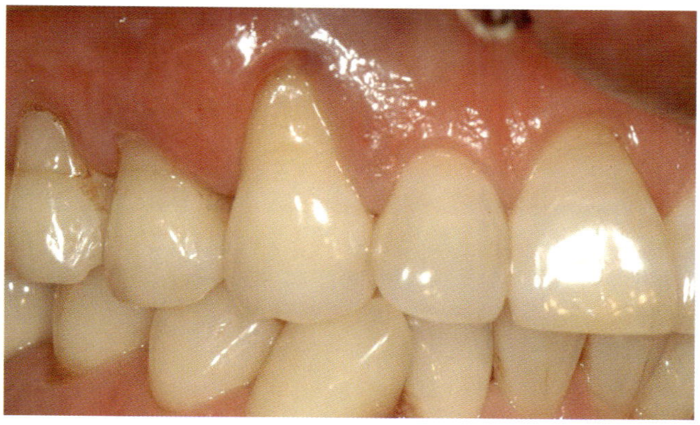

▶▶ 그림 17-97.

50대 남자 환자로 #13 치아의 흔들림을 주소로 내원하여 임상적 방사선학적 검사 시행 후 발치를 결정하였다. 술 전 사진에서와 같이 순측 치조골의 광범위한 열개를 볼 수 있다.

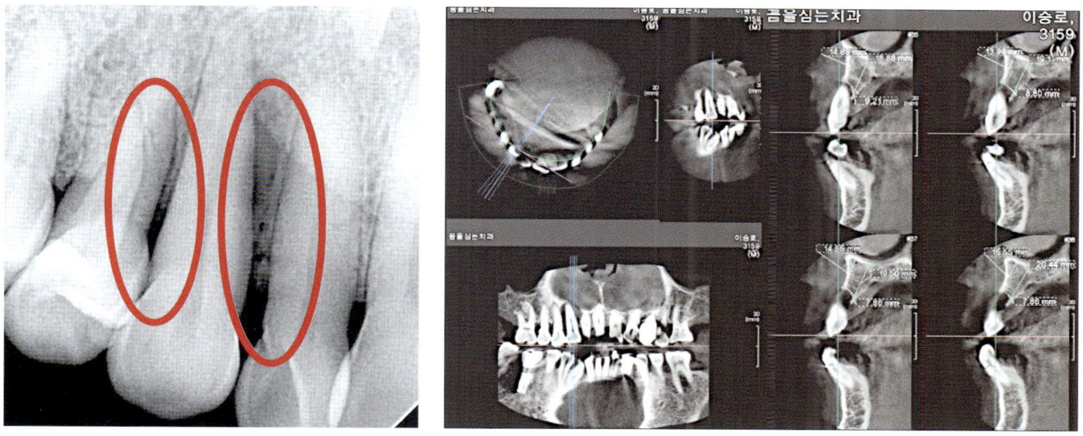

▶▶ 그림 17-98. 치아와 치조골 장축이 비슷한 방향이다.

술 전 periapical x-ray 및 CBCT 사진에서 순측 골판의 흡수를 볼 수 있고 치간골은 일부 흡수가 되어있음을 알 수 있다.

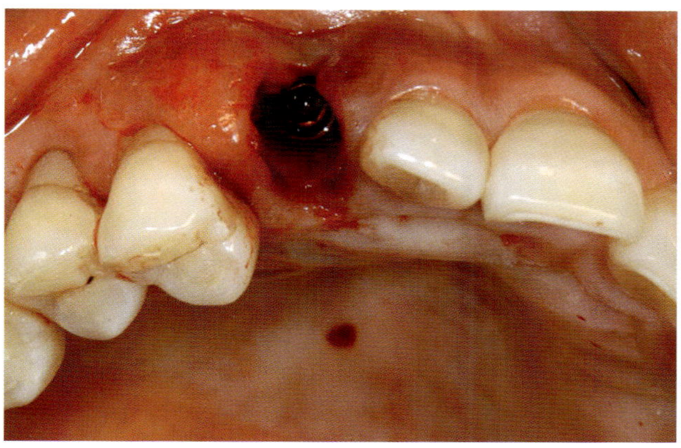

▶▶ 그림 17-99. 임플란트를 구개측을 기준으로 약간 깊게 식립하였다.

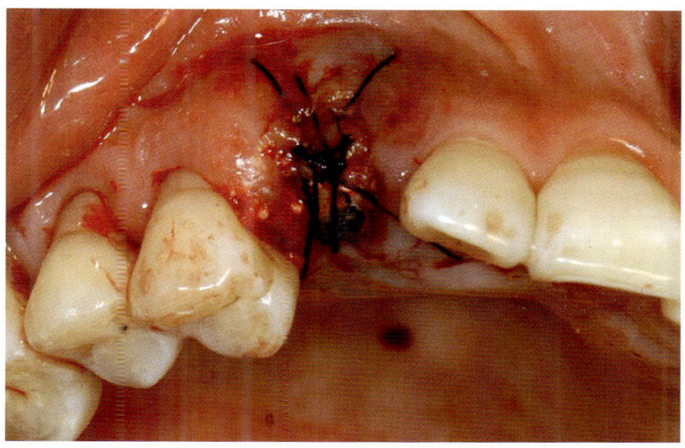

▶▶ 그림 17-100. Bio-col tech.를 이용하여 개방창으로 수술을 마무리하였다.

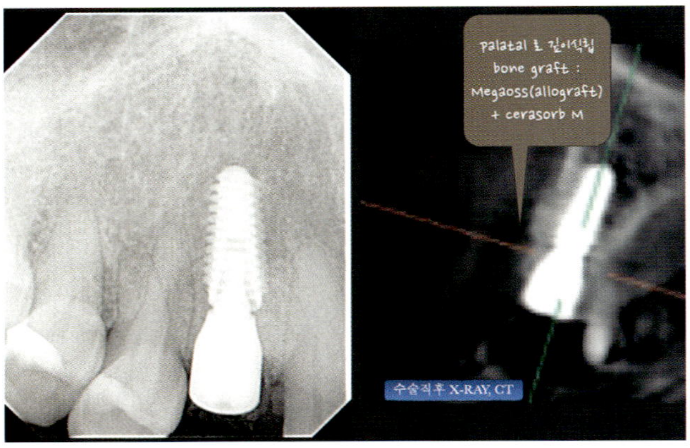

▶▶ **그림 17-101.** 수술 직후 periapical x-ray 및 CBCT 사진으로 임플란트가 약간 깊이 식립 되어 있고 임플란트 순측으로 골이식이 되어 있는 것을 볼 수 있다.

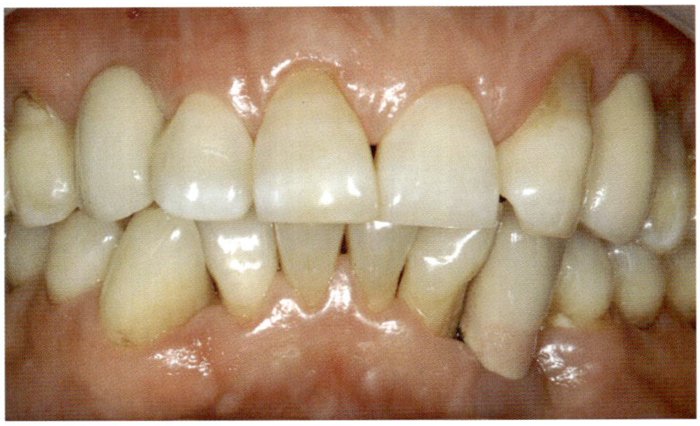

▶▶ **그림 17-102.** 술 후 약 6개월경 최종 보철 완성 시의 임상 사진이다. #13 부위의 연조직의 생성으로 비교적 자연스러운 치관 형태를 보인다. 여기서 아쉬운 점은 CTG를 하지 않아서 연조직의 두께는 충분하지가 않다는 것이다. 오래전에 한 수술이라 이 당시에는 필자 또한 연조직 volum에 대한 생각이 부족하였다.

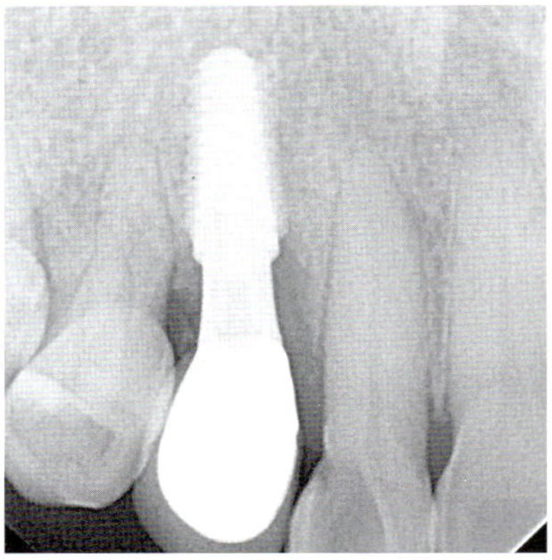

▶▶ **그림 17-103.** 보철 완성 시의 periapical x-ray 사진으로 식립 깊이가 약간 깊어짐으로 임플란트 주변 골형성이 잘 되어 있음을 알 수 있다.

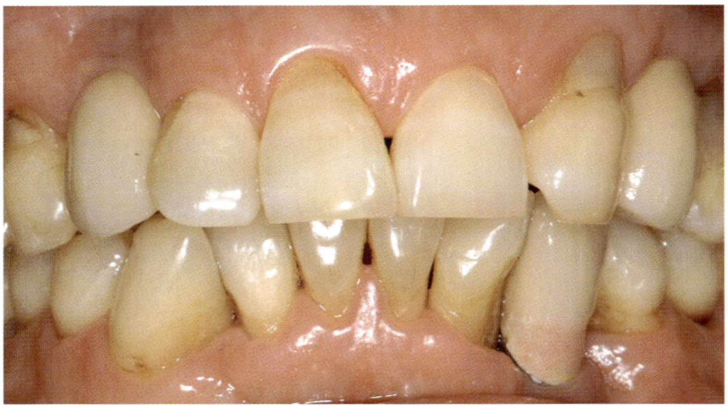

▶▶ **그림 17-104.** 술 후 4년 4개월경 임상 사진으로 #13 주변 연조직은 잘 유지 되고 있다.

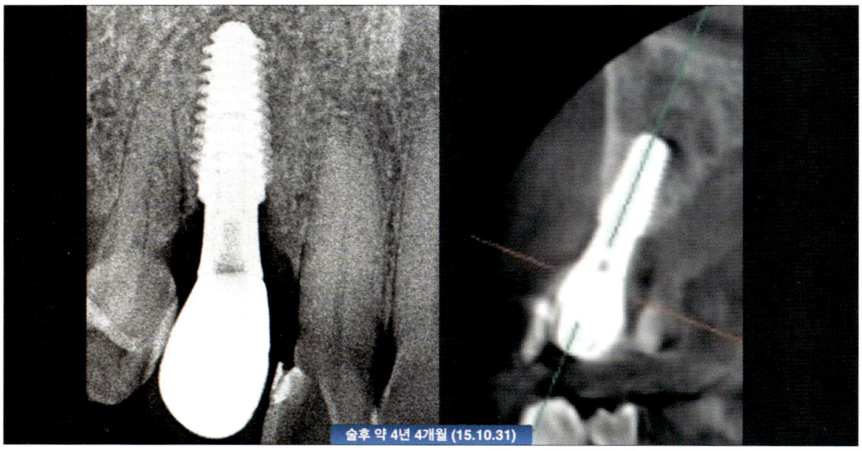

▶▶ **그림 17-105.**
술 후 4년 4개월경 periapical x-ray 및 CBCT 사진이다. 임플란트 주변골은 잘 유지 되고 있으나 순측골의 약간의 흡수를 보인다.

이와 같이 순협측 골판의 흡수는 인접치아의 치간골이 괜찮다면 식립 위치와 깊이를 조절해서 충분히 즉시 식립이 가능하나 이러한 식립 위치와 깊이의 조절은 발치 즉시 식립의 난이도를 올리는 요인이 된다. 또한 상악 전치부 발치 즉시 식립의 심미성을 위해서는 CTG 등이 필요할 것으로 생각된다.

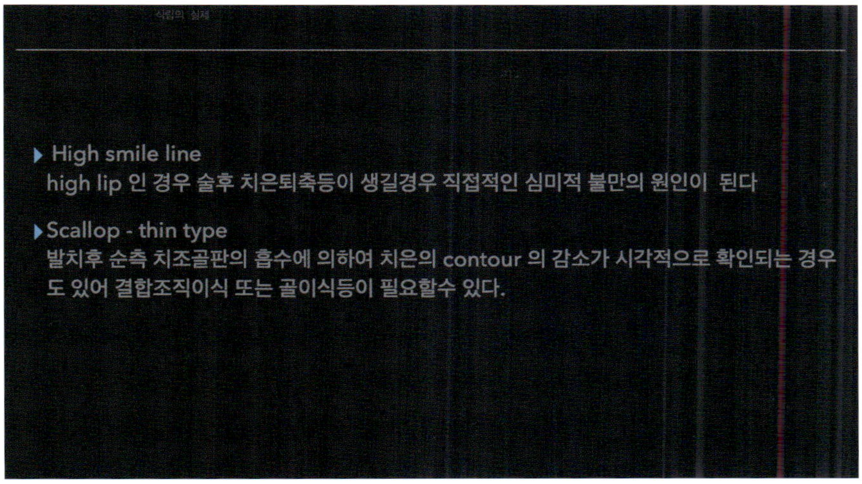

▸▸ 그림 17-106.

4. High smile line

High Smile line은 상악 전치부 임플란트 식립의 난이도를 높이는 요소이다.

5. Scallop-thin type : 술 후 발치와의 흡수가 많아 CTG 등이 필요하다.

이상의 내용을 종합하여 상악 전치부 임플란트 식립의 난이도를 정리하면 다음 표와 같다.

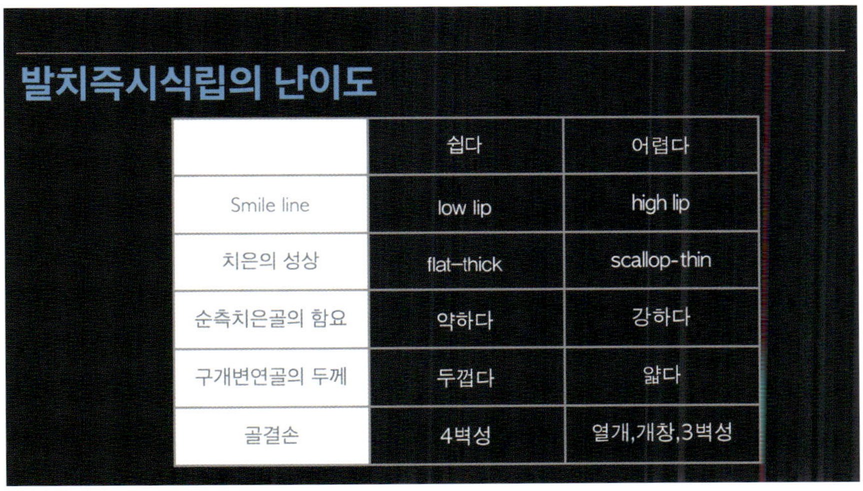

	쉽다	어렵다
Smile line	low lip	high lip
치은의 성상	flat-thick	scallop-thin
순측치은골의 함요	약하다	강하다
구개변연골의 두께	두껍다	얇다
골결손	4벽성	열개,개창,3벽성

▸▸ 그림 17-107.

05. Papilla away palatal incision & flap을 활용한 쉬운 전치부 수술법

상악 전치부 같은 경우 치간유두의 보존을 위해 flapless 수술이 좋으나 flapless 수술 시 수술 시야의 문제나 식립 깊이를 조절하기에 어려움이 있다. 이에 치간유두를 최대한 보존하면서 수술 시야를 좋게 하는 incision and flap에 대해 알아보도록 하자.

먼저 상악 전치부에서 flap을 열어서 발치 즉시 식립을 한 증례를 간단히 살펴보자

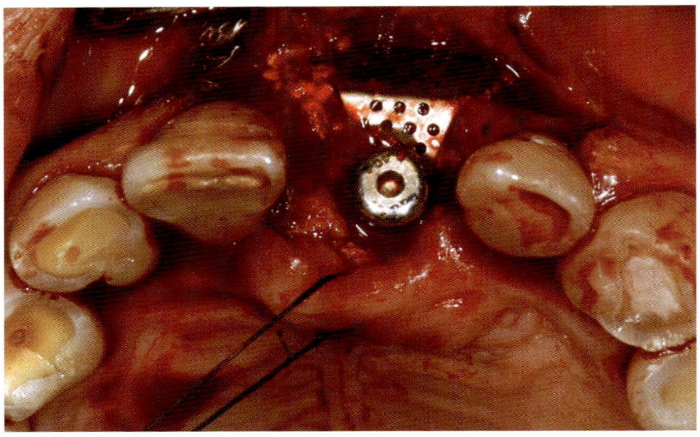

▶▶ 그림 17-108. #21 치아의 골흡수가 많아서 flap을 거상하고 발치 즉시 식립 후 GBR을 시행하였다.

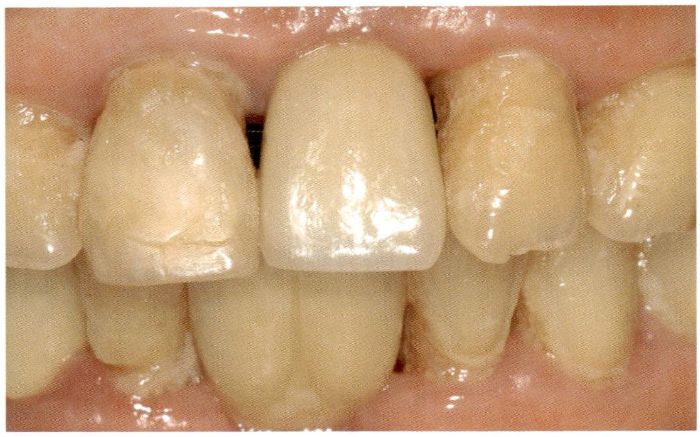

▶▶ 그림 17-109. 상기 환자의 1년 8개월 후 임상 사진으로 보철 후 많은 시간이 흘렀음에도 #21 임플란트 주변으로 치간유두의 재생은 없었다.

이와 같이 치간유두는 한번 손상이 되면 원래 형태로 재생이 어렵다.

따라서 많은 논문에서 상악 전치부 심미성을 고려하여 치간유두를 보존하기 위한 절개법을 제안하고 있다. 많은 술자들이 치간유두를 보존하는 술식을 제안하였고 Takei, Han[9](1985) 등은 치관 확장술 시 치간유두를 보존하는 술식을 제안하며 처음으로 PPF(papilla preservation flap)으로 명명하였으며 치간유두 부위에 결손 없이 좋은 결과를 보였다고 하였다. 이후 많은 변형된 술식이 보고 되었고 Froum[10] 등은 상악 전치부의 치간유두를 보존하기 위해 2차 수술 시 구개 부위의 u-shaped 절개를 제안하였다(발췌 그림 1). 발췌 그림 2는 이 환자의 4년 후 전치부 치간유두의 상태이다. 약간의 퇴축은 보이나 대체로 만족스러운 심미성을 보이고 있다. (froum 논문에서 발췌)

9) H. H. Takei, T.J.Han, F.A. Carranza, Jr., e.B. Kenney, V. Lekovicf ; flap Technique for Periodontal Bone Implants Papilla Preservation Technique J. Periodontol. April, 1985
10) Stuart J. Froum, Wendy Chia-Wei Wang, Tarek Hafez,Takanori Suzuki, Yung Cheng Paul Yu, Sang-Choon Cho,Incision Design and Soft Tissue Management to Maintain or Establish an Interproximal Papilla Around Integrated Implants:A Case Series ;The International Journal of Periodontics & Restorative DentistryVolume 38, Number 1, 2018

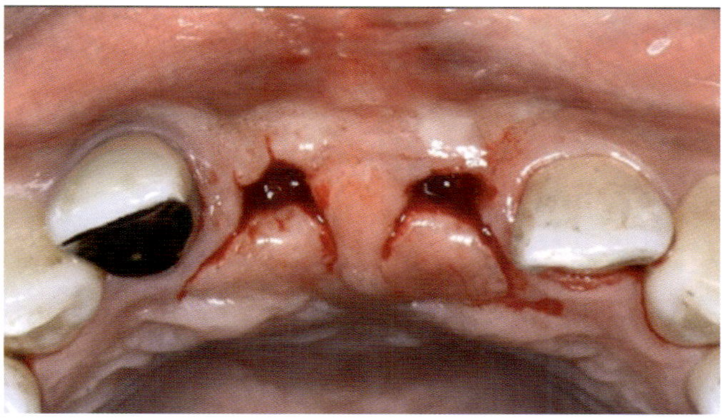

▶▶ 발췌 그림 1. Froum 논문에서 발췌

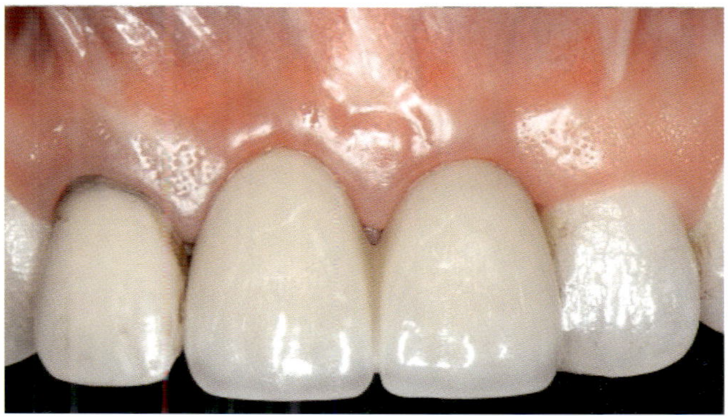

▶▶ 발췌 그림 2. Froum 논문에서 발췌

이러한 u-shaped palatal 절개를 발치 즉시 식립에 적용 시 발치와의 시야 확보(구개측 치간골의 높이를 확인하기가 힘듦)에 있어서 불리한 점이 있으며 또한 뒤에서 언급할 구개판막에서 CT를 채취하는 경우 충분한 양을 채취하기가 힘들고 CTG 부위가 큰 경우 인접치 부위로 확장하기 힘들다는 단점이 있다.

따라서 필자는 이러한 형태의 절개법을 변형하여 다음과 같은 형태로 전치부 수술에 적용하고 있다. 앞서 말씀드린 바와 같이 flap을 거상하면 치간유두는 회복되기 힘들다. 따라서 치간유두는 최대한 보존하면서 수술 시야를 좋게 하는 방법이 없을까 하는 고민 속에서 papilla away palatal incision이 나오게 되었다.

Papilla away palatal incision and flap

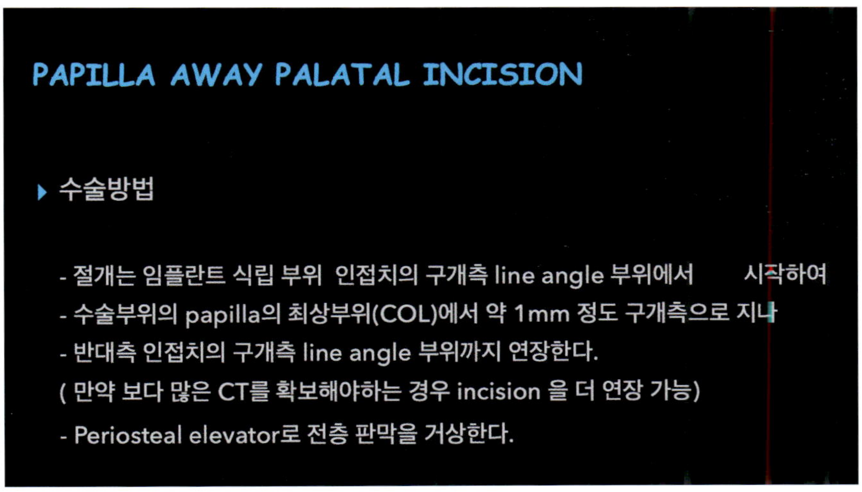

▶▶ 그림 17-110.
Papilla away palatal incision and flap의 방법은 이 그림의 설명과 같다.

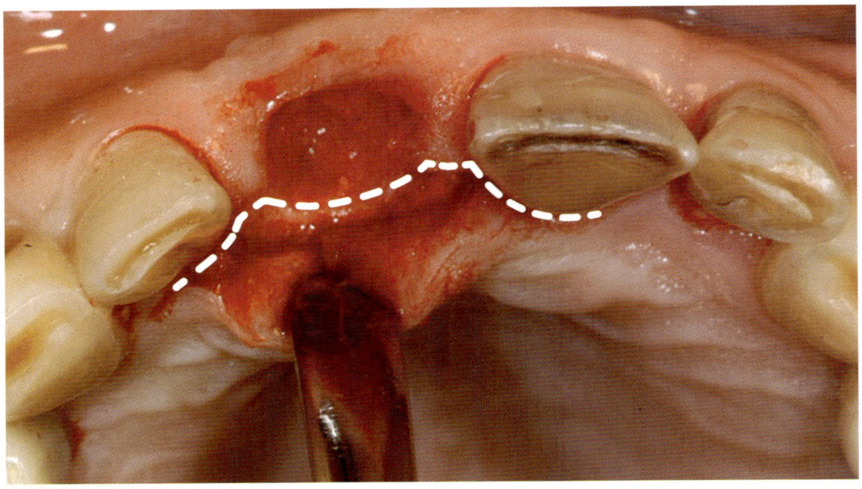

▶▶ 그림 17-111.

그림 17-111 그림과 같이 #12 자연치 근심 구개측의 line angle에서 시작하여 #11 부위 치간유두의 col 부위에서 1mm 정도 구개측으로 지나서 #21 자연치 근심 구개측의 line angle 부위까지 절개를 준다음 그림과 같이 flap을 구개측으로 전층 판막을 거상한다. 여기서 중요한 점은 임플란트 식립 부위의 치간유두 손상을 방지하기 위해 col에서 1mm 이상 구개측으로 절개선을 배치한다는 것이다. 이럴 경우 술 후 치간유두의 퇴축을 최소화할 수 있다.

▶ **장점**

- 치간골 높이 확인이 용이
- 구개측에서 식립깊이, 위치설정이 용이
- 치간유두 소실이 적다
- 상악 전치부에서 함요가 깊거나 협설폭이 좁은경우 대응이 용이 (구개측 치조골 삭제가능)
- CTG 용이: 판막에서 결합조직채취 가능

▶ **단점**

- CTG 채취시 구개측 치은의 두께가 얇아짐

▶▶ 그림 17-112.

그림 17-112: 위와 같은 incision and flap으로 수술 시 장단점은 위 그림과 같다. 특히 발치 즉시 수술 시 구개측을 볼 수 있어서 임플란트 식립이 용이하고 술 후 치간유두의 소실이 적고 필요시 CT를 구개 판막에서 채취할 수 있다는 것이 이 incision and flap의 가장 큰 장점이라고 할 수 있다.

여기서 이 incision and flap의 장점 중의 하나인 CTG 공여부로써의 기능에 대해 좀 더 알아보도록 하자.

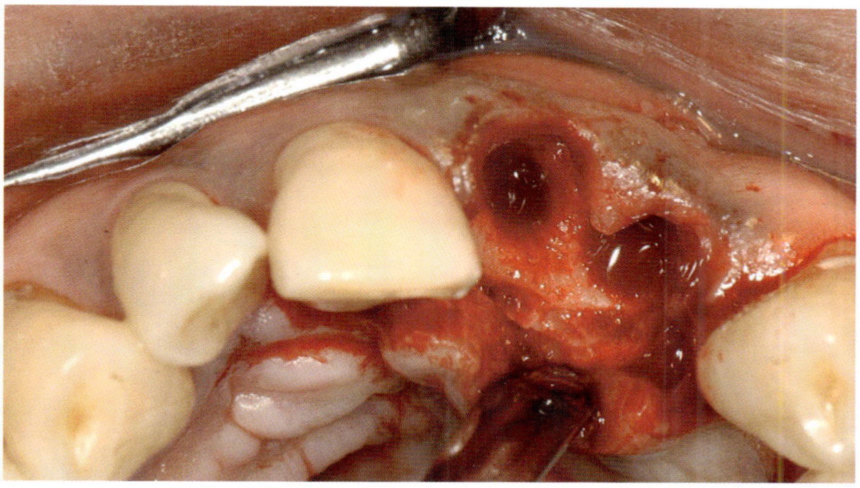

▶▶ 그림 17-113.
#21. 22 발치 즉시 식립 시 papilla away palatal incision과 flap을 거상한 임상 사진이다.

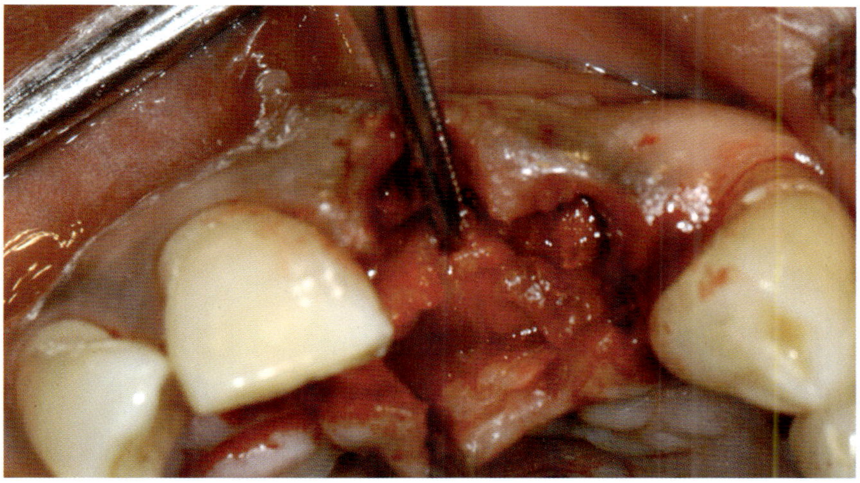

▶▶ 그림 17-114.

일반적으로 상악 전치부의 구개측 부위의 치은의 두께는 평균 2.8~2.9mm(Kydd[11] 등, Muller[12] 등)로 상악 구치부의 3.0~3.5mm보다는 다소 얇지만 CTG 시 요구되는 결합조직 두께인 0.7~1mm보다는 충분한 두께를 가짐을 알 수 있다. 따라서 필자는 이 부위를 활용하여 보다 손쉽게 결합조직을 얻고 있다. 이 부분의 뒤의 세션 6에서 자세히 설명드리겠다.

11) Kydd W L, Daly C H & Wheeler J B(III). The thickness measurement of masticatory mucosa in vivo. International Dental Journal 1971;21,430-441
12) Muller HP, Schaller N, Eger T, Heinecke A. Thickness of masticatory mucosa. J Clin Periodontol 2000;27:431-6.

임상 증례 7 Papilla away palatal incision and flap을 이용한 상악 전치부 발치 즉시 식립 증례

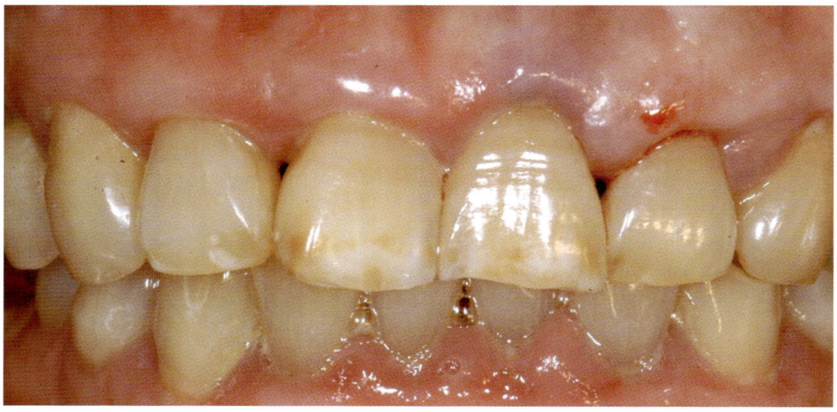

▶▶ 그림 17-115.
50대 남자 환자로 #22 치아의 치근 파절로 발치 및 임플란트 식립을 계획하였다.

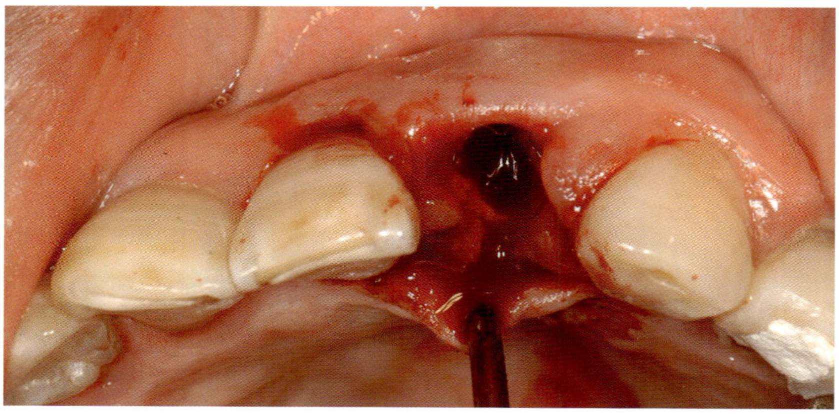

▶▶ 그림 17-116.
앞서 설명해 드린 Papilla away palatal incision and flap을 이용해 구개측 flap을 거상하여 수술 시야를 확보하였다.

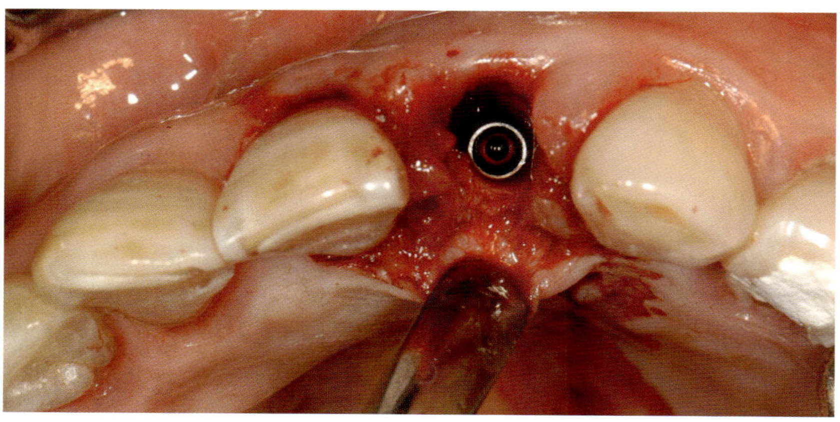

▶▶ 그림 17-117.
임플란트를 구개측 골판을 보면서 식립하였다. 이때 치간유두의 col 부위는 손상되지 않은 것을 확인할 수 있다.
#22 치아와 같이 순-구개측 폭경이 좁은 경우 임플란트를 좀 더 구개측으로 식립하여 순측 HDD를 확보해야 하는 경우도 있을 수 있고 이때 이러한 수술법이 더 유용할 수 있다.

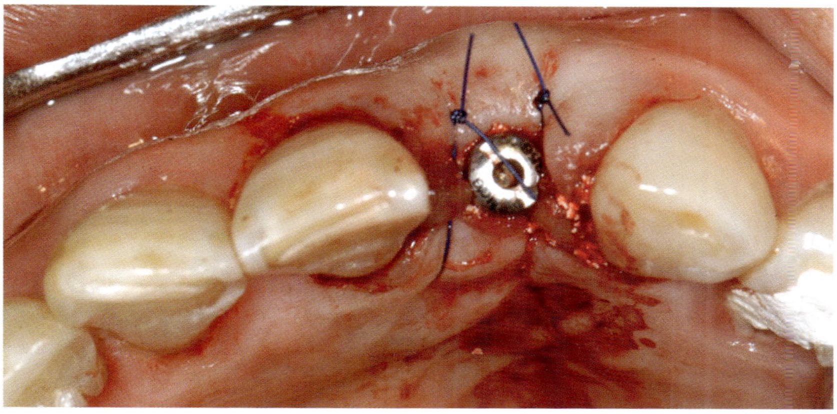

▶▶ 그림 17-118.
순측 gap 부위에 골이식을 하고 봉합하여 수술을 마무리하였다.

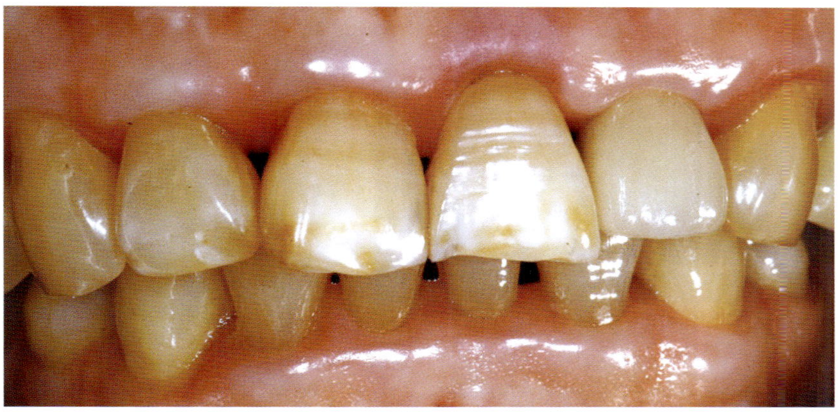

▶▶ 그림 17-119.
수술 후 3년 1개월 경과 시 협측 임상 사진이다. 그림 17-115과 비교하여 #22 임플란트 부위의 치간유두는 큰 변화가 없음을 알 수 있다. 즉 퇴축은 관찰되지 않는다.

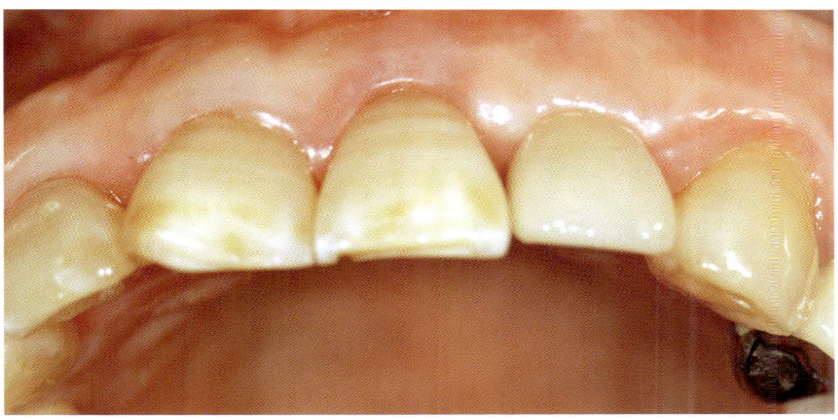

▶▶ 그림 17-120.
상기 환자의 교합면 임상 사진이다. #21 임플란트 주위의 치간유두가 충분한 두께를 가지고 치유가 잘 되었음을 알 수 있다.

이와 같이 상악 전치부 수술 시 Papilla away palatal incision and flap을 잘 활용하면 수술을 좀 더 용이하게 하면서 심미성도 담보할 수 있다. 이 책을 보고 계시는 선생님들께서도 임상에서 적절히 잘 활용해 보시기 바란다.

06. 상악 전치부 발치 즉시 식립 시 연조직 이식술 및 골이식술

상악 전치부 수술 시 필자는 연조직 이식술과 골이식술은 필수라고 생각한다. 이것은 즉시 식립이든, 지연 식립이든 상관없이 시행해 주는 것이 좋다고 생각한다. 그 이유에 대해서 문헌을 통해 알아보도록 하자.

1. 연조직 이식술

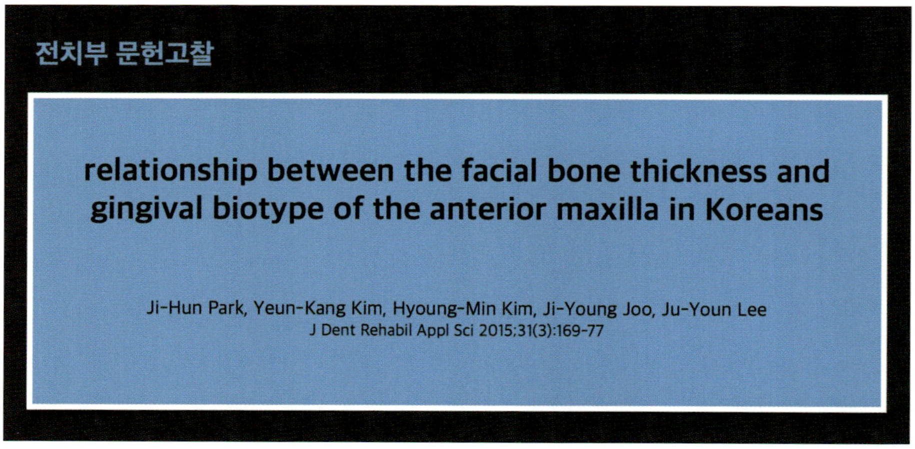

▶▶ 그림 17-121.
park[13] 등이 2015년에 발표한 논문으로 한국인의 상악 전치부 순측 치조골의 두께와 biotype과의 관계를 연구한 논문이다.

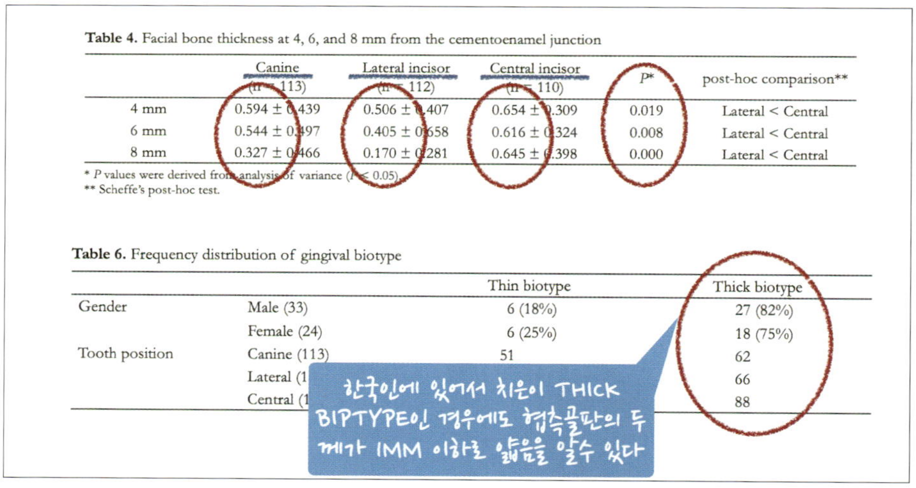

Table 4. Facial bone thickness at 4, 6, and 8 mm from the cementoenamel junction

	Canine (n = 113)	Lateral incisor (n = 112)	Central incisor (n = 110)	P*	post-hoc comparison**
4 mm	0.594 ± 0.439	0.506 ± 0.407	0.654 ± 0.309	0.019	Lateral < Central
6 mm	0.544 ± 0.497	0.405 ± 0.658	0.616 ± 0.324	0.008	Lateral < Central
8 mm	0.327 ± 0.466	0.170 ± 0.281	0.645 ± 0.398	0.000	Lateral < Central

* P values were derived from analysis of variance ($P < 0.05$).
** Scheffe's post-hoc test.

Table 6. Frequency distribution of gingival biotype

		Thin biotype	Thick biotype
Gender	Male (33)	6 (18%)	27 (82%)
	Female (24)	6 (25%)	18 (75%)
Tooth position	Canine (113)	51	62
	Lateral (1		66
	Central (1		88

▶▶ 그림 17-122.

이 논문의 결과를 살펴보면 위 그림 Table 4에서 견치, 측절치, 중절치의 각 CEJ에서 4, 6, 8mm 지점에서의 순측 치조골의 두께는 모두 1mm 이하이다. 또한 Table 6을 보면 이렇게 순측 치조골이 1mm 이하로 얇지만 남자 82%, 여자 75%에서 thick biotype을 보인다고 하였다.

13) Ji-Hun Park, Yeun-Kang Kim, Hyoung-Min Kim, Ji-Young Joo, Ju-Youn Lee relationship between the facial bone thickness and gingival biotype of the anterior maxilla in Koreans Dent Rehabil Appl Sci 2015;31(3):169-77

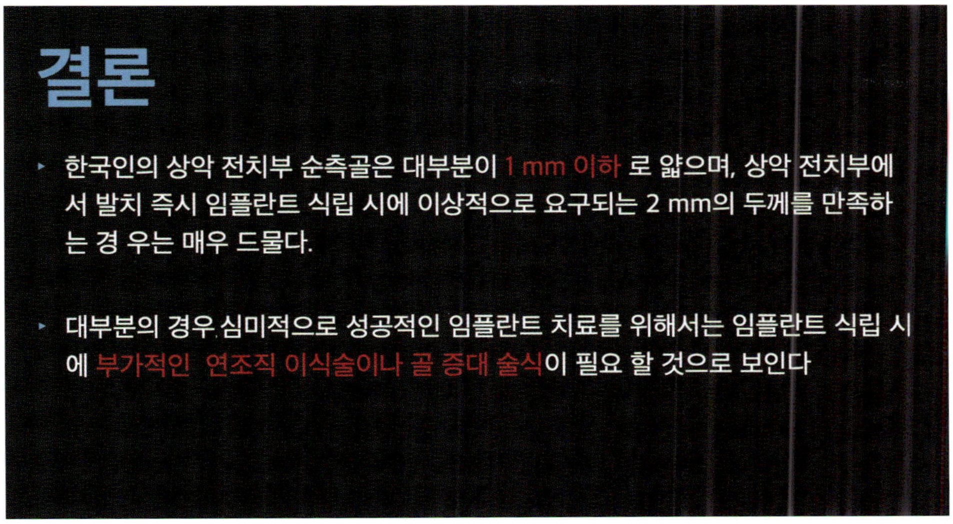

▶▶ 그림 17-123.

이 논문의 결론을 살펴보면 한국인에서 상악 전치부의 순측골은 1mm 이하로 얇기 때문에 대부분의 순측골은 발치 후 흡수가 된다. 따라서 임플란트 치료 시 연조직 이식술과 골증대술이 필요하다는 것이다(그림 17-118).

이것은 januario[14] 등이 2011년 브라질인을 대상으로 한 연구에서도 상악 전치부 순측 골판의 두께는 대부분 1mm 이하라고 한 것과 일치한다.

따라서 술자가 상악 전치부에서 발치 즉시 식립을 한다면 연조직 이식술과 골이식술을 고려하는 것이 좋다.

이와 같이 연조직 이식술을 좀 더 용이하게 하기 위해 pouch flap에 대해 알아보자

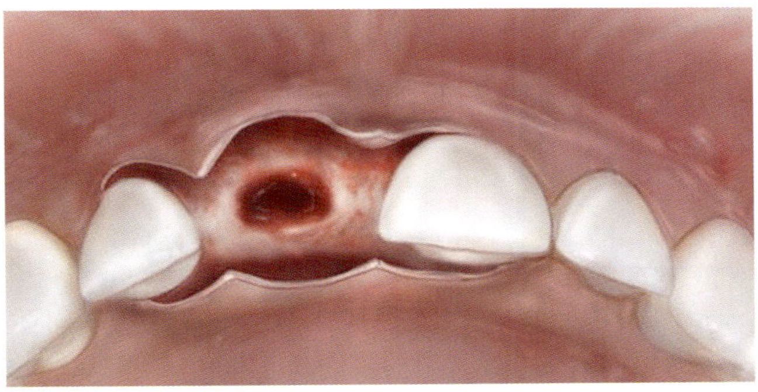

▶▶ 발췌 그림 3.

Hutchens[15] 등은 상악 전치부의 여러 절개와 판막에 대해 설명하면서 envelop flap에 대해 설명하였다. 그러나 이 경우 시야가 좋을 수는 있으나 치간유두의 보존에는 약점이 있는 것으로 생각된다(발췌 그림 3).

따라서 필자는 치간유두를 보호하고 상악 전치부 순측에 골이식이나 CTG가 가능한 papilla preserving enveloped pouch flap(PPEP flap)을 고안해서 사용하고 있다. 이 부분은 뒷쪽에서 좀 더 자세히 설명하겠다.

---

14) Alessandro Lourenço Januário 1 , Wagner Rodrigues Duarte 1 , Mauricio Barriviera 1, Juliana Cristina Mesti 1 , Mauricio Guimarães Araújo 1 , Jan Lindhe 1 Dimension of the facial bone wall in the anterior maxilla: a cone-beam computed tomography study. Clin Oral Implants Res 2011 Oct;22(10):1168-1171.

15) Lance Hill Hutchens, DDS, Stuart Douglas Beauchamp, DMD, Shawn Haley McLeod, MSMI,and Jacob Kobi Stern, DMD, MSc;Considerations for Incision and Flap Design With Implant Therapy in the Esthetic Zone ;IMPLANT DENTISTRY / VOLUME 27, NUMBER 3 2018

2. 상악 전치부 구개 판막에서 결합조직을 채취하는 방법

앞에서 말씀드린것 처럼 상악 전치부 발치 즉시 식립 시 연조직 이식술을 대부분의 경우 시행해야 하고 여기서는 앞에서 말씀드린 papilla away palatal flap에서 비교적 쉽게 결합조직을 얻는 방법에 대해 알아보자.

먼저 상악 전치부 구개 부위의 특징을 알아보도록 하자

먼저 구개측에서 결합조직을 채취할 때 가장 조심해야 할 대구개 동맥(great palatine artery) 의 주행 경로에 대해 알아보도록 하자

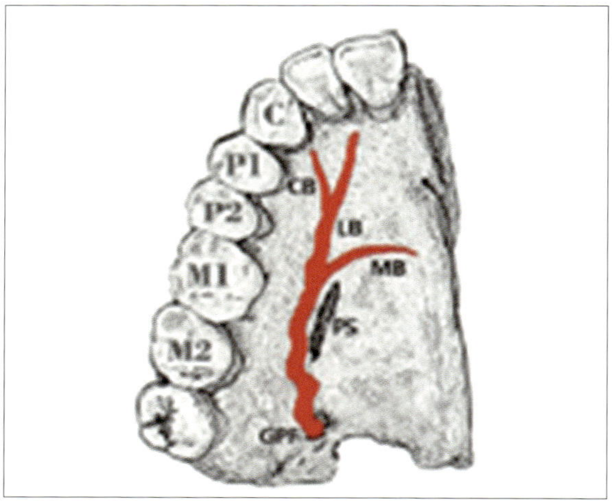

▶▶ 그림 17-124.

그림 17-124은 대구개 동맥의 대략적인 주행 경로 이다. 상악 전치부에서는 대구치부위에 비해 좀 더 치아 쪽에 가까운 것을 알 수 있다.

CEJ-GPA 까지의 거리

Distance CEJ_GPA

	C	PM1	PM2	M1	M2
Yu	9.04	11.12	13.51	13.76	13.91
Benninger	10.6	12.2	14.0	13.2	13.8
Travelli	9.9	11.8	13.8	13.0	13.9

GPA(great palatine artery)

▶▶ 그림 17-125.

그림 17-125 위의 도표는 각 치아의 CEJ에서 대구개 동맥까지의 거리를 연구자별로 요약한 것으로 견치(c) 부위에서 약 9mm 내외로 대구치 부위에 비해 상대적으로 거리가 좁은 것을 알 수 있다.

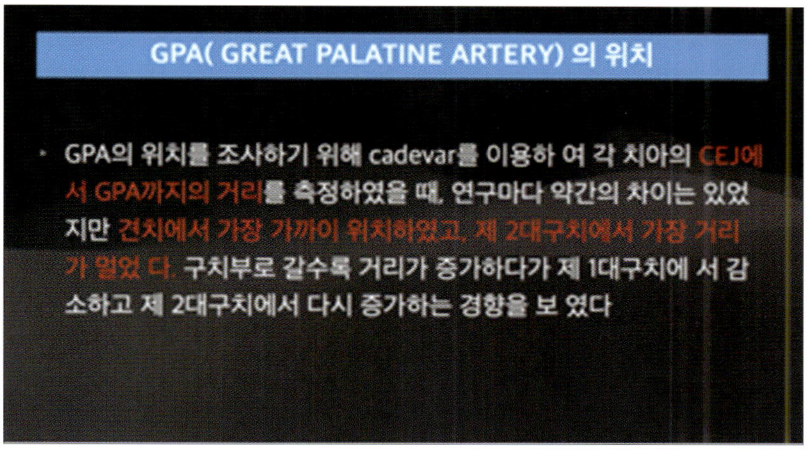

▶▶ 그림 17-126.

그림 17-126: 따라서 위 그림과 같이 상악 전치부에서 결합조직을 채취하는 것은 대구개 동맥의 주행 경로로 인해 아주 많은 양을 채취하기는 힘들다는 것을 유추해 볼 수 있다.

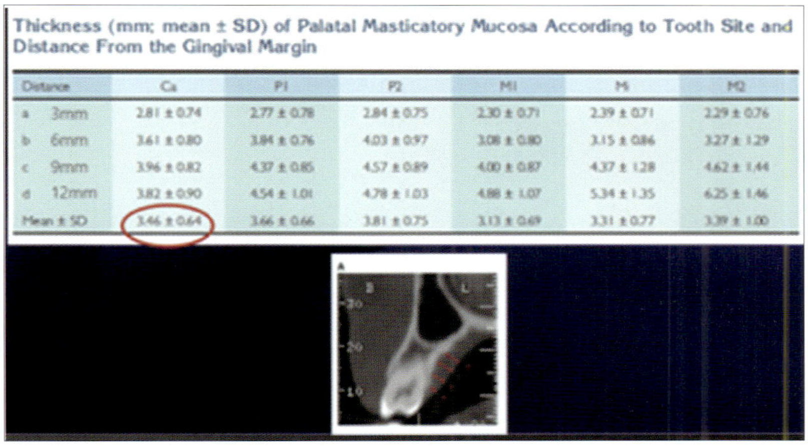

Thickness (mm; mean ± SD) of Palatal Masticatory Mucosa According to Tooth Site and Distance From the Gingival Margin

Distance	Ca	P1	P2	M1	M	M2
a 3mm	2.81 ± 0.74	2.77 ± 0.78	2.84 ± 0.75	2.30 ± 0.71	2.39 ± 0.71	2.29 ± 0.76
b 6mm	3.61 ± 0.80	3.84 ± 0.76	4.03 ± 0.97	3.08 ± 0.80	3.15 ± 0.86	3.27 ± 1.29
c 9mm	3.96 ± 0.82	4.37 ± 0.85	4.57 ± 0.89	4.00 ± 0.87	4.37 ± 1.28	4.62 ± 1.44
d 12mm	3.82 ± 0.90	4.54 ± 1.01	4.78 ± 1.03	4.88 ± 1.07	5.34 ± 1.35	6.25 ± 1.46
Mean ± SD	3.46 ± 0.64	3.66 ± 0.66	3.81 ± 0.75	3.13 ± 0.69	3.31 ± 0.77	3.39 ± 1.00

▶▶ 그림 17-127.

그림 17-127: 상악 구개측 연조직의 두께에 관한 연구로 견치부에서 약 3mm 내외의 연조직 두께를 가지는 것을 알 수 있다. (붉은 동그라미 표시 부위)

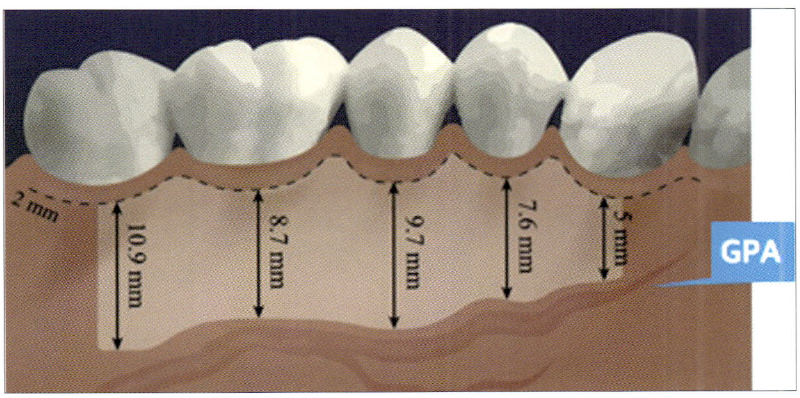

▶▶ 그림 17-128.

그림 17-128: 지금까지 말씀드린 상악 전치부 구개측 연조직의 두께와 대구개 동맥의 주행 경로를 고려한 결론으로 견치나 상악 전치부 에서 약 5mm 내외의 크기로 연조직을 채취할 수 있을 것으로 생각된다. 그리고 필자의 생각으로는 발치 즉시 식립 시 이 정도의 연조직 양 이라면 순측 연조직 이식술에 큰 문제는 없을 것으로 생각한다.

그렇다면 실제 수술 사진을 보면서 결합조직을 채취하는 방법을 알아보도록 하자

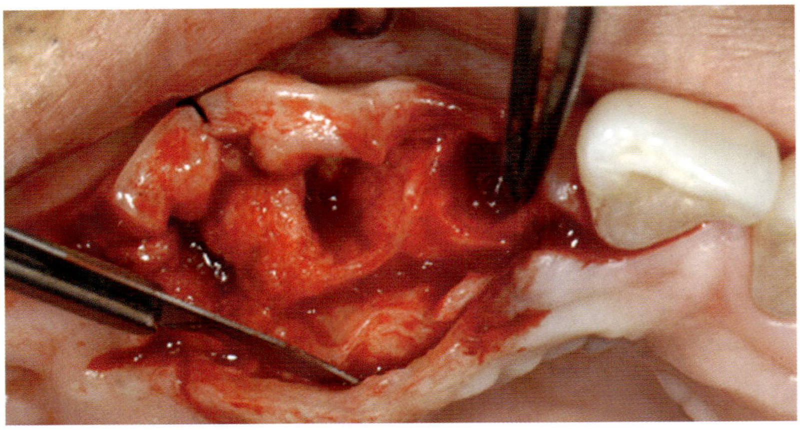

▶▶ 그림 17-129.

그림 17-129: #12, 13 부위 구개판막에서 CT를 채취하는 사진으로 먼저 절개는 연조직 정상에서 약 2mm 하방에서 시작한다. 이때 중요한 것을 blade tip의 방향으로 반드시 연조직 방향과 평행하게 되도록 해야 한다. 만약 연조직 방향과 수직이거나 연조직 표면 쪽으로 향하게 되면 구개측 연조직이 찢어지기 쉽다.

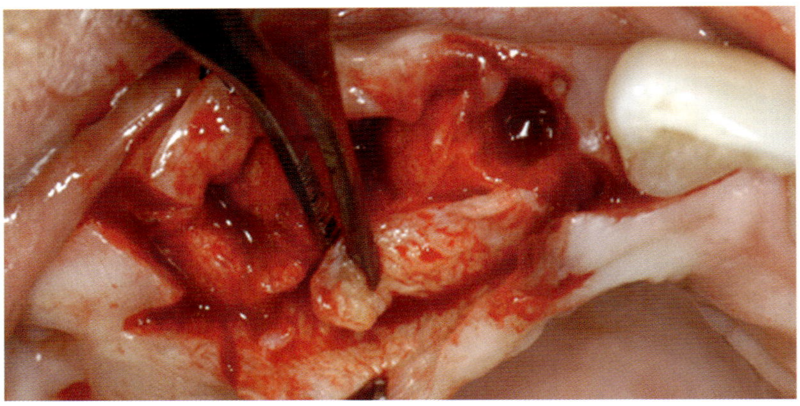

▶▶ 그림 17-130.

그림 17-130: 절개 후 결합조직을 채취하는 과정으로 채취 두께는 약 2~3mm 정도 수직적인 채취 길이는 약 5mm 정도가 되게 한다.

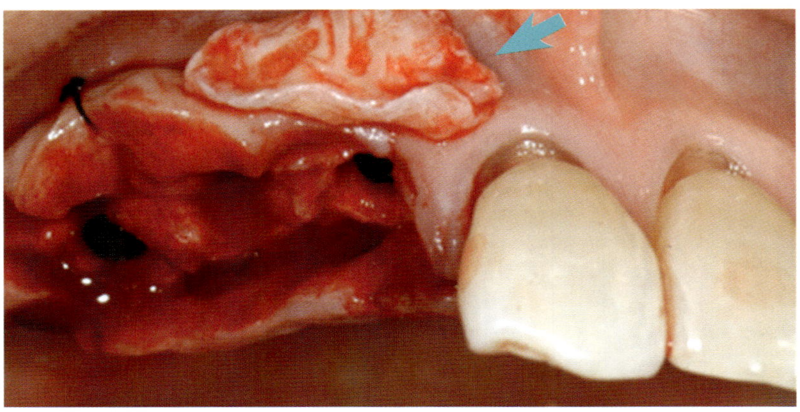

▶▶ 그림 17-131.

그림 17-131은 채취된 결합조직을 보여주고 있다(화살표). #12 부위를 보강하기에는 충분한 양으로 보인다.

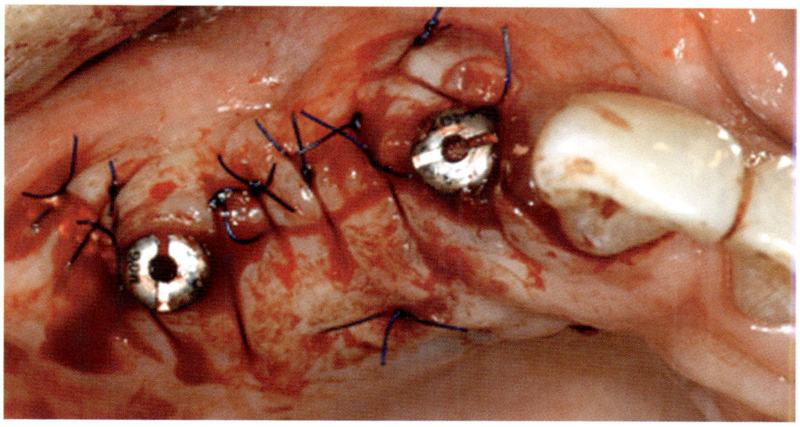

▶▶ 그림 17-132.

그림 17-132: #12 부위 연조직 이식술 후 임상 사진으로 #12 부위 연조직의 volum이 증가된 것을 알 수 있다.

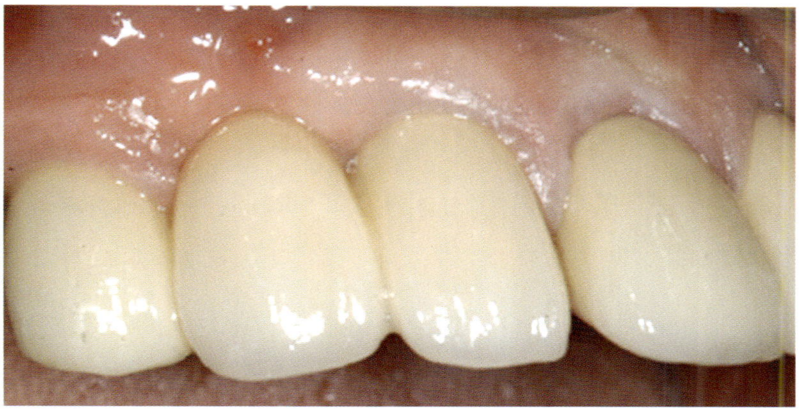

▶▶ 그림 17-133.

그림 17-133: 보철 완성 시 #12 부위 연조직 상태로 비교적 심미적인 연조직 상태를 확인 할 수 있다.

이상의 내용을 정리하면 다음과 같다.

상악 전치부 구개측 판막에서 결합조직 채취 방법

- 구치부에 비해 두께가 얇다
- Flap의 경계 부위에서 대략 2mm 하방에서 시작하여 blade의 방향을 연조직과 평행하게 하여
- 길이는 5mm,
- 두께 2~3mm 이내로 채취

Papilla preserving enveloped pouch flap(PPEP flap)

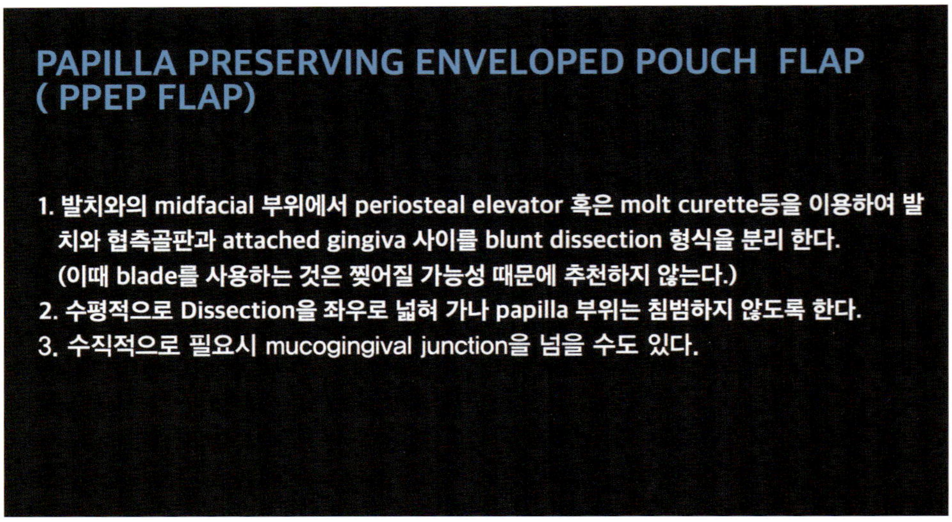

▶▶ 그림 17-134.

발치와 순측에 연조직 이식을 위해 위 설명과 같이 순측 연조직을 절개를 하지 않고 periosteal elevator 등으로 blunt dissection을 해주는 방법에 대해 설명하고 있다. 이때 중요한 것은 치간유두 쪽은 dissection 하지 않는 것이다(그림 17-134).

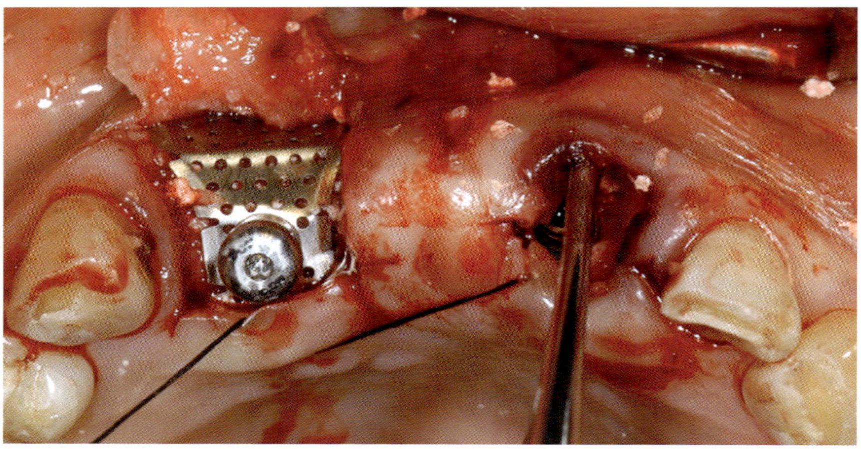

▶▶ 그림 17-135.
PPEP flap을 시행하고 있는 그림이다.

관련 동영상으로 더 깊게 이해하기

PPEF
(Papilla_preserving_
enveloped_pouch)_flap

임상 증례 8 상악 전치부 발치 즉시 식립 및 papilla preserving enveloped pouch flap을 이용한 CTG 증례

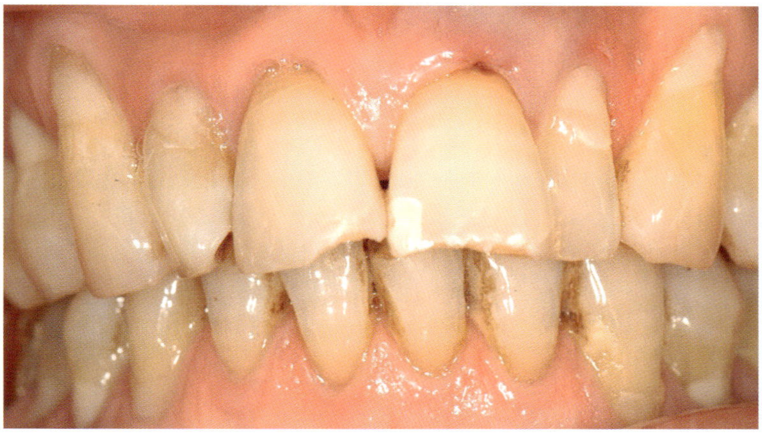

▶▶ 그림 17-136.
60대 남자 환자로 넘어져서 #21 치아 흔들림을 주소로 내원하여 임상적, 방사선학적 검사 시행 후 발치를 결정하였다. 치간유두의 높이는 잘 유지 되고 있다.

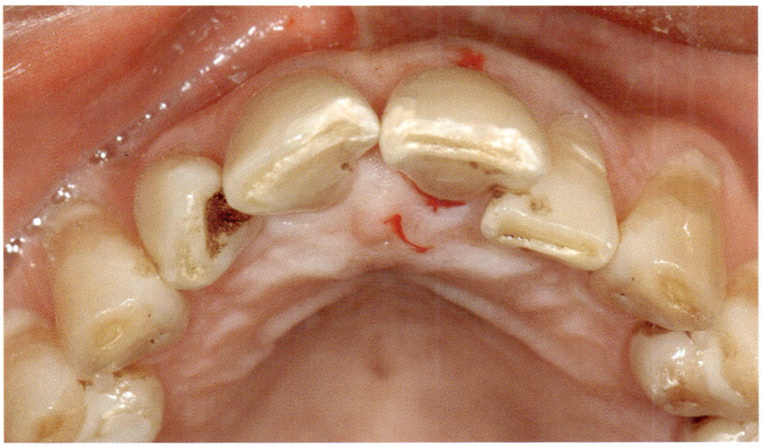

▶▶ 그림 17-137.
같은 환자의 술 전 교합면 사진이다. #21 순측 연조직의 두께는 비교적 양호해 보인다.

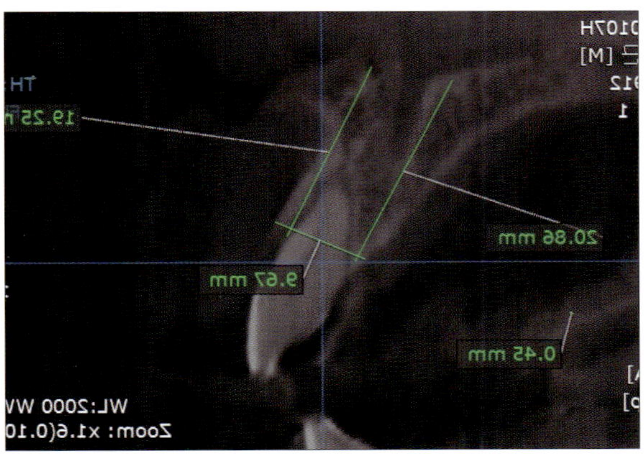

▶▶ 그림 17-138. #21 순측 CBCT 사진으로 순측 골판의 두께는 약 1mm 내외 정도로 보인다.

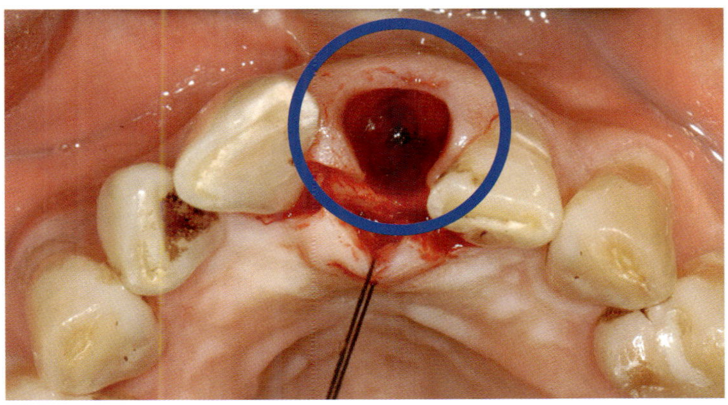

▶▶ 그림 17-139. #21 치아에 그림 17-111에서 말씀드린 Papilla away palatal incision and flap을 이용하여 구개측으로 flap을 거상하였다. 치간유두가 최대한 보존된 것을 알 수 있다.

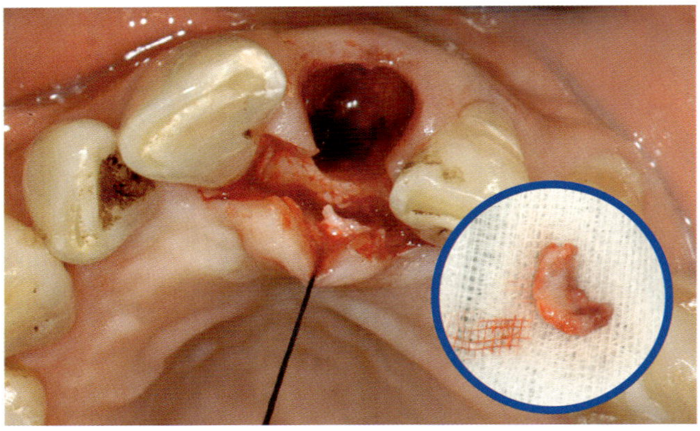

▶▶ **그림 17-140.** 구개측 판막에서 그림과 같이 결합조직을 채취하였다.

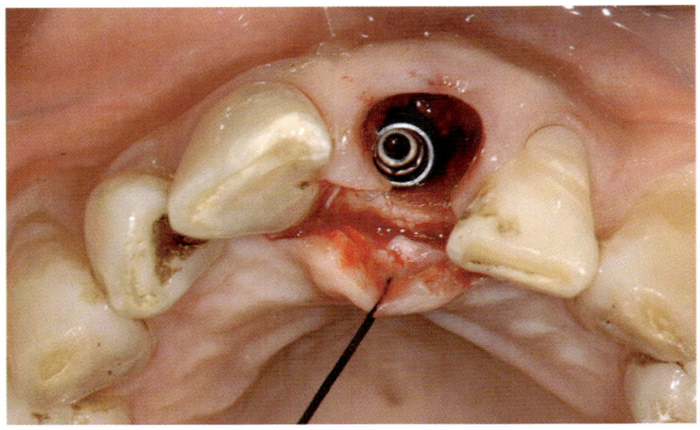

▶▶ **그림 17-141.** 구개측으로 임플란트 식립하였다.

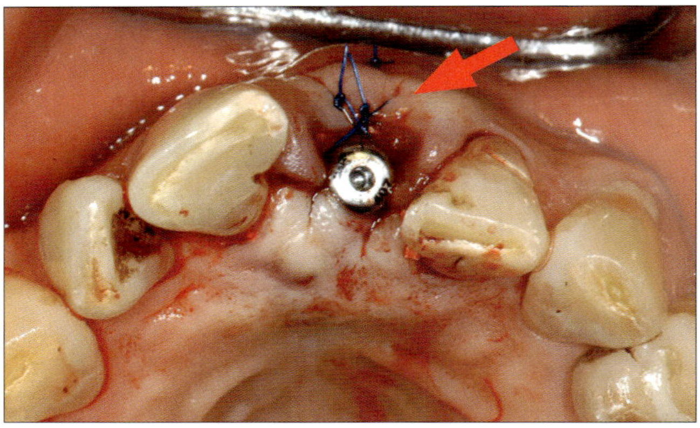

▶▶ **그림 17-142.** PPEP flap을 이용하여 결합조직을 발치와 순측에 이식(화살표)하고 발치와는 골이식하고 수술을 마무리하였다.

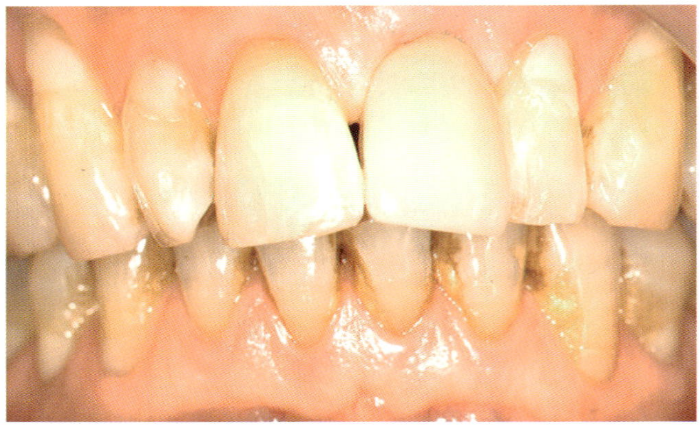

▶▶ **그림 17-143.** 약 3개월 후 보철 완성 시 소견으로 술 전 사진(그림 17-132) 과 비교하여 연조직 치유가 잘 일어난 것을 알 수 있다.

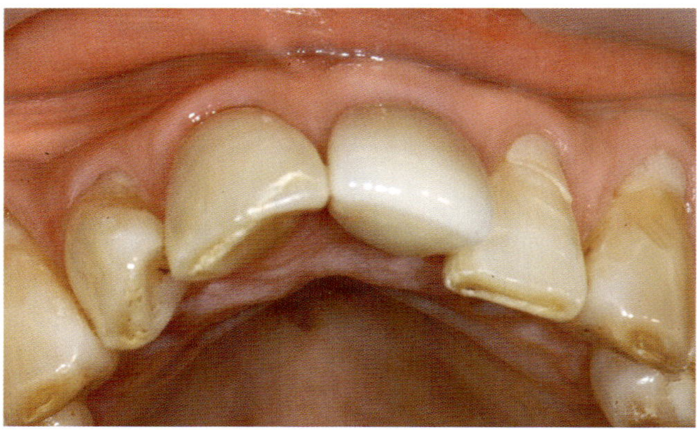

▶▶ **그림 17-144.** 보철 완성 시 교합면 임상 사진으로 #21 임플란트 부위 순측 연조직도 volume이 잘 유지 되고 있다.

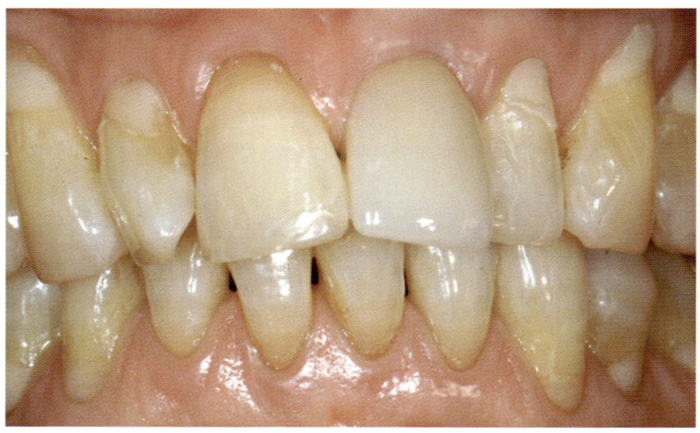

▶▶ **그림 17-145.** 술 후 약 1년 6개월경 순측 임상 사진으로 #21 임플란트 주변으로 연조직이 잘 유지 되고 있고 치간유두의 높이도 잘 유지 되고 있다.

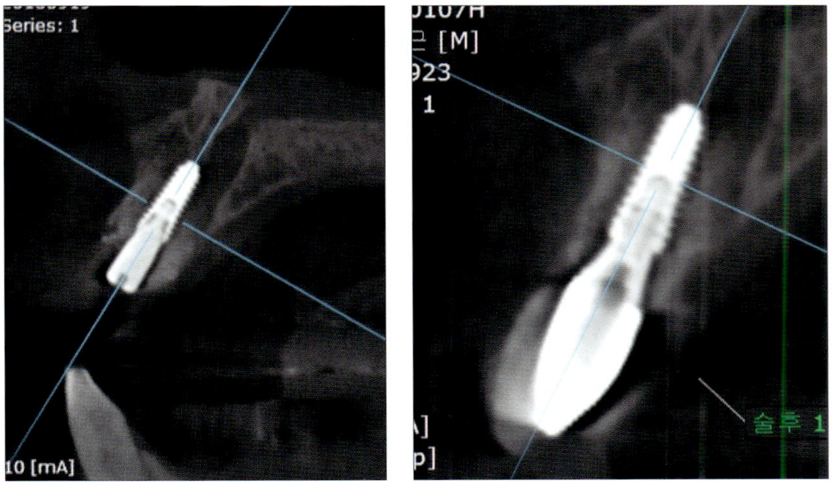

▶▶ 그림 17-146.
수술 직후와 술 후 1년 4개월경 CBCT 사진으로 임플란트 주변으로 골조직이 잘 유지 되고 있다.

이상으로 상악 전치부 연조직 이식술에 대해 알아보았다.

그러면 이렇게 상악 전치부에서 심미성을 위해 연조직이식술을 할 때 어느 정도 두께로 이식을 해 주는 것이 좋을까 하는 의문이 생긴다.

그래서 이번에는 상악 전치부에서의 이상적인 연조직 비율에 대해서 알아보기로 하자

다음 논문을 살펴보자

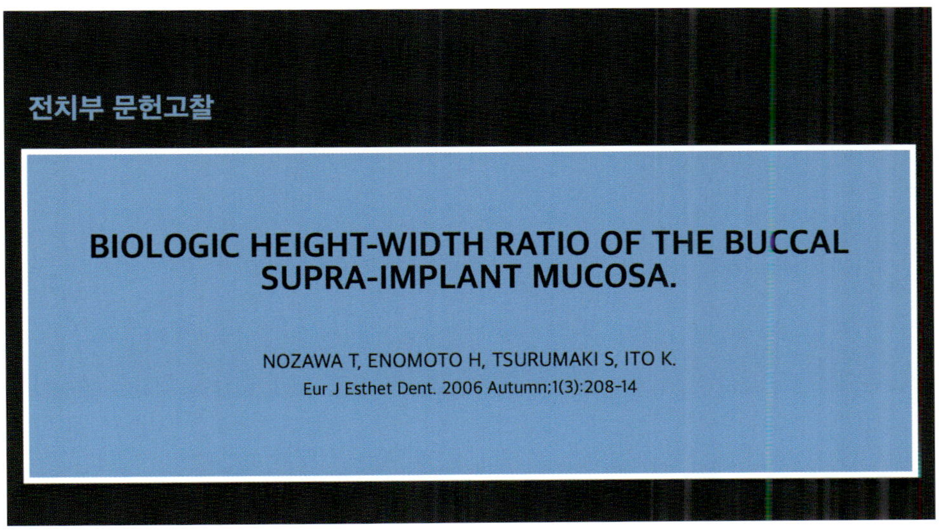

▶▶ 그림 17-147.
위 논문은 nozawa[16]가 2006년에 발표한 것으로 일명 nozawa's observation으로 불리기도 한다.

16) Nozawa T, Enomoto H, Tsurumaki S, Ito K.: Biologic height-width ratio of the buccal supra-implant mucosa.: Eur J Esthet Dent. 2006 Autumn;1(3):208-14

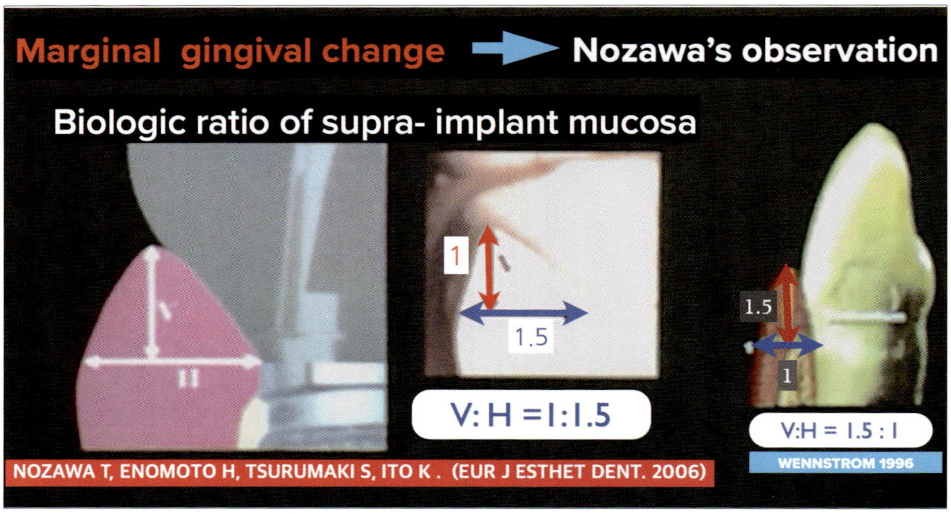

▶▶ 그림 17-148.

그림 17-148: 위 논문의 결론을 그림으로 살펴보면 건강한 연조직을가지고 있는 임플란트 주변 연조직의 높이와 폭의 비율을 측정해 보니 높이: 폭 = 1: 1.5이 비율을 보인다는 것이다. 이와는 반대로 wennstrom[17]은 자연치에서 건강한 연조직을 보이는 치아의 주변 연조직 비율은 높이: 폭 = 1.5 : 1이었다.

즉 임플란트 주변에서 연조직의 높이를 유지하기 위해서는 그 연조직의 높이보다 1.5배 넓은 폭의 연조직이 필요하다는 것이다. 자연치의 경우 주변 치주인대 등의 작용으로 연조직의 높이를 유지하기 위해서는 상대적으로 적은 양의 연조직 폭이 요구된다.

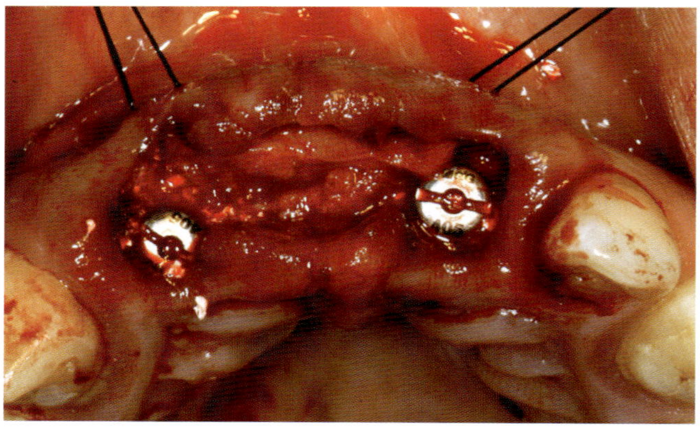

▶▶ 그림 17-149. 따라서 상악 전치부의 경우 위 그림과 같이 연조직 이식을 통해 충분한 폭을 가지는 연조직 volume을 만들어 주는 것이 중요하다.

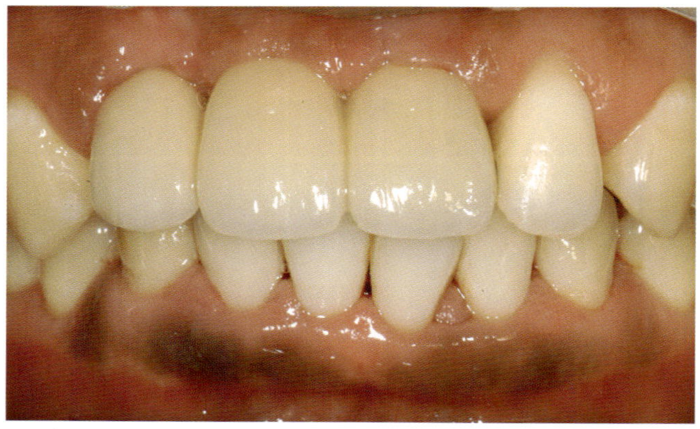

▶▶ 그림 17-150. 17-149 환자의 술 후 6년 1개월 경과 시 순측 임상 사진으로 #12~#21의 임플란트와 pontic 부위의 자연스러운 연조직이 유지 되고 있음을 알 수 있다.

17) Jan L. Wennstrb'm. Mucogingival Considerations in Orthodontic Treatment.Seminars in Orthodontics, Vol 2, No 1 (March), 1996: pp 46-54

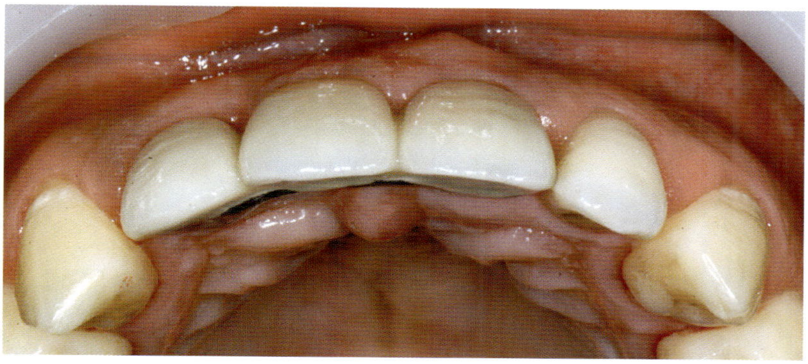

▶▶ 그림 17-151.
상기 환자의 술 후 6년 1개월 경과 시 교합면 임상 사진으로 #12-#21 사이의 순측 연조직 volume이 잘 유지 되고 있음을 알 수 있다.

2. 골이식술

일반적으로 발치와에 즉시 식립으로 임플란트를 시술하여도 발치와의 흡수를 막을 수는 없다. 물론 발치와의 협측 골판이 intact 하다면 골이식 없이도 임플란트 주변으로 골이 형성된다. 그러나 이 경우에도 순측 골판의 일부 흡수로 인한 순측부의 꺼짐 현상은 막을 수 없다. 이는 전치부에서 심미성을 떨어뜨리는 원인이 된다. 따라서 이러한 발치와의 흡수를 막기 위해 앞에서 말씀드린 연조직 이식술과 함께 임플란트 식립 후 발치와의 gap 사이에 골이식이 필요하며 필자는 이식 후 장기적으로 유지되면서 흡수가 더딘 골이식재(bovine bone 등)를 추천하고 있다(7장 참조).

이상으로 상악 전치부에서 발치 즉시 식립 시 고려할 상황과 실제 수술 방법에 대해 자세히 알아보았다.

기타 상악 전치부의 경사에 따른 수술적인 어려움 등의 문제는 제27장 troubleshooting에서 다루기로 하겠다.

아무쪼록 선생님들께서는 상악 전치부라는 심미적으로 중요한 부위의 발치 즉시 식립 시 위 사항들을 참고하셔서 수술에 임하시기를 바란다.

관련 동영상으로 더 깊게 이해하기

상악전치부 발치 즉시
임플란트의 식립전략
PART 1

상악전치부 발치 즉시
임플란트 식립전략
PART 2

[핸즈온]
발치 즉시 식립
(상악 전치부)

Chapter **18**

소 · 대구치 부위 발치 즉시 식립 임플란트의 식립 전략

필자가 발치 즉시 식립 연수회 등에서 처음으로 발치 즉시 식립을 하시는 선생님들께 권해 드리는 부위가 상악 소구치 부위이다. 이유는 심미적인 부담이 덜하고 해부학적 문제가 적기 때문이다.

소 · 대구치의 기본적인 식립 전략은 15장에서 말씀드린 내용을 따르면 큰 문제는 없을 것이다.

다만, 소구치 부위의 치조골과 치아의 경사도가 다른 경우, 대구치 부위의 septum의 유무나 상악동과의 거리, 하치조 신경이나 이공과의 관계에서 고려해야 할 점이 있다.

이번 장에서는 기존에 설명해 드렸던 발치 즉시 식립의 기본적인 사항에 더하여 소구치나 대구치 부위에서 발치 즉시 식립 시 고려해야 할 점에 대해서 임상 증례를 중심으로 설명하도록 하겠다.

01. 소구치 발치 즉시 식립 식립 시 고려 사항

소구치 발치 즉시 식립에 관해서는 상악 소구치부의 해부학적 형태와 하악 이공을 위주로 알아보기로 하겠다.

1. 상악 소구치 부의 해부학적 형태

다음 환자의 소구치부 CBCT 사진을 살펴보자

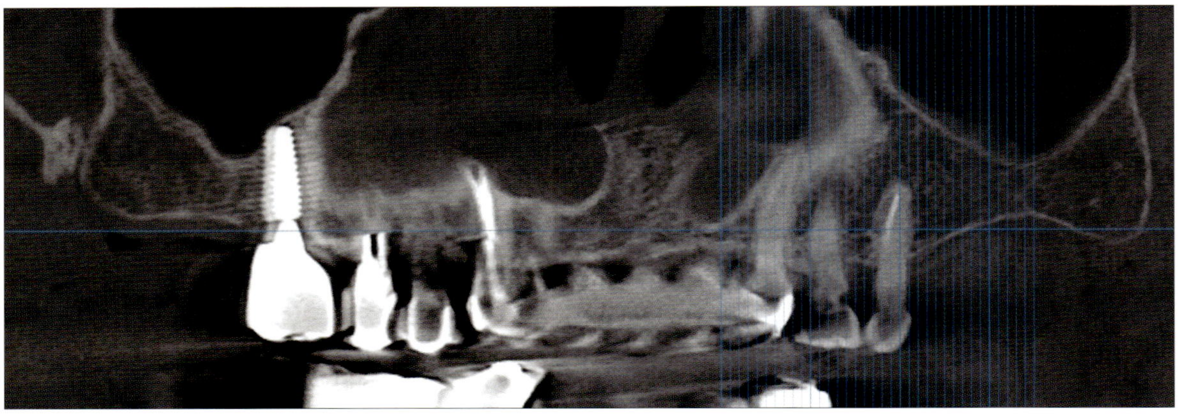

▶▶ 그림 18-1. 60대 여자 환자의 견치부에서 소구치를 지나 대구치 부위를 CBCT를 통해 관찰해 보자(#23~27에 이르는 cutting line을 보라).

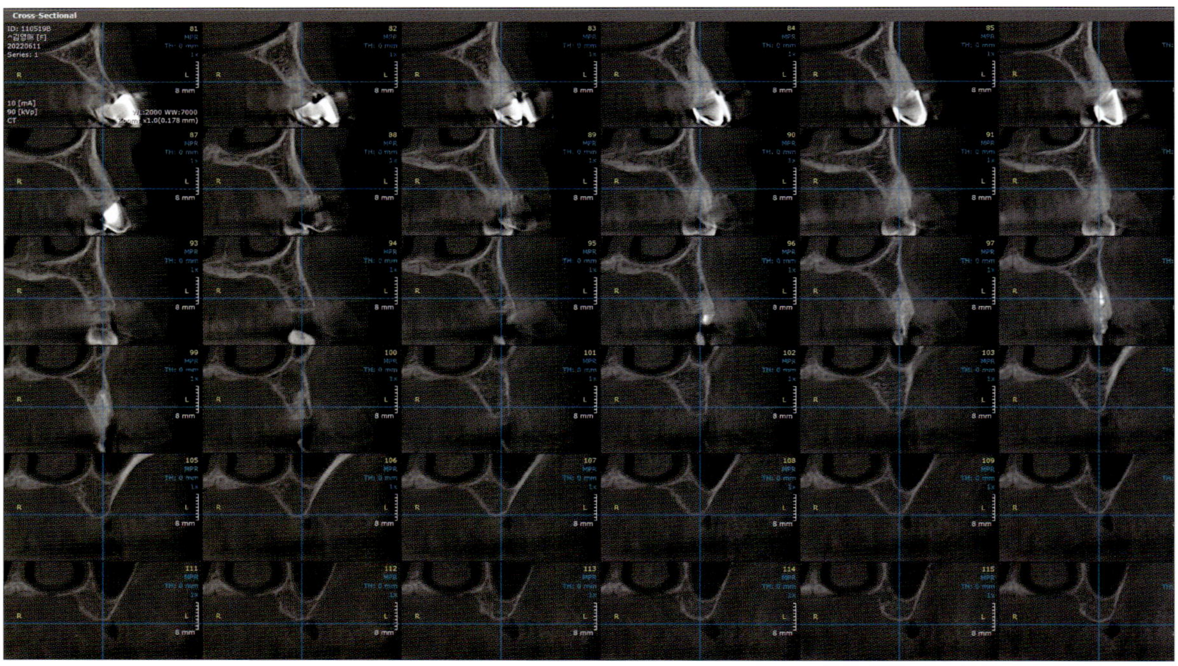

▶▶ 그림 18-2.

그림 18-2: 상기 환자의 cross section view를 확대한 것으로 왼쪽 상단부터 견치, 소구치 부위 치아의 기울기와 치조골의 관계를 볼 수 있다.

즉 견치의 경우 치조골의 중심부가 아닌 순측에서 치조골 장축보다 구개측 방향으로 치아 장축을 형성하고 있고 제1소구치의 경우 치조골의 장축 방향과 거의 수직에 가까운 치아 장축 방향을 볼 수 있으며 제2소구치의 경우 제1소구치 만큼은 아니나 치아의 장축이 치조골 장축에 비해 많이 구개측으로 많이 기울어져 있음을 알 수 있다.

따라서 이와 같이 치아 장축과 치조골의 장축의 방향이 차이가 큰 경우에는 발치 즉시 식립 시 치아의 장축 방향으로 식립하는 경우 협측에서 천공(perforation)을 만날 수 있다. 특히 치조골의 폭이 좁은 경우에는 많은 주의를 요한다.

따라서 이런 경우에는 17장 상악 전치부 수술에서 말씀드린것 처럼 치아장축 방향과 평행해도 자연치 근단부에서 구개측으로 2mm정도 이동하여 임플란트를 식립하여야 한다.

임상 증례 1 치아 장축과 치조골 장축의 차이가 큰 증례

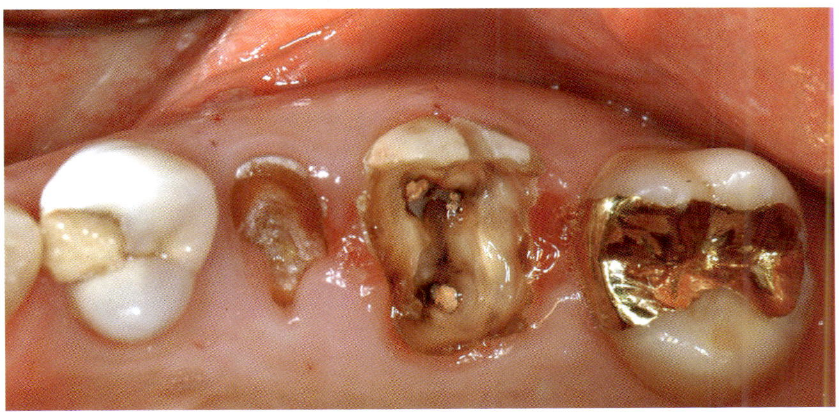

▶▶ 그림 18-3.
30대 여자 환자로 #25, 26 치아파절로 임플란트 수술 예정이다.

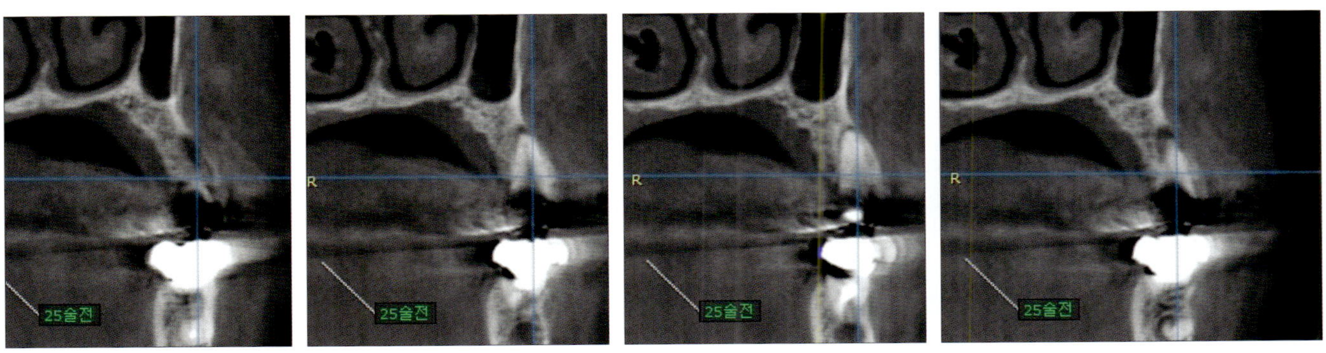

▶▶ 그림 18-4. 상기 환자의 술 전 CBCT 사진으로 #25 치아가 상당히 협측에 위치하고 치조골 장축과 치아의 장축 방향이 다름을 알 수 있다.

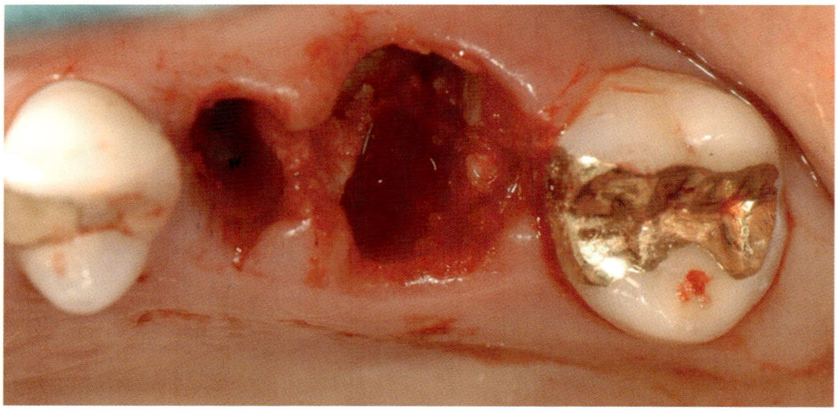

▶▶ 그림 18-5.

그림 18-5: #25, 26 임플란트 식립 시의 사진이다. #25 식립을 위한 드릴링 시 사진이다. 이 경우 치아의 장축에 평행하게 드릴링을 하되 치근첨보다는 구개측으로 드릴링을 해야 한다. 드릴링 각도 또한 치조골의 장축에 수직으로 식립한다는 생각으로 구개측에 평행하게 식립하여야 한다. 임플란트를 치아의 장축과 평행하게 식립하되 위치는 치아보다 구개측에 위치한다는 생각으로 식립하여야 한다. 즉 상악 전치부 임플란트를 식립하는 것에 준해서 드릴링하는 것이 좋다. 그리고 보철물의 형태가 수용할 수 있다면 구개측의 골을 삭제해서라도 구개측으로 임플란트 드릴링을 옮기는 것도 생각해 볼 수 있다.

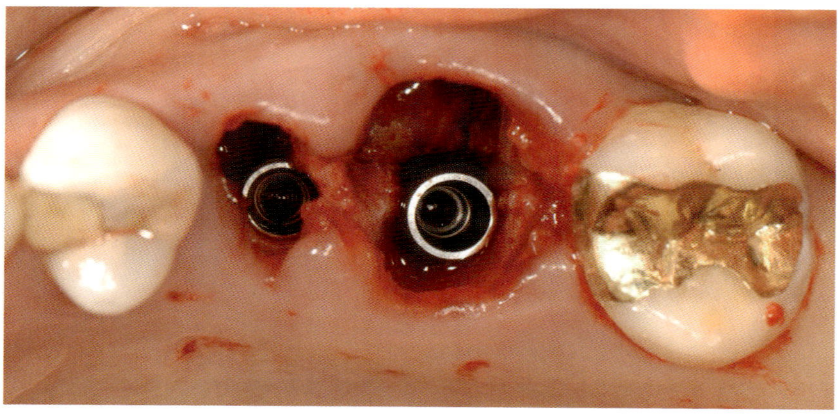

▶▶ 그림 18-6.
임플란트 식립 후의 임상 사진으로 #25 임플란트가 최대한 구개측으로 식립 되어있는 것을 볼 수 있다.

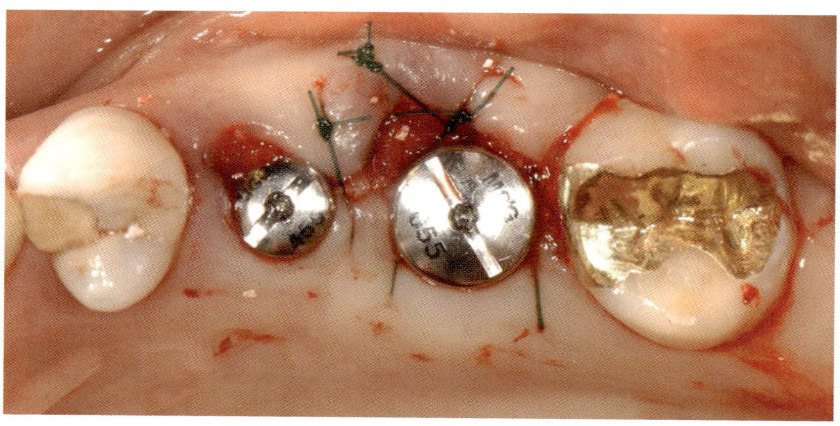

▶▶ 그림 18-7.
그림과 같이 수술이 마무리되었다. #25의 식립 위치가 구개측임을 알 수 있다.

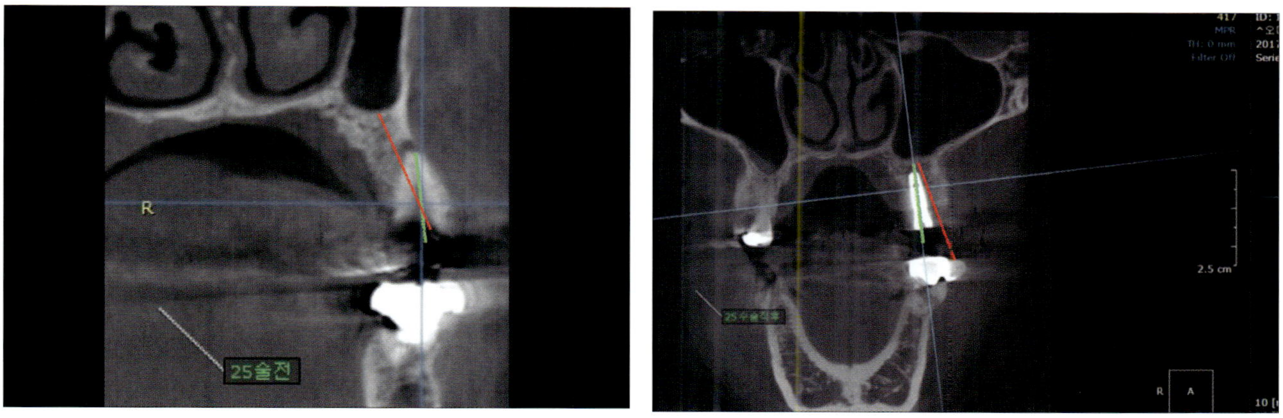

▶▶ 그림 18-8. #25 식립 직후의 CBCT 으로 위의 그림에서 볼수 있는 술 전 CBCT 상(왼쪽 그림)의 치조골의 장축(붉은 선)과 치아의 장축(녹색선)이 #25 임플란트 식립 직후 CBCT 상(오른쪽 그림)에서도 임플란트의 식립 위치만 자연치에 비해 구개측으로 이동하였을 뿐 임플란트의 식립 각도(녹색선)는 자연치와 임플란트가 거의 동일한 각도를 유지하고 있는것을 알 수 있다.

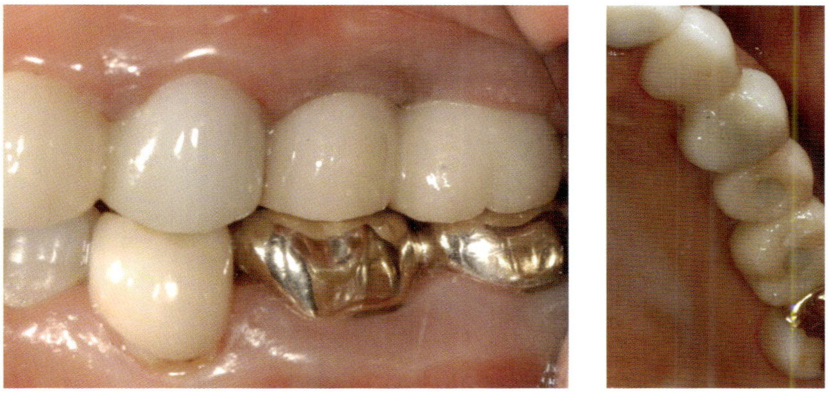

▶▶ 그림 18-9.
최종 보철 완성 시 임상 사진으로 협측 치조골이 잘 유지 되고 있고 임플란트가 구개측에 식립 되어 있음을 알 수 있다.

2. 하악 소구치 부위 이공의 위치

하악 소구치의 경우 발치 후 발치와의 상태 외에도 이공의 위치에 따라 수술의 난이도가 결정된다.

다음 논문을 살펴보자

Currie[1] 등에 의하면 하악 이공의 가장 흔한 위치는 제1, 2 소구치 사이다. (76%); 다른 논문에서도 다음 정도의 비율로 나타나고 있다. Al-Shayyab et al. (2015)(48.6%), Gada & Nagda(2014)(63%), Guedes et al. (2011)(55.89%), Gupta et al. (30.8%), Haghanifar & Rokouei(2009)(47. %), Lim et al. (2015)(41.2%), Pyun et al. (2013)(72%) and Pria et al. (2011)(55%)의 비율로 1, 2 소구치 사이에 이공이 존재한다고 하였다.

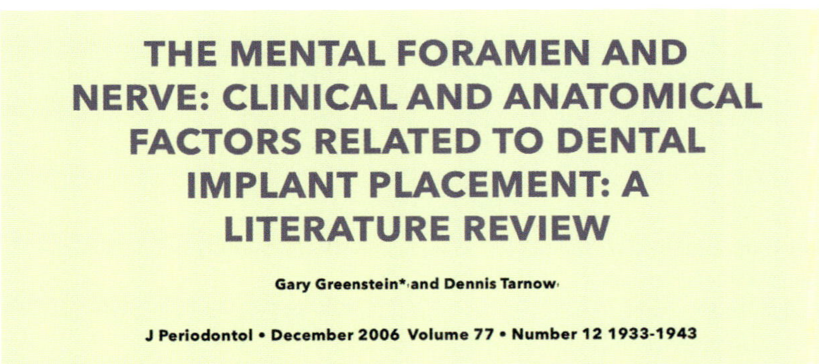
THE MENTAL FORAMEN AND NERVE: CLINICAL AND ANATOMICAL FACTORS RELATED TO DENTAL IMPLANT PLACEMENT: A LITERATURE REVIEW

Gary Greenstein* and Dennis Tarnow

J Periodontol • December 2006 Volume 77 • Number 12 1933-1943

▶▶ 그림 18-10.
Greenstein[2] 등이 발표한 논문으로 이공에 대한 정리가 비교적 잘 되어 있는 것으로 판단된다.

Table 3. Percentage of Patients With an Anterior Loop Mesial to the Mental Foramen: Length of the Loop

Author	Technique	%	N	Length of the Loop
Jacobs et al.[7]	CT scan	7	230	-
Rothman[49]	CT scan	-	-	10mm(single scan; not a study)
Misch[48]	Panoramic radiographs	12	-	Distance up to 3mm
Misch and Crawford[50]	Panoramic radiographs	12	324	Mean: 5mm
Jacobs et al.[36]	Panoramic radiographs	11	545	-
Arzouman et al.[51]	Panoramic radiographs	56*	25	Mean lengths without(and with) bone markers were 2.69mm (of skulls)
		76†		(4.17mm)(method A*) and 2.75mm(4.64 mm)(method B†)
Bavitz et al.[19]	Dissected cadavers	11	35‡	1 mm was the largest anterior loop
			24	Mean: 0.2mm in the dentate group; range: 0.0 to 1.0mm
			23	Mean: 0.0mm in the edentulous group; range 0.0 to 0.0mm
	Periapical radiographs	54	35	Mean: 2.5mm in the dentate group; range: 0.0 to 7.5 mm
				Mean: 0.6mm in the edentulous group; range: 0.0 to 2.0mm
Rosenquist[52]	Dissected cadavers	26	58	For 13 cases, the loop was 0.5mm; for two cases, it was 1mm; mean: 0.15mm
Kieser et al.[34]	Dissected cadavers	0	56	No additional data
Kuzmanovic et al.[47]	Dissected cadavers	37	22	Range: 0.11 to 3.31mm
	Panoramic radiographs	27	22	Range: 0.5 to 3.0mm
Mardinger et al.[53]	Dissected cadavers	28	46	Range: 0.40 to 2.19mm, 12/13 £2mm, 1/13 > 2.1mm
	Periapical radiographs	19	46	Range: 0.5 to 2.95mm, 8/9 £2mm, 1/9 > 2.1mm
Neiva et al.[14]	Dissected cadavers	88	22	Mean: 4.13mm; range: 1 to 11mm
Solar et al.[16]	Dissected cadavers	59	37	Mean: 1mm; range: 0.5 to 5.0mm

– = no data. * Panelipse. † Orthoralix. ‡ Cadaver dissections corresponding to 35 of 47 mandibles where periapical films were taken.

▶▶ 그림 18-11.

이 표는 CT, 파노라마, cadavar 등에서 이공의 전방고리(anterior loop)를 확인한 것으로 0%에서 88%까지 다양한 분포를 보인다. 따라서 이 논문에서는 이공 부위의 임플란트 수술 시 반드시 CT를 찍어서 이공 부위의 전방고리(anterior loop)를 확인하고 2mm 정도의 안전거리(safety margin)를 확보할 것을 권고하고 있다(그림 18-11).

이러한 이공의 위치가 문제가 되는 경우는 발치와와 이공 사이의 거리가 3mm 이하일 때이다. 고전적인 발치 즉시 식립 이론에서는 발치와 하방 3mm 정도에서 임플란트 초기 고정력을 얻게 되는데 이 경우 그것이 힘들기 때문이다. 이러한 경우 발치와의 측벽을 이용하여 초기 고정력을 얻어야 한다. **따라서 임플란트를 발치와의 설측을 이용하여 식립하거나 발치와의 apical 1/3보다 충분히 굵은 직경의 임플란트를 식립하여야 한다.**

1) Charlotte C Currie, John G Meechan, John M Whitworth, Andrew Carr and Ian P Corbett.Determination of the mental foramen position in dental radiographs in 18–30 year olds.Dentomaxillofac Radiol, 45, 20150195
2) Gary Greenstein, Dennis Tarnow. The Mental Foramen and Nerve: Clinical and Anatomical Factors Related to Dental Implant Placement: A Literature Review. J per Volume77, Issue12December 2006Pages 1933-1943

임상 증례 2 치근과 이공 사이의 공간이 3mm 이하인 증례

다음 증례를 살펴보자.

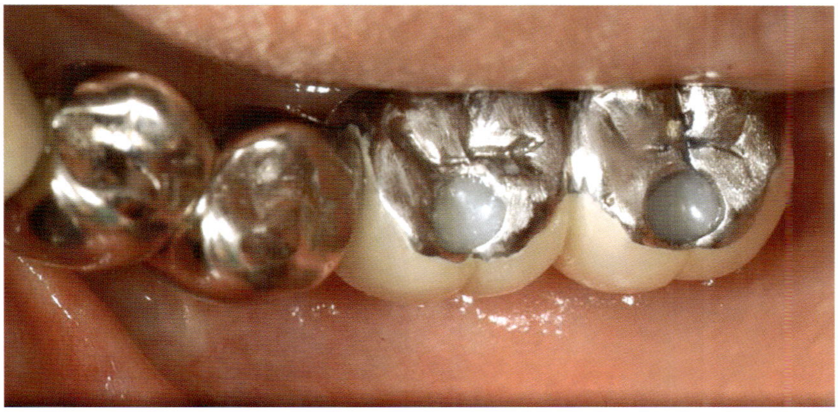

▶▶ 그림 18-12.
70대 남자 환자로 #34, 35 중등도 이상의 치아 동요로 인해 발치를 결정하였다.

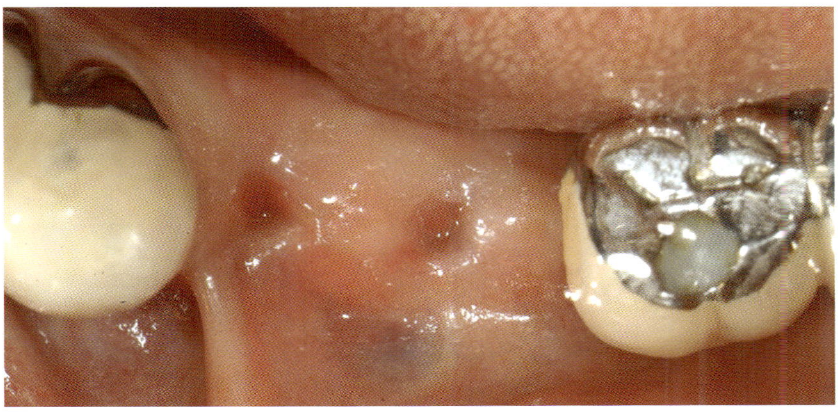

▶▶ 그림 18-13.
환자분 사정으로 발치 후 한 달 정도 경과 후 임플란트 식립 시 발치와 치유 사진이다. 아직 연조직의 충분한 치유가 일어나지 않은 것을 알 수 있다.

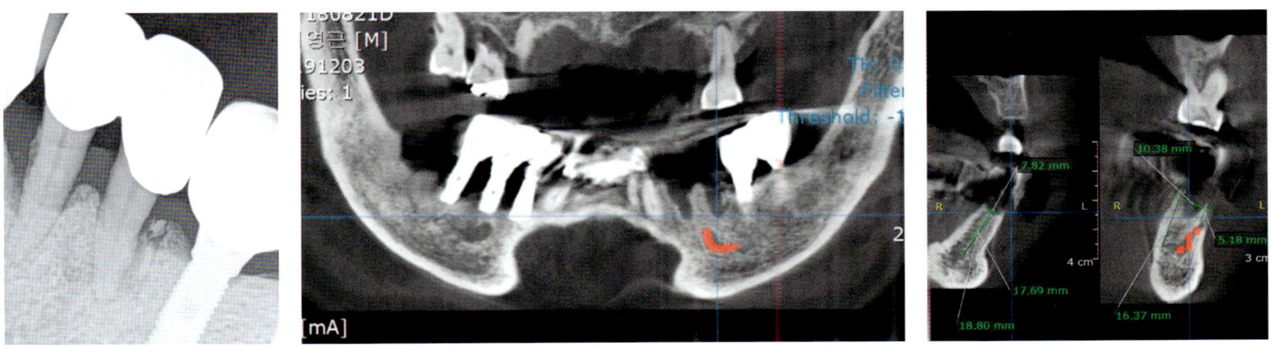

▶▶ 그림 18-14. 상기 환자의 발치 전 periapical x-ray 사진과 발치 후 한 달 경과 시 CBCT 사진으로 하악 이공이 #34, 35 사이에 위치하고 하치조 신경과 #34 치근과의 거리도 3mm 이하인 것을 알 수 있다. 이 경우 임플란트 식립 시 치근의 측벽에서 초기 고정을 얻어야 한다.

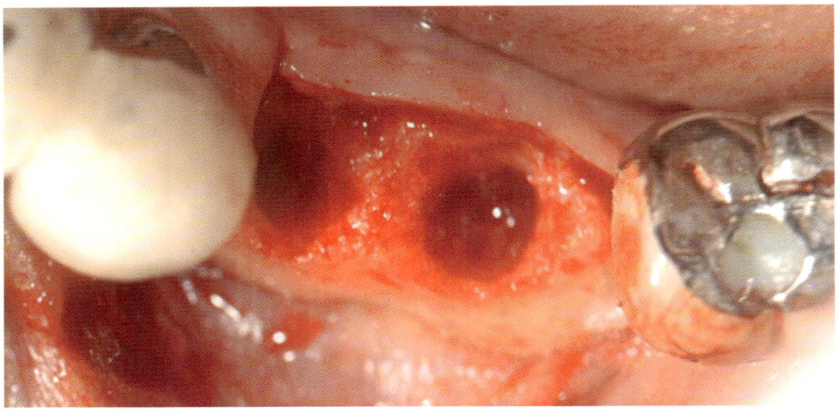

▶▶ 그림 18-15.
flap 거상 시 사진으로 발치와의 치유는 아직 일어나지 않았다.

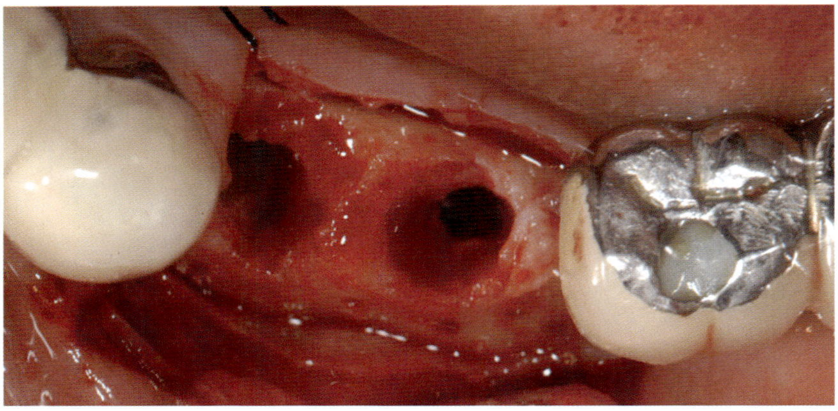

▶▶ 그림 18-16.
발치와 부위 드릴링 시 사진으로 설측으로 드릴링하였다.

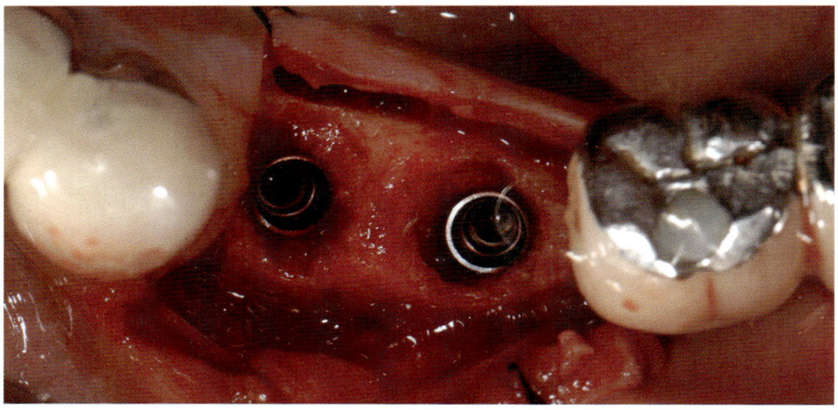

▶▶ 그림 18-17.
임플란트 식립 시 사진이다. 초기 고정을 치근단부에서 얻었으며 하치조 신경을 보호하기위해 가능하면 치근 내에 임플란트를 위치시키거나 치근첨에서 약간만 더 드릴링을 하였다. 혹시라도 있을지 모를 하악 이공 손상을 방지하기 위해 #35 임플란트를 약간 distal로 기울여 식립하였다.

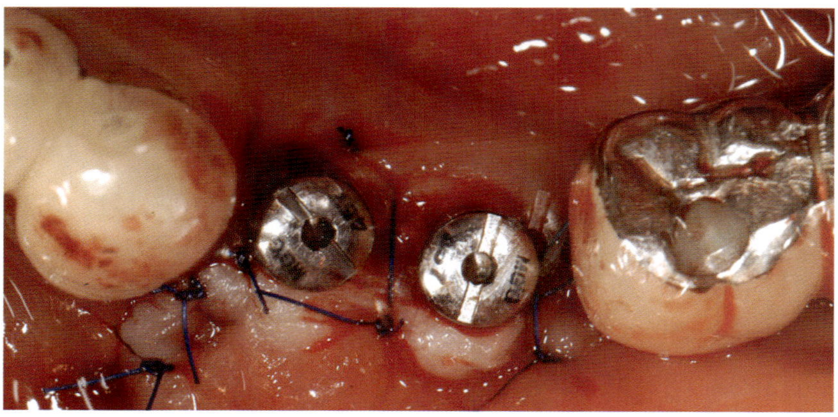

▶▶ 그림 18-18.
골이식을 하고 봉합하고 수술을 마무리하였다.

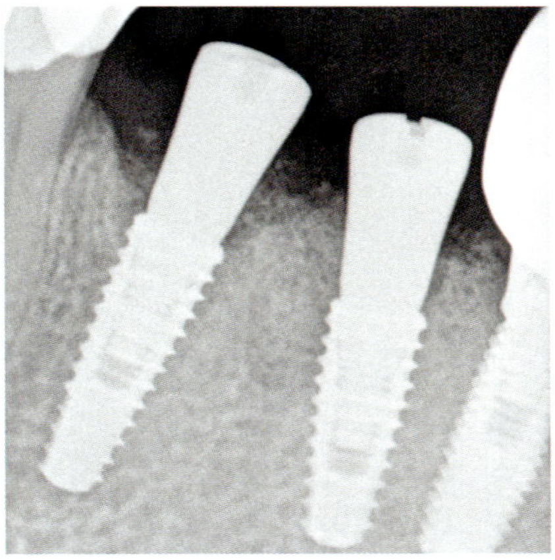

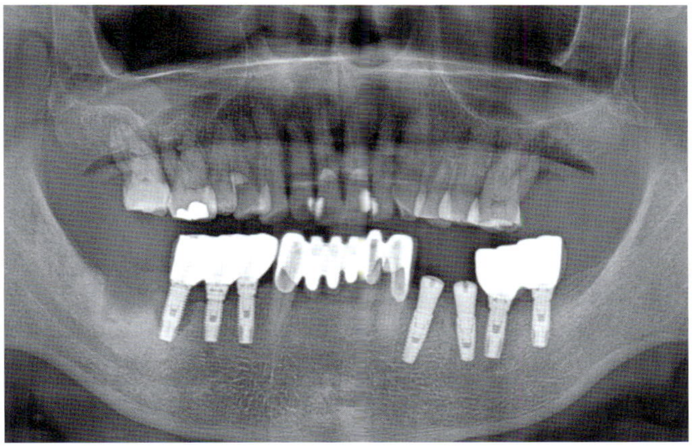

▶▶ 그림 18-19. 수술 직후 periapical x-ray와 파노라마 사진이다. 하악 이공과 함께 임플란트 근단부의 위치 관계를 확인할 수 있다.

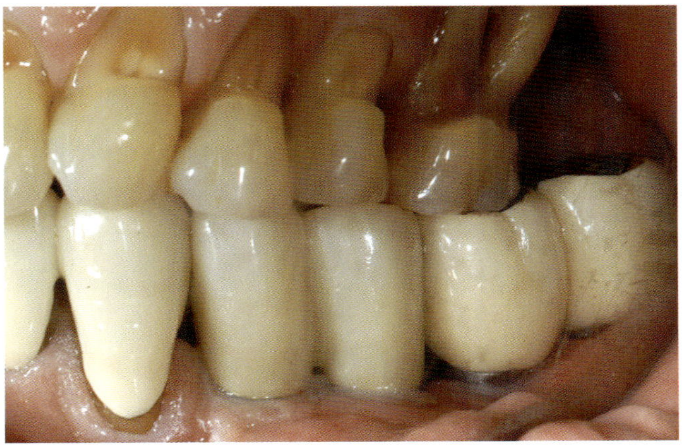

▶▶ 그림 18-20. 보철 완성 시의 임상 사진이다. 환자가 구치부 crossbite 상태이고 치주질환으로 치조골이 흡수가 되어 있었던 상태라서 임플란트 주변으로 각화 치은의 양이 적은 것을 볼 수 있다.

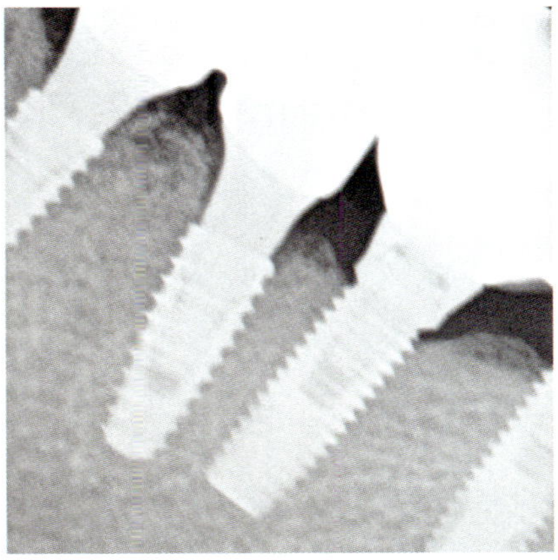

▶▶ 그림 18-21. 보철 완성 후 periapical x-ray 사진으로 하악 이공과 #35 임플란트의 간격을 볼 수 있고 임플란트 주변 골이 잘 치유 되었음을 알 수 있다.

02. 대구치 발치 즉시 식립 시 고려할 점

대구치 발치 즉시 식립에 관해서는 septum이 있는 경우와 septum이 없는 경우로 나눌 수 있겠다. 또한 임플란트의 발치와 내에서의 식립 위치에 대한 부분도 중요한 부분이다. septum과 관련하여 대구치 즉시 식립 시 다음 3가지 정도를 고려해야 한다.

1. 상악 대구치의 septum이 있을 때의 식립 위치
2. 하악 대구치의 septum이 있을 때의 식립 위치
3. Septum이 없는 경우 : 치주염이 심하거나 단근치의 경우

1. 상악 대구치의 septum이 있을 때의 식립 위치

상악 대구치에서 septum이 존재하는 경우 septum의 중심부에서 약간 구개측으로 식립을 해주는 것이 좋다. 이는 술 후 상악 대구치의 협측 흡수량(50% 이상)이 많기 때문이다.

이때 중요한 것은 상악동 하연까지의 거리이다. 술 전 CBCT나 파노라마 상에서 상악동 하연까지의 거리를 확인하고 특히 septum의 정상 부위와 상악동 하연 사이에 거리가 얼마나 되는지를 확인하여야 한다.

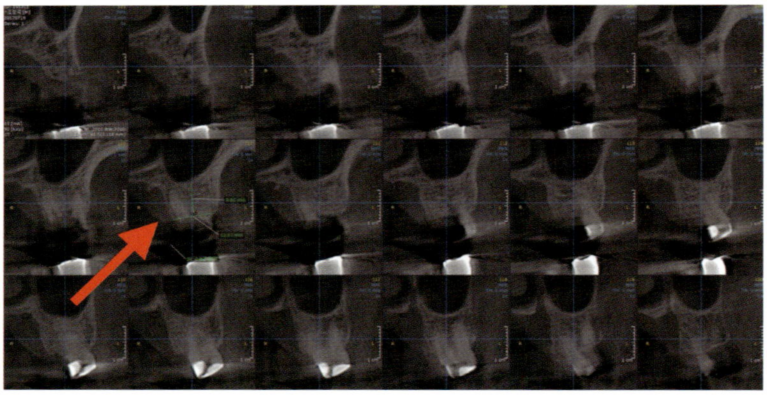

▶▶ 그림 18-22.

위그림 화살표처럼 만약 상악동 하연과 치근 사이의 거리가 3mm 이상 충분하다면 septum을 이용한 발치 즉시 식립에 큰 어려움이 없는 경우가 많다.

그리고 septum의 폭이 5mm 이하로 적을 경우 드릴링 시 septum 상부의 골들이 삭제되어 남지 않는 경우가 많으므로 조심스러운 드릴링이 요구되며 만약 이런 경우라면 식립 깊이를 약간 깊게 하고 septum의 하방에서 초기고정을 얻어야 한다. 또한 이런 경우 densah bur와 같은 bone preserving 드릴링을 하는 드릴을 이용하면 septum 측면 열개를 최소한으로 줄일 수 있다.

협측 골판이나 구개측 골판의 열개가 있는 경우에는 식립 깊이가 좀 더 깊어져야 하며 이때는 앞에서 말씀드린 Hayashi rule을 따른다. (16장, 24장 참조)

임상 증례 3 상악 대구치 septum이 남아있는 경우

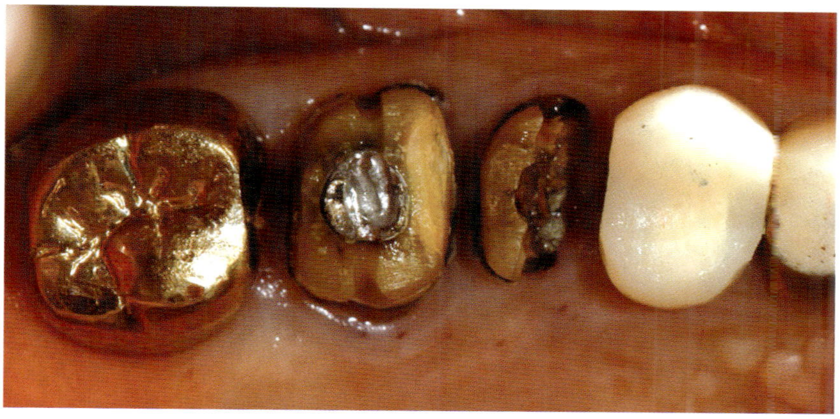

▶▶ 그림 18-23.
69세 여자 환자로 #16 치아파절로 내원하여 치관 파절 및 치근우식이 관찰되어 발치를 결정하였다.

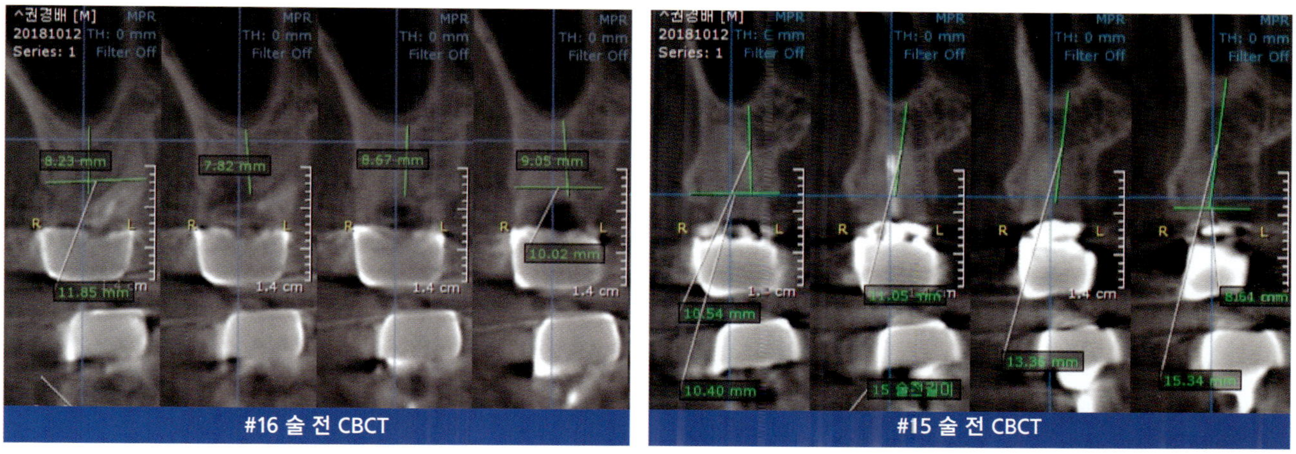

▶▶ 그림 18-24. 상기 환자의 술 전 CBCT 사진으로 치근우식을 볼 수 있으며 #16 부위 상악동 하연과 치근 사이에 치조골이 남아있음을 알 수 있다. 또한 septum의 정상에서 상악동 하연 까지 8mm 이상의 충분한 거리가 있음을 알 수 있다.

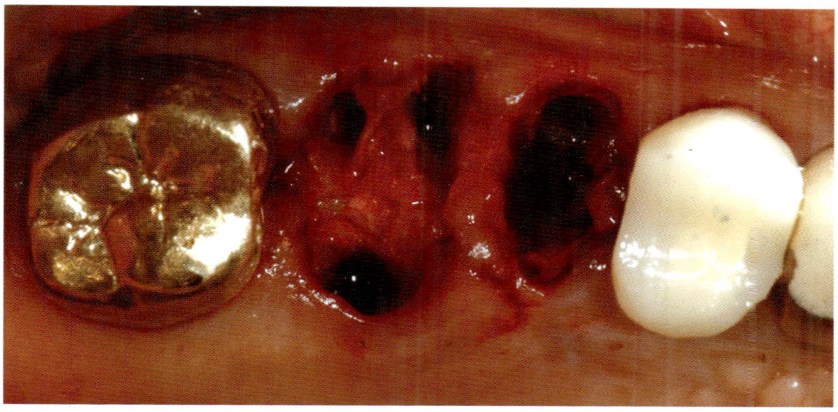

▶▶ 그림 18-25.
상기 환자의 발치 후 사진으로 치근 사이의 septum의 폭이 충분한 것을 알 수 있다.

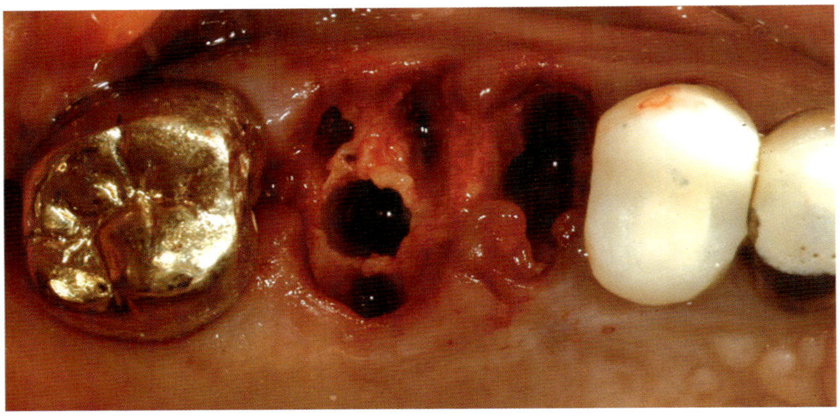

▶▶ 그림 18-26.

그림 18-26: 발치 즉시 식립을 위한 드릴링 후 임상 사진이다. 여기서 우리가 눈여겨봐야 할 것은 드릴링의 위치이다. 이 환자의 경우 septum이 비교적 구개측에 위치하여서 드릴링을 septum의 중앙부에 하였어도 전체 발치와의 관점에서 봤을 때는 협측의 공간이 충분히 있는 구개측에 위치되었다는 것이다. 이렇게 하는 것이 향후 발치와의 흡수에 효과적으로 대응할 수 있는 방법이다. **따라서 septum의 위치만 보고 임플란트 식립 위치를 결정해서는 안 되고 발치와 전체적인 관점에서 임플란트가 구개측에 위치할 수 있게 드릴링의 위치를 선정하여야 한다.**

또한 이 증례에서는 densah bur를 사용하여 septum 부위의 드릴링 후 흔히 생길 수 있는 근원심부나 협구개측으로의 열개 부위가 형성되는 것을 최소로 할 수 있었다.

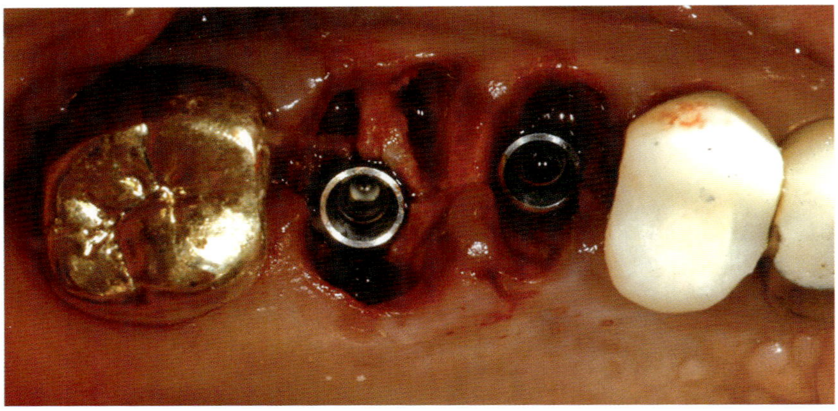

▶▶ 그림 18-27.
임플란트 식립 후의 사진이다. #16에서 임플란트가 약간 구개측으로 식립 되어있는 것을 볼 수 있다.

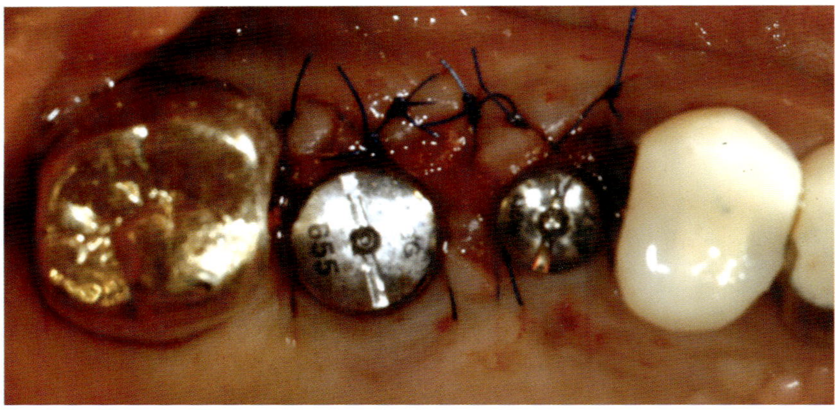

▶▶ 그림 18-28.
이와 같이 식립하였을 때 향후 있을 협측 골판의 흡수에 어느 정도 대응할 수 있다고 필자는 생각한다.

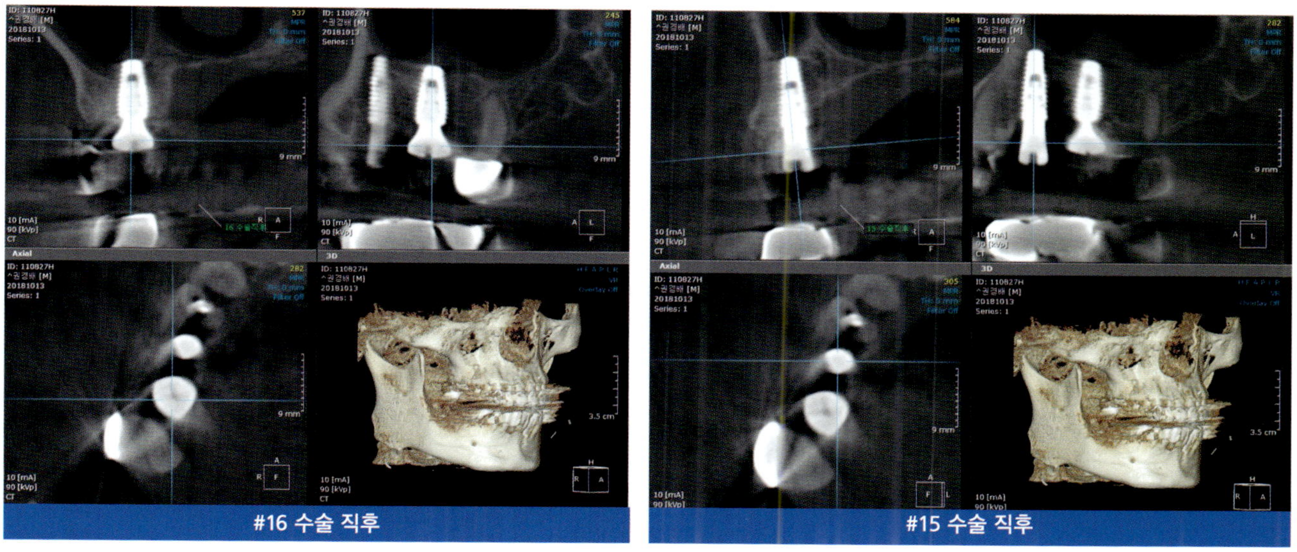

▶▶ 그림 18-29. 수술 직후 CBCT 사진으로 임플란트가 구개측으로 식립 된 것을 알 수 있다.

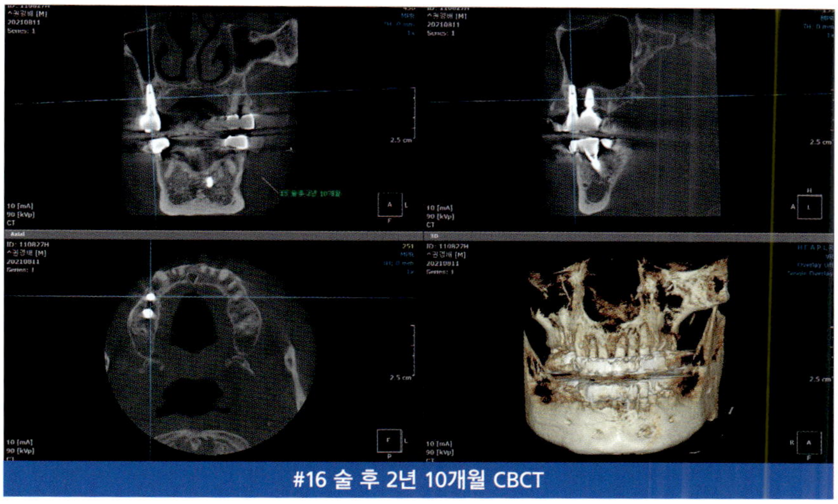

▶▶ 그림 18-30.
#16 수술 후 2년 10개월 경과 시 CBCT 사진으로 임플란트 주변으로 피질골층(cortical layer)을 동반한 안정적인 골반응을 볼 수 있다.

2. 하악 대구치의 septum이 있을 때의 식립 위치

하악 구치부 임플란트 식립 시 가장 주의해야 할 부분은 하치조 신경 손상의 방지이다.

이런 관점에서 보면 하악 구치부 발치 즉시 식립은 식립 위치의 선정이 중요하다. 기본적인 개념은 16장에서 말씀드린 것처럼 하치조 신경에서 2mm 정도의 안전거리를 확보하고 또한 인접한 자연치가 intact 하다면 인접치 midfacial에서 4mm 깊이로 식립하는 것이다.

발치와 septum의 경우 발치와가 intact 하다면 일반적으로 협측이나 설측 골판에 비해 높이가 조금 낮은 경우가 많다. 따라서 septum의 높이를 협측 골판의 높이와 비교하여 미리 알고 있는 것도 중요하다.

또한 상악에서와 마찬가지로 협측 열개가 있는 경우라면 식립 깊이가 좀 더 깊어져야 하며 이때는 앞에서 상악 구치부와 마찬가지로 Hayashi rule을 따른다. (16장, 24장 참조)

임상 증례 4 하악 대구치 septum이 남아있는 경우

다음 증례는 14장에서 살펴보았던 증례로 여기서는 하악구치부 Septum에서의 식립 위치 위주로 설명드리겠다.

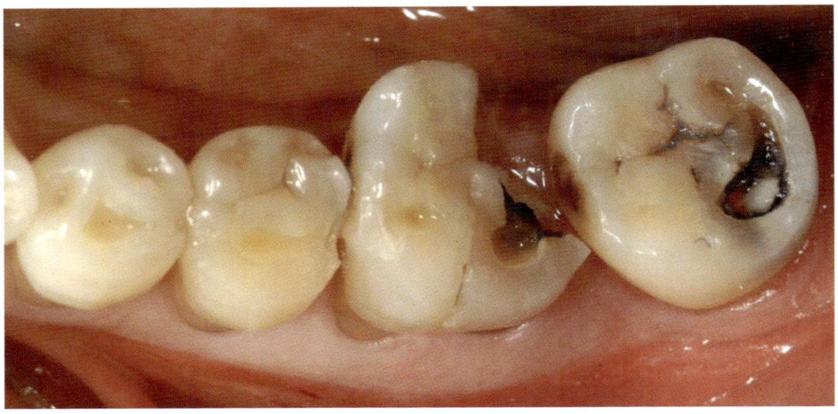

▶▶ 그림 18-31.
40대 남자 환자로 #36 치아의 치아파절 및 치근 우식으로 발치를 결정하였다.

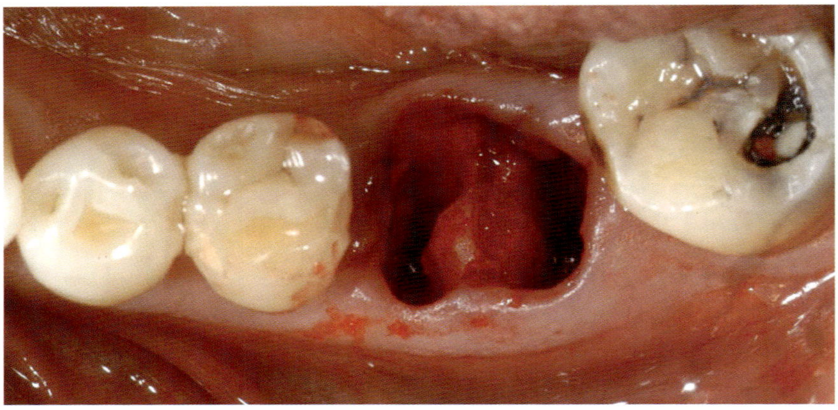

▶▶ 그림 18-32.
발치 후 사진으로 septum이 intact 한 것을 알 수 있다. 이 증례와 같이 하악 제2대구치가 있는 경우 제1대구치의 식립 위치는 발치와의 근원심으로는 중앙부, 협설측으로는 약간 설측으로 식립해 주는 것이 좋다. 만약 제2대구치만 식립하는 경우나 제1, 2 대구치 부위를 같이 식립하는 경우라면 일반적으로 약간 근심쪽에 식립하여도 큰 문제는 없다.

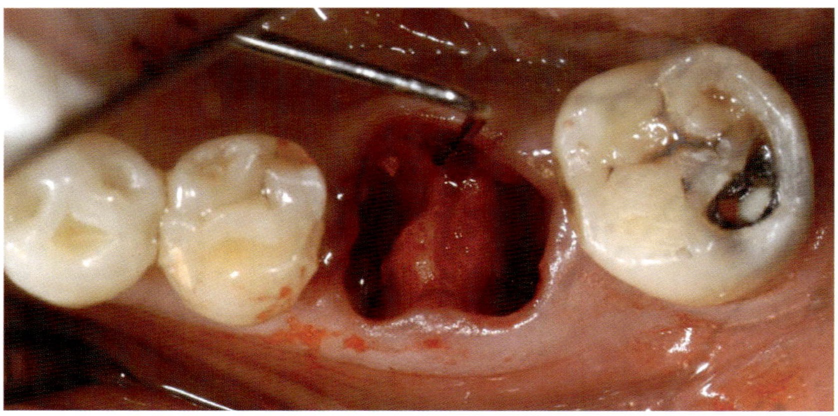

▶▶ 그림 18-33.
드릴링 시작 전에 설측 연조직의 높이를 치주탐침자로 측정한다.

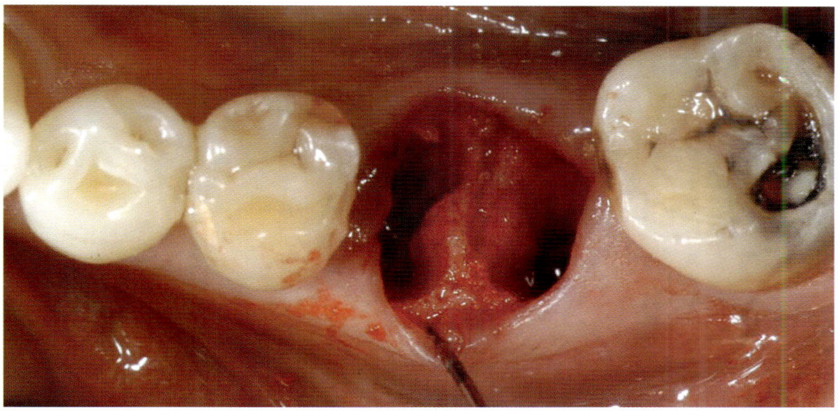

▶▶ 그림 18-34.
협측 뜨한 연조직의 높이를 측정한 다음 식립 깊이는 septum의 높이와 관계없이 설측 연조직 연을 기준으로 식립한다.

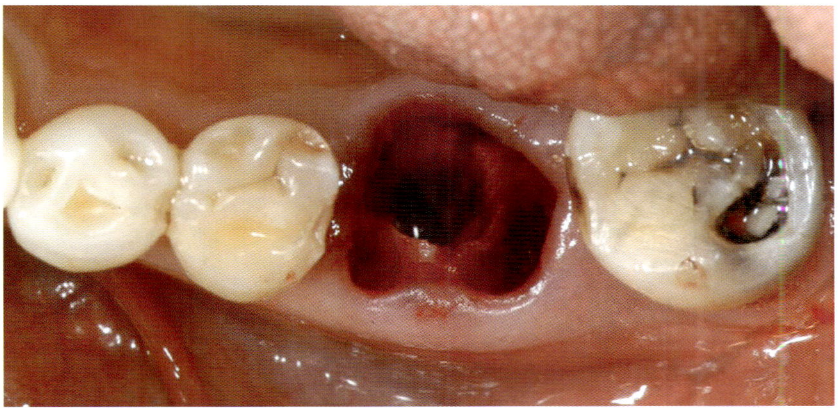

▶▶ 그림 18-35.
드릴링 후 사진이다. septum의 폭이 비교적 넓은 편이었기 때문에 임플란트가 근원심에서는 중앙부위, 협설측에서는 설측으로 드릴링되었다. 만약 septum의 두께가 얇은 경우라면 드릴링 시 세심한 주의 가 요구된다. 이 경우에는 lance drill을 이용하여 시작점을 표시한 후 2mm 직경의 드릴링 시 처음 계획했던 위치와 달라지지 않도록 식립 방향을 잘 유지하면서 드릴링을 해야 한다. 드릴이 근심이나 원심 쪽으로 밀리는 경우가 생길 수 있으므로 lindenman drill을 이용하여 드릴링 path를 잡아주는 것이 필요하다.

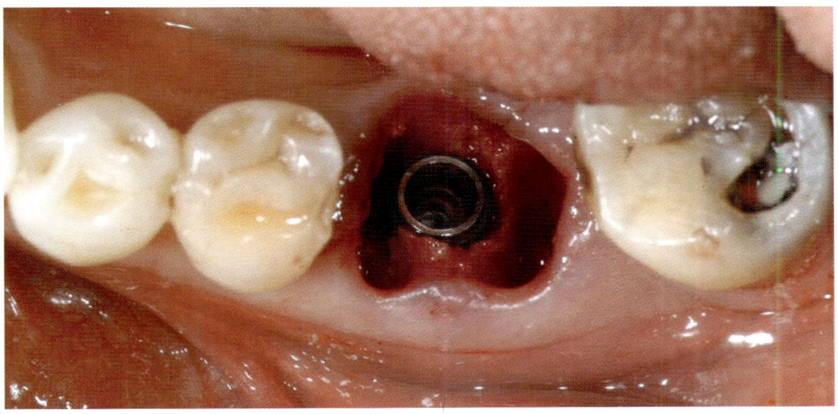

▶▶ 그림 18-36.
임플란트 식립 후의 사진이다. 근원심적으로 발치와의 중앙에 협설측으로는 약간 설측에 위치된 것을 확인할 수 있다.

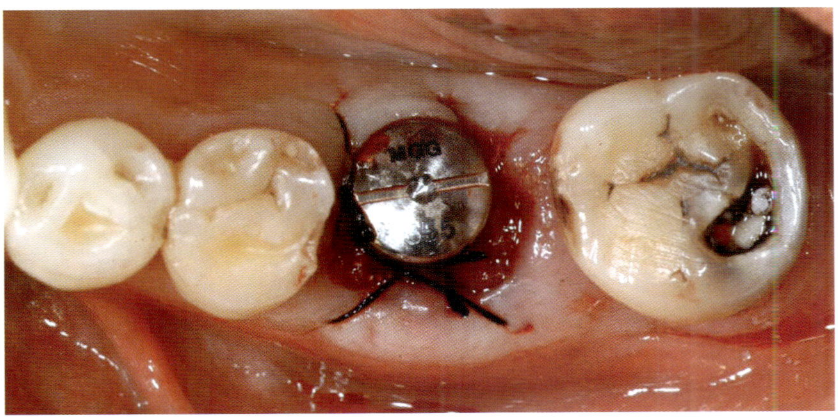

▶▶ 그림 18-37.
봉합 후 개방창으로 수술을 마무리하였다.

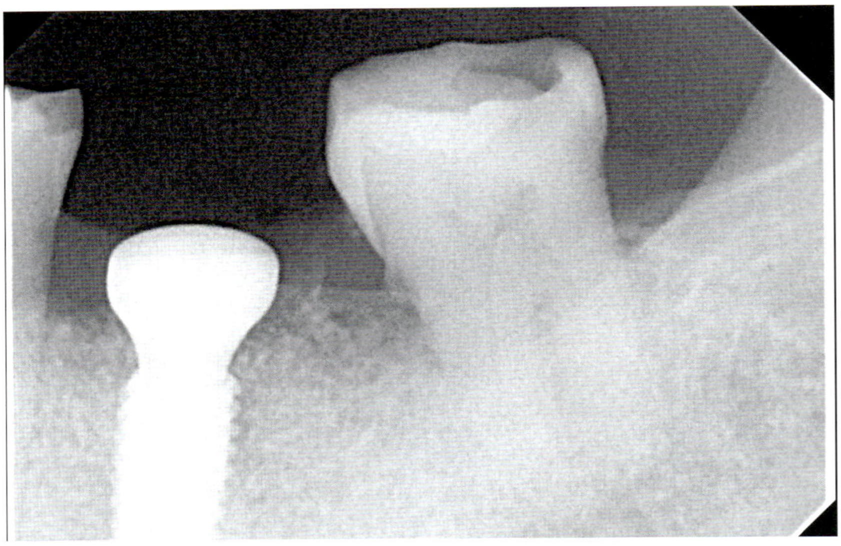

▶▶ 그림 18-38.
수술 직후 periapical x-ray 사진이다. 임플란트가 인접치 치간골에서 3-4mm 정도 깊이 식립 된 것을 알 수 있다. 이것은 중간 정도의 scallope을 가지는 bio type에서 인접치 midfacial 부위 변연치은과 인접치 치간골 치조점의 높이가 비슷하기 때문에 술후 x-ray에서 확인할 수 있는 인접치 치간골정에서 3-4mm 깊이로 임플란트를 식립한것을 확인하는 것이 올바른 깊이 식립되었다고 할 수 있다.

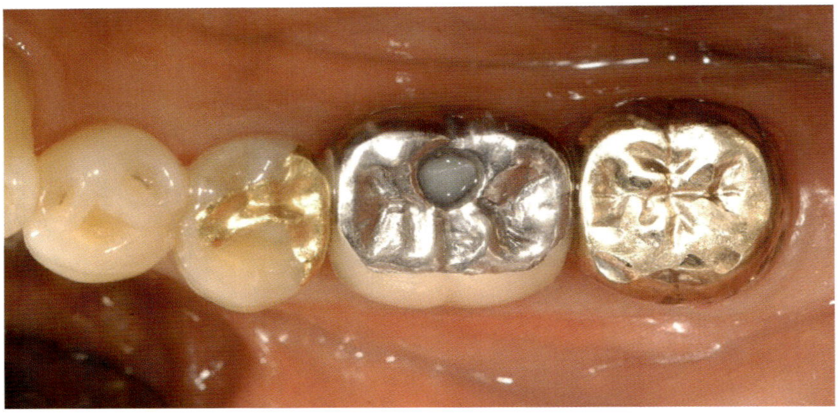

▶▶ 그림 18-39.
보철 완성 시 교합면 임상 사진이다. 임플란트가 약간 설측에 위치된 것을 확인할 수 있다.

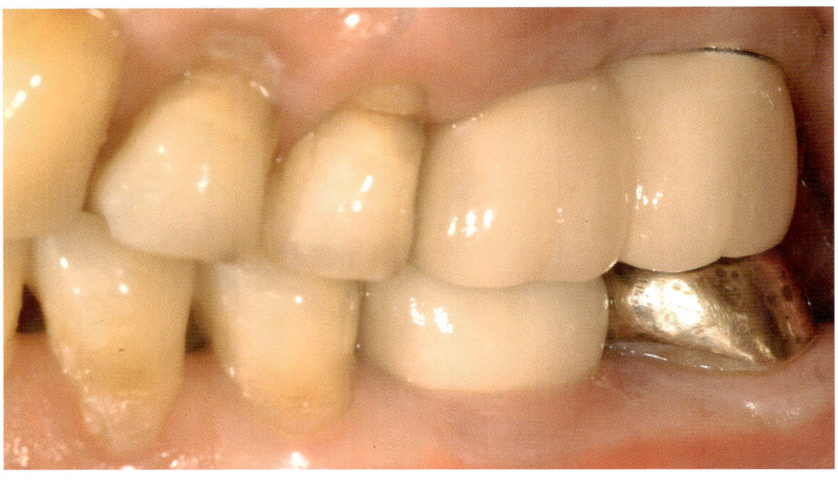

▶▶ 그림 18-40.
보철 완성 시 협측 임상 사진이다. Muco-gingival junction이 잘 유지 되고 있고 협측 치은의 퇴축은 보이지 않는다.

3. 대구치 부위의 septum이 없을 때의 식립 위치

대구치 발치 즉시 식립 시 치근이 합쳐져서 단근치의 형태이거나 치주질환 등에 의해 치조골흡수가 일어나서 협측 골판이 흡수가 되어 있거나 septum이 흡수가 되어 있는 경우가 있다. 이런 경우 임플란트의 초기 고정은 발치와의 근단부나 측벽에서 얻을 수밖에 없다. 또한 협측 골판의 열개가 있는 경우에는 식립 깊이가 깊어져야 하며 앞서 말씀드린 hayashi rule을 따른다. 제1대구치의 경우 근단부에서 고정을 얻을 수 없다면 수술을 연기하는것이 좋다.

제2대구치의 경우 단근치 형태라 하더라도 임플란트를 근심 쪽으로 심을 수 있다면 이 경우 제2대구치의 근심측 골을 이용하여 식립하는 경우도 있다. 그 방법은 아래 그림 18-41 그림을 참조하기 바란다.

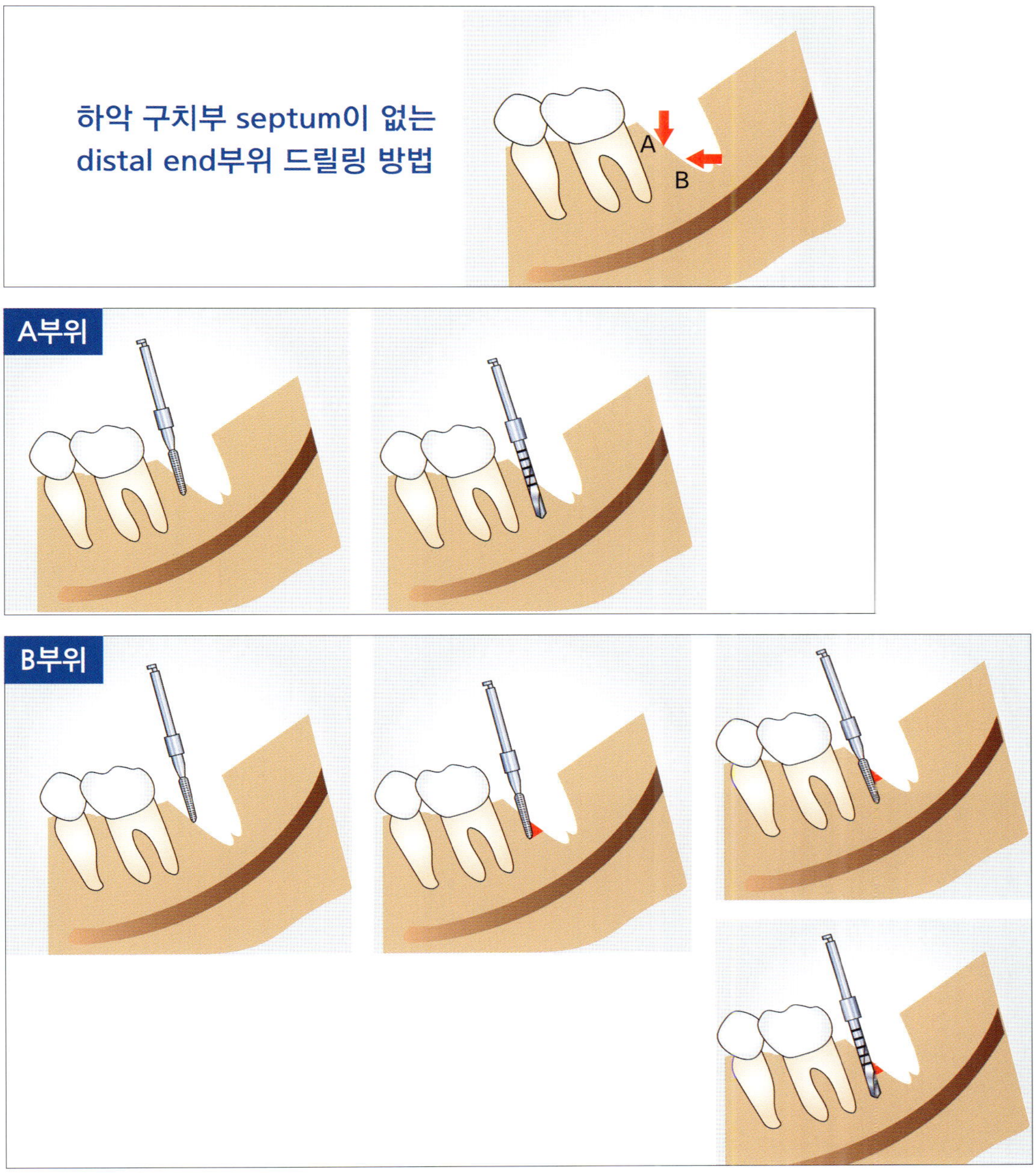

▶▶ 그림 18-41. 김도영[3]책에서 발췌 편집

3) 김도영 저, Key of implant Ⅱ(2013), 덴탈 퍼블리싱

임상 증례 5

하악 대구치 septum이 없는 경우

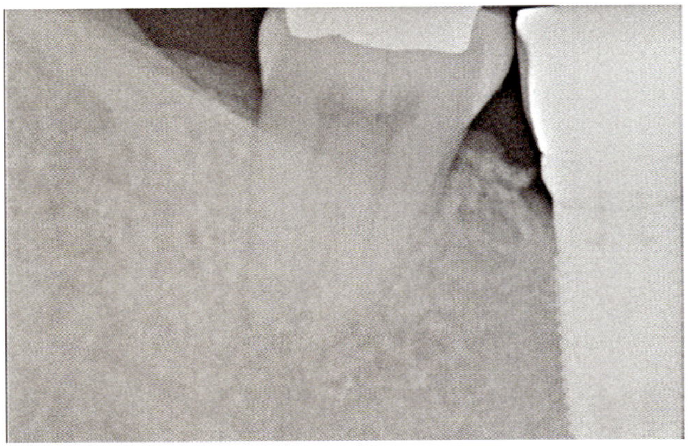

▶▶ 그림 18-42.

그림 18-42: 30대 여자 환자로 #47 치아의 흔들림을 주소로 내원하여 발치를 결정하였다. 치아의 치근이 단근치 구조로 이런 경우에는 septum이 없다. 또한 치근 부위가 하치조 신경과 가까운 것을 알 수 있다. 이러한 경우 치근보다 좀 더 굵은 크기의 임플란트로 치근단 치근벽 쪽에서 초기 고정을 얻거나 제2대구치이므로 제1대구치 쪽에 가깝게 근심 부위의 치조골을 이용하여 초기 고정을 얻어야 한다. 만약 이 두 가지 방법이 어렵다면 지연 수술을 하는 것이 좋다.

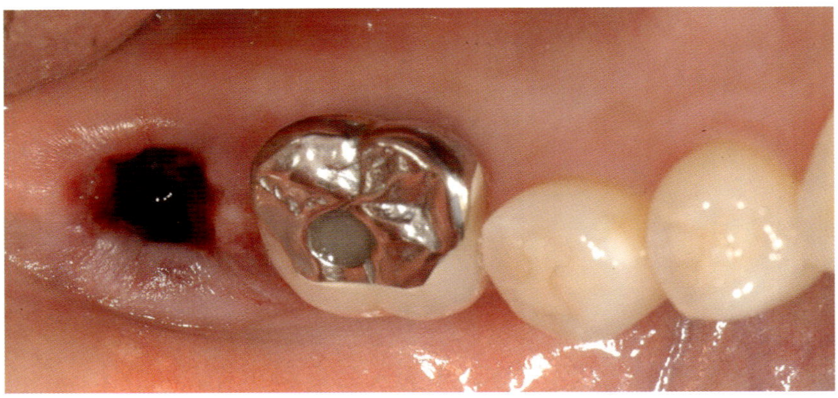

▶▶ 그림 18-43.
치아를 발치하였다. septum이 없는 것을 확인할 수 있다.

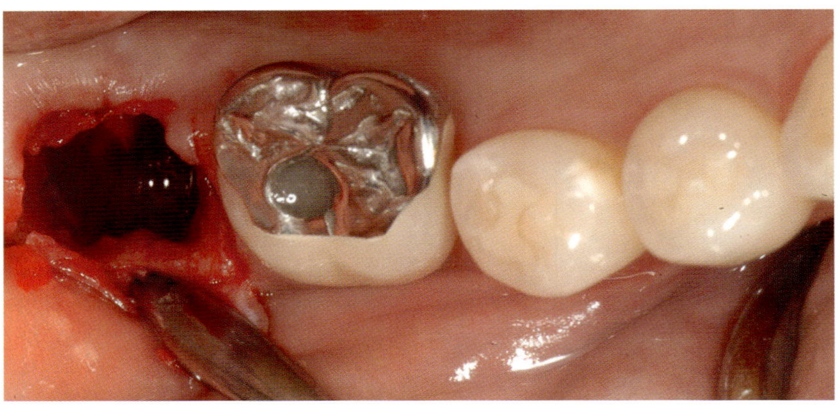

▶▶ 그림 18-44.
협측 골판을 확인하기 위해 협측 판막을 거상 하였다. 협측 골판이 intact 하나 얇은 것을 알 수 있다.

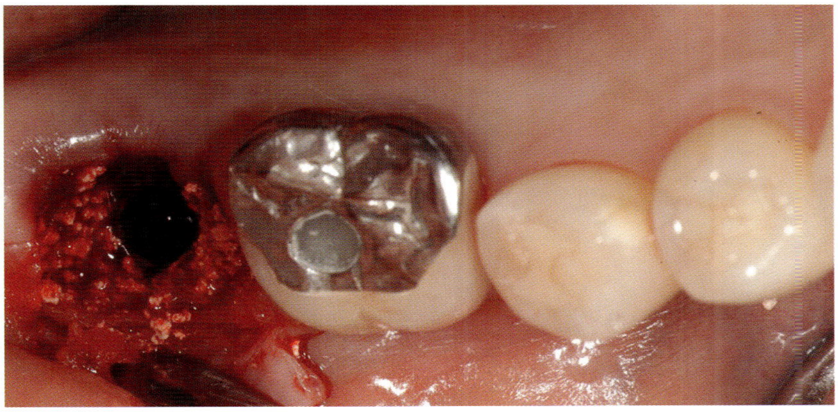

▶▶ 그림 18-45.
임플란트 식립 후 골이식한 임상 사진이다. 이 증례의 경우 치근단 부위가 좁아서 5.0mm 직경의 임플란트 치근단 부위와 설측 치근벽을 이용하여 고정하였다.

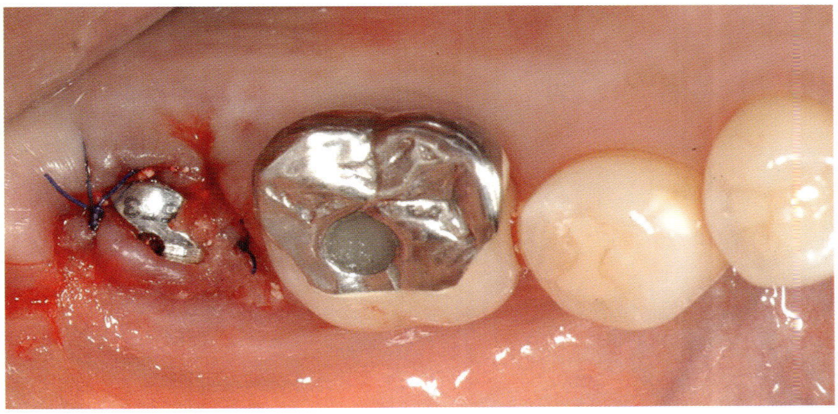

▶▶ 그림 18-46.
봉합을 하고 수술을 마무리하였다.

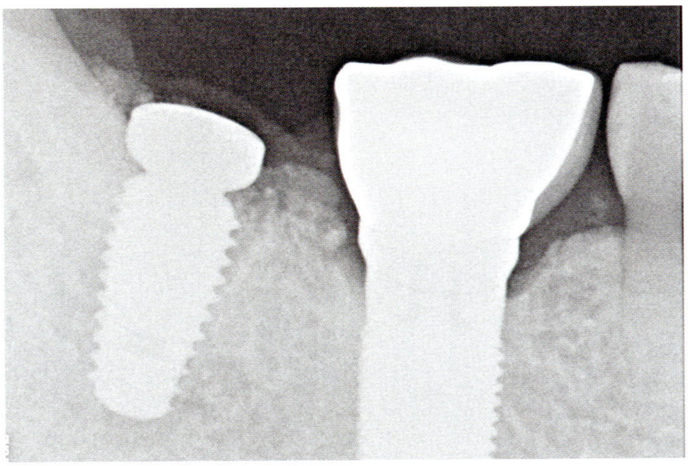

▶▶ 그림 18-47.
식립 직후의 periapical x-ray 사진으로 임플란트의 초기 고정이 치근단 부위와 약간 상부의 측벽에서 얻어진 것을 알 수 있다.

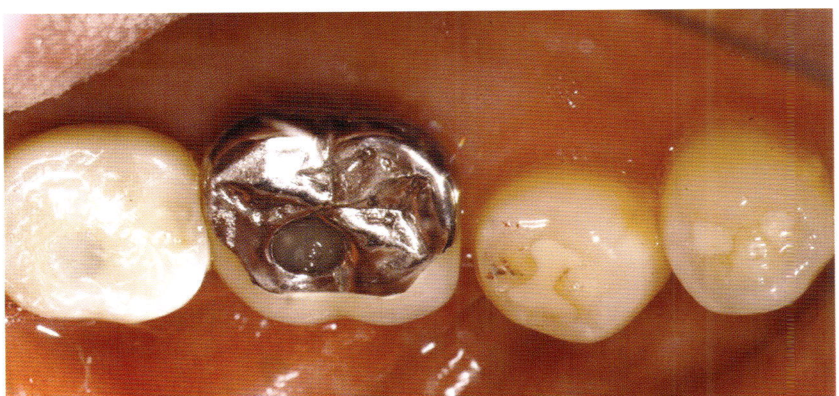

▶▶ 그림 18-48.
#47 보철 완성 후 교합면 임상 사진이다.

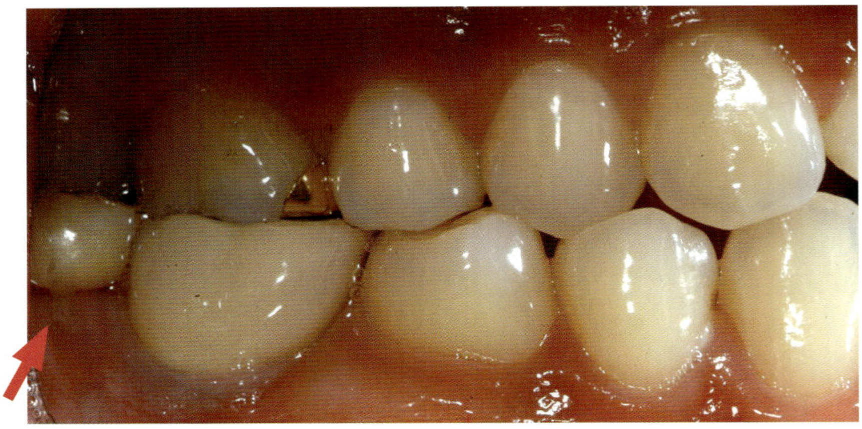

▶▶ 그림 18-49.
#47 보철 완성 후 협측 임상 사진이다. 환자분의 교합이 구치부 crossbite이다. 협측 치은 형태가 잘 유지되어 있는 것을 알 수 있다.

4. 대구치 부위 임플란트 식립 시 식립 기준점

대구치 발치 즉시 식립 시 식립 기준에 대해서 알아보도록 하자

보통 술자들이 하게 되는 흔한 실수는 septum을 식립의 기준으로 삼아서 septum의 높이만큼 임플란트를 식립하는 것이다. 만약 septum의 흡수가 없거나 치아분지부의 높이가 정상적인 형태라면 큰 문제가 없지만 그렇지 않은 경우라면 임플란트의 식립 깊이가 지나치게 깊어지거나 얕은 경우가 생길 수 있다.

구치부 septum에 식립 시 주의해야 할점

septum이 있는 경우 발치와 내에서의 septum의 높이는 치아의 분지부에 따라서 다르므로 식립깊이의 기준은 septum이 아닌, flap을 여는 경우 구개측 혹은 설측 치조골, flapless 수술의 경우 치은연이 되어야 한다.

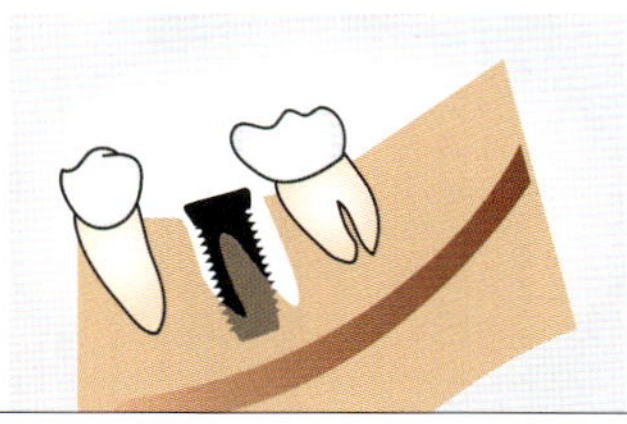

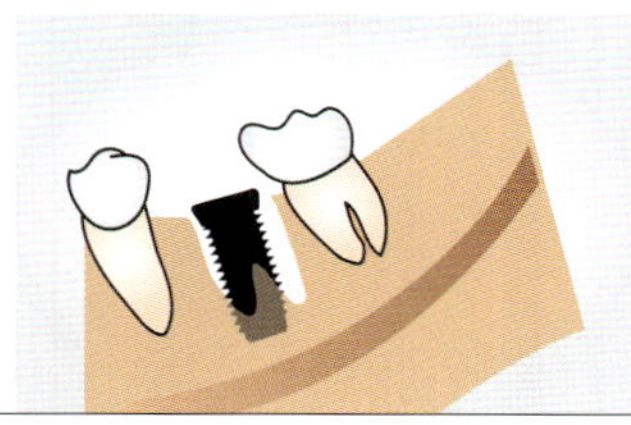

▶▶ 그림 18-50.
김도영 책에서 발췌 편집

그림 18-50 위 그림에서처럼 septum의 높이는 가변적일 수 있기 때문에 식립 깊이의 기준은 septum이 아닌, flap을 거상 하는 경우에는 구개측 혹은 설측 치조골 이 기준이 되고 flapless 수술의 경우 16장에서 말씀드린 것 처럼 치은연이 기준점이 되어야 한다.

즉, 구치부 발치 즉시 식립 시 septum의 의미는 임플란트를 좀 더 수월하게 고정 시킬 수 있는 지지대 정도로만 생각해야 하고 식립 깊이의 기준으로 삼아서는 안 된다.

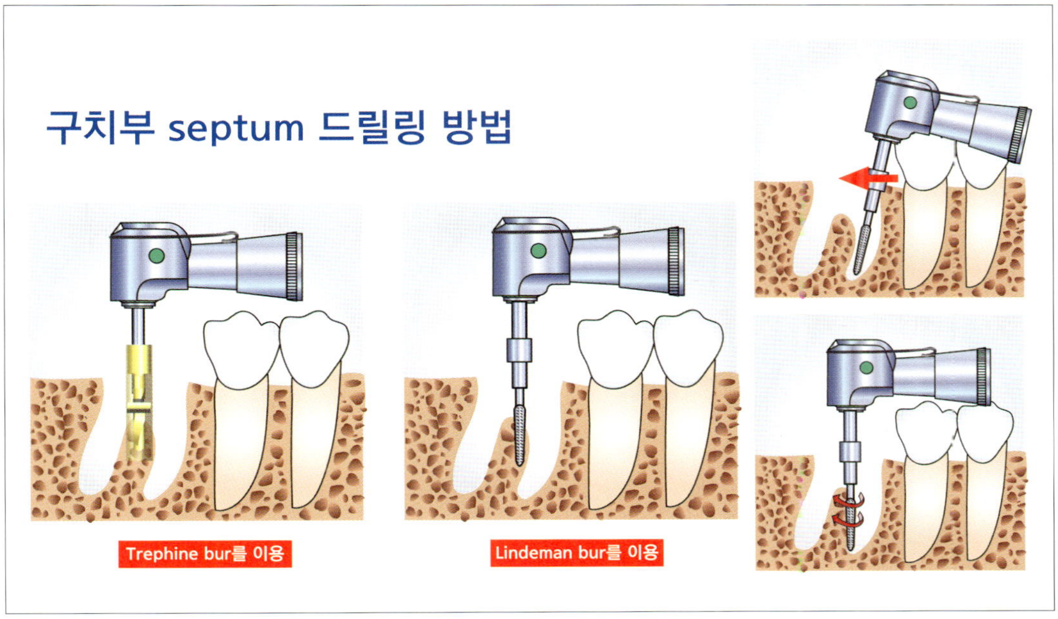

▶▶ 그림 18-51. 김도영 책에서 발췌 편집

그림 18-51 또한 septum의 드릴링 시 septum의 폭이 충분히 넓은 경우라면 일반적인 임플란트 드릴링으로 식립이 가능하지만 septum의 폭이 좁은 경우(하악 대구치의 경우)에는 드릴링 시 미끄러지기가 쉽다.

따라서 이런 경우에는 lance drill을 이용하여 시작점을 부여한 후 임플란트 전체 길이 만큼 lance drill로 드릴링을 한다. 이후에 lindeman bur를 이용하여 drill path를 잡아준다. 이렇게 lance drill을 임플란트 full length 만큼 드릴링을 하게 되면 좁은 septum에서 미끄러짐을 줄일 수 있고 이후 드릴링의 진행이 매우 원활해진다.

그러나 septum의 폭이 너무 좁아서 이런 방법도 힘든 경우라면 근심치근 쪽에서 lindeman bur를 이용하여 측면으로 접근하여 drill path를 만들어 줄 수도 있다(그림 18-51 우측 그림 참조).

임상 증례 6

Septum의 높이가 낮은 경우

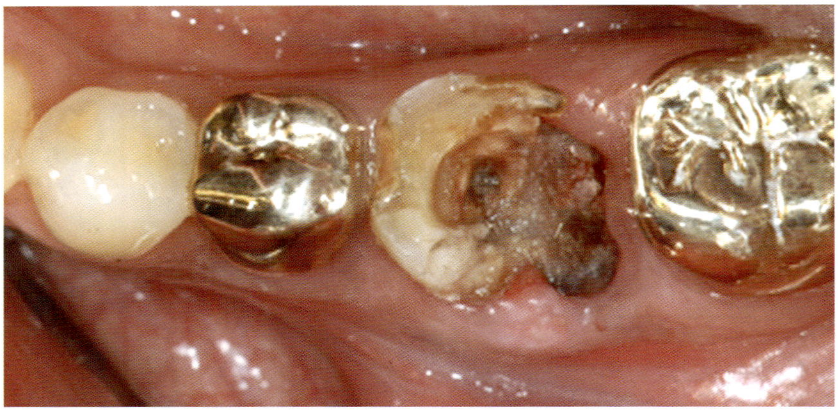

▶▶ 그림 18-52.
60대 남자 환자로 #36 부위 치근우식으로 발치 후 임플란트를 식립하기로 하였다.

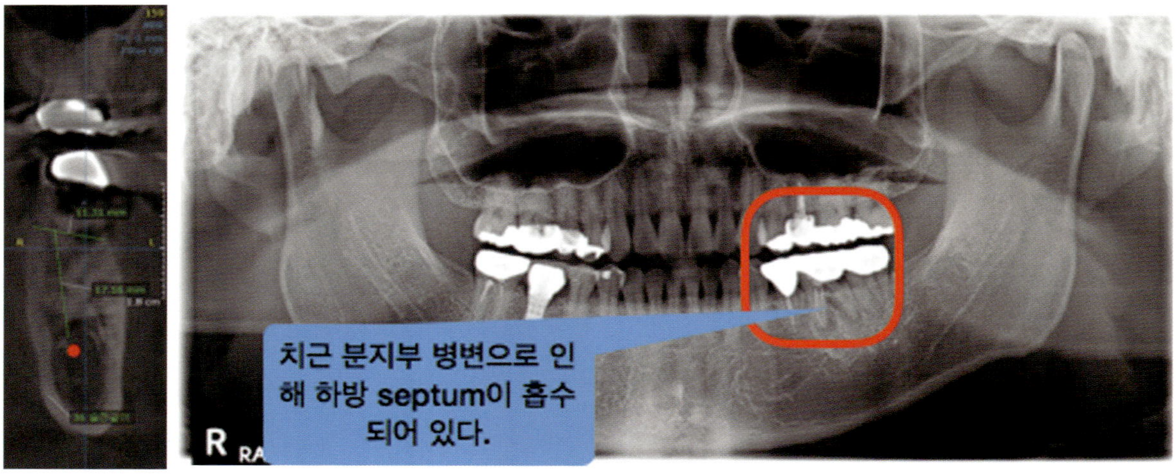

▶▶ 그림 18-53. 상기 환자의 술 전 CBCT와 파노라마 사진으로 #36 부위 분지부 병변으로 인해 septum이 하방으로 흡수되어 있는 것을 알 수 있다.

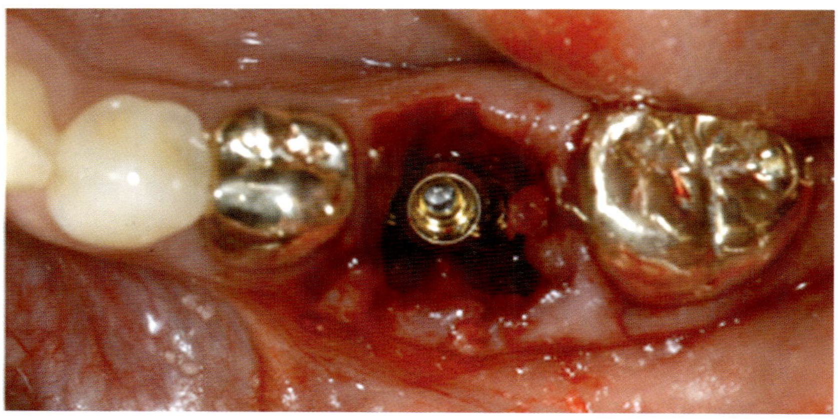

▶▶ 그림 18-54.
상기 환자의 flapless 임플란트 식립 시 사진으로 설측 치은연을 기준으로 임플란트를 식립하였다. 자세히 보면 임플란트 주변으로 남아 있는 septum의 폭이 좁고 낮은 상태임을 알 수 있다.

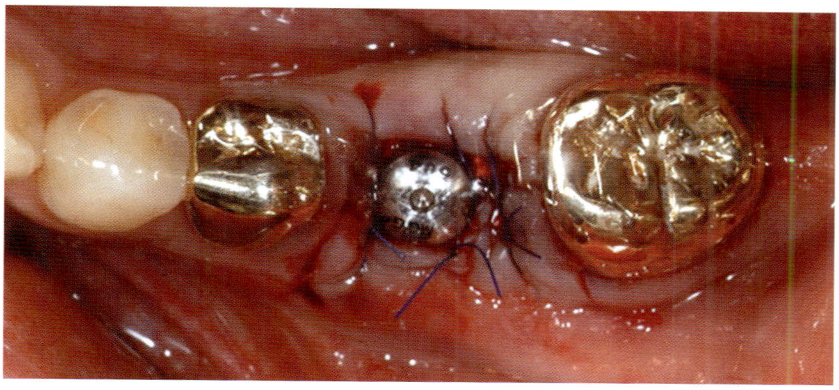

▶▶ 그림 18-55.
통법대로 개방창으로 임플란트 수술을 마무리하였다.

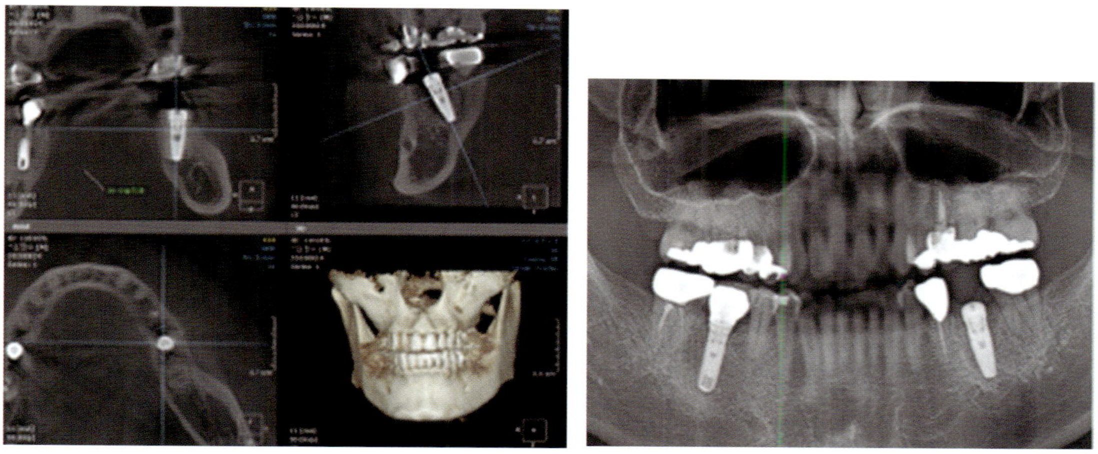

▶▶ 그림 18-56. 수술 직후 CBCT와 파노라마 사진으로 septum의 높이와 관계없이 임플란트가 인접치 치간골과 정상적인 차이를 두고 식립 된 것을 알 수 있다.

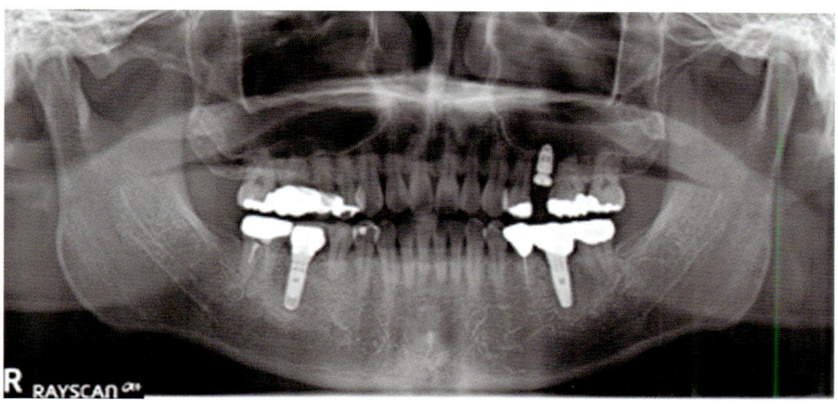

▶▶ 그림 18-57.
상기 환자의 술 후 2년 6개월 파노라마 사진으로 #36 임플란트 부위의 치조골 재생과 유지가 잘 되어 있음을 알 수 있다.

이상으로 소구치와 대구치 부위에서의 발치 즉시 식립 시 고려해야 할 상황에 대해 알아보았다. 전체적으로는 15장에서 말씀드린 원칙대로 발치 즉시 식립을 한다면 큰 문제 없을 것으로 생각되고 이번 장에서 말씀드린 내용을 잘고려하신다면 좀 더 용이하게 발치 즉시 식립을 할 수 있을 것으로 생각된다.

관련 동영상으로 더 깊게 이해하기

구치부 flapless 발치 즉시 식립 임플란트의 식립 전략

Advanced

Chapter **19**

발치 즉시 식립 임플란트에서의 Transmucosal(=nonsubmerged) GBR에 대하여(발치 즉시 식립 분류 class 3)

일반적으로 발치 즉시 식립 임플란트에서 GBR은 많이 추천되지는 않는다. 이유는 GBR 이후 발치와의 primary closure가 쉽지 않기 때문이다.

따라서 다양한 방법(구개측 혹은 설측 식립, 식립 깊이 조절, 적은 직경의 임플란트 사용, 발치와의 ridge splitting 등)을 사용하여 임플란트 주변으로 self containg defect를 만들어 주는 노력이 필요하다.

그러나 수술 부위의 조건이 이러한 방법으로도 self containg defect를 만들어 주지 못할 경우 혹은 임플란트의 식립 깊이가 지나치게 깊어지는 경우 이를 방지하기 위해 발치와의 GBR을 시행하거나 수술을 연기 하게 된다.

필자는 발치와의 GBR 시행 시 primary closure 후 열개을 줄이기 위해 nonsubmerged GBR을 이용하고 있다.

이번 장에서는 이에 대해 알아보도록 하자.

01. 발치 즉시 식립 시 GBR을 해야 하는 경우

임상 증례 1 발치 즉시 식립 시 Class 2와 Class 3 증례의 비교

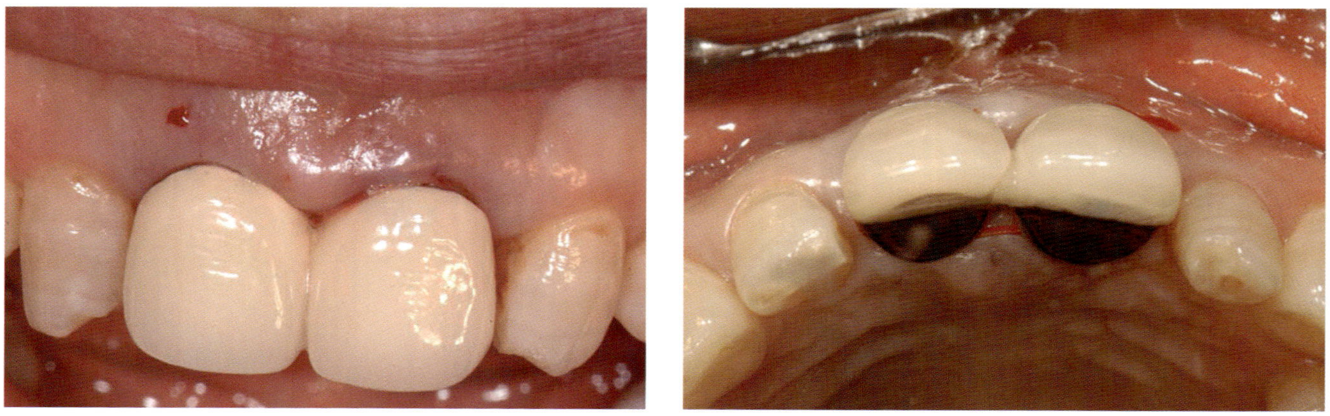

▶▶ **그림 19-1.** 50대 여자 환자로 #11, 21 치아의 흔들림으로 내원하였다.

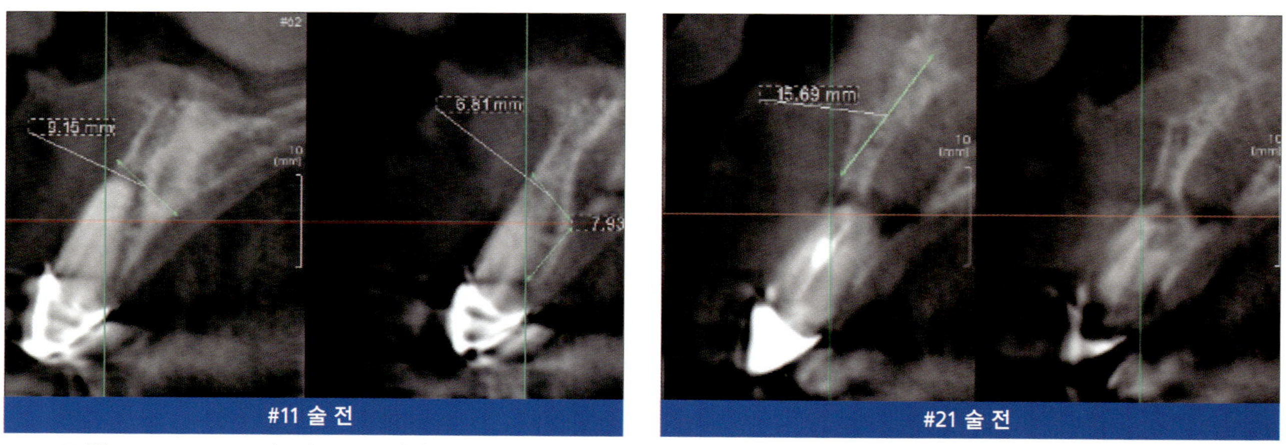

▶▶ **그림 19-2.** #11, 21 술 전 CBCT 사진으로 순측 골판의 흡수 양상을 볼 수 있고 #21 하방에 큰 직경의 incisive canal을 볼 수 있다. #11, 21은 발치를 결정하였으며 발치 즉시 식립과 함께 incisive nerve의 제거 및 골이식을 하기로 계획하였다.

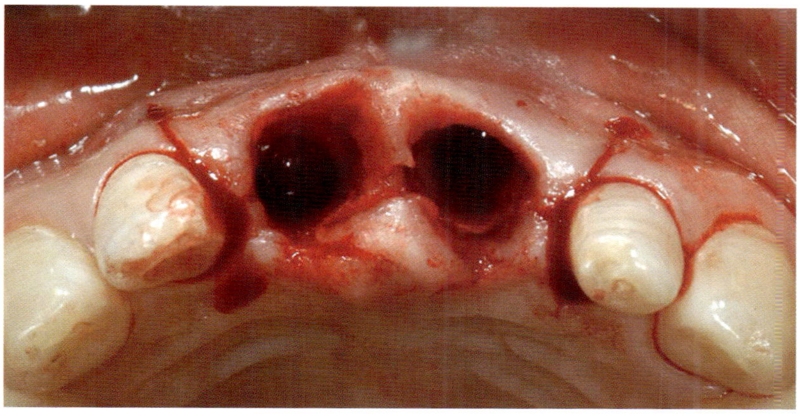

▶▶ 그림 19-3.
순측 골판의 흡수가 있고 incisive nerve의 처치를 위해 인접치의 line angle 부위에서 시작하는 절개를 시행하였다.

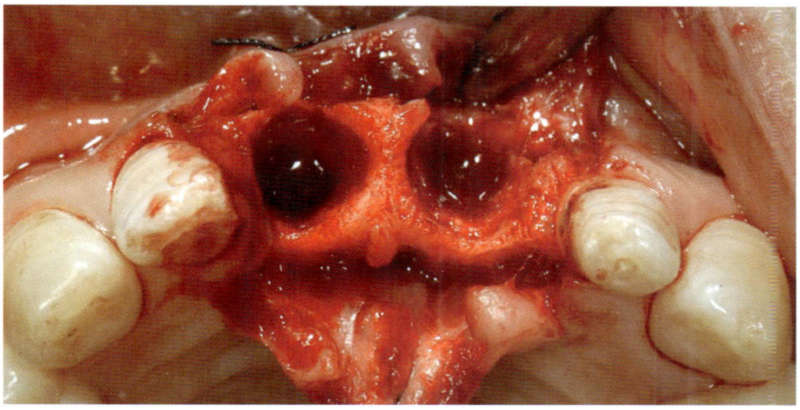

▶▶ 그림 19-4.
flap을 거상한 후의 사진으로 #11, 21 부위의 순측 골판의 흡수와 구개측의 광범위한 incisive nerve canal을 확인할 수 있다.

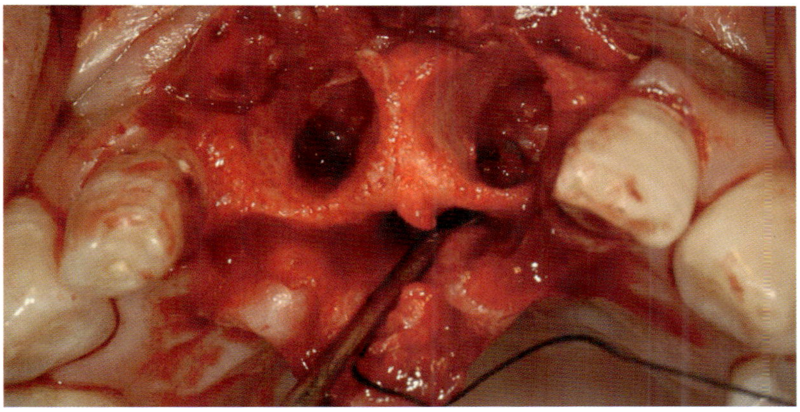

▶▶ 그림 19-5.
Incisive nerve를 제거한 후 #21 구개측과 관통되어 있는 것을 알 수 있다.

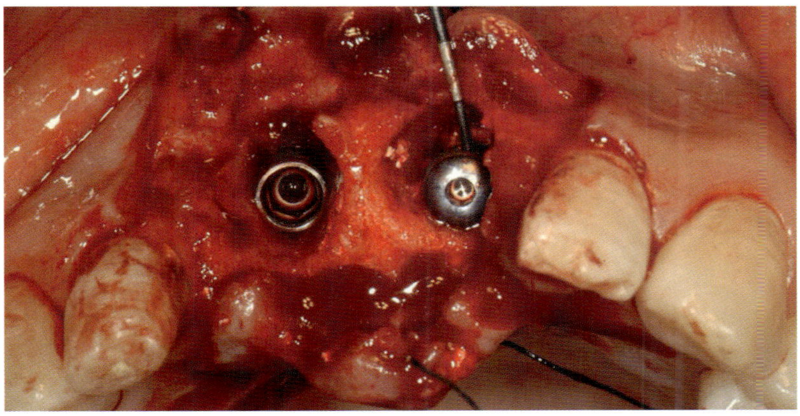

▶▶ 그림 19-6.
#21 식립 후의 순측 임상 사진으로 HDD가 약 3mm 정도임을 알 수 있다.

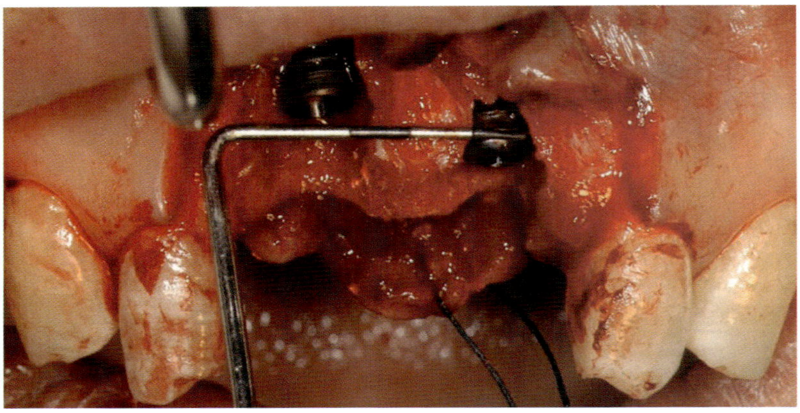

▶▶ 그림 19-7.
#21 식립 후의 순측 임상 사진으로 HDW가 약 3mm 정도임을 알 수 있다.

따라서 #21의 경우 HDD=HDW 상태로 임플란트가 식립 되었으므로 임플란트 식립 후 주변 발치와의 self containing defect 상태가 되었기 때문에 GBR 없이 simple bone graft를 시행하였다(발치 즉시 식립 Class 2).

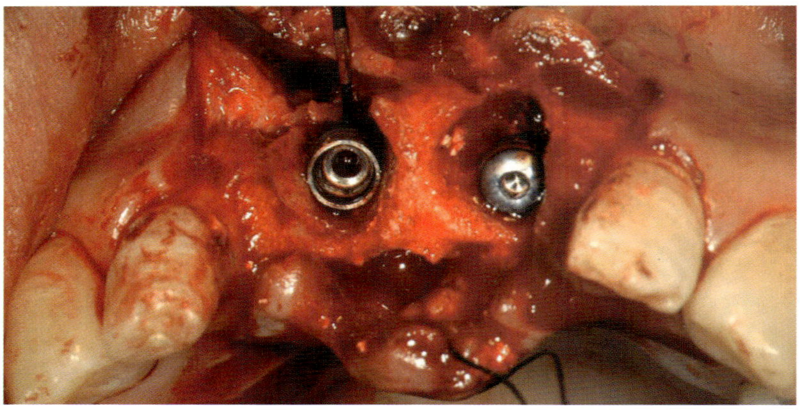

▶▶ 그림 19-8.
#11 식립 후의 교합면 임상 사진으로 HDD가 약 3mm 정도인 것을 알 수 있다.

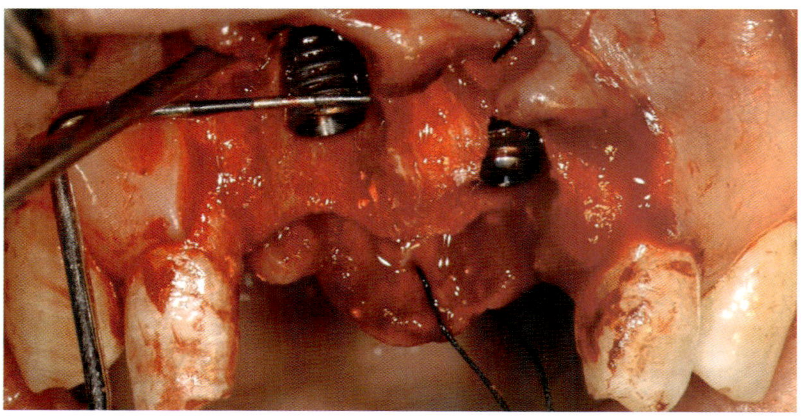

▶▶ 그림 19-9.
#11 식립 후의 순측 임상 사진으로 HDW가 약 5mm 정도임을 알 수 있다.

따라서 #11의 경우 HDD < HDW 상태로 임플란트가 식립 되었으므로 임플란트 식립 후 주변 발치와의 self containing defect 상태가 아니기 때문에 차폐막을 사용하여 GBR을 시행하였다(그림 19-10).

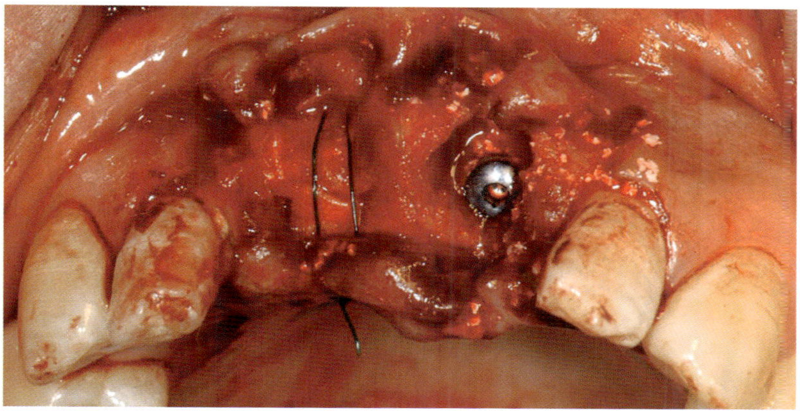

▶▶ 그림 19-10.
#11은 GBR을 시행하였고 #21은 simple bone graft를 시행한 사진이다.
#11 GBR 부위는 충분한 양의 골이식이 되지 못한 아쉬움이 있다.

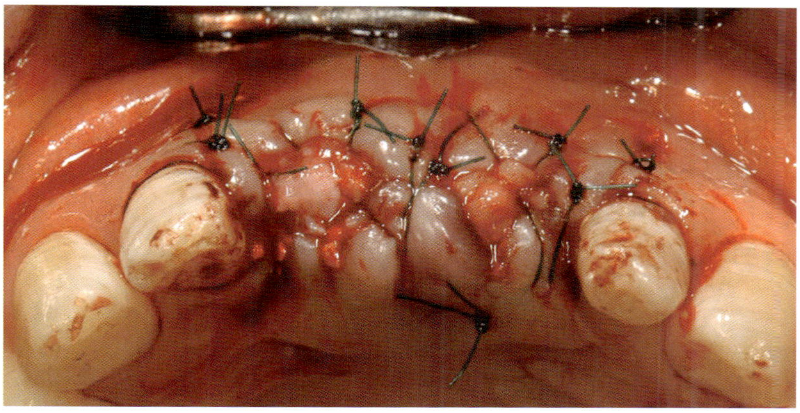

▶▶ 그림 19-11.
primary closure를 통한 최종 수술을 마무리한 사진이다.

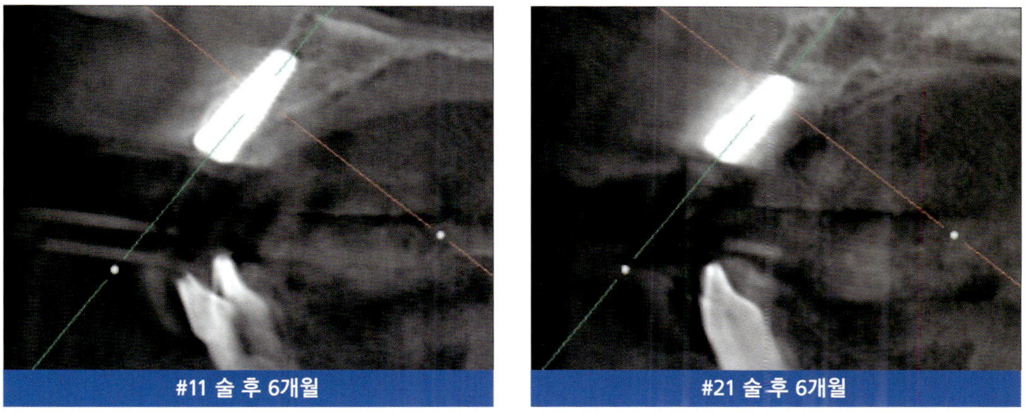

▶▶ 그림 19-12.
상기 수술의 술 후 6개월 CBCT 사진이다.

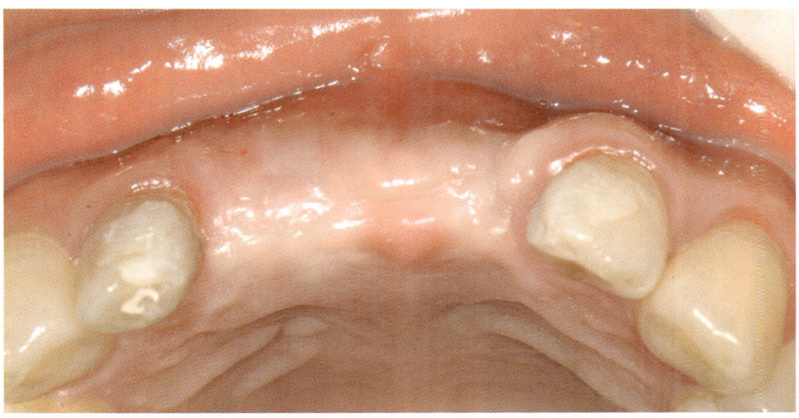

▶▶ 그림 19-13.
#술 후 약 6개월경 연조직 치유 양상이다. 염증 없이 잘 치유되었다.

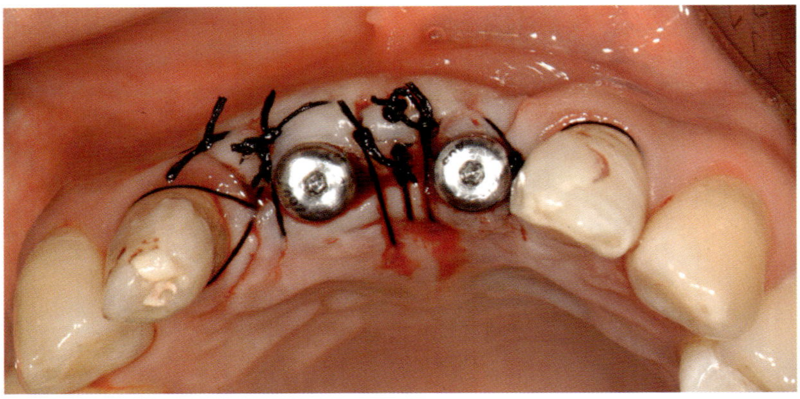

▶▶ 그림 19-14.
순측 연조직의 두께를 증가시키기 위해 Roll tech.을 이용하여 2차 수술을 시행하였다.

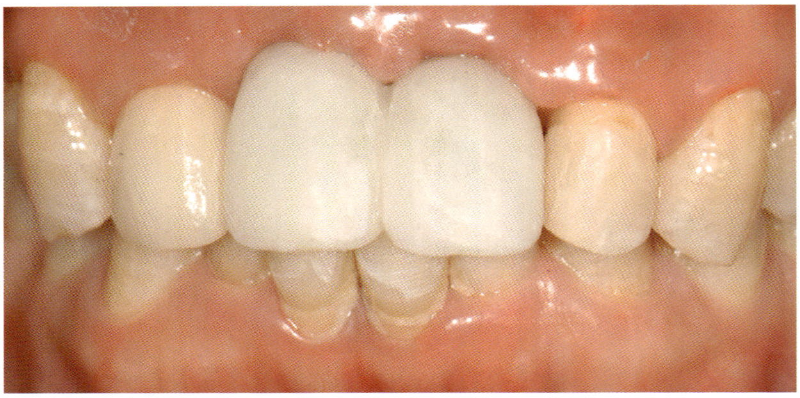

▶▶ 그림 19-15.
임시 보철물 장착 시의 임상 사진이다.

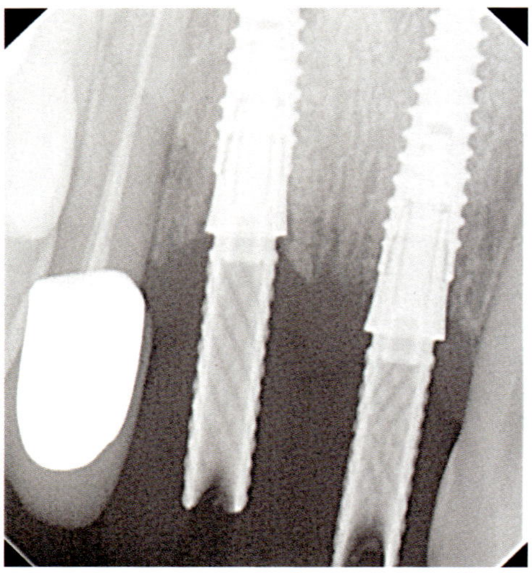

▶▶ 그림 19-16.
임시 보철물 장착 시의 periapical x-ray 사진으로 임플란트 주변으로 안정적인 골형성 양상을 볼 수 있다.

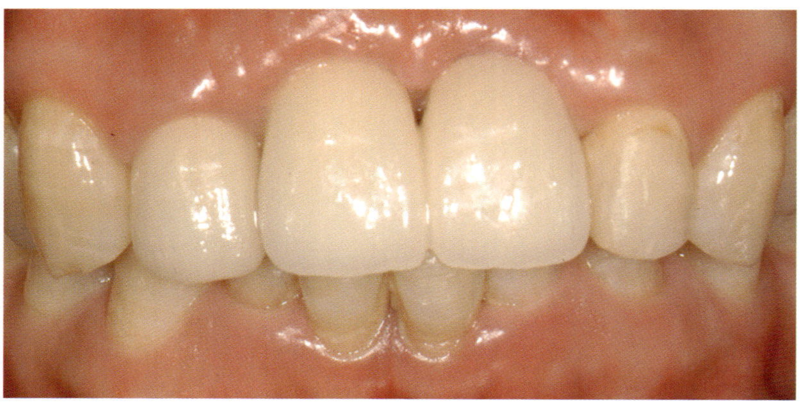

▶▶ 그림 19-17.
술 후 약 9개월경 최종 보철물 장착 시 순측면 임상 사진이다. #11과 #21 사이의 치간유두가 좀 더 자라 들어올 수 있도록 보철물 사이의 치간공극을 넓게 만들었다.

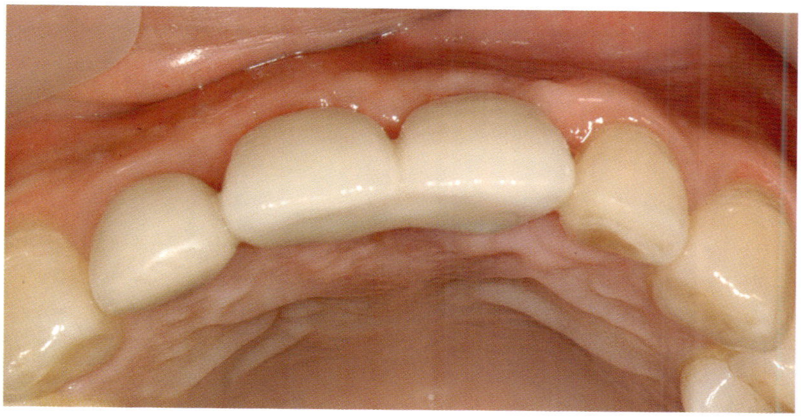

▶▶ 그림 19-18.
상기 환자의 최종 보철물 장착 시 교합면 사진이다. 임플란트 주변 연조직의 순측 두께는 비교적 양호함을 알 수 있다.

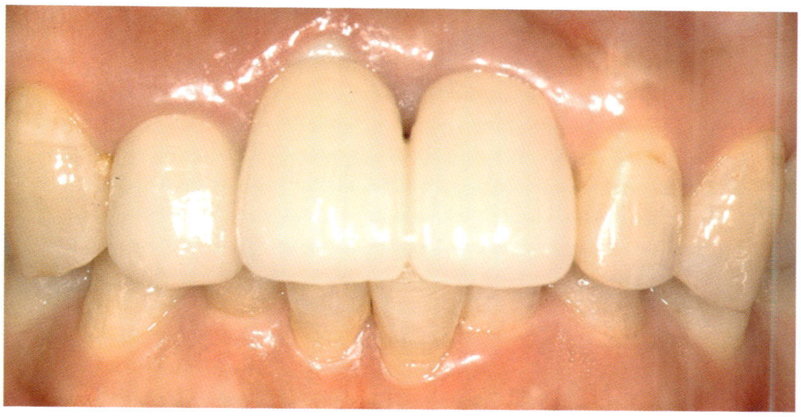

▶▶ 그림 19-19.
상기 환자의 술 후 약 2년 경과 시 협측 임상 사진이다. 치간유두가 치간공극 사이로 많이 자라 들어왔음을 알 수 있으나 완전히 채우지는 못하였다. 또한 #11 GBR 부위 치은퇴축이 관찰된다. **이는 primary closure의 어려움으로 인해 충분한 양의 골이식이 이루어지지 않았기 때문으로 생각된다.**

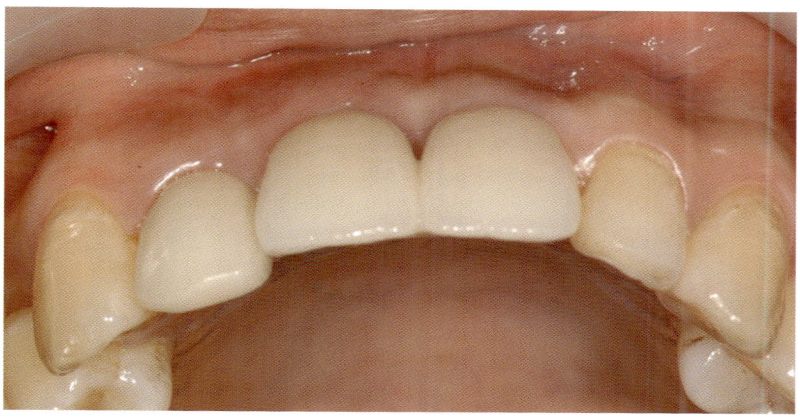

▶▶ 그림 19-20.
상기 환자의 술 후 약 2년 경과 시 교합면 사진이다. 이 시기까지 임플란트 주변 연조직의 순측 두께는 비교적 잘 유지 되고 있음을 알 수 있다.

이상의 증례를 통해 발치 즉시 식립 시 GBR을 해야 하는 경우에 대해서 살펴보았다.

이 증례에서 보듯이 발치 즉시 식립 시 GBR을 하는 경우 일반적인 성숙골의 GBR에 비해 많은 어려움이 있다. 다음 세션에서는 이러한 부분에 대하여 살펴보도록 하겠다.

02. 발치와 GBR의 어려운 점

일반적으로 술자가 임플란트를 식립 후 GBR을 하는 경우 primary closure를 해야 한다. 이 경우 성숙골에서도 협측 연조직을 늘려서 봉합을 해야 하므로 그리 쉬운 과정은 아니다. 그런데 발치 즉시 식립 시에는 발치와 전체를 primary closure를 해야 하므로 일반적인 성숙골의 primary closure에 비해 더 많은 어려운 점에 부딪히게 되는 경우가 대부분이다

발치 즉시 식립 시 광범위한 골흡수로 인한 GBR을 해야 하는 경우 primary closure 시 약 40~50% 정도의 경우에서 차폐막의 노출을 보고하고 있다.

Mensdorff–Pouilly[1] 등은 발치 즉시 식립 후 primary closure로 봉합 시 차폐막의 노출이, 지연 식립 과 비교하여 3배 정도 높다고 하였다.

또한 Efraim Kfir[2] 등은 발치와 보존술 시 발치와에 골이식 후 티타늄 차폐막으로 덮은 후 primary closure를 시행한 경우 약 47% 정도에서 차폐막의 조기 노출(약 2~6주 이내 노출)을 보고하였다.

Becker[3] 등은 발치 즉시 식립과 함께 ePTFE 차폐막을 사용한 49개의 증례 중 20 증례에서 차폐막의 조기노출을 보고하였다.

필자 또한 발치와의 GBR 후 primary closure 시 막의 노출을 자주 경험하였던바 이는 성숙골에서 GBR후 차폐막의 노출에 비해 높은 빈도를 보임을 알 수 있었다.

1) 1 Mensdorff-Pouilly, N., R. Haas, G. Mailath, and G. Watzek. The immediate implant: a retrospective study comparing the different types of immediate implantation. Int J Oral Maxillofac Implants. 1994. 9:571–578.
2) Efraim Kfir, DDS; Vered Kfir, DDS; Edo Kaluski, MD: immediate bone augmentation after infected tooth extraction using titanium membranes, Journal of Oral ImplantologyVol. XXXIII/No. Three/2007
3) Becker W, Dahlin C, Becker BE, Lekholm U, van Steenberghe D, Higuchi K, Kultje C.:The use of e-PTFE barrier membranes for bone promotion around titanium implants placed into extraction sockets: a prospective multicenter study,Maxillofac Implants, Int J Oral Maxillofac Implants. 1994 Jan-Feb;9(1):31-40.

임상 증례 2

발치와의 GBR 시 1차 봉합 실패 증례

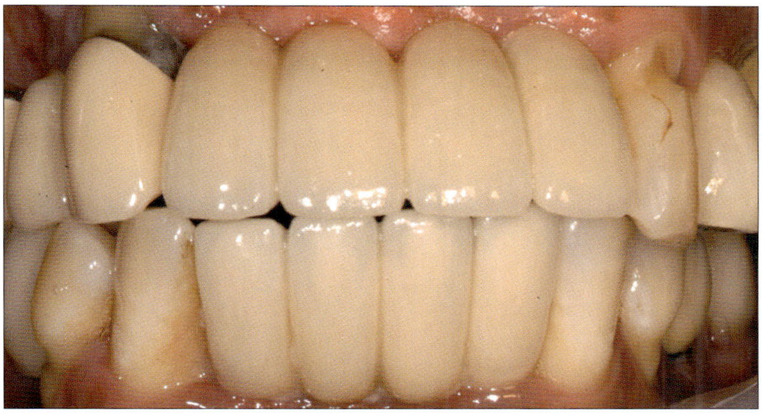

▶▶ 그림 19-21.

40대 남자 환자로 상악 전치부 임플란트 치료 후 #13-15 bridge와 #16 자연치의 흔들림을 호소하여 발치를 결정하였다. 처음 계획은 #13, 14-16, 17에 걸친 임플란트 식립을 계획하였으나 환자분의 사정상 #13, 14 부위 임플란트를 먼저 식립 후 몇 개월 후 #16, 17 부위 임플란트를 식립하기로 하였다.

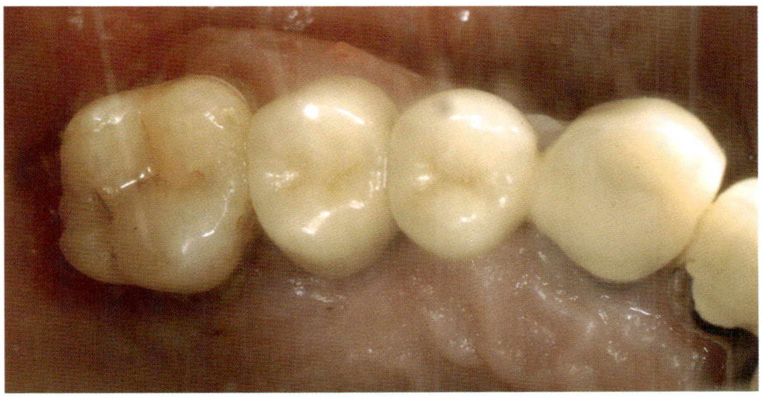

▶▶ 그림 19-22.
상기 환자의 술 전 교합면 사진이다.

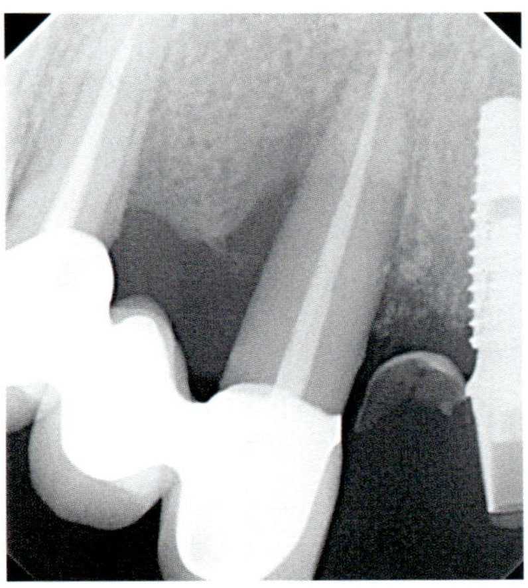

▶▶ **그림 19-23.** 상기 환자의 #13~15 부위 술 전 periapical x-ray 사진으로 치아 주변으로 치조골의 흡수 양상을 볼 수 있다.

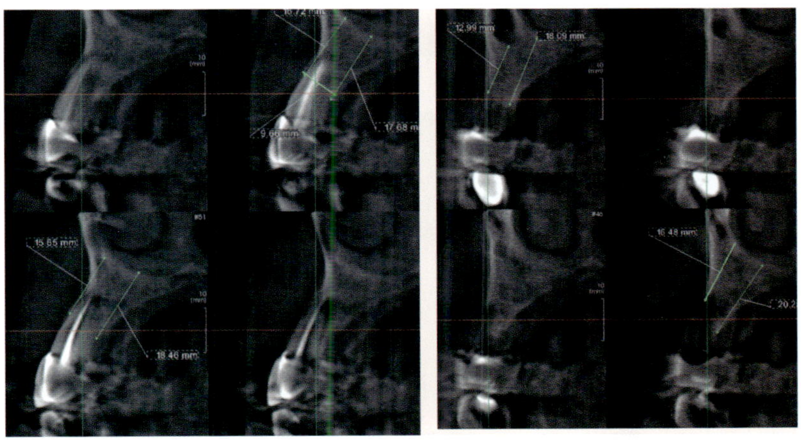

▶▶ **그림 19-24.** 상기 환자의 #13, 14 술 전 CBCT 사진이다. #14 부위의 골흡수 양상을 확인할 수 있다.

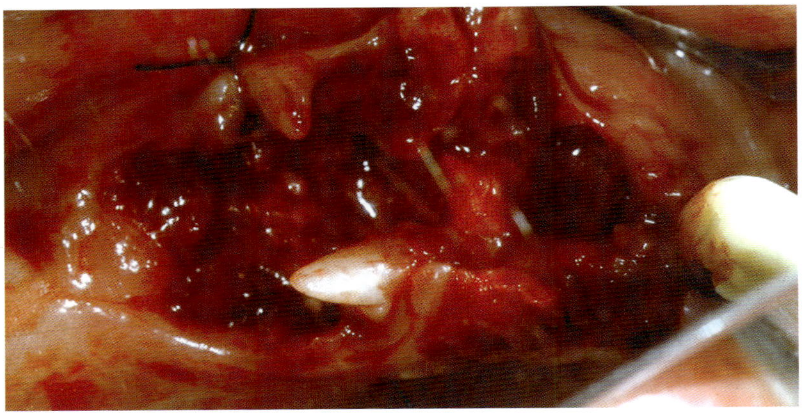

▶▶ 그림 19-25.
#13~15 브릿지 제거 후 발치를 하고 #16 발치 후의 사진이다. 발치와의 감염 양상을 볼 수 있다.

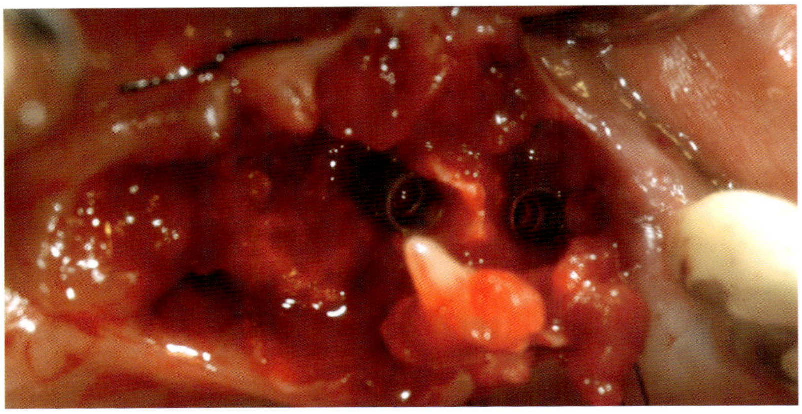

▶▶ 그림 19-26.
#13, 14 부위의 임플란트 식립 후 사진이다. #15 부위 발치와의 흡수로 인한 #14 부위 임플란트 식립 후 distal 부위로 열개를 확인할 수 있다.

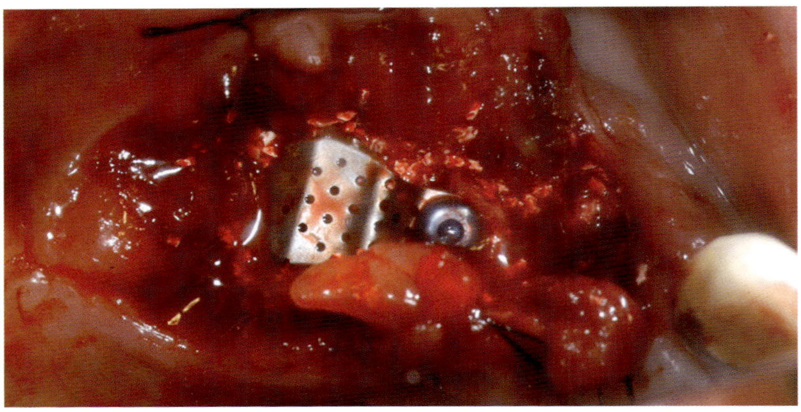

▶▶ 그림 19-27.
titanium mesh(i-Gen®, megazen)를 이용하여 GBR을 시행하였다.

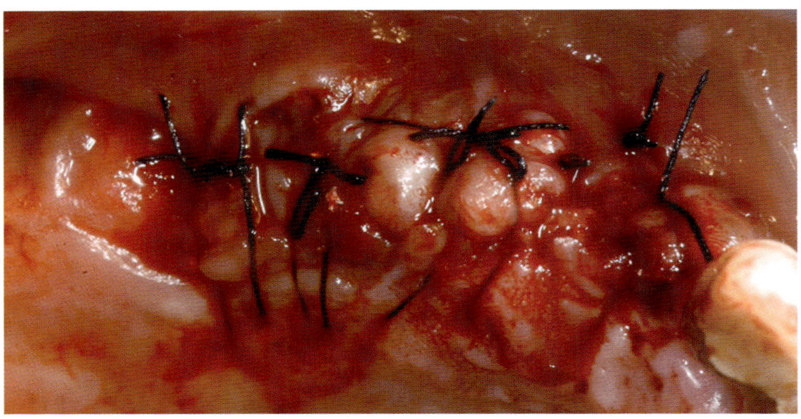

▶▶ 그림 19-28.
1차 봉합으로 마무리한 사진이다.

발치 즉시 식립 시 이와 같이 1차 봉합을 해야 하는 경우 2가지 어려운 점이 있다.

첫 번째로는 발치와를 완전히 덮기에는 flap의 양이 부족하다. 따라서 협측으로 감장절개(releasing incision)을 하거나 구개측에서 flap을 돌려서 발치와를 덮어줘야 하는 데 이 경우 발치와의 크기 때문에 당겨오는 flap의 양이 상당히 많아지게 되고 따라서 긴장없는(tension free) 봉합을 하기가 쉽지 않다.

두 번째로는 flap의 말단 부위의 상피가 말려 들어간 형태가 되는 경우가 많아서 판막근접(flap approximation)이 어렵다. 이 경우 말단 부위의 상피를 잘라내야 하는 경우가 많은데 이것은 flap을 더 부족하게 만들게 된다.

위 그림 19-28의 경우 치주질환에 의한 협측골의 흡수로 인해 협측 flap을 당겨서 1차 봉합을 하였으나 flap의 말단 부위를 맞추어 주기가 쉽지 않았다.

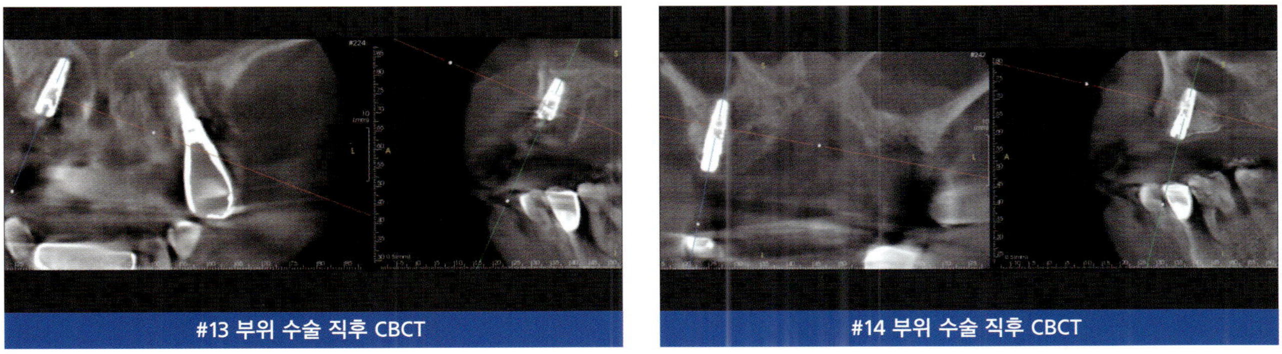

▶▶ 그림 19-29. #13, 14 부위 수술 직후 CBCT 사진이다. #14 distal 쪽으로 titanium mesh를 확인할 수 있다.

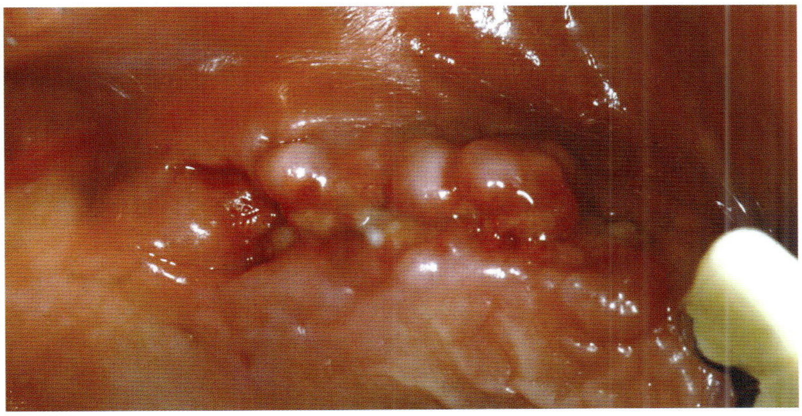

▶▶ 그림 19-30.
상기 환자의 술 후 11일 경과 사진이다. Flap의 approximation의 어려움으로 인해 결국 상처부위 열개(wound dehiscence)가 발생했음을 알 수 있다. 또한 이와 같은 경우 감염의 가능성이 증가하고, 연조직의 형태 보존이 힘들어지며 골형성이 저하 될 수 있다.

따라서 발치 즉시 식립 시 광범위한 골판의 흡수로 인해 GBR을 해야 하는 경우(발치 즉시 식립 class 3 case)에서는 다른 접근법이 필요하다고 생각한다.

03. Transmucosal(=nonsubmerged) GBR

다음 논문을 살펴보도록 하자.

그림 19-31: Liu[4](2019) 등이 45개의 발치 즉시 식립 임플란트 식립과 함께 non-submerged GBR을 통한 골 이식을 시행한 후 1년까지의 관찰한 논문이다.

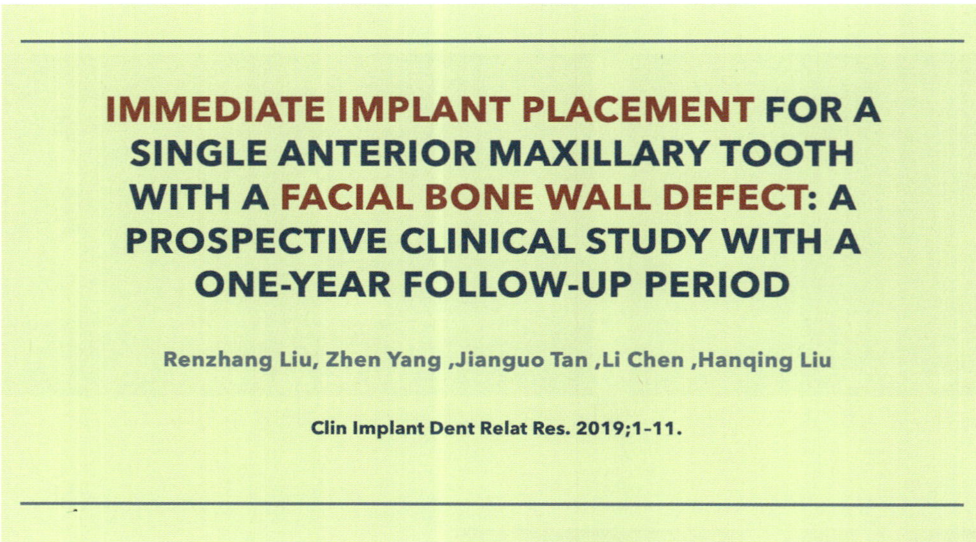
IMMEDIATE IMPLANT PLACEMENT FOR A SINGLE ANTERIOR MAXILLARY TOOTH WITH A FACIAL BONE WALL DEFECT: A PROSPECTIVE CLINICAL STUDY WITH A ONE-YEAR FOLLOW-UP PERIOD

Renzhang Liu, Zhen Yang ,Jianguo Tan ,Li Chen ,Hanqing Liu

Clin Implant Dent Relat Res. 2019;1-11.

▶▶ 그림 19-31.

4) Renzhang Liu, Zhen Yang,Jianguo Tan,Li Chen,Hanqing Liu:Immediate implant placement for a single anterior maxillary tooth with a facial bone wall defect: A prospective clinical study with a oneyearfollow-up period Clin Implant Dent Relat Res. 2019:1-11.

이 논문에서 밝히고 있는 수술 방법이다. 협측골의 광범위한 흡수가 있는 #11 부위를 발치를 하고 임플란트를 식립 후 골이식과 함께 GBR을 시행 후 1차 봉합이 아닌 Healing abutment와 함께 flap을 Healing abutment 주위로 위치시키는 nonsubmerged GBR을 시행하였다.

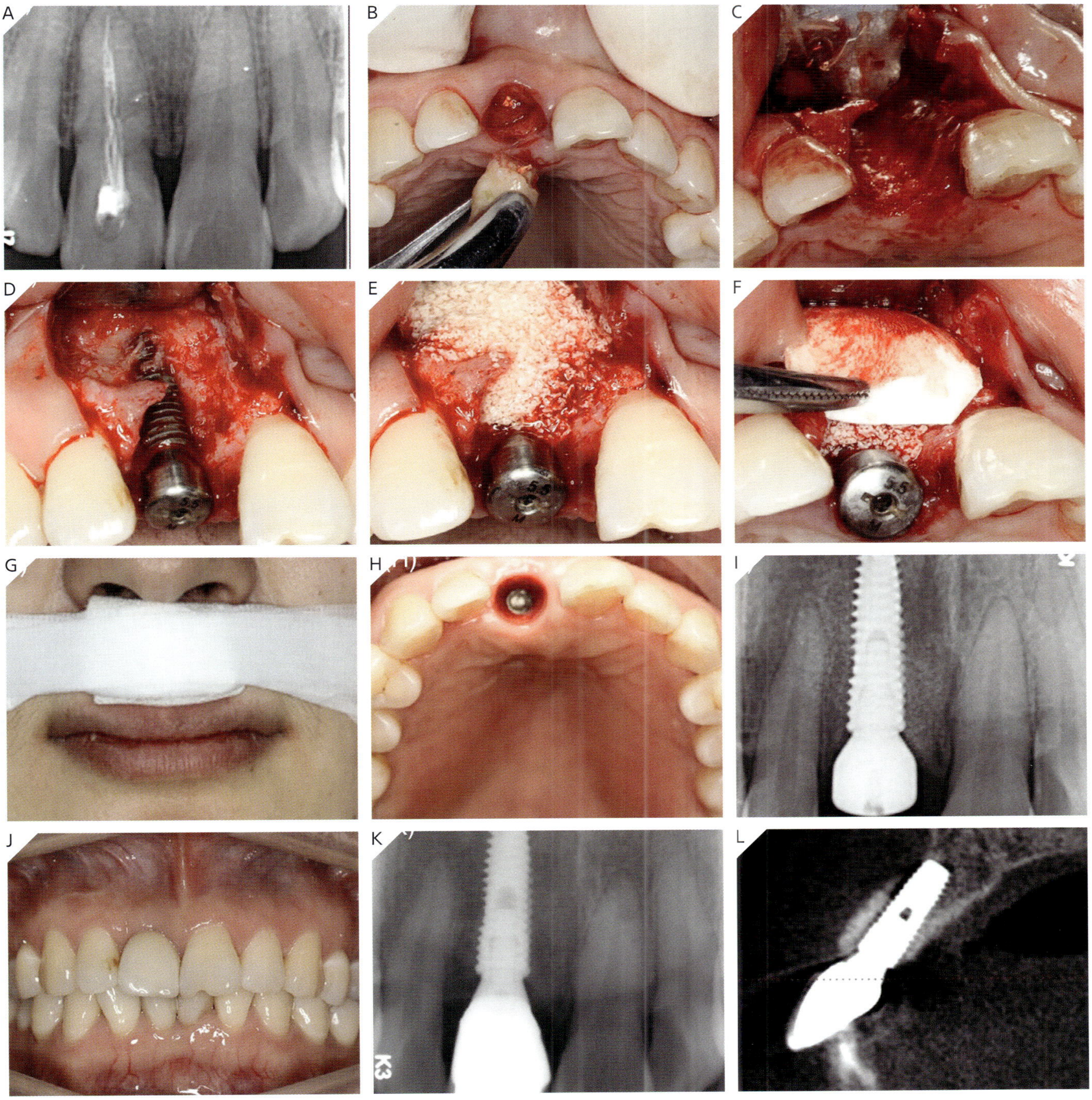

▶▶ 그림 19-32. Liu 논문에서 발췌

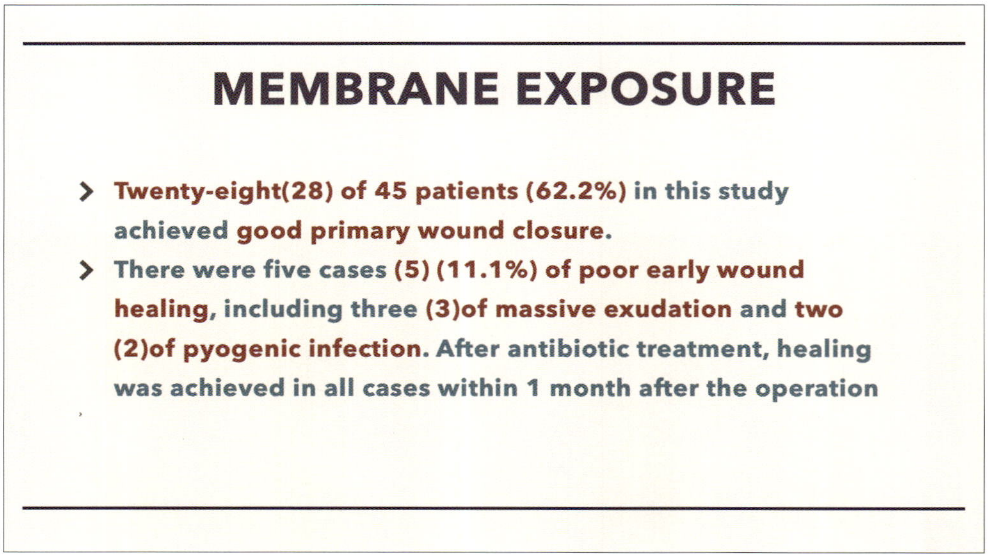

▶▶ 그림 19-33.

그림 19-33: Nonsubmerged GBR을 시행한 이 논문에서 45명의 환자 중 28명의 환자(62.2%)에게서는 치유가 잘 일어났다. 그리고 5명의 환자(11.1%) 환자에게서는 초기 치유가 좋지 않았는데 이중 3명은 삼출물이 있었고 2명에서는 염증 반응이 있었다고 하였으며 항생제를 사용한 후 한달 후에 치유가 잘 일어났다고 하였다. 따라서 앞에서 언급한 발치와의 1차 봉합 시 약 40~50%의 차폐막 노출을 보고한 것에 비교하면 nonsubmerged GBR 시 약 10% 내외 정도의 초기 치유 실패로 그 확률이 현저히 줄어드는 것을 알 수 있다.

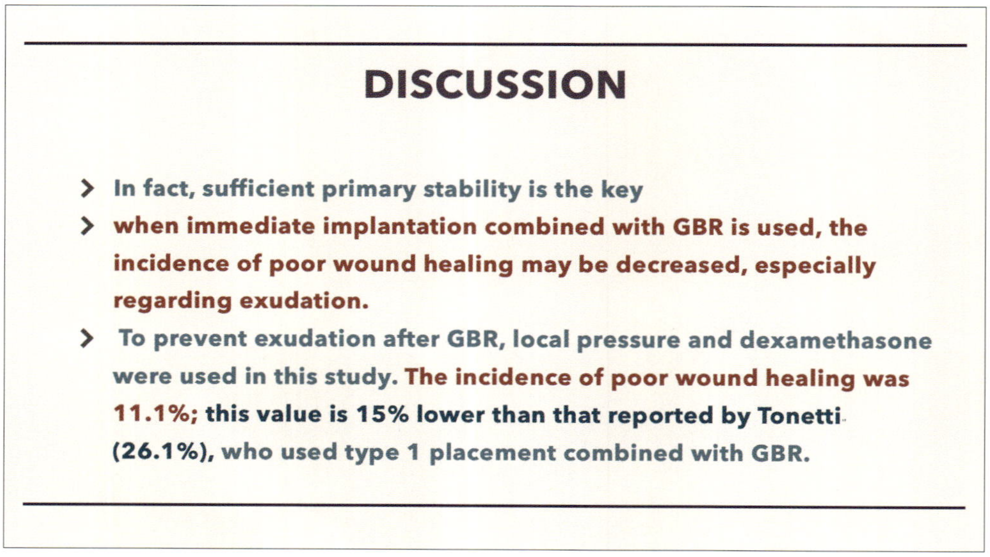

▶▶ 그림 19-34.

그림 19-34: 이 논문의 저자는 고찰에서 발치 즉시 식립 시 nonsubmerged GBR을 하는 것이 상처 치유 시의 문제를 감소시킨다고 하였다.

이상의 논문에서 발치 즉시 식립 시 nonsubmerged GBR이 차폐막의 노출을 비롯한 연조직 치유의 문제를 감소 시킨다는 것을 알아보았다.

그렇다면 이러한 nonsubmerged GBR과 submerged GBR에서 골형성 등에 있어서 차이는 없는 것일까라는 의문이 들 수 있다.

이에 대해 알아보기 위해 다음 논문을 살펴보기로 하자

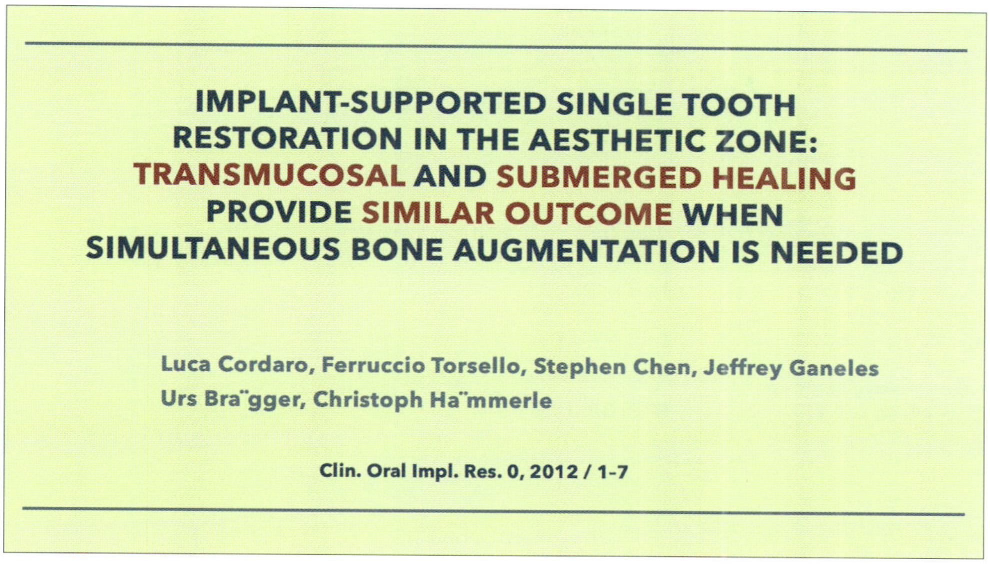

▶▶ 그림 19-35.

그림 19-35: Cordaro[5] 등이 2012년에 발표한 논문으로 nonsubmerged GBR 치유와 submerged GBR 치유를 비교하였다.

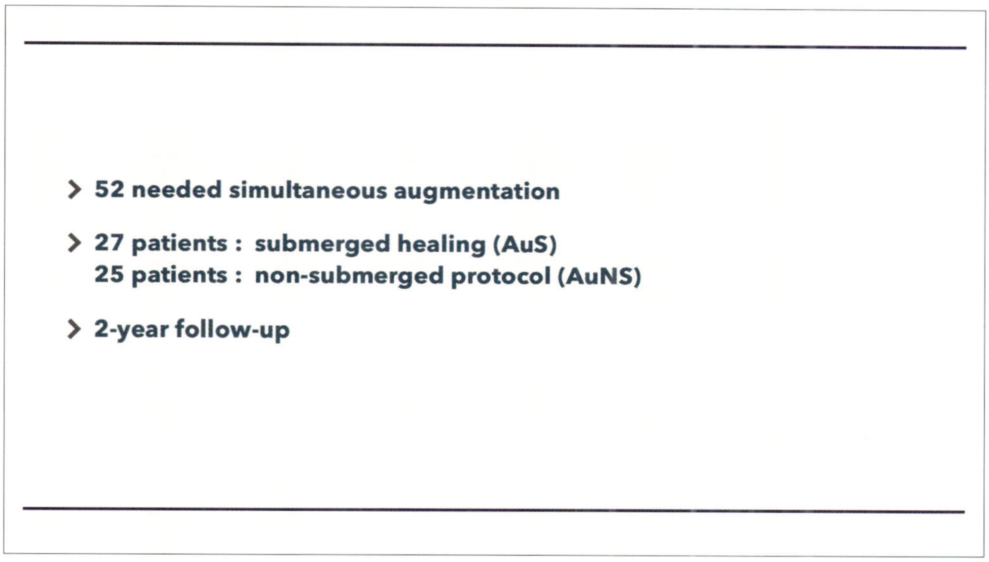

▶▶ 그림 19-36.

그림 19-36: 총 52개의 골이식 증례에서 27명은 submerged 치유를 25명은 nonsubmerged 치유를 시행한 후 2년 정도 관찰 기간을 가졌다. 이 중 31 증례에서 GBR이 시행되었다.

5) 5 Luca Cordaro, Ferruccio Torsello, Stephen Chen, Jeffrey GanelesUrs Brav gger, Christoph Hav mmerle :Implant-supported single tooth restoration in the aesthetic zone: transmucosal and submerged healing provide similar outcome when simultaneous bone augmentation is needed Clin. Oral Impl. Res. 0, 2012 / 1–7

Table 4. Marginal bone resorption [mm] in the two study groups. The bone resorption was calculated as the difference between the distance from the implant edge to the bone level taken after 12 and 24 months and compared to the baseline value taken at Visit 2 (Surgery). Mesial and distal measurements were averaged together. The comparison after 12 and 24 months were statistically significant for both groups. The comparison between the two groups (submerged vs. transmucosal) was not statistically significant: after 12 months: mean diff. = −0.09, 95% CI = −0.37–0.2; t = −0.59, df = 49, P = 0.55 (N.S.) after 24 months: mean diff. = −0.17, 95% CI = −0.53–0.19; t = −0.95, df = 50, P = 0.35 (N.S.)

	Submerged		Transmucosal	
	After 12 months	After 24 months	After 12 months	After 24 months
Mean	−0.38	−0.54	−0.29	−0.37
Standard deviation	0.56	0.76	0.46	0.49
SEM	0.11	0.15	0.09	0.10
Minimum	−2.54	−2.43	−1.67	−1.39
25% Percentile	−0.62	−0.82	−0.47	−0.51
Median	−0.18	−0.11	−0.19	−0.21
75% Percentile	0.00	0.00	0.00	0.00
Maximum	0.03	0.10	0.34	0.24
Patients	26	27	25	25
P-value	0.002	0.001	0.004	0.001

- **- Submerged group : 12개월 vs 24개월 : - 0.16** 통계적 유의성 있음

  - NonSubmerged group : 12개월 vs 24개월 : - 0.08 통계적 유의성 있음
- **Submerged group vs non submerged group:**
  - 12개월: - 0.09. - 24 개월 ; - 0.17 통계적 유의성 없음

▶▶ 그림 19-37.

그림 19-37: 결과를 살펴보면 변연골흡수에 있어서 각각의 그룹 내에서 12개월과 24개월 사이에서는 통계적 유의성이 있는 차이가 있었으나 두 그룹 간의 비교에서는 변연골흡수의 차이가 통계적 유의성이 없다고 하였다.

CONCLUSION

- **When a single implant is placed in the aesthetic zone in conjunction with bone augmentation for a moderate peri-implant defect, submerged and transmucosal healing determine similar outcome, hence there is no need to submerge an implant in this given clinical situation.**
- **it may be concluded that in the presence of minor peri-implant bone defects, bone augmentation procedures may be effectively performed with either submerged or non-submerged surgical protocols.**
- **Consequently there is no need to submerge the implants in this clinical situation.**

▶▶ 그림 19-38.

그림 19-38: 결론적으로 submerged 치유 그룹과 nonsubmerged 치유 그룹 간의 변연골의 흡수에 있어서는 큰 차이가 없다. 따라서 골이식이나 GBR 수술 시 nonsubmerged 치유로 시술해도 큰 문제가 없다고 하였다.

여기서 발치와 GBR이 성숙골 GBR에 비해 가지는 장점을 알아보자.

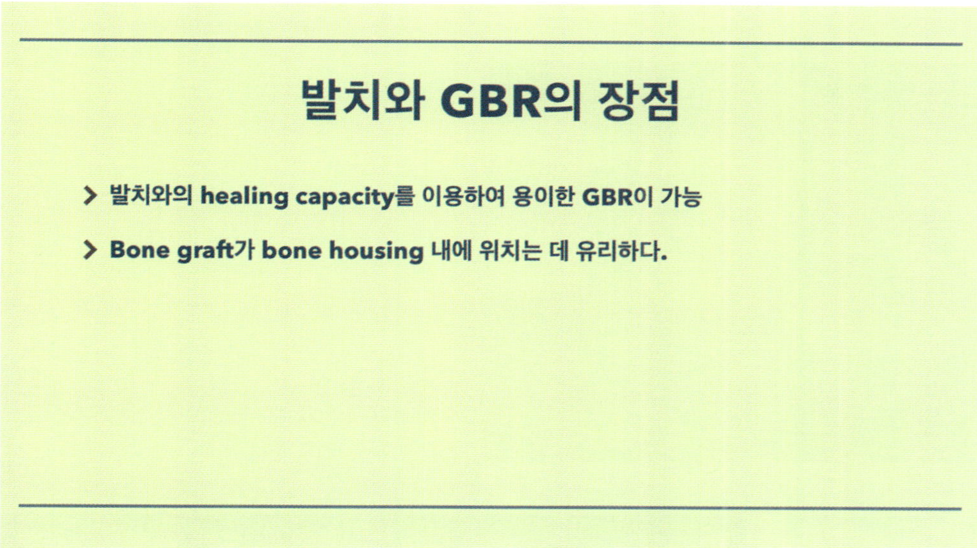

▶▶ 그림 19-39.

필자가 생각하는 발치와 GBR의 장점은

첫째로는 발치와의 healing capacity를 이용할 수 있다는 것이다. 일반적으로 발치와의 healing capacity는 발치 후 약 8주 전후까지 유지된다고 하고(1장-07 참조) 이를 이용하여 GBR을 한다면 좀 더 좋은 결과를 보일 수 있다.

둘째로는 골이식재를 bone housing 내에 위치시키기가 비교적 용이하다는 것이다. 물론 아주 광범위한 흡수를 보이는 발치와에서는 일부 어려울 수 있지만 일반적인 열개를 보이는 발치와에서는 임플란트 식립 후 골이식재를 발치와 내에 위치시킬 수 있고 이것은 이식재의 치유에 도움을 줄 수 있다.

임상 증례 3 구치부에서의 Nonsubmerged GBR 증례

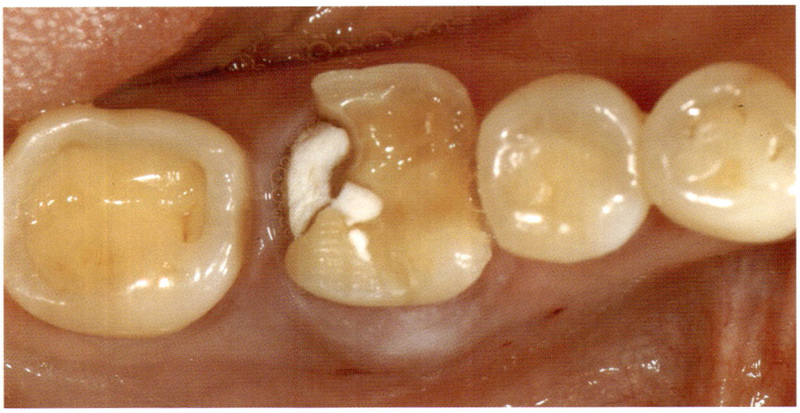

▶▶ 그림 19-40.
50대 여자 환자로 #46 치아의 치은우식으로 인해 발치를 결정하였다.

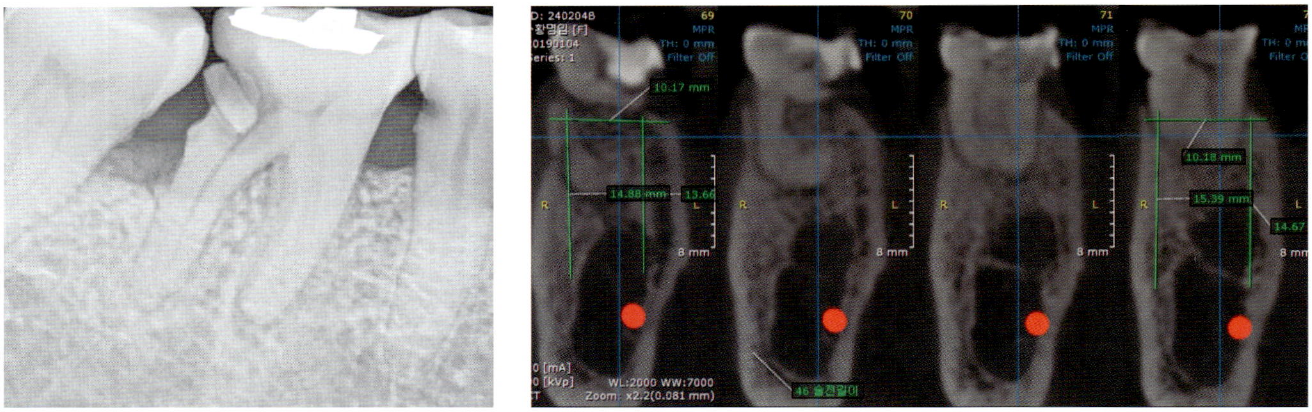

▶▶ 그림 19-41. 상기 환자의 술 전 periapical x-ray와 CBCT 사진으로 치근우식과 함께 distal root 부위의 치조골 소실을 확인할 수 있다

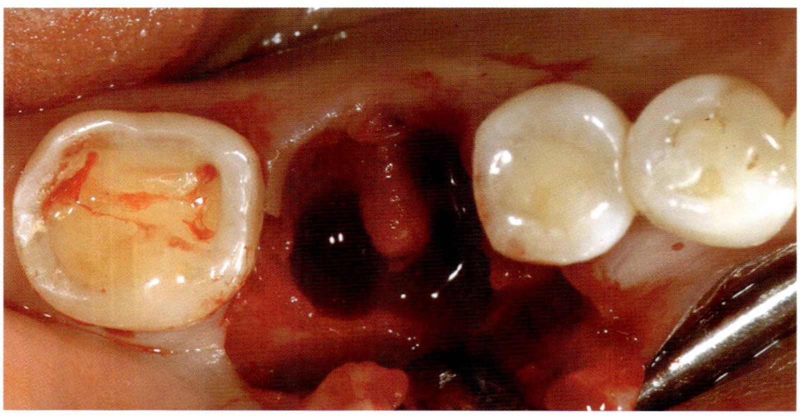

▶▶ 그림 19-42.

그림 19-42: 조심스럽게 발치를 하고 골판을 probing 하는 과정에서 협측 골판의 소실이 있어서 flap을 열었다. 이때 절개선은 인접치의 line angle을 포함하여 인접치 쪽으로 확장하는 것이 좋다(이때 필요하다고 판단되면 미리 협측 판막의 감장절개를 시행한다). 협측 골판이 mesial root와 septum을 거쳐 distal root의 일부까지 흡수되어 있음을 확인할 수 있다.

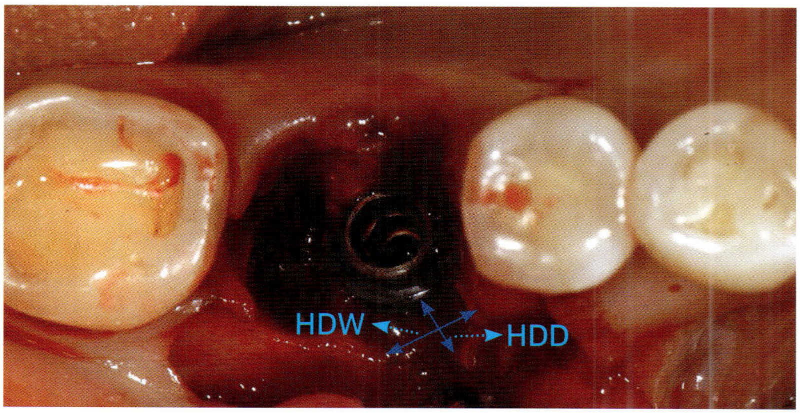

▶▶ 그림 19-43.

그림 19-43: 발치 후 발치와의 염증조직을 철저히 제거한 후 임플란트를 식립하였다. 그림에서 보시는 것과 같이 임플란트 식립 후 HDW 〉 HDD 관계임을 알 수 있다.

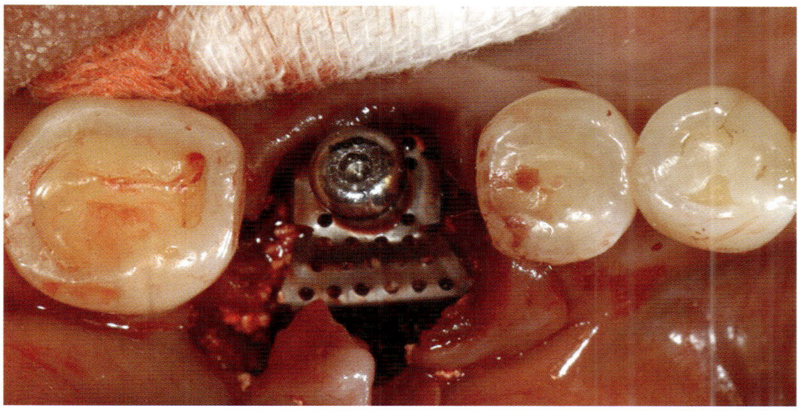

▶▶ 그림 19-44.

그림 19-44: HDW 〉 HDD 관계이므로 GBR을 시행하였다. 이 증례에서는 titanium mesh(i-Gen®, Megagen)를 사용하였다. 이때 주의해야 할 것은 i-Gen®의 설치를 미리 시행하여 발치와의 형태를 따라 맞추어 주는 것이 좋다. 이때 놓여지는 차폐막의 끝부분은 반드시 예각으로 굽혀져서 골판과 밀착되게 하는 것이 향후 막의 노출을 최소화할 수 있다. i-Gen®의 시적이 끝나면 제거 후 골이식재를 충분히 넣어준 다음 다시 i-Gen®을 설치한다. 이때 골이식재와 i-Gen® 사이에 공간이 없는 것이 좋다.

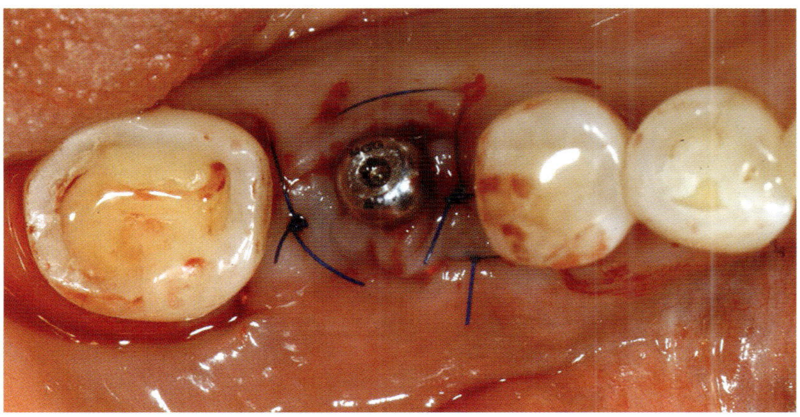

▶▶ 그림 19-45.

그림 19-45: 골이식 후 봉합을 통해 마무리하였다. 이때 발치와의 크기가 있어서 THA와 flap의 밀착을 위해서는 협측 flap의 releasing이 필요할 수 있다(협측 releasing incision은 가급적 flap을 열 때 미리 해두는 것이 좋다). 또한 Flap advancement 시 치간 부위의 연조직이 남는다면 일부는 제거할 수도 있다. 봉합은 Horizontal mattress suture 혹은 Buser's layer suture을 이용해서 봉합해 준다. 이것은 술 후 연조직이 벌어지는 확률을 낮추어 준다. 이 부분에 대해서는 뒤에서 다시 설명하겠다.

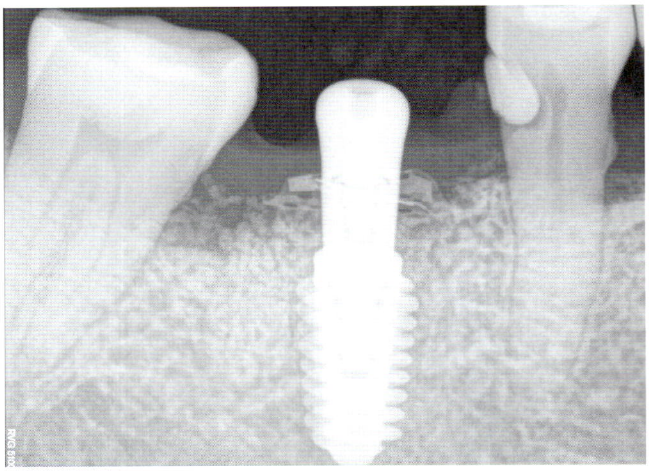

▶▶ **그림 19-46.** 수술 직후 periapical x-ray이다. Titanium mesh를 확인할 수 있다.

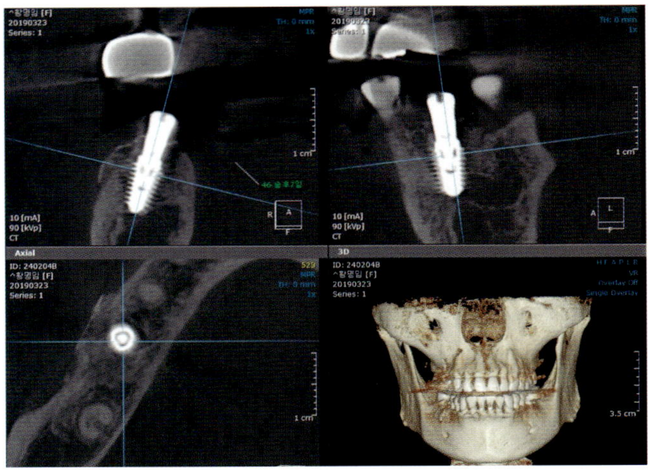

▶▶ **그림 19-47.** 술 후 7일 임상 사진이다. 연조직 치유가 잘 일어났다.

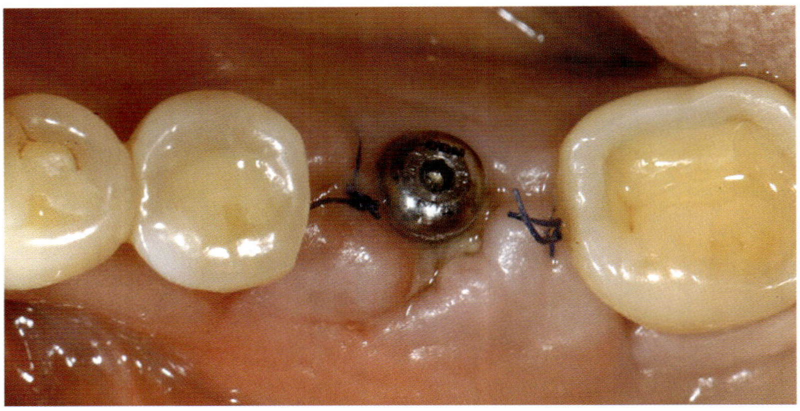

▶▶ **그림 19-48.**
술 후 7일 임상 사진이다. 연조직 치유가 잘 일어났다.

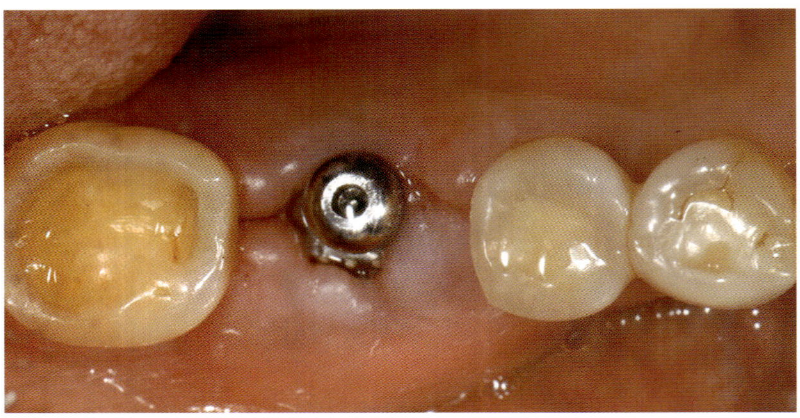

▶▶ **그림 19-49.**
술 후 13일 임상 사진이다. 봉합사를 제거하였고 약간의 연조직의 열개가 있으나 큰 문제는 없어 보인다.

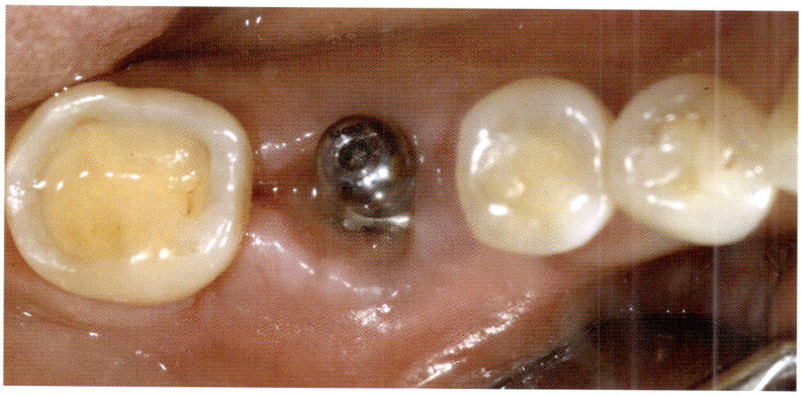

▶▶ 그림 19-50.
술 후 1개월 4일 임상 사진이다. 조금 더 연조직 열개가 있으나 수술 부위의 감염은 없었다.

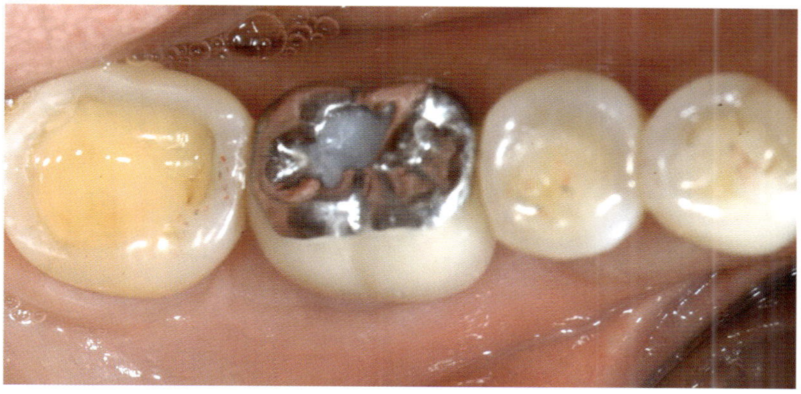

▶▶ 그림 19-51.
술 후 약 4개월 보철 완성 시의 교합면 임상 사진이다. 연조직이 퇴축 없이 안정된 양상을 보인다.

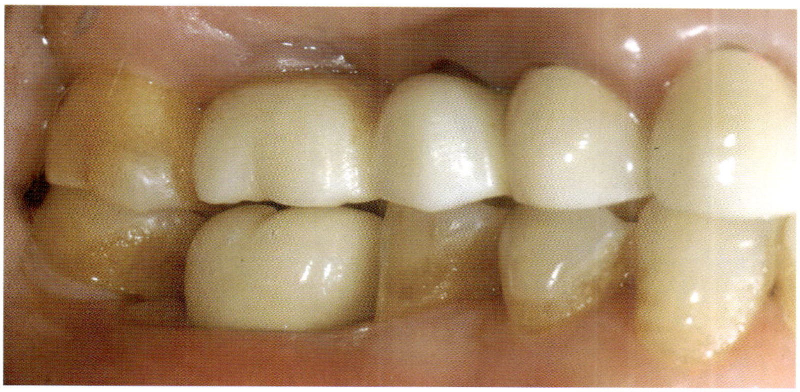

▶▶ 그림 19-52.
상기 환자의 보철 완성 시 협측 임상 사진이다.

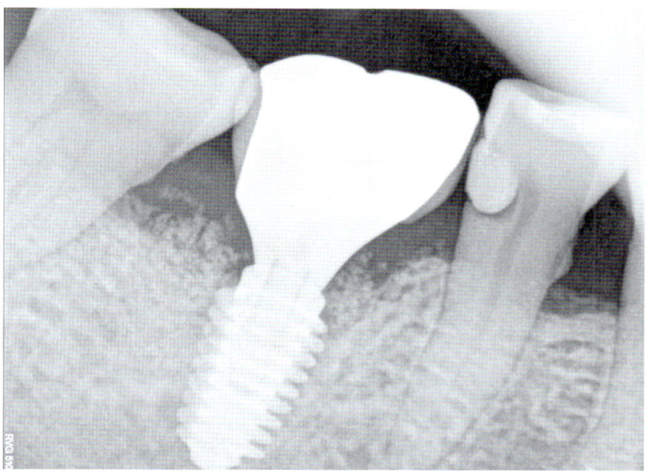

▶▶ 그림 19-53. 상기 환자의 보철 완성(술 후 약 4개월) 시 periapical x-ray이다. 임플란트 주변골이 잘 유지 되고 있음을 알 수 있다.

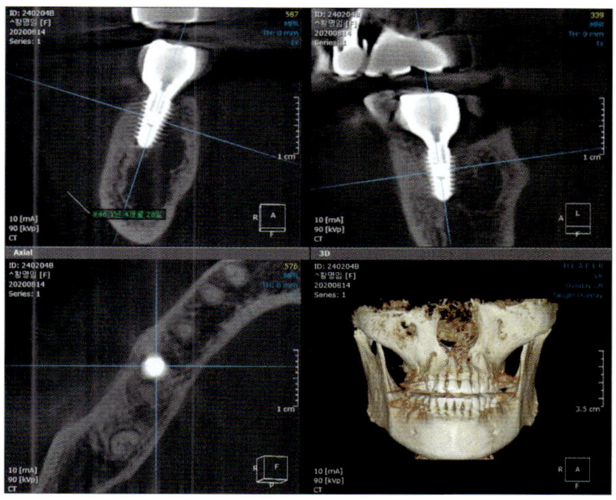

▶▶ 그림 19-54. 술 후 1년 5개월 경과 시 CBCT 사진이다. 임플란트 주변골이 안정적으로 유지 되고 있다.

임상 증례 4 전치부 Nonsubmerged GBR 증례

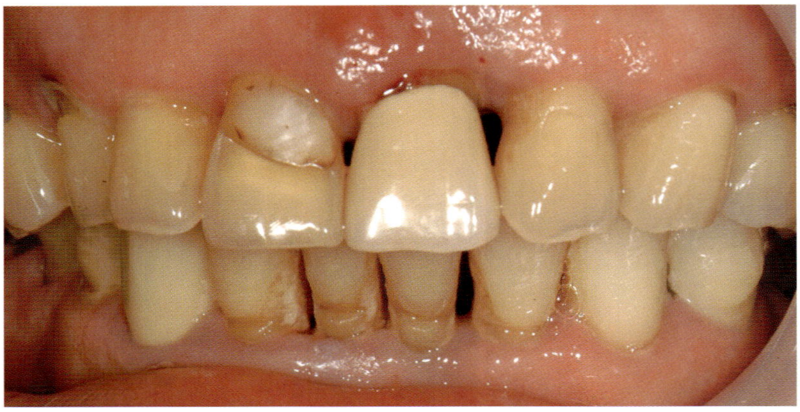

▶▶ 그림 19-55.
70대 남환으로 #21 흔들림을 주소로 내원하여 발치를 결정하였다. 술 전 순측 임상 사진으로 치간유두의 소실을 관찰할 수 있다.

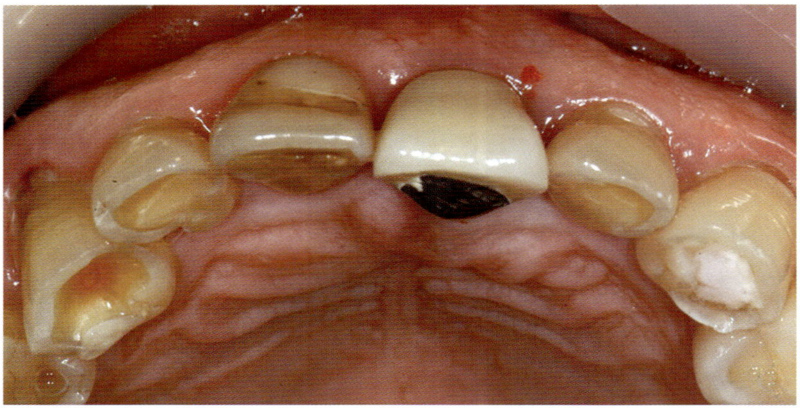

▶▶ 그림 19-56.
상기 환자의 술 전 교합면 임상 사진으로 치아의 동요로 인해 구개측으로 기울어진 것을 알 수 있다.

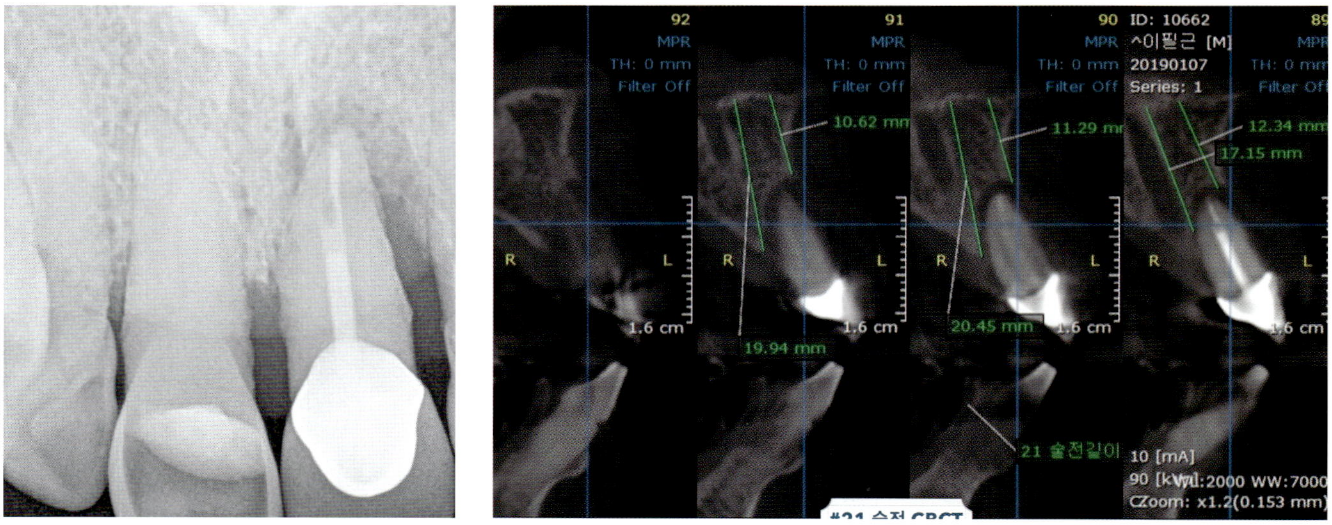

▶▶ 그림 19-57. 상기 환자의 술 전 periapical x-ray와 CBCT로 치주질환으로 인한 순측 골판의 상실을 확인할 수 있다.

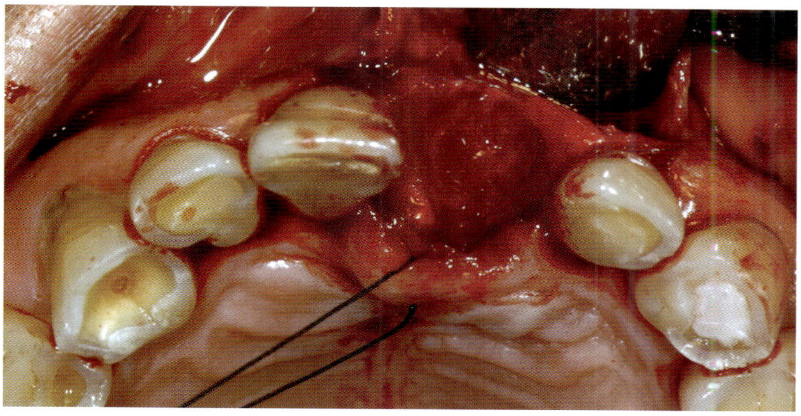

▶▶ 그림 19-58.
순측 골판의 광범위한 상실로 flapless 수술이 불가하여 발치와 함께 flap을 거상 하였다.

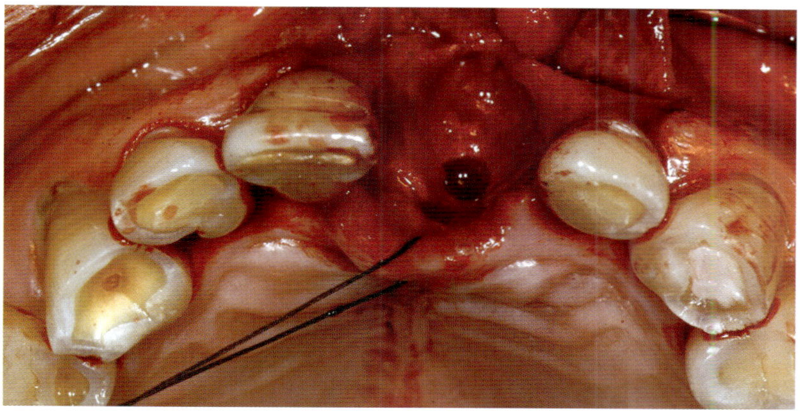

▶▶ 그림 19-59.
구개측으로 임플란트를 식립하였다. 이와 같이 순측과 구개측 혹은 설측 골판의 높이 차이가 많은 경우 일반적으로는 구개측 혹은 설측의 골판을 기준으로 임플란트를 식립해 주는 것이 좋다.

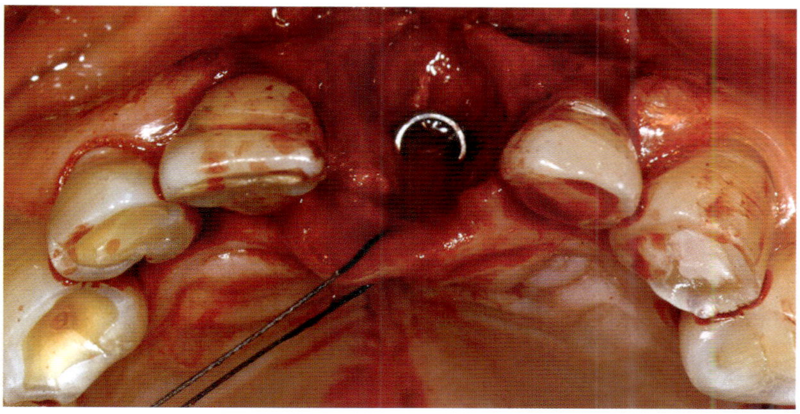

▶▶ 그림 19-60.
구개측으로 임플란트를 식립하였다. HDW > HDD 상태이므로 GBR을 하기로 하였다.

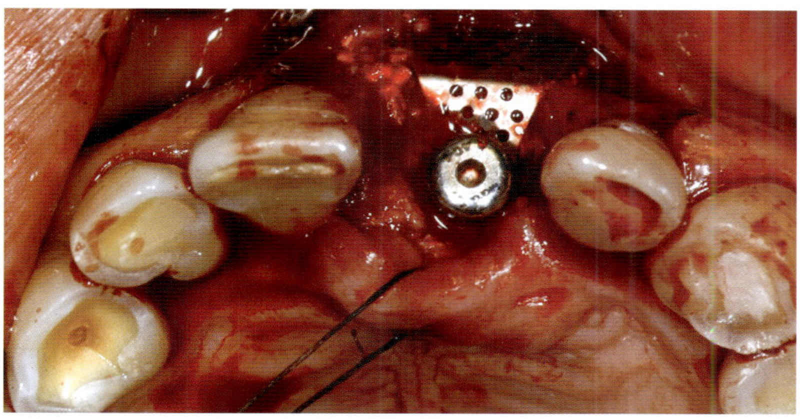

▶▶ 그림 19-61.
임플란트 주변으로 골이식과 함께 titanium mesh(i-Gen®)를 이용하여 GBR을 하였다.

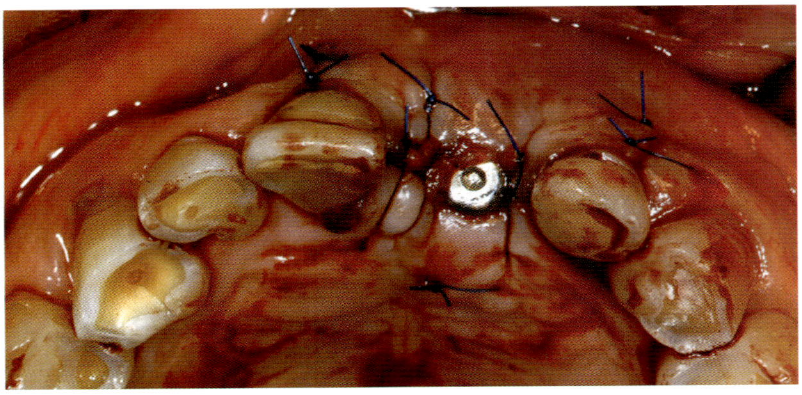

▶▶ 그림 19-62.
Nonsubmerged GBR 형태로 수술을 마무리하였다. 술 후 연조직이 벌어지는 것을 방지하기 위해 구개측에서 Buser's layer suture을 이용해서 봉합해 주었다(아래 그림을 참조하시기 바란다).

Layer 봉합 technique

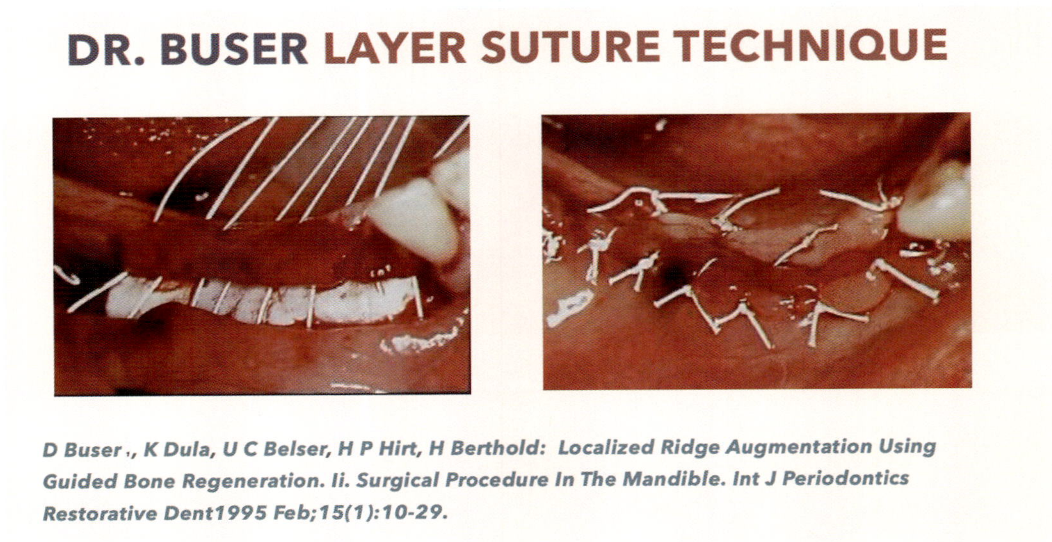

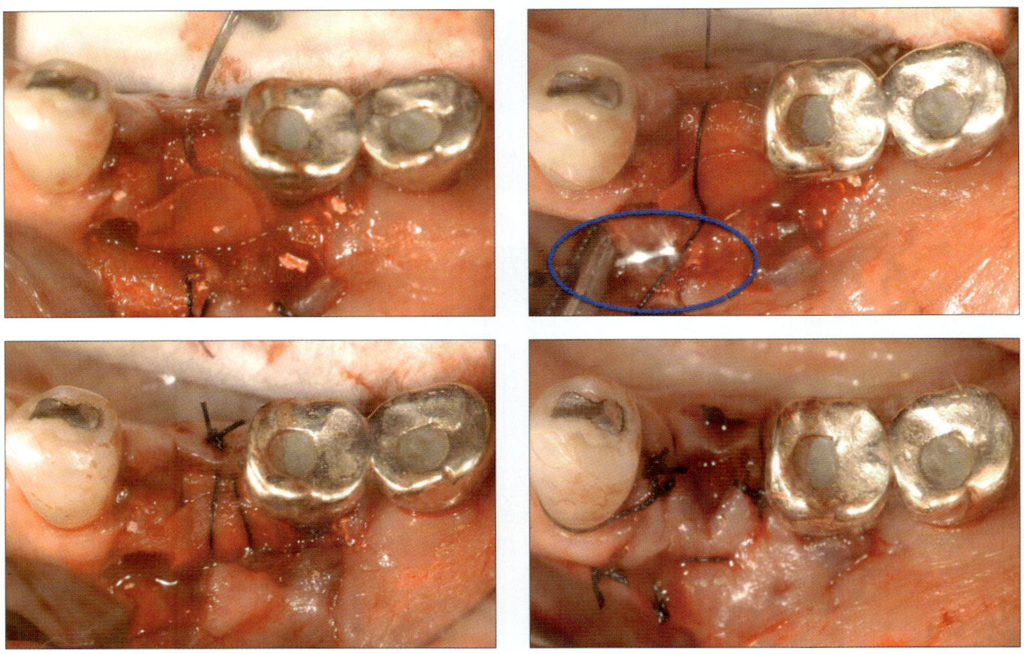

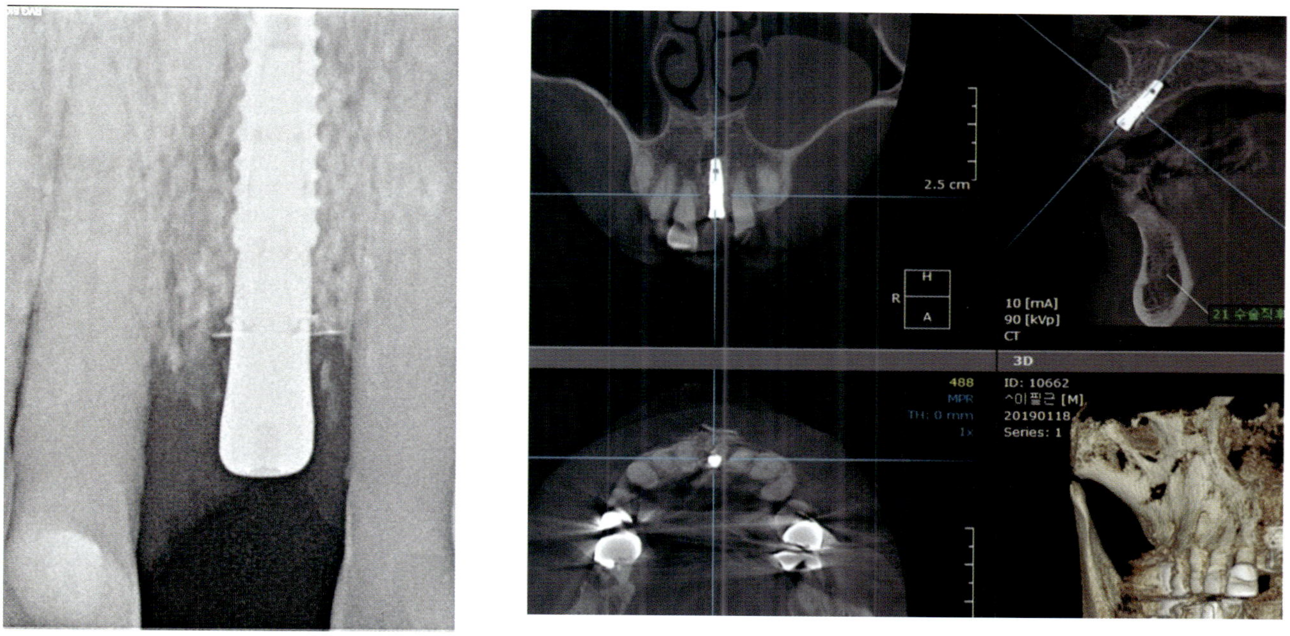

▶▶ **그림 19-63.** #21 부위 수술 직후 periapical x-ray와 CBCT 이다. 여기서 한 가지 실수는 CBCT 상 titanium mesh가 협측에서 너무 들려져 있다는 것이다. 이 경우 노출이 되는 경우가 많으므로 가능하면 titanium mesh는 골판을 향해 숙여지는 형태로 조정하는 것이 좋다.

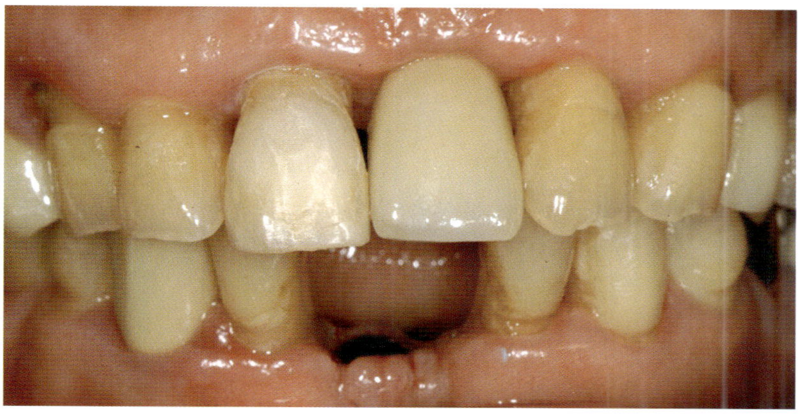

▶▶ **그림 19-64.**
최종 보철 완성(술 후 6개월 20일) 시의 순측면 임상 사진이다. 치간유두의 소실이 보이고 있으나 이는 시간이 지나면서 어느 정도 회복될 것이다. 다만 flap에 의해 한번 손상된 치간유두는 원래의 높이만큼 회복되는 경우는 많지 않은 것 같다.

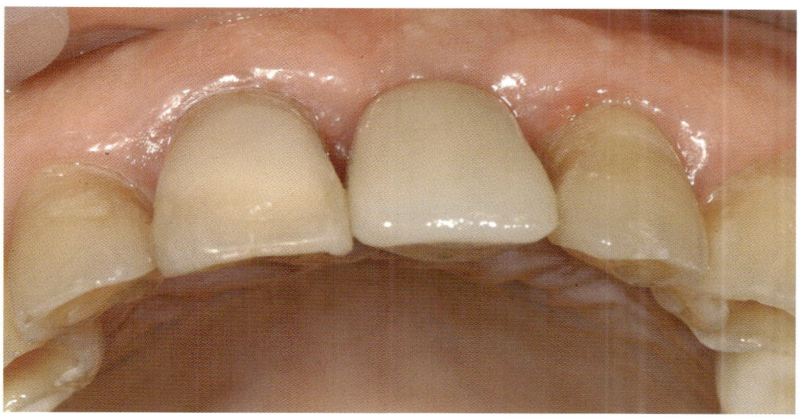

▶▶ **그림 19-65.**
상기 환자의 최종 보철 완성 시의 교합면 사진이다. #21 midfacial 부위의 연조직이 완전하지는 않으나 비교적 만족스럽게 형성되었음을 알 수 있다.

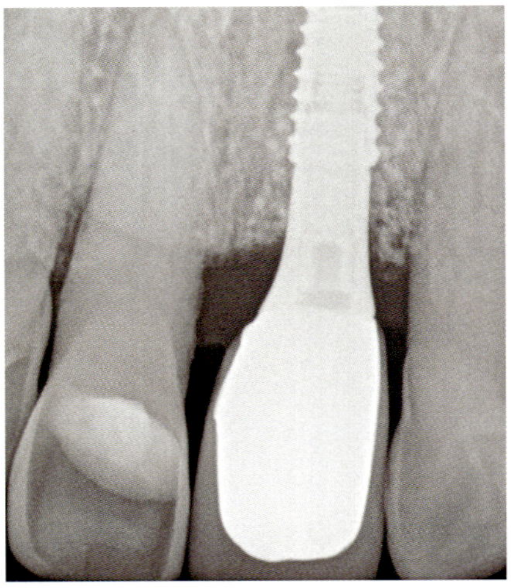

▶▶ 그림 19-66. 최종 보철 완성 시의 periapical x-ray이다. 임플란트 주변으로 골형성이 잘 이루어져 있음을 알 수 있다.

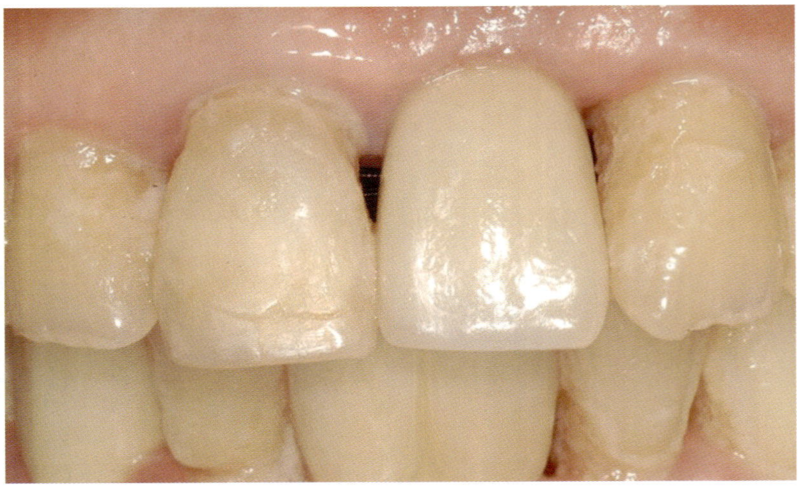

▶▶ 그림 19-67. 상기 환자의 술 후 1년 1개월 후의 순측 임상 사진이다. 임플란트 주변의 연조직이 안정적으로 잘 유지 되고 있으나 치간유두의 경우 보철 완성 직후에 비해서는 많이 안정된 양상이나 높이는 여전히 치아 사이의 공간을 채우기에는 부족함을 알 수 있다. (환자분의 구강위생이 좋지 않은 점은 양해를 부탁드리겠다)

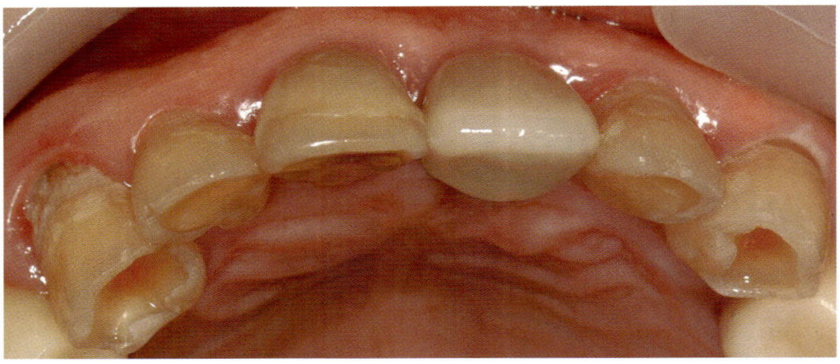

▶▶ 그림 19-68.
상기 환자의 교합면 임상 사진이다. 임플란트 주변의 연조직이 잘 유지 되고 있음을 알 수 있다.

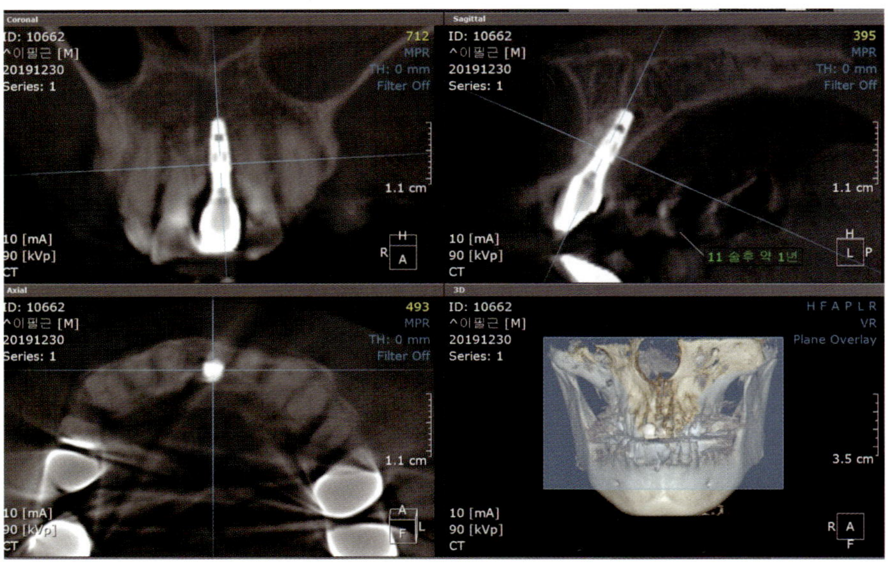

▶▶ 그림 19-69.
상기 환자의 1년 1개월 경과 시의 CBCT 이다. 임플란트 주변으로 골조직이 안정적으로 잘 유지 되고 있음을 알 수 있다.

이상으로 구치부와 전치부의 광범위한 골파괴로 인한 발치 즉시 식립 후 GBR을 해야 하는 경우에 대해서 알아보았다. 이 경우 Nonsubmerged GBR을 시행하는 것이 술 후 연조직의 처치나 치유에 있어서 장점이 많으며 골형성에 있어서도 submerged type과 비교해 큰 차이가 없음을 알 수 있다.

04. Ti–mesh(i–Gen®) 사용 이유와 주의점

필자는 발치 즉시 식립 시 GBR을 해야 하는 경우 주로 titanium mesh(i–Gen®)를 주로 사용한다. 이번 세션에서는 그 이유와 주의점에 대해서 알아보려고 한다.

다음 논문을 살펴보자

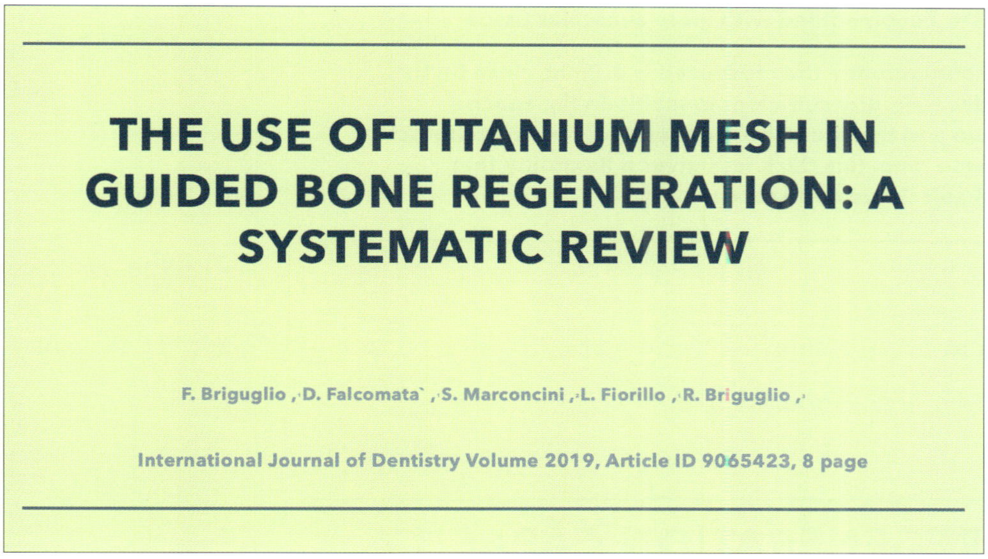

▶▶ 그림 19–70.
이 논문은 Briguglio[6] 등이 2019년에 발표한 논문으로 비록 발치와에 대한 것은 아니지만 일반적인 titanium mesh 차폐막의 특성에 대해 잘 정리가 되어있다.

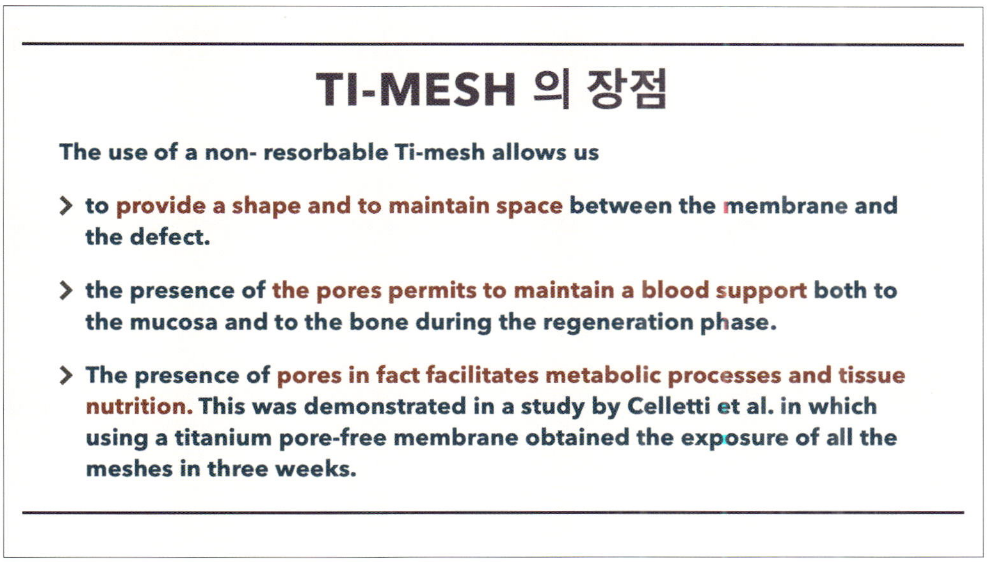

▶▶ 그림 19–71.

6) F. Briguglio, D. Falcomata,S. Marconcini,6 L. Fiorillo, R. Briguglio, The Use of Titanium Mesh in Guided Bone Regeneration: A Systematic Review International Journal of Dentistry Volume 2019, Article ID 9065423, 8 page

그림 19-71: 이 논문에서 언급하고 있는 Ti-mesh의 장점은

1. 공간 유지력이 좋다(가장 큰 장점이라고 생각된다.)
2. 표면에 pore가 존재하여 하방의 이식골조직이나 상방의 점막으로의 혈행이 원활하다.
3. 이러한 표면의 pore가 대사와 조직의 영양공급을 용이하게 한다.

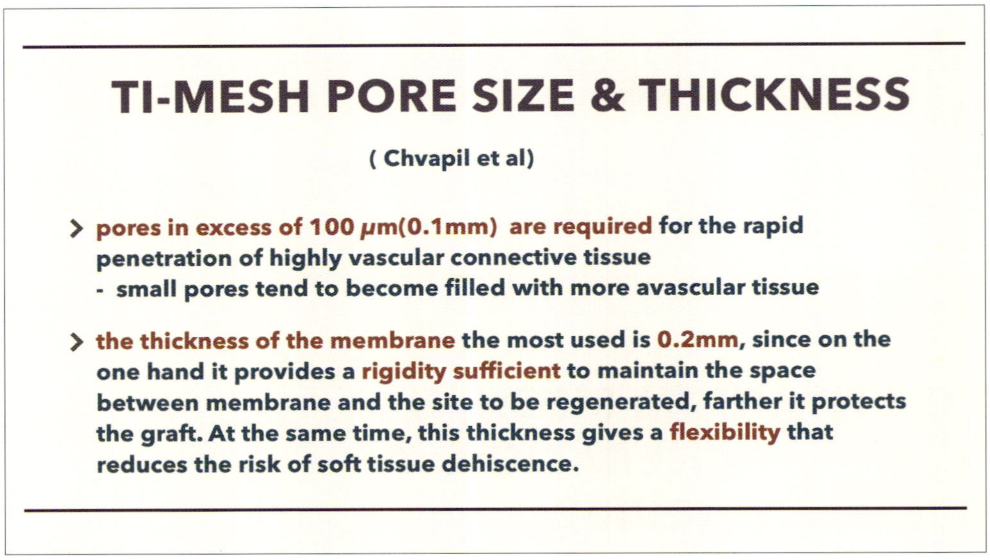

▶▶ 그림 19-72.

그림 19-72: 요구되는 pore size는 0.1mm인 것이 좋고 티타늄막의 두께는 0.2mm 내외인 것이 경직성(rigidity)과 유연성(flexibility)의 균형을 맞출 수 있다고 하였다.

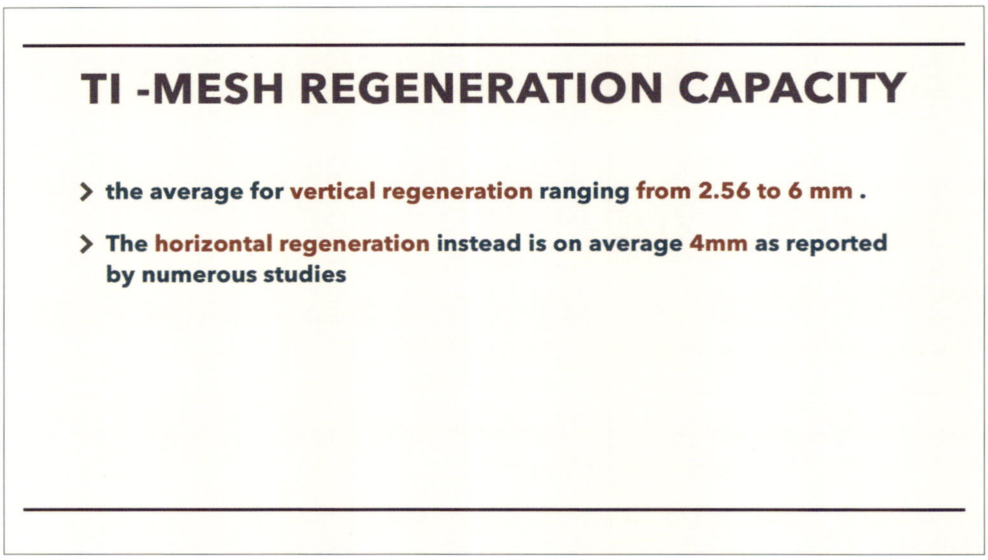

▶▶ 그림 19-73.

그림 19-73: 또한 Ti-mesh를 이용하여 수직적으로는 2.56~6mm, 수평적으로는 4mm 정도까지 골 확장을 할 수 있다고 하였다.

이와 같이 Ti-mesh는 공간 유지력에 있어서 탁월한 장점에도 불구하고 차폐막의 노출 빈도가 상대적으로 다른 차폐막에 비해 커서 사용을 꺼려 하는 경우가 많다고 생각된다. 이에 대해서도 알아보도록 하자.

TI-MESH COMPLICATION

- The **main complication** related to the use of titanium membrane is the dehiscence of soft tissues with the consequent **exposure of the mesh**
- **titanium meshes are able to tolerate a certain degree of exposure**

▶▶ 그림 19-74.
앞에서도 언급하였듯이 Ti-mesh의 가장 큰 단점은 차폐막의 노출이라고 할 수 있다.

TI-MESH 노출이 임플란트결과에 영향이 없다는 견해

- **Louis et al.** still obtained the **exposure of 23 meshes on 44 treated patients (52%)**; only one case had failure of the graft with a success of the bone grafting procedure that was **97.72%.**
- **Maiorana et al.** the exposure of the mesh led to an early resorption of the site between 15% and 25%, which however **allowed placing the implant fixtures**
- The rate of exposure of the Ti-mesh varies from **5.3% to 52%** depending on the studies, **despite that the exposure does not affect the implant results**

▶▶ 그림 19-75.
이러한 Ti-mesh의 노출에 대한 다양한 견해 중 차폐막의 노출이 골형성이나 임플란트의 생존에 별다른 영향을 주지 않는다는 견해를 정리한 것이다.

TI-MESH 노출이 골흡수로 이어진다는 견해

- **Miyamoto et al. and Louise et al.** show how the volume of regenerated bone must be related to the morphology of the defect. **Complex defects (horizontal and vertical) are related to greater bone loss associated with exposure and lower bone gain.**
- Similar results were obtained by **Her et al.** and **Proussaefs and Lozata** and the **exposed area was associated with bone loss** and reduced bone formation.

▶▶ 그림 19-76.
Ti-mesh의 노출이 하방골의 광범위한 골흡수로 이어질 수 있다는 견해를 정리하였다.

이에 대한 필자의 개인적인 경험과 생각을 말씀드리자면 Ti-mesh의 경우 다른 차폐막에 비해 노출이 되는 빈도가 높은 것을 사실이나 이것이 광범위한 골흡수나 임플란트의 실패로 이어지는 경우는 거의 없었다고 생각한다.

다음으로 필자가 사용하고 있는 megazen 사의 i-Gen®에 대해 간단히 알아보고 가도록 하자.

i-Gen®은 Ti-mesh 차폐막으로 골결손부의 형태에 따라 다양하게 pre-fabricated 된 형태의 막을 술자가 상황에 맞게 골라서 사용하게 되어있어 기존의 Ti-mesh에 비해 사용이 편리해졌다.

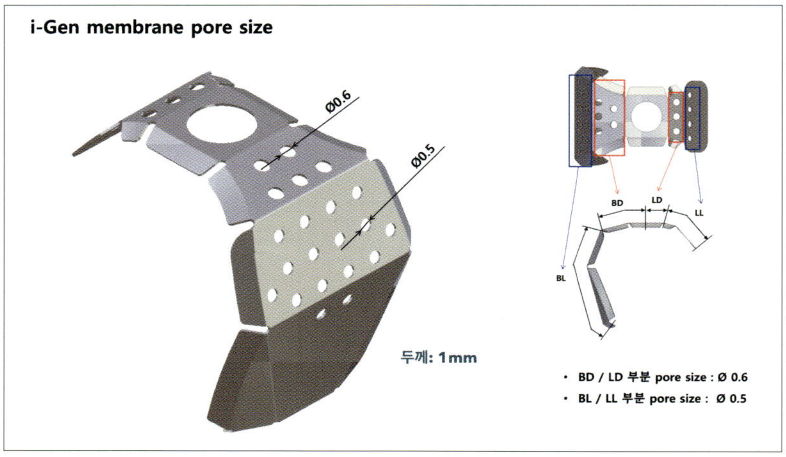

▶▶ 그림 19-77. i-Gen®의 형태를 나타낸 그림으로 pore size는 0.5~0.6mm이며 두께는 약 1mm 내외이다.

Dimension							
PL (Proximal Length)	BW (Buccal width)	BL (Buccal Length)	BD (Buccal Distance)	LW (Lingual width)	LL (Lingual Length)	Type	Ref.C
4	9	11	4.5	-	-	A1	IG1W4509
4	10	11	5.5	-	-	A2	IG1W5510
4	11	11	6.5	-	-	A3	IG1W6511
5	9	11	4.5	-	-	B1	IG2W0918
6.5	11	11	5.5	-	-	B2	IG2W1120
9	13	11	6.5	-	-	B3	IG2W1323
5	9	11	4.5	6	4.25	C1	IG3W0921
6.5	11	11	5.5	8	4.25	C2	IG3W1125
9	13	11	6.5	10	9	C3	IG3W1328
8	11	11	5.5	9.6	9.25	D1	IG4W1128

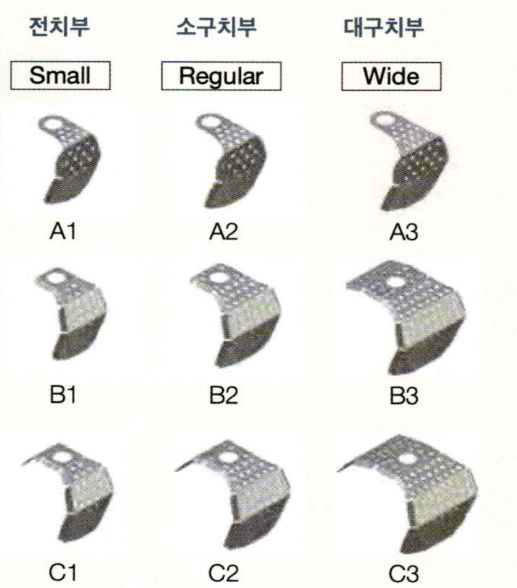

형태가 크게 의미는 없고 그때그때 필요에 따라 선택해서 쓰면 된다.

▶▶ 그림 19-78. i-Gen®의 다양한 형태를 보여주는 그림으로 9가지 종류가 있으며 각각 전치, 소구치, 대구치용으로 되어 있다.

필자는 i-Gen® 차폐막을 다음 2가지 이유 때문에 발치와에서 사용하고 있다.

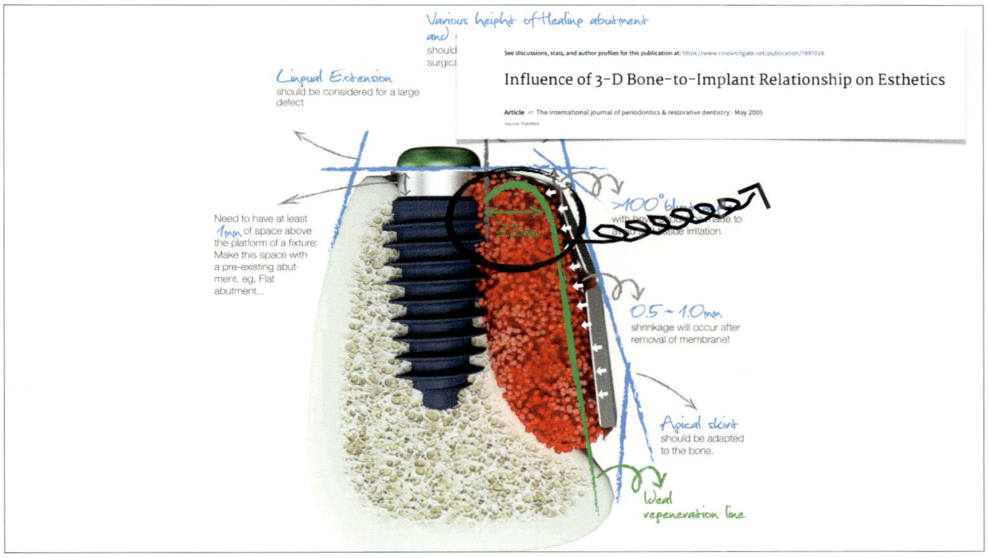

▶▶ 그림 19-79.

그림 19-79: 필자가 생각하는 i-Gen®의 가장 큰 특징 가운데 하나가 공간 유지력으로 임플란트 협측으로 약 2.5mm 정도의 공간을 확보할 수 있게 하여 grunder[7]가언급한 심미 영역에서 임플란트 순측으로 2mm 이상의 골폭이 있어야 한다는 주장에 부합한다고 할 수 있다.

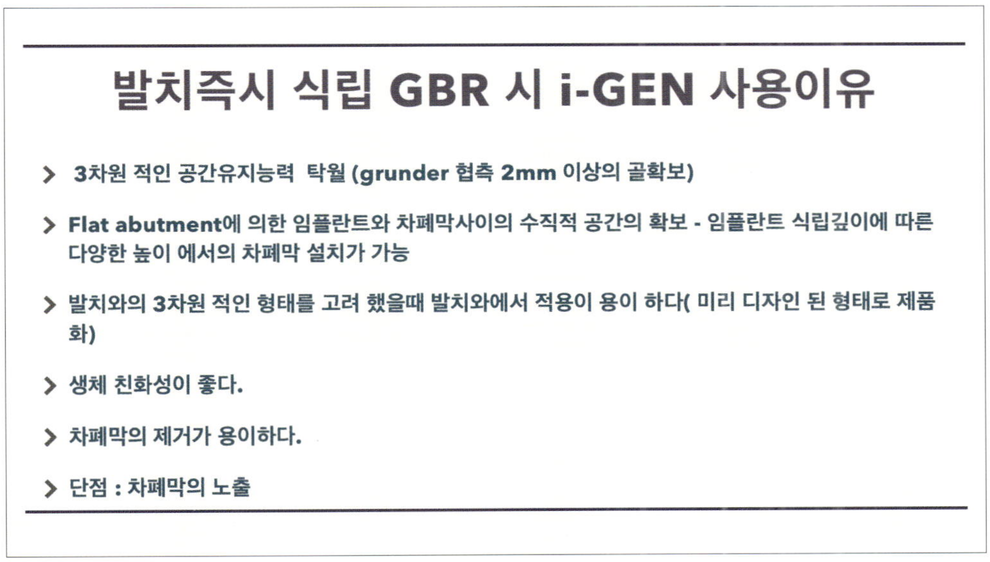

▶▶ 그림 19-80.

i-Gen®의 또 다른 큰 특징 중의 하나는 flat abutment라고 하는 임플란트 top과 차폐막 사이의 공간을 확보할 수 있는 spacer가 있다는 것이다(그림 19-81의 검은 동그라미 부분 참조). 이것은 발치와나 혹은 골흡수가 심한 부위의 GBR 시 임플란트를 치조골 하방으로 위치 시킬 수 있고 또한 임플란트와 차폐막 사이의 공간이 유지됨으로 인해 향후 이식골의 수축으로 인한 골 소실을 어느 정도 보완하는 역활을 할 수 있다는 면에서 큰 장점이 될 수 있으며 i-Gen®의 견고한 고정에도 도움이 된다.

7) Ueli Grunder, Stefano Gracis, Matteo Capelli.Influence of the 3-D bone-to-implant relationship on esthetics.J Periodontics Restorative Dent 2005 Apr;25(2):113-9.

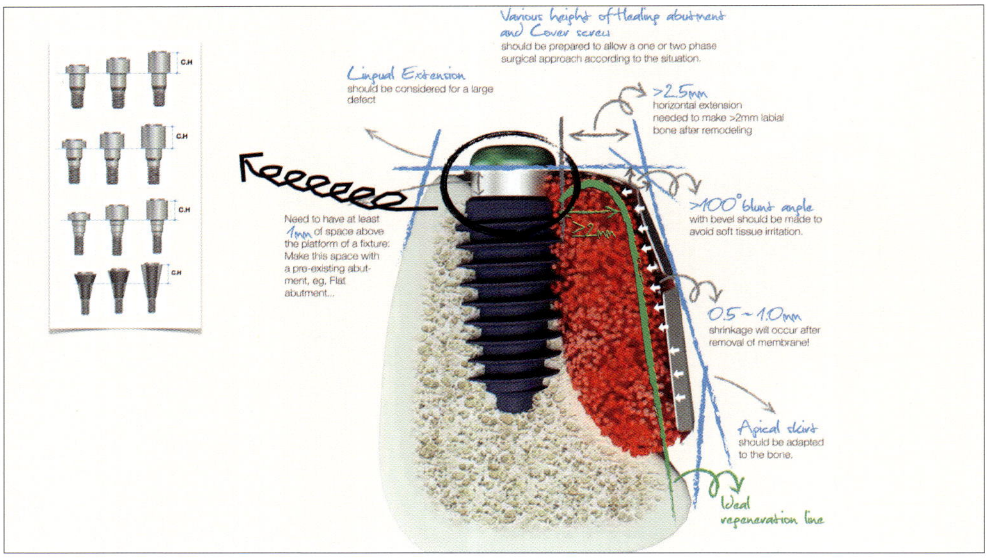

▶▶ 그림 19-81.

이상의 내용을 종합하여 발치 즉시 식립 GBR 시 i-Gen®을 사용하는 이유를 정리하면 그림 19-80과 같다. 가장 핵심적인 내용은 발치와 협측의 충분한 공간을 확보할 수 있다는 것이다.

다음은 Ti-mesh의 노출을 줄이기 위한 가성비 좋은 방법에 대해 알아보도록 하자.

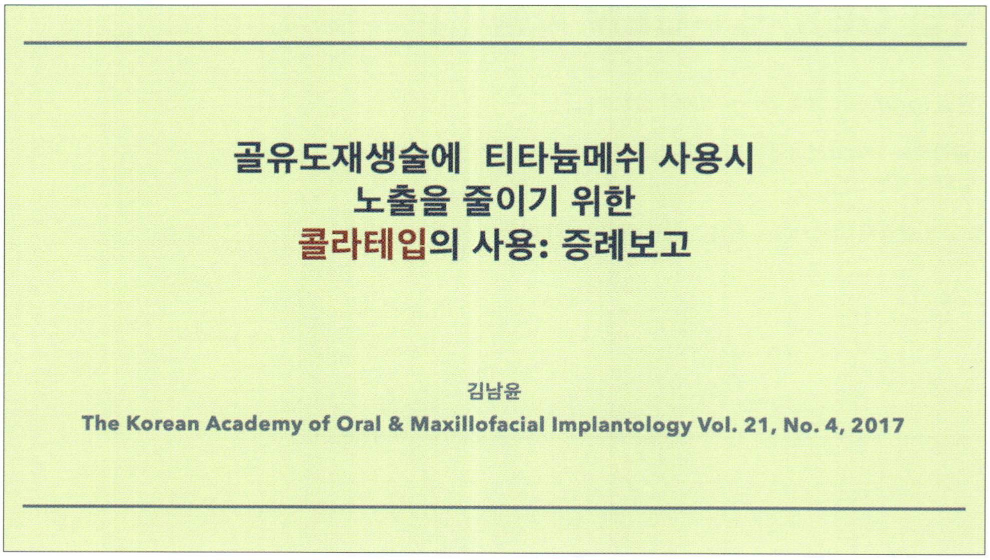

▶▶ 그림 19-82.

위 논문[8]은 Ti-mesh의 노출을 줄이기 위해 collagen membrane이나 prf, Gore-tex 등을 대신해서 가성비 좋은 재료인 collatape을 덮어주는 방법에 대해 기술하고 있다.

8) 김남윤. 골유도재생술에 티타늄메쉬 사용 시 노출을 줄이기 위한 콜라테입의 사용: 증례보고 ; The Korean Academy of Oral & Maxillofacial Implantology Vol. 21, No. 4, 2017

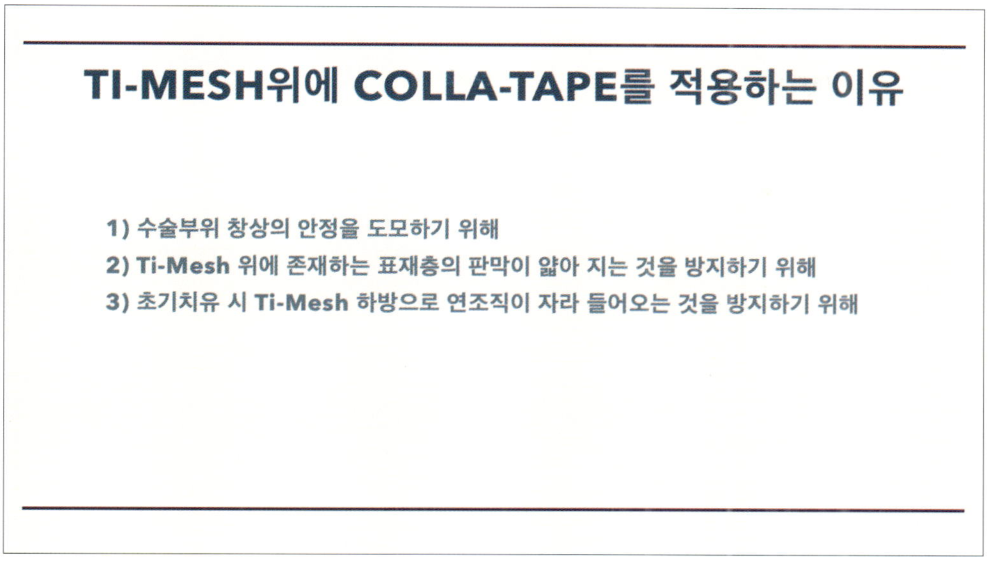

▶▶ 그림 19-83.

그림 19-83: 이 논문에서 제시하고 있는 collatape의 역활은 위 그림과 같다. 필자의 경험상 이러한 방법이 완전히 노출을 막아주는 것은 아니지만 적절한 봉합법과 병행된다면 가성비 좋은 방법이라 생각된다.

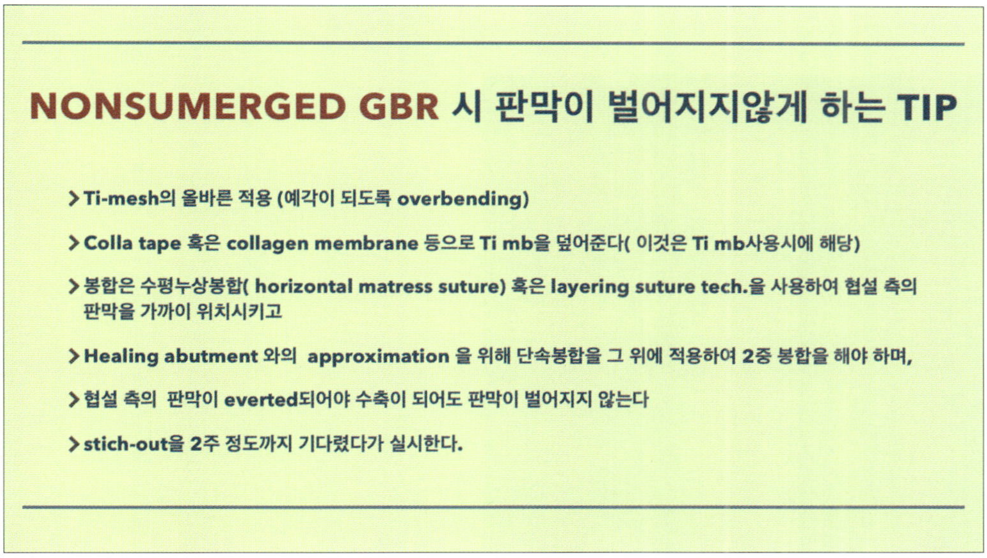

▶▶ 그림 19-84.

그림 19-84: 위 그림에서는 필자가 생각하는 Nonsubmerged GBR 시의 판막이 벌어지지 않게 하는 tip이다. 선생님들께서 참고하셔서 사용하신다면 좋은 결과를 얻을 수 있을 것으로 생각한다.

임상 증례 5 즉시-지연 식립 nonsubmerged GBR 시 collatape의 사용과 봉합 증례

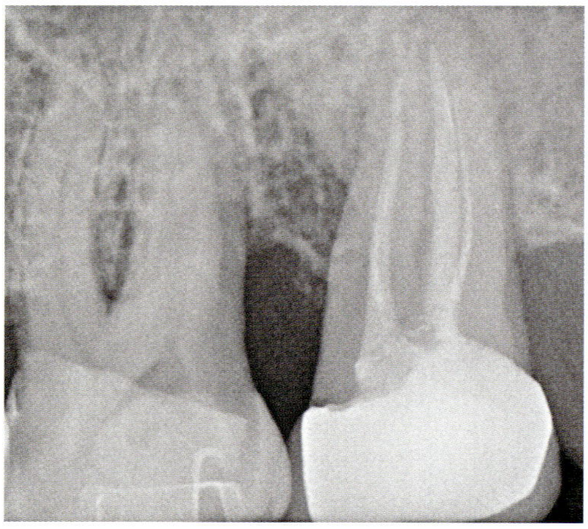

▶▶ **그림 19-85.** #27 치아의 흔들림과 통증을 주소로 내원한 50대 남자분으로 발치를 결정하였다.

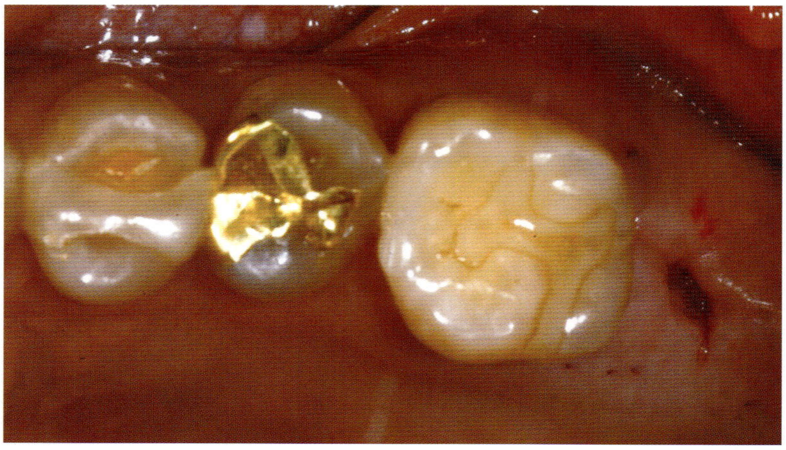

▶▶ **그림 19-86.** 발치 후 2개월 정도 지난 임상 사진으로 발치와의 연조직 치유가 어느 정도 일어났다.

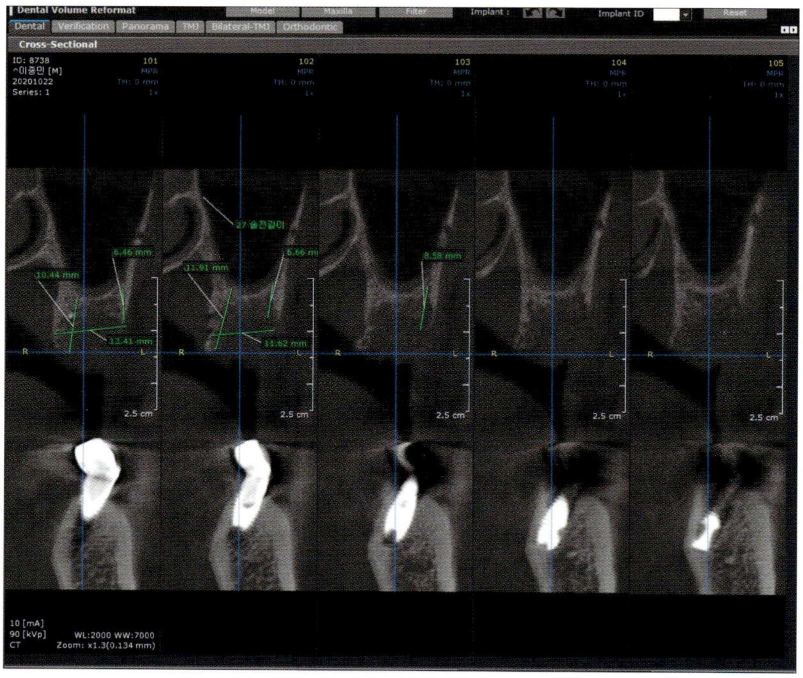

▶▶ **그림 19-87.**
#27 부위 술 전 CBCT 사진이다. 협측과 구개측의 높이 차이와 함께 치조골의 광범위한 흡수가 보인다.

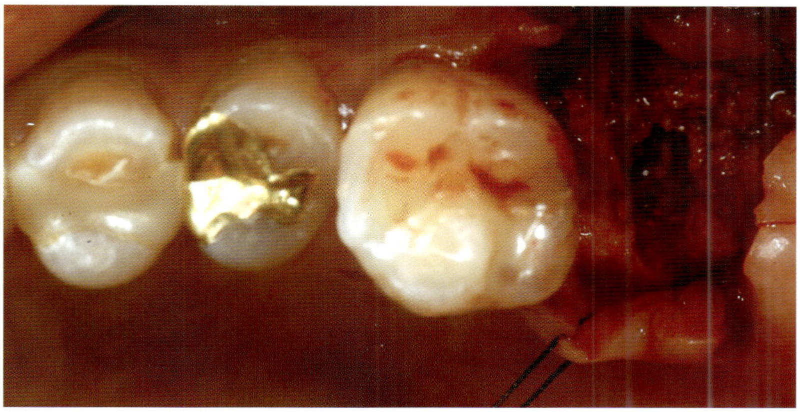

▶▶ 그림 19-88.
수술 중 사진으로 협측의 광범위한 흡수로 인한 협측과 구개측의 높이 차이가 큰 것을 볼 수 있다. 이 경우 가능하면 구개측 골판의 높이를 기준으로 임플란트를 구개측에서 약간 깊게(1~2mm) 식립하는 것이 좋다.

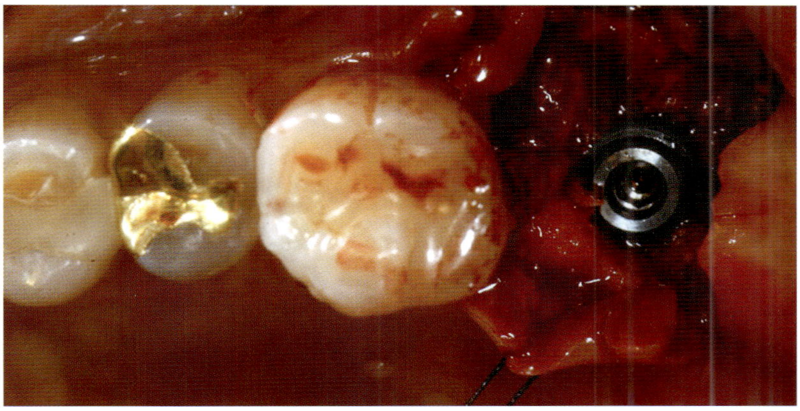

▶▶ 그림 19-89.
임플란트 식립 후의 사진으로 HDW > HDD 상태임을 알 수 있고 따라서 임플란트를 구개측에서 약간 깊이 식립하고 협측에 노출된 임플란트 나사산는 vertical + horizontal GBR을 시행한다.

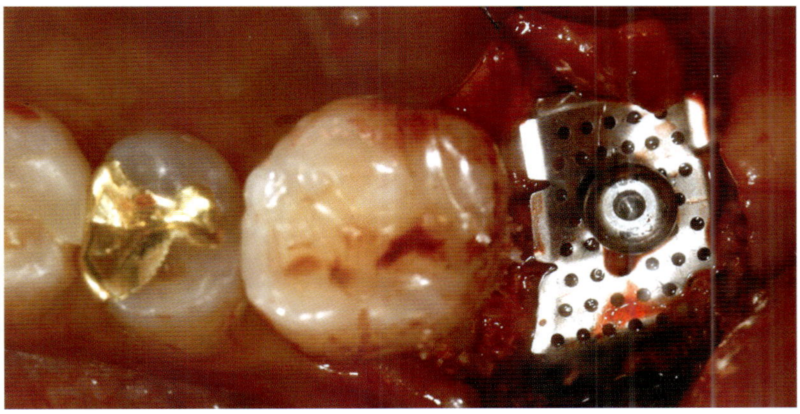

▶▶ 그림 19-90.
i-Gen®을 설치한 사진으로 구개측 골판에서 임플란트 식립 깊이에 따른 적절한 높이의 flat abutment를 선택하고(flat abutment의 상단이 구개측 치조골정 높이에 오는 것이 좋다), 하방의 골이식재는 충분한 양을 over filling 하듯 충분히 이식하여 차폐막과 골이식재 사이에 공간이 없도록 해야 한다.

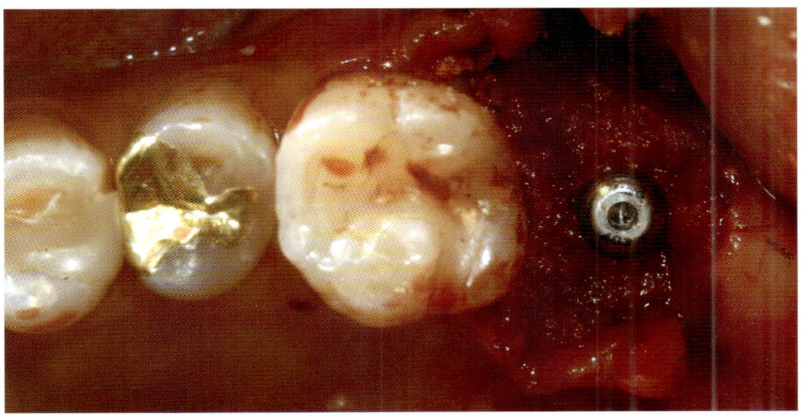

▶▶ 그림 19-91.
i-Gen®의 노출을 줄이기 위해 i-Gen® 상부에 collatape을 2겹 겹쳐서 덮어주었다.

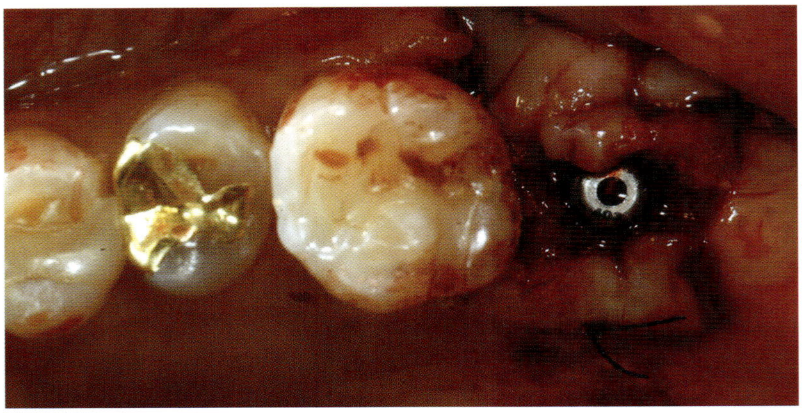

▶▶ 그림 19-92.
앞에서 언급한 buser의 layering 봉합을 시행한 후 임상 사진으로 협측 판막이 거의 닫혀 있음을 볼 수 있다.

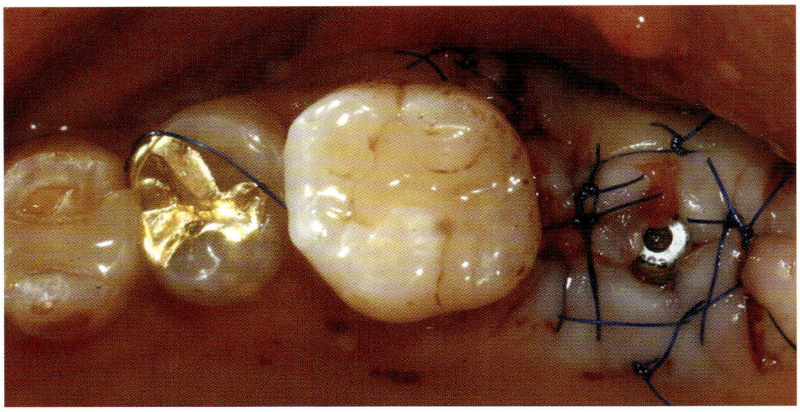

▶▶ 그림 19-93.
그 후 Horizontal mattress suture와 기타 interrupted suture, double sling suture을 병행하여 수술을 마무리하였다.

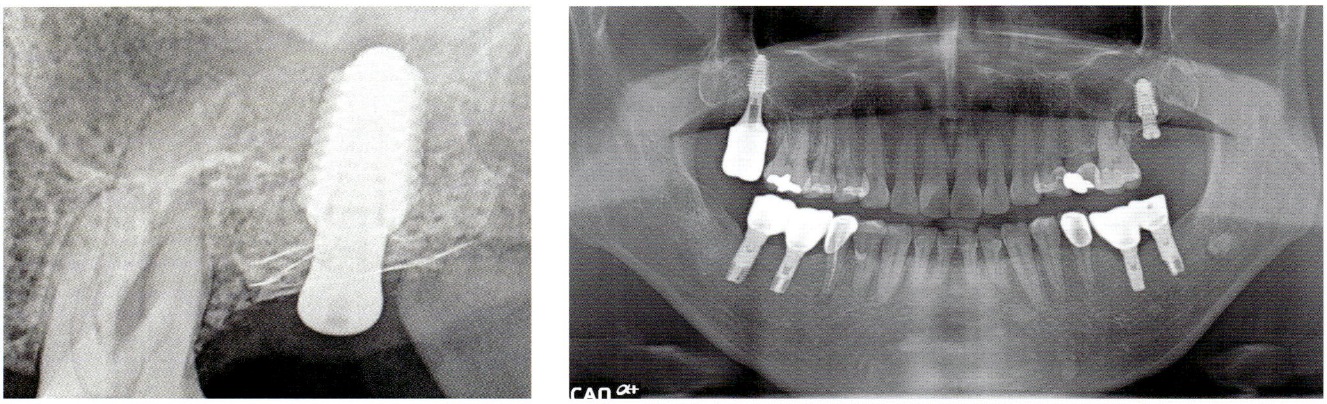

▶▶ 그림 19-94. 수술 직후 periapical x-ray와 파노라마 사진이다.

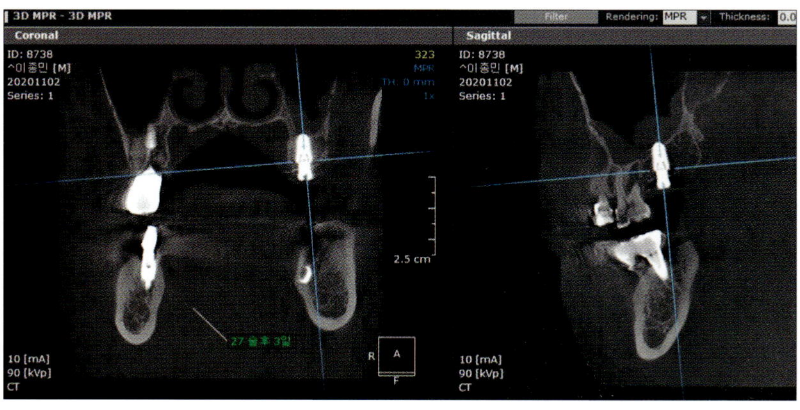

▶▶ 그림 19-95.
수술 직후 CBCT 사진이다. 발치와 주변으로 임플란트가 상악동 하연과 구개측 골에 의해서 고정이 되고 협측으로 골이식과 함께 i-Gen®이 설치된 것을 확인할 수 있다.

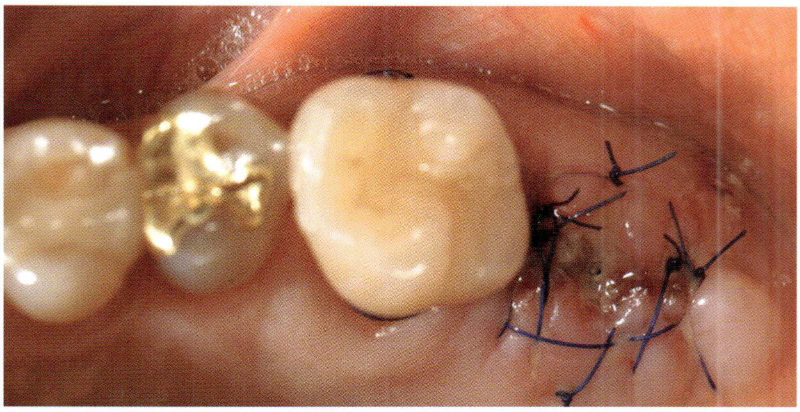

▶▶ 그림 19-96.
술 후 3일째 치유 양상이다.

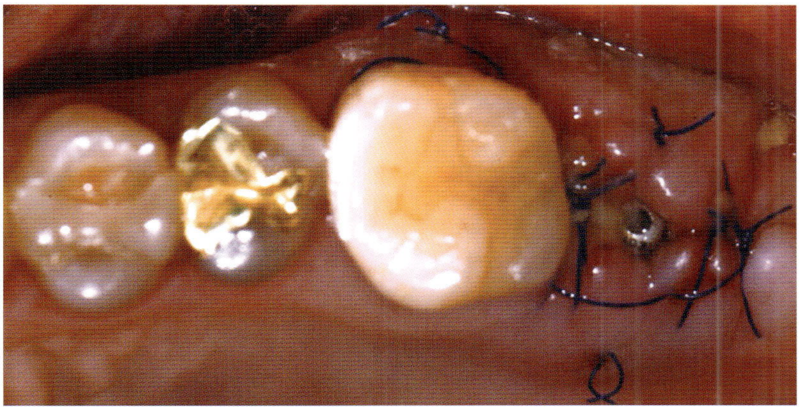

▶▶ 그림 19-97.
술 후 5일째 치유 양상이다. 차폐막의 노출 없이 비교적 양호한 치유 양상을 보인다.

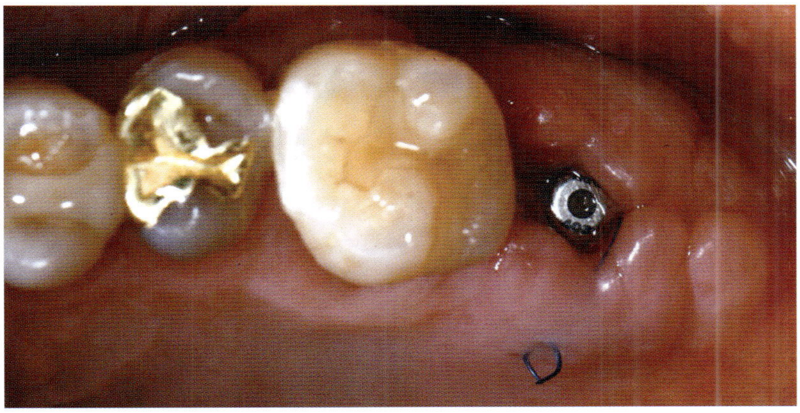

▶▶ 그림 19-98.
술 후 20일째 치유 양상이다. 차폐막의 노출 없이 비교적 양호한 치유 양상을 보인다.

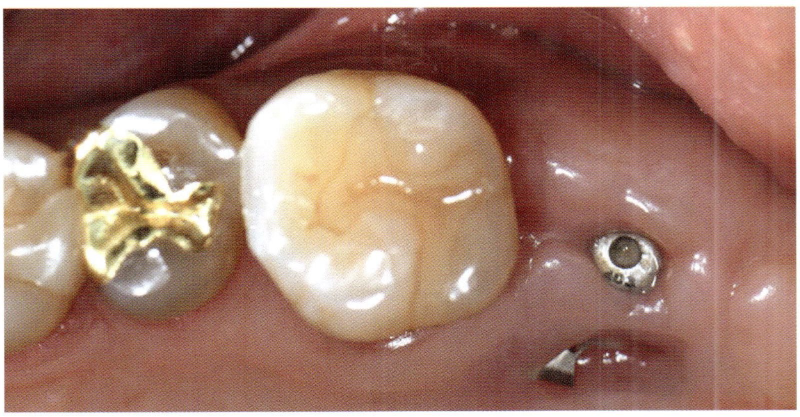

▶▶ 그림 19-99.
술 후 2달 15일경 치유 양상이다. Healing abutment 주변에서는 차폐막의 노출이 없이 잘 치유되었으나 구개 측에서 차폐막이 노출된 것을 볼 수 있다.

필자의 경험상 Ti-mesh의 노출 양상은 크게 2가지로 나눌 수 있는데 첫째는 마치 치마가 내려가듯이 Healing abutment 주변에서 시작해서 연조직이 점점 하방으로 내려가면서 노출이 되는 경우(이 경우는 뒤에서 증례로 다루기로 하겠다.)와 둘째로 그림 19-99와 같이 Healing abutment 주변에서는 치유가 잘 일어났으나 Ti-mesh의 bending이 덜 되었거나 날카로운 부분으로 해서 부분적으로 노출되는 경우이다. 전자의 경우 소독과 함께 염증이 없는지 관찰하는 것이 중요하고 후자의 경우 노출된 Ti-mesh 부분을 grinding 해서 다시 연조직으로 덮이게 할 수 있다. (그림 19-100 참조)

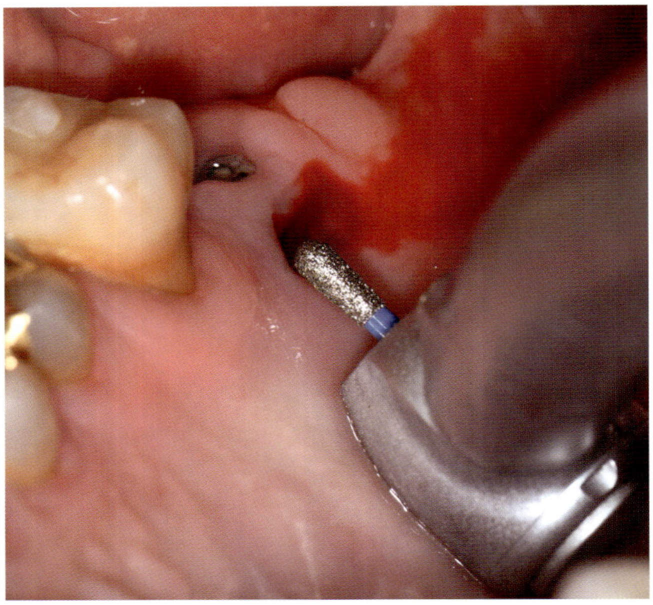

▶▶ 그림 19-100.

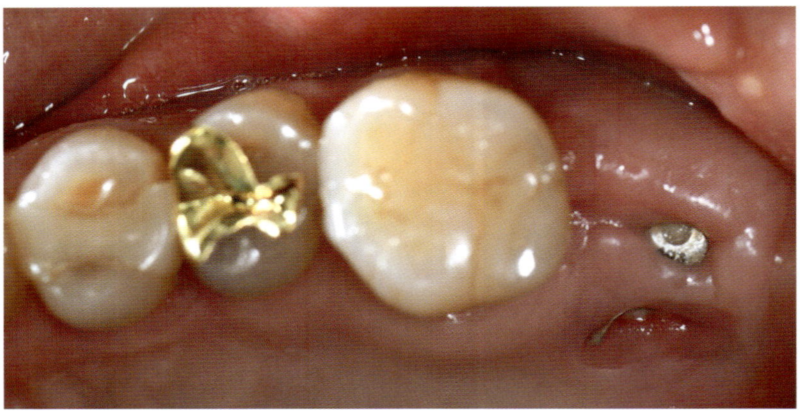

▶▶ 그림 19-101.
부분적으로 노출된 Ti-mesh를 삭제 후 연조직이 치유되고 있는 사진이다.

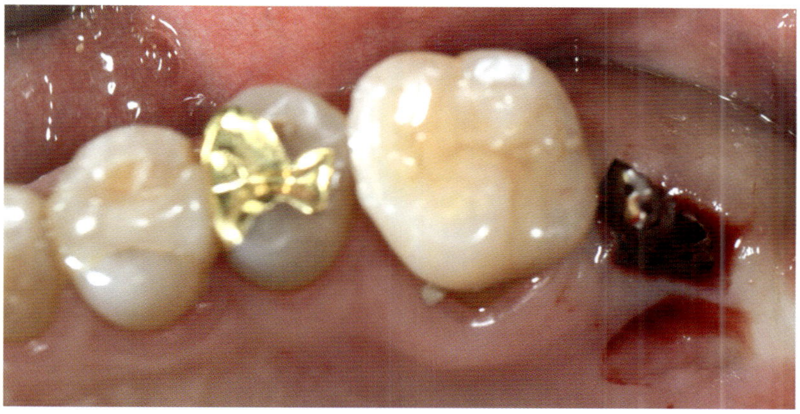

▶▶ 그림 19-102.
술 후 4개월 임상 사진으로 i-Gen®을 제거하고 있는 사진이다.

i-Gen®을 제거하는 경우 상부의 THA를 제거한 다음 explorer 등을 가지고 i-Gen®의 주변이나 pore 부위를 잡고 부드럽게 당겨내면 된다.

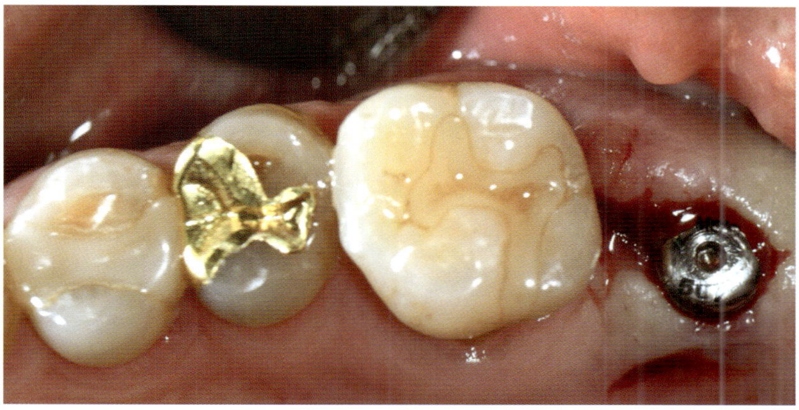

▶▶ 그림 19-103.
i-Gen® 제거 후 THA를 넣은 사진으로 i-Gen® 제거 시 일부 연조직이 찢어질 수 있어 필요한 경우 봉합을 해줄 수도 있다.

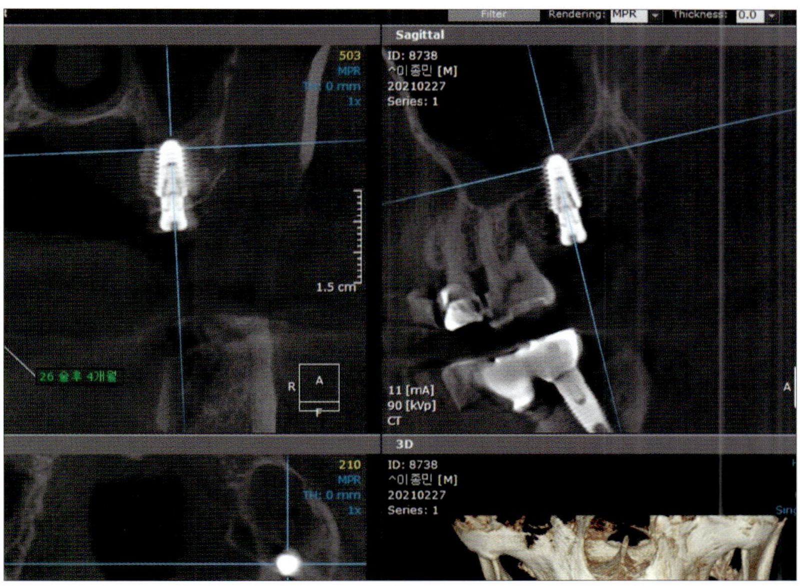

▶▶ 그림 19-104.
술 후 4개월 CBCT 사진으로 임플란트 주변으로 골형성이 잘 되었음을 알 수 있다.

05. 발치와에서 차폐막 노출 시 수술에 미치는 영향과 처치법

지금까지 우리는 발치와의 GBR 시 차폐막의 노출을 최소화할 수 있는 방법에 대해 알아보았다. 발치와에서 차폐막의 노출이 안 되는 것이 가장 좋겠지만 어쩔 수 없이 차폐막이 노출되었다면 그것이 발치와 골이식에 미치는 영향과 노출된 차폐막의 처치에 대해 알아보기로 하자.

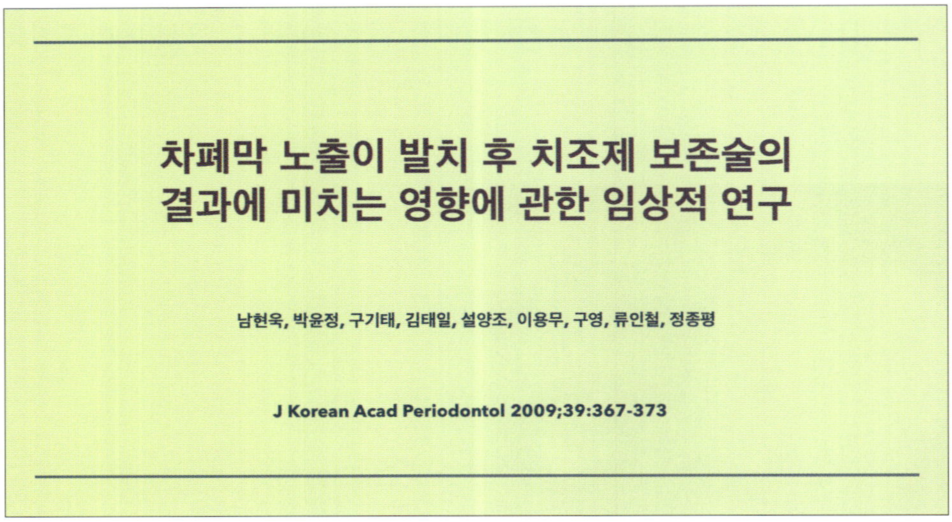

▶▶ 그림 19-105.
이 논문[9]은 발치와에서의 GBR 시 차폐막의 노출이 발치와 골이식에 미치는 영향에 관해 기술하고 있다.

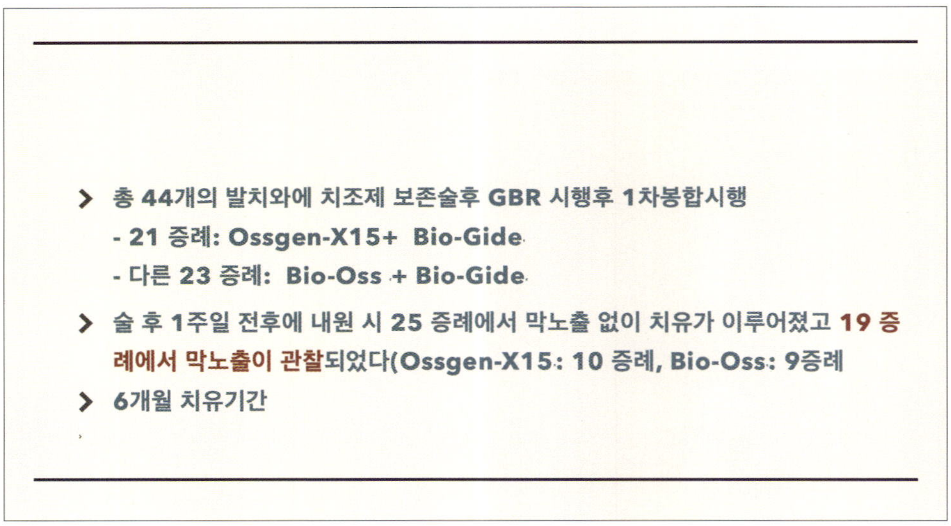

▶▶ 그림 19-106.
총 44개의 발치와에 보존술을 시행하고 GBR을 시행 후 6개월 치유기간 후에 총 19개의 차폐막이 노출되었다.

9) 남현욱, 박윤정, 구기태, 김태일, 설양조, 이용무, 구영, 류인철, 정총평-차폐막 노출이 발치 후 치조제 보존술의 결과에 미치는 영향에 관한 임상적 연구 J Korean Acad Periodontol 2009;39:367-373

결과

Table 2. The Change of Ridge Dimension Following Ridge Preservation Technique

	Group	N	Mean	SD	*p*-value
Buccal-lingual width	membrane exposure	19	-1.32	1.345	0.480*
	no exposure	25	-1.00	1.633	
Buccal crest height	membrane exposure	19	2.24	1.943	0.884*
	no exposure	25	2.37	3.760	
Lingual crest height	membrane exposure	19	1.36	2.307	0.817*
	no exposure	25	1.53	2.412	
Depth of socket	membrane exposure	19	6.90	4.472	0.453*
	no exposure	25	7.84	3.516	

Student T-test. * Not statistically significant difference (p>0.05)

▶▶ 그림 19-107.
이 논문의 결과를 보면 협설측 골폭, 협측 과 설측 치조골 높이 등에 있어서 차폐막이 노출되지 않는 군과 노출된 군에 있어서 통계적으로 유의한 차이는 없었다.

고찰

- 막노출이 나타난 군과 나타나지않은 군 사이에 치조정높이 변화의 차이는 통계학적으로 유의한 차이를 보이지 않았 다. 따라서 발치후 치조제보존술을 시행할때 막노출을 심각하게 고려하지 않아도 될 것으로 생각된다.
- 막노출의 관점에서 봤을때, 이 연구의 결과에 따르면 막 노출은 치조제보존술의 결과에 큰 영향을 미치지 않는것 으로 관찰되었다. 전체 증례 중 약 43%(19 증례)에서 막노출이 관찰되었다. 이는 Pinho 등이 이전에 보고한 결과와 유사하다.
- 결론적으로 발치 후 골이식재와 교원질 차폐막을 이용하여 치조제 보존술을 시행하는 경우 치유과정에서 나타나는 막노출은 치조제 보존술 후 결과에 큰 영향을 미치지 않았다.

▶▶ 그림 19-108.
이 논문의 결론은 결국 발치와의 GBR 시 차폐막이 노출된다 하더라도 발치와의 골형성에는 큰 영향을 미치지 않는다고 하였다.

차폐막의 노출이 발치와 골이식에 큰 영향을 주지 않는 이유

- 또한 Iasella, Carmagnola, Vance 등이 보고한 연구에서 술자들은 일차 봉합 없이 치조제 보존술을 시행하 였다.
  - 이들 연구에서 일차봉합을 이루지 않더라도 치조제 보존술의 결과는 단순발치만 시행한 군에 비해 더 좋은 결과를 보였다고 보고하였다.
  - 따라서 발치 후 치조제 보 존술을 시행할 때, 막노출이 치조제 보존술의 결과에 큰 영향을 미치지 않는 것으로 볼 수 있고, 이는 발치와의 뛰어난 치유능력 때문인 것으로 생각된다

▶▶ 그림 19-109.
차폐막의 노출이 발치와 골이식에 별다른 영향을 주지 않는 이유로 발치와의 뛰어난 치유 능력이 있기 때문이라고 하였다.

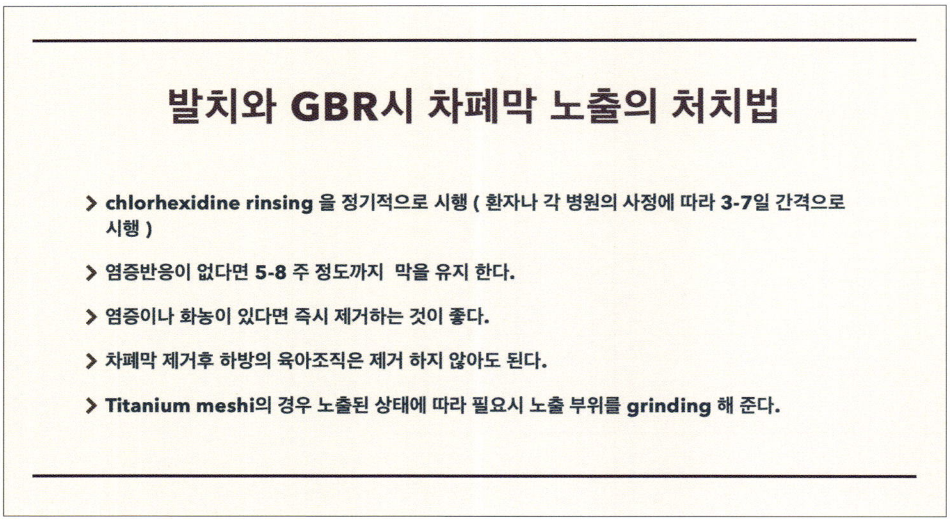

▶▶ 그림 19-110.
이상의 논문을 종합하여 발치와 GBR 시 차폐막의 노출 시 처치법은 옆의 그림과 같이 정리 할 수 있다.

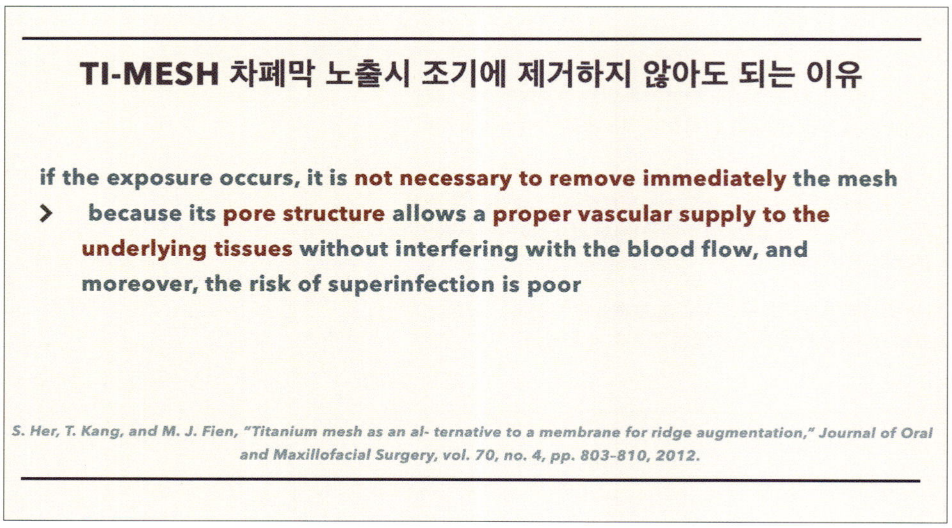

▶▶ 그림 19-111.
Ti-mesh가 노출되었을 때 염증이나 화농이 생긴 경우를 제외하고는 즉각적인 제거는 필요하지 않다. 옆의 그림에서 그 이유에 대해서 설명하고 있는데 그것은 Ti-mesh의 pore를 통해서 혈관들이 공급되고 이것이 하방의 혈행을 방해하지 않기 때문이라고 하였다. 따라서 T—mesh가 노출되더라도 약 5~8주 정도 유지하도록 한다.

임상 증례 6

발치와 GBR 시 Ti-mesh 차폐막이 노출된 증례

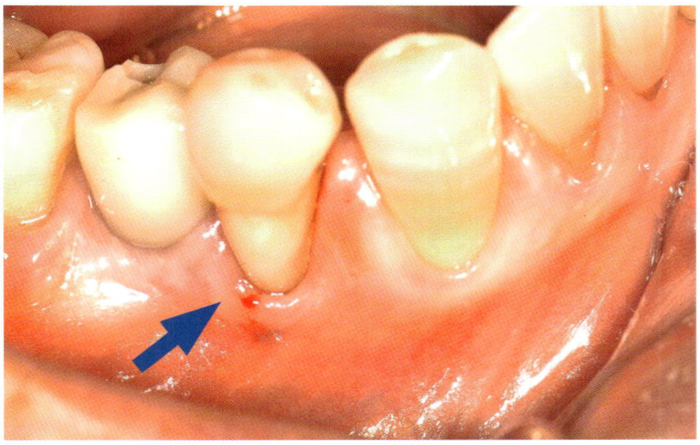

▶▶ 그림 19-112. 50대 남자 환자로 #44치아의 흔들림으로 발치를 결정하였다. 이 사진에서 술 전 #44의 협측 치은의 높이가 #45보다 하방에 위치하고 #43 연조직의 위치와 비슷함을 볼 수 있다.

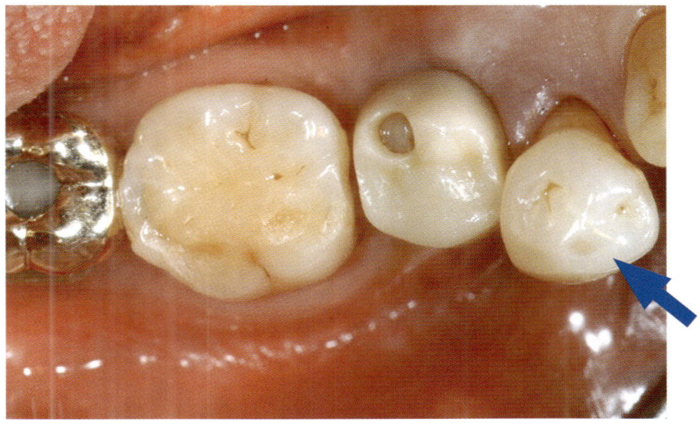

▶▶ 그림 19-113. 교합면 임상 사진으로 치아가 협측으로 기울어진 것을 확인할 수 있다.

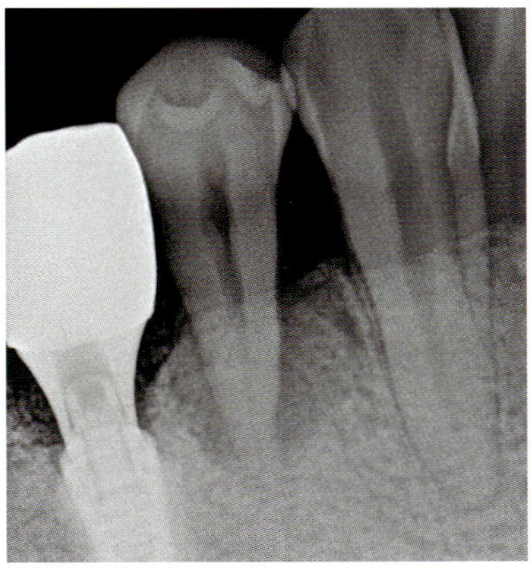

▶▶ 그림 19-114. 술 전 periapical x-ray로 #44 치조골의 광범위한 흡수를 볼 수 있다.

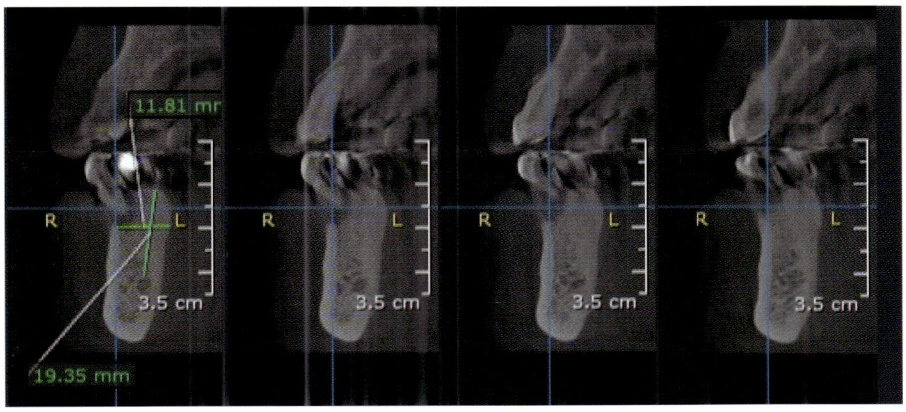

▶▶ 그림 19-115. #44 술 전 CBCT 사진으로 치아가 협측으로 기울어져 있고 협측골의 광범위한 흡수가 있음을 알 수 있다.

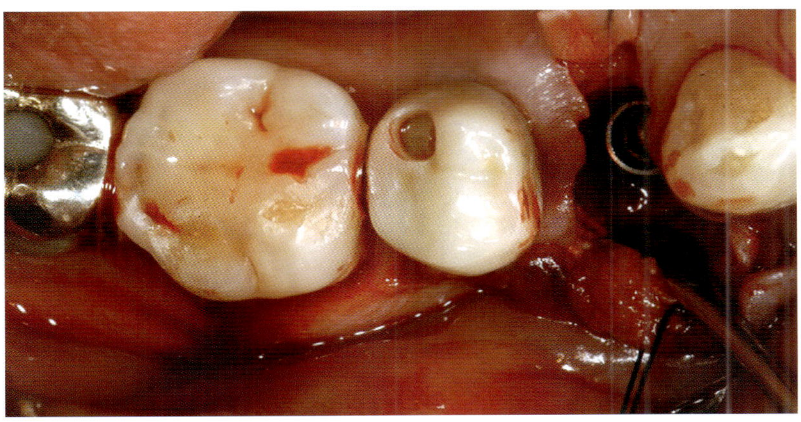

▶▶ 그림 19-116.
#44 치아를 발치를 하고 남아있는 염증조직을 제거한 후 임플란트를 기존 발치와 보다 좀 더 설측에 위치 시켰다. 그럼에도 협측 골판의 광범위한 흡수로 인해 HDW>HDD의 관계가 되어 GBR을 시행하여야 했다.

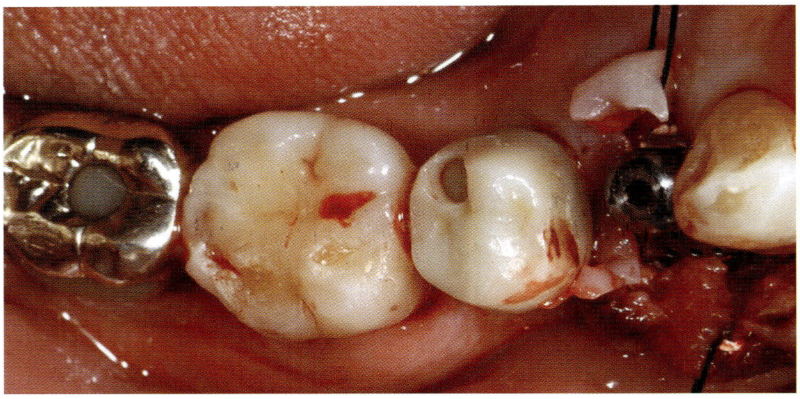

▶▶ **그림 19-117.**
i-Gen®을 임플란트 주변으로 설치하고 골이식을 하였다.

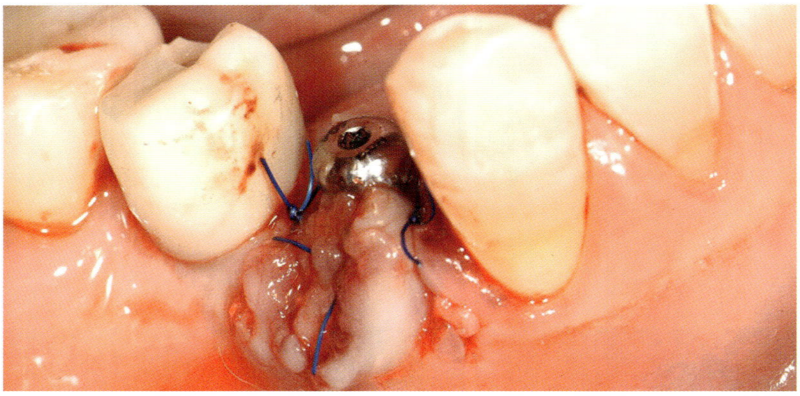

▶▶ **그림 19-118.**
협측 판막과 발치와에서 나온 육아조직(granulation tissue)을 이용하여 non-submerged GBR형태로 마무리하였다.

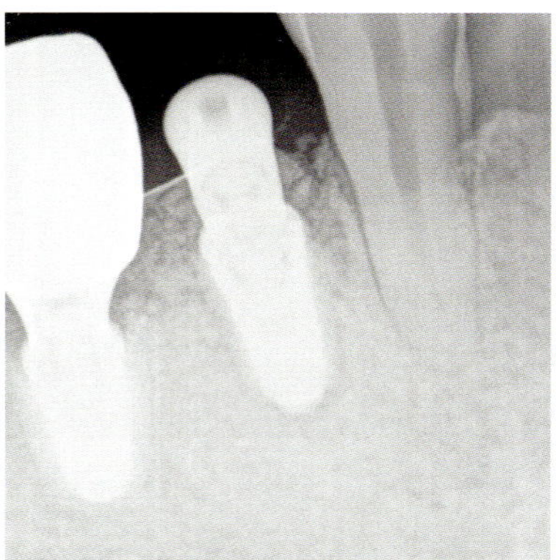

▶▶ **그림 19-119.** 수술 직후 periapical x-ray 사진이다. 임플란트 주변으로 골이식과 i-Gen®이 잘 설치되어 있는 것을 볼 수 있다.

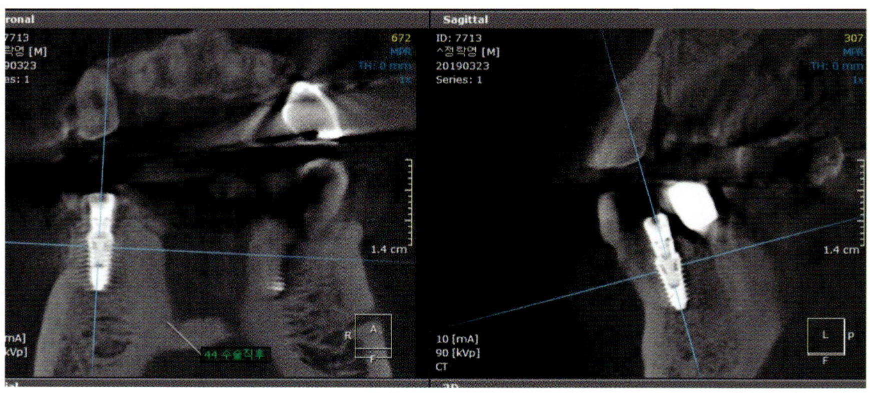

▶▶ **그림 19-120.** 수술 직후 CBCT 사진이다. 임플란트의 협측으로 골이식과 함께 i-Gen®이 잘 설치된 것을 알 수 있다.

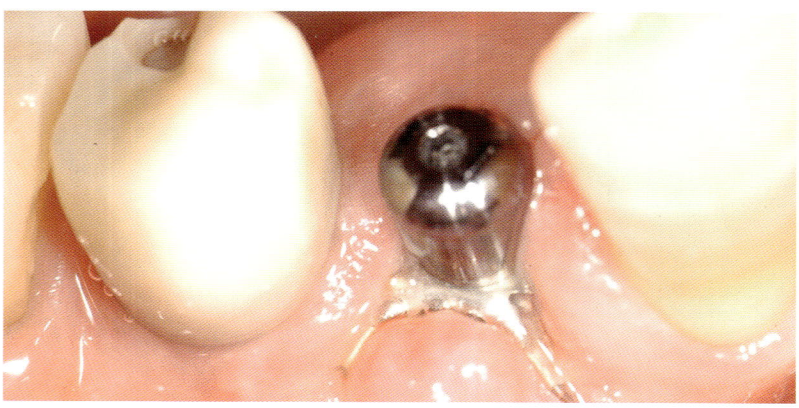

▶▶ **그림 19-121.**
술 후 19일째 임상 사진으로 Healing abutment 주변으로 연조직이 내려가면서 i-Gen®이 일부 노출된 것을 알 수 있다.

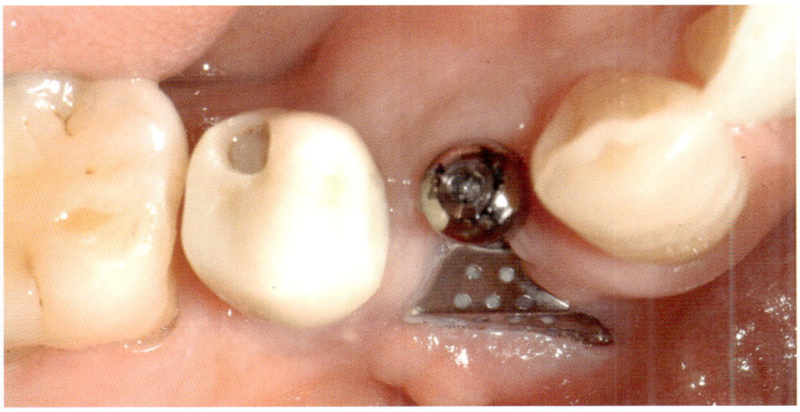

▶▶ 그림 19-122.
술 후 4개월 20일째 사진으로 이전보다 협측 연조직이 더 내려가서 i-Gen®이 더 많이 노출되었으나 염증 소견은 보이지 않았다.

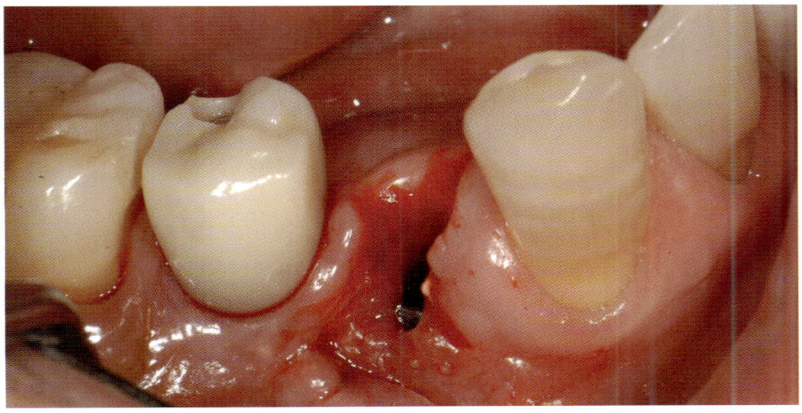

▶▶ 그림 19-123.
i-Gen®을 제거한 후의 사진으로 내려간 협측 연조직이 하방에서 두꺼워져 있고 제거된 i-Gen® 하방으로 연조직이 생겼음을 알 수 있다.

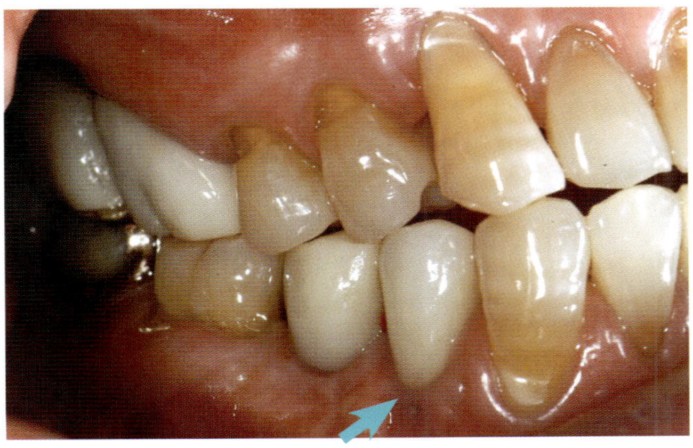

▶▶ 그림 19-124. 보철 완성(술 후 7개월 13일) 협측면 임상 사진이다. 아직 연조직의 리모델링이 완전하지는 않지만 #44 협측 연조직이 술 전과 비교하여 coronal 부위로 많이 이동되어 비교적 자연스러운 보철 형태를 보여주고 있다. 이는 임플란트의 설측 식립과 연관이 있을 것으로 생각된다.

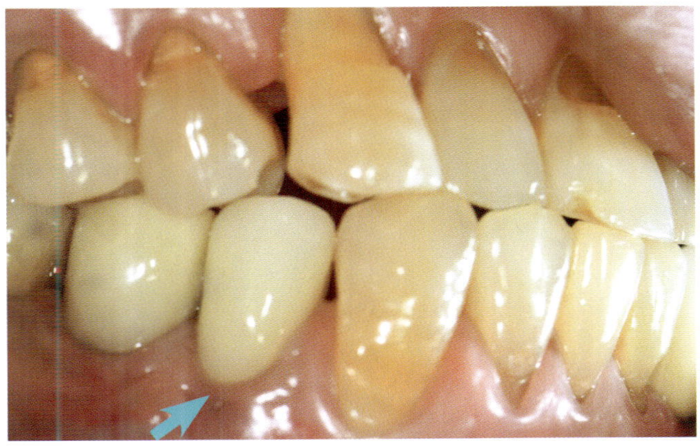

▶▶ 그림 19-125. 술 후 2년경 임상 사진으로 #44 부위의 연조직의 높이는 잘 유지 되고 있으며 리모델링 또한 일어나서 좀 더 자연스러운 연조직 양상을 보인다.

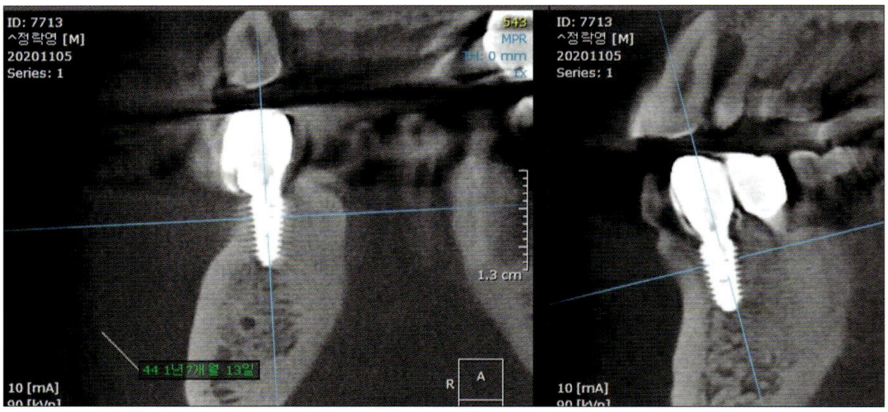

▶▶ 그림 19-126.
술 후 2년경 CBCT 사진으로 임플란트 협측으로 골형성이 잘 이루어져 있음을 알 수 있다.

이상으로 발치 즉시 식립 임플란트 class 3의 발치 즉시 식립과 함께 GBR을 시행하는 경우에 대해서 알아보았다.

이번 장이 좀 길어지긴 했지만, 선생님들께 위의 내용들을 숙지하신다면 발치 즉시 식립 증례를 좀 더 다양하게 시행하실 수 있을 것으로 생각한다.

관련 동영상으로 더 깊게 이해하기

Nonsubmerged GBR in immediate implant PART 1

Nonsubmerged GBR in immediate implant PART 2

Chapter 20

감염이 있는 발치와의 발치 즉시 식립 (치근단 병소나 fistula가 있는 치아의 발치 즉시 식립 임플란트 수술)

치과의사로서 발치를 결정할 때 발치와가 감염이 되어 있는 경우가 다수라고 생각된다.

그리고 발치 후 임플란트를 해야 하는 경우라면 과연 발치와의 감염이 있는 경우에 발치 즉시 식립이 가능한 것인가에 대한 고민을 많이 하게 된다.

필자가 발치 즉시 식립 연수회를 진행하는 동안 가장 많이 질문을 받는 경우 중의 하나가 또한 치근단 염증과 같이 발치와의 감염이 있는 경우에 발치 즉시 식립이 가능하냐는 것이다.

필자 또한 발치 즉시 식립 초기에 이에 대한 고민과 어려움을 경험한 터라 이번 장에서는 감염이 있는 발치와의 즉시 식립에 대해 같이 알아보기로 하자.

01. 감염 발치와의 발치 즉시 식립에 대한 상반된 견해 정리

1. 부정적인 견해

감염된 발치와의 발치 즉시 식립에 대한 부정적인 견해를 살펴보면 Schwartz-Arad[1] 등(1997)은 감염원이 존재하는 부위에 즉시 임플란트 식립은 상대적 금기증이라 하였다

Peñarrocha[2] 등(2004)은 급성 치근단 염증이 있는 부위에서의 즉시 식립은 절대적 금기증이라 하였다. Quirynen[3] 등(2005)은 잔존 육아조직과 임플란트 접촉 시 다시 병소가 활성화될 수 있으며, 상악 426개, 하악 113개의 단일 임플란트를 추적 검사한 결과, 상악과 하악, 각각 1.6%, 2.7%의 retrograde periimplantitis 발생률을 발표한 바 있다.

2. 긍정적인 견해

감염된 발치와의 발치 즉시 식립에 대한 긍정적인 견해를 살펴보면

Villa와 Rangert[4](2005)은 20명 환자에서 97개의 근관 또는 치주 감염이 존재하는 치아를 발치와 동시에 임플란트 식립하여 15개월에서 44개월까지 추적한 결과 100% 생존율을 보고 하였고 Bell[5] 등(2011)은 환자 기록 검토를 통하여 평균 19.75개월 추적한 결과 285개의 치근단 병소가 존재하던 치아에서의 즉시 임플란트 식립은 97.5%, 637개의 대조군에서는 98.7%의 성공률을 보여 그 차이가 통계적으로의미가 없다고 하였다.

Casap[6] 등(2007)는 감염이 존재하는 치아의 발치 및 즉시 임플란트 식립한 30개의 증례를 1년에서 6년간 추적한 결과 97.7%의 성공률을 보였다

Fugazzotto[7](2012)은 418개의 감염 발치와의 즉시 식립 임플란트를 최소 2년간 추적한 결과 97.8%의 높은 성공률을 보고하였다.

이러한 다양한 견해를 바탕으로 필자의 개인적인 경험과 생각을 말씀드린다면 발치와가 감염이 있더라도 발치 즉시 식립의 금기증은 아니라는 것이다. 즉 발치와 감염의 적절한 처치 후 임플란트를 즉시 식립한다면 임플란트의 성공에는 큰 문제가 없다고 생각된다.

---

1) Devorah Schwartz-Arad, Gavriel Chaushu.Placement of Implants Into Fresh Extraction Sites: 4 to 7 Years Retrospective Evaluation of 95 Immediate Implants.J Periodontol November 1997Volume 68 Number 11
2) Miguel Peñarrocha , Roberto Uribe, José Balaguer. Immediate implants after extraction. A review of the current situation.Med Oral2004 May-Jul;9(3):234-42.
3) Marc Quirynen 1 , Roel Vogels, Ghada Alsaadi, Ignace Naert, Reinhilde Jacobs, Daniel van Steenberghe.Predisposing conditions for retrograde peri-implantitis, and treatment suggestions. Clin Oral Implants Res 2005 Oct;16(5):599-608.
4) Roberto Villa , Bo Rangert.Early loading of interforaminal implants immediately installed after extraction of teeth presenting endodontic and periodontal lesions. Clin Implant Dent Relat Res2005:7 Suppl 1:S28-35.
5) Christopher Lincoln Bell , David Diehl, Brian Michael Bell, Robert E Bell.The immediate placement of dental implants into extraction sites with periapical lesions: a retrospective chart review.J Oral Maxillofac Surg2011 Jun;69(6):1623-7.
6) Nardy Casap , Chassiel Zeltser, Alon Wexler, Eyal Tarazi, Rephael Zeltser.Immediate placement of dental implants into debrided infected dentoalveolar sockets.J Oral Maxillofac Surg 2007 Mar;65(3):384-92
7) Paul Fugazzotto. A retrospective analysis of immediately placed implants in 418 sites exhibiting periapical pathology: results and clinical considerations.Int J Oral Maxillofac Implants 2012 Jan-Feb;27(1):194-202.

02. 감염 발치와의 발치 즉시 식립의 치료 프로토콜

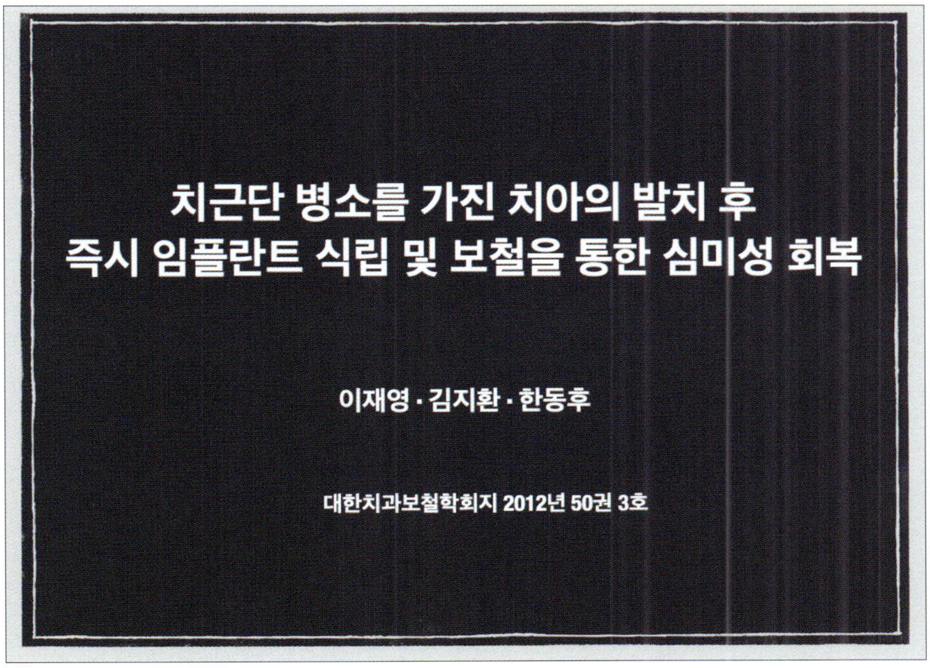

▶▶ 그림 20-1.
이[8] 등이 2012년에 발표한 논문으로 치근단 병소를 가진 치아의 즉시 식립에 관한 내용을 담고 있다.

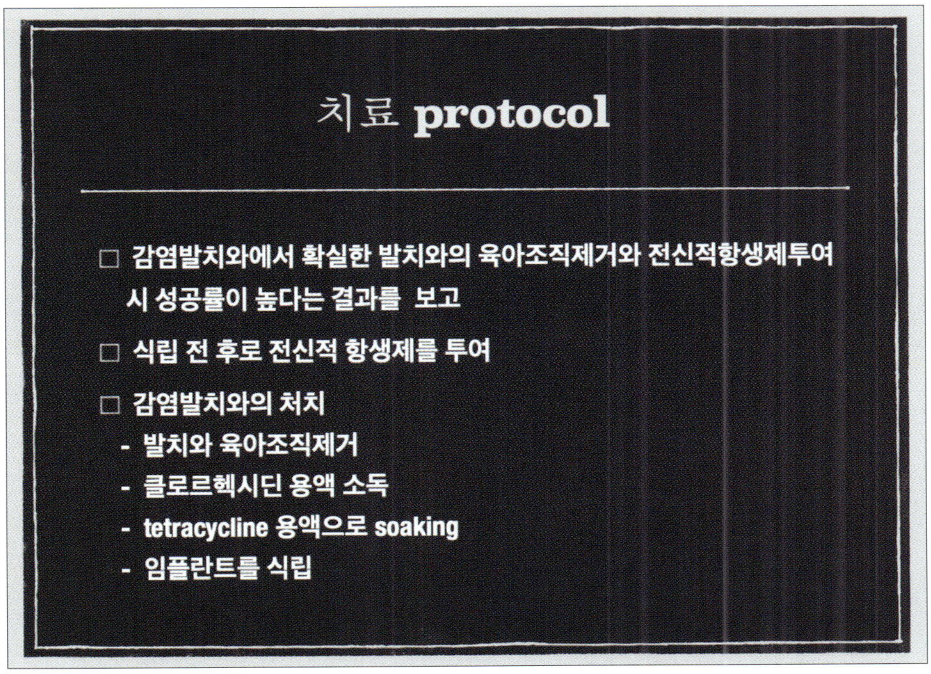

▶▶ 그림 20-2.
이 논문에서는 수술 전후의 전신적 항생제 투여와 발치와의 육아조직의 철저한 제거가 중요하다고 강조하였다.

8) 이재영 · 김지환 · 한동후: 치근단 병소를 가진 치아의 발치 후 즉시 임플란트 식립 및 보철을 통한 심미성 회복, 대한치과보철학회지 2012년 50권 3호

또한 감염 발치와의 처치 방법으로

- 발치와 육아조직 제거
- 클로르헥시딘 용액 소독
- Tetracycline 용액으로 soaking
- 임플란트 식립

등을 제시하였다.

또한 이미 다수의 증례 보고에서 치근단 병소가 존재하는 부위에 육아조직 제거와 전신적 항생제 투여 등을 시행하고 즉시 임플란트 식립했을 때에도 감염이 존재하지 않는 부위에 시행하였을 때와 같이 높은 생존율을 보고하였다.

03. 전신적 항생제 투여의 중요성

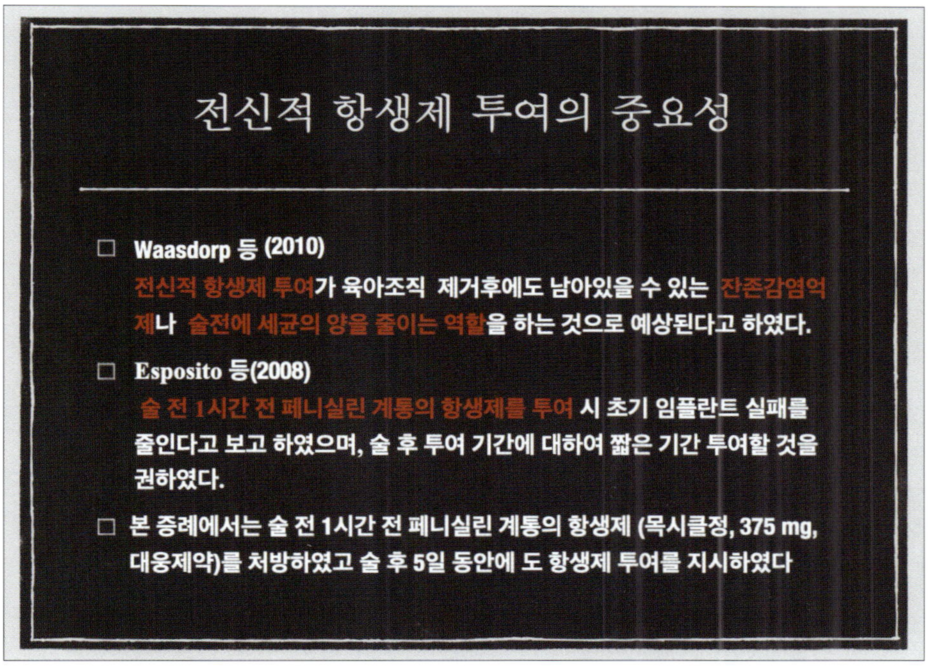

▶▶ 그림 20-3.

위 논문에서 제시된 Waasdorp[9] 등(2010)은 전신적 항생제 투여가 육아조직 제거 후에도 남아있을 수 있는 잔존 감염 억제나 술 전에 세균의 양을 줄이는 역할을 하는 것으로 예상된다고 하였다.

Esposito[10] 등(2008)은 술 전 1시간 전 페니실린 계통의 항생제를 투여 시 초기 임플란트 실패를 줄인다고 보고하였으며, 술 후 투여 기간에 대하여 짧은 기간 투여할 것을 권하였다.

9) Jonathan A. Waasdorp, Cyril I. Evian, Martine Mandracchia. Immediate Placement of Implants Into Infected Sites: A Systematic Review of the Literature.J Perio Volume81, Issue6June 2010 Pages 801-808

10) Marco Esposito 1 , Maria Gabriella Grusovin, Paul Coulthard, Richard Oliver, Helen V Worthington.The efficacy of antibiotic prophylaxis at placement of dental implants: a Cochrane systematic review of randomised controlled clinical trials. Eur J Oral Implantol 2008 Summer;9 Suppl 1(2):95-103.

04. 발치와의 처치 중요성

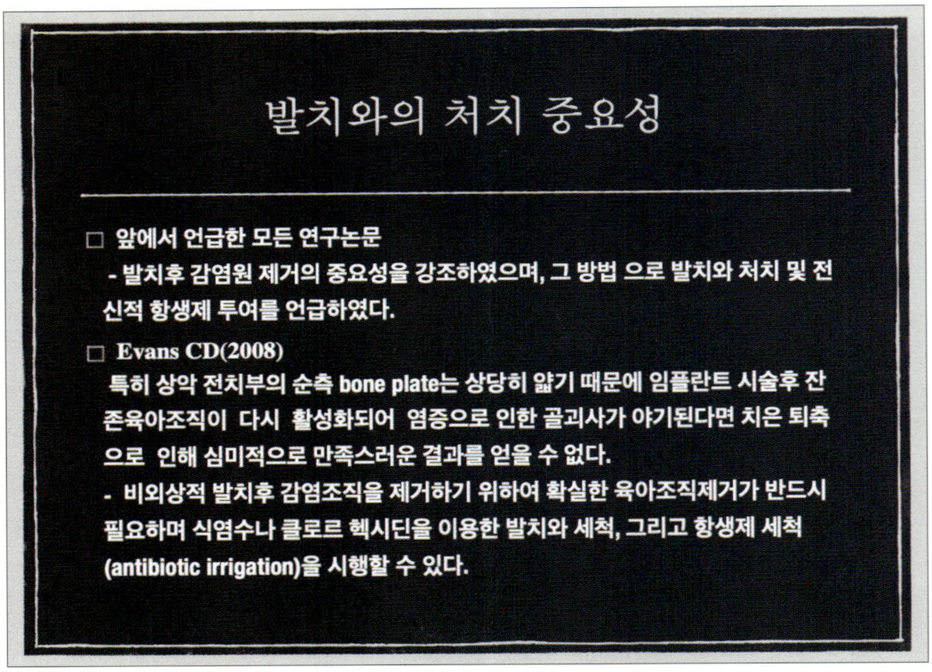

▶▶ 그림 20-4.

Evans CD[11](2008) 등은 특히 상악 전치부의 순측 bone plate는 상당히 얇기 때문에 임플란트 시술 후 잔존 육아조직이 다시 활성화되어 염증으로 인한 골괴사가 야기된다면 치은퇴축으로 인해 심미적으로 만족스러운 결과를 얻을 수 없다고 하였다. 그리고 비외상적 발치 후 감염조직을 제거하기 위하여 확실한 육아조직 제거가 반드시 필요하며 식염수나 클로르헥시딘을 이용한 발치와 세척, 그리고 항생제 세척(antibiotic irrigation)을 시행할 수 있다고 하였다.

이상의 내용을 바탕으로 임상 증례를 통해 구체적인 환자 전처치 및 발치와 처치법에 대해 알아보기로 하자.

11) Christopher D J Evans , Stephen T Chen.Esthetic outcomes of immediate implant placements.Clin Oral Implants Res 2008 Jan;19(1):73-80.

임상 증례 1

중증 치주염이 있는 치아의 발치 즉시 식립 증례

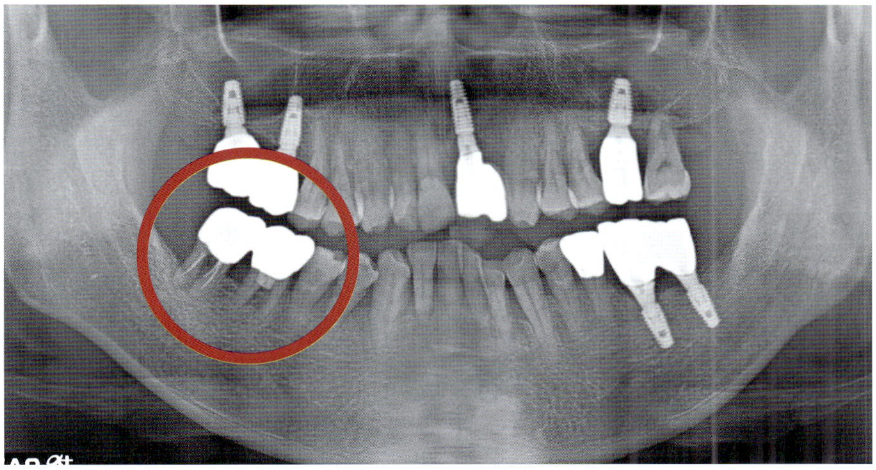

▶▶ 그림 20-5.
50대 남자 환자로 #46, 47 치아의 통증과 흔들림으로 내원하여서 발치와 함께 임플란트를 식립하기로 하였다. 환자의 전신 병력 상 고혈압, 당뇨가 있었으며 흡연을 하고 있었고, 파노라마 사진상에서 보이듯이 이미 치주 질환이 많이 진행되어 만성 치주염이 관찰된다.

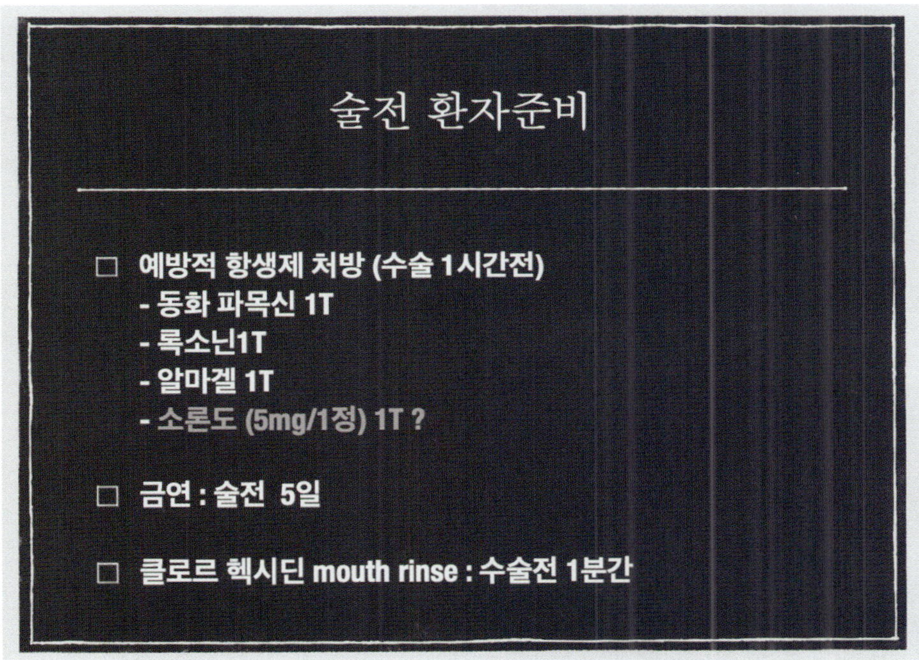

▶▶ 그림 20-6.
환자의 술 전 예방적 항생제 투여 상황으로 수술 1시간 전에 상기 항생제, 소염진통제를 투약 하였으며, 금연은 술 전 5일 전부터 그리고 수술 직전 클로르헥시딘 구강세척을 1분간 시행하였다.

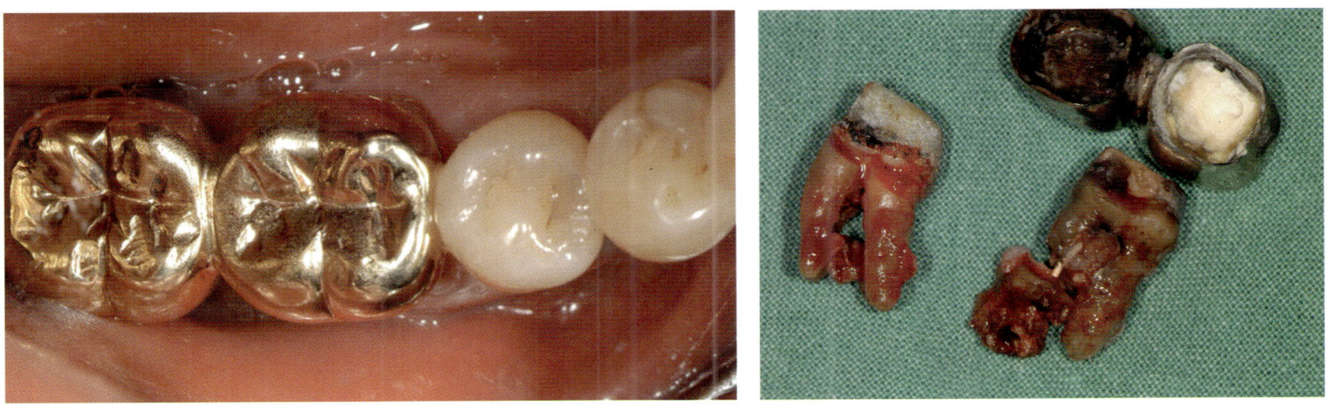

▶▶ 그림 20-7. 술 전 환자의 구강 내 상태와 발치된 치아의 임상 사진이다.

오염된 발치와의 처치 과정 1 | 오염된 연조직의 제거

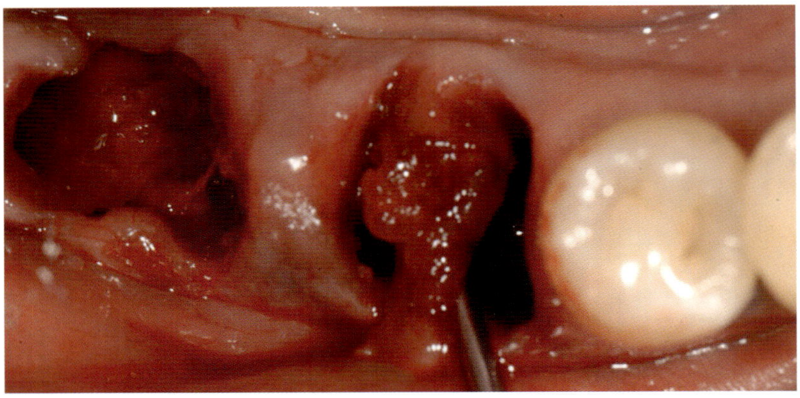

▶▶ 그림 20-8.
#46 발치 후 발치와 처치 사진이다. 발치 후 발치와에 남아있는 오염된 연조직을 철저히 제거하는 것은 임플란트 식립 후 발치와의 감염이나 임플란트 주변의 골형성을 방해하는 것을 방지하는 중요한 작업이다.

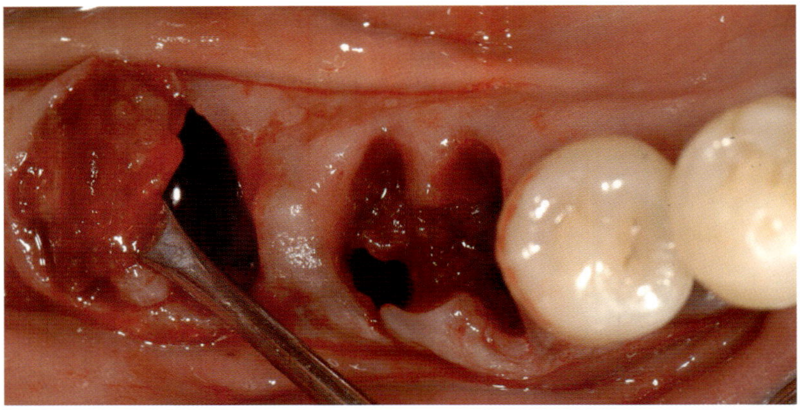

▶▶ 그림 20-9.
#47 발치 후 발치와 처치 임상 사진이다 . 이때 그림과 같이 오염된 연조직을 한꺼번에 하나의 덩어리로 제거하는 것이 좋다. 오염된 연조직을 발치와 주변 coronal 부위에서 시작하여 하방으로 발치와를 훑듯이 혹은 상악동막을 박리하듯이 제거하여 가능하면 하나의 덩어리로 제거해 낸다. 이때 molt 큐렛이나 surgical 큐렛을 사용하는 것이 좋다.

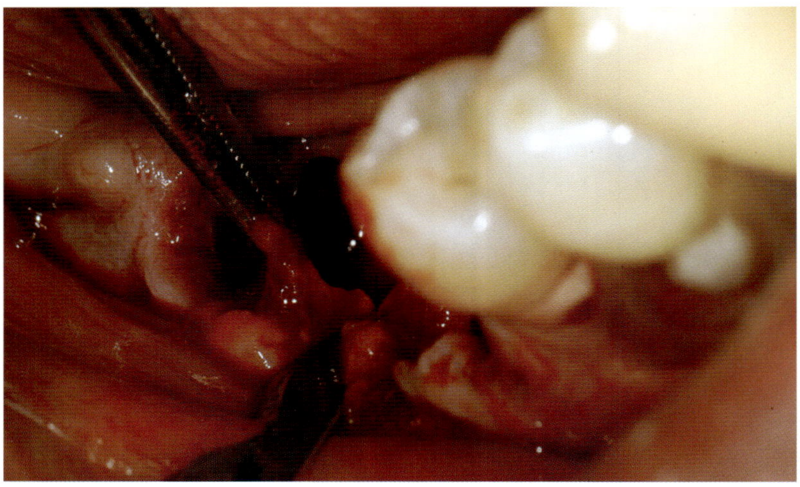

▶▶ 그림 20-10.
만약 연조직 제거 후에도 남아있는 연조직이 있다면 blade나 high speed diamond bur나 레이저 등을 이용하여 완전히 제거해 주는 것이 좋다.

오염된 발치와의 처치 과정 2　발치와 벽을 긁어준다.

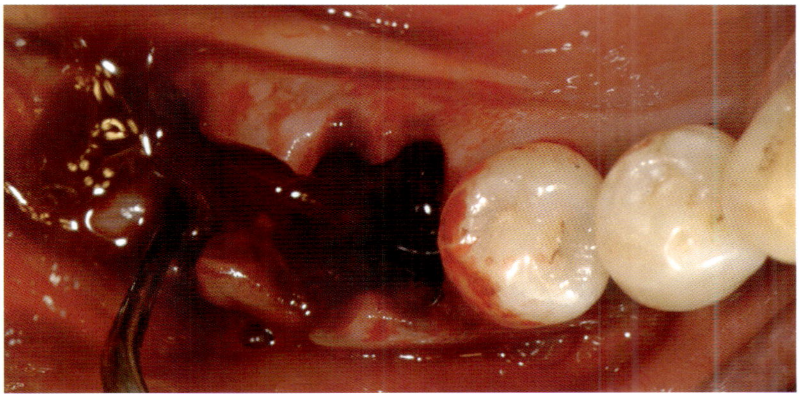

▶▶ 그림 20-11.

연조직 제거가 완료되었다면 다음은 큐렛 등을 이용하여 발치와 벽을 소리가 날 정도로 긁어주어 fresh bleeding을 유도하는 것이다. (단, 발치와에 염증이 없을 시는 불필요)

이것은 만성염증으로 인한 발치와 벽의 sclerotic change에 의한 volkmann canal이 붕괴된 것을 열어주어 발치와의 치유를 원활하게 해준다.

오염된 발치와의 처치 과정 3　클로르헥시딘으로 발치와 세척

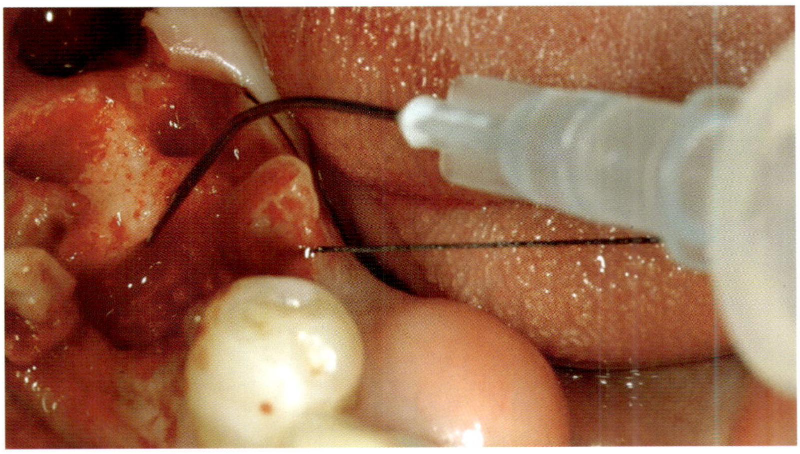

▶▶ 그림 20-12.

다음은 클로르헥시딘으로 발치와를 세척해 준다. 경우에 따라 이 과정은 생략할 수도 있다.

오염된 발치와의 처치 과정 4	Detoxification(Tc soaking)

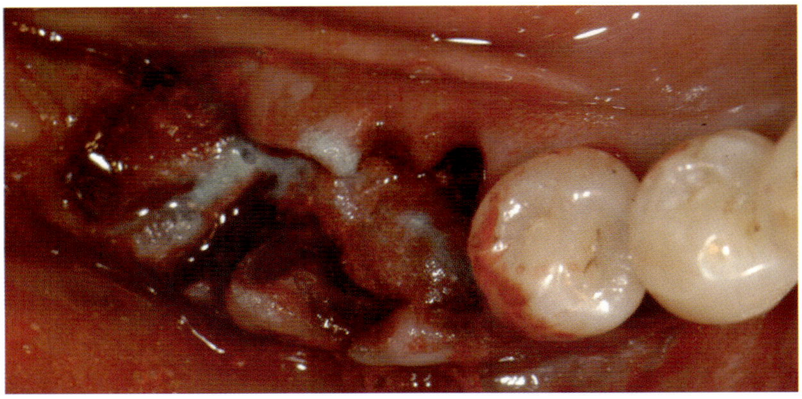

▶▶ 그림 20-13.

다음은 Tetracyline(혹은 Doxicycline)을 식염수와 1:3-5 정도의 비율로 희석하여 cotton 등으로 3~5분 정도 발치와에 soaking 한다. 이러한 과정의 효과에 대해서는 여러 논문에서 아직 논란이 있었긴 하지만 필자의 경험상 이렇게 해주는 것이 좀 더 나은 결과를 보인다고 할 수 있겠다.

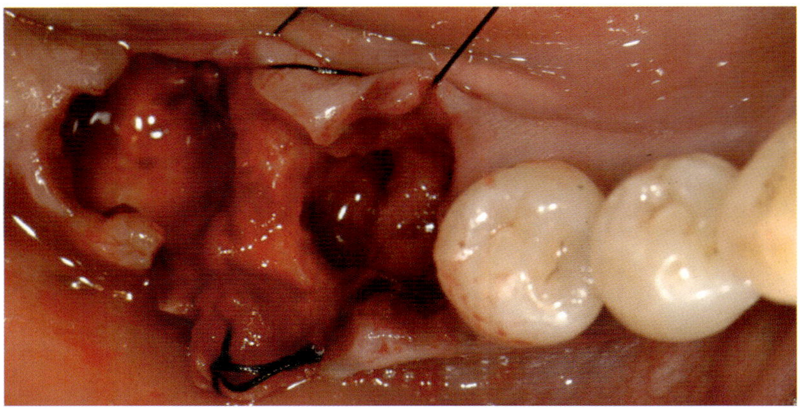

▶▶ 그림 20-14.
발치와의 처치가 마무리된 후의 임상 사진이다.

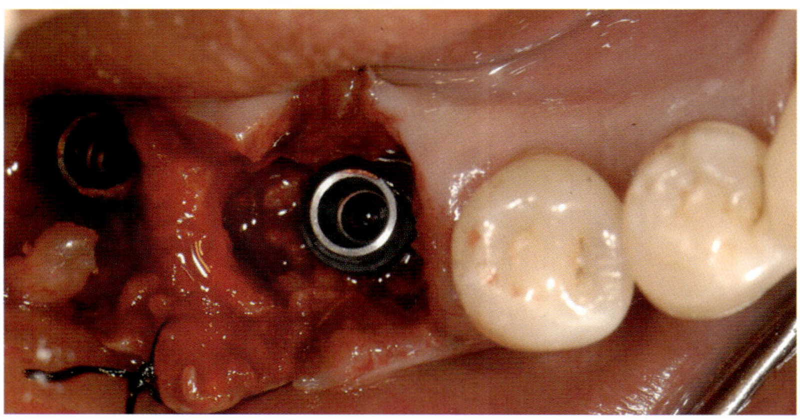

▶▶ 그림 20-15.
감염 발치와에 임플란트 식립 후 임상 사진이다. 임플란트는 설측으로 심고 식립 깊이도 약간 깊어지는 것이 좋다.

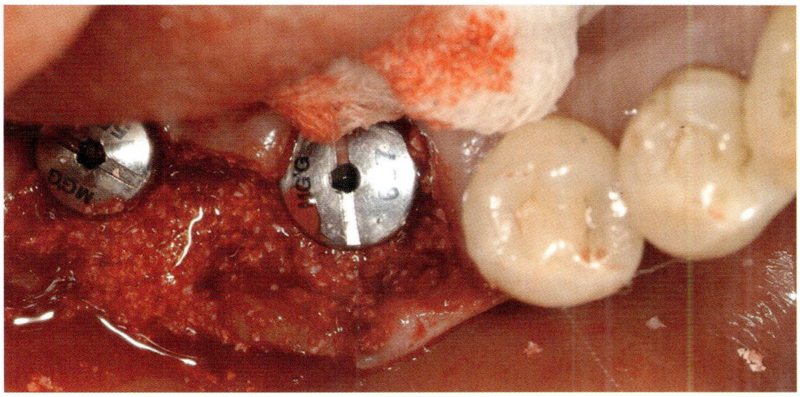

▶▶ 그림 20-16.
발치와의 식립 깊이가 약간 깊어진 관계로 self containing defect가 되어 simple bone graft를 하였다.

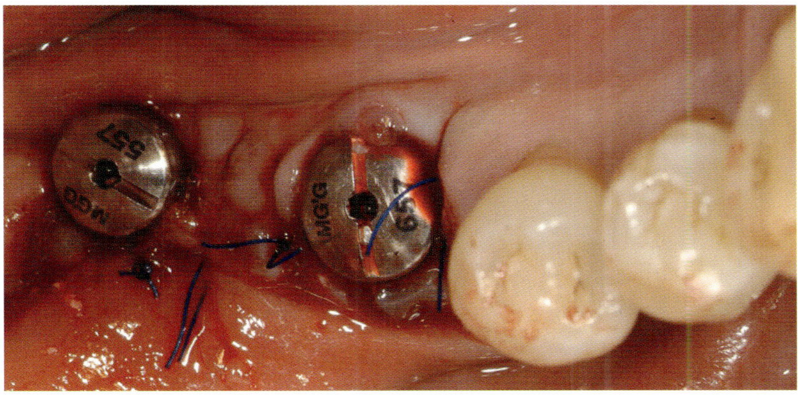

▶▶ 그림 20-17.
봉합 후 마무리한 임상 사진이다.

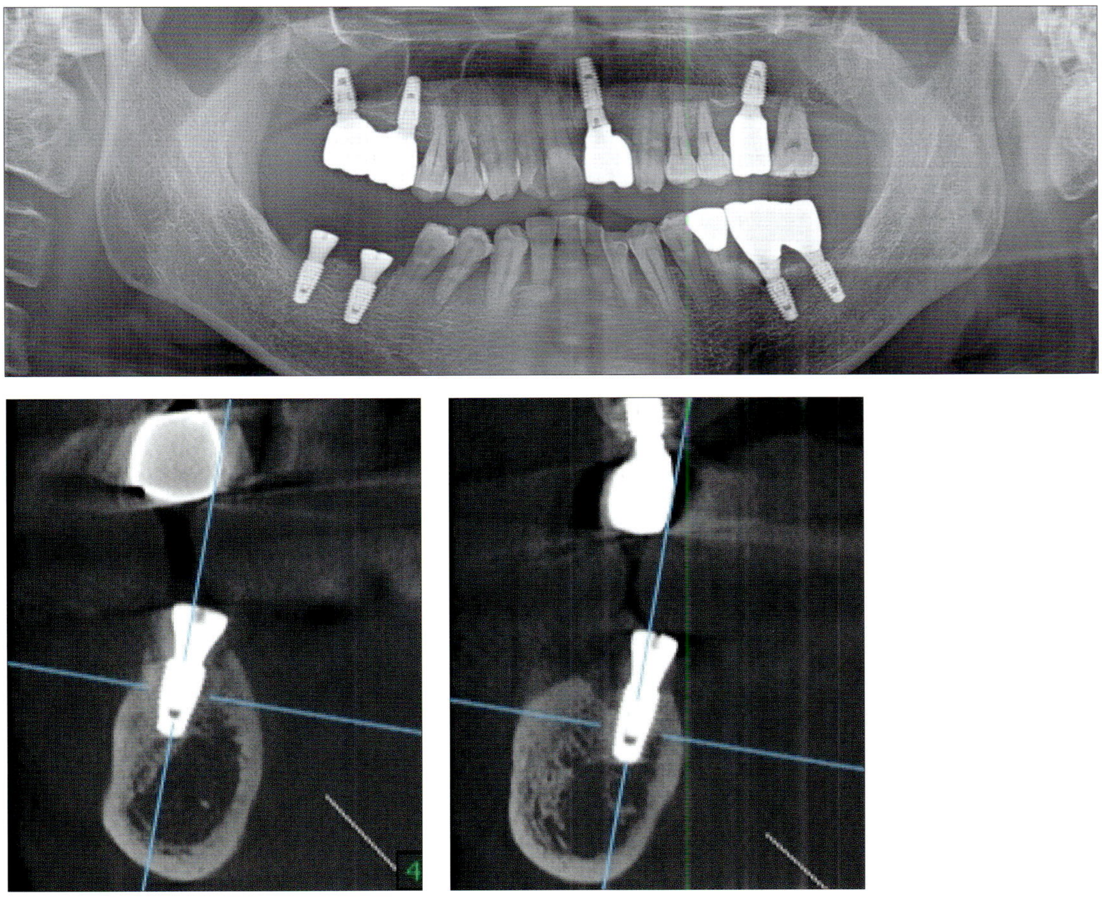

▶▶ 그림 20-18. 수술 직후 파노라마와 CBCT 사진이다.

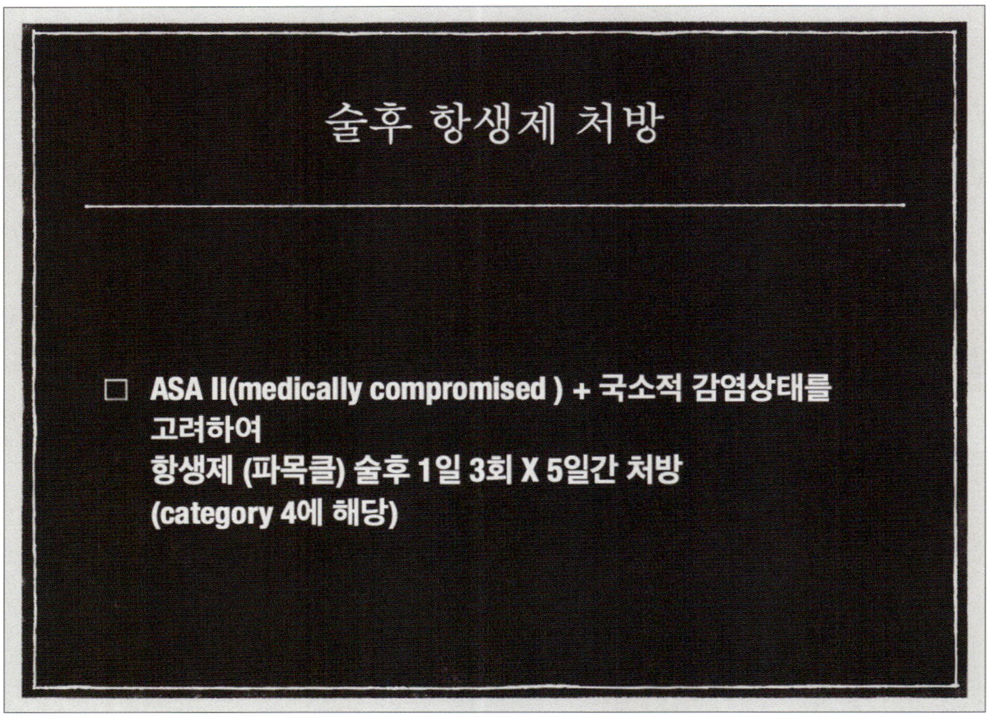

▶▶ 그림 21-19.
수술 후 항생제를 5일간 처방하였다.

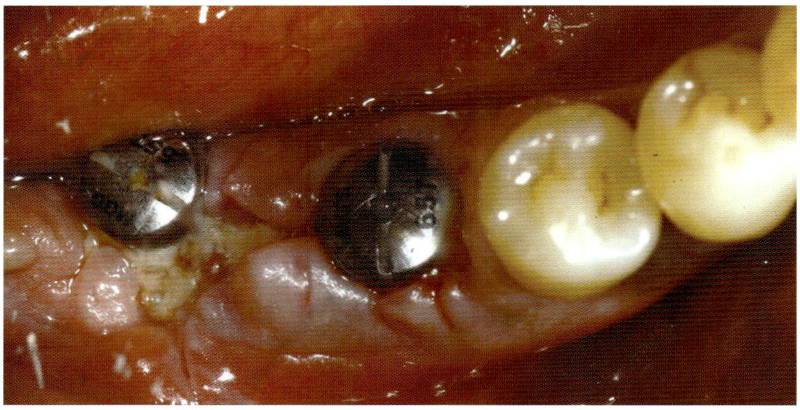

▶▶ 그림 20-20.
술 후 11일째 연조직 치유 양상이다

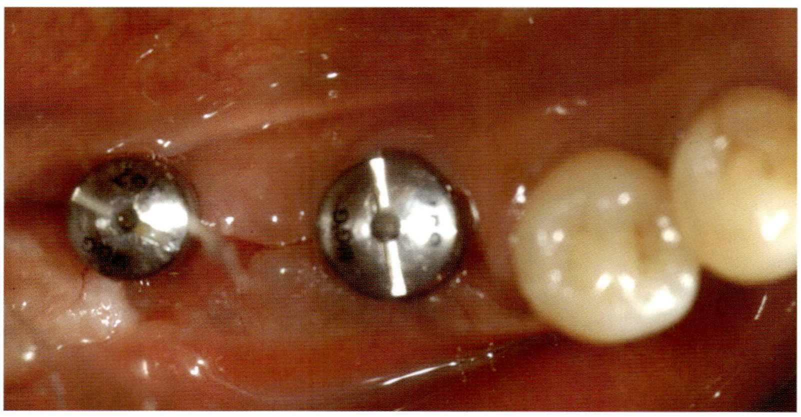

▶▶ 그림 20-21.
술 후 25일째 연조직 치유 양상이다.

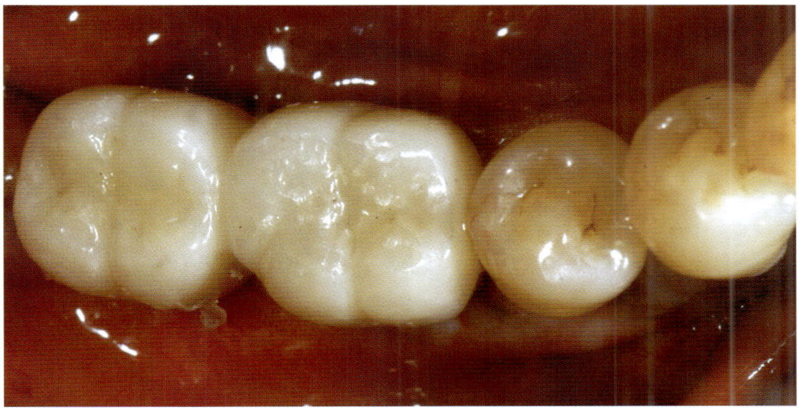

▶▶ 그림 20-22.
보철 완성 시 교합면 사진이다.

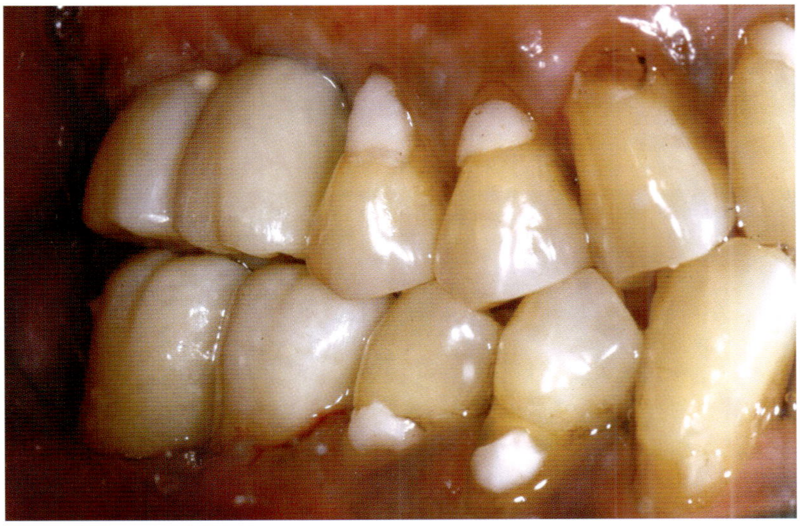

▶▶ 그림 20-23.
보철 완성 시 측면 임상 사진으로 주변 연조직이 안정적으로 잘 유지되고 있음을 알 수 있다.

임상 증례 2

치근단 염증이 있는 치아의 발치 즉시 식립 증례

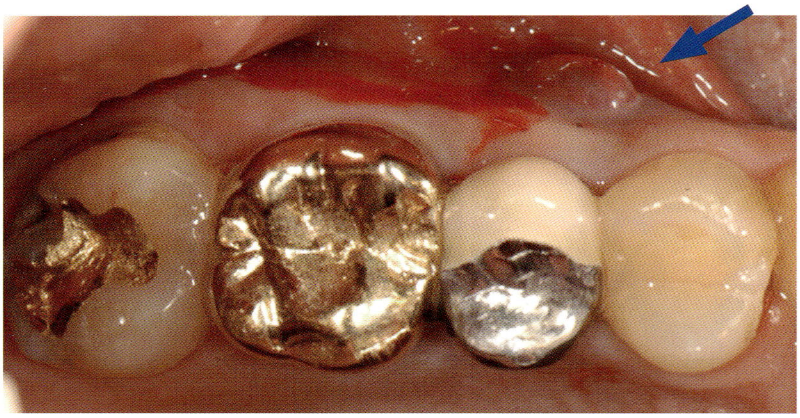

▶▶ 그림 20-24.
40대 남자 환자로 #15번 치아 post 치료 후 치근 파절에 의해 fistula(파란색 화살표)가 생긴 상태로 내원하였다.

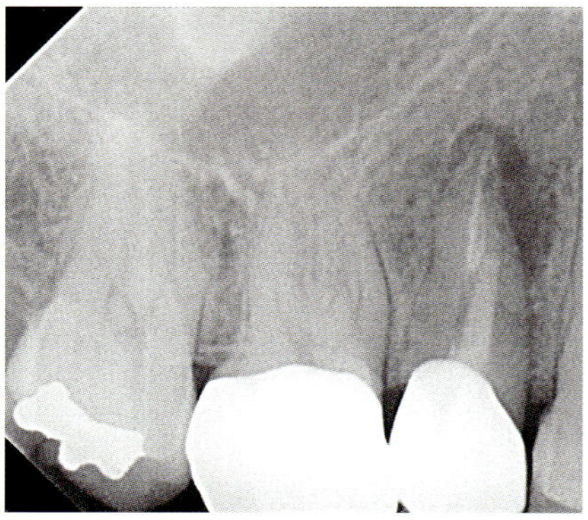

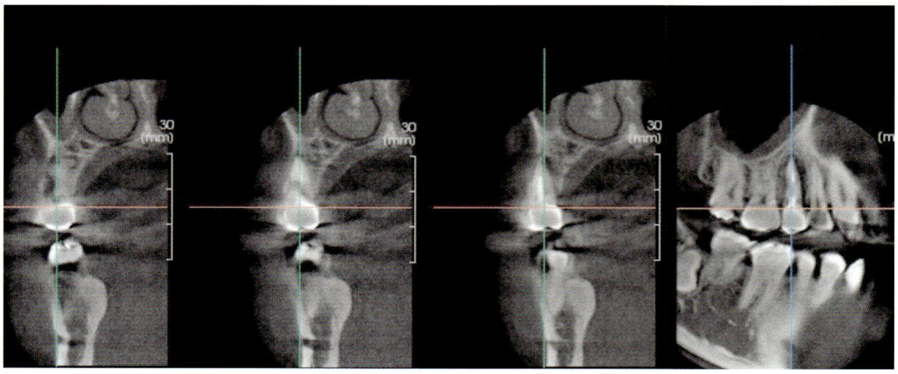

▶▶ 그림 20-25. #15 periapical x-ray와 CBCT 사진이다. 치근 파절과 치근단 염증을 확인 할 수 있다.

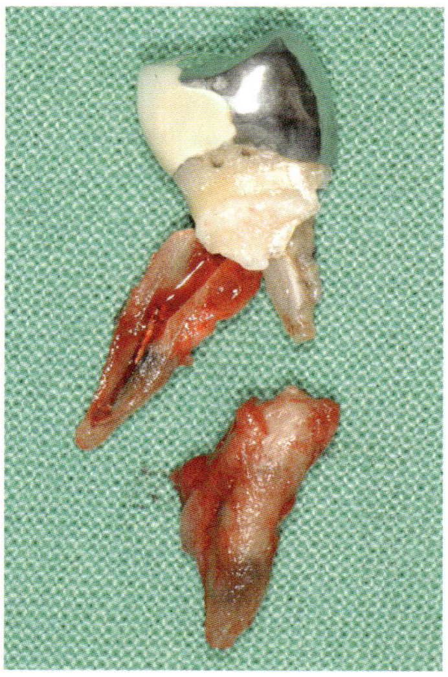

▶▶ 그림 20-26.
#15 발치된 임상 사진으로 치근 파절을 확인할 수 있다.

증례 1에서 말씀드린 술 전 전처치 후 즉시 식립을 시행하였다.

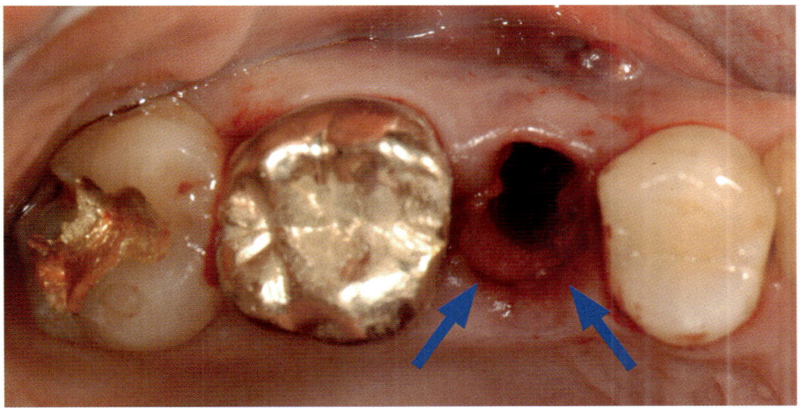

▶▶ 그림 20-27.
#15 발치 후 발치와의 임상 사진이다. 발치와 주변의 오염된 연조직(파란색 화살표)을 확인할 수 있다.

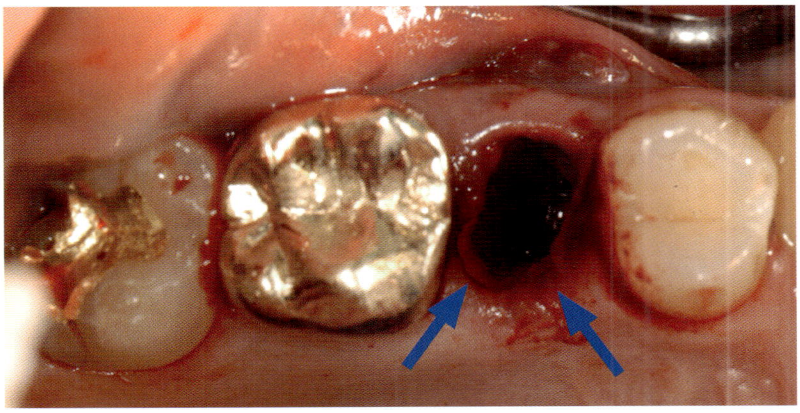

▶▶ 그림 20-28.
증례 1에서 말씀드린 감염된 발치와의 처치법을 시행한 후의 발치와 사진이다. 그림 20-27에서 발치와 주변에서 보였던 오염된 연조직이 제거된 것을 확인할 수 있다(파란색 화살표).

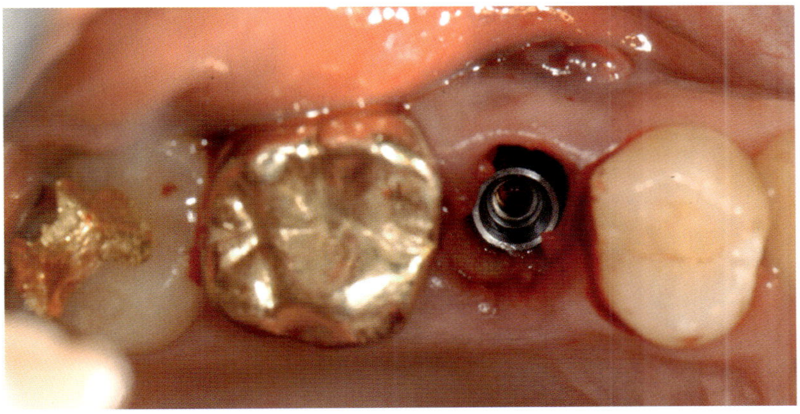

▶▶ 그림 20-29.
발치 즉시 식립으로 임플란트를 식립 후 임상 사진이다. 이때까지 fistula가 그대로 남아 있음을 알 수 있다.

만약 치근단 병소가 있는 경우라면

- 가능하면 병소를 관통해서 임플란트를 식립하는 것이 임플란트의 초기 고정에 도움이 된다.
- 병소의 크기가 큰 경우 임플란트의 고정이 어려울 수 있고 이 경우 하방골이 충분하다면 길이가 긴 임플란트의 식립을 고려 해야 한다. 병소의 크기가 크고 하방골이 충분치 않은 경우(상악동 혹은 하치조신경이 존재하는 경우) 약간 굵은 임플란트를 사용하여 발치와 측벽에서 고정을 얻을 수도 있다.
- 하방골조직이 충분치 않거나 초기 고정이 힘든 경우는 지연 수술하는 것이 좋다.

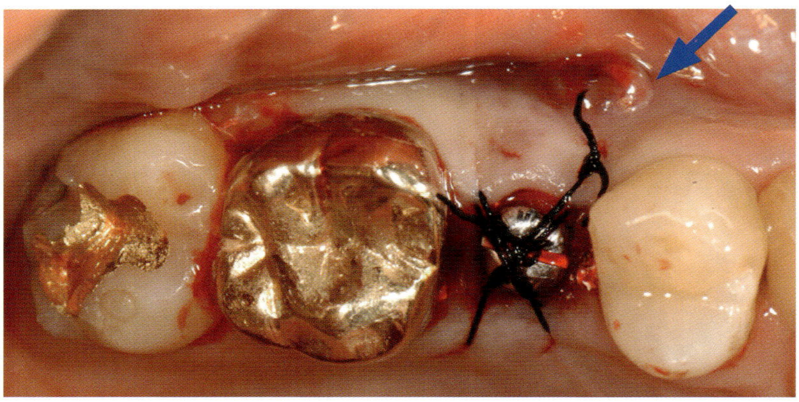

▶▶ **그림 20-30.**
협측에 골이식 후 봉합하고 마무리한 사진이다. 협측 fistula가 남아있는 상태이다. (파란색 화살표)

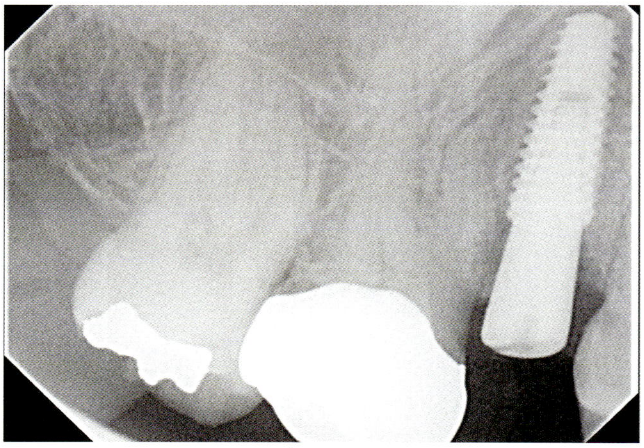

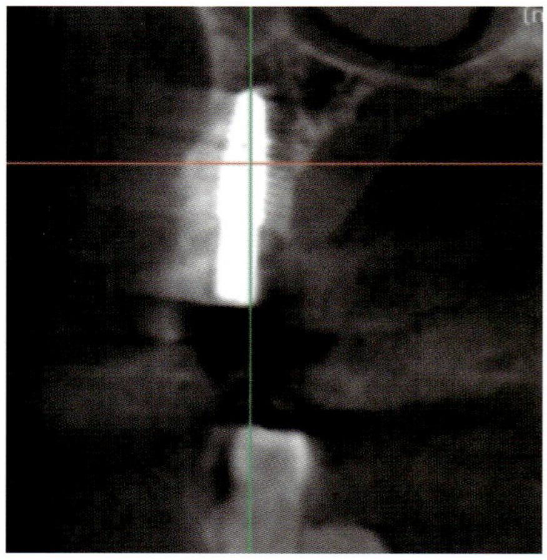

▶▶ **그림 20-31.** #15 임플란트 수술 직후 periapical x-ray와 CBCT 사진이다. 앞에서도 설명 드렸지만 치근단 병소가 있는 경우 임플란트가 병소를 지나서 식립 되는 것이 초기 고정이나 치유에 도움을 준다.

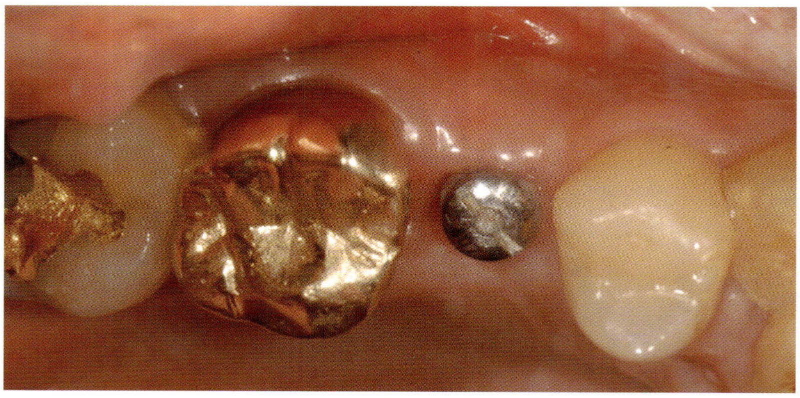

▶▶ **그림 20-32.**
술 후 1달 28일 치유된 양상으로 협측에 있는 fistula가 사라진 것을 알 수 있다.

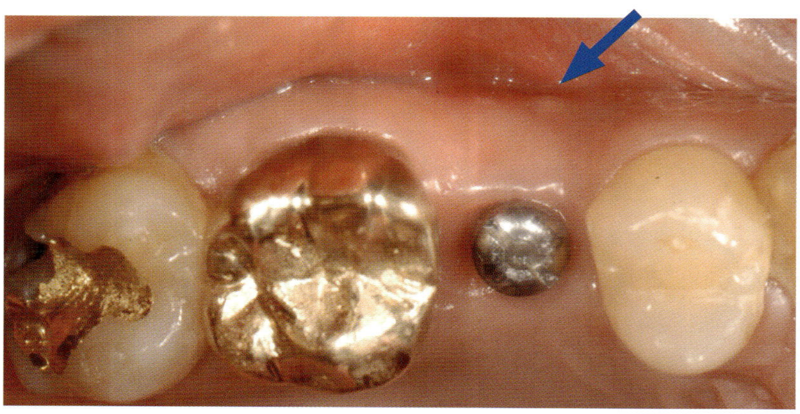

▶▶ **그림 20-33.**
술 후 2개월 24일 경과된 임상 사진으로 협측 fistula가 사라지고 일부 fibrotic 한 조직이 있는 것을 알 수 있다. (파란색 화살표. 이는 임상적으로 별문제가 없는 것으로 생각된다.)

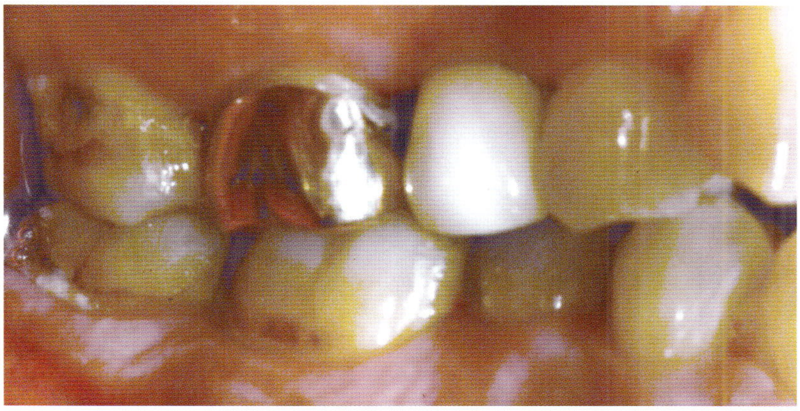

▶▶ 그림 20-34.
보철 완성(술 후 약 4개월 후) 시 측면 임상 사진으로 fistula는 사라졌으며 양호한 연조직 양상을 보이고 있다.

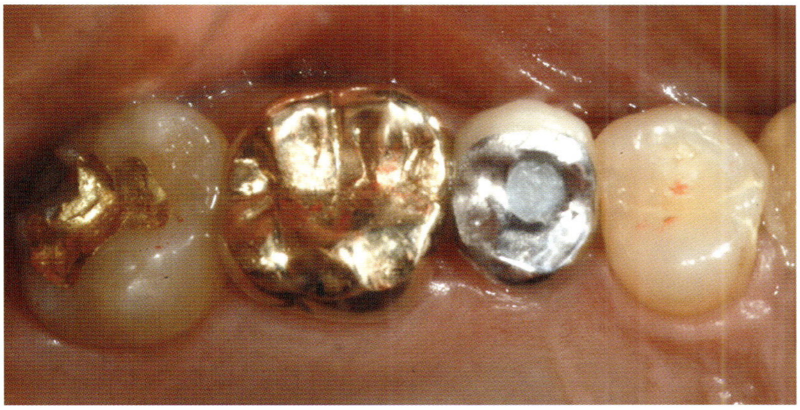

▶▶ 그림 20-35.
상기 환자의 보철 완성 시 교합면 사진이다.

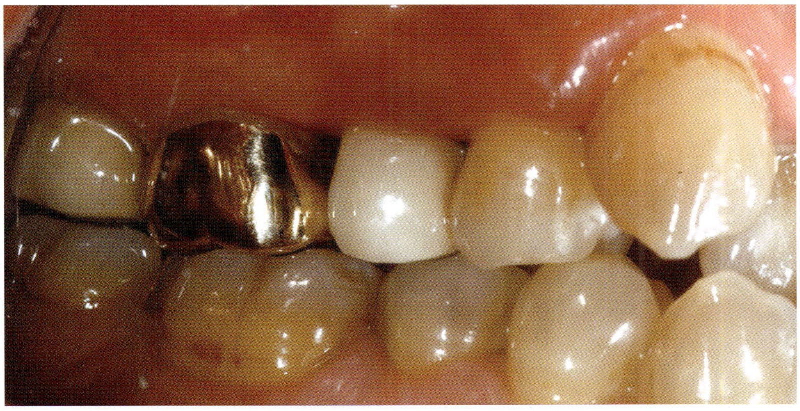

▶▶ 그림 20-36.
술 후 5년 8개월 경과 시 임상 사진이다. # 15 임플란트 주변 연조직이 안정적으로 유지되고 있으며, fistula의 재발은 보이지 않는다.

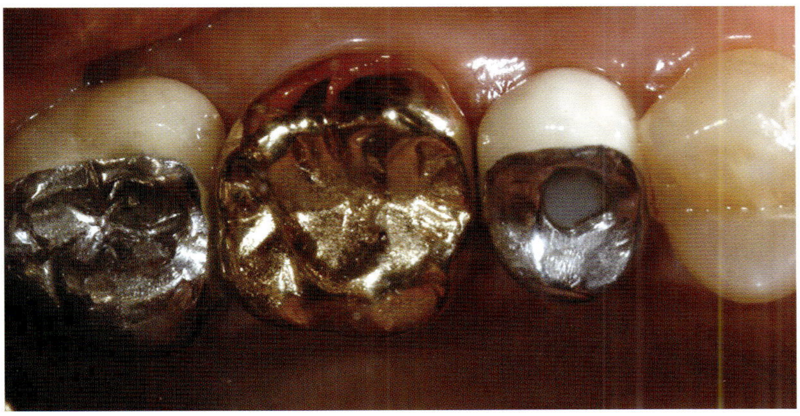

▶▶ 그림 20-37.
상기 환자의 #15 임플란트 교합면 임상 사진이다.

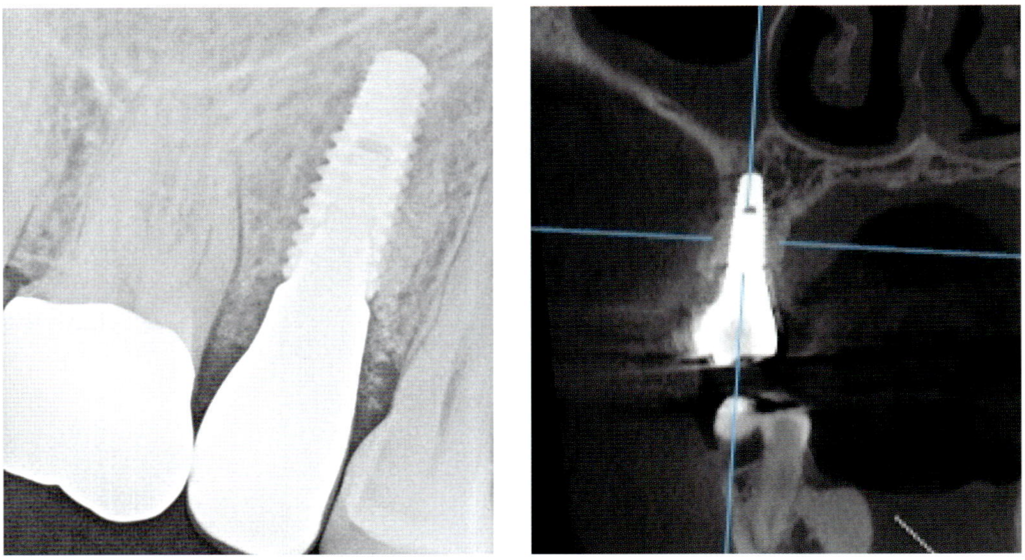

▶▶ **그림 20-38.** 상기 환자의 술 후 5년 8개월 경과 시의 periapical x-ray와 CBCT 임상 사진이다. 임플란트 주변으로 안정적인 골반응을 확인 할 수 있다.

이번 장에서는 감염이 있는 발치와의 발치 즉시 식립에 대해 알아보았다.

여러 논문과 임상 증례에서 보듯이 감염이 있는 발치와라고 하더라도 술 전 예방적 항생제 투여 및 발치와의 적절한 처치가 동반된다면 발치 즉시 식립에는 큰 문제가 없다는 것을 알 수 있다.

관련 동영상으로 더 깊게 이해하기

치근단병소 혹은 Fistula가
있는 치아의 즉시 식립

Chapter 21

덴사버(Densah bur)를 이용한 발치 즉시 식립 임플란트 수술

덴사버(densah bur)는 특수하게 고안된 버의 형태로 말미암아 역회전 시 골조직을 치밀화(compaction)하고 이때 발생하는 골삭제 부위(osteotomy site) 주변으로 자가 골이식(autografting)을 하게 된다. 따라서 이러한 덴사버(densah bur)를 사용 시 초기 고정력의 증가 및 치유 기간을 단축하는 효과를 볼 수 있다.

발치 즉시 식립 시에도 덴사버(densah bur)를 사용하게 되면 수술을 좀 더 쉽게 하며 초기 고정력을 증가시킬 수 있다.

이번 장에서는 발치 즉시 식립 시 덴사버(densah bur)를 사용하게 될 때의 장점과 구체적인 사용 방법에 대해 알아보도록 하자.

DENSAH BUR 사용상 특징

- bouncing motion of the bur in and out of the osteotomy
- The irrigation fluid (외부주수)
  - lubrication between the bur and bone surfaces and eliminate overheating.
  - autografting of bone particles along the inner surface of the osteotomy.
- haptic feedback to control force based on the bone density

▶▶ 그림 21-5.

덴사버를 사용 시 특징적인 것은 첫 번째로 bouncing motion이다. 즉 드릴링 시 아래위로 움직여 주는 것으로 일반 버를 사용할 때도 필요하지만 덴사버의 사용 시에는 좀 더 자주 해주는 것이 필요하다.

둘째로는 충분한 외부 주수를 하면서 사용해야 한다. 덴사버는 드릴링 시 골표면과 접촉하는 부위가 일반 버에 비해 많기 때문에 드릴링 시 heating 일어날 수가 있고 또한 드릴링 시 나오는 골편(bone particle)들을 주변골로 밀어주는 작용을 하여 autografting 효과를 나타내게 되는데 이때 외부 주수가 도움을 주게 된다.

셋째로는 haptic feedback 작용이다. 이는 덴사버를 사용 시 골질이 단단한 부위나 이전 드릴링과 path가 잘 맞지 않은 경우에 버의 떨림을 느끼게 되고 이 경우 드릴링 시 힘의 조절이나 방향을 수정할 수 있다.

이상으로 덴사버의 일반적 특징에 대해 간략히 알아보았다.

02. 발치 즉시 식립에서의 덴사버(densah bur)의 활용

필자의 생각으로는 발치 즉시 식립 시 덴사버를 사용하는 가장 큰 장점은 초기 고정력의 증가에 있다고 생각된다. 다음 증례를 살펴보자.

임상 증례 1 상악 구치부

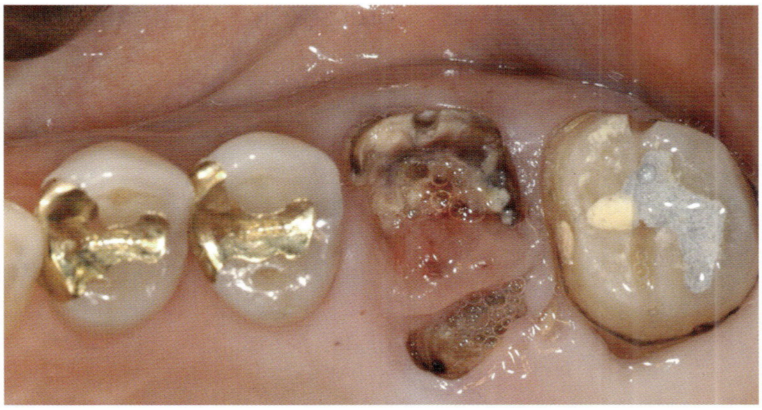

▶▶ 그림 21-6.

그림 21-6: 40대 여자 환자로 #26치아의 치근우식으로 인해 발치를 결정하고 덴사버를 이용해서 발치 즉시 식립으로 임플란트를 식립하기로 하였다.

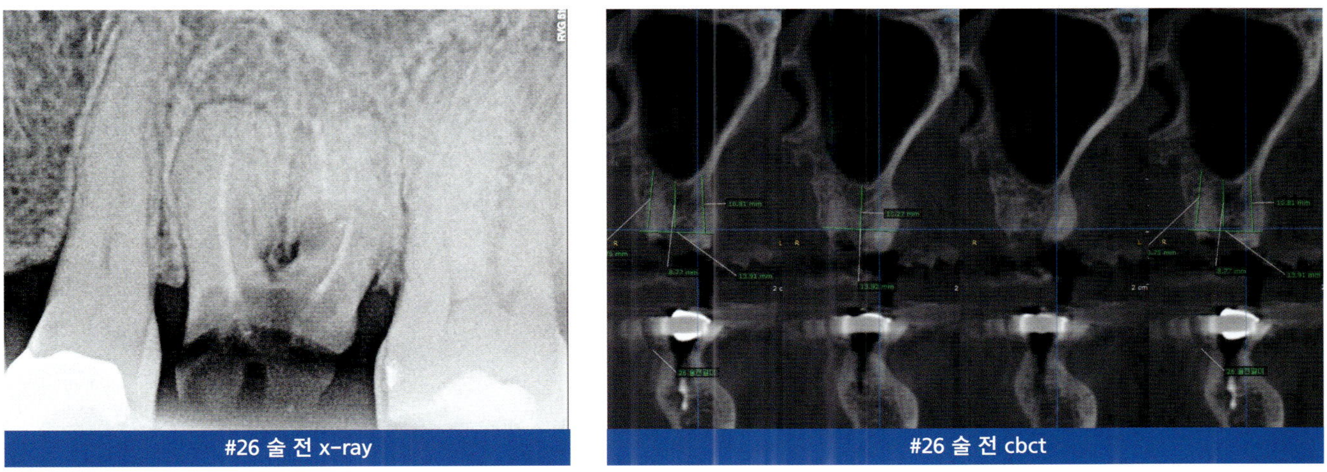

▶▶ 그림 21-7.

그림 21-7: 술 전 임상 사진 및 방사선사진을 보면 잔존 치근의 주변 치간골이 충분하고 상악동까지의 거리도 약 8mm 내외인 것을 알 수 있다. 따라서 별도의 골이식 없이 덴사버를 이용한 상악동 골이식을 하기로 결정하였다.

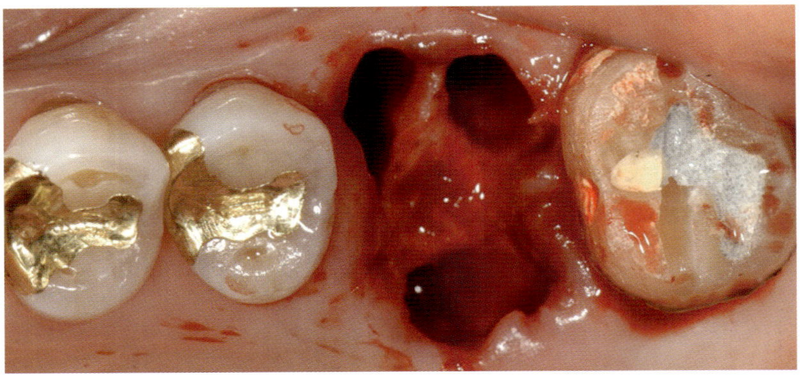

▶▶ 그림 21-8.
환자의 발치 후 사진으로 septum이 intact 한 것을 알 수 있다.

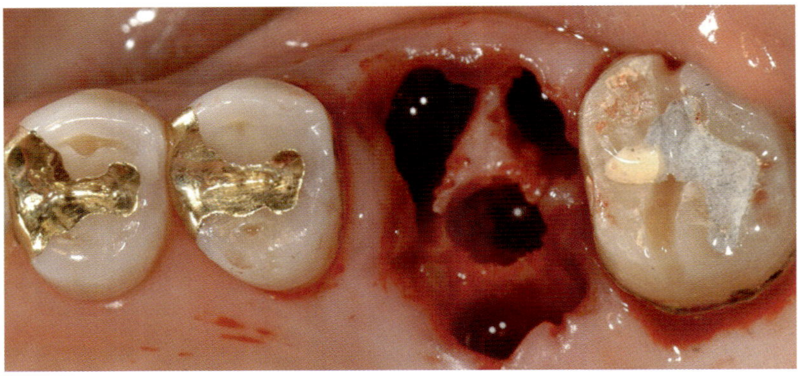

▶▶ 그림 21-9.
잔존골이 8mm이므로 상악동 하연을 지나 약 2~3mm 정도의 드릴링 후 별도의 골이식 없이 상악동 수술을 시행하였다(수압 거상 + autografting)

그림 21-9: 덴사버를 이용해 발치와의 septum을 이용해 드릴링 후 임상 사진이다. Septum 주변으로 osseous ring이라고 하는 덴사버 드릴링 후 생기는 특유의 형태를 볼 수가 있고 이것은 드릴링 부위의 compaction과 autografting을 의미한다고 할 수 있다. 일반 드릴로 드릴링 시 흔히 볼 수 있는 septum의 mesial, distal wall의 열개가 없음을 확인할 수 있다.

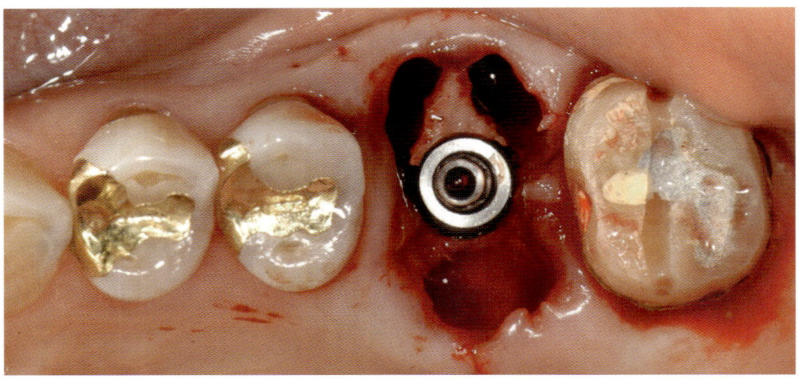

▶▶ 그림 21-10.

그림 21-10: 또한 덴사버의 경우 수압 거상 형식으로 상악동막의 찢어짐 없이 자가골 이식과 함께 상악동막이 거상 된다. 단, 이 경우 덴사버가 상악동 하연에서 3mm 이상 넘어가서는 안된다. 이러한 이유에서 잔존골이 7mm 이상으로 골이식량이 많지 않다면 별도의 골이식을 하지 않아도 된다.

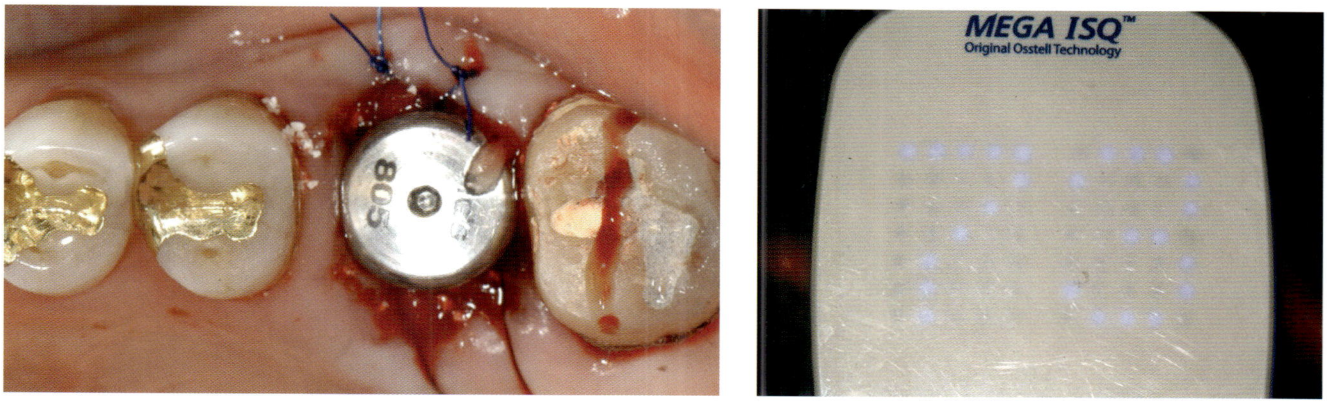

▶▶ 그림 21-11. 임플란트 식립 직후 임상 사진과 ISQ 측정 사진으로 상악 구치부 임에도 충분한 ISQ 값이 나옴을 알 수 있다. (ISQ=75)

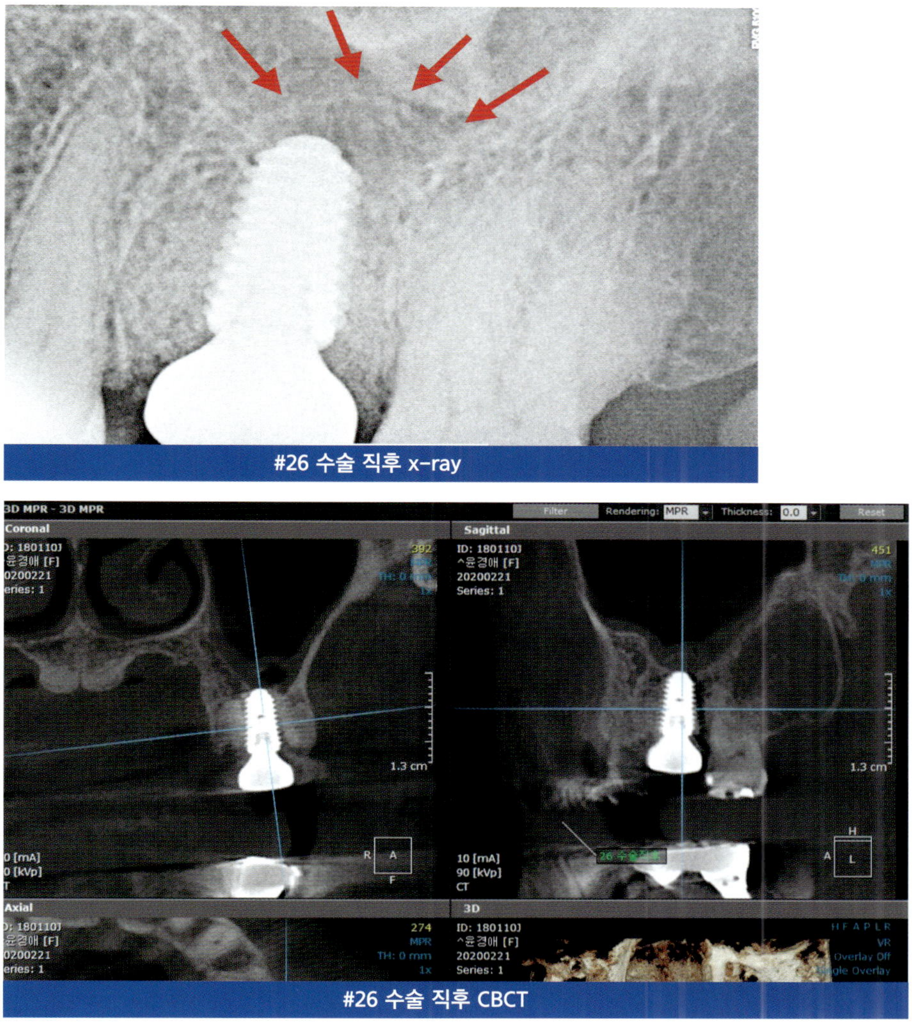

▶▶ 그림 21-12.
임플란트 식립 직후 periapical x-ray 및 CBCT 사진으로 덴사버에 의한 수압 거상 및 자가골 이식에 의한 상악동막이 거상된 것을 확인 할 수 있다. (화살표)

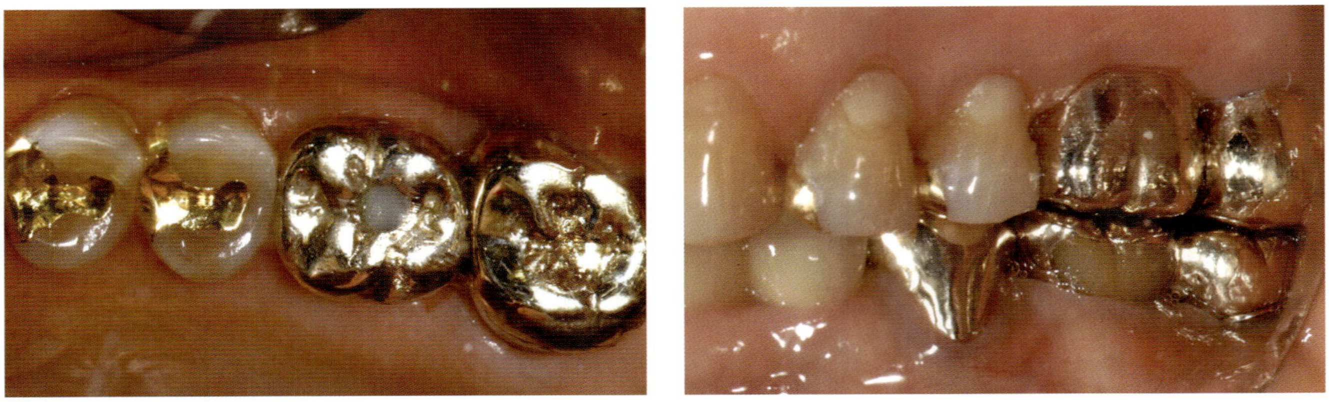

▶▶ 그림 21-13. 최종 보철 사진으로 주변 연조직과 조화로운 보철물을 볼 수 있다.

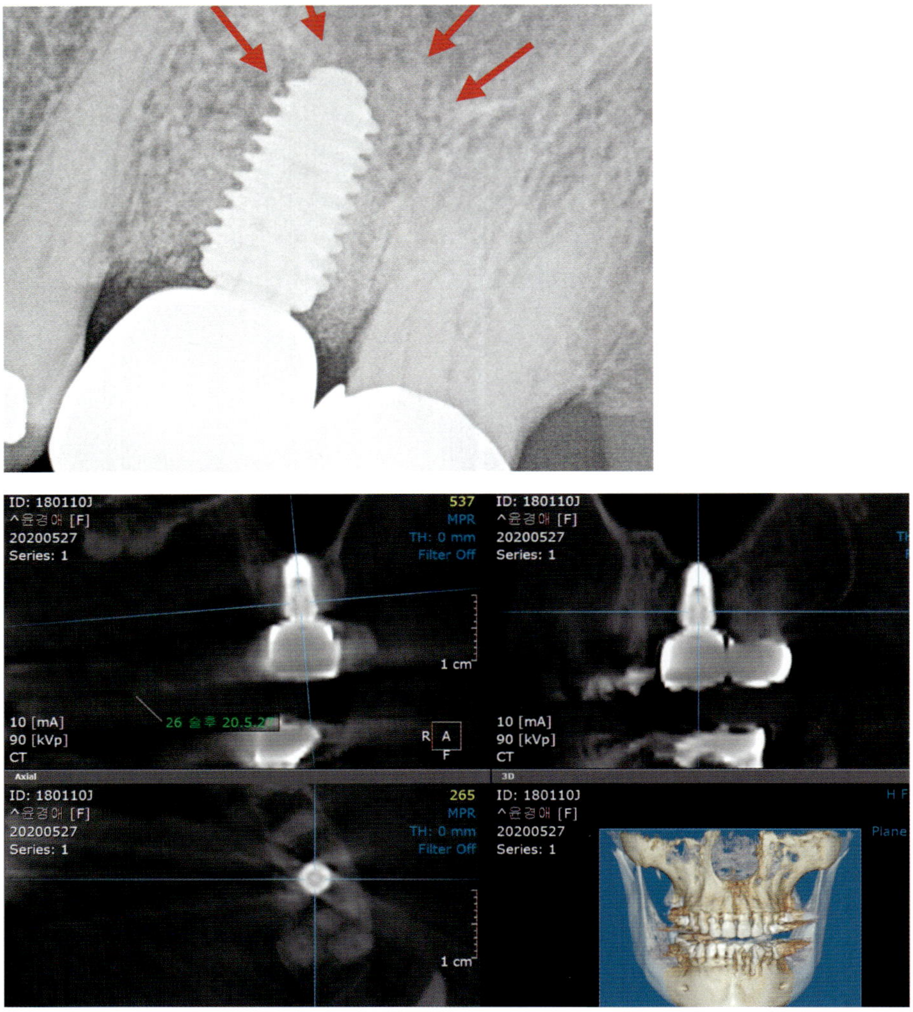

▶▶ 그림 21-14.

최종 보철 완성 후 periapical x-ray 및 CBCT 사진으로 상악동과 임플란트 주변으로 안정적인 골 반응을 보임을 알 수 있다.

임상 증례 2 하악 구치부

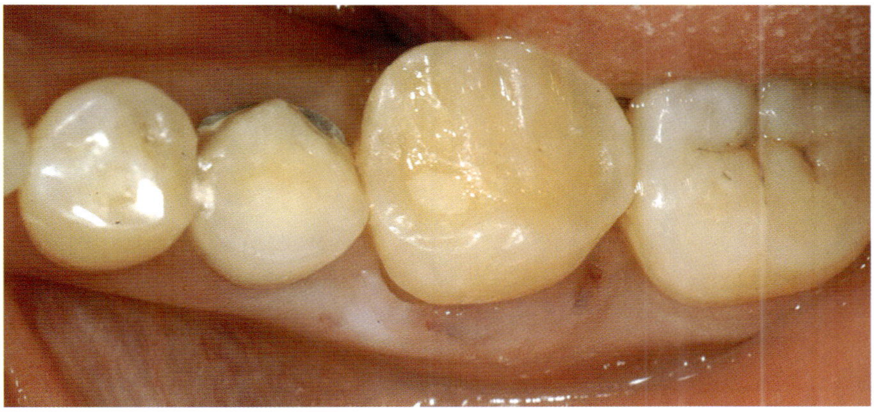

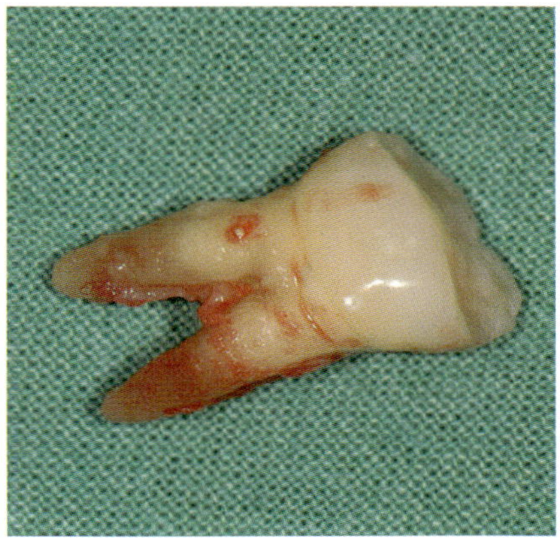

▶▶ 그림 21-15. #36 술 전

60대 여자 환자로 #36 흔들림을 주소로 내원하여 발치를 결정하여 발치 즉시 식립 임플란트를 시행하기로 하였다.

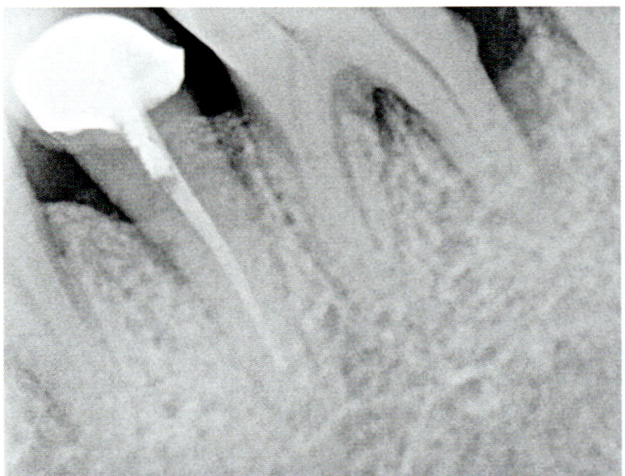

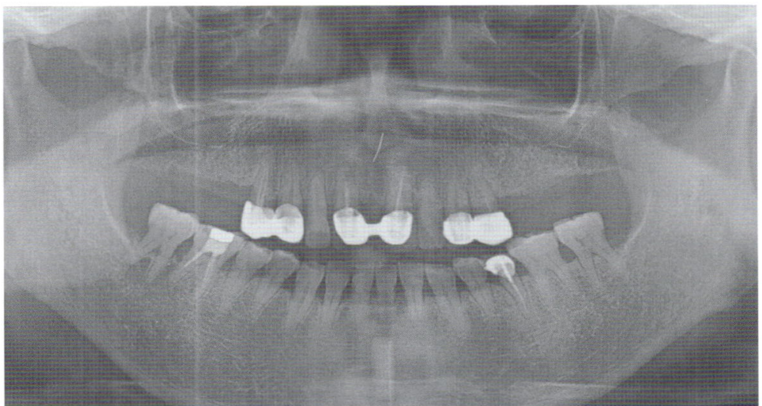

▶▶ 그림 21-16.

그림 21-16은 상기 환자의 periapical x-ray 및 파노라마 사진으로 #36 원심 치근의 골흡수상을 볼 수 있다.

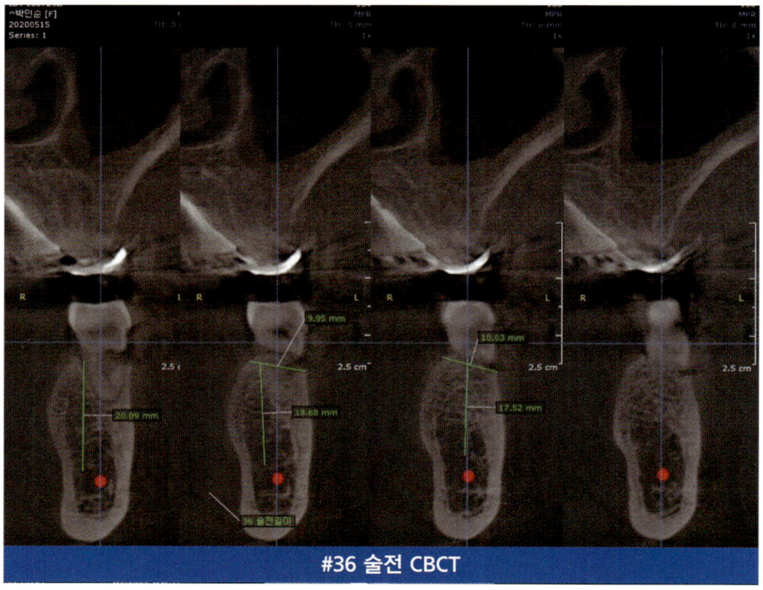

▶▶ 그림 22-17.

CBCT 상에서 치아 하방에 충분한 골이 있음을 알 수 있다.

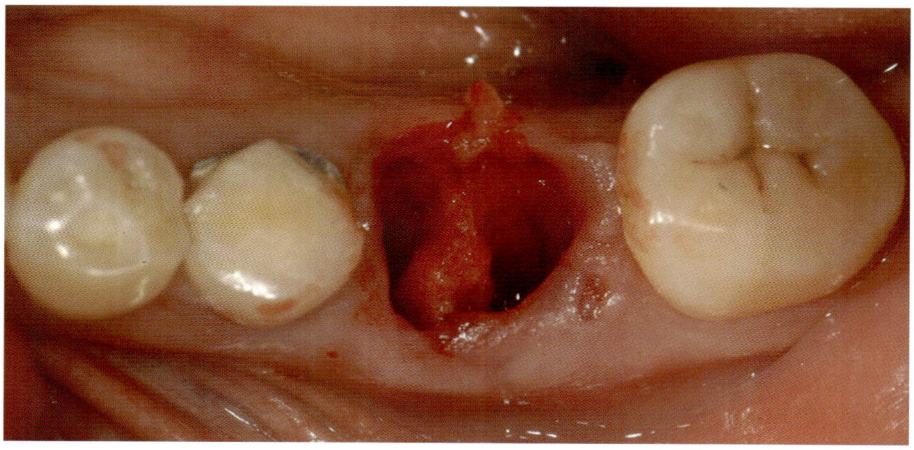

▶▶ 그림 21-18.
상기 환자의 발치 후 사진으로 치간골이 충분하고 septum이 intact 한 것을 알 수 있다.

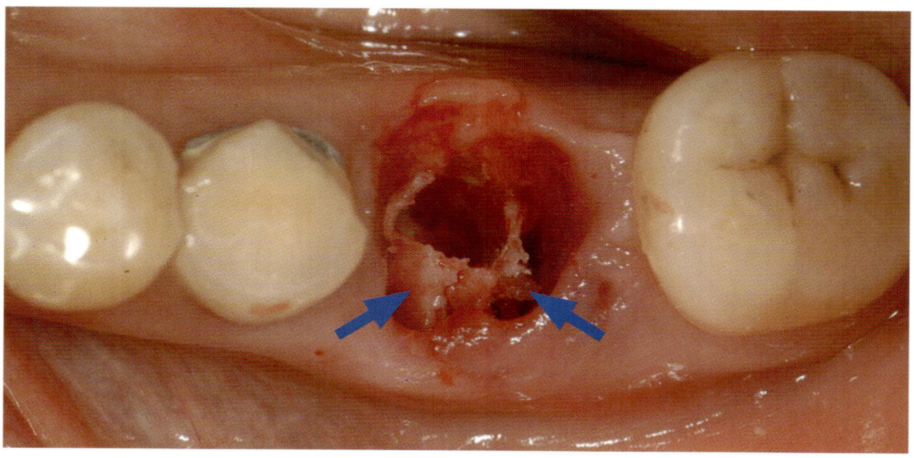

▶▶ 그림 21-19.
발치 즉시 식립을 위해 덴사버로 septum을 드릴링 한 후의 사진이다. 덴사버의 특징 중의 하나인 골치밀화(osseous compaction)에 의한 ring이 보이는 것을 볼 수 있다. 이는 임플란트 식립 시 초기 고정을 증가 시키고 임플란트 주변 골형성에도 도움이 될 것으로 생각된다. septum의 mesial, distal wall의 열개는 보이지 않는다.

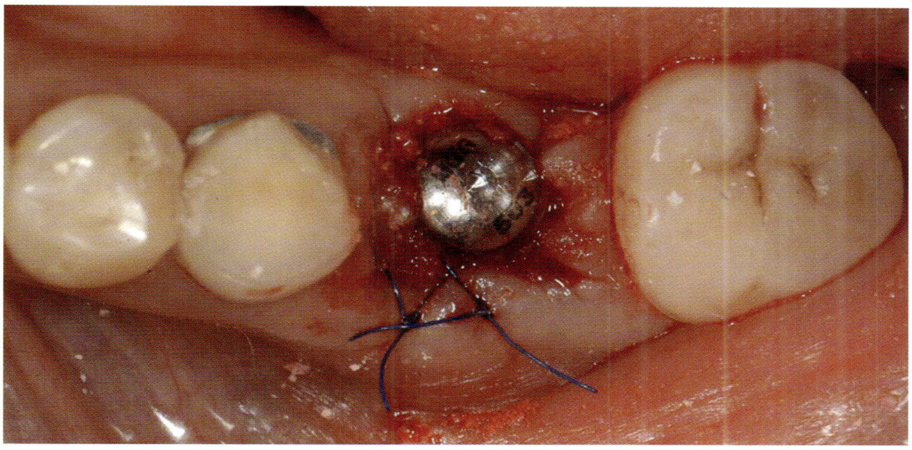

▶▶ 그림 21-20.
임플란트 식립 후 골이식과 함께 bio-col tech. 으로 마무리하였다.

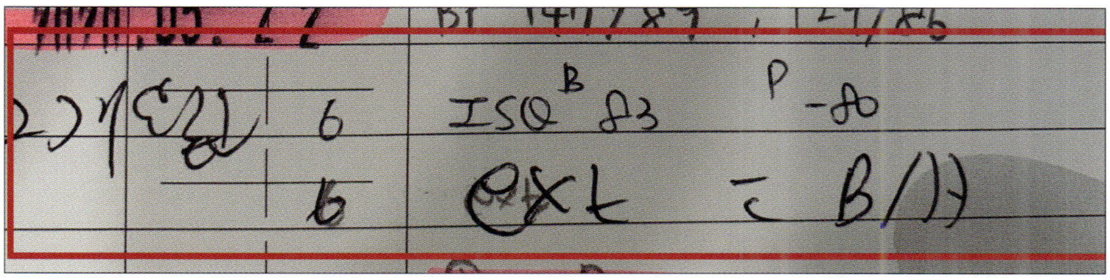

▶▶ 그림 21-21.
임플란트의 ISQ 값은 83, 80으로 매우 견고한 초기 고정력을 보여준다.

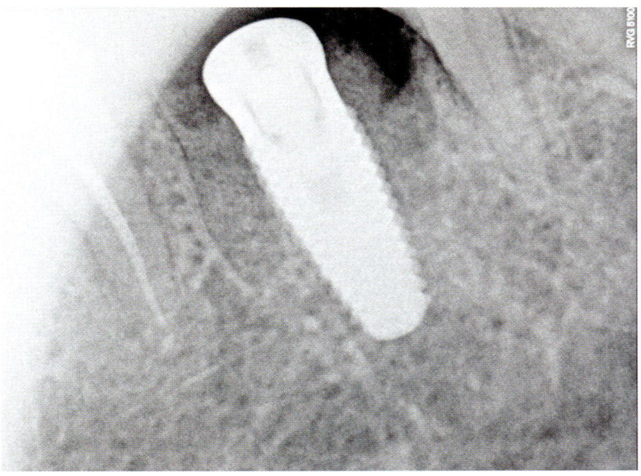

▶▶ 그림 21-22.
수술 직후 방사선 사진으로 임플란트 주변으로 안정적인 골반응을 볼 수 있다.

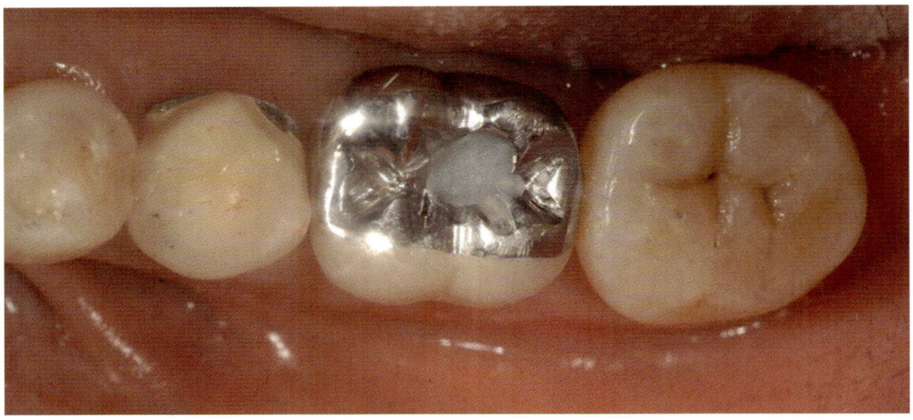

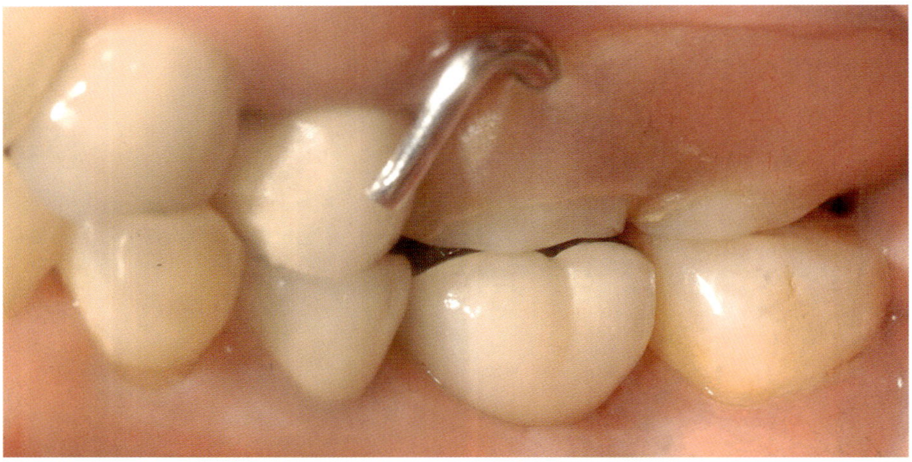

▶▶ 그림 21-23.

그림 21-23: 최종 보철물 완성 시 임상 사진으로 임플란트 식립 후 약 1달 만에 최종 보철을 마무리하였다. 임플란트의 초기 고정이 좋았기 때문에 발치 즉시 식립 후에도 조기에 보철물을 완성할 수 있었다.

이상에서 발치 즉시 식립 시의 덴사버의 사용에 대해서 원리와 증례로 알아보았다. 덴사버는 특성상 발치와 드릴링 시 주변골을 치밀화시켜 임플란트의 초기 고정을 증가시켜 발치 즉시 식립 수술을 좀 더 용이하게 할 수 있다. 따라서 이러한 덴사버의 특징을 잘 이해하고 발치 즉시 식립에 적절히 적용한다면 좀 더 용이한 발치 즉시 식립이 가능하리라고 생각된다.

Chapter **22**

발치 즉시 식립 임플란트의 computer guided surgery (R2 gate를 중심으로)

이번 장에서는 요즘 주목받고 있는 computer guided surgery에 대해 알아보도록 하자. 이러한 computer guided surgery가 발치 즉시 식립 수술을 좀 더 쉽게 만들 것으로 생각한다. 다만 아직은 준비 과정이나 수술 시에 좀 더 개선할 부분이 있다고 생각하나 머지 않은 장래에 선생님들께서 발치 즉시 식립 수술에 좀 더 쉽게 다가설 수 있게 할 수 있을 것으로 믿고, 이는 발치 즉시 식립 임플란트 수술의 대중화를 앞당길 것으로 기대한다.

이번 장에서는 요즘 주목받고 있는 computer-guided implant surgery에 대해 알아보도록 하자. digital 기술의 발전으로 인해 우리 치과계에서도 많은 변화의 바람이 불고 있다. oral scaner를 비롯하여 CAD/CAM, 3D printer 등이 이미 치과 치료에 적용되고 있고 아직 여러 한계가 있기는 하지만 머지않은 장래에 치과 치료 전반에 폭넓게 활용되리라 생각된다. 임플란트 분야에서도 수술과 보철 과정에서 digital 기술이 활용되고 있으며 그 대표적인 것이 computer guided implant surgery[1] 혹은 navigation surgery라고 할 수 있다. 이는 기존의 임플란트 수술에 비해 술자의 편리성과 수술의 정확성을 높여 주는 치료법이라 할 수 있다. 특히 발치 즉시 식립에 있어서 많은 선생님께서 수평 수직적 식립 위치의 결정에 있어서 어려움을 호소하시는 경우가 있어서 이에 대한 좋은 대안이 되리라 필자는 생각한다. 다만 아무리 정교하게 만들어진 surgical stent라 할지라도 수술 시 생길 수 있는 여러 변수들을 완벽히 제어할 수는 없으므로 술자는 기본적인 stent를 이용한 술식과 함께 전반적인 발치 즉시 식립 임플란트에 대한 이해가 반드시 필요하리라고 생각한다.

01. Computer-guided surgery의 기본원리

먼저 간략하게 computer-guided implant surgery의 원리에 대해서 알아보고(필자도 이 부분의 전문가는 아니므로 기본적인 내용만 기술하겠다) 이를 이용한 임상 증례를 살펴보도록 하자.

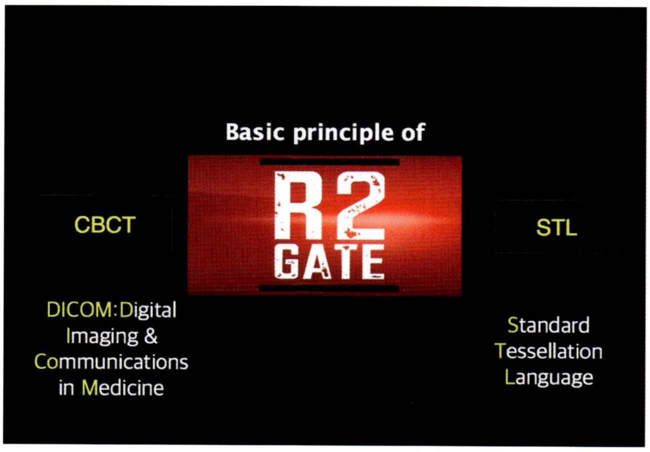

▶▶ 그림 22-1.

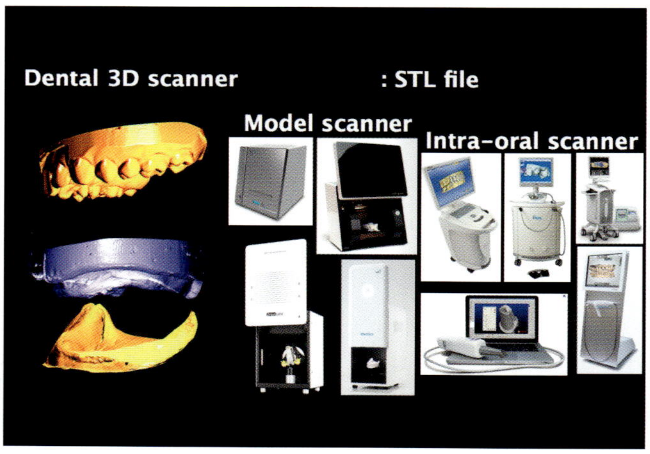

▶▶ 그림 22-2.

1) Gallucci GO, Finelle G, Papadimitriou DE, Lee SJ. Innovative approach to computer-guided surgery and fixed provisionalization assisted by screw-retained transitional implants. Int J Oral Maxillofac Implants. 2015 Mar-Apr;30(2):403-10. doi: 10.11607/jomi.3817.

현재 시중에 나와 있는 임플란트 surgical stent는 여러 가지가 있으나 이번 장에서는 필자가 사용하고 있는 megazen사의 R2GATE를 중심으로 간략한 원리만 말씀드리겠다. R2GATE의 원리를 간단히 설명 드리면 치과 내의 CT를 찍어서 나온 이미지(CBCT image)와 intra oral scanner 혹은 extra oral model scanner의 한 이미지(이를 STL file image라고 한다)를 합치는 것 즉 CBCT의 DICOM file와 scanner의 STL file의 융합(merge)이라고 보면 된다(그림 22-1). 다만 scanner가 없는 치과를 위해 환자의 인상을 채득해서 보내면 회사에서 model scanner로 STL file을 만들기도 한다(그림 22-2).

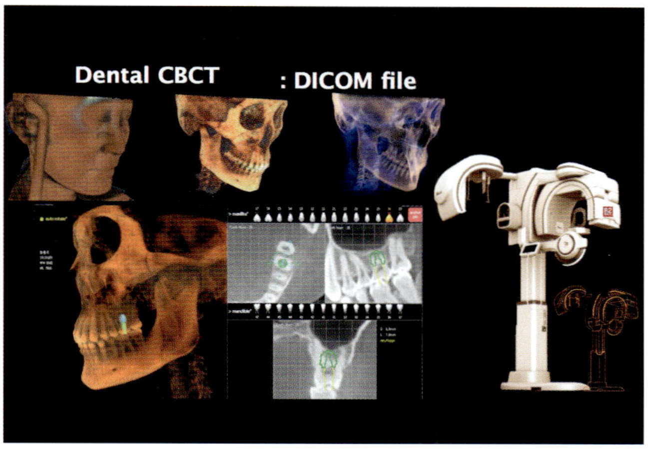

▶▶ 그림 22-3.

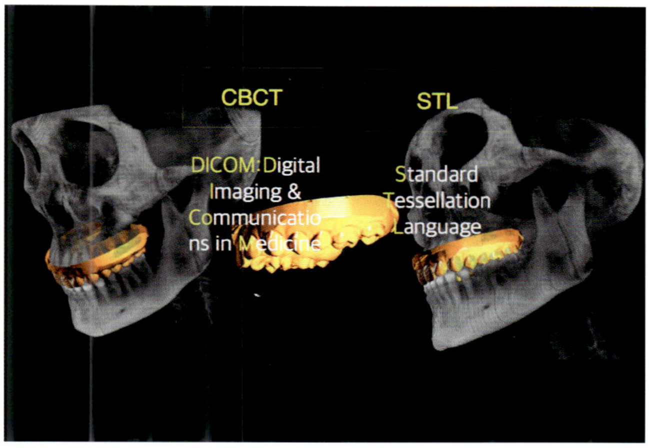

▶▶ 그림 22-4.

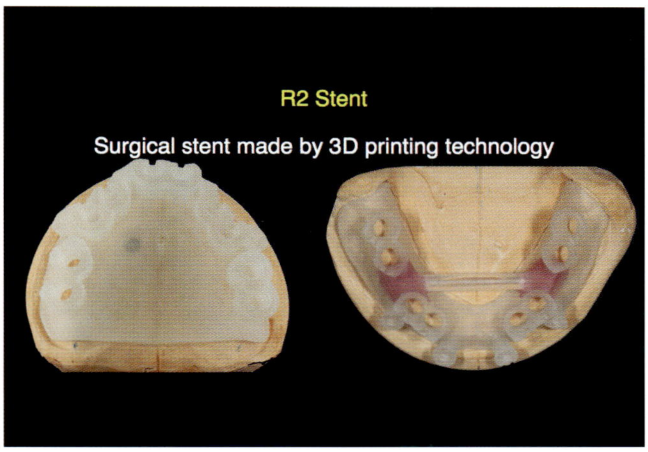

▶▶ 그림 22-5.

이와 같이 scanner에 의해 얻은 STL file(그림 22-2)은 보철물을 디자인하기 위한 파일로써 치아나 잇몸의 표면만을 나타내게 되어 임플란트 식립 시 필요한 내부 이미지 즉 치조골의 상태를 표현하지는 못하게 된다. 따라서 이것을 보강하기 위해 CBCT(그림 22-3)를 이용하여 치조골의 상태를 알고 이 두 가지를 융합(그림 22-4)하여 surgical stent(그림 22-5)를 만들어 내게 된다.

02. Computer-guided surgery의 임상 증례

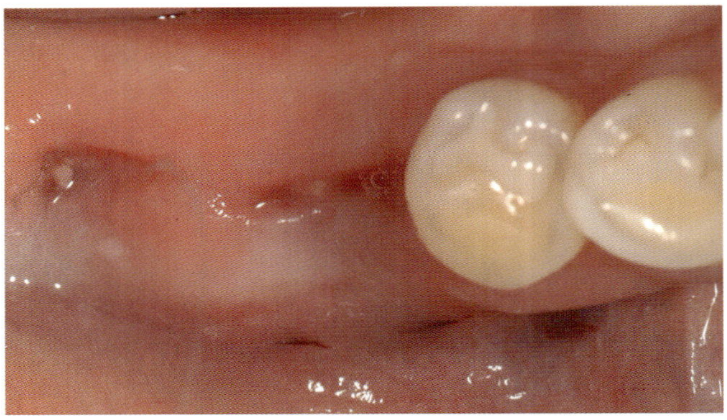

▶▶ 그림 22-6.

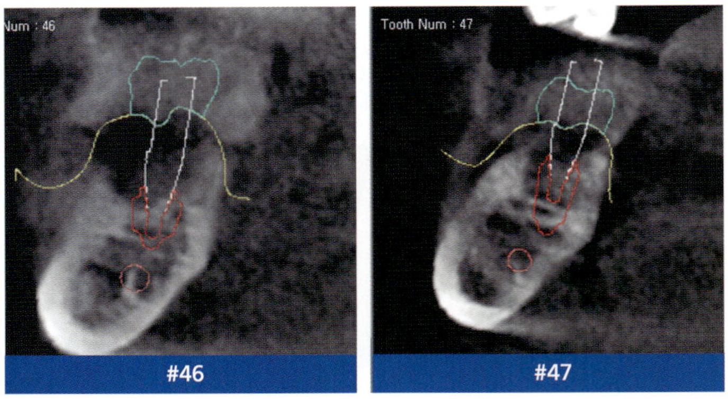

▶▶ 그림 22-7.

그림 22-6은 62세 여자 환자로 #46, #47 치아가 중증 치주염으로 발치 후 약 2달 정도 경과된 사진으로 즉시-지연 식립을 시행 하였다. 그림 22-7 CBCT사진에서 보시는 바와 같이 치조골의 광범위한 소실을 볼 수 있으며 특히 협측골의 흡수로 인한 협측 골판과 설측 골판의 높이 차이가 현저함을 알 수 있다. 또한 하치조 신경과 치조정과의 거리가 가까워 수술 시 주의를 요하는 증례가 되겠다.

이와 같이 치조골정과 하치조 신경까지의 거리가 가깝고 협측골과 설측골과의 높이 차이가 큰 경우 임플란트의 식립 위치를 정하는 것은 상당히 까다로울뿐더러 수술 시 계획한 대로 식립하는 것 또한 쉬운 일은 아니라고 생각된다.

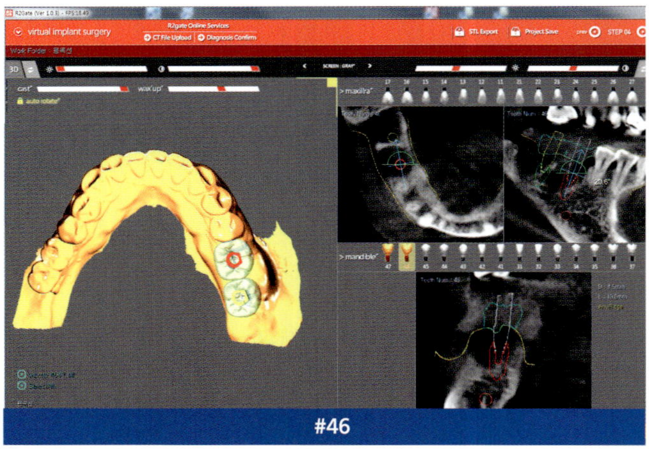

▶▶ 그림 22-8.

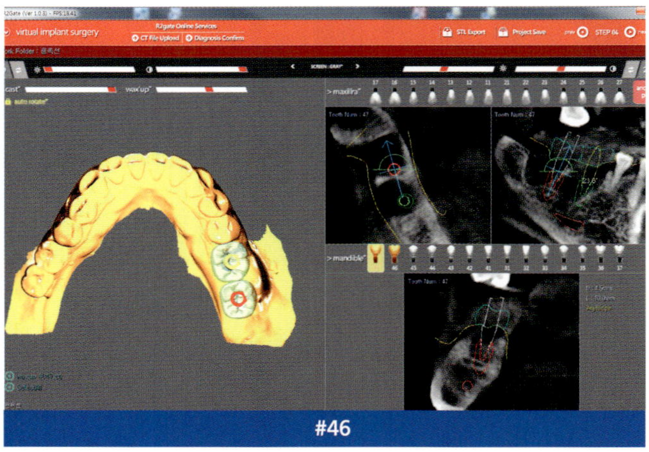

▶▶ 그림 22-9.

그림 22-8, 9: R2GATE®를 이용한 술 전 치료 계획 과정으로 15장에서 말씀드린 발치 즉시 식립 임플란트의 식립 위치 결정 원칙에 따라 임플란트의 식립 위치를 정한다. 필요하다면 몇 번의 수정이 가능하다.

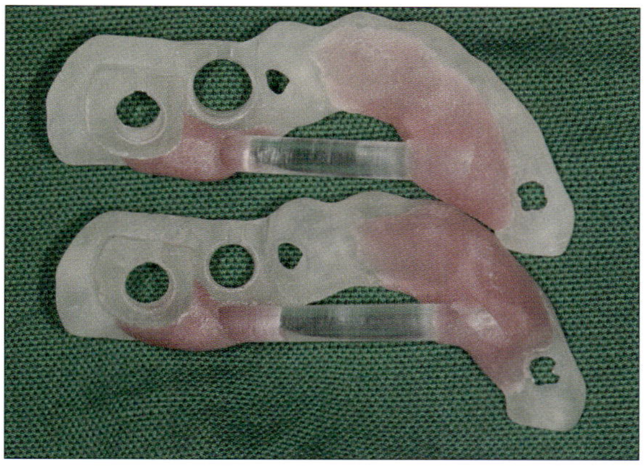

▶▶ 그림 22-10. 최종 완성된 surgical stent 사진이다.

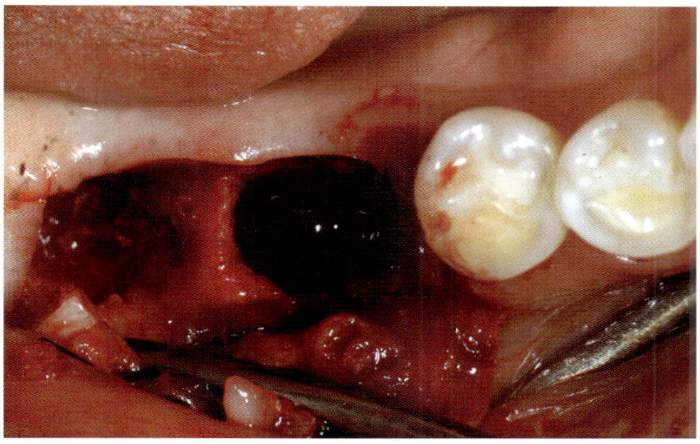

▶▶ 그림 22-11. 수술 시 flap을 거상한 발치와 사진이다. 광범위한 발치와의 골흡수와 함께 협측 골판의 흡수를 볼 수 있다.

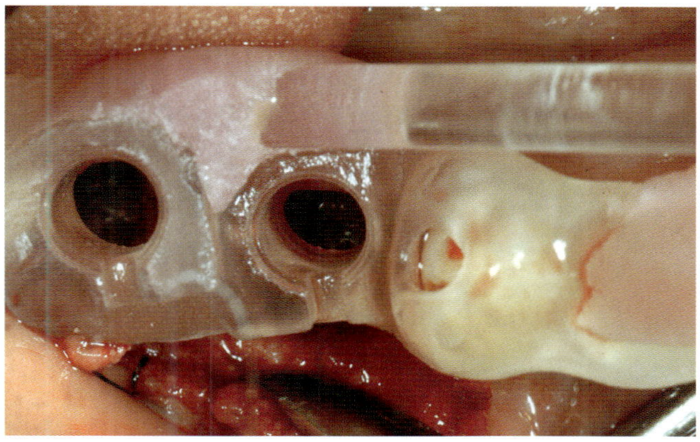

▶▶ 그림 22-12. Surgical stent를 장착한 사진이다. 이때 주의해야 할 점은 stent가 구강 내에서 견고하게 장착되어야 한다는 것이다. 특히 지금과 같은 distal end case나 전악수복에서는 stent의 견고한 장착이 가장 중요하다고 할 수 있다. 술자는 드릴링 시작 전에 꼭 이를 체크 해야 한다. 아울러 주수에도 주의를 기울어야 한다.

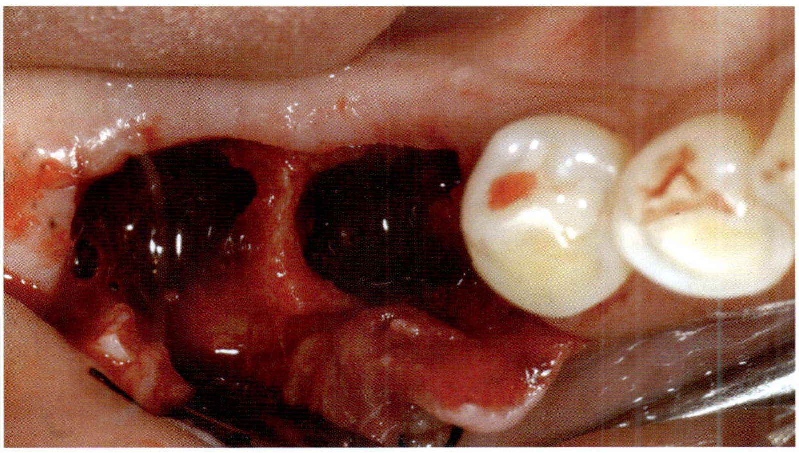

▶▶ 그림 22-13. Surgical stent에 의한 드릴링 후의 사진이다. 협측 골판이 흡수된 관계로 가능한 설측으로 드릴링 된 것을 알 수 있다.

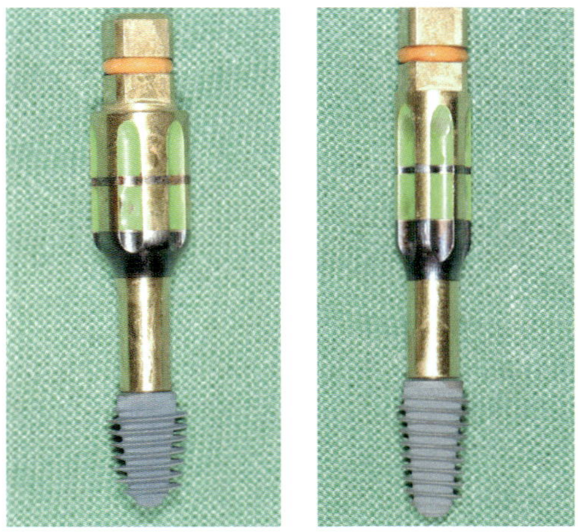

▶▶ 그림 22-14. 결정된 식립 깊이에 맞게 제작된 임플란트 connector로 중간에 표시된 검은 선까지 stent의 표시된 부위에 맞추어 주면 처음 계획했던 깊이만큼 임플란트가 식립 된다.

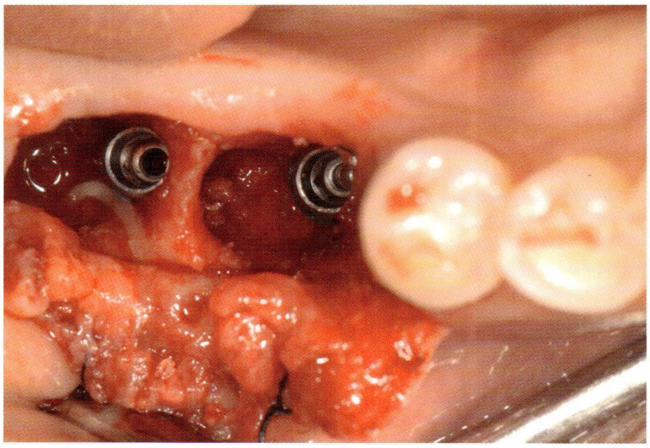

▶▶ 그림 22-15.

임플란트 식립 후의 사진 임상 사진이다. 임플란트가 설측에 술 전 계획된 대로 식립 된 것을 알 수 있다. 이를 술 전, 후 CBCT 상에서 확인해 보도록 하자.

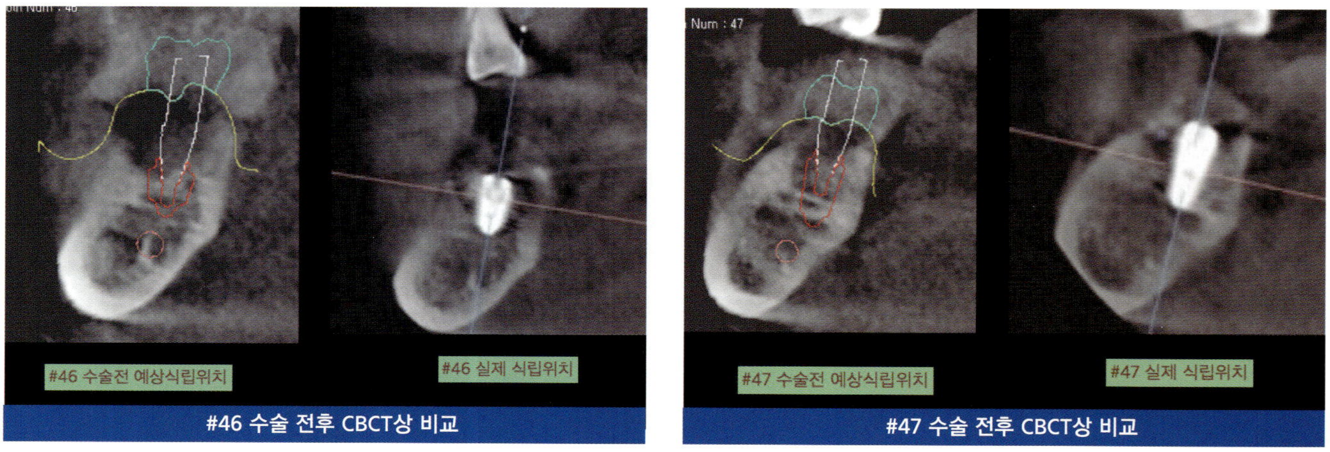

▶▶ 그림 22-16. #46, #47 임플란트의 처음 계획했던 식립 위치(각 그림의 왼쪽 붉은색으로 표시된 부분)와 실제 식립 된 위치(각 그림의 오른쪽 부분)를 비교한 CBCT 사진이다. 각 수술 전후 CT의 촬영 오차를 감안하더라도 거의 처음 계획했던 부위에 임플란트가 식립 된 것을 알 수 있다.

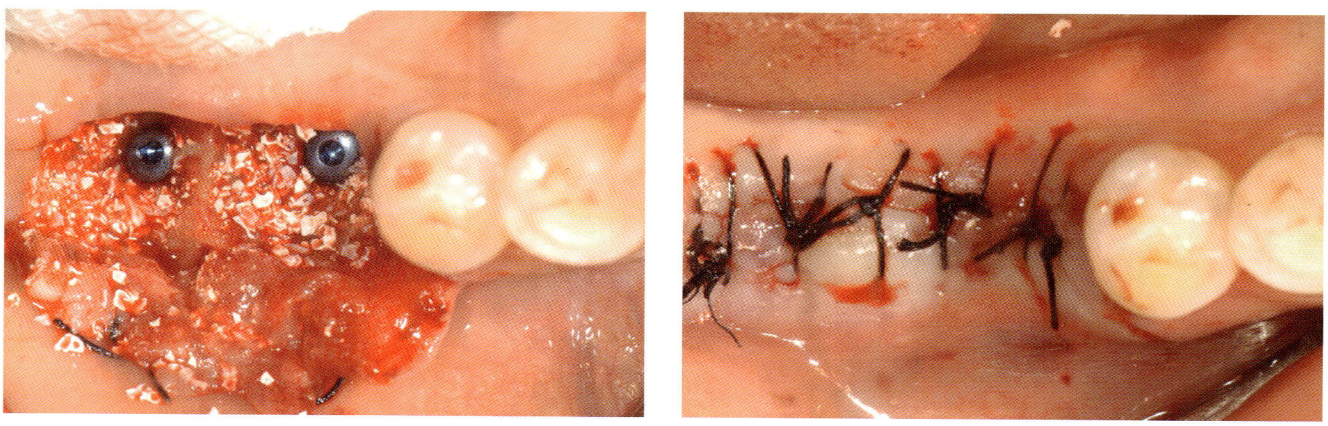

▶▶ 그림 22-17. 임플란트 식립 후 남아있는 공간은 bovine bone을 이용하여 골이식하였으며 self-containing defect라고 판단되어 차폐막은 사용하지 않고 봉합하고 마무리하였다.

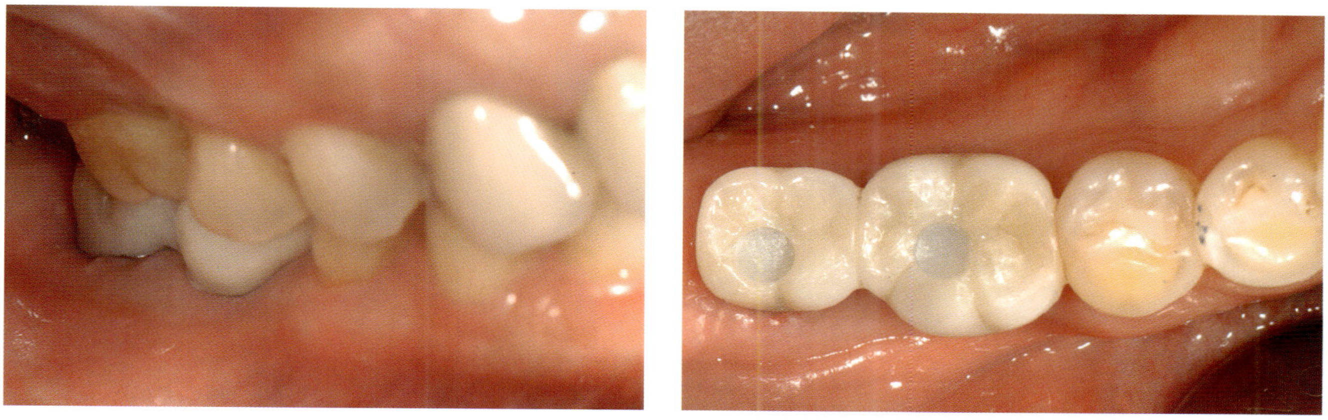

▶▶ 그림 22-18. 술 후 약 4개월 후 oral scanner와 CAD/CAM을 이용하여 보철 완성하였다.

이상으로 발치 즉시 식립 시의 computer-guided surgery에 대해 간단히 알아보았다. 필자의 생각으로는 이러한 guided surgery는 향후 발치 즉시 식립 임플란트 수술의 난이도를 획기적으로 줄여줄 수술기법으로 기대된다.

하지만 이러한 computer-guided surgery의 경우에도 술자는 기본적인 발치 즉시 식립의 원칙들을 충분히 숙지하고 있어야 이러한 수술의 장점을 충분히 활용할 수 있음을 명심하여야 한다.

Chapter 23

발치 즉시 식립 시 sinus graft with crestal approach

상악 구치부 발치 시 치주질환의 정도가 심하여 발치와 벽의 흡수가 많은 경우나, 발치할 치아의 치근이 상악동에 아주 가깝거나 상악동 기저골 안으로 침범되어 있는 경우 술자는 발치 즉시 식립을 위해서 상악동 골이식술을 시행해야 하는 경우가 많이 있다.

과거에는 발치 즉시 식립을 위해서는 발치와 하방으로 최소 약 5mm 정도의 골이 필요하다고 이야기하였으나 근래의 임플란트 디자인과 표면처리 기술의 발달로 인해 발치와 내에서 초기 고정력을 얻을 수 있다면 임플란트 식립이 가능해졌다고 할 수 있다. 따라서 상악 구치부에서 골량이 부족한 경우에도 초기 고정이 가능하다면 발치와 동시에 상악동 골이식 및 발치 즉시 식립이 가능하다고 할 수 있다. 또한 요즘 많은 선생님께서 술 후 부종 감소 등 환자 편의를 위해서 상악동 골이식술 치조정 접근법을 많이 사용하고 있다. 필자 또한 대부분의 상악동 골이식술을 치조정 접근법으로 수술하고 있는바 이번 장에서는 치조정 접근법에 의한 발치 즉시 식립 상악동 골이식술에 대해 알아보도록 하자.

01. 치조정 접근 상악동 골이식술의 일반적인 특징

치조정 접근법에 의한 발치 즉시 상악동 골이식을 하는 경우 성숙골에서 보다 몇 가지 어려운 점을 발견할 수 있다. 가장 많은 경우는 발치 즉시 식립 및 치조정접근 상악동 골이식술을 시행하는 경우 상악동 하연의 형태가 치아의 치근 형태로 인해 convex 한 경우가 많다는 것이며 또 한 가지는 임플란트를 구개측에 심어야 하는 발치 즉시 식립의 특성상 치근을 따라 경사진 면에서 상악동 골이식술을 시행해야 하는 경우를 만나게 된다. 이번 장에는 이 부분에 대해 좀 더 자세히 알아보도록 하자.

이에 앞서 상악동 골이식술의 난이도에 대해 먼저 알아보도록 하겠다.

일반적으로 치조정접근 상악동 수술의 난이도는 남아있는 잔존골 골량에 따라 나뉘게 된다. 따라서 치조정접근 상악동 수술 시 남아있는 잔존골 골량이 적을수록 난이도가 올라가게 된다. 그런데 우리가 임상례를 자세히 관찰해 보면 남아있는 골량뿐만 아니라 상악동 하연의 형태 또한 수술의 난이도에 많은 영향을 주는 것을 알 수 있다.

상악동 하연의 형태에 관한 Lixuan[1]의 다음 그림을 보도록 하자.

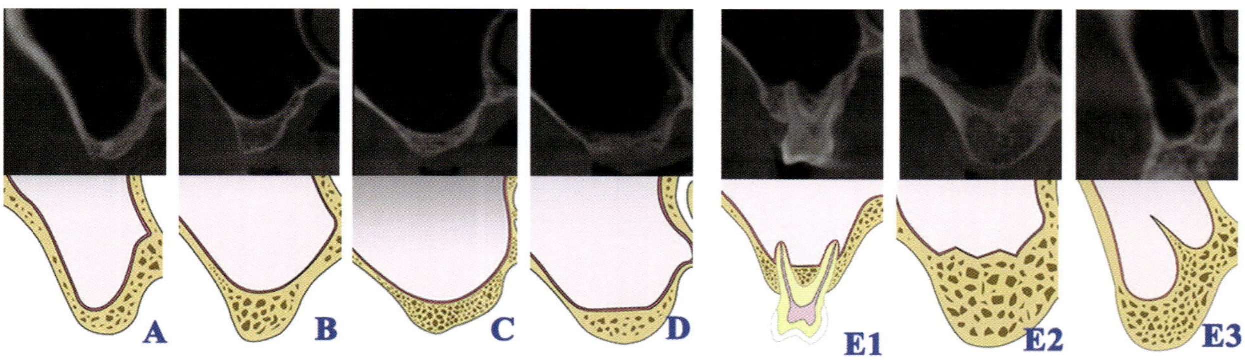

FIGURE 1 Five types of maxillary sinus contour on a coronal image. Type A = narrow tapered, B = tapering, C = ovoid, D = square, and E = irregular, respectively. Type E1 = tooth root protruding into sinus floor, E2 = irregular sinus floor, and E3 = septa or exostosis on the sinus floor

▶▶ 그림 23-1.

이 그림은 상악동 수술 시 우리가 흔히 접하게 되는 상악동 하연의 형태를 대략 5가지 정도로 나누어 놓은 것이다. 먼저 그림의 맨 왼쪽부터 A는 경사진 slop 형태로 되어 있어서 상악동 하연을 상악동 막의 손상 없이 적절히 제거하기가 힘들고 B, C는 하연이 오목하여 하연의 제거 및 막의 거상이 용이하고 D는 하연 형태가 편평하여 하연 제거 시 용이하나 상악동 막의 거상 후 상악동 폭이 넓어 골이식재의 흡수가 많을 수 있으며 E는 irregular 한 하연 형태로 상악동 막 거상 시 막의 찢어짐이 쉽게 발생할 수 있다.

1) Lixuan Niu MD , Juan Wang MD Huajie Yu MD , Lixin Qiu MD, PhD .New classification of maxillary sinus contours and its relation to sinus floor elevation surgery .Clin Implant Dent Relat Res. 2018;1–8.

그러면 왜 여기서 이러한 상악동 하연의 형태에 대한 이야기를 드리는 것일까요?

그 이유는 우리가 흔히 접하게 되는 발치 즉시 상악동 수술이 E1과 같은 형태를 보이는 경우가 많은데 이는 치아의 치근이 상악동 하연과 접하면서 불규칙하거나 convex 한 형태를 이루는 경우가 많기 때문이다. 따라서 이와 같은 convex 하거나 불규칙한 하연의 형태의 경우 치조정 접근 상악동 수술 시 수술이 까다로워지게 된다.

임상 증례 1 발치 즉시 식립 및 상악동 골이식술 증례

34세 남자 환자로 #27 치아의 저작 시 통증을 주소로 내원하였다.

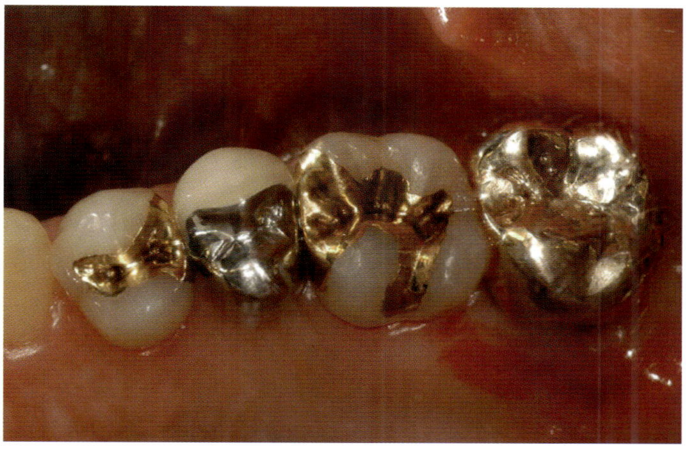

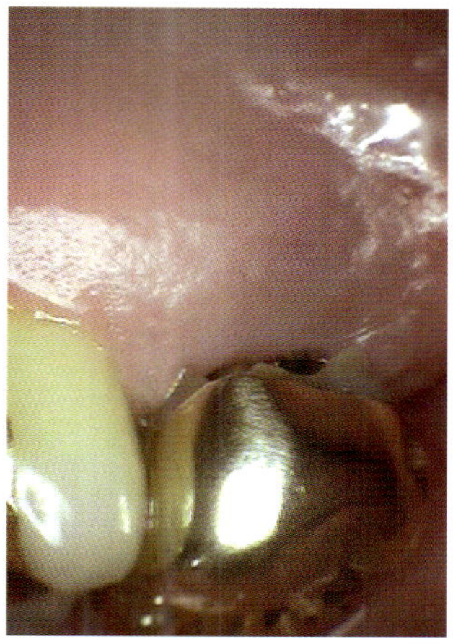

▶▶ 그림 23-2. 상기 환자의 술 전 임상 사진이다. 치은부종과 약간의 치근 우식 양상과 함께 중등도의 치아 동요도를 보였다.

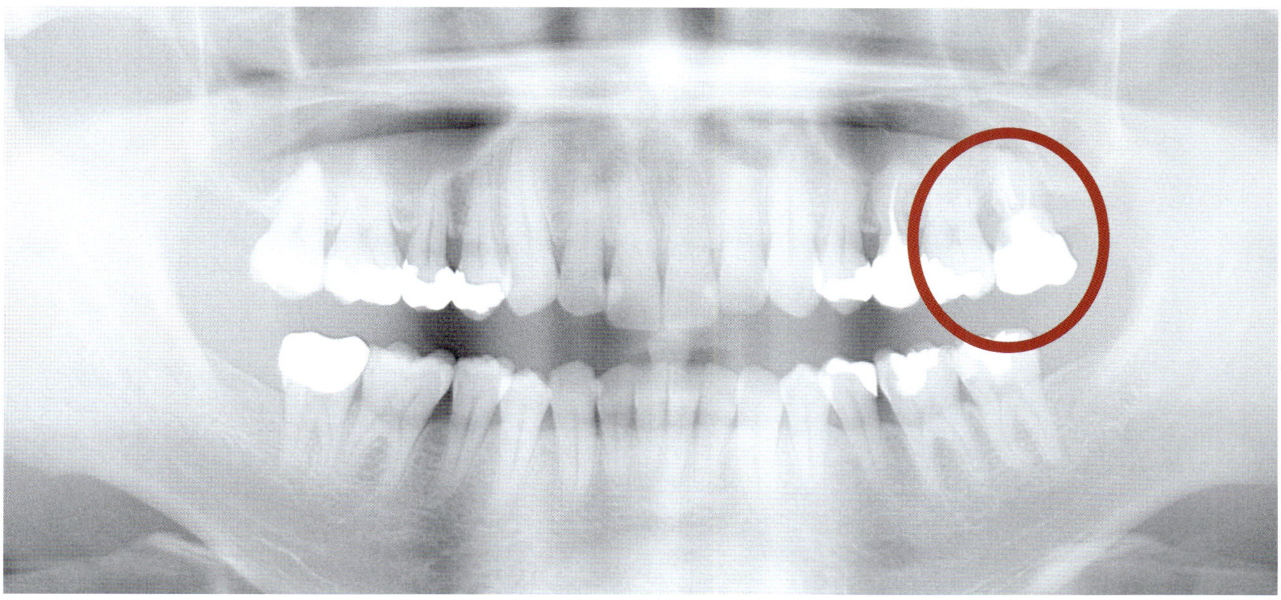

▶▶ 그림 23-3.

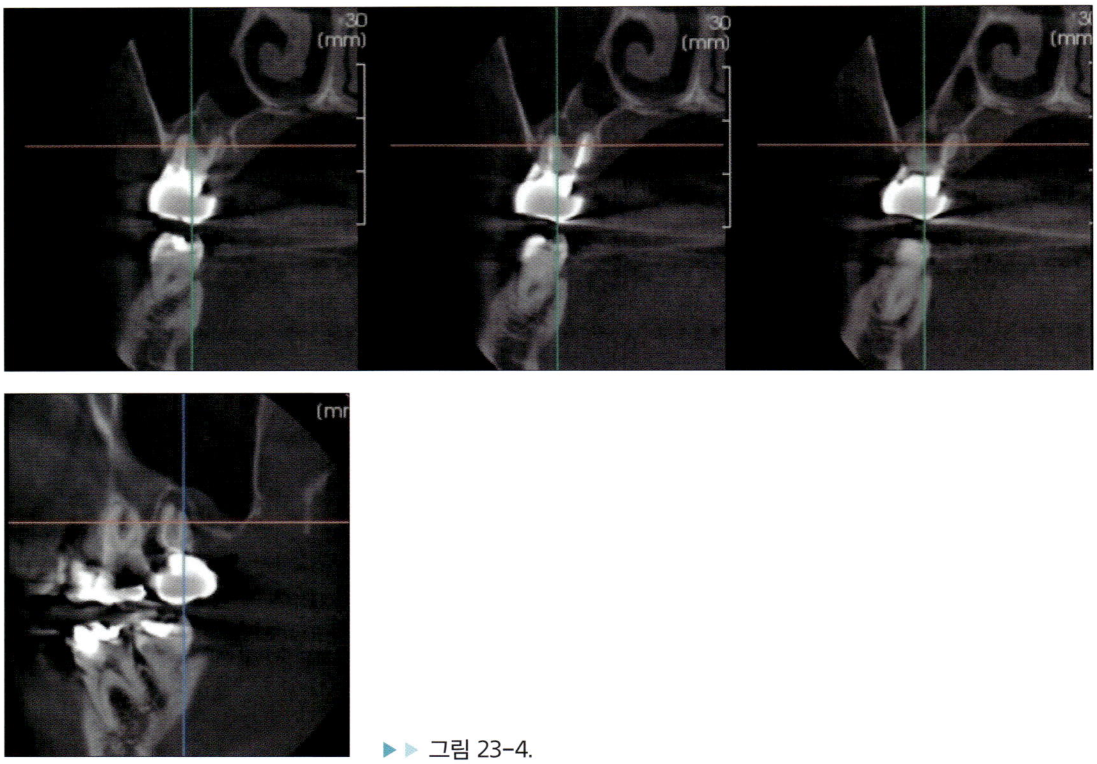

▶▶ 그림 23-4.

그림 23-3, 4: 술 전 파노라마와 CBCT 상에서 #27 치아 주변으로 광범위한 골흡수 및 periodontal space widening을 보이고 있다. 환자분이 외국에 나가야 하는 상황이라 빠른 치료를 원하셔서 #27 치아의 발치 및 치조정 접근 상악동 골이식술을 동반한 발치 즉시 식립 임플란트를 결정하였다.

앞에서도 말씀드린 바와 같이 여기서 우리가 살펴보아야 할 것은 치아 치근과 상악동 하연 사이의 남아있는 치조골의 양과 함께 상악동 하연의 형태이다. 물론 치근 상방으로 상악동 하연까지 치조골이 3mm 이상 충분하다면 큰 문제가 없겠지만 위의 증례와 같이 치조골이 거의 남아있지 않은 경우에는 이를 발치 즉시 식립과 동시에 상악동 수술을 한다면 상악동 하연의 형태를 고려하여 수술계획을 잡아야 한다. (물론 위 증례와 달리 환자분의 사정이 여유가 있으시다면 지연 수술 술식으로가는 것도 생각해 볼 수 있을 것이다.) 즉 이 증례에서와 같이 상악 구치부 치근과 상악동 하연 사이의 남아있는 치조골이 없거나 매우 적은 경우 상악동 하연의 형태는 대부분 치근의 형태를 따라 형성되게 된다. 따라서 이런 경우 상악동 하연의 형태가 convex 한 경우가 많고 이는 수술 시 상악동 점막이 찢어질 확률이 높아지게 된다.

그런데 여기서 우리가 한 가지 생각해 볼 점은 발치 즉시 식립 시에는 발치와의 깊이가 이미 있는 상태이므로 임플란트를 식립할 때 상악동 내로의 막의 거상량 및 골이식량이 그리 많지 않은 경우가 많다는 것이다.

즉, 발치 즉시 식립 시의 치조정 접근법에 의한 상악동 골이식 시 하연의 형태가 convex 한 경우가 많고 또한 골이식량이 발치와의 높이(깊이)로 인해 그리 많이 필요하지 않은 경우가 많기 때문에 잔존골이 3mm 이하인 경우라 하더라도 상악동 막의 의도적 거상이 꼭 필요하지 않은 경우가 많다. 이 부분은 뒤쪽에서 다시 설명해 드리도록 하겠다.

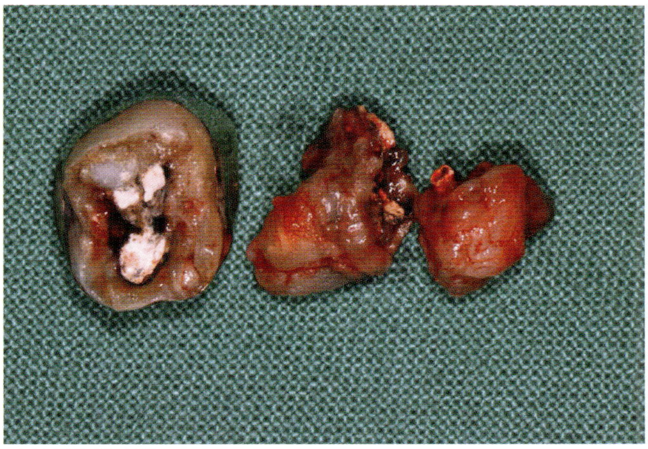

▶▶ 그림 23-5.

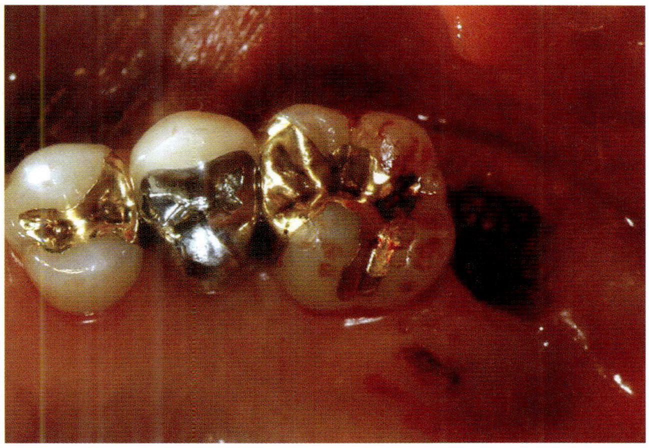

▶▶ 그림 23-6.

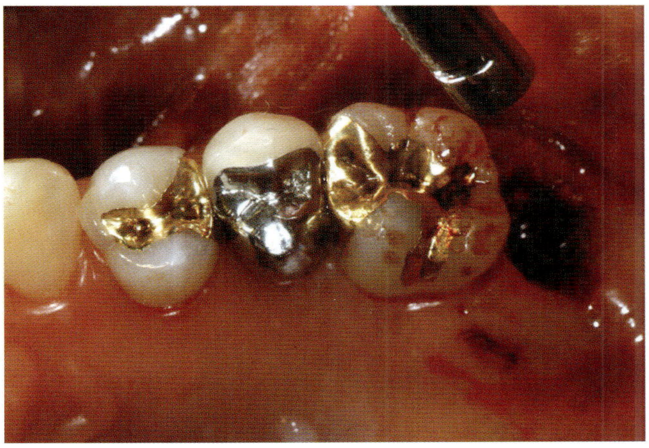

▶▶ 그림 23-7.

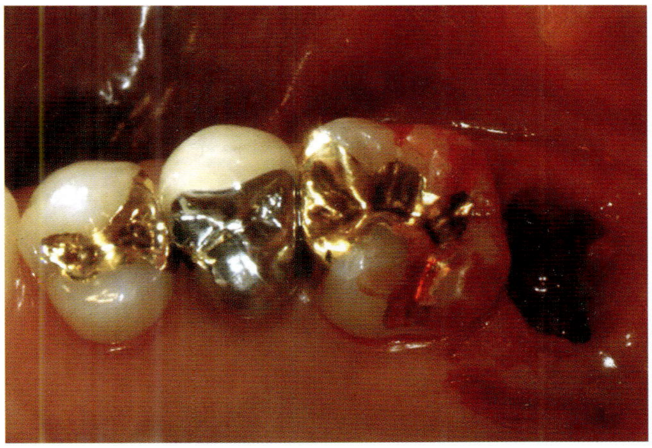

▶▶ 그림 23-8.

그림 23-5~8: 상기 환자의 발치 즉시 식립 및 상악동 수술 시 사진이다.

그림 23-5, 6은 발치 시 사진이고 그림 23-7, 8은 osteotome을 이용한 거상술을 시행하는 사진이다. 오래전 수술한 증례이고 근래 수술 증례는 덴사버를 사용하고 있다. 이때 중요한 것은 osteotome이 발치와를 넘어 상악동 내로 들어가지 않는 것이다[2]. 상악동의 거상은 골이식재에 의해 해야 된다는 것을 유념해야 한다. 단, 덴사버를 사용하는 경우 상악동 내로 3mm 정도까지 전진 할 수 있다. 또한 골이식량은 기본적으로 발치와의 깊이가 있기 때문에 만약 약 10mm 임플란트를 식립한다면 약 2~3mm 정도로 그리 많지 않게 된다.

따라서 앞에서 말씀드린 것처럼 발치 즉시 식립 임플란트의 상악동 이식술의 경우 발치와의 깊이로 인해 실제 상악동으로의 거상량이 많지 않아서 조심스럽게 시술하면 상악동 막의 찢어짐을 어느 정도 막을 수 있다고 할 수 있다.

2) Hayashi Y., Takeda T., Sakurai Y. : maxilla-oriented implnatology : 대한나래 출판사

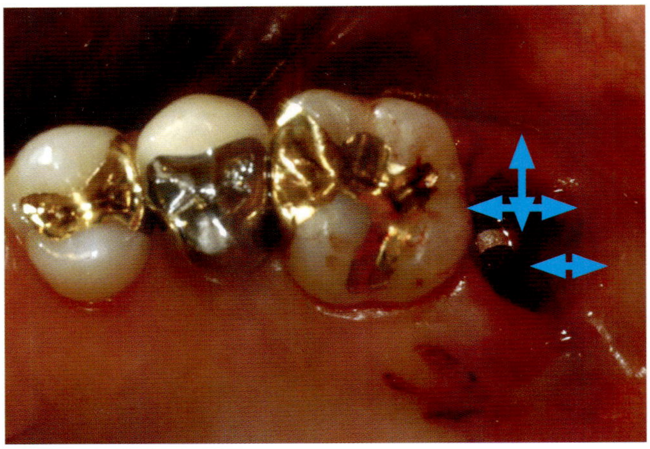

▶▶ 그림 23-9. 상악동 골이식 후 임플란트 식립 사진이다. 14장에서 말씀드렸다시피 HDD를 늘려 주기 위해 구개측 식립하고 식립 깊이 또한 subcrestal로 2mm 정도 내려가게 식립하였다.

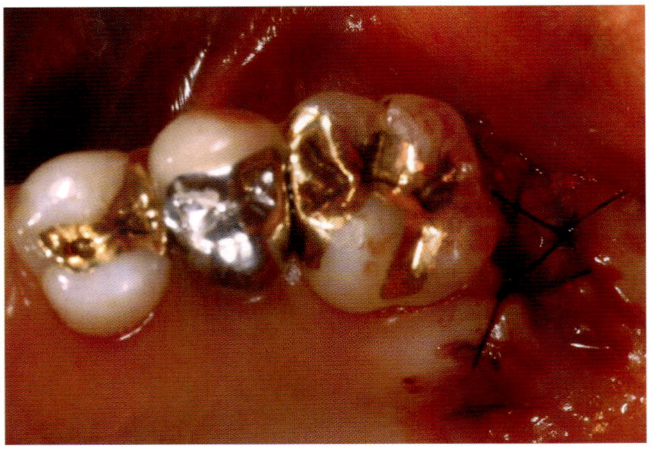

▶▶ 그림 23-10. 발치와 주변으로 골이식 후 collatape으로 덮고 봉합 해준 사진이다.

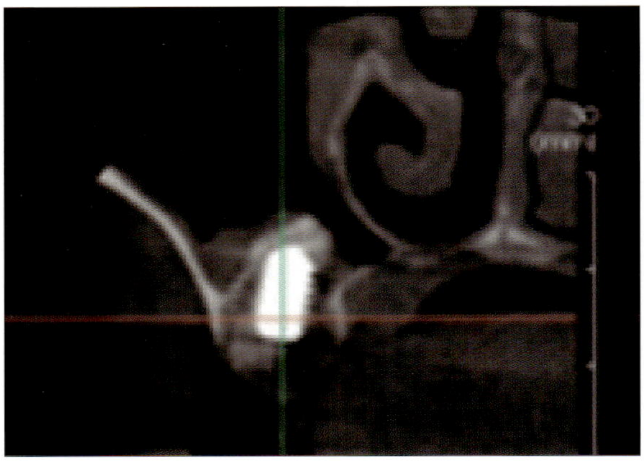

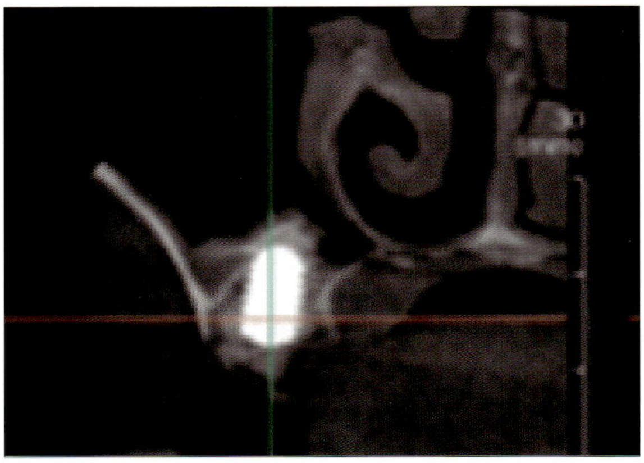

▶▶ 그림 23-11. 임플란트 식립 직후 CBCT 사진으로 상악동 내로의 골이식량이 많지 않고 임플란트 또한 상악동 내로 깊이 들어가지 않았음을 알 수 있다.

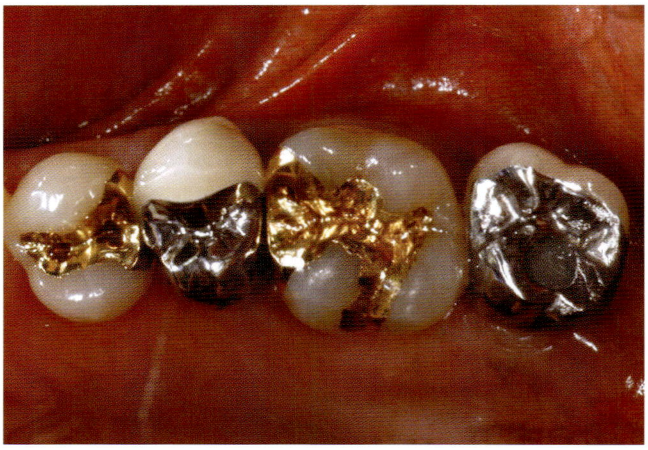

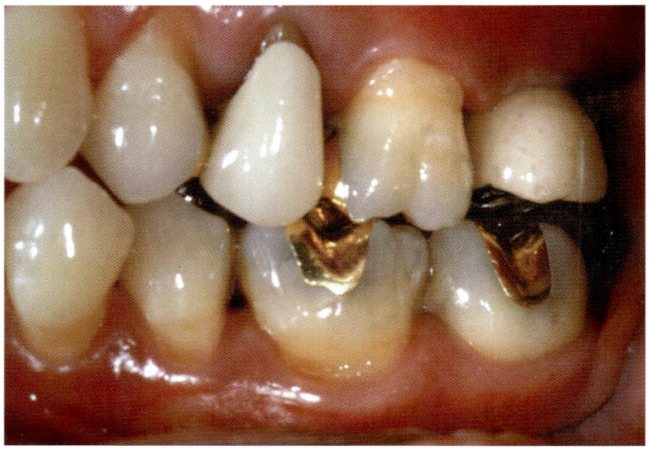

▶▶ 그림 23-12. #27번 부위 술 후 6개월 후 최종 보철물 완성 시의 사진이다. 주변 연조직의 염증이나 퇴축이 적고 비교적 안정적인 양상을 보여 주고 있다.

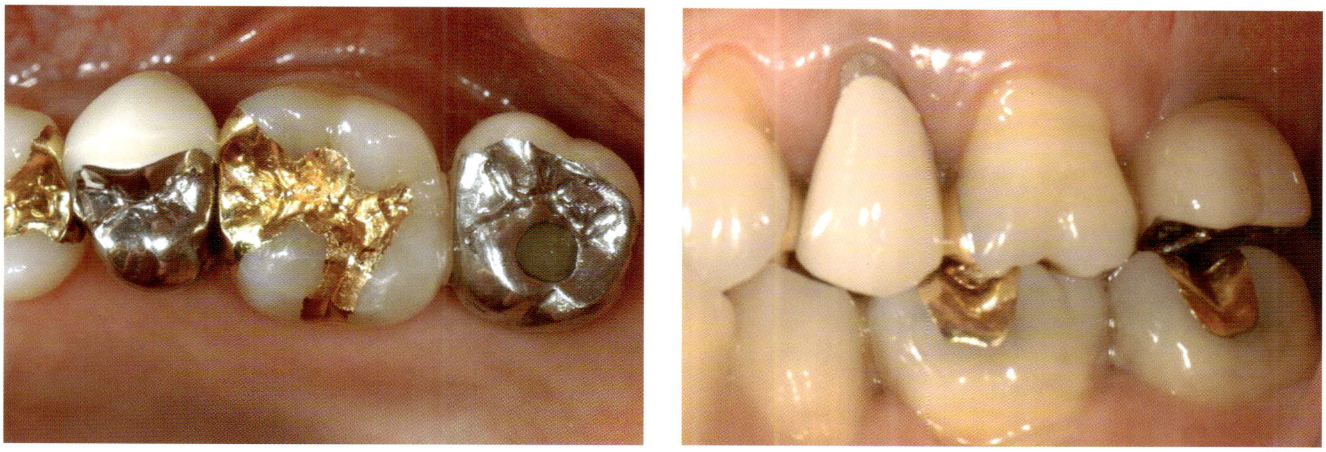

▶▶ 그림 23-13. 술 후 1년 6개월 경과 시 임상 사진이다. 이 사진과 23-2 초진 사진과 비교하였을 때 약간의 치은퇴축 양상은 있으나 크게 문제 될 수준은 아니라 판단되며 치간유두는 자연스럽게 자연치와 임플란트 사이를 메우고 있으며 mucogingival junction 또한 잘 유지되고 있음을 알 수 있다.

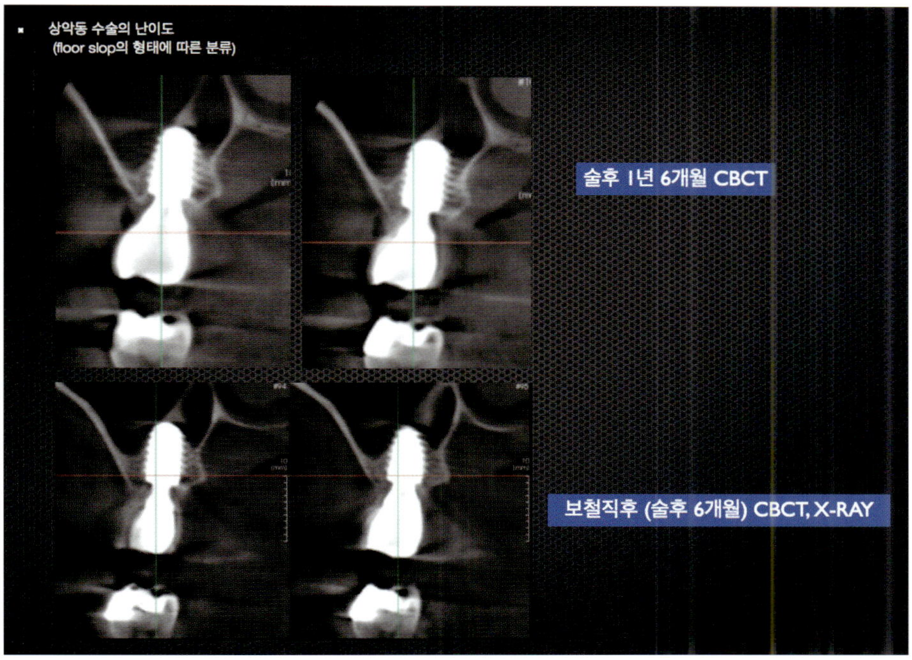

▶▶ 그림 23-14.
보철 직후와 술 후 1년 6개월의 CBCT 사진을 비교해 놓은 사진이다. 아래위 두 사진을 비교했을 때 임플란트 주변으로 골의 흡수 양상없이 안정적인 상태가 유지되고 있음을 알 수 있다.

따라서 발치 즉시 식립과 동시에 시행되는 상악동 골이식술의 경우 발치와와 상악동 하연 사이의 남아있는 치조골의 양과 함께 발치와에 의해 형성된 상악동 하연의 형태를 잘 파악하여 적절히 수술을 시행한다면 안정적인 결과를 얻을 수 있다고 생각된다.

Chapter **24**

구개측 광범위한 흡수가 있는 발치와의 발치 즉시 식립 프로토콜

발치 즉시 식립 시 필자를 비롯한 많은 임상가가 흔히 접하게 되는 열개 혹은 흡수 증례는 일반적으로 협측 골판 흡수 증례이다. 이는 협측 골판의 흡수량이 설측이나 구개측에 비해 많고 치주조직의 감염 또한 협측에서 일어나는 경우가 많기 때문이다. 또한 이러한 증례에 대한 다양한 참고문헌이 나와 있다.

그러나 임상에서 우리가 드물지 않게 접하게 되는 또 다른 증례는 구개측이나 설측의 치주조직 염증이나 골판 파절 등에 의한 광범위한 구개측 골판의 흡수 증례들이다.

이번 장에서는 이러한 증례의 발치 즉시 식립에 대해 알아보고자 한다.

앞에서도 말씀드렸지만, 협측 골판의 흡수에 대한 참고문헌은 많이 있으나 아쉽게도 구개측이나 설측 골판 흡수 증례의 발치 즉시 식립에 관한 논문은 거의 찾아볼 수 없었다.

따라서 필자는 이번 장에서 구개측 흡수에 대한 직집적이지는 않지만 유추가 가능한 참고 문헌과 필자의 임상 경험을 토대로 구개측 혹은 설측의 광범위한 흡수 증례에 대해 말씀드리고자 한다.

결론부터 말씀드리자면 상악 구치부 구개측의 광범위 흡수 증례는 발치 즉시 식립이 가능하나 상악의 다른 부위와 하악의 설측의 광범위한 흡수 증례는 발치 즉시 식립이 힘들다는 것이 필자의 생각이다.

따라서 이번 장에서는 상악 구치부의 구개측 광범위 흡수 증례들 위주로 알아보도록 하자.

01. 발치 즉시 식립 시 치간골(inter proximal bone)의 중요성

이 부분은 17장 상악 전치부를 중심으로 말씀드린 바 있으나 여기서는 구치부를 중심으로 말씀드리고자 한다.

임상 증례 1 치간골이 intact 한 경우 상악구치부 발치 후 구개측 흡수의 양호한 치유 양상을 보이는 증례

50대 여자 환자로 #27 치아의 통증과 흔들림으로 내원하여 발치 후 임플란트 식립을 결정하였다. 파노라마 사진상에서 #27 치아는 치근단 부위의 광범위한 흡수는 있으나 치간골이 잘 유지되고 있음을 알 수 있다(붉은 동그라미).

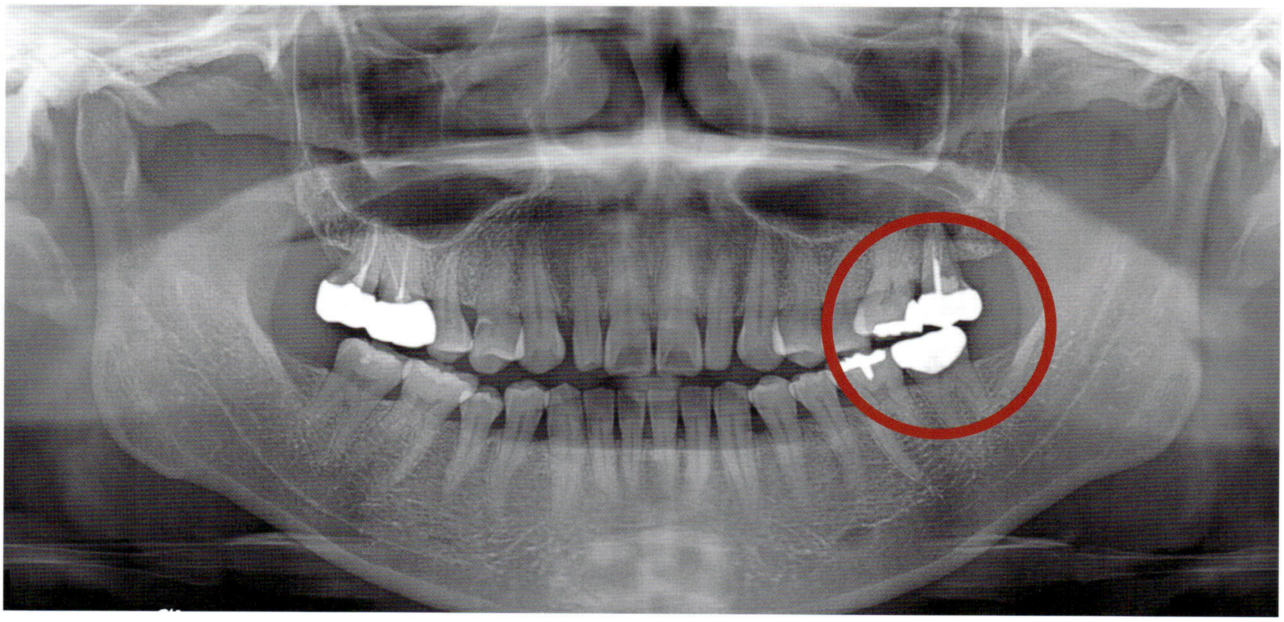

▶▶ 그림 24-1.

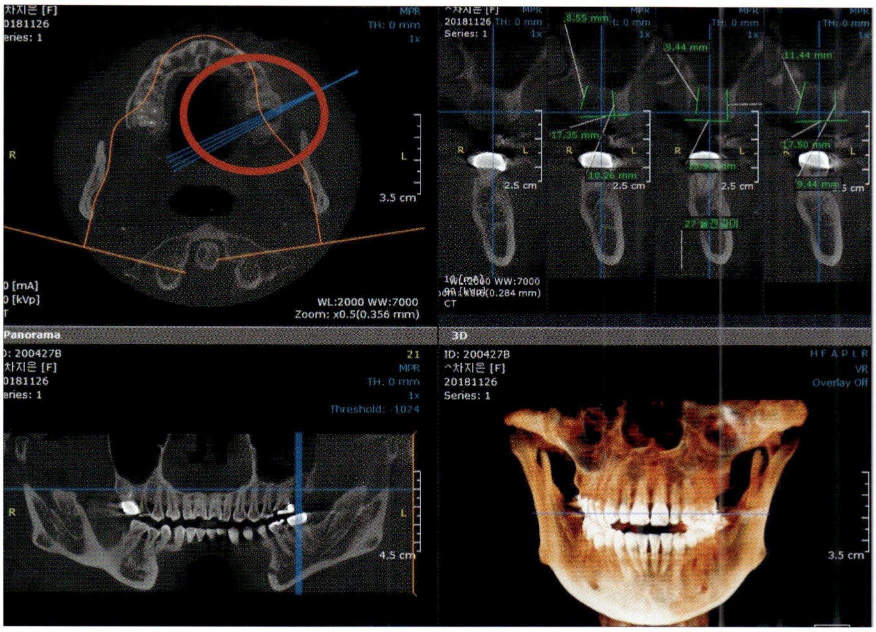

▶▶ 그림 24-2.
#27 발치 후 1달이 경과한 시점의 CBCT 사진이다. 구개측 골판의 흡수와 발치와의 광범위한 흡수 양상을 볼 수 있다. 원래 임플란트 수술을 위해 찍은 사진이었으나 수술 당일 환자분 사정으로 수술이 미루어지게 되었다.

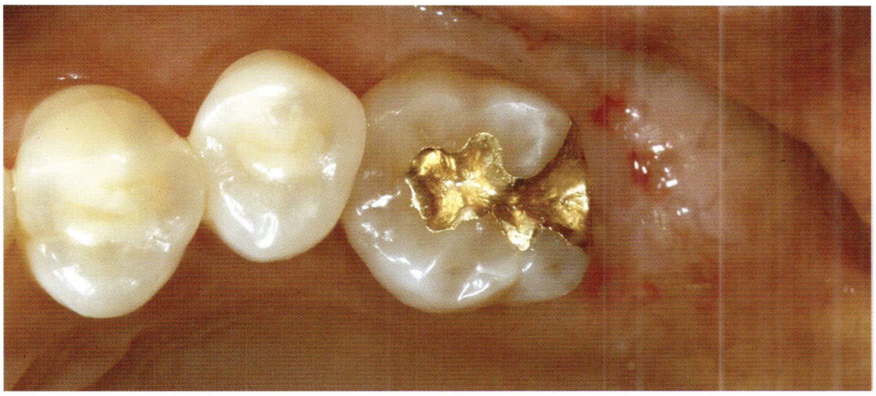

▶▶ 그림 24-3.
상기 환자의 #27 부위 발치 후 7개월 경과 후 치유 양상이다. 연조직이 잘 치유되었고, 협구개측의 흡수 양상은 보이지 않는다.

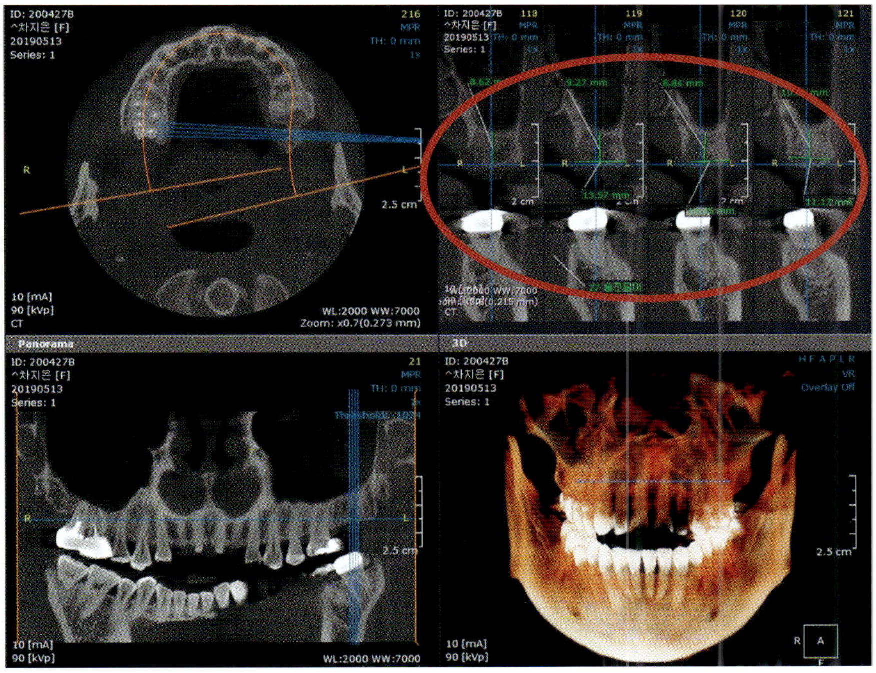

▶▶ 그림 24-4.
#27 부위 발치 후 7개월 경과 시 CBCT 사진으로 발치와가 골로 채워지면서 치유가 잘 일어난 것을 알 수 있다(붉은 동그라미 부위) 이는 치간골이 잘 유지되어서 광범위한 구개측 골판흡수에도 불구하고 치유가 잘 일어난것으로 생각된다.

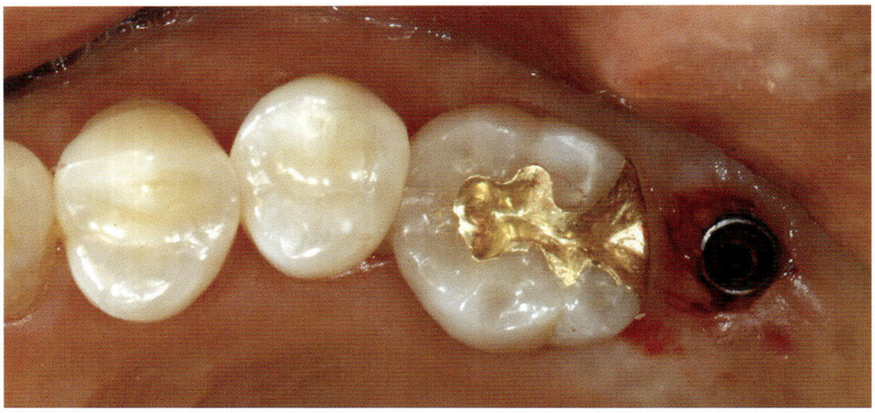

▶▶ 그림 24-5.
발치와의 치유 상태가 좋아 flapless로 임플란트를 식립하였다.

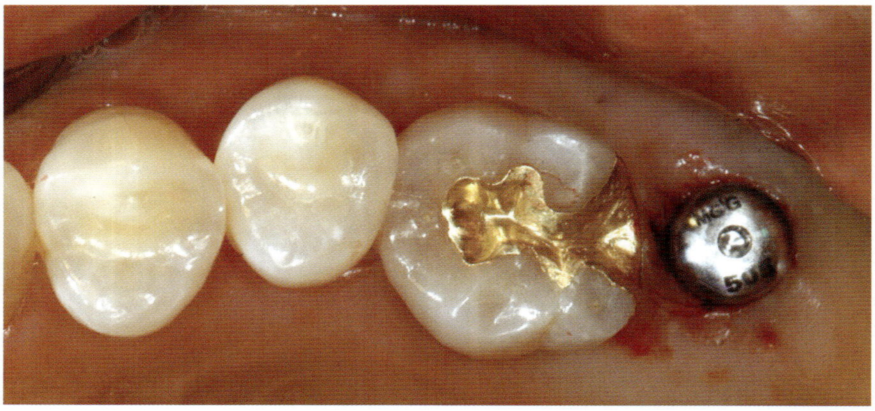

▶▶ 그림 24-6.
Flapless로 임플란트가 식립 된 임상 사진 사진이다.

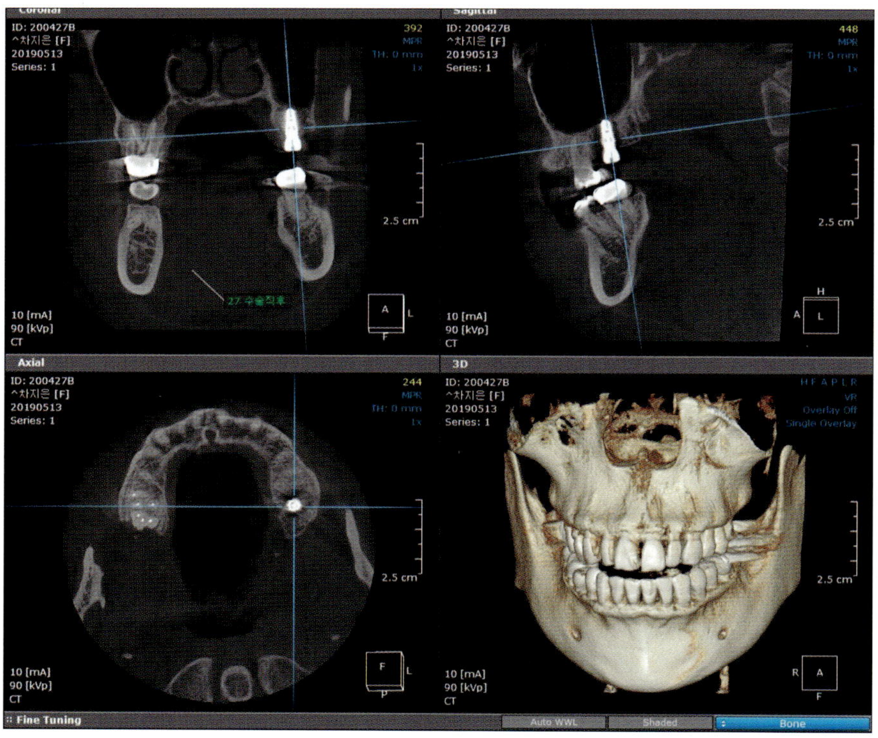

▶▶ 그림 24-7.
수술 직후 CBCT 사진으로 임플란트 주변으로 충분한 정도의 치조골이 있음을 알 수 있다.

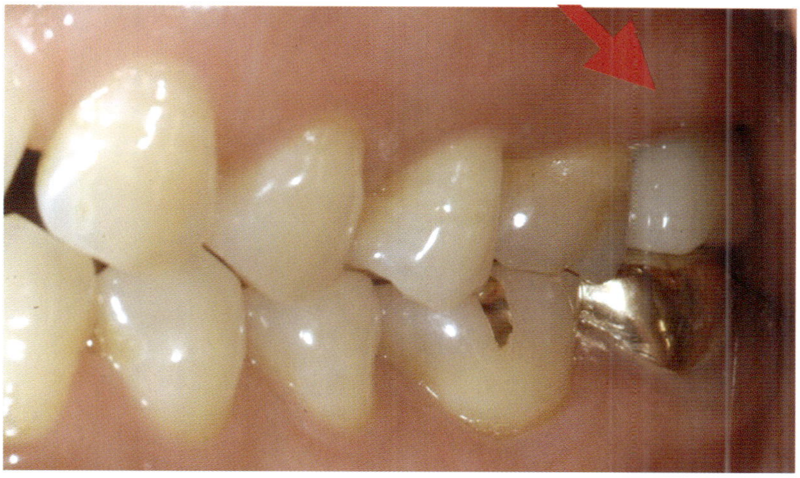

▶▶ 그림 24-8.
술 후 4개월경 최종 보철을 완성하였다. 임플란트 주변으로 연조직이 안정적으로 유지되고 있음을 알 수 있다(붉은색 화살표 부위).

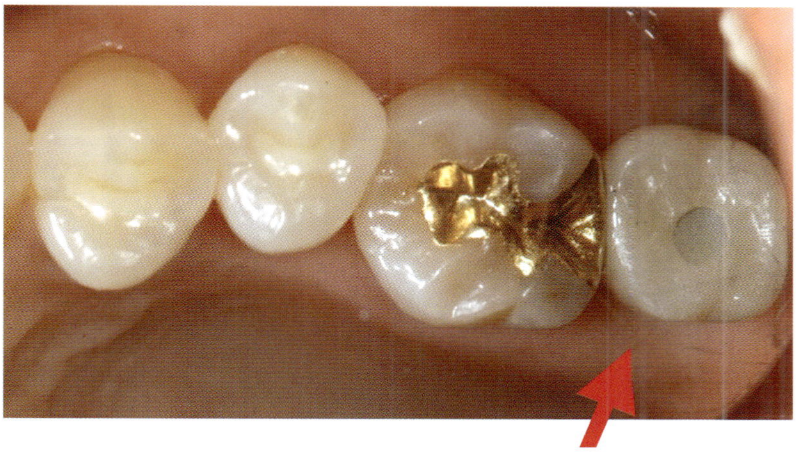

▶▶ 그림 24-9.
상기 환자의 교합면 임상 사진이다(붉은색 화살표 부위).

위의 임상 증례 1에서 보듯이 구치부에서 치간골이 충분하다면 협-구개측의 골판의 흡수는 발치와의 리모델링과정에서 어느 정도 보상이 가능함을 알 수 있다.

이를 발치 즉시 식립의 경우에 적용한다면 치간골을 확인 후 임플란트의 식립 위치를 조절하고 골이식을 한다면 협-구개측 골흡수 증례에서도 발치 즉시 식립이 가능함을 유추해 볼 수 있다. 특히 상악 구치부의 경우 치아의 근원심 폭이 넓기 때문에 협측이나 구개측의 흡수가 있더라도 치간골이 높이와 폭을 유지하는 경우가 많이 있다.

02. 상악 구개측의 특징

앞의 임상 증례에서 언급한 치간골의 중요성을 바탕으로 상악 구치부의 구개측의 광범위한 흡수 증례에 대해서 알아보도록 하자.

필자가 생각하는 상악 구개측이 협측과 다른 점은 다음과 같다.
- 구개측 keratinized 치은의 두께가 두껍다
- 구개측 골판의 두께가 협측에 비해 두껍다.
- 심미적인 요구도가 낮다.
각각에 대해 문헌을 통해 살펴보자

먼저 구개측 저작 점막의 두께에 대해서 알아보자.

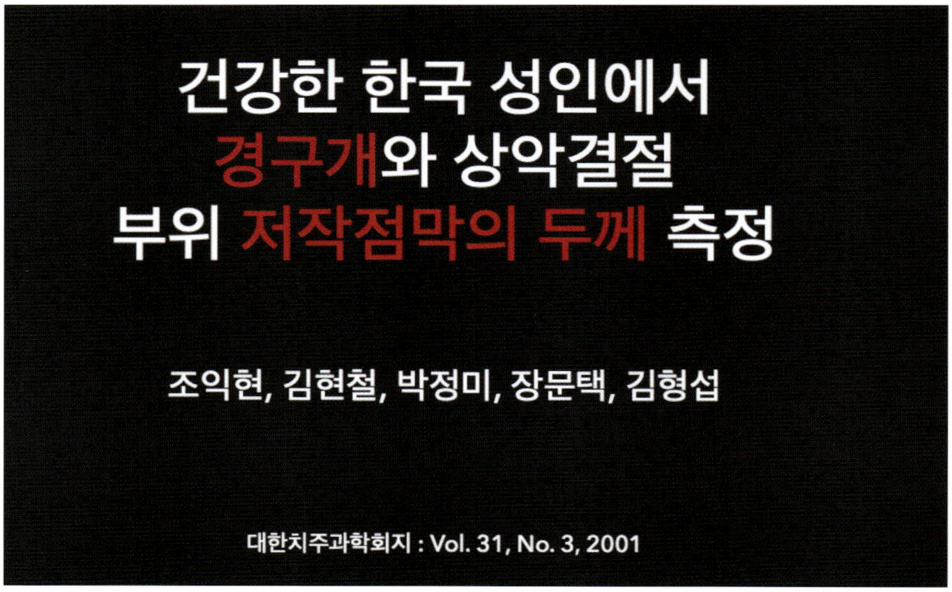

▶▶ 그림 24-10.
이 눈문은 조[1] 등에 의해 발표된 한국인의 구개측 저작 점막 두께에 관한 논문이다.

1) 조익현, 김현철, 박정미, 장문택, 김형섭: 건강한 한국 성인에서 경구개와 상악결절 부위 저작 점막의 두께 측정, 대한치주과학회지 : Vol. 31, No. 3, 2001

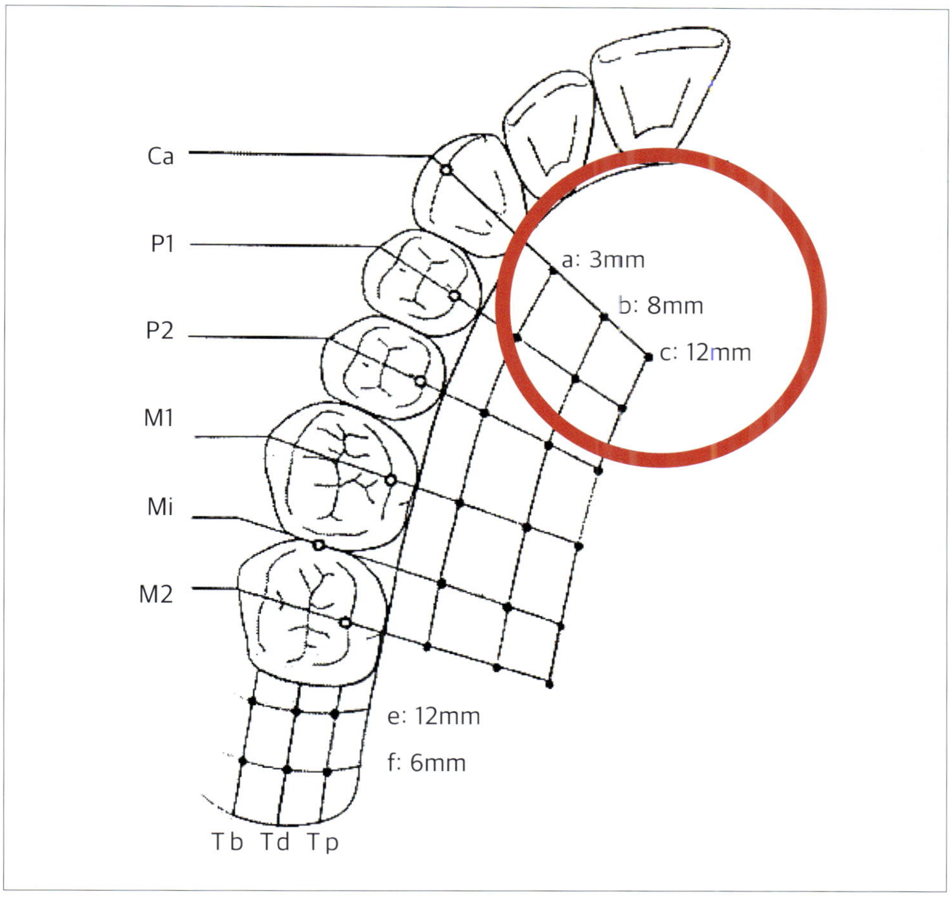

▶▶ 그림 24-11.
이 논문에서는 상악 견치부터 제2대구치에 이르는 치아의 구개측 부위의 치은정에서 3, 8, 12mm 되는 지점의 연조직의 두께를 측정하였다(붉은 동그라미 부위)

Table 2. 경구개와 상악결절부위 저작점막의 두께 비교

	성별(n)	mean(SD)	line(n)	mean(SD)	position(n)	mean(SD)
경구개					C(90)	2.96(0.67)
			a(180)	2.35(0.54) †	P1(90)	3.17(0.80)
	남자(324)	3.07(1.29) *	b(180)	2.97(0.97) †	P2(90)	3.09(0.95)
	여자(216)	3.08(1.15) *	c(180)	3.90(1.46) †	M1(90)	2.73(1.03)
					Mi(90)	3.07(1.61)
					M2(90)	3.43(1.83)
	계(540)	3.07(1.24)	계(540)	3.07(1.24)	계(540)	3.07(1.24) ‡
상악 관절					Tb(45)	2.52(1.17) ◎
	남자(81)	3.51(1.48) *	e(84)	3.67(1.37) ●	Td(45)	3.77(1.43) ◎
	여자(54)	3.56(1.52) *	f(51)	3.30(1.66) ●	Tp(45)	4.30(1.29) ◎
	계(135)	3.53(1.49)	계(135)	3.53(1.49)	계(135)	3.53(1.49) ‡

* : 성별에 따른 저작점막 두께 비교(경구개 P=0.864, 상악결절 P=0.872), 경구개와 상악결절 부위 모두 성별에 다른 저작점막의 두께 차이가 없음
† : 경구개 부위 line 사이의 저작점막 두께 비교(P=0.000), 치은 변연으로부터 멀어질수록 두께 증가
‡ : 경구개와 상악결절 부위의 두께 비교(P=0.000), 경구개보다 상악결절 부위가 유의하게 두꺼움
◎ : 상악결절 부위의 위치에 따른 두께 비교(P=0.000), 위치에 따른 두께 차이 있음. Tp에서 가장 두꺼움
● : 상악결절 부위 line 사이의 저작점막 두께 비교(P=0.128), line 사이의 유의한 차이 없음

▶▶ 그림 24-12.

결과를 살펴보면 연조직의 두께는 상악 제1대구치 부위에서 평균 2.73mm, 상악 제1, 2대구치 사이 부위에서 3.07mm, 상악 제2대구치에서 3.43mm로 대략적으로 3mm 내외라고 할 수 있다(붉은색 선 및 동그라미 부위). 즉 앞에서 말씀드린 것처럼 구개측 keratinized 치은의 두께가 3mm 내외로 두껍다는 것을 확인 할 수 있다. 이처럼 두꺼운 점막 두께의 임상적 의미는 뒷부분에서 다시 살펴보기로 하자

다음에 알아볼 내용은 이러한 연조직의 두께와 치조골의 변화의 관계에 관한 내용이다.

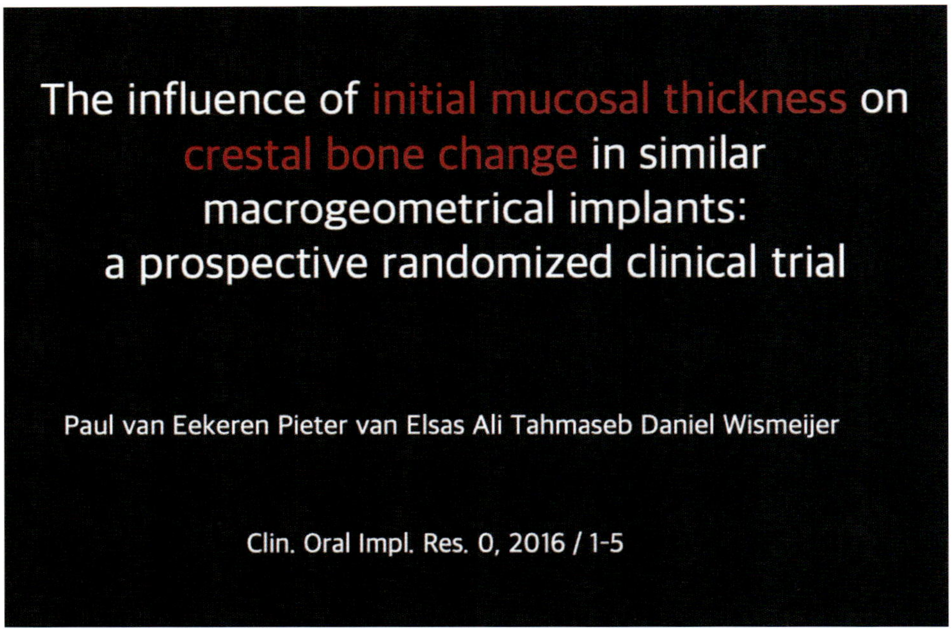

▶▶ 그림 24-13.
Eekeren[2] 등이 2016년에 발표한 논문으로 점막의 두께와 하방의 골의 변화를 설명하고 있다.

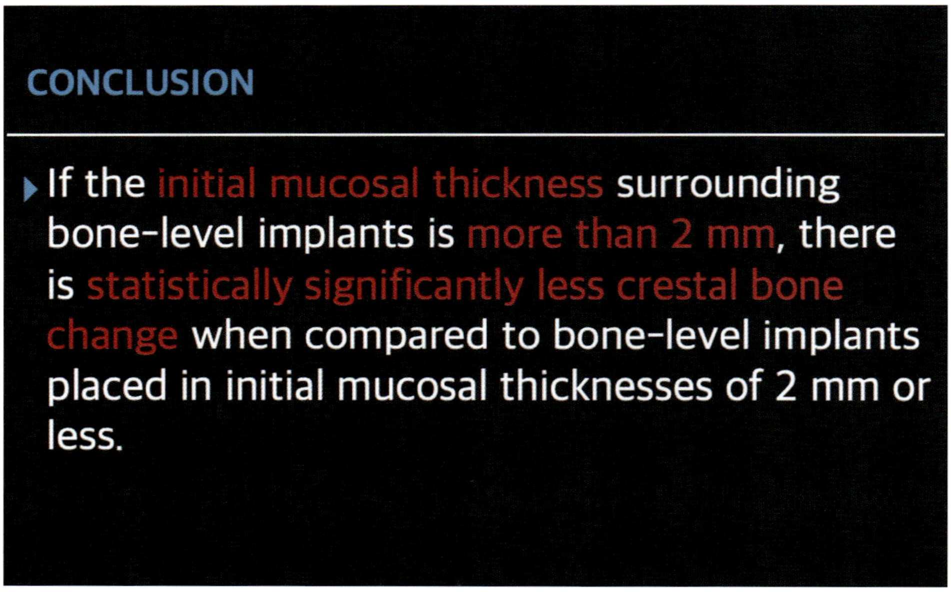

▶▶ 그림 24-14.
결론적으로 임플란트 주변의 초기 점막의 두께가 2mm 이상이면, 통계적 유의성이 있게 그렇지 않은 경우에 비해 치조골의 변화가 적다고 하였다.

Linkevicious[3] 등도 2014년 발표한 논문에서 80개의 bone-level implant를 platform switching 보철물을 장착 후 2mm 이상의 연조직 두께를 가지는 그룹과 2mm 이하의 연조직 두께를 가지는 그룹으로 나누어 1년 정도 loading 하였다. 그 후 각각의 그룹의 골흡수량을 측정한 결과 2mm 이상 그룹에서는 0.21mm의 골흡수를, 2mm 이하 그룹에서는 1.17mm의 골흡수를 보인다고 하였다(통계적 유의성이 있음). 결론적으로 platform switching 보철물을 사용하더라도 연조직의 두께가 얇다면 변연치조골의 흡수를 막을 수 없다고 하였다.

2) Paul van Eekeren Pieter van Elsas Ali Tahmaseb Daniel Wismeijer: The influence of initial mucosal thickness on crestal bone change in similar macrogeometrical implants: a prospective randomized clinical trial, Clin. Oral Impl. Res. 0, 2016 / 1–5
3) Linkevicius, T., Puisys, A., Steigmann, M., Vindasiute, E., & Linkeviciene, L. (2014). Influence of Vertical Soft Tissue Thickness on Crestal Bone Changes Around Implants with Platform Switching: A Comparative Clinical Study. Clinical Implant Dentistry and Related Research, 17(6), 1228–1236. doi:10.1111/cid.12222

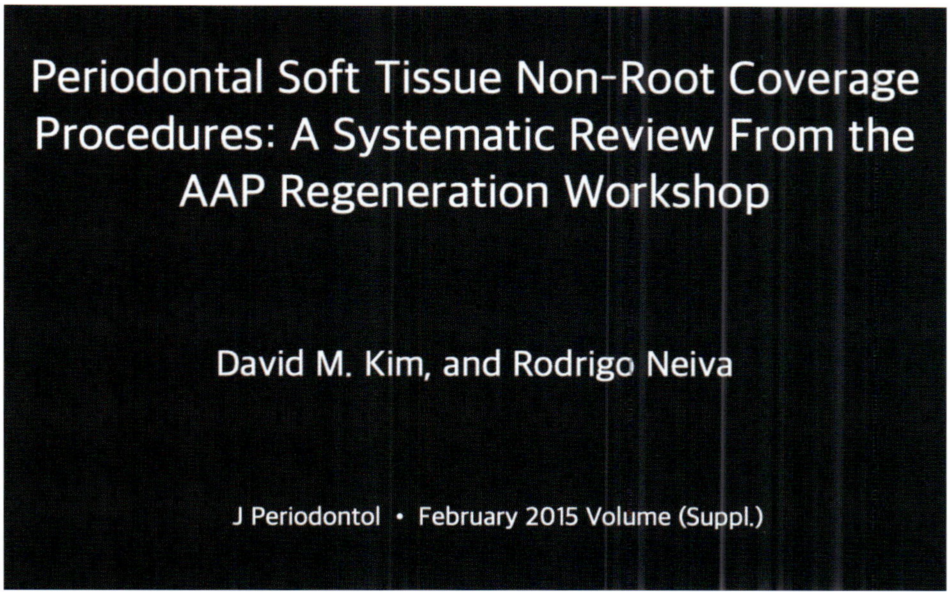

▶▶ 그림 24-15.
Kim[4] 등이 2015년 발표한 논문으로 치주연조직에 관한 systematic review 이다.

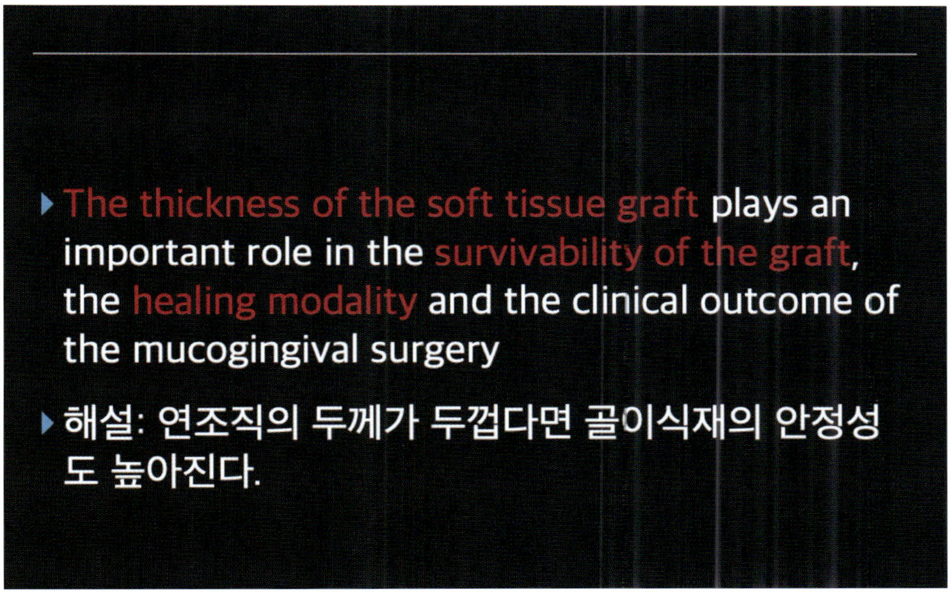

▶▶ 그림 24-16.
이 논문에서 kim 등은 치주 연조직의 두께가 골이식재의 생존과 치유에 중요한 역할을 한다고 하였다.

그리고 다음은 협측에 비해서 구개측은 심미적 요구도가 낮다는 것이고 이것은 우리가 모두 잘 알고 있는 부분이라 따로 설명하지는 않겠다.

이상의 내용을 종합하여 상악 구개측의 특징을 정리하면 다음과 같다.

▶ 상악 구치부의 협측과 구개측의 가장 큰 차이점 중의 하나는 저작 점막의 두께이다.

▶ 한국인에서 상악 구치부 구개측 저작 점막의 평균 두께는 3.07mm로 2mm 이상이다.

▶ 저작 점막이 2mm(생물학적 폭경) 이상으로 두꺼우면 하방 골조직이나 이식된 골의 흡수가 적다.

4) David M. Kim, and Rodrigo Neiva{Periodontal Soft Tissue Non–Root Coverage Procedures: A Systematic Review From the AAP Regeneration Workshop, J Periodontol • February 2015 Volume(Suppl.)

03. 상악 구개측 골판의 흡수를 어떻게 볼 것인가?

지금까지 살펴본 내용을 종합하여 상악 구개측의 흡수와 그에 따른 수술 시의 장점은 다음과 같다.

- 상악 구치부의 구개측 골판 흡수 증례가 협측 골판 흡수 증례에 비해 예후가 좋을 것으로 생각된다.
  왜냐하면 일단 협측에 비해 구개측 골판의 흡수량이 적은 경향이 있고 연조직의 두께가 두껍기 때문에 골 재생력이 뛰어날 수 있다.
- 상악 구개측의 연조직이 두꺼워 골이식재의 흡수가 적고 안정적으로 유지가 된다.
- 심미적인 부담이 적다.

또한 상악 구개측 골판의 흡수 시 발치 즉시 식립을 시행할 때 필자가 생각하는 주의 사항은 다음과 같이 정리할 수 있다.

- 구개측 골판 흡수 시 발치 즉시 식립 수술을 할 수 있는 경우는 septum이 남아있는 상악 대구치부에 한정되지 않을까 생각한다.
  왜냐하면 이 경우임플란트의 초기 고정을 septum에서 얻어야 하고 또한 협측 골판의 흡수에 저항하는 것이 septum이 될 수 있고 협측 골이식재의 유지에 중요하기 때문이다.
- 구개측 점막의 퇴축이 있는 경우에는 발치 즉시 식립이 힘들 것으로 생각된다.

그러나 하악 대구치 설측 골판의 흡수나 상, 하악 전치 및 소구치 부위의 구개측 혹은 설측 흡수의 경우에는 발치 즉시 식립이 힘들 것으로 생각된다. 필자가 생각하는 이유는 다음과 같다.

- 하악 대구치의 경우 연조직이 얇아서 설측 골판의 흡수가 있는 경우에는 발치 즉시 식립이 힘들 것으로 생각된다.
- 또한 전치나 소구치 부위는 폭이 좁아서 설측이나 구개측 골판의 흡수가 있는 경우 임플란트을 설측으로 식립하기가 어렵고 협측으로 임플란트를 붙이면 향후 협측 골판 흡수량이 많기 때문에 임플란트 협측 부위의 열개가 생길 것으로 생각되어 발치 즉시 식립이 힘들 것으로 생각된다.

임상 증례 2

구개측 골판 흡수된 상악구치부 발치와의 발치 즉시 식립 증례

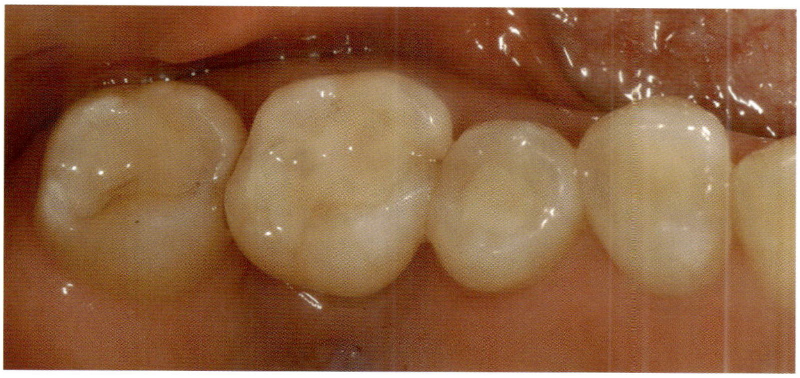

▶▶ 그림 24-17.
40대 여자 환자로 #16치아의 통증을 주소로 내원하였다. 구개측 연조직의 염증 양상을 관찰할 수 있다.

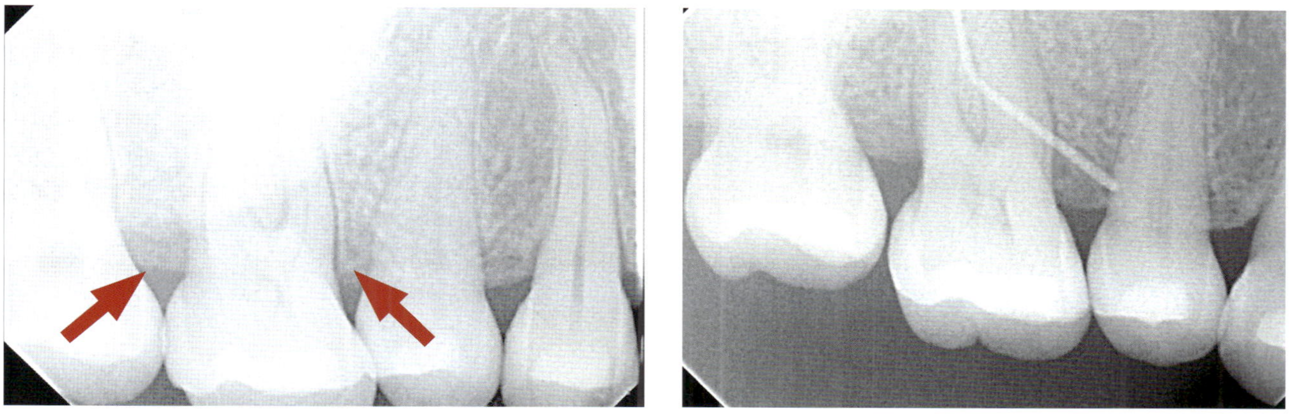

▶▶ 그림 24-18. #16 부위 periapical x-ray로 치간골이 intact 한 것을 알 수 있고(붉은 화살표 부위), fistula tract이 관찰된다.

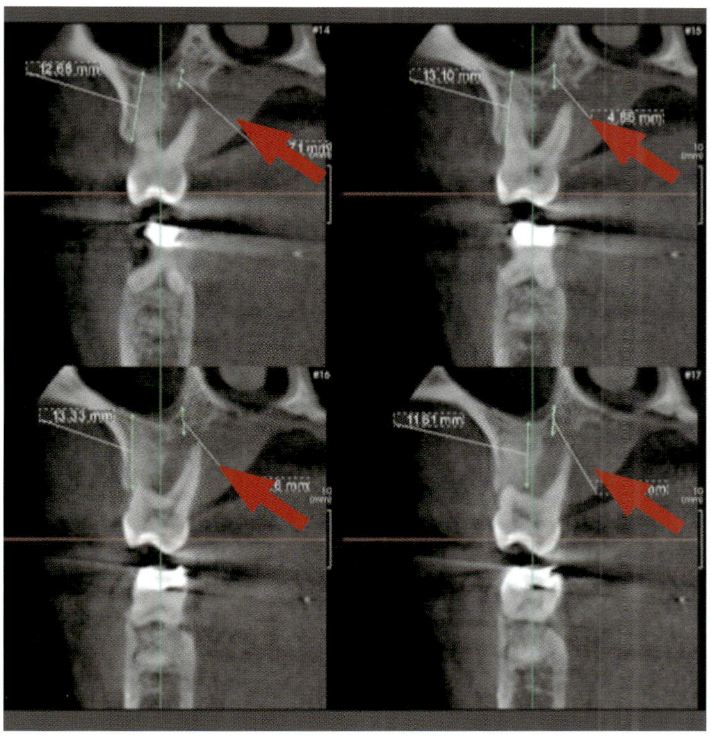

▶▶ 그림 24-19.
#16 부위 CBCT 사진으로 구개측 치근 부위의 염증으로 인한 구개측 골판의 광범위한 흡수가 관찰된다(붉은 화살표 부위).

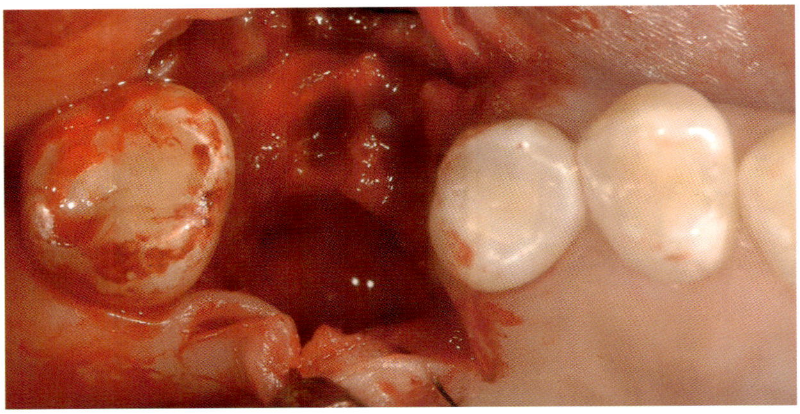

▶▶ 그림 24-20.
#16 치아 발치 후 협측과 구개측으로 flap을 열고 남아있는 염증조직을 제거한 사진이다. 협측 골과 septum의 일부가 남아있음을 볼 수 있고 구개측 골판은 광범위한 흡수가 있음을 알 수 있다.

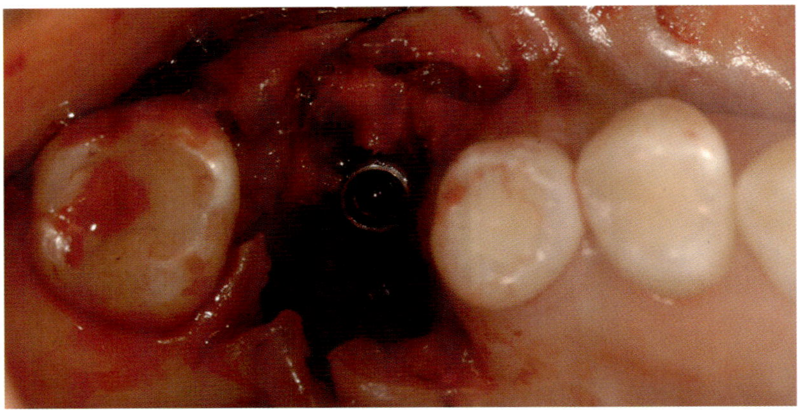

▶▶ 그림 24-21.
발치와에 임플란트를 식립한 사진이다. 구개측 골판의 광범위한 흡수가 있으므로 임플란트를 가능한 범위 내에서 최대한 협측으로 식립하여 구개측 골판에서의 거리를 최대한 크게 해주는 것이 좋다. (이 증례에서는 septum을 이용하여 식립하였고 협측 골판에서도 2mm 이상의 거리를 확보하려고 노력하였다)

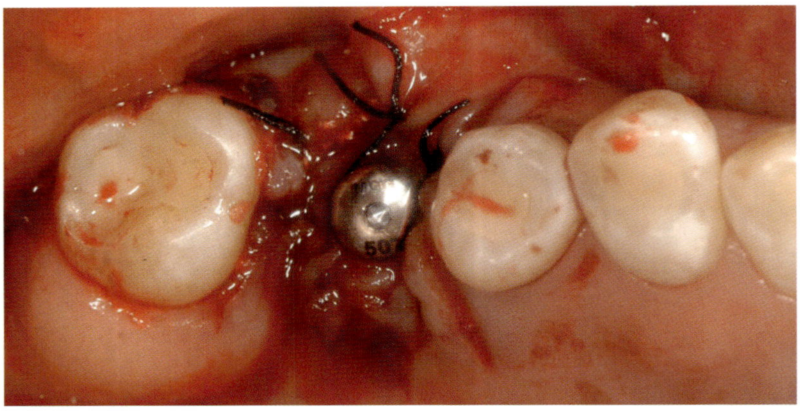

▶▶ 그림 24-22.
임플란트 식립 후 구개측에 골이식(bovine bone)을 하고 봉합 후 마무리하였다. (GBR은 하지 않았다)

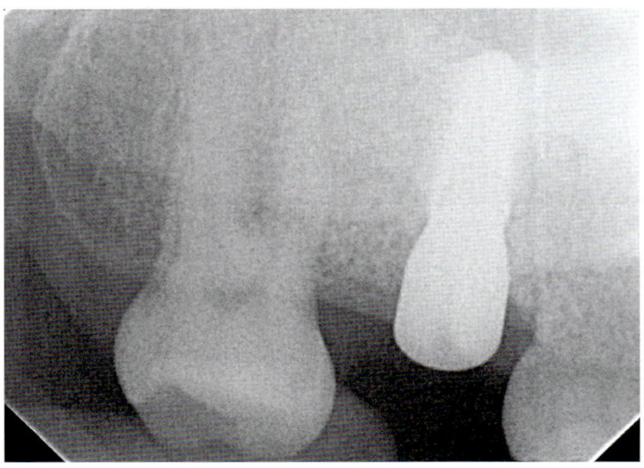

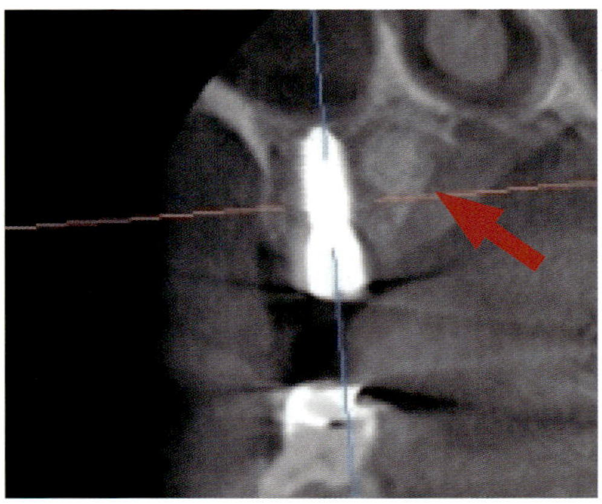

▶▶ 그림 24-23. 수술 직후 periapical x-ray와 CBCT 사진으로 구개측에 골이식재가 보인다(붉은 화살표 부분).

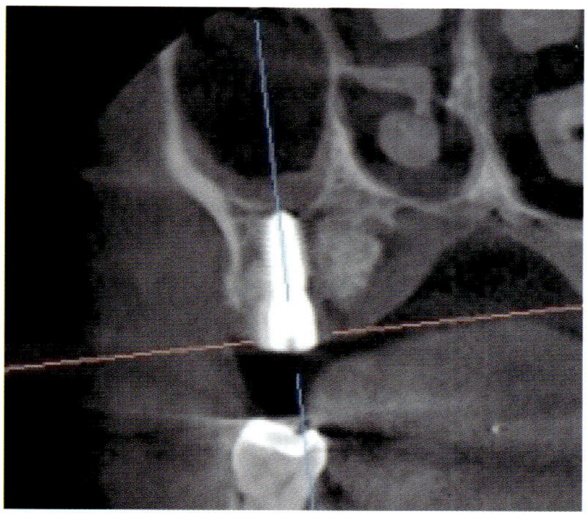

▶▶ 그림 24-24.
술 후 1달 21일 경과 CBCT 사진으로 구개측 골이 식재가 잘 유지되고 있음을 알 수 있다.

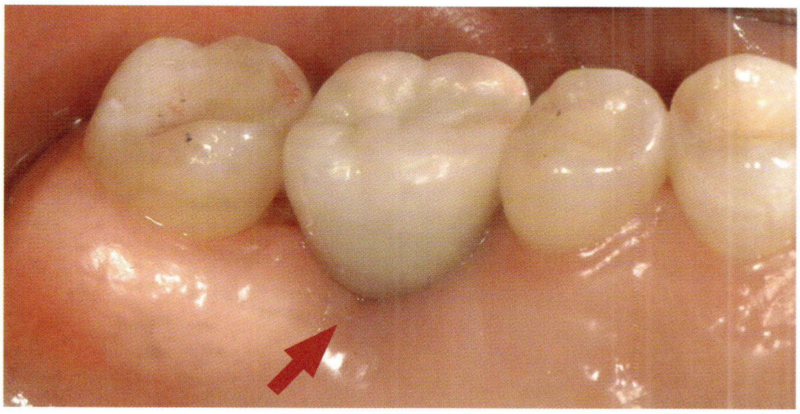

▶▶ 그림 24-25.
술 후 약 4개월 경과 시 보철 완성 시의 임상 사진으로 구개측 연조직의 약간의 꺼짐 양상이 보이나 비교적 안정된 연조직 반응을 확인할 수 있다(붉은 화살표 부위).

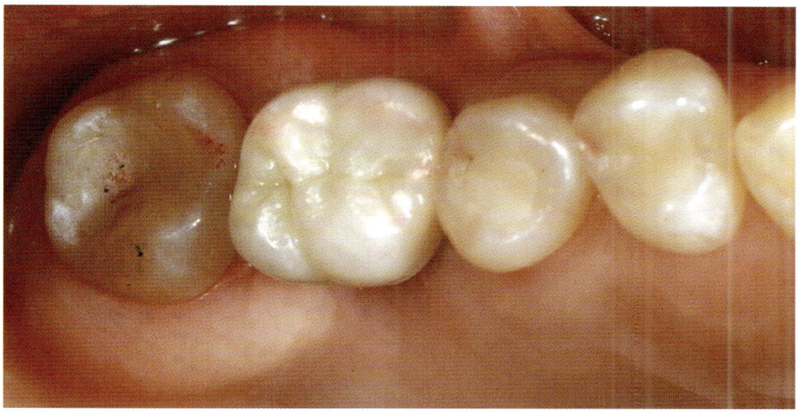

▶▶ 그림 24-26.
상기 환자의 보철 완성 시 교합면 사진이다.

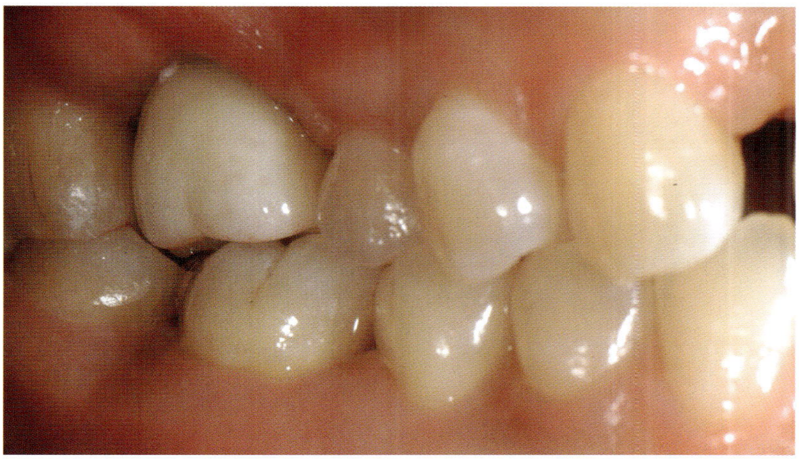

▶▶ 그림 24-27.
상기 환자의 협측 임상 사진으로 #16 치아 협측면에서도 연조직이 잘 유지되고 있음을 알 수 있다.

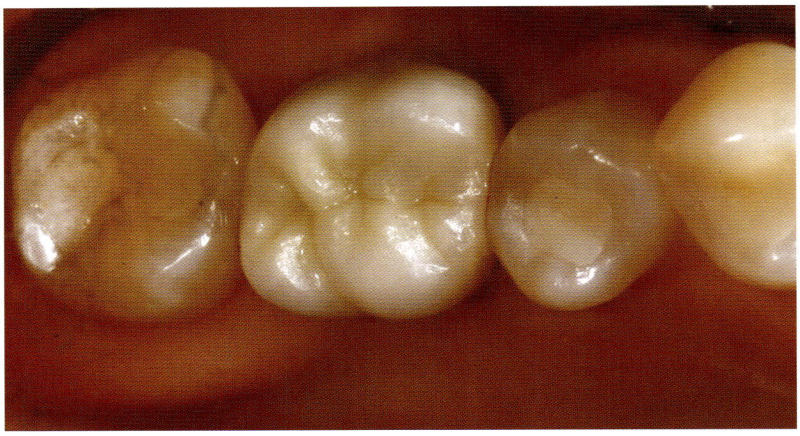

▶▶ 그림 24-28.
술 후 4년 2개월 경과 시 교합면 임상 사진으로 구개측 연조직이 안정적으로 잘 유지되고 있음을 알 수 있다.

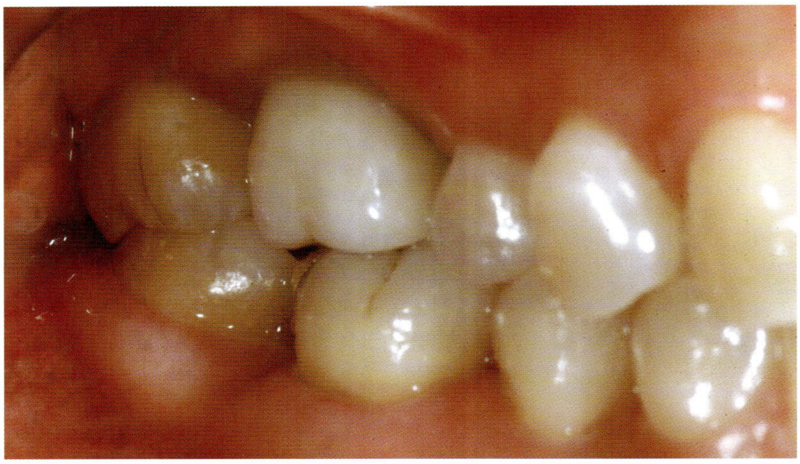

▶▶ 그림 24-29.
술 후 4년 2개월 경과 시 협측 임상 사진으로 임플란트 협측에서도 연조직이 안정적으로 유지됨을 알 수 있다.

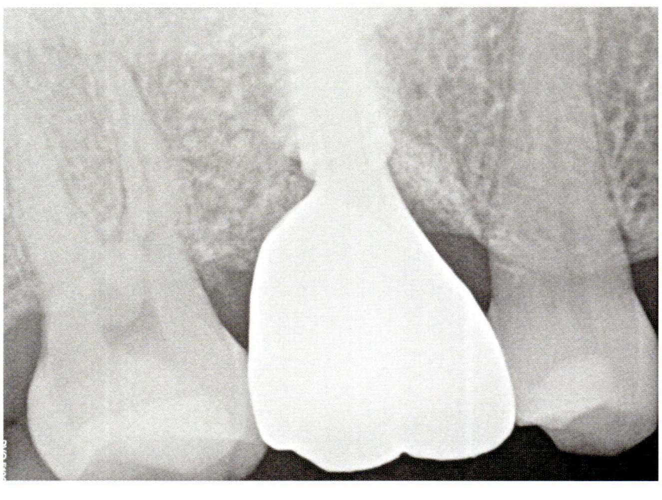

▶▶ 그림 24-30.
술 후 4년 2개월 경과 시 Periapical x-ray 사진으로 임플란트 주변의 골이 잘 유지되고 있음을 볼 수 있다.

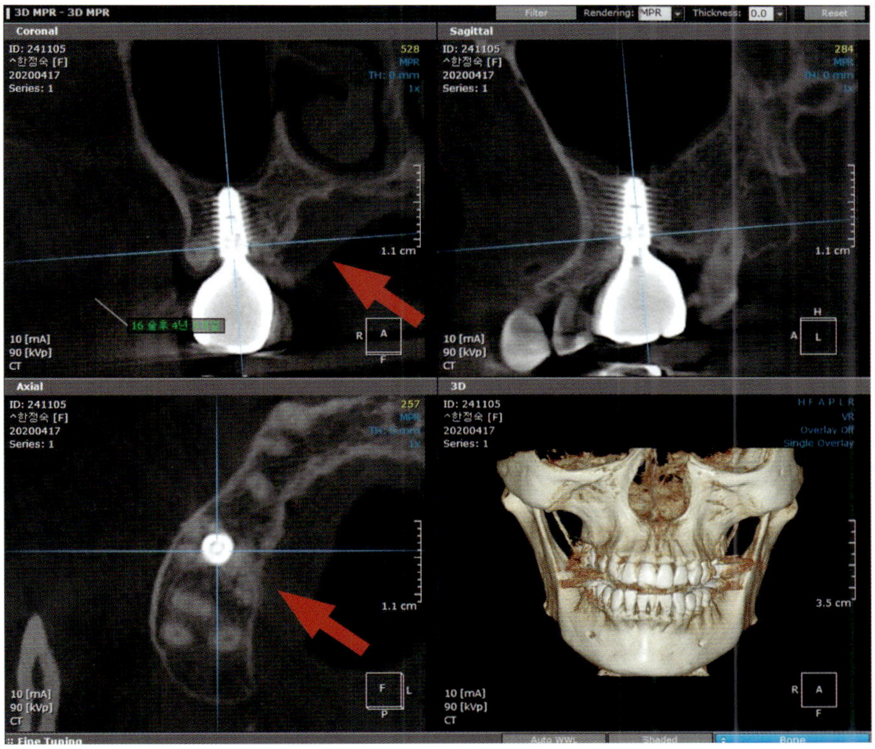

▶▶ 그림 24-31.
4년 9개월 경과 시 CBCT 사진으로 임플란트 구개측에 이식된 골이식재가 잘 유지되고 있음을 알 수 있다(붉은색 화살표 부위).

임상 증례 3 상악 구개측 골판의 광범위한 흡수 시 발치 즉시 식립과 함께 상악동 골이식술을 동시에 시행한 증례

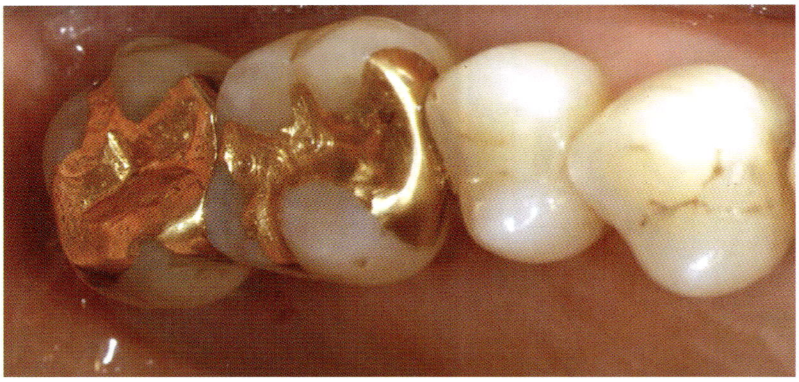

▶▶ 그림 24-32.
50대 여자 환자로 #17 치아의 통증과 흔들림으로 내원하여 발치 및 임플란트 식립을 결정하였다.

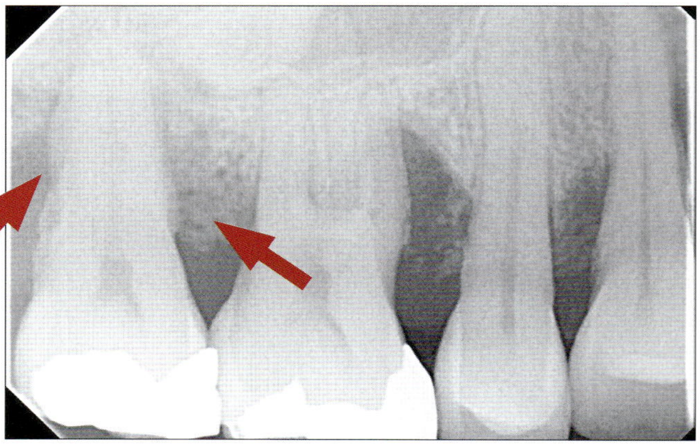

▶▶ 그림 25-33. 이 환자의 술 전 periapical x-ray 사진으로 #17 치아 주변으로 치간골을 확인할 수 있다(붉은 화살표 부위).

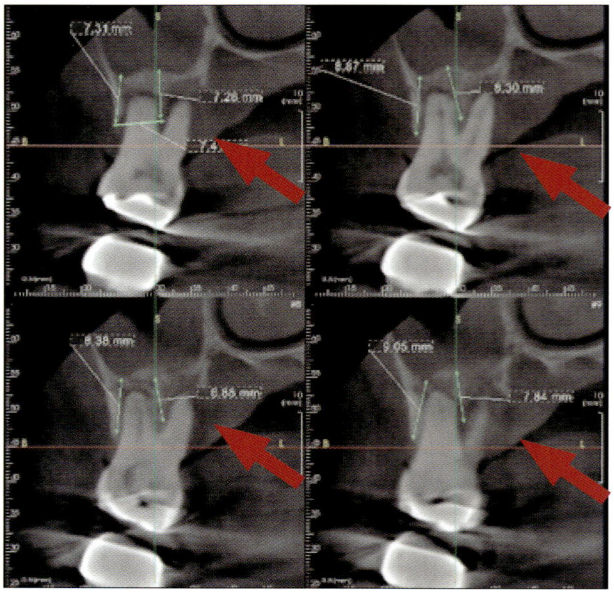

▶▶ 그림 25-34. 이 환자의 술 전 CBCT 사진으로 #17 치아 구개측에서 구개측 치근의 근첨부에 이르는 골판의 광범위한 흡수를 볼 수 있다(붉은 화살표 부위). 단, 협측 골판과 septum은 비교적 intact 함을 알 수 있다.

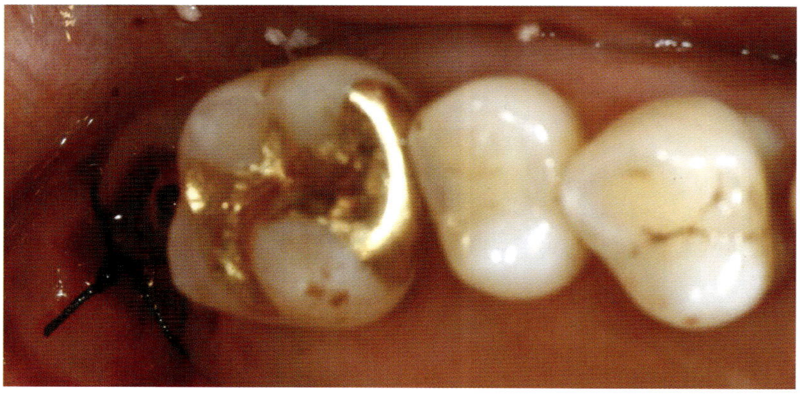

▶▶ 그림 24-35.
임플란트 식립 후 사진으로 흡수된 구개측 골판에서 최대한 공간을 확보하여 임플란트를 발치와의 중앙에서 약간 협측으로 식립하였다. 또한 발치와의 상악동 골이식술도 같이 시행하였다(23장 참조).

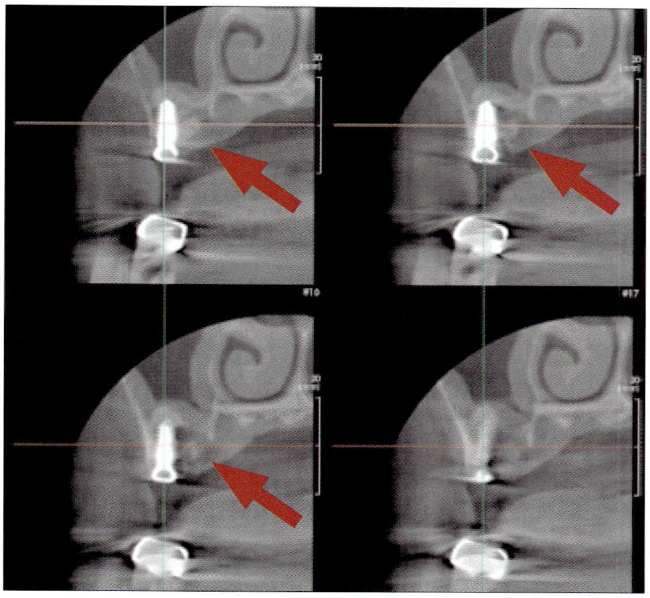

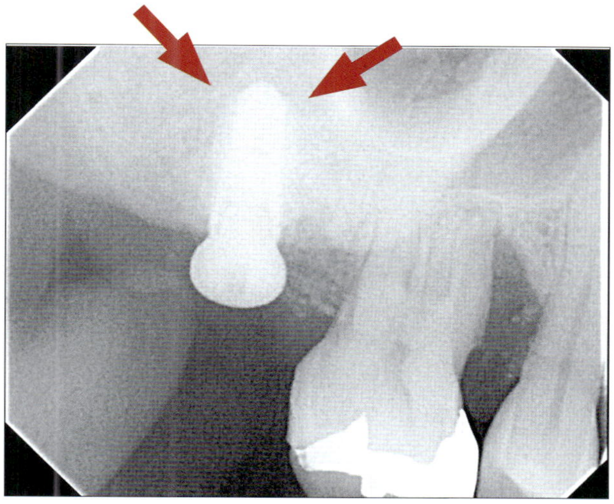

▶▶ 그림 24-36. 수술 직후 CBCT와 periapical x-ray 사진으로 #17 구개측 골이식 및 상악동 이식술을 확인 할 수 있다(붉은 화살표 부위).

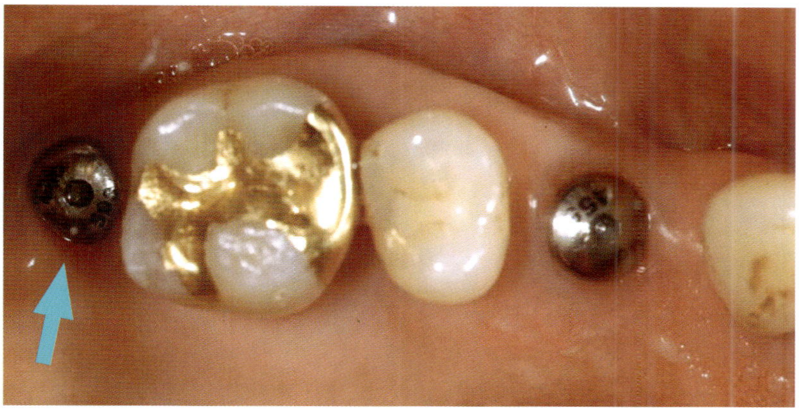

▶▶ 그림 24-37.
술 후 약 1개월 경과 후 치유 양상 사진으로 # 17 임플란트 부위의 구개측 연조직의 약간의 꺼짐현상을 볼 수 있으나 염증 반응이나 심한 퇴축은 보이지 않는다. (화살표)

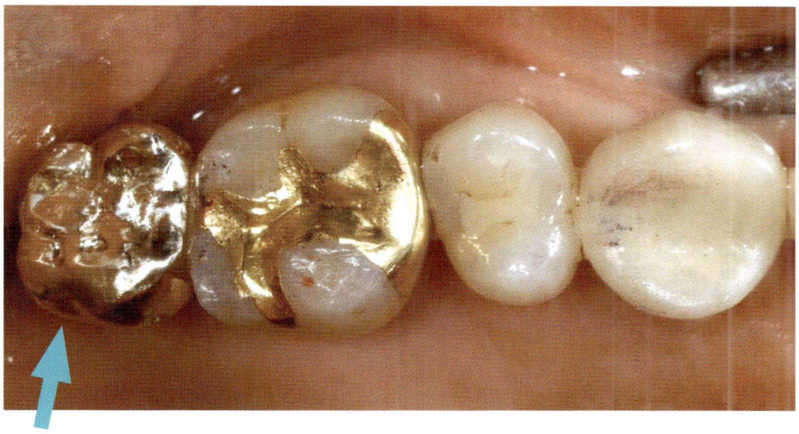

▶▶ 그림 24-38.
술 후 6개월경 보철 완성 시의 임상 사진이다. 구개측 연조직이 퇴축이나 염증 없이 잘 치유되었음을 알 수 있다. (화살표)

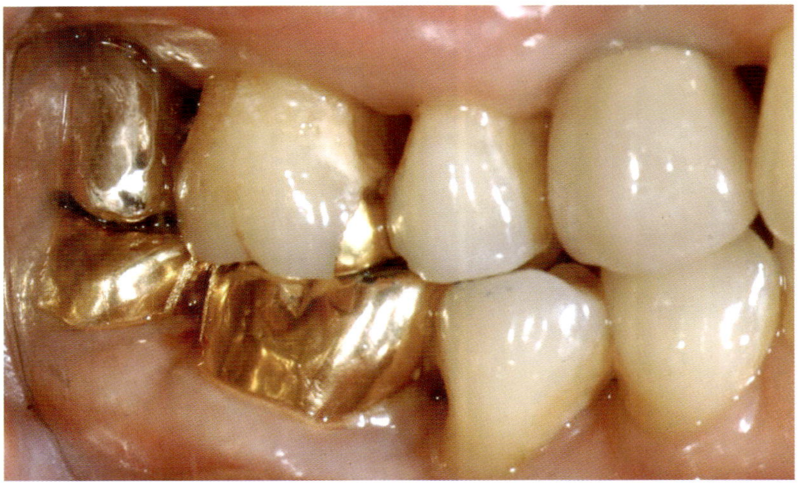

▶▶ 그림 24-39.
상기 환자의 협측면 임상 사진으로 협측 연조직도 잘 유지되고 있음을 알 수 있다.

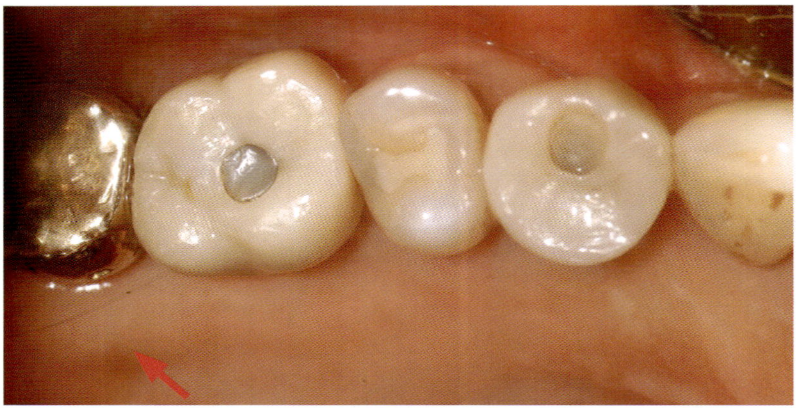

▶▶ 그림 24-40.
상기 환자의 8년 2개월 경과 시 교합면 임상 사진으로 구개측 연조직이 퇴축 없이 잘 유지되고 보철 완성 초기에 보였던 volume의 꺼짐 현상도 회복 되었음을 알 수 있다(붉은 화살표 부위).

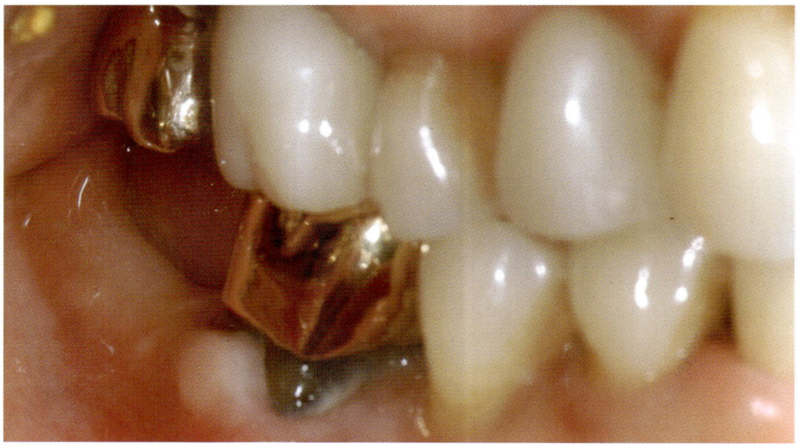

▶▶ 그림 24-41.
상기 환자의 8년 2개월 경과 시 협측 임상 사진으로 협측 연조직 또한 퇴축 없이 잘 유지됨을 볼 수 있다.

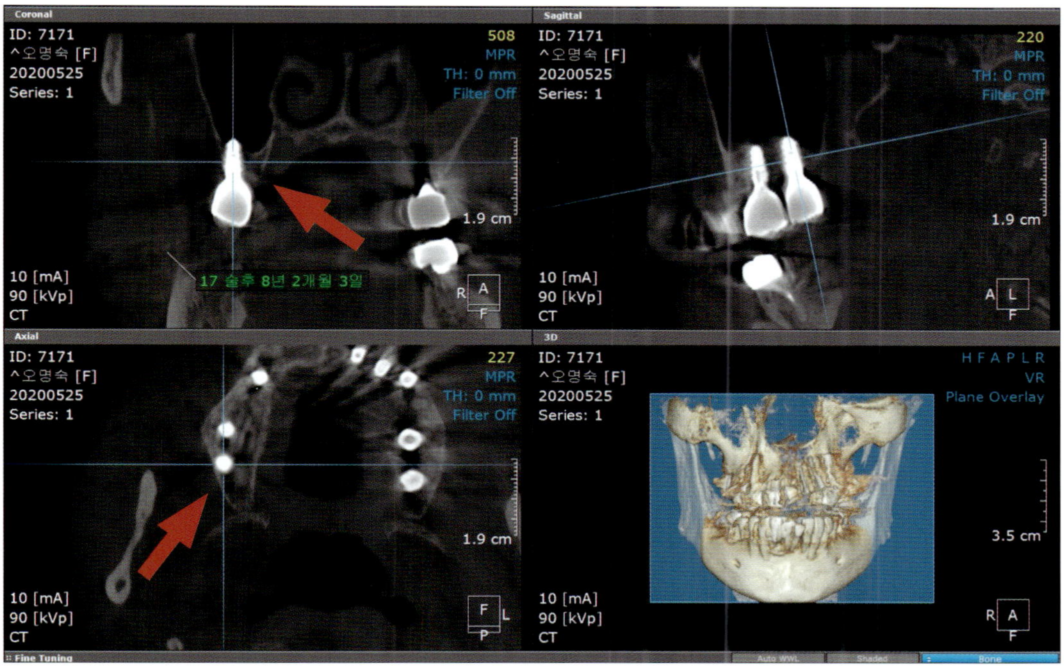

▶▶ 그림 24-42. 상기 환자의 8년 2개월 경과 시 CBCT 사진으로 #17 구개측 골이식 부위가 임플란트 주변으로 안정적으로 유지되어 있으며 오히려 임플란트의 협측 주변골이 약간의 흡수를 보임을 알 수 있다(붉은 화살표 부위).

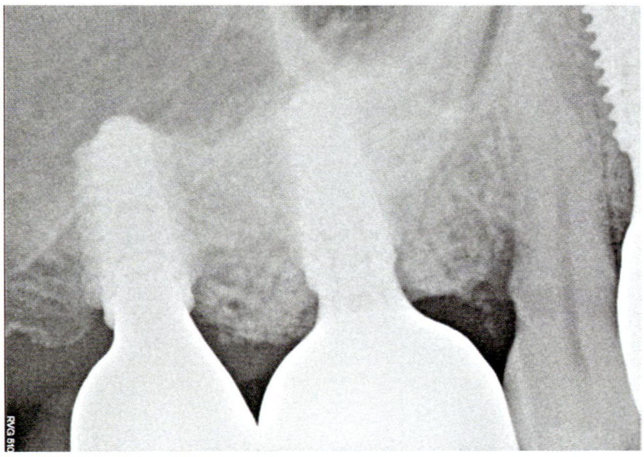

▶▶ 그림 24-43.
상기 환자의 약 8년 경과 시 periapical x-ray 사진으로 임플란트 주변으로 안정적인 골반응을 보임을 알 수 있다.

이상으로 상악 구개측 골판의 광범위한 흡수 시의 발치 즉시 식립에 관해 알아보았다. 술자가 적절한 증례를 선택할 수 있다면 보다 손쉽게 상악 구개측 흡수 증례를 GBR 등의 복잡한 술식 없이 발치 즉시 식립으로 해결할 수 있음을 알 수 있다.

관련 동영상으로 더 깊게 이해하기

구개측 골판의 광범위한
흡수가 있는 발치와의
발치 즉시 식립

Chapter 25

발치와의 ridge splitting

발치 즉시 식립 시 발치와의 협설폭이 좁거나 협측 골판의 열개가 커서 self containg defect를 만들어 줄 수 없는 경우에는 GBR을 해야 하는 경우가 생긴다.

그런데 19장에서도 말씀드렸지만 발치와의 GBR의 경우 primary closure도 어렵고 수술 또한 복잡해진다.

따라서 이러한 경우 술자가 인위적으로 self containing defect를 만들어 줄 수 있다면 좀 더 용이한 수술이 가능할 것이다.

필자가 발치와의 ridge splitting에 대해 관심을 갖게 된 이유도 여기에 있다.

만약, 치아가 협측에 위치되어 자연스러운 열개가 형성되었고 치아의 폭이 좁아 충분한 HDD를 확보하기 어려워 self containing defect를 만들기 어려울 것으로 예상된다면, 술자가 인위적으로 HDD를 늘려 self containg defect를 만들기 위한 방법(즉, 열개가 있을 경우에 GBR을 피할 수 있는 방법)이라고 생각된다.

따라서 이번 장에서는 발치와 ridge splitting의 적응증과 수술 방법 그리고 이런 술식의 장단점에 대해 알아보도록 하자.

01. 발치와 ridge splitting의 이론적 근거

다음 논문은 발치와 보존술에서 발치와 splitting을 시행한 논문으로 발치 즉시 식립에서도 응용 가능하기 때문에 살펴기로 하자

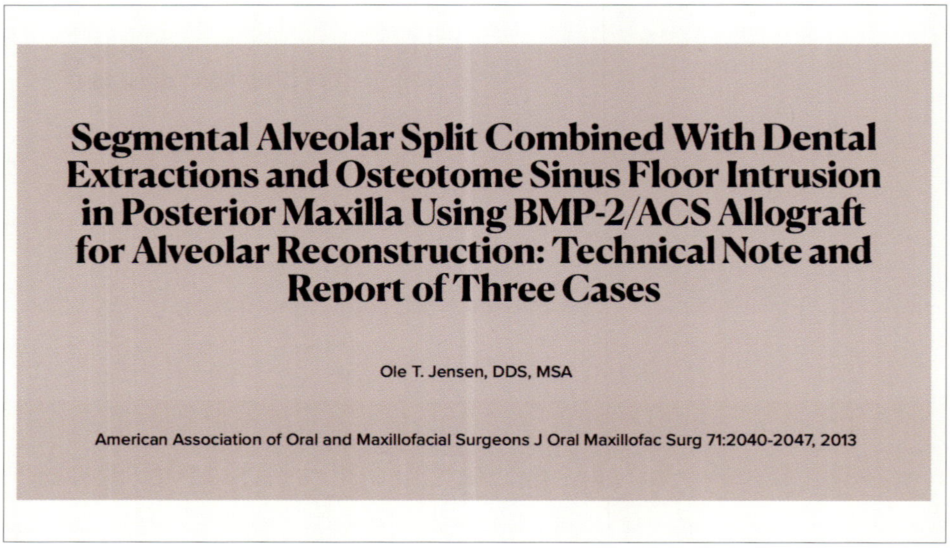

Segmental Alveolar Split Combined With Dental Extractions and Osteotome Sinus Floor Intrusion in Posterior Maxilla Using BMP-2/ACS Allograft for Alveolar Reconstruction: Technical Note and Report of Three Cases

Ole T. Jensen, DDS, MSA

American Association of Oral and Maxillofacial Surgeons J Oral Maxillofac Surg 71:2040-2047, 2013

▶▶ 그림 25-1.
위 논문은 Jensen[1]이 2013년에 발표한 논문으로 구치부 발치와의 splitting에 의한 발치와 보존술에 대해 기술하고 있다.

1) Ole T. Jensen:Segmental Alveolar Split Combined With Dental Extractions and Osteotome Sinus Floor Intrusion in Posterior Maxilla Using BMP-2/ACS Allograft for Alveolar Reconstruction: Technical Note and Report of Three Cases,American Association of Oral and Maxillofacial Surgeons J Oral Maxillofac Surg 71:2040-2047, 2013

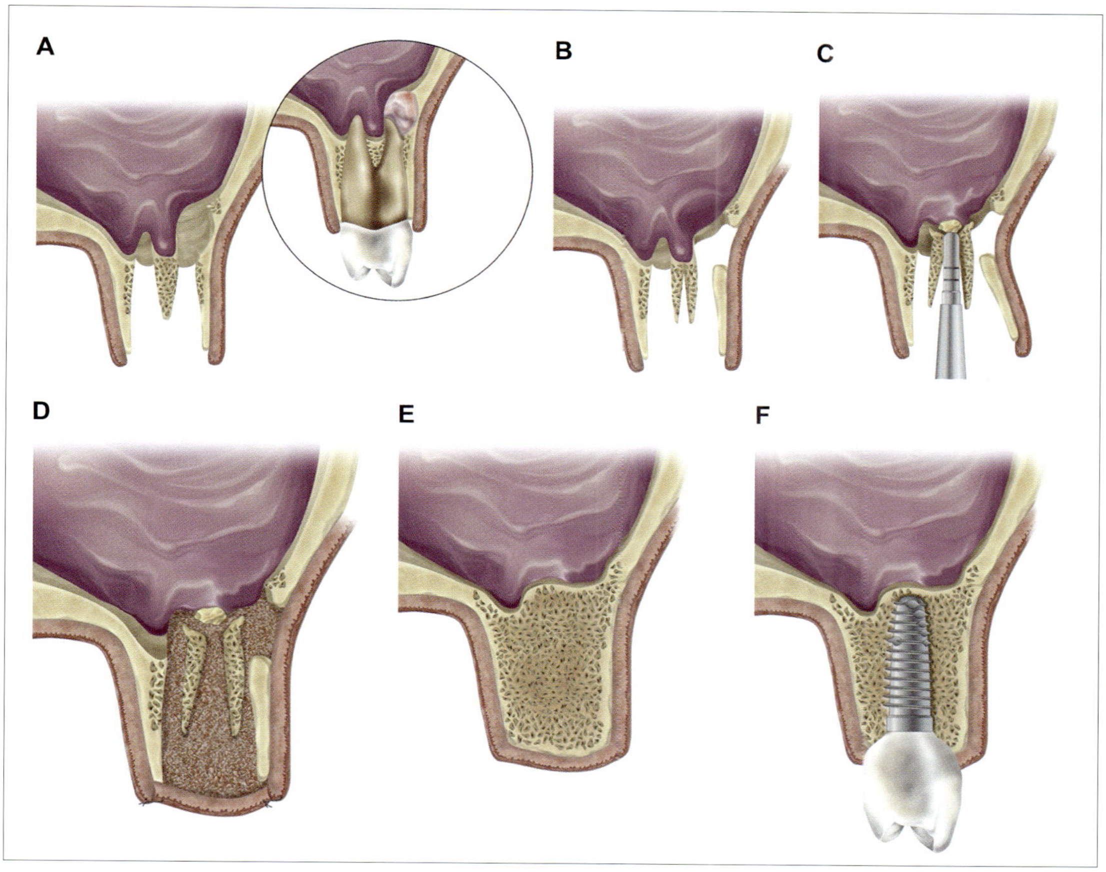

▶▶ 그림 25-2.

이 과정을 좀 더 자세히 살펴보면 다음과 같다. (이 논문에서는 상악 구치부를 예로 들었다)

A. 상악 구치부의 발치와로 협측치근 염증으로 인한 협측 골판의 열개가 있다.

B. 발치와의 염증조직을 모두 제거한 후 septum 부위에서 alveolar split을 시작하여 전체 segment까지 진행한다. 이때 인접 자연치 쪽으로는 수직적 split을 시행한다. 협측 골판을 out-fracture 시킨다(이때 협측 골판은 협측 연조직과 붙어있는 osteoperiosteal flap이 되도록 하며 발치와가 증가되는 폭은 약 5mm 정도 되게 한다).

C. 이후 osteotome을 사용하여 상악동막을 조심스럽게 거상한다(이 과정은 일반적인 발치와에서 꼭 필요하지는 않다).

D. 넓어진 발치와와 상악동 쪽으로 골이식을 시행 후 collatape으로 덮고 봉합해서 마무리한다. 이때 primary closure는 하지 않는다.

E. 4개월 정도 지난 후에 골이식재가 강도를 가지며 넓어진 발치와를 확인할 수 있다.

F. 임플란트를 식립한다.

이 논문에서 제시된 발치와 splitting의 임상 사진이다.

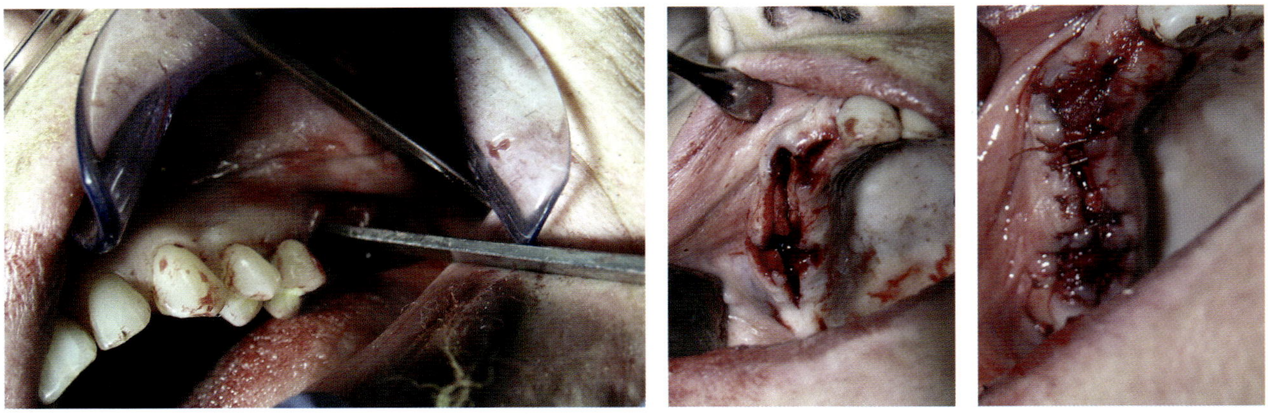

▶▶ 그림 25-3.

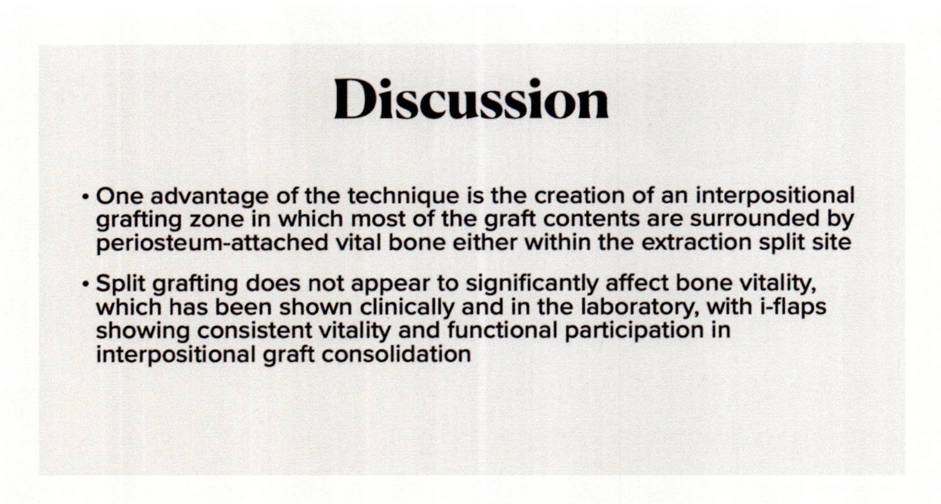

▶▶ 그림 25-4.

이 논문의 고찰로 이러한 술식의 장점은 협측 골판이 일부 흡수가 일어난 발치와라 하더라도 발치와를 넓혀서 모든 골이식재를 periosteum-attached vital bone에 의해 둘러싸인 발치와 내부에 위치시켜서 self-containing defect를 만들어 줄 수 있고, 또한 발치와를 splitting 했을 때 이식골의 vitality에는 특별한 영향이 없다고 하였다.

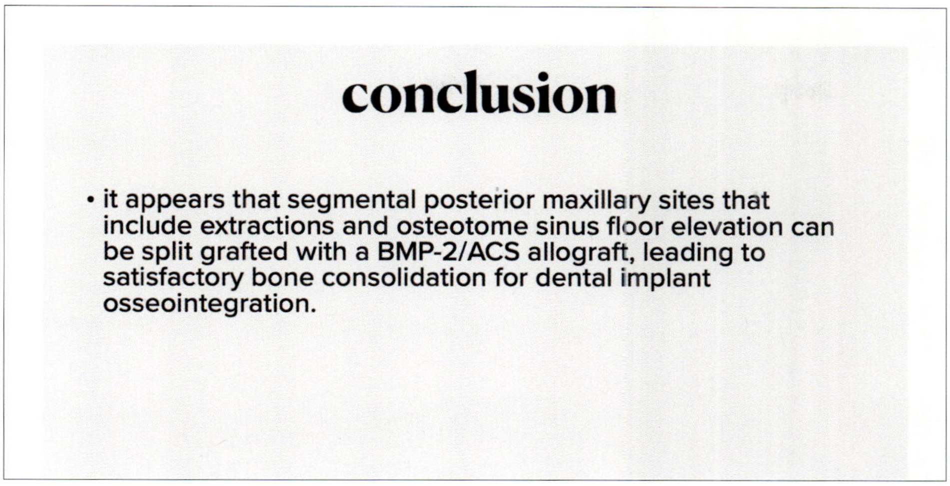

▶▶ 그림 25-5.

결론적으로 발치와를 splitting 후 골이식을 시행하고 이후 임플란트를 식립하였을 때 만족스러운 골경화와 함께 임플란트의 osseointegration을 보인다고 하였다.

해설

발치와의 협측골의 흡수나 발치와 폭이 좁아서 HDD가 작아져서 self containing defect를 만들어 줄 수 없을 때(만약 이런 경우라면 GBR을 시행해야 한다), 발치와의 splitting을 통해 HDD를 인위적으로 크게 하여 self-containing defect를 만들어 주면, 발치와의 복잡한 GBR 가능성을 줄일 수 있고 만족스러운 임플란트의 유착을 보인다라고 유추해 볼 수 있다.

이때 주의할 것은 발치와의 ridge splitting 방법이다.

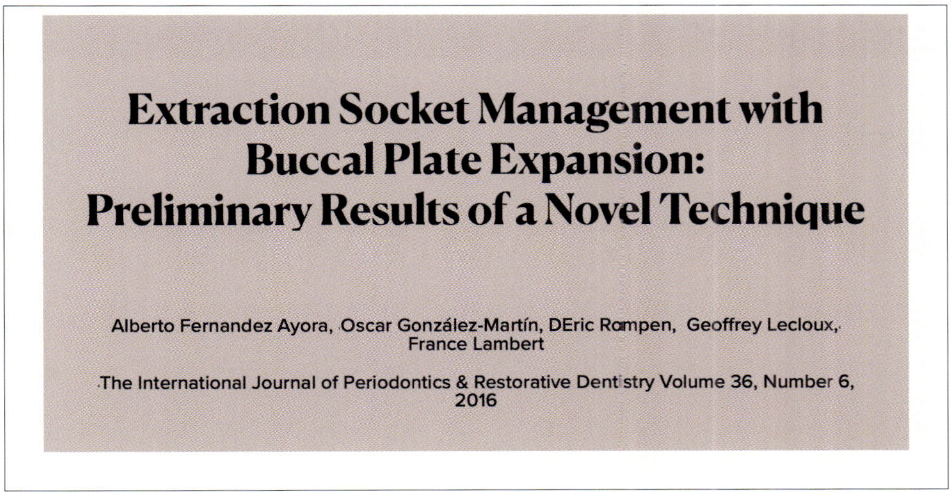

▶▶ 그림 25-6.
Ayora[2] 등이 2016년에 발표한 발치와의 ridge splitting에 관한 또 다른 논문이다.

2) 2Alberto Fernandez Ayora, Oscar González-Martín, DEric Rompen, Geoffrey Lecloux, France Lambert:Extraction Socket Management with Buccal Plate Expansion: Preliminary Results of a Novel Technique,The International Journal of Periodontics & Restorative Dentistry Volume 36, Number 6, 2016

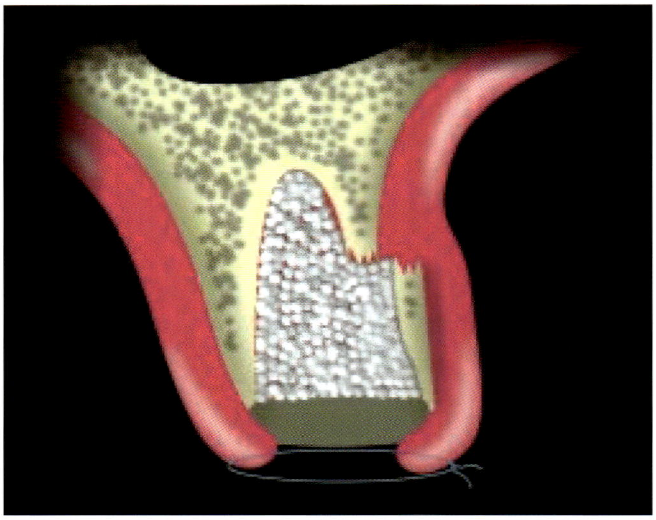

▶▶ 그림 25-7.
이 논문에서 제시한 발치와 splitting 방법이다. 즉 앞의 Jensen의 논문과는 달리 협측 골판만을 splitting하고 있다.

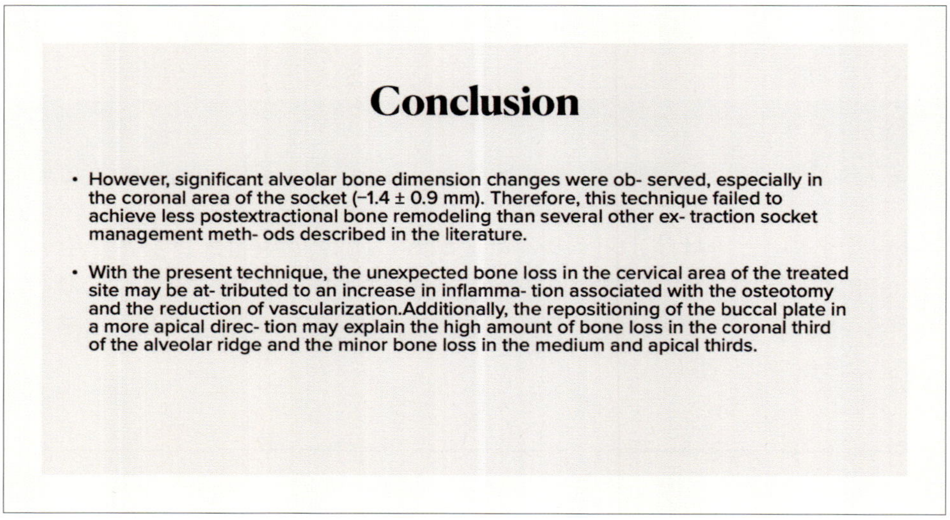

Conclusion

- However, significant alveolar bone dimension changes were ob- served, especially in the coronal area of the socket (−1.4 ± 0.9 mm). Therefore, this technique failed to achieve less postextractional bone remodeling than several other ex- traction socket management meth- ods described in the literature.
- With the present technique, the unexpected bone loss in the cervical area of the treated site may be at- tributed to an increase in inflamma- tion associated with the osteotomy and the reduction of vascularization.Additionally, the repositioning of the buccal plate in a more apical direc- tion may explain the high amount of bone loss in the coronal third of the alveolar ridge and the minor bone loss in the medium and apical thirds.

▶▶ 그림 25-8.

이 논문의 결론은 이러한 형식의 발치와 splitting은 발치 후 발치와의 흡수를 줄이는 데 실패하였고 그 이유는 협측 골판만의 splitting으로 그 부위의 혈류가 감소되고 또한 협측 골판의 흡수 시 치근단 방향으로 흡수되어 발치와 상방 1/3 부위의 흡수가 많아지게 되었다고 하였다.

즉, 발치와를 splitting 시 협측 골판만 해서는 안되고 Jensen의 논문에서 제시했듯이 발치와의 하방의 치조골을 포함하는 splitting이 되어야 한다고 생각된다.

02. 발치와 ridge splitting의 적응증, 장점, 단점

앞에서 살펴본 논문들을 참조하여 발치와 ridge splitting의 적응점, 장점, 단점을 정리하면 다음과 같다.

■ 발치와 ridge splitting의 적응증

1. 전치나 소구치 부위에서 협설측의 폭이 좁아서 술 후 흡수에 의한 치은퇴축이 예상되는 경우
2. Thin biotype에 의한 협측 골판의 광범위한 흡수가 예상되는 경우
3. 협측 골판의 열개가 커서 self-containing defect를 만들어주기 힘들 때(GBR을 해야 할 때)-인위적으로 HDD를 늘려준다.

■ 발치와 ridge-splitting의 장점

1. 발치와 GBR에 따른 Primary closure에 대한 부담을 줄일 수 있다.
2. Self-containing defect 내에 골이식을 하게 되어 골이식의 예지성을 높일 수 있다.
3. 전치나 소구치 부위에서 협설폭을 증가시켜 심미성을 어느 정도 개선할 수 있다.

■ 발치와 ridge-splitting의 단점

1. 수술의 복잡성: simple 발치 즉시 식립 수술보다는 약간 복잡할 수 있다.
2. 연조직 이식술을 동시에 시행하기가 어려울 수 있다.
3. 약간 technique sensitive 할 수 있다.

03. 발치와 ridge splitting의 수술 방법

다음은 발치와 ridge splitting의 모식도이다.

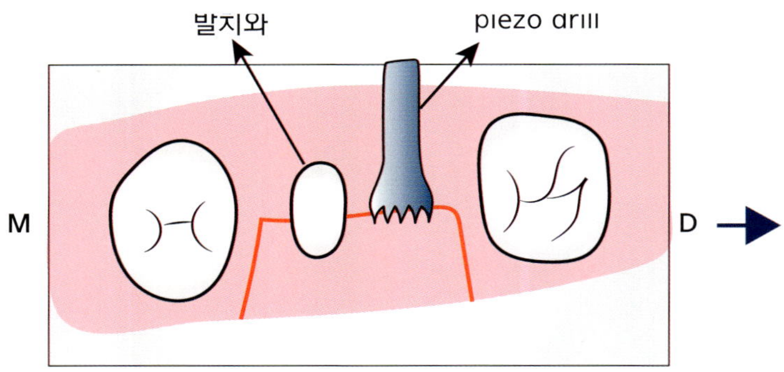

Horizontal 및 vertical bone cutting : piezo 드릴링 시작점은 발치와에서 임플란트가 식립될 부위에서 시작하면 된다.

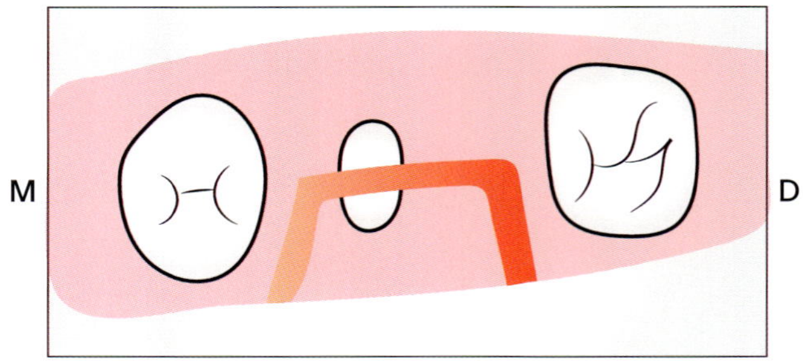

Chisel 등을 이용하여 협측으로 불완전 파절(green stick fracture) 시켜준다.

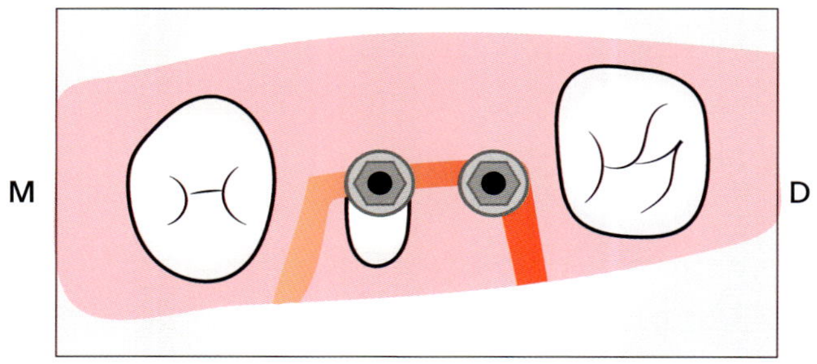

설측으로 임플란트를 식립한다.

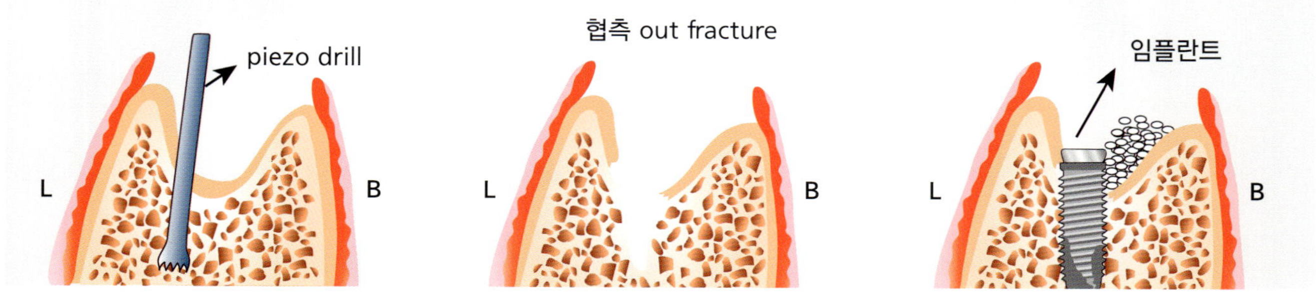

측면 그림으로 발치와 하방 3mm 정도까지 cutting을 하는 것이 좋다.

임상 증례 1 발치와 ridge splitting 증례

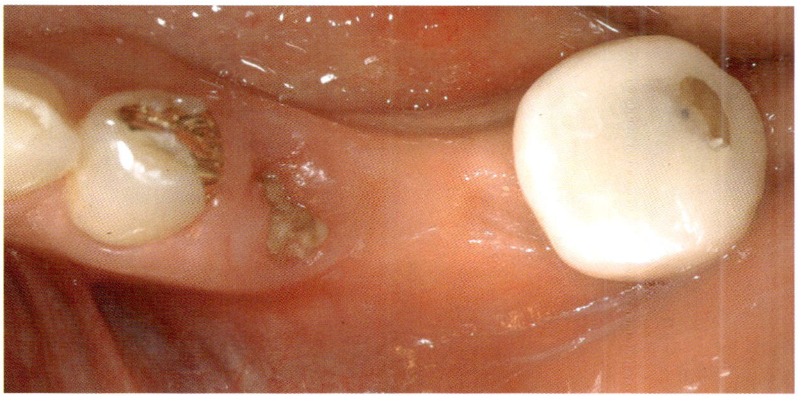

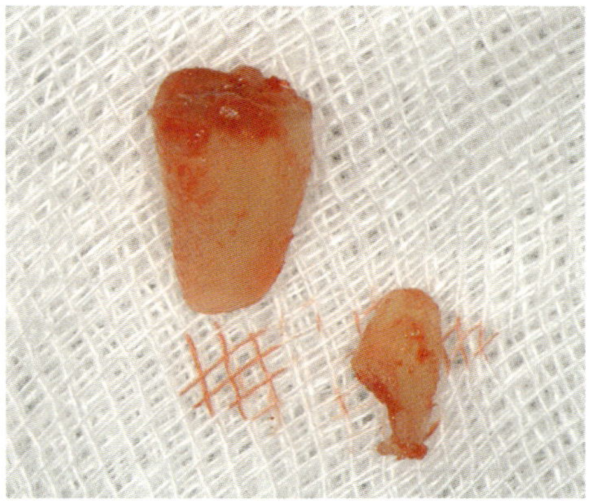

▶▶ 그림 25-9. 50대 여자 환자로 #35 잔존 치근을 발치하고 #35, 36 부위에 임플란트를 식립하기로 계획하였다.

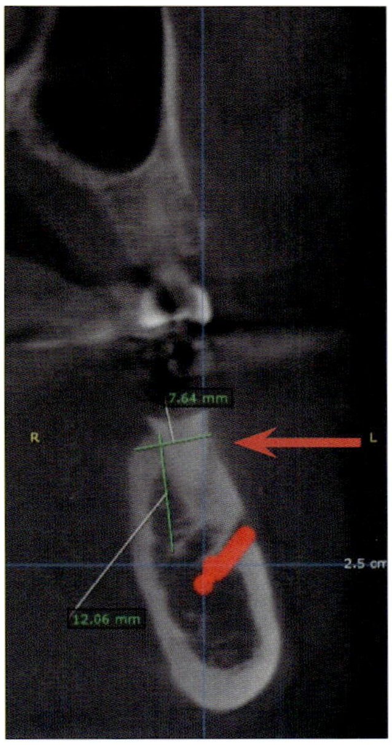

▶▶ 그림 25-10.
상기 환자의 #35 치아의 술 전 CBCT 사진으로 치아가 협측으로 위치하여 협측 골판의 열개 상태가 있음을 알 수 있다(붉은색 화살표 부위).

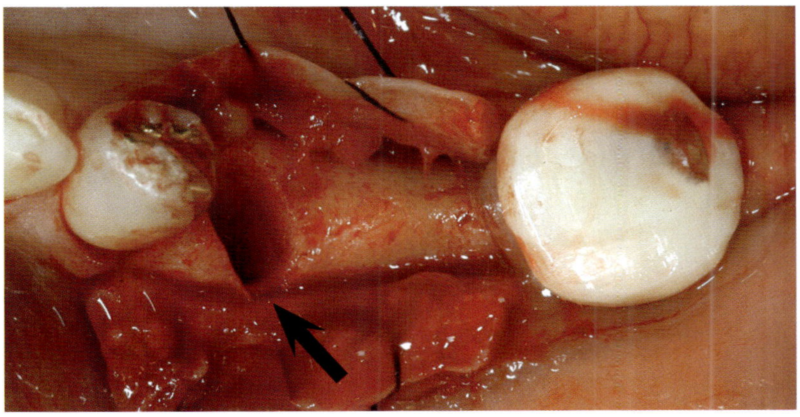

▶▶ 그림 25-11.
#35 치아의 협측 위치로 인해 협측 골판에 열개가 형성되었고(검은색 화살표 부위), 이 상태에서 4.0mm 직경의 임플란트를 심을 경우 HDD<HDW가 되어 발치와에 GBR을 해야 하는 상황이 된다. 이를 피하기 위해 발치와의 Ridge splitting을 시행하여 HDD를 늘려 self containing defect를 인위적으로 만들어 준다.

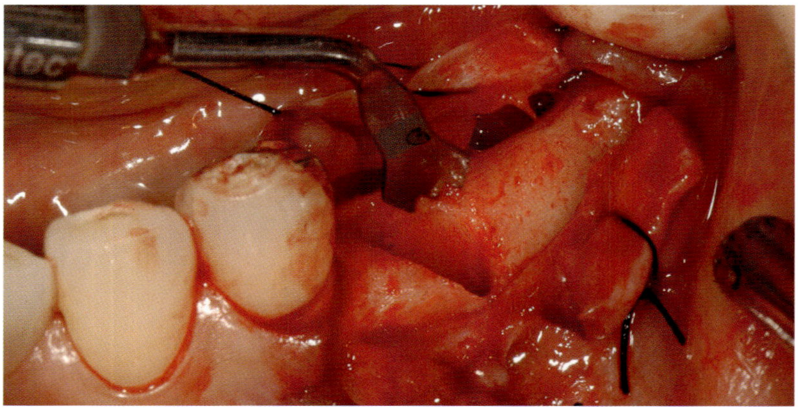

▶▶ 그림 25-12.
발치와를 splitting 하고 있는 사진으로 발치와 Ridge splitting 시 piezo 기구(Thor® by megazen)를 사용하면 편리하다.

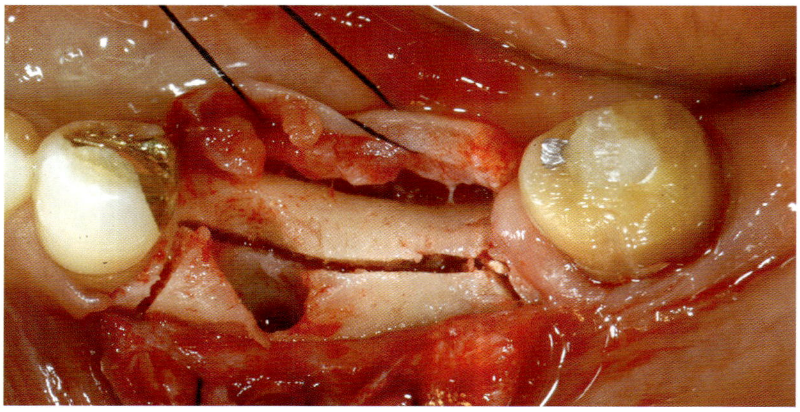

▶▶ 그림 25-13.
이 사진에서 #35는 발치와 ridge splitting이고 #36 부위는 성숙골의 ridge splitting이 된다. 발치와의 Ridge splitting 시에도 성숙골의 ridge splitting과 마찬가지로 전체 치조골의 협설골폭에서 중간지점에 horizontal osteotomy를 시작한다. 이때 깊이는 발치와에서는 발치와 하방 3mm 정도, 성숙골의 경우 계획된 임플란트 깊이 정도까지 해주는 것이 좋다. Vertical osteotomy는 인접치아의 치근에서 1mm 정도 떨어진 부위에서 약 2~3mm 깊이로 시행한다.

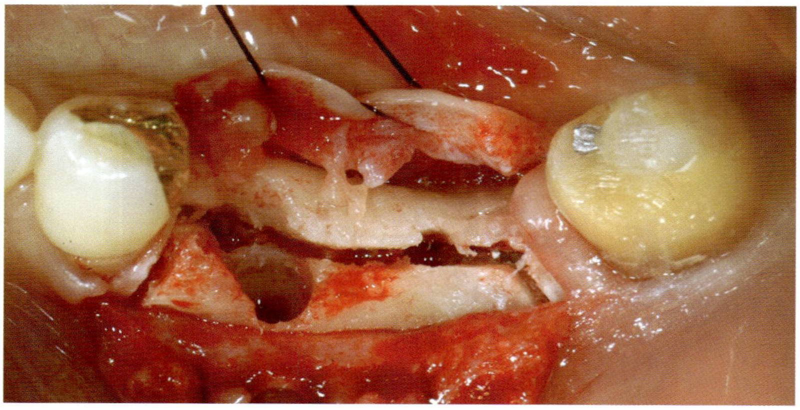

▶▶ 그림 25-14.
Osteotomy 후 chisel을 이용하여 넓힌 후의 임상 사진이다. 발치와의 폭이 2mm 정도 증가된 것으로 추정된다.

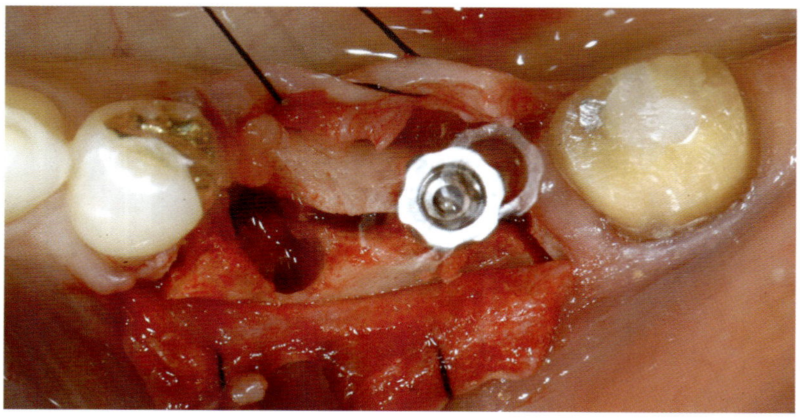

▶▶ 그림 25-15.
#36 부위를 ridge expander를 이용하여 좀 더 확장하였다.

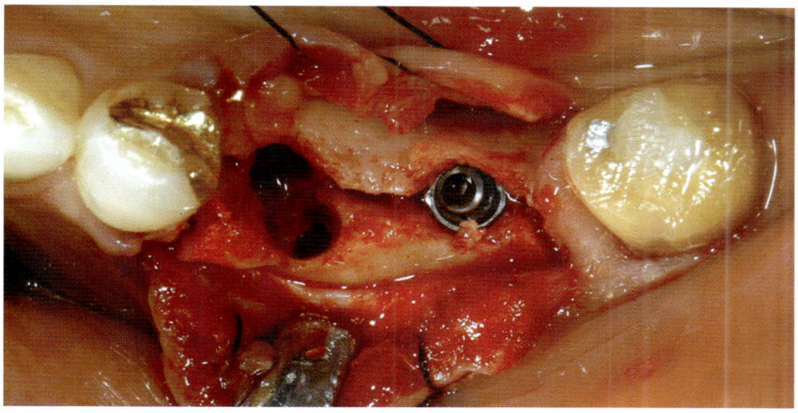

▶▶ 그림 25-16.
#36 부위에 임플란트를 식립한 후의 사진이다. 협측에 충분한 두께의 골폭이 있음을 볼 수 있다.
또한 Ridge splitting 시 지금처럼 한쪽 임플란트를 미리 식립한 다음 다른 쪽 임플란트를 식립하면 식립이 용이해진다.

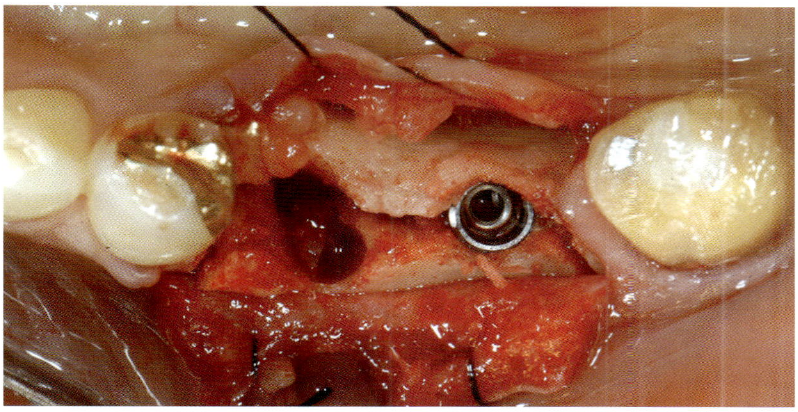

▶▶ 그림 25-17.
#35 부위 발치와 드릴링 후의 임상 사진이다.

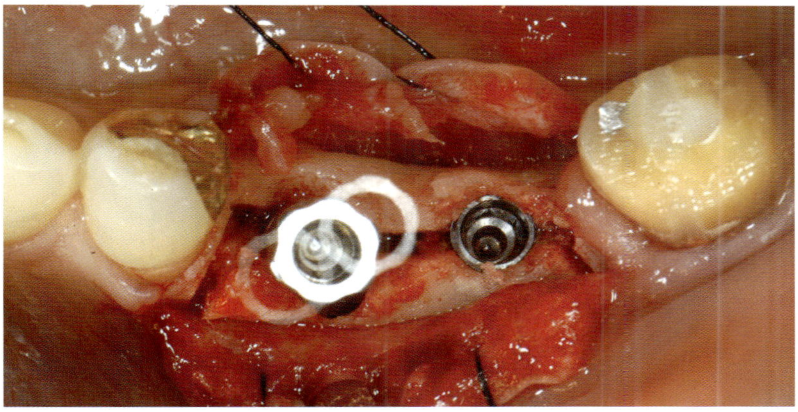

▶▶ 그림 25-18.
#35 부위 역시 ridge expander를 이용하여 좀 더 확장하였다.

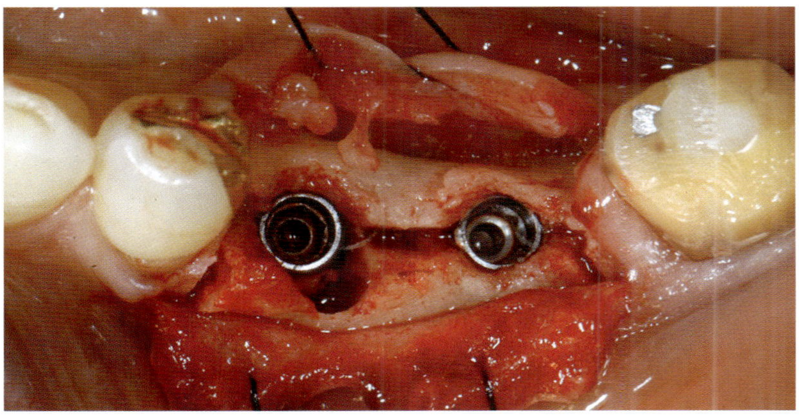

▶▶ 그림 25-19.
#35 부위 임플란트 식립 후의 임상 사진이다. 임플란트 협측으로 충분한 HDD가 확보되었고 따라서 HDD >/= HDW 상태 즉 self containing defect 상태가 만들어졌음을 알 수 있다.

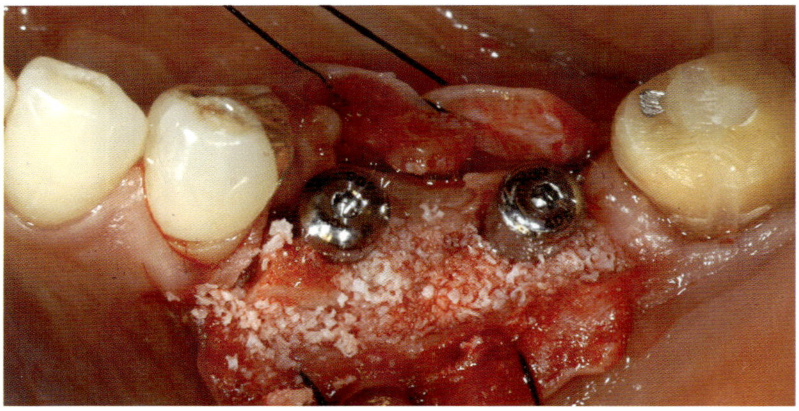

▶▶ 그림 25-20.
발치와를 비롯하여 임플란트 주변을 GBR 없이 simple bone graft만 시행하였다.

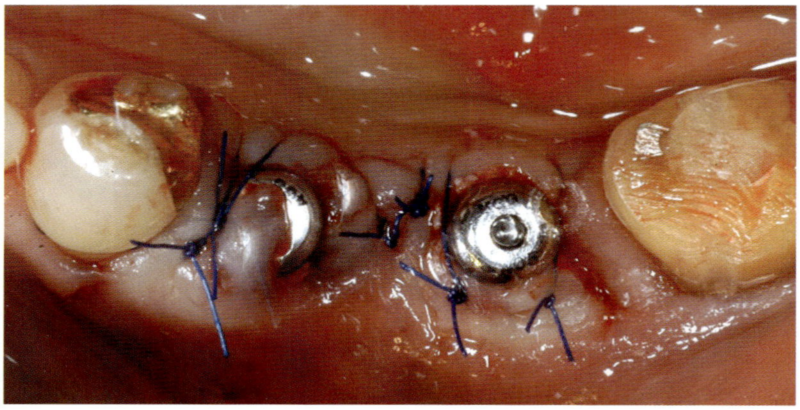

▶▶ 그림 25-21.
봉합 후 마무리한 임상 사진이다.

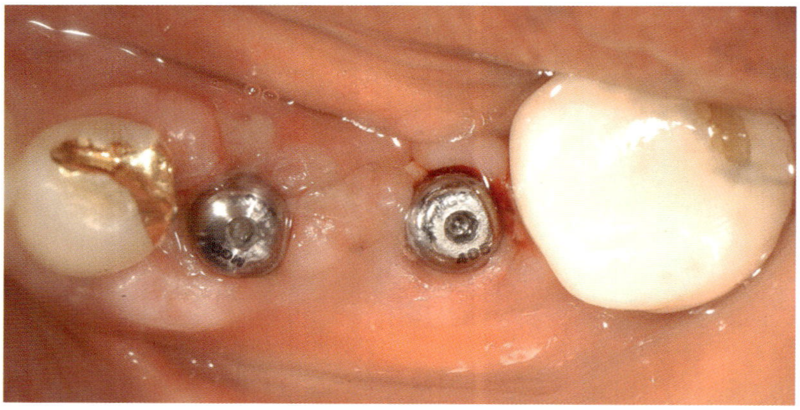

▶▶ 그림 25-22.
술 후 1주일 경과된 임상 사진으로 발사를 시행하고 연조직 치유가 잘 일어나고 있음을 알 수 있다.

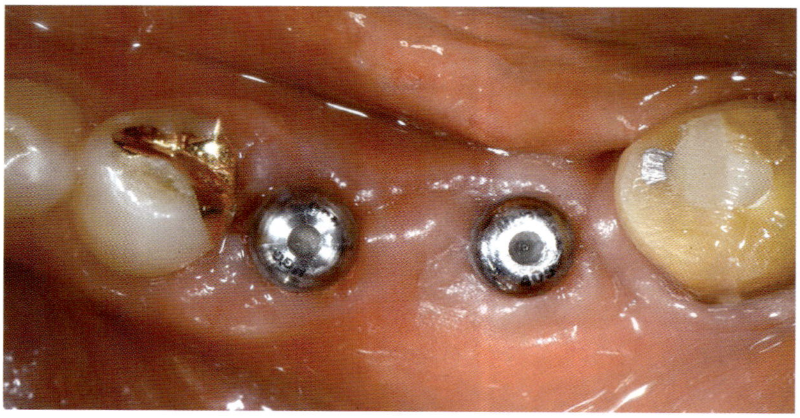

▶▶ 그림 25-23.
술 후 20일 경과된 임상 사진으로 임플란트 주변으로 keratinized gingiva가 형성되어 있고 특히 #35 부위의 volum이 초진 사진(그림 25-9)과 비교하여 증가된 것을 알 수 있다.

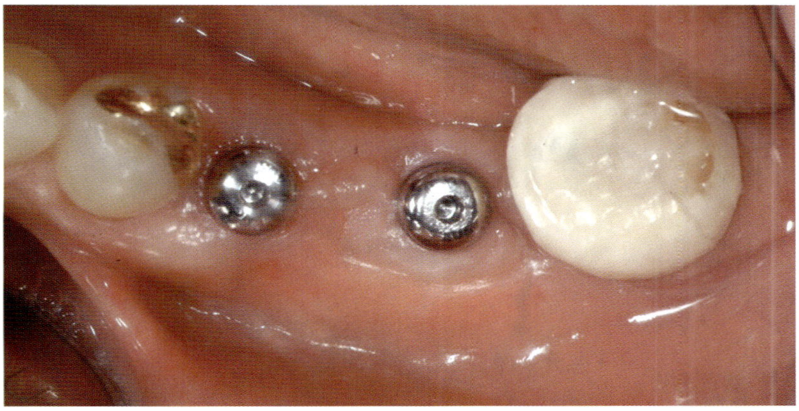

▶▶ 그림 25-24.
술 후 1개월 22일 경과된 임상 사진으로 임플란트 주변 연조직이 더 치밀해짐을 알 수 있다.

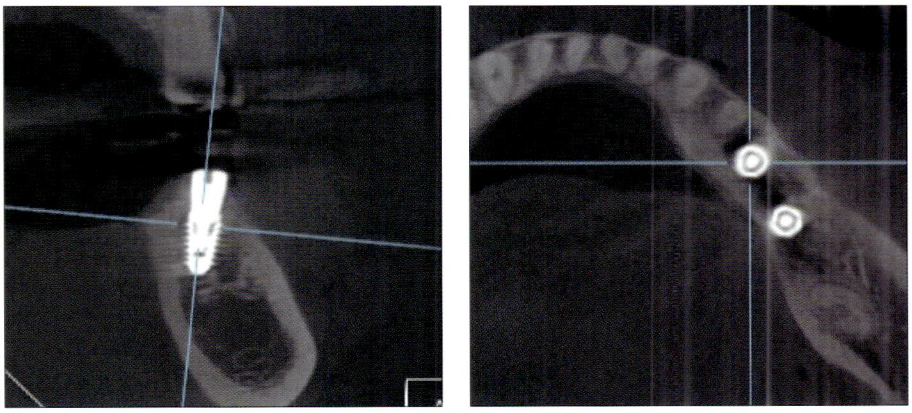

▶▶ 그림 25-25.
술 후 1개월 22일 경과된 CBCT 사진으로 #35 임플란트 주변의 증가된 골폭이 잘 유지되고 있음을 알 수 있다.

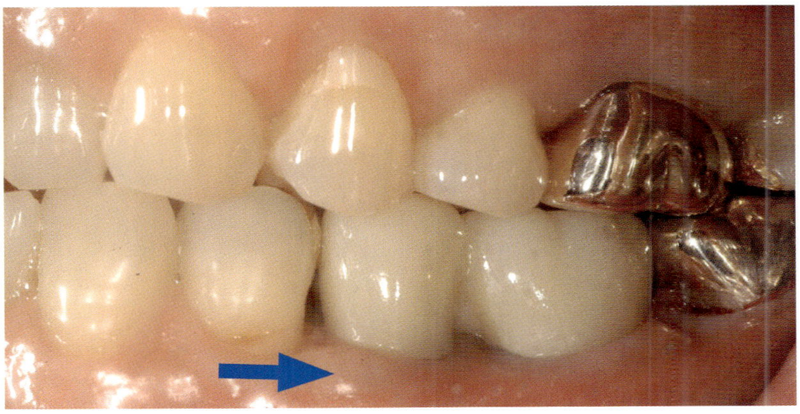

▶▶ 그림 25-26.
보철 완성(술 후 3개월) 후 임상 사진으로 임플란트 주변으로 연조직의 volum이 잘 유지되고 있음을 알 수 있다.

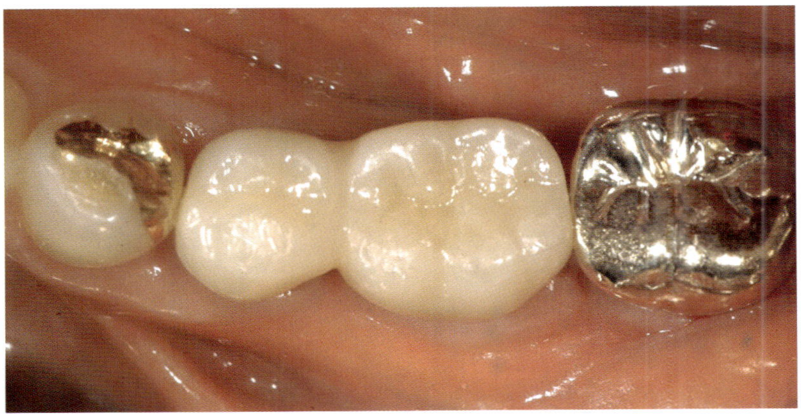

▶▶ 그림 25-27.
보철 완성 시 교합면 임상 사진이다.

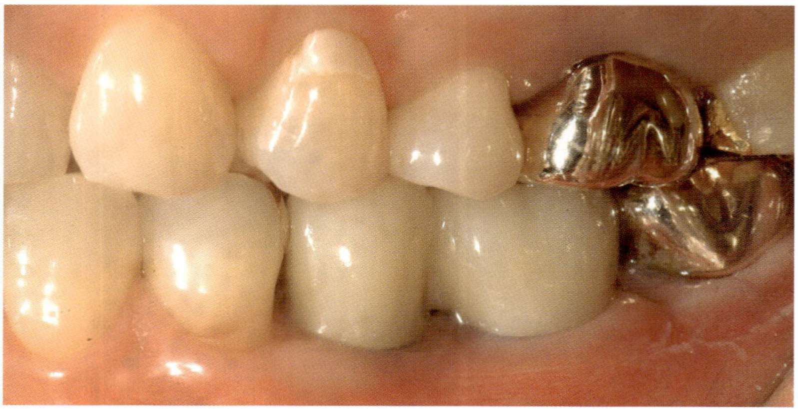

▶▶ 그림 25-28.
술 후 5개월 경과 시 협측면 임상 사진으로 안정적인 임플란트 주변 상황을 볼 수 있다.

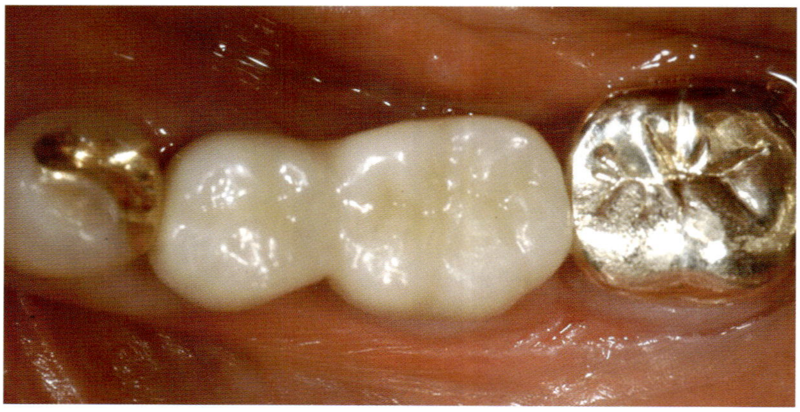

▶▶ 그림 25-29.
상기 환자의 술 후 5개월 경과 시 교합면 임상 사진이다.

Part IV

발치 즉시 식립 보철 프로토콜

Chapter 26

발치 즉시 식립 시의 보철 프로토콜

이번 장에서는 발치 즉시 식립 시의 보철 치료에 대하여 subgingival contour를 위주로 알아보려고 한다.

필자가 보철 전공은 아니어서 임플란트 보철에 대한 깊이 있는 이야기를 드릴 수 있는 입장은 아니고 다만 발치 즉시 식립 시 임플란트의 식립 위치나 깊이가 일반 성숙골은 다르므로 이에 따른 보철적 고려 사항 위주로 말씀드릴까 한다.

이번 장에서는 발치 즉시 식립 임플란트 보철물의 형태에 대해서 알아보려고 한다. 먼저 발치 즉시 식립 임플란트와 일반 임플란트의 보철적 개념의 차이를 알아보자 .

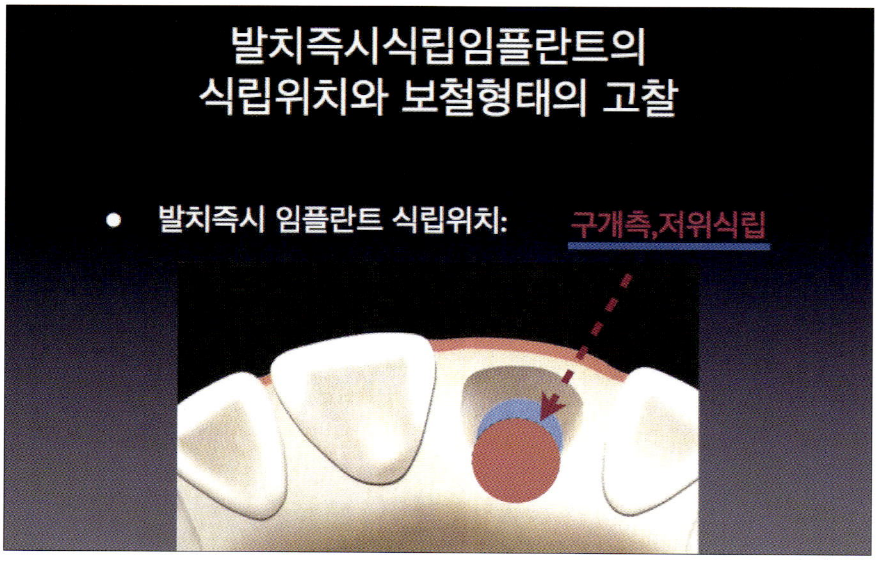

▶▶ 그림 26-1.

보철적 관점에서 발치 즉시 식립 임플란트의 가장 큰 특징은 일반적으로 임플란트가 구개측이나 설측에 식립되고 또한 일반적으로 식립 깊이가 깊어진다는 것이다(그림 26-1 붉은색 동그라미). 따라서 이런 점을 고려하면 발치 즉시 식립 임플란트는 일반 임플란트 보철과는 다른 특유의 형태를 요하게 된다.

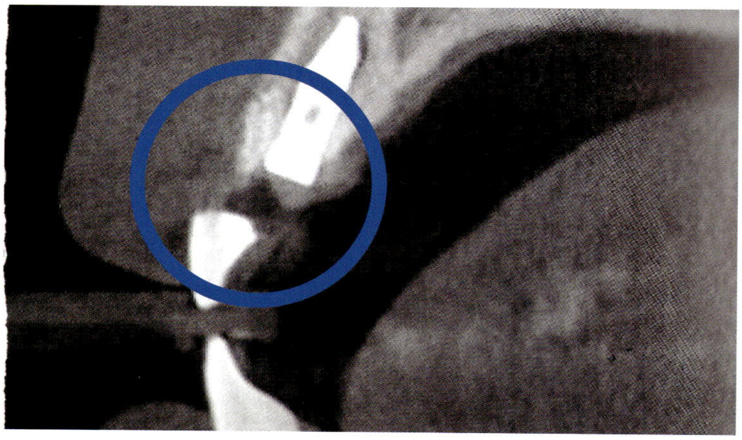

▶▶ 그림 26-2. hayashi[1]책에서 발췌

그림 26-2: 발치 즉시 식립 임플란트 식립 시 상부 보철과 하방 임플란트 fixture 사이의 관계를 보여주는 x-ray 사진이다(파란색 동그라미). 이처럼 발치 즉시 식립 임플란트에서는 이상적인 치관의 위치와 임플란트의 위치 사이에 차이가 발생하게 된다. 즉, 임플란트 보철은 자연치 또는 자연치 보철의 형태 모방으로 잘 되지 않는다.

1) 1 Hayashi. The Immediate Implantology. DaehanNarea Publishing.Inc. (2008)

01. 치관의 위치와 임플란트 fixture 사이의 공간 (subgingival contour)을 어떤형태로 만들어 주어야 할까?

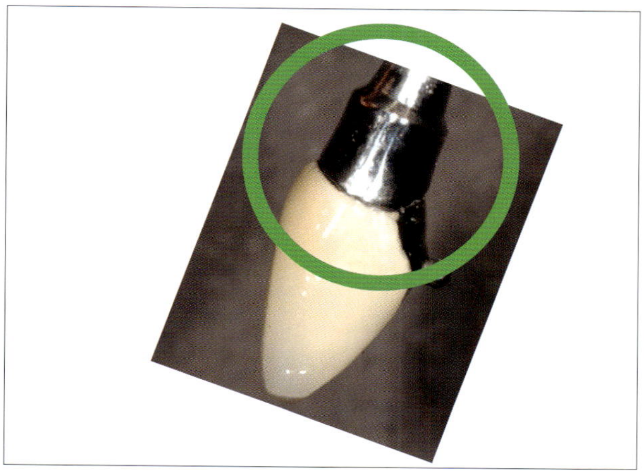

▶▶ 그림 26-3.

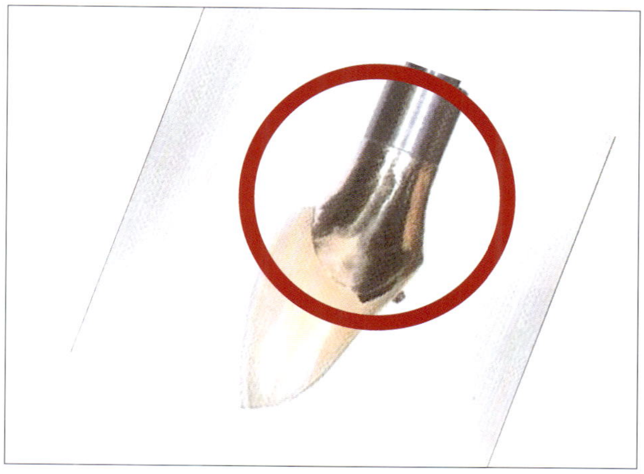

▶▶ 그림 26-4.

여기에는 몇 가지 방법이 있을 것이다. 우선 그림 26-3 녹색 동그라미 부분과 같이 convex 하게 만드는 것이다. 이 경우 그림 26-2에서 보여지는 임플란트 fixture와 치관부 사이의 위치 관계 차이를 보완할 수 있는 형태의 보철물을 만들 수 있다. 이 경우 우리가 흔히 접하는 임플란트 보철물의 형태 즉 자연치에 가까운 subgingival contour를 가질 수 있다는 장점은 있으나 이때 주변 치은의 압박이 많아지게 되고 이는 임플란트 주변의 장기적 안정성에 도움이 되지 않는다.

다음은 그림 26-4 붉은색 동그라미 부분에서 보는 바와같이 순측의 subgingival contour를 약간 concave 하거나 혹은 flat 하게 만들어 주는 것이다. 어떤 것을 선택할 것이냐는 치은의 biotype에 따라 다르다. 즉 thin biotype의 경우 concave 하게, thick biotype의 경우 flat 하게 만들 수 있다.

일반적으로는 concave 하게 만들어 주는 것이 좋다. 설측은 약간 straight 하게 올라오는 형태를 만들어 준다. 이렇게 하면 순측 치은의 양을 증가 시킬 수 있어 순측 치은의 두께를 확보할 수 있고 또한 주변 치은에 대한 압박을 최소한으로 할 수 있어 보철물 장착 시 심미성의 향상과 함께 장기적인 치은의 형태 유지에 도움이 된다. 따라서 그림 26-4은 발치 즉시 식립 임플란트 보철물 특유의 subgingival contour를 보여준다고 할 수 있다. 즉 협측으로 약간의 cantilever와 같은 형태가 되는 보철물이 된다.

그리고 이러한 보철물은 시중에 판매 중인 기성 abutment로는 구현하기가 힘들기 때문에 customized abutment를 사용하는 것이 좋고 따라서 술 전 환자분과의 상담 과정에서 미리 이 부분에 대해서 상의를 하는 것이 좋을 것으로 생각된다.

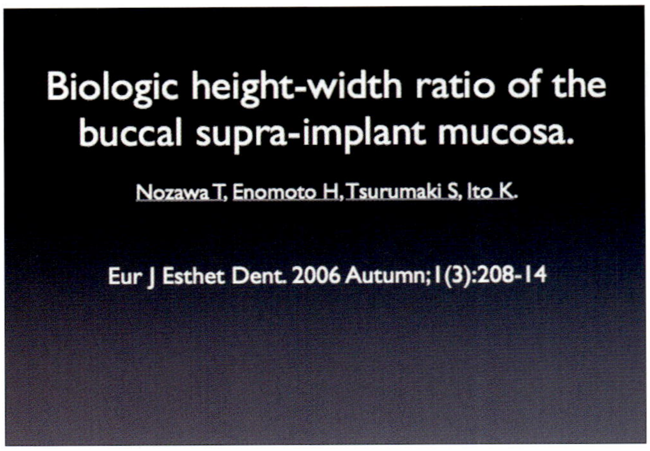

▶▶ 그림 26-5.

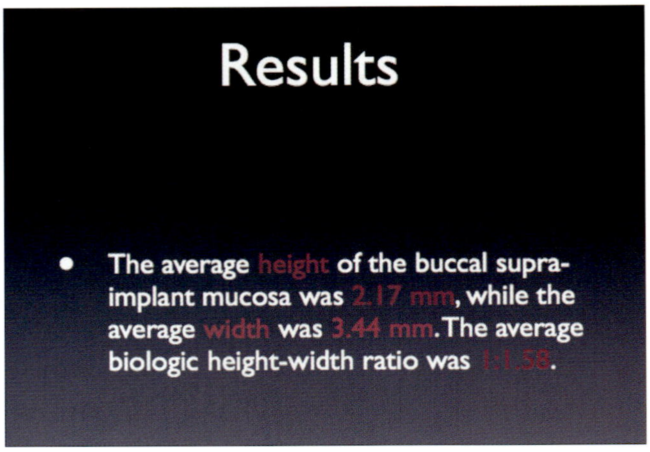

▶▶ 그림 26-6.

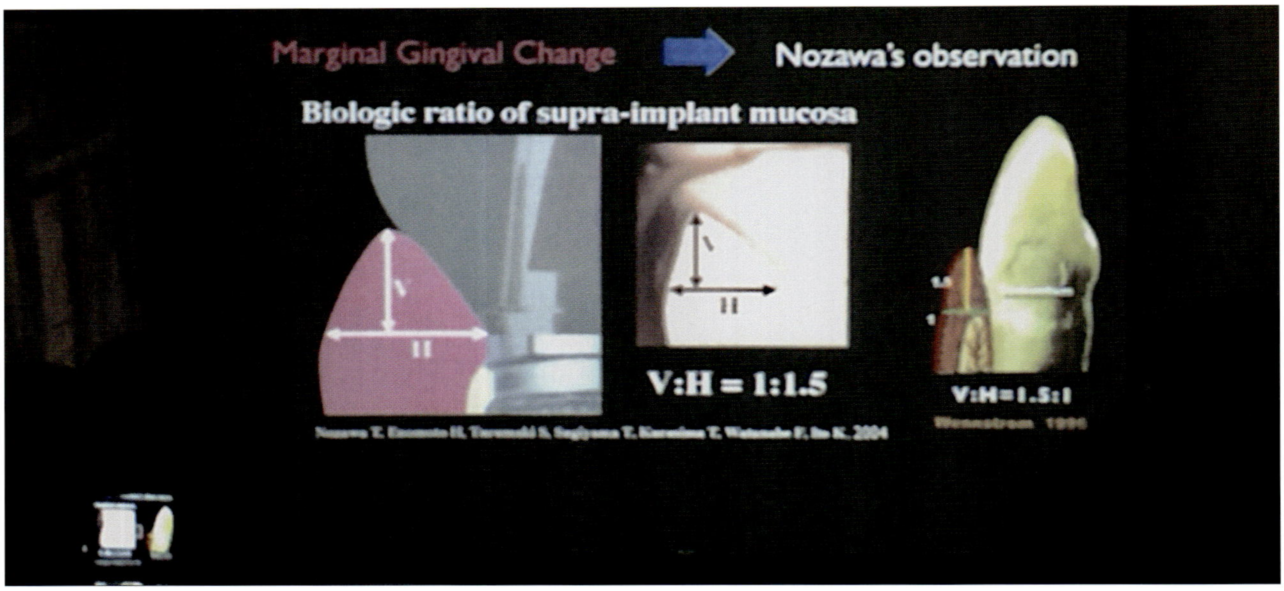

▶▶ 그림 26-7.

또한 이미 17장에서 말씀드린 바와 같이 이와 관련하여 Nozawa[2] 등은 2006년 발표한 논문에서(그림 26-5, 6) 정상적인 기능을 하고 있는 임플란트 주변 연조직을 관찰한 결과 연조직의 높이와 폭의 비율이 1:1.5였다고 발표하였다(그림 26-7 왼쪽 그림).

이는 Wennstrom(1996)이 자연치에서 측정한 비율이 1.5:1인 것(그림 26-7 오른쪽 그림)과 비교하여 안정적인 임플란트 주변 연조직을 유지하기 위해서는 자연치에 비해 훨씬 두꺼운 주변 연조직이 필요함을 보여주고 있다. 따라서 발치 즉시 식립 후 보철물의 subgingival contour는 앞에서 말씀드린 바와 같이 협측을 concave한 형태로 만들어 주어 협측의 연조직의 두께를 늘려주면 장기적인 안정성을 담보할 수 있을 것으로 생각된다.

2) Nozawa T, Enomoto H, Tsurumaki S, Ito K. height-width ratio of the buccal supra-implant mucosa.. Eur J Esthet Dent. 2006 Autumn;1(3):208-14

임상 증례 1 치은 연하의 형태를 고려한 발치 즉시 식립 임플란트 보철 증례

다음 증례는 5장과 7장에서 살펴본 증례로 이번장에서는 보철적 관점에서 살펴보기로 하자.

■ 술 전 진단

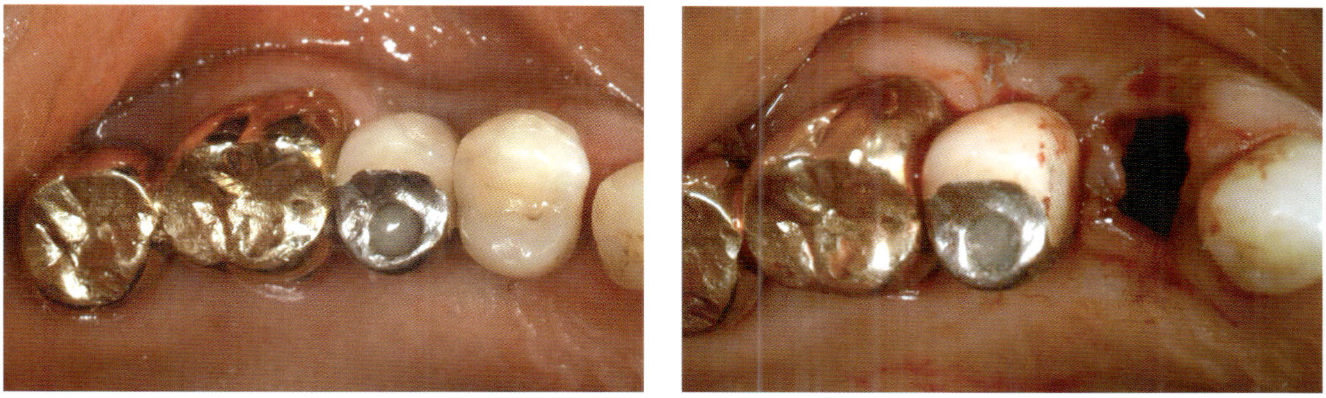

▶▶ 그림 26-8. 53세 여자 환자로 #14 치아의 흔들림을 주소로 내원하였다. 임상 및 방사선학적 검사 후 중증 치주염으로 진단하고 발치를 결정하였다.

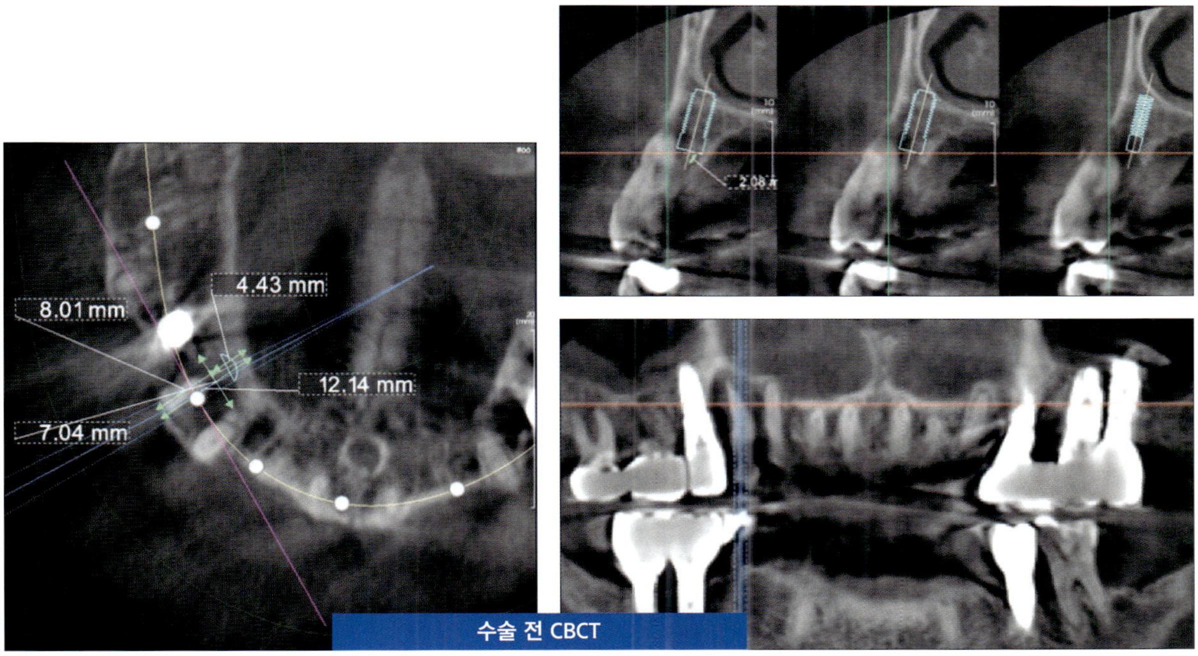

▶▶ 그림 26-9. 술 전 CBCT 상에서 수술 전에 식립 깊이를 결정한 사진(이에 대해서는 12장에서 상세히 설명 드린바 있다.)으로 설측 치조정 하방 2mm 지점이 식립 깊이가 된다.

■ 수술

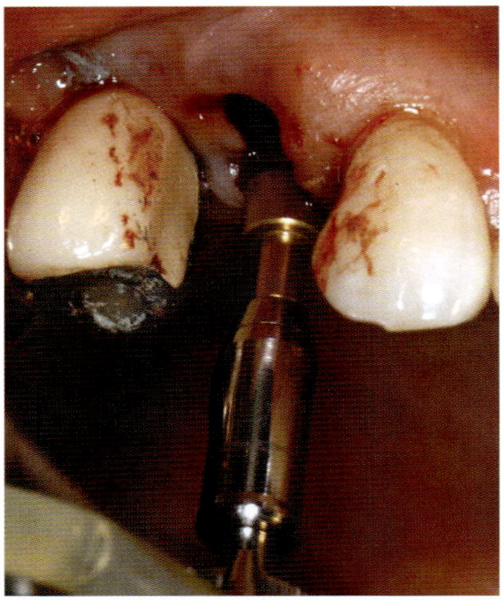

▶▶ 그림 26-10. 앞에서 결정된 subcrestal 식립 깊이에 연조직 깊이를 더해서 최종 식립 깊이를 연조직 치은연에서 결정한 다음 식립하고 있는 사진이다. 중증 치주질환에 의한 치조골의 흡수로 인해 식립 깊이가 깊어짐을 알 수 있다.

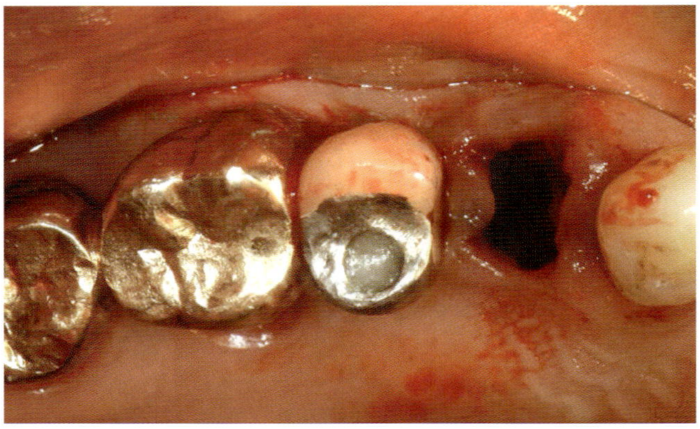

▶▶ 그림 26-11. 드릴링 후 발치와의 사진이다.

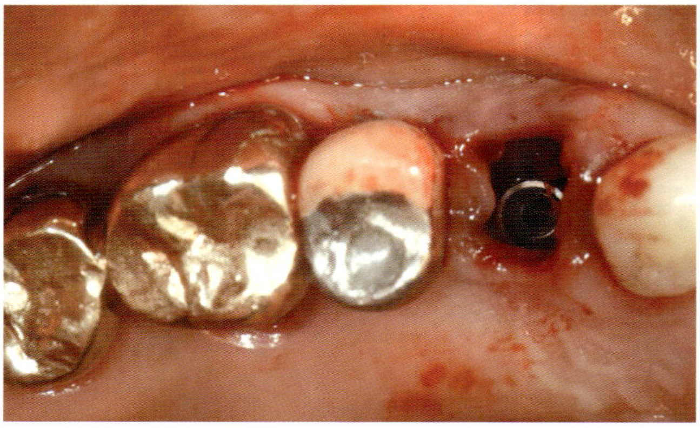

▶▶ 그림 26-12. 임플란트 식립 후 사진으로 식립 위치가 구개측으로 치우쳐져 있고 식립 깊이 또한 깊은 것을 알 수 있다. 따라서 향후 보철물 제작 시 이점을 고려하여야 한다.

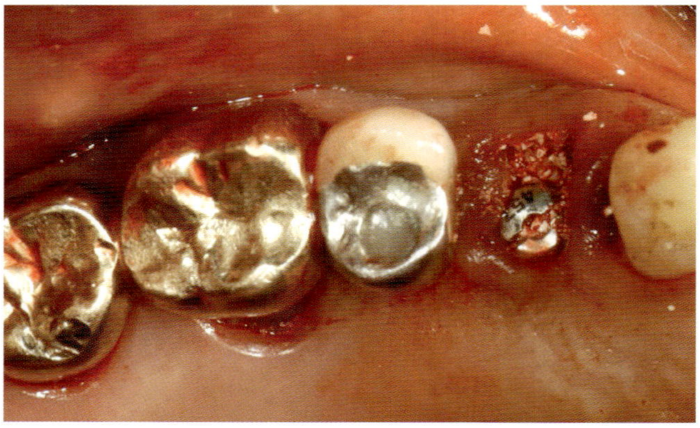

▶▶ 그림 26-13. 임플란트 식립 후 주변의 공간을 bovine bone으로 이식한 사진이다. 이때 일반적으로 생각하는 것처럼, 협측 골판이 흡수로 인한 차폐막의 사용하는 것은 필요치 않다. 왜냐하면 식립 깊이와 식립 위치의 조절을 통해 주변 공간을 self-containing defect로 만들었기 때문이다.

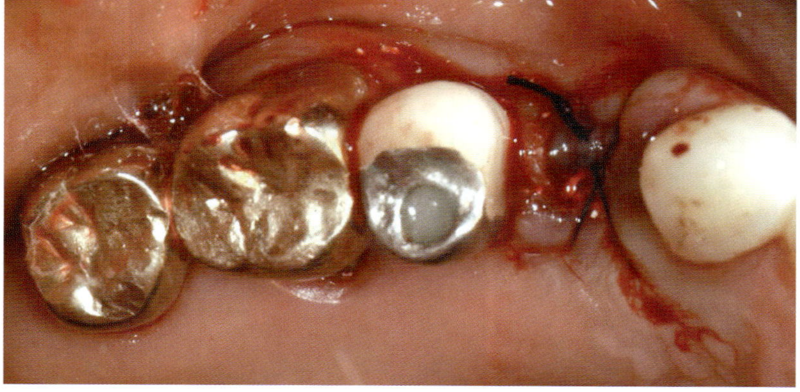

▶▶ 그림 25-14.
골이식 후 상방에 혈병 유지를 위해 collatape과 같은 재료로 발치와의 남아있는 공간을 덮은 후 봉합 한 사진이다.

■ 보철

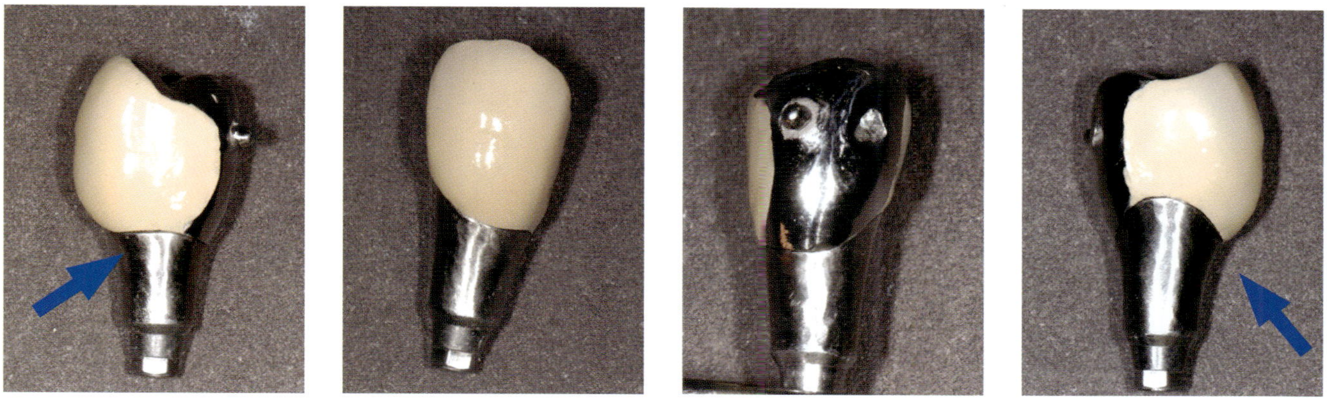

▶▶ **그림 26-15.** 수술 후 3개월경 보철 완성 시의 사진이다. 이 사진은 앞에서 말씀드린 발치 즉시 식립 임플란트 보철물의 특징을 잘 보여 주고 있다. 즉 협측(파란색 화살표 부위)은 subgingival contour가 concave 한 형태를 띠면서 약간의 buccal cantilever 형태를 볼 수 있다. 그 외 구개측은 straight한 형태나 연조직의 형태에 따르면 되고 치간 쪽은 치간유두의 형태에 맞게 형성해 주면 좋을 것으로 생각된다.

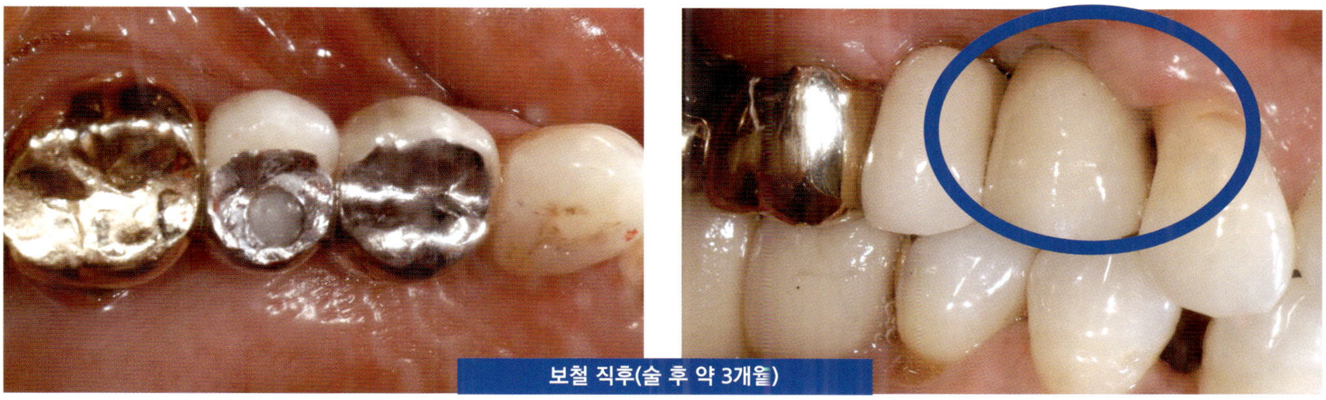

▶▶ **그림 26-16.** 보철물 장착 시 연조직 사진이다. 안정적인 연조직 경상을 보인다.

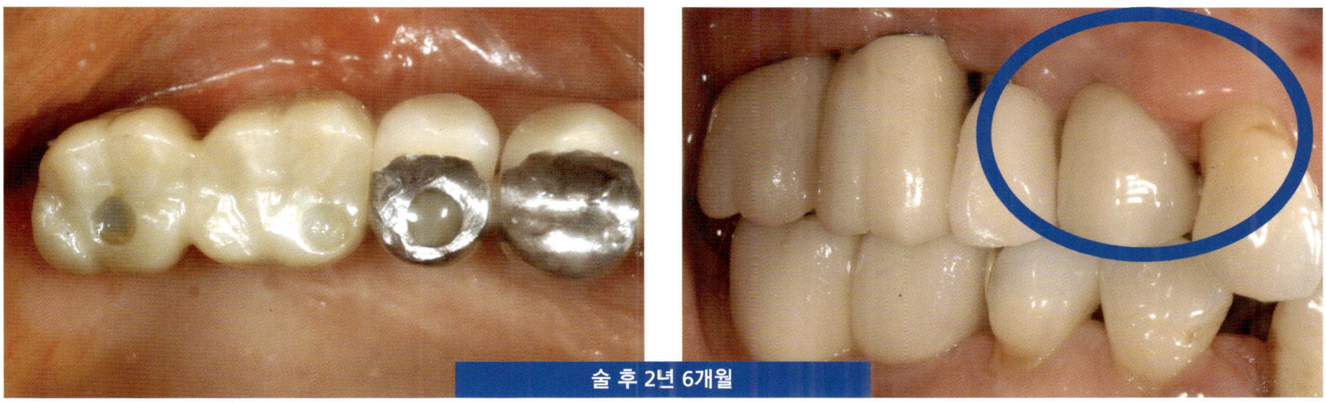

▶▶ **그림 26-17.** 술 후 약 2년 6개월의 임상 사진이다(파란색 동그라미). 그림 27-16과 비교하여 치은의 퇴축은 미미하고 치은의 안정화에 따른 각화 치은의 증가 및 치간유두의 증가 양상을 볼 수 있다.

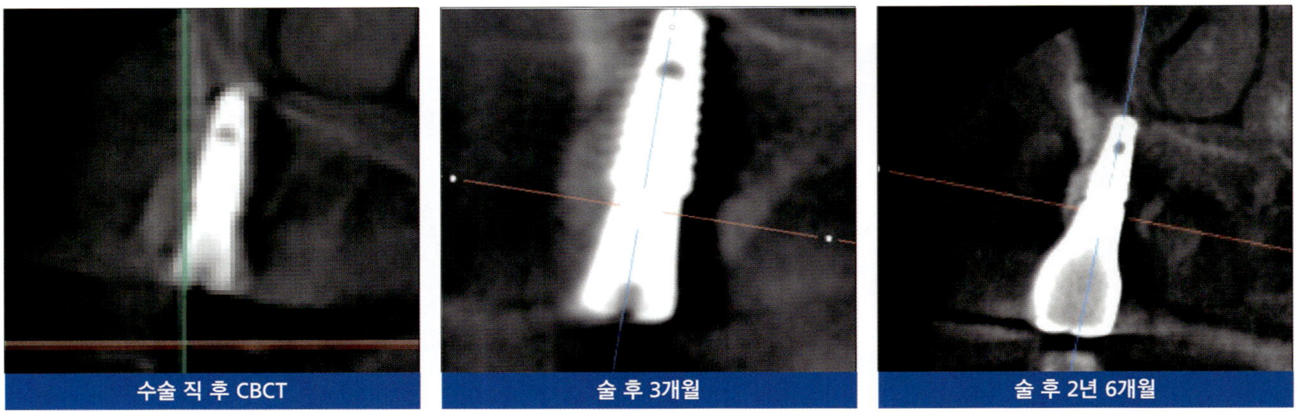

▶▶ 그림 26-18. 수술 후 CBCT 사진으로 수술 직후 사진과 술 후 2년 6개월 사진을 비교하였을 때 임플란트 주변의 골흡수 양상 없이 비교적 안정적으로 임플란트 주변 골이 유지되고 있음을 보인다.

이처럼 발치 즉시 식립 시 식립 위치와 깊이를 적절히 조절하고 보철물의 형태를 발치 즉시 식립 임플란트 특유의 형태로 만들어 준다면 장기적으로 안정적인 예후를 담보할 수 있을 것으로 생각된다.

Part
V

발치 즉시 식립의 trouble shooting 및 실패 분석

Chapter 27

발치 즉시 식립 임플란트 trouble shooting

이번장에서는 선생님들께서 실제 임상에서 발치 즉시 식립 임플란트를 하면서 만나게 되는 trouble 상황과 그에 따른 troubleshooting에 대해서 알아보도록 하겠다.

참고로 필자와 같이 공부하고 있는 발치 즉시 식립 연수회 연수자들이 중심이 된 카톡방에서 올라온 내용 중에서 흔히 올라오는 질문 4가지 정도에 대해 알아보도록 하겠다.

발즉 카톡방에서 올라 온 TROUBLESHOOTING 에 관한 질문들

- 1. 발즉 임플란트 식립시 협측으로 기울어집니다.
- 2.골이식재가 자꾸 빠져 나와요.
- 3. 감염 발치와에서 염증조직 제거가 힘들어요.
- 4. flapless 수술시 잘 안보여서 식립 위치나 깊이 잡기가 힘들어요 .

01. 발치와 드릴링 시 드릴이 미끄러지거나 임플란트가 식립 되면서 협측으로 기울어지는 경우

발족 임플란트 식립 시 협측으로 임플란트가 기울어집니다.

(전치부, 소구치부, 수술 시 드릴이 미끌어지거나 임플란트가 협측으로 기울어집니다.)

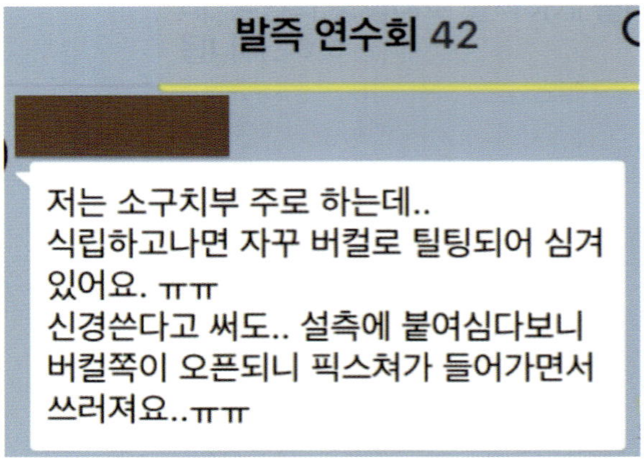

이와 같이 발치 즉시 식립 시 드릴이 기울어진다던지 임플란트가 협측으로 기울어진다든지 하는 것은 필자를 비롯하여 임상의들이 가장 흔하게 접하는 trouble 상황이 된다. 이런 경우 임플란트가 협측으로 기울어져서 식립이 된다면 협측으로 골이식을 하게 되더라도 장기적으로 임플란트 주변 골흡수로 이어질 가능성이 커진다. 따라서 드릴링이나 임플란트 식립 시 이 부분을 항상 살펴서 처음 계획된 부위와 다름이 없는지 확인하는 것이 중요하다.

Troubleshooting을 위한 Tip

DRILLING TIP

- 발치와 drilling의 point 는 미끄러 지지 않는것:
  끝이 뾰족한 Lance initial drill을 사용하여 발치와 상의 선택된 부위를 2mm 이상 깊게 드릴링해준다.
- Lindhmann bur의 이용한 path의 설정
- 되도록 구개측 혹은 설측 골판으로 힘을 주면서 drilling
- 필요시 high speed bur를 사용한다. (기종 에 대한 주의가 요구됨)

■ 드릴링 시 TIP

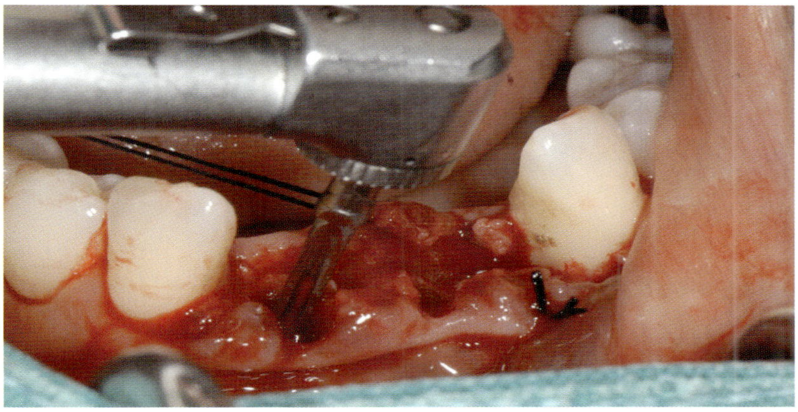

▶▶ 그림 27-1.

- 드릴링의 시작점은 구개측 혹은 설측 발치와 상방에서 하방으로 2/3지점에서 드릴링 포인트를 잡고 구개측 혹은 설측에 깊게 시작점을 표시해 준다.
- 시작 드릴링(Initial drilling) 시에는 원하는 path보다 순측으로 15~30도 정도 기울여서 시작하고 그 후 방향을 세워가며 드릴링을 한다.

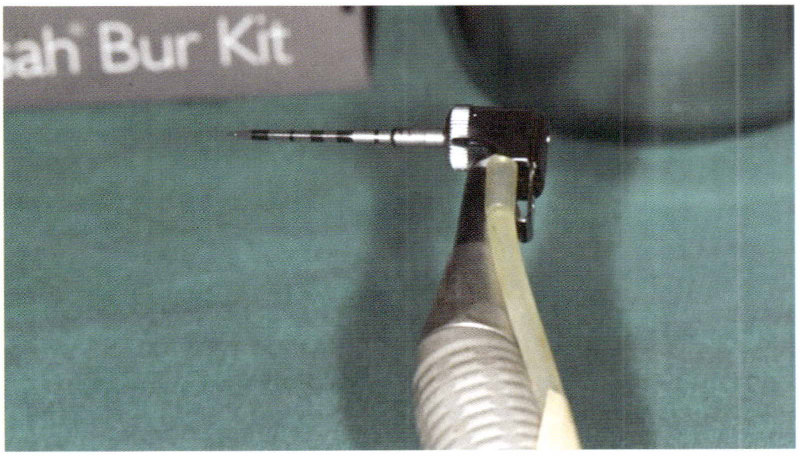

▶▶ 그림 27-2.

- 앞에서 언급한 바와 같이 발치와 드릴링 시 핵심 포인트는 미끄러지지 않는 것이다. 이를 위해서는 끝이 뾰족한 lance drill 등을 이용하여 발치와 상에서 선택된 부위를 2mm 이상 깊이 드릴링 하는 것이 중요하다(가능하면 full length로 드릴링 하는 것이 좋다). 이는 일반적인 성숙골 임플란트 식립 시에도 중요하지만, 발치와 에서는 더욱더 중요하게 생각된다. 이렇게 해야지만 후속되는 드릴링 시 발치와의 설측골의 기울기에 저항하여 드릴링을 설측으로 할 수 있는 베이스를 형성 할 수가 있게 된다.

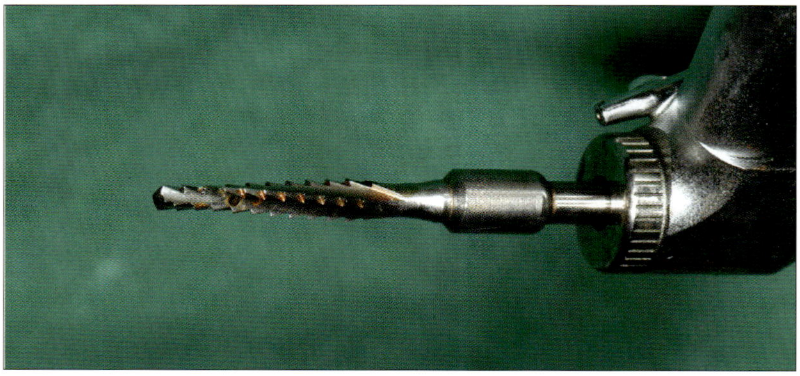

▶▶ 그림 27-3.

- 그 이후에는 Lindhmann bur(그림 27-3)를 이용하여 설측골벽에 드릴링 path를 만들어 준다. Lindhmann bur는 일반 임플란트 bur와 달리 몸체 전체적으로 드릴링 날이 달려 있어서 path 확보를 용이하게 해 준다.(그림 27-4)

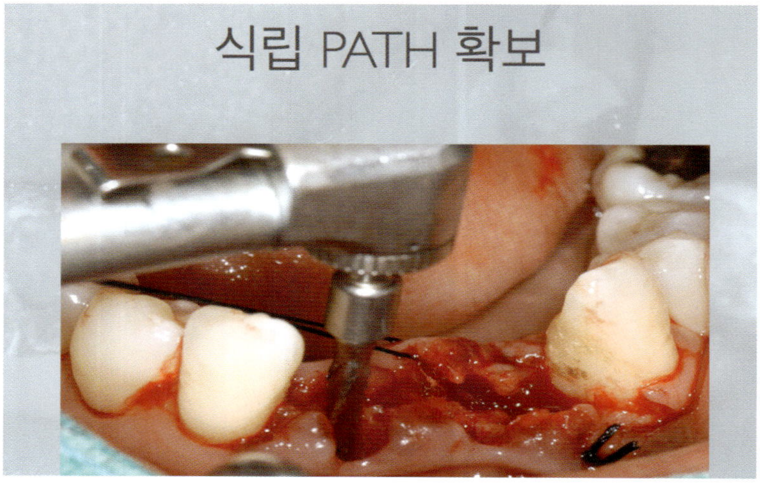

▶▶ 그림 27-4.

- 그리고 Lindhmann bur 드릴링 시는 핸드피스를 강하게 잡고 설측골판 쪽으로 힘을 주면서 드릴링 해 주는 것이 중요하다.

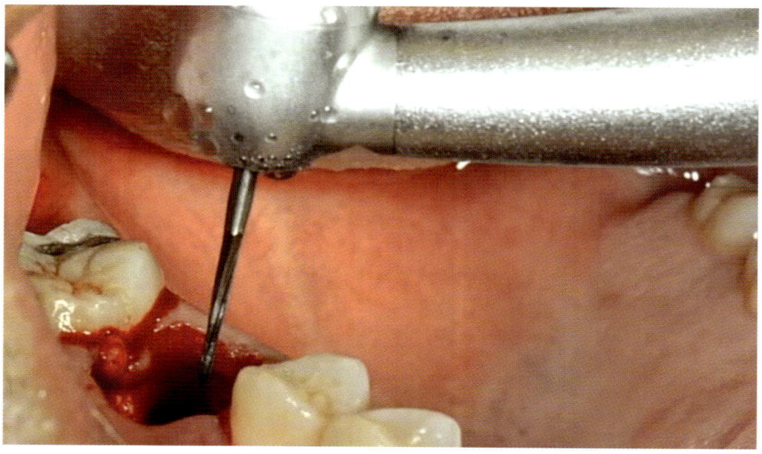

▶▶ 그림 27-5.

- 그럼에도 드릴링 path 확보가 힘들다면 high speed bur를 이용하여 시작점과 드릴링 path정도만 확보할 수 도 있다.

임플란트 식립 시 TIP

- 우리가 주로 taper type의 임플란트를 사용하므로 임플란트의 근단 부위보다는 중간부위를 설측골에 눌러 준다는 기분으로 식립
- 식립과정에서 협측의 공간을 항상 확인하면서 식립
  만약 협측으로 임플란트가 기울어 진다면 임플란트를 제거후
  drilling path를 다시하거나 좀더 굵은 임플란트로 path를 다시 잡는다.
- straight type implant 의 사용 :
  straight type implant 가 taper type implant에 비해 식립이 용이할것으로 생각된다.

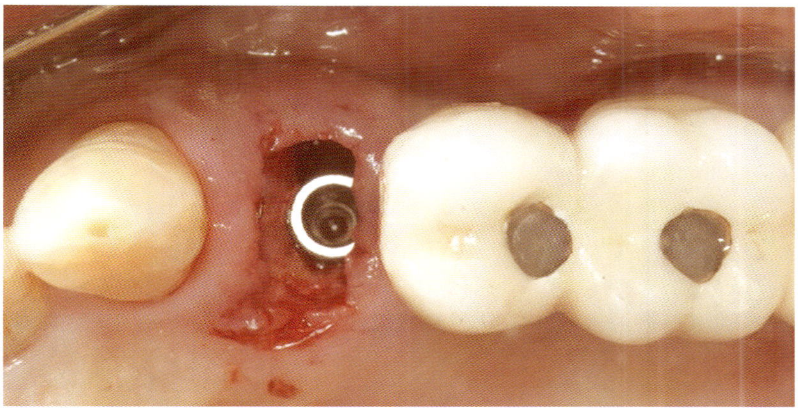

▶▶ 그림 27-6.

#24 발치 즉시 식립 시 드릴링 방향과 달리 임플란트 식립 시 임플란트가 협측으로 기울어진 것을 볼 수 있다. 이것은 식립 시 임플란트 근단부 부위에 힘을 많이 주는 경우 흔히 발생된다.

■ 임플란트 식립 시 TIP

- 임플란트 식립 시 임플란트의 근단부 부위보다는 중간 몸체 부위를 설측 골판에 눌러준다는 생각으로 식립한다. 일반적으로 성숙골 식립 시 술자는 임플란트의 근단부 부위에 집중하여 식립하는 경향이 있다. 그러나 발치와에서는 이처럼 근단부 쪽으로 힘을 주게 되면 tapered implant 같은 경우 발치와의 설측 골판의 기울기 때문에 협측으로 기울어질 가능성이 커지게 된다. 따라서 임플란트를 식립 시 근단부 부위보다는 몸체 부위를 설측으로 눌러주게 되면 이러한 가능성을 많이 줄일 수 있다.
- 또한 임플란트 type은 현재 국내에서 많이 시판되는 tapered type의 임플란트보다는 straight type의 임플란트가 임플란트 끝부분이 넓고 사각형 형태여서 골삭제 부위에 착장(engage) 하기가 쉽고 미끄러지는 것도 방지할 수가 있다.

02. 골이식재나 collatape이 떨어져 나가는 경우

개방창 시

발치와에서 골이식재가 자꾸 빠져나와요.

Collatape이나 골이식재가 떨어져 나간 경우가 있는데 예방할 수 있나요?

상악6번에서 즉시 식립시 발치창이 넓어 폐쇄가 힘들고, 중력의 영향을 받아 이식재의 이탈이 많은편이라고 들었습니다. 그 중에 뉴마타이제이션이 같이 존재하는 경우가 있어 실행시에 신경이 쓰립니다.

앞에서도 말씀드린 바와 같이 발치 즉시 식립 시 발치와의 치유는 기본적으로 2차 치유에 의한 치유를 유도하는 것이다. 물론 GBR을 해야 하는 경우는 primary closure를 해야겠으나 그런 경우가 아니라면 대부분 2차 치유를 유도하게 된다.

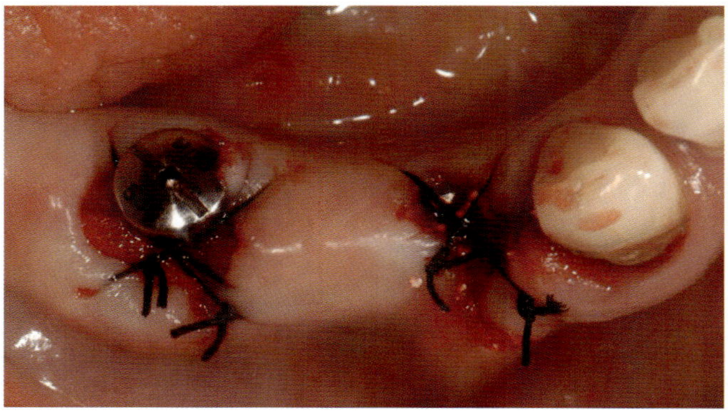

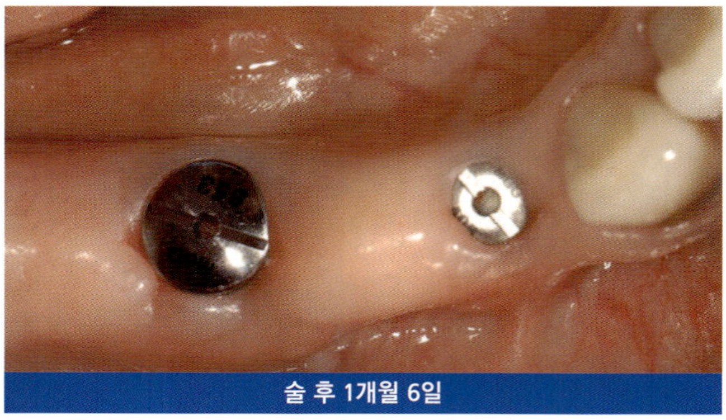

▶▶ 그림 27-7.

따라서 위 그림 27-7과 같은 형태로 치유를 유도 시 collatape 등의 탈락으로 인해 하방의 골이식재 또한 유출되는 경우(특히 상악에서 생길 확률이 더 높다)가 있을 수 있다. 이런 경우 치유 기간이 길어진다든지 하는 문제점이 생길 수 있어 수술 시 주의가 요구된다.

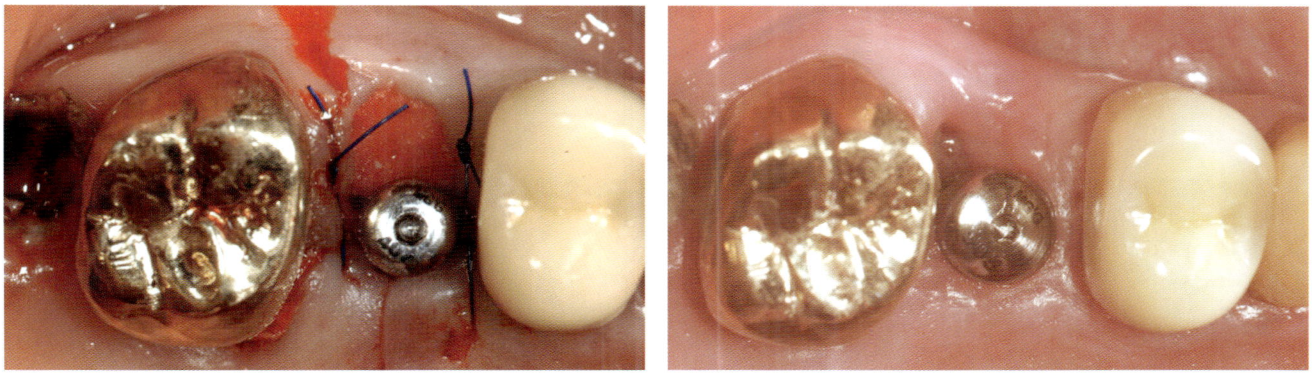

▶▶ 그림 27-8.

그림 27-8: 위 증례 오른쪽 사진은 개방창 치유 후 약 20일경 collatape 과 골이식재 일부가 탈락되어 연조직함몰이 발생한 사진이다. 왼쪽 사진을 보면 수술 시 collatpe이 봉합에 의해 고정되지 않은 것을 볼 수 있다.

Troubleshooting을 위한 Tip

이를 방지할 수 있는 몇 가지 tip을 증례 위주로 알아보도록 하자.

COLLATAPE이나 골이식재가 떨어져 나가지 않게 하는 TIP

- **Suture**
  - 발치와 범위내에서 suture
  - simple interrupted suture로 할것
  - collatape을 두장을 분리해서 덮을것
  - suture시 collatape을 같이 suture할것
  - Healing abutment의 앞쪽에서 눌러 줄것
  - 더 넓은 THA를 쓸것
- **Flowable resin**
- **전혈**을 이용한 응집 시킨 뼈를 쓸것
- **덴사버를 역회전**해서 골이식을 좀더 치밀화시킬것

1. 봉합을 이용한 방법

- 발치와 봉합 시 발치와 범위를 벗어나지 말아야 한다. 봉합이 발치와 범위 내에 있어야 장력을 유지할 수가 있기 때문이다.

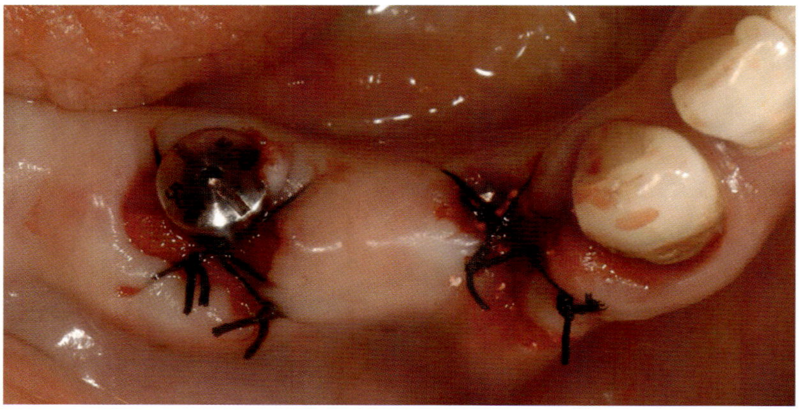

▶▶ 그림 27-9.

- 그림 27-9: 봉합은 simple interrupted suture을 하기를 권해 드린다. 사실 발치와에서 cross mattress suture가 발치와 주변 연조직을 붙잡아 준다는 면에서 더 유리한 것은 사실이나 기술적으로 설측에 자입하기가 까다로운 경우가 많고 다음에서 언급할 collatape을 같이 봉합 하기에는 simple interrupted suture가 더 쉽고 유리하기 때문이다.

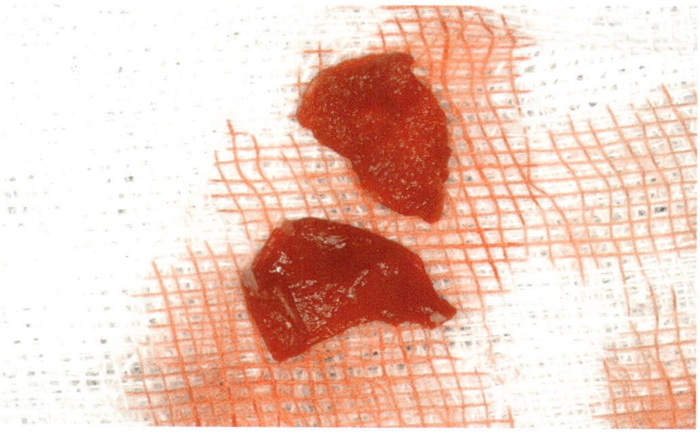

▶▶ 그림 27-10.

- 그림 27-10: Collatape은 두 장을 분리해서 덮는 것이 좋다. collatape을 두 장의 두께로 사용하는 것은 collatape이 조기에 흡수되는 것을 막을 수 있다. 또한 분리된 두 장의 collatape을 사용하게 되면 구강내의 환자의 혀나 음식물에 의해 한 장이 떨어져 나가더라도 나머지 한 장이 유지될 수 있는 가능성을 열어 두자는 것이다. (이런 의미에서 두 장으로 접어서 사용하는 것과 달리 분리된 두 장의 collatape의 사용을 추천 드린다.)

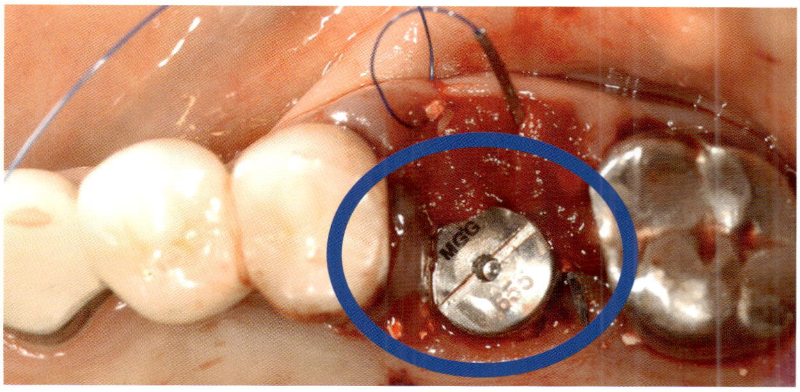

▶▶ 그림 27-11.

- 그림 27-11: 봉합 시 collatape을 같이 봉합 해 주는 것이 좋다. 이렇게 하면 collatape이 떨어져 나가는 경우를 어느 정도 막을 수 있다. 방법은 간단하다.
- 그림 27-11에서 보는 바와 같이 처음 발치와의 mesiobuccal에서 바늘을 자입한 다음 빼내고 이것을 다시 collatape 상방에서 하방으로 통과시킨 다음 distopalatal로 통과 시켜서 봉합을 해 주면 된다. 그 다음 distobuccal에서 mesiopalatal로 통과하는 interrupted 봉합을 해 주면 collatape을 눌러 주는 효과를 볼 수 있다.

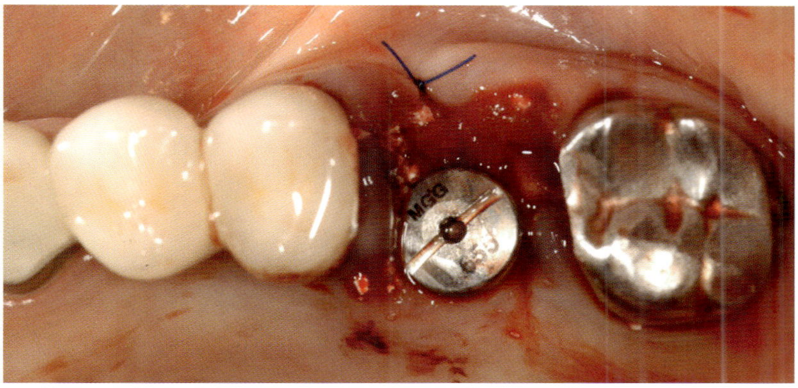

▶▶ 그림 27-12.

- 그림 27-12: 임플란트 식립 후 Healing abutment를 사용하는 경우 봉합이 통과 하는 부위가 Healing abutment의 앞부분을 통과하여 collatape을 눌러 주어야 한다.

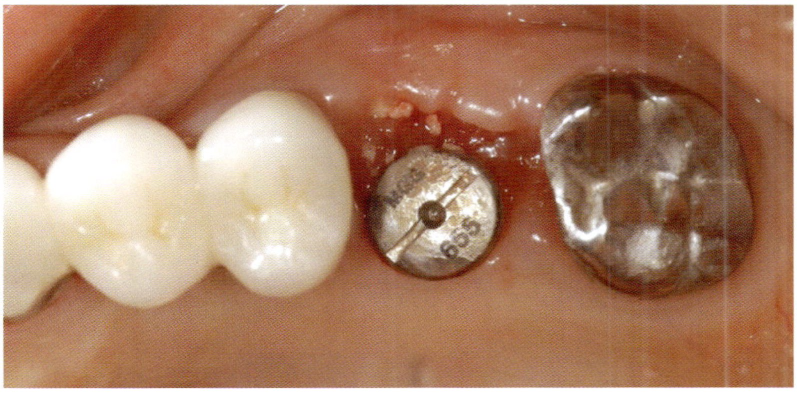

▶▶ 그림 27-13.

- 그림 27-13: 상기환자의 술 후 20일경 치유 양상으로 collatape이 잘 유지된 채로 서서히 흡수가 일어나 안정적인 치유양상을 보인다.

2. Flowable resin과 densah bur 역회전을 이용한 방법

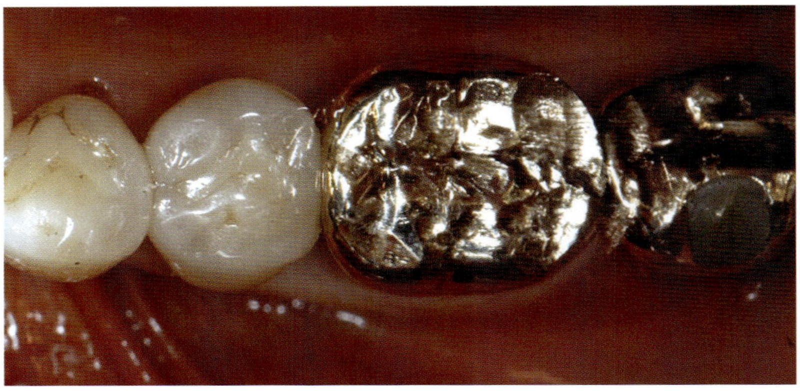

▶▶ 그림 27-14.
#35 치아의 치주질환으로 발치를 하게 되어 즉시 식립을 시행하게 되었다.

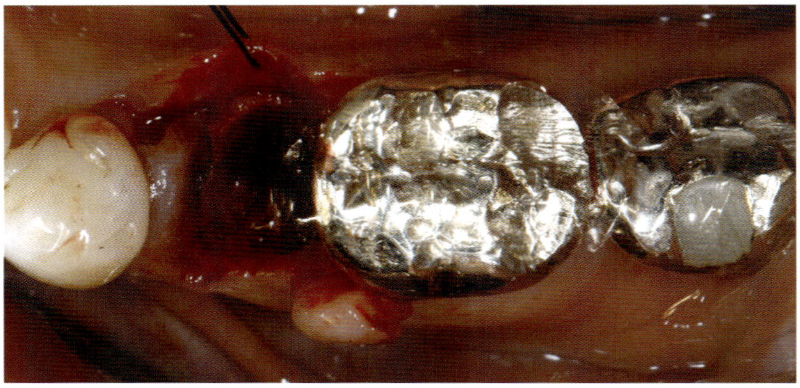

▶▶ 그림 27-15.
발치와를 잘 보이게 하기 위해 설측으로 판막을 거상 후 드릴링을 시행하였다.

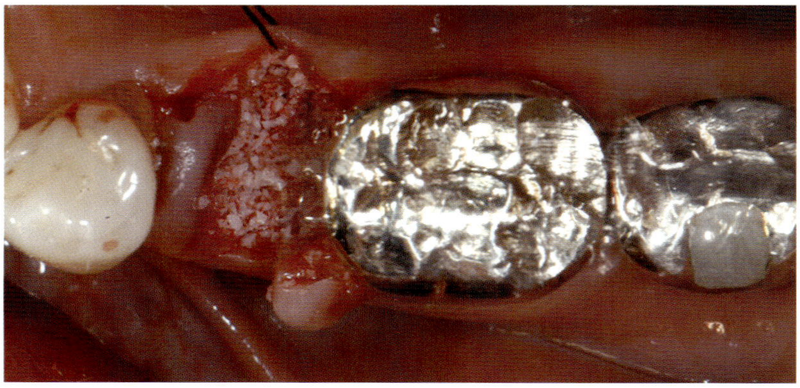

▶▶ 그림 27-16.
골이식을 위해 먼저 발치와에 골이식재를 채워 넣었다.

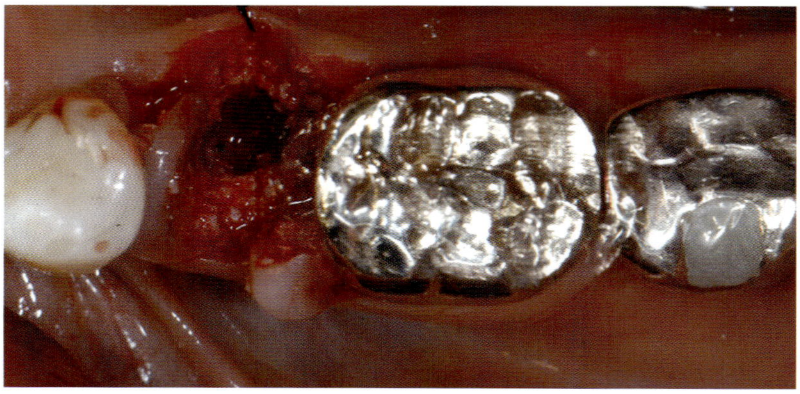

▶▶ 그림 27-17.
덴사버를 주수 없이 150rpm 정도로 역회전 시켜 임플란트 식립 위치를 확인하고 골이식재를 주변으로 밀면서 치밀화 시킨다. 이렇게 하면 술 후 골이식재가 빠져나오는 것을 줄일 수 있다.

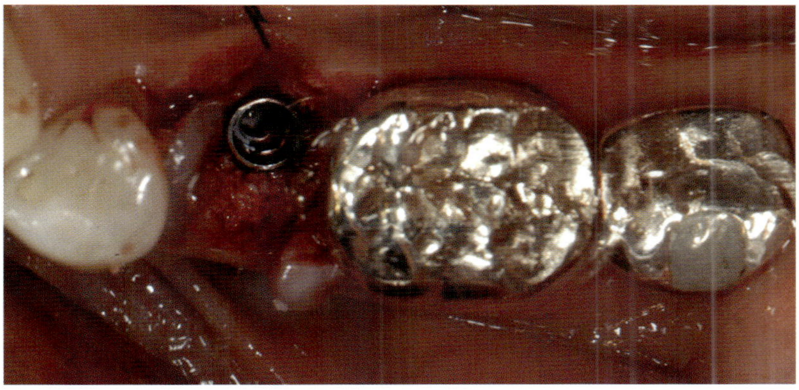

▶▶ 그림 27-18.
임플란트를 식립하였다.

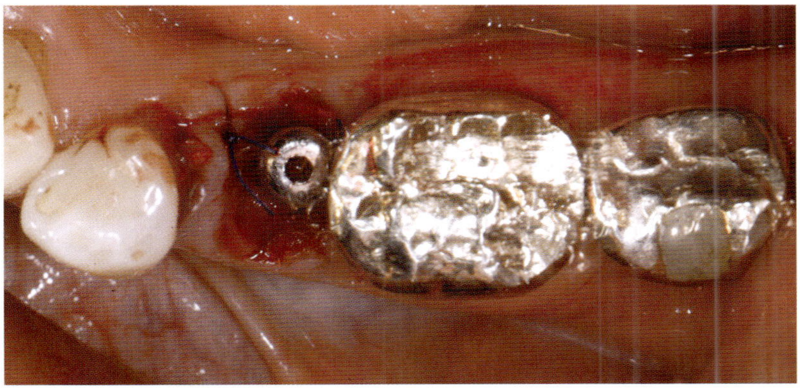

▶▶ 그림 27-19.
임플란트 식립 후 collatape과 함께 봉합하였다.

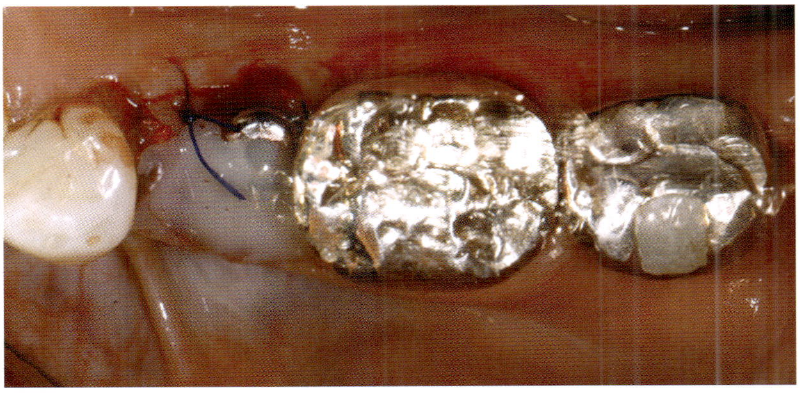

▶▶ 그림 27-20.

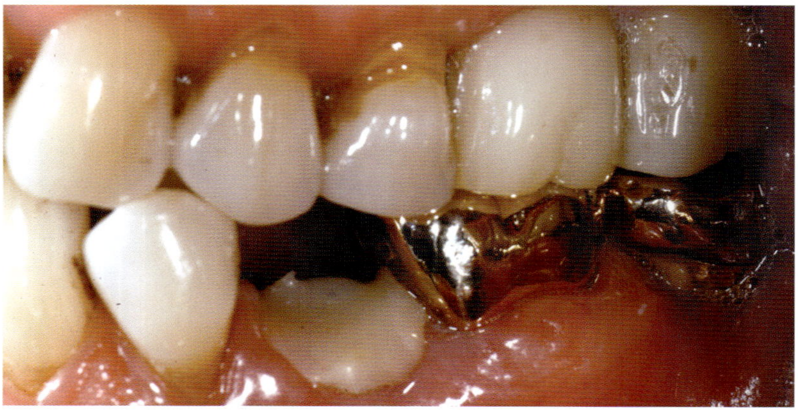

▶▶ 그림 27-21.

그림 27-20, 21: flowable resin을 이용하여 발치와와 임시 Healing abutment 상부를 덮어 주고 curing을 해 주었다. 이 경우 감염에 대해 우려하시는 선생님들이 계시는데 필자도 초기 이에 대한 우려가 있었으나 이러한 방법으로 여러 증례를 경험한 바로는 현재까지 감염이 된 경우는 없었다. (이것은 필자나 다른 선생님들의 경험을 종합한 것으로 현재까지 이에 대한 문헌이 있는 것 같지는 않다)

지금부터는 flowable resin으로 발치와를 덮은 경우의 치유 과정을 살펴보기로 하자.

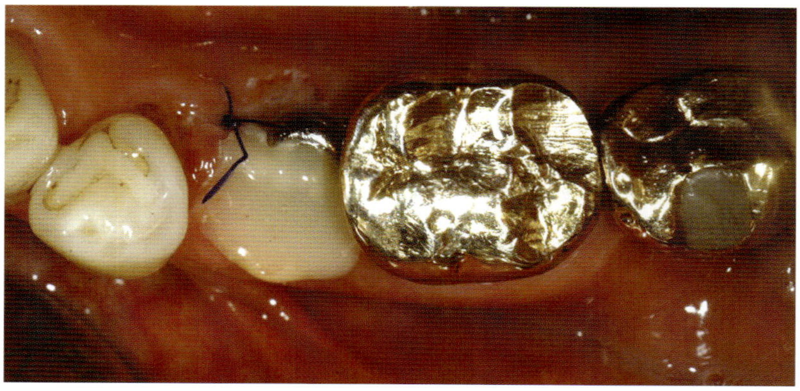

▶▶ 그림 27-22.
술 후 2일째 치유 사진이다. 특별한 염증 소견은 보이지 않는다.

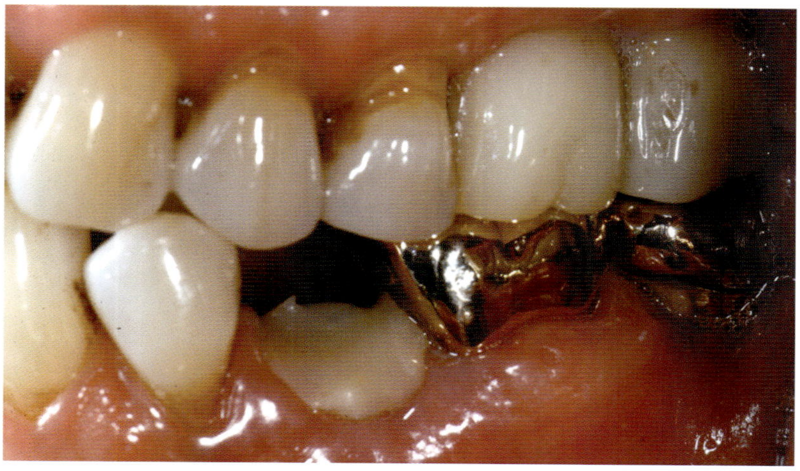

▶▶ 그림 27-23.
술 후 5일째 치유 사진이다. 협측에서 봤을 때 특별한 염증 소견은 보이지 않는다.

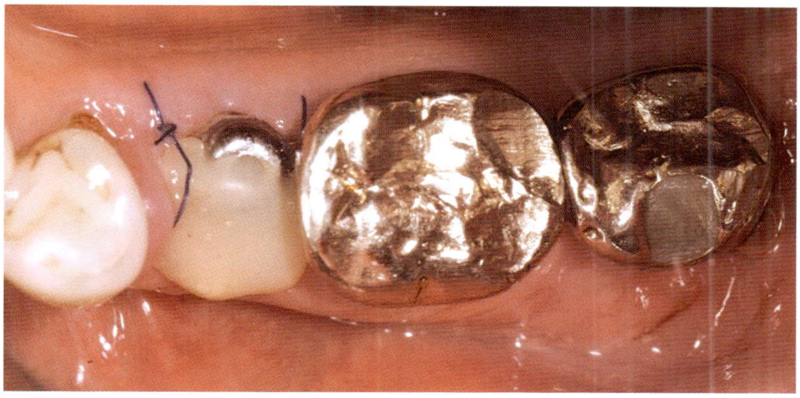

▶▶ 그림 27-24.
술 후 11일째 치유 사진이다. 염증 소견은 보이지 않는다.

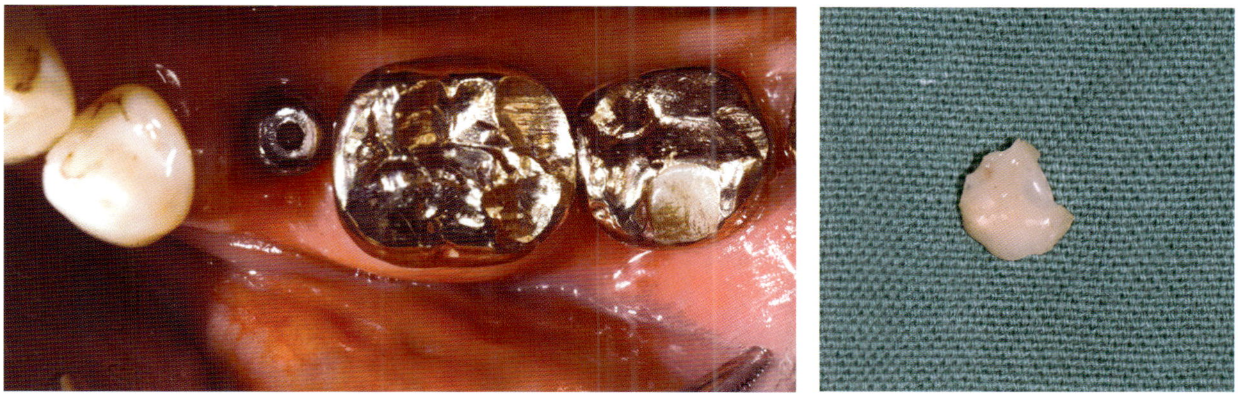

▶▶ 그림 27-25. 술 후1달5일째 치유 사진으로 레진을 제거한 하방으로 상피가 잘 생성되어 좋은 치유 양상을 보인다.

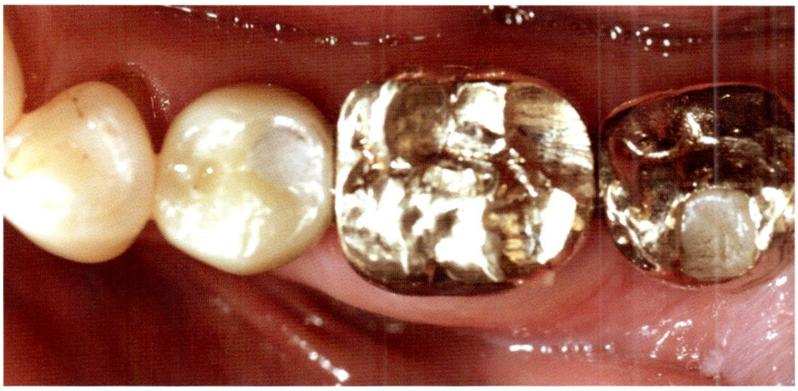

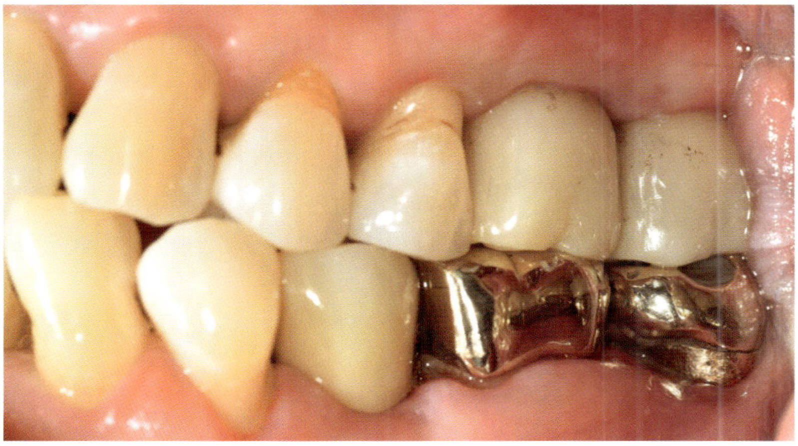

▶▶ 그림 27-26.
보철 완성 시의 임상 사진으로 #35 주위의 연조직이 잘 치유된 양상을 확인할 수 있다.

3. 전혈(whole blood)에 의한 골이식재의 응집을 이용한 방법

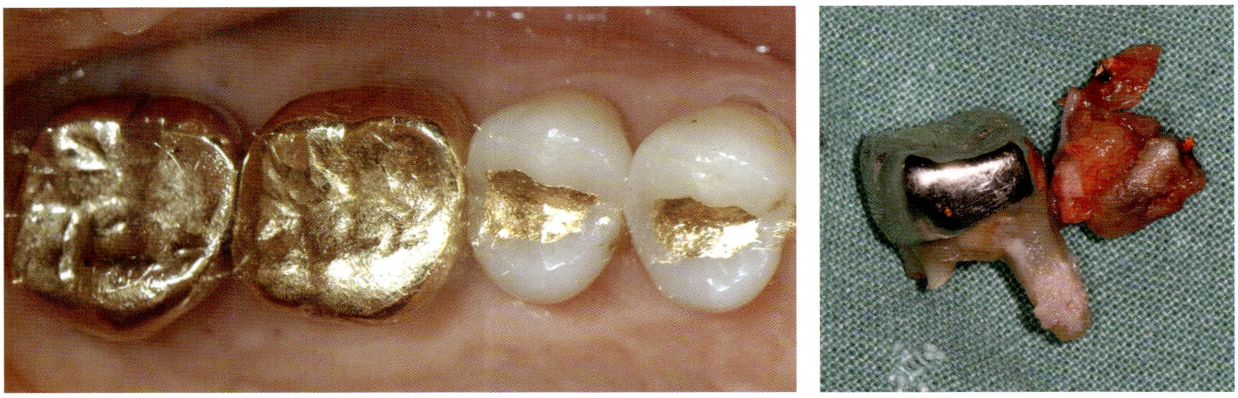

▶▶ 그림 27-27. # 17 치아를 치주질환에 의해 발치를 하였다.

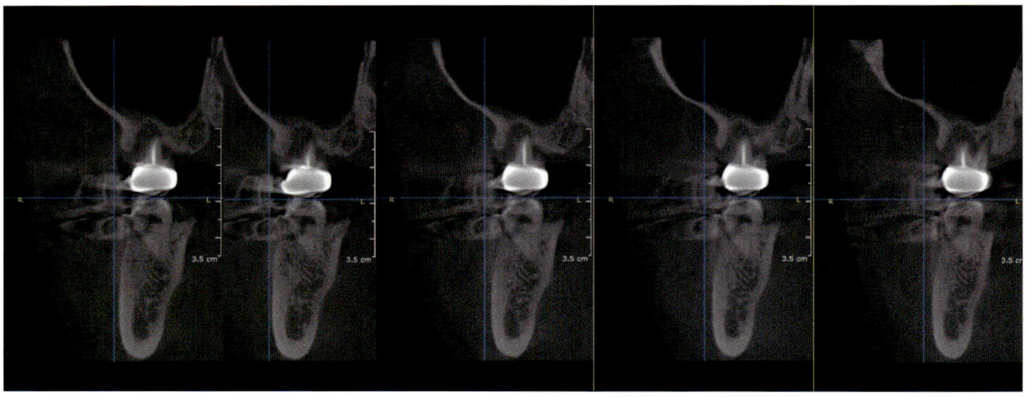

▶▶ 그림 27-28. 술 전 CBCT 상 치주질환으로 인한 치조골 파괴가 많은 것을 알 수 있다.

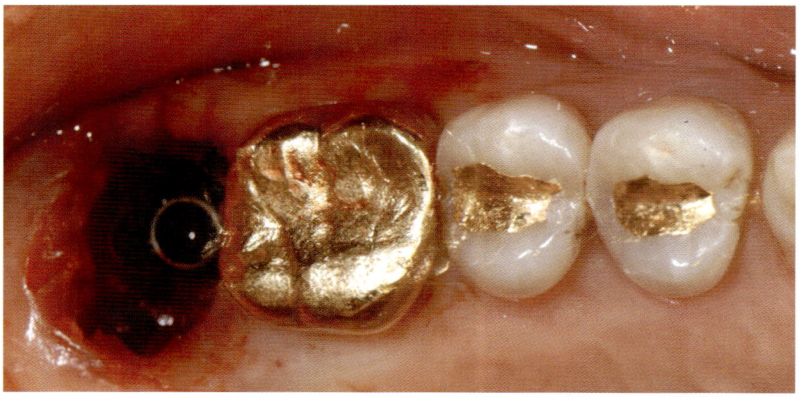

▶▶ 그림 27-29.
#17 발치 후 발치와의 염증조직을 철저히 제거한 후 상악동 하연 부위에서 고정을 얻어 임플란트를 식립하였다.

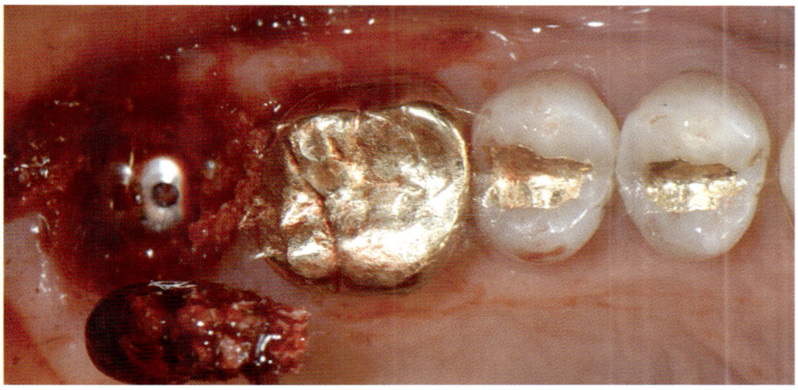

▶▶ 그림 27-30.
임플란트 식립 후 발치와 골이식 시 그림과 같이 술 전에 미리 환자의 전혈(blood)와 골이식재를 섞어서 하나의 덩어리로 만들어 주고 이것을 발치와에 이식을 하게 되면 골이식재가 빠져 나올 가능성을 줄일 수 있다.

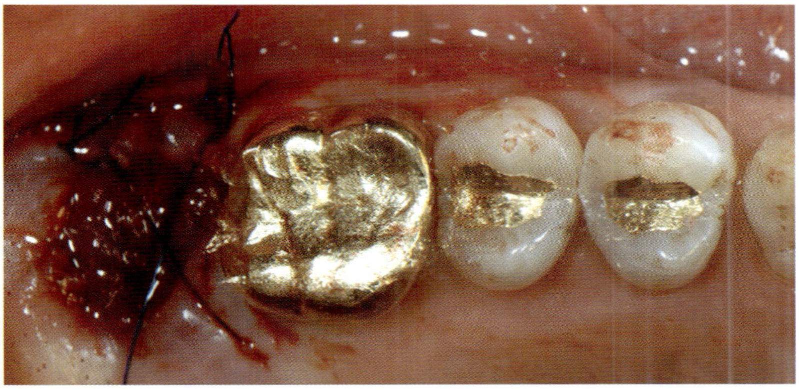

▶▶ 그림 27-31.
Collatape을 덮고 최종 수술을 마무리하였다.

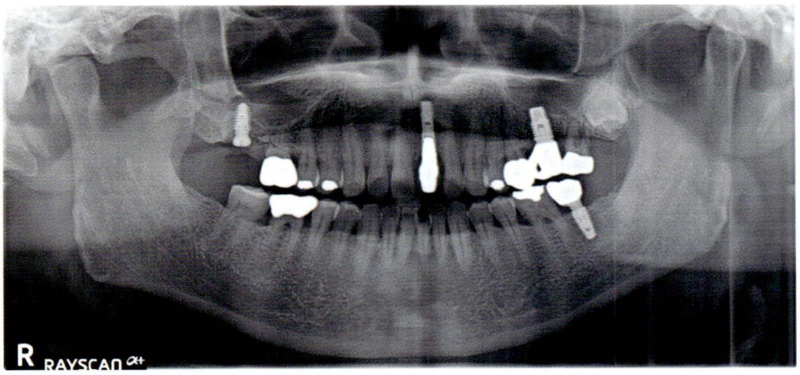

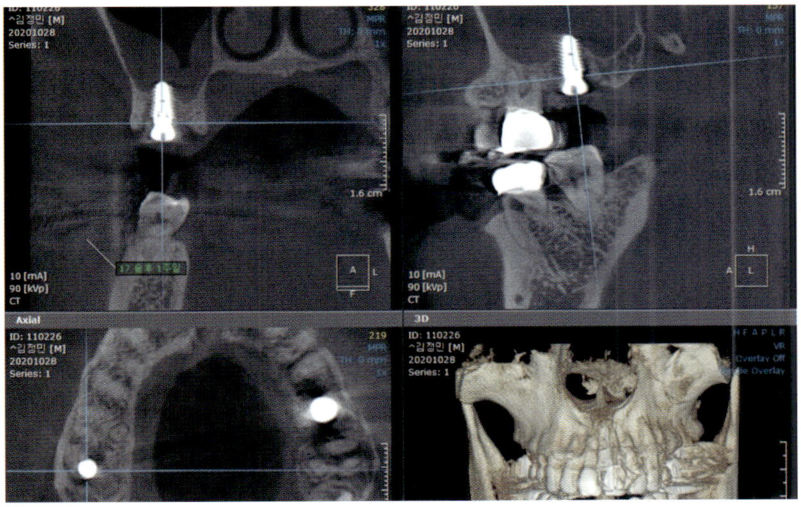

▶▶ 그림 27-32.
수술직후 파노라마와 CBCT 사진이다.

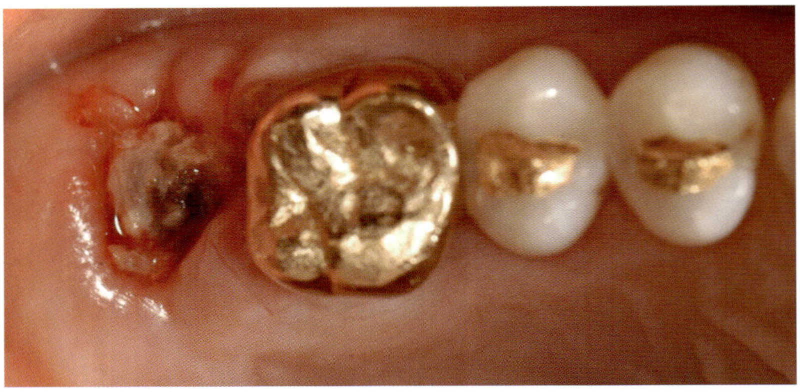

▶▶ 그림 27-33.
술 후 7일째 치유 사진으로 골이식재의 탈락이 나 염증 없이 잘 치유됨을 알 수 있다.

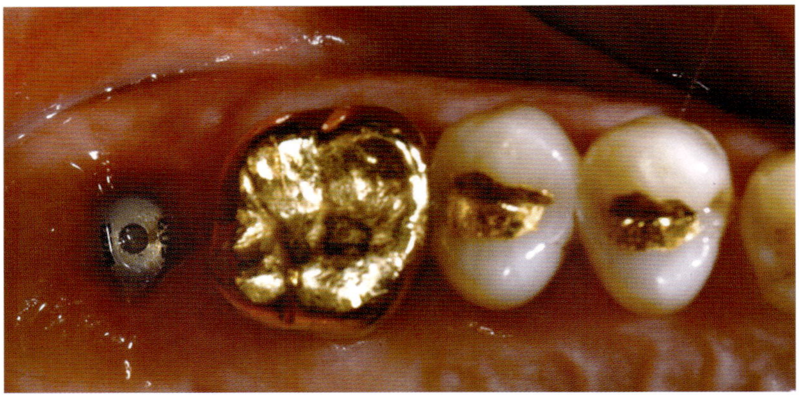

▶▶ 그림 27-34.
술 후 1달 4일째 사진으로 치유가 잘 되고 있음을 알 수 있다.

03. 감염 발치와에서 감염원의 제거가 힘든 경우

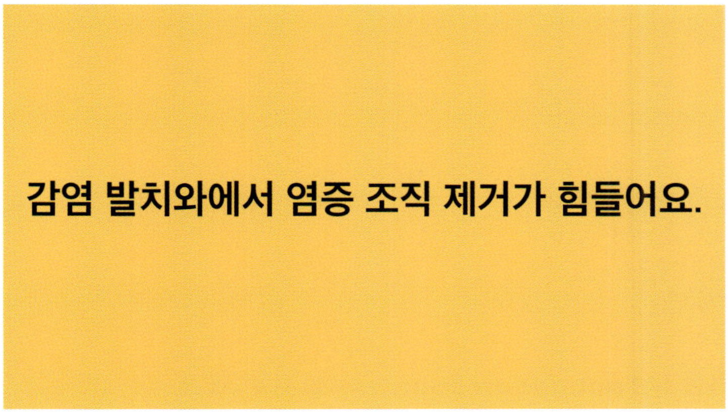

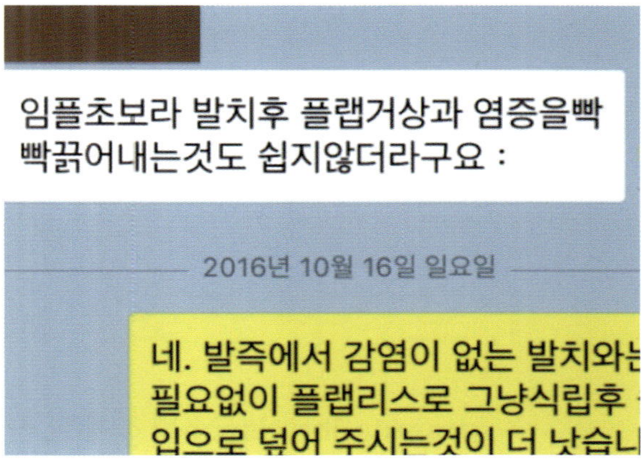

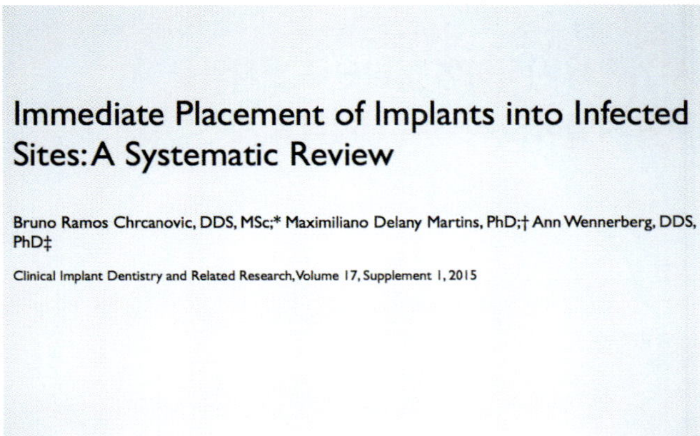

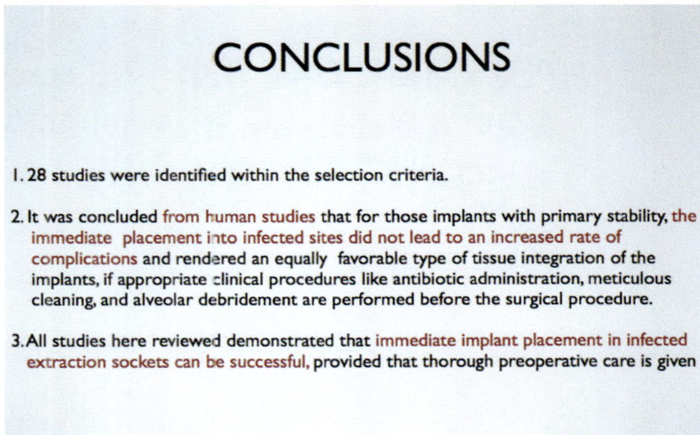

Chrcanovic[1] 등이 2015년 발표한 감염 발치와에서의 발치 즉시 식립 임플란트에 관한 systematic review 논문에서 감염 발치와에서 발치 즉시 식립을 시행하더라도 부작용(complication)이 증가하지 않으며 적절한 술식이 행해지면 결과가 성공적이라고 하였다. 단, 이 논문에서는 결론으로 감염 발치와의 감염원 제거가 중요함을 강조하였다.

1) Bruno Ramos Chrcanovic ,, Maximiliano Delany Martins, Ann Wennerberg :Immediate placement of implants into infected sites: a systematic review, ant Dent Relat Res 2015 Jan:17 Suppl 1:e1-e16

Troubleshooting을 위한 Tip

이와 같이 감염 발치와에서의 발치 즉시 식립은 발치와에서의 감염원의 제거가 매우 중요하다고 할 수 있다. 여기서 가장 중요한 것은 발치와 내의 감염 연조직의 제거이다. 이를 위해서는 발치 후 surgical curette이나 molt curettee으로 감염 연조직을 철저히 제거한다. 이 부분은 이미 20장에서 설명드린 바 있으나 이번장에서 한번 더 설명드리도록 하겠다.

감염된 발치와의 처치 과정을 좀 더 자세히 살펴보면 다음과 같다.

1. 오염된 연조직의제거

- **granulation tissue를 비롯한 잔존하는 inflammation source를 철저히 제거 -> surgical curette 이나 molt curette등으로 발치와 내에 잔존하는 soft tissue를 제거**
- **이때 오염된 연조직을 발치와 주변 coronal 부위에서 시작하여 하방으로 발치와를 훑듯이 혹은 sinus mb.을 박리하듯이 제거하여 가능하면 하나의 덩어리로 제거해 낸다.**

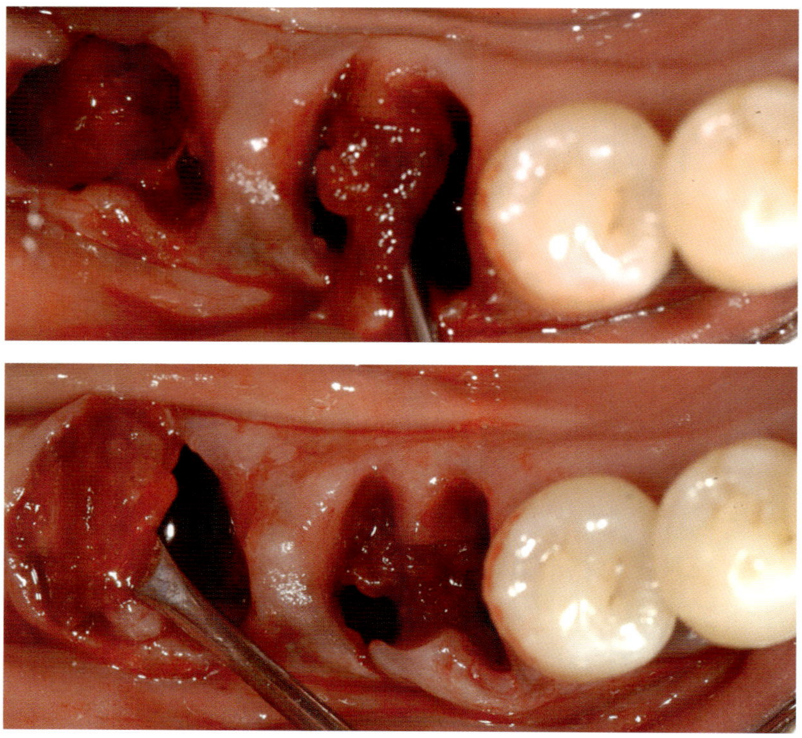

▶▶ 그림 27-35.
발치와 내의 감염된 연조직을 제거하기 위해서 발치와의 상방에서 발치와 벽을 타고 연조직을 한 덩어리로 제거한다.

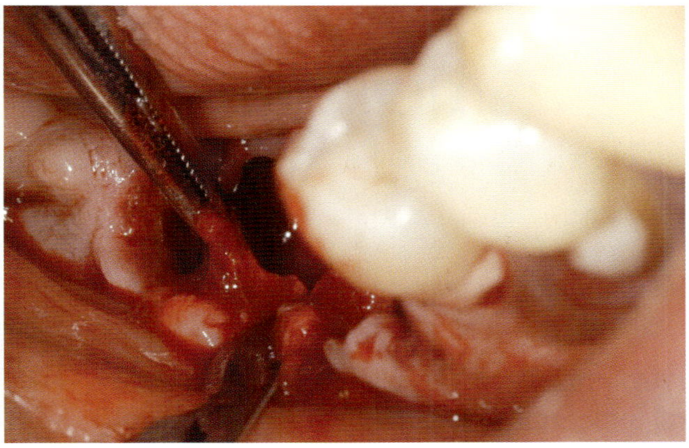
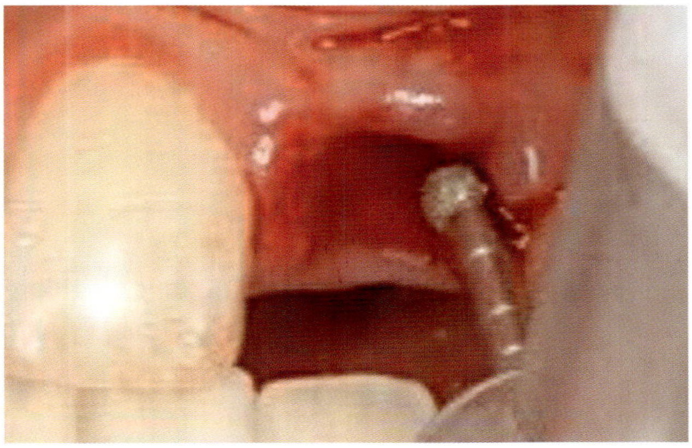

▶▶ 그림 27-36. 또한 이후에 남아 있는 연조직을 완전히 제거하는 것이 쉽지 않은데 이 경우 그림과 같이 high speed diamond bur를 이용하여 제거하면 비교적 용이 하게 제거할 수 있다 .

2. 발치와 벽을 긁어준다

- **발치와 벽을 소리가 날 정도로 긁어주어 fresh bleeding을 유도(단, 발치와에 염증이 없을시는 불필요)**

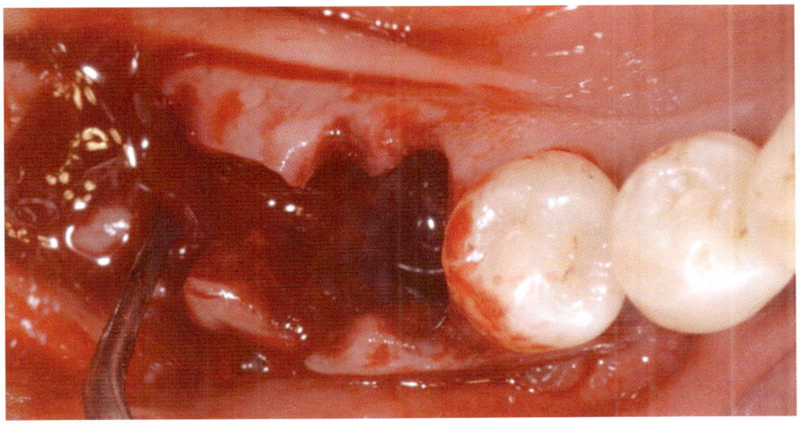

▶▶ 그림 27-37.
이후 앞에서도 말씀드린 바와 같이 발치와 벽을 소리가 날 정도로 긁어주어 fresh bleeding을 유도하는 것이 도움이 된다.

3. 클로르헥시딘으로 발치와세척

- Oral rinses containing chlorhexidine have long been recognised to be effective in reducing salivary bacterial levels (Altonen et al. 1976)
- the use of a preoperative chlorhexidine rinse has been shown to be effective in reducing the incidence of oral infections associated with dental implants and to improve implant success rates (Lambert et al. 1997)

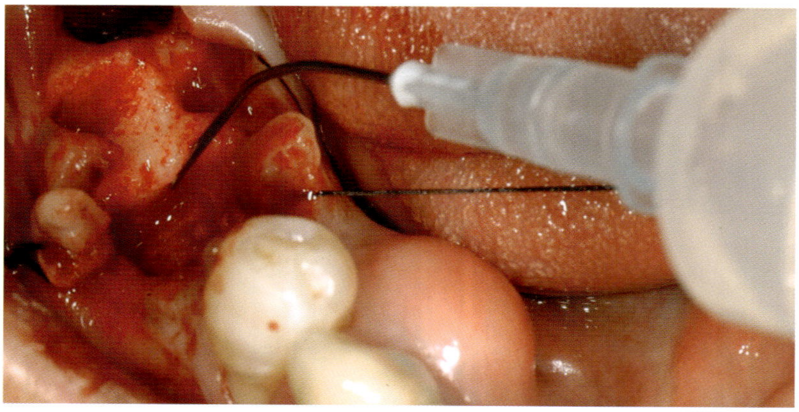

▶▶ 그림 27-38.
이후 클로르헥시딘으로 발치와를 소독해 주면 세균감염의 가능성을 줄일 수 있다.

4. DETOXIFICATION (TC SOAKING)

- Tetracyline(혹은 Doxicycline) 을 Tc : 식염수를 1:3-5 정도의 비율로 희석하여 cotton 등으로 3-5분정도 발치와에 soaking 한다.

- 염증부위가 active 한 경우 수술을 연기

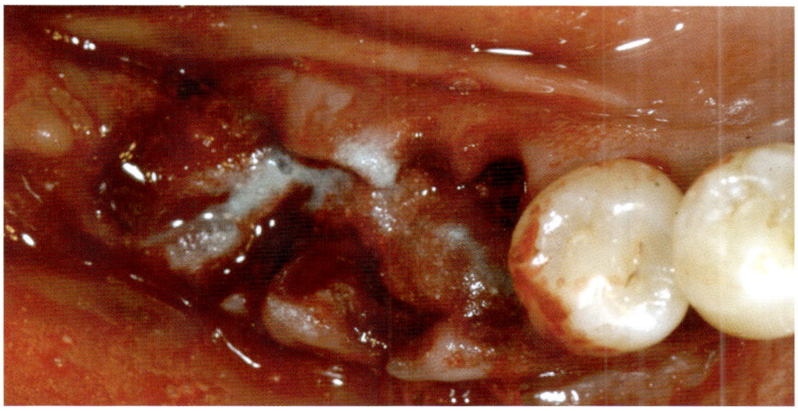

▶▶ 그림 27-39.
이후 발치와를 테트라사이클린으로 위의 그림과 같이 soaking해 주면 임플란트 식립 후 생길 수 있는 감염의 가능성을 줄일 수 있다

04. Flapless 발치 즉시 식립 수술 시 식립 깊이와 식립 위치 정하기가 쉽지 않은 경우

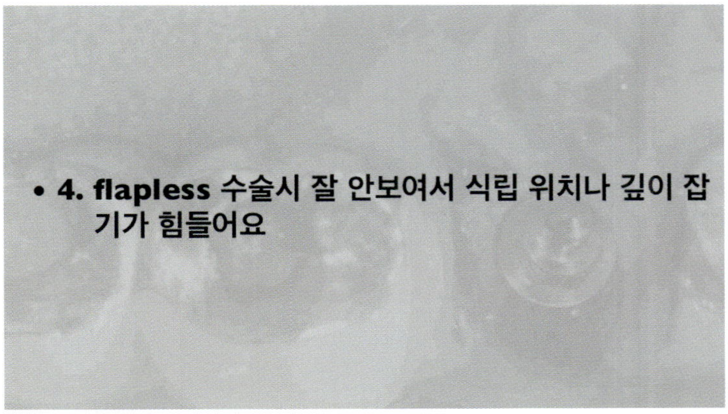

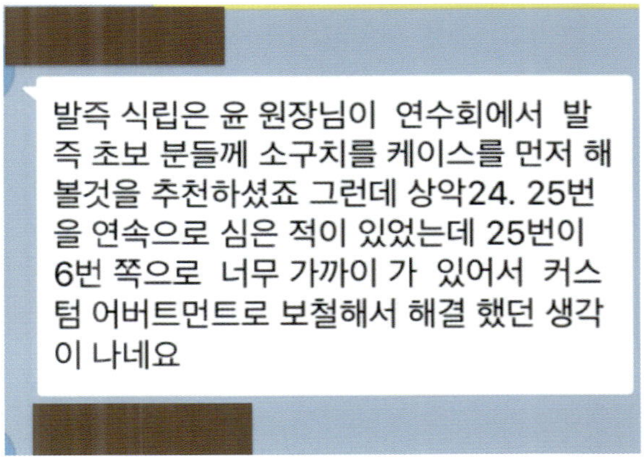

발치 즉시 식립의 가장 큰 장점 중의 하나가 많은 경우에서 flapless 수술이 가능하다는 것이다. 그러나 발치와 골판의 흡수가 있다든지 치주질환에 의한 발치 케이스의 경우 flapless 수술 시 식립 위치와 깊이를 정하는 것이 힘든 경우가 있다.

Troubleshooting을 위한 Tip

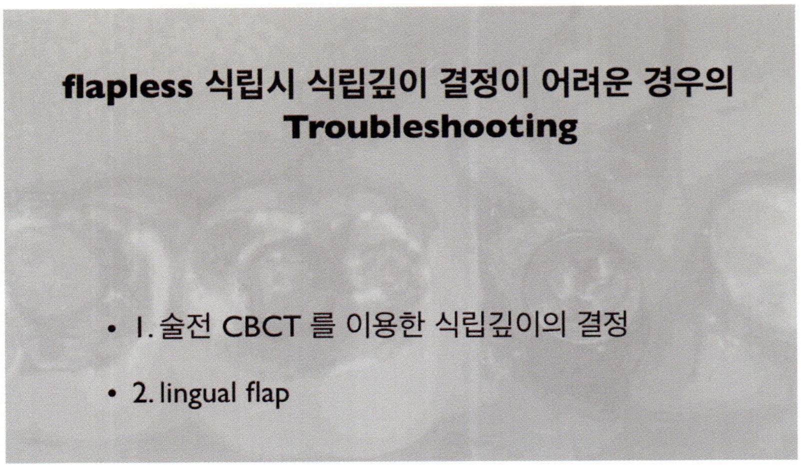

▶▶ 그림 27-40

이 경우 2가지 방법을 필자는 제안하고 싶다.

첫 번째는 그림 27-41과 같이 술 전 CBCT를 이용하여 식립 깊이를 미리 결정해서 수술에 들어가는 방법이다. 이 방법은 이미 제 12장에서 상세히 소개했기 때문에 이 장에서는 간략히 말씀드리겠다.

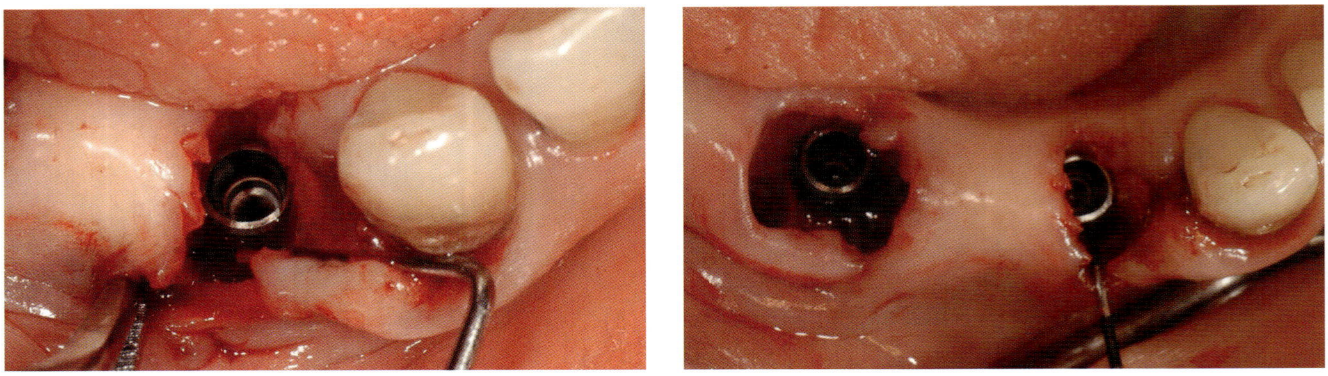

▶▶ 그림 27-41.

위 그림과 같이 #44 발치 후 협측 골판의 흡수가 있는 경우 임플란트의 식립 깊이와 위치를 조절하여 HDD =HDW가 되는 위치를 수술 전에 미리 정해서 들어간다면 flapless 수술이 가능하다.

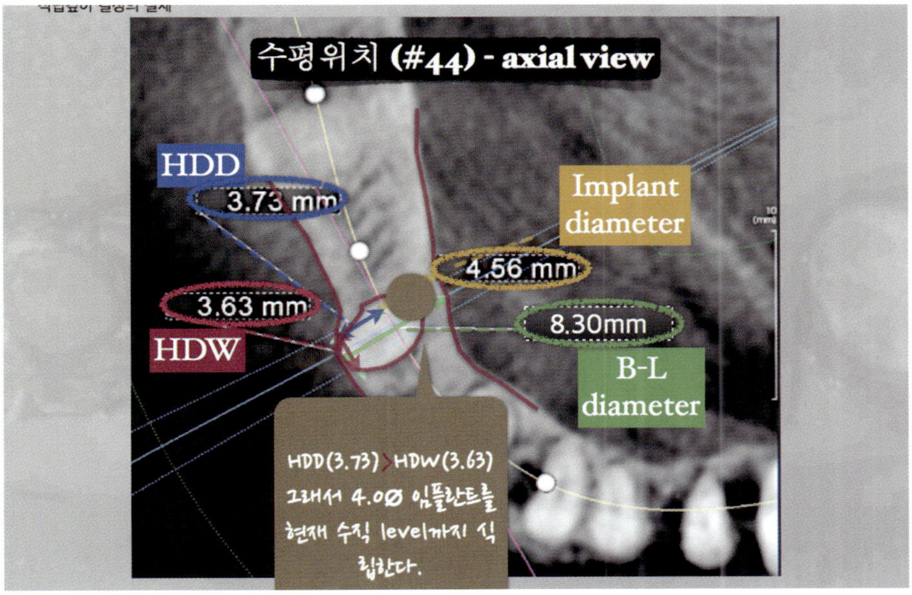

▶▶ 그림 27-42.

따라서 #44의 술 전 CBCT 상에서 HDD 〉/= HDW인 수평 위치와 수직 위치를 보이는 사진이다.

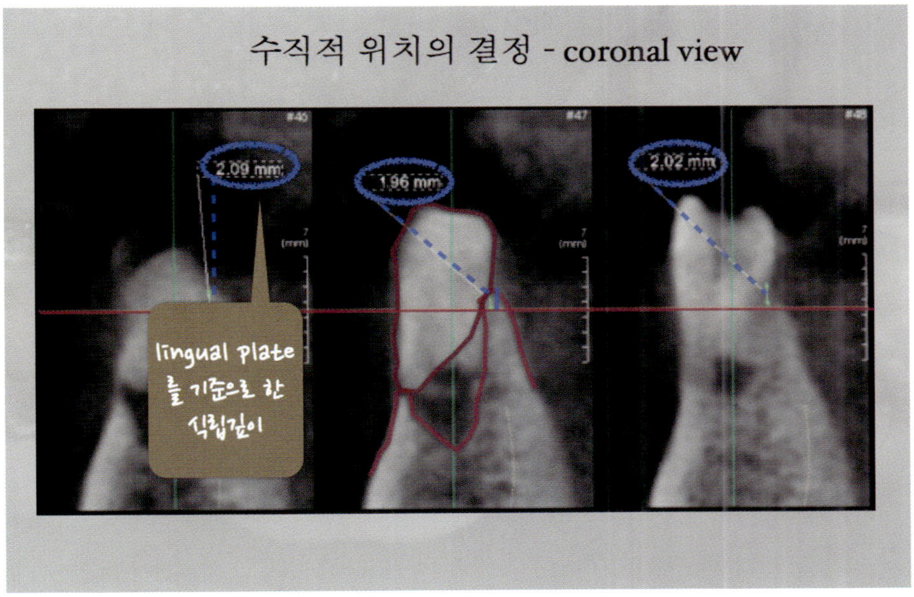

▶▶ 그림 27-43

이때의 식립 깊이가 설측 치조정(lingual plate)에서 약 2mm 하방이다.

따라서 그림 27-43에서 보듯이 임플란트의 식립 위치는 임플란트가 최대한 설측 골판(lingual plate)에 붙는 위치이며 수직 깊이는 설측 치은 높이 3mm와 subcrestal 2mm 하방을 합친 설측 치은연에서 약 5mm 하방이 된다.(flapless 수술 시 치은연이 식립 기준이 된다.)

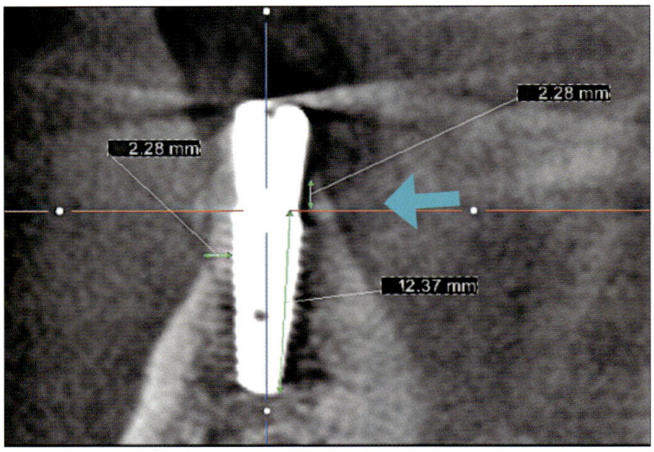

▶▶ **그림 27-44.** 이러한 방법에 따라 flapless로 식립한 #44 임플란트의 식립 직후 사진으로 CBCT 상 식립 깊이는 subcrestal 약 2.28 mm로 처음 계획된 식립 깊이와 큰 차이가 없는 것을 알 수 있다. (화살표)

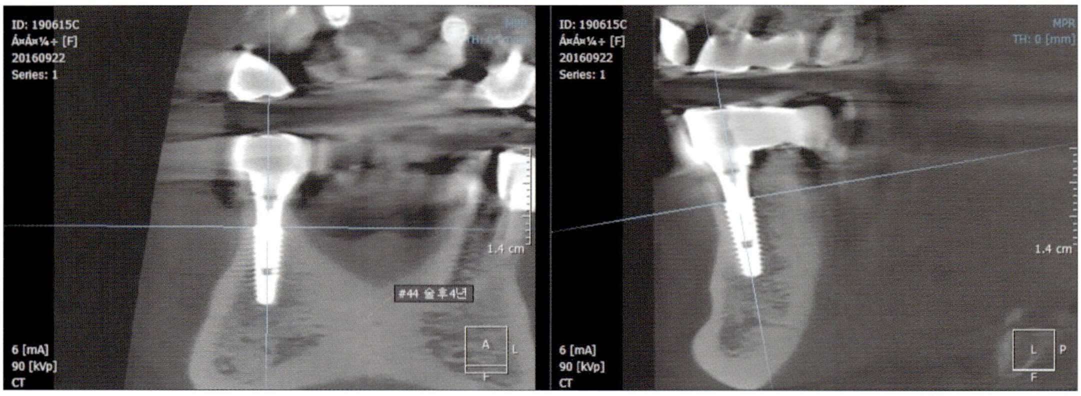

▶▶ **그림 27-45.** #44의 수술 후 4년 경과 사진으로 임플란트 주변골이 안정적으로 유지됨을 알 수 있다.

이 방법은 지면으로 설명하는 경우 복잡하게 느껴질 수 있으나 실제 임상에서 선생님들이 적용해 보신다면 생각보다 편리하게 사용할 수 있을 것이다.

두 번째 방법은 설측이나 구개측 쪽으로 flap을 거상 하는 방법이다. 발치 즉시 식립은 임플란트를 설측에 식립하여야 한다. 따라서 술자의 입장에서는 설측 골판의 상태가 식립 시 더 중요하다고 할 수 있다. 이 부분은 17장 상악 전치부 수술에서 설명드렸고 필요시 소구치에서도 활용이 가능하다.

다음의 케이스를 살펴보자.

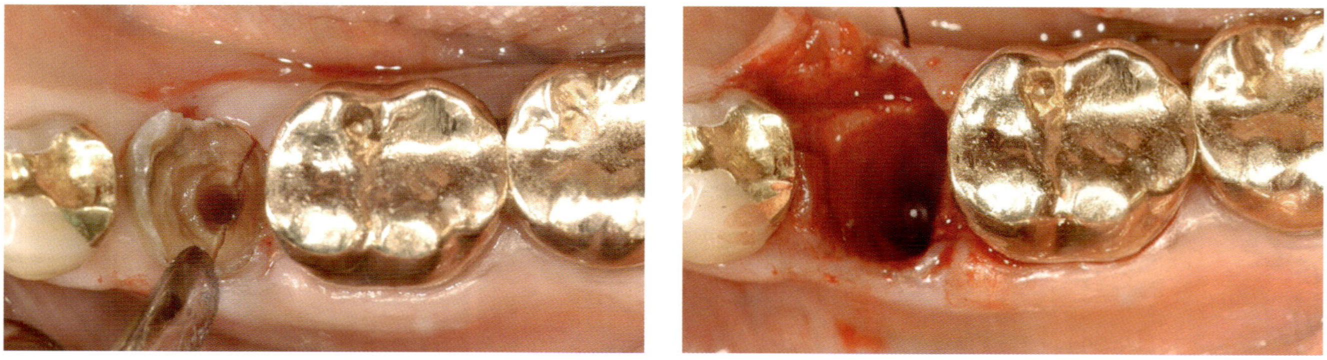

▶▶ **그림 27-46.** #34 치근 파절로 발치를 시행하였고 파절선이 설측 골판까지 연결되어 있어서 설측 골판에 대한 상태 확인이 필요 하였다.

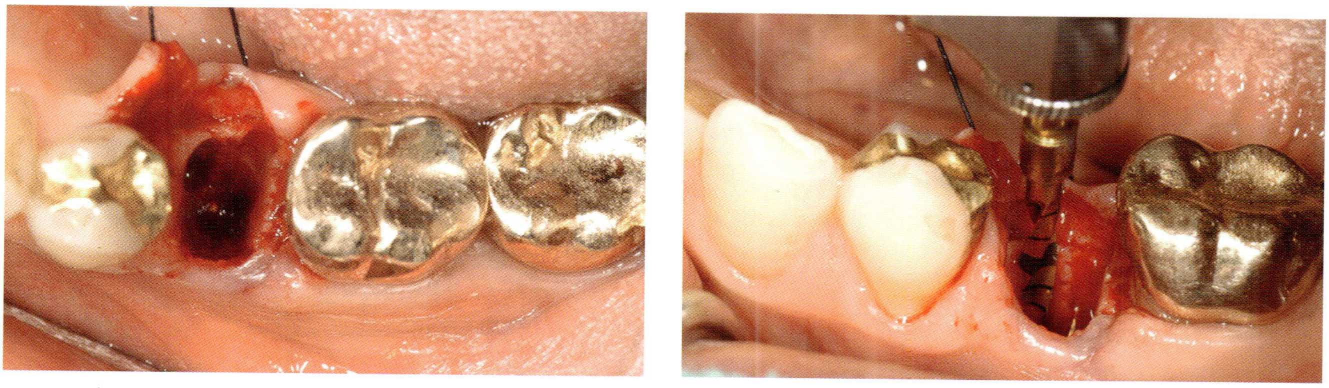

▶▶ 그림 27-47.

이를 위해 그림 27-47에서와 같이 근심 인접치 설측에서 원심측 인접치 설측에 이르는 절개선을 만들고 flap을 설측으로 거상하여 발치와의 설측 골판을 노출시킨다.

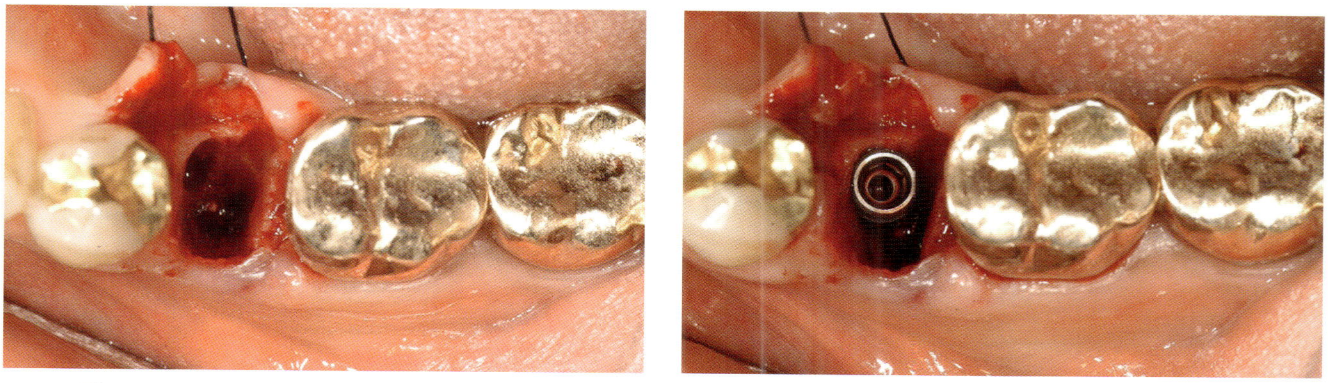

▶▶ 그림 27-48.

그림 27-48에서 보듯이 설측 골판의 약간의 열개성 골결손이 있는 것을 확인하고 임플란트를 식립하였다.

이와 같이 발치 즉시 식립 시 식립 깊이 결정이 어렵거나 시야 확보가 어려운 경우 설측으로 최소한의 flap을 거상하여 시야를 확보하여야 식립 깊이를 비교적 용이하게 결정할 수 있다. 또한 발치와는 협측에 비해 설측이나 구개측이 흡수량이 적기 때문에 flap을 거상하더라도 술 후 설측 골판 흡수에 영향을 덜 받게 된다.

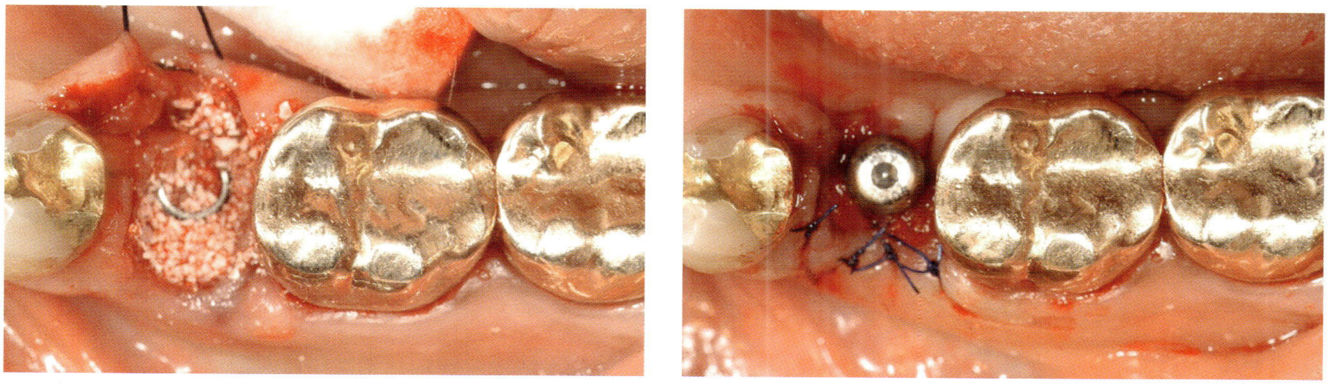

▶▶ 그림 27-49. 통법에 따라 골이식을 시행하고 collatape 등을 이용하여 발치와 협측을 덮은 후 봉합 해 준다.

관련 동영상으로 더 깊게 이해하기

발치 즉시 식립 임플란트
Troubleshooting

Chapter 28

발치 즉시 식립 임플란트의 생존율과 실패 분석

이번 장에서는 발치 즉시 식립 임플란트의 생존율에 대해 알아보도록 하자. 일반적으로 발치 즉시 식립 임플란트의 생존율은 일반 임플란트의 생존율에 비해 1~2% 정도 높은 것으로 보고 되고 있다. 필자의 병원에서의 생존율 또한 이와 다르지 않았다.

따라서 발치 즉시 임플란트의 생존율을 필자의 병원의 통계를 통해 분석해 보고 이를 다른 논문들과 비교해 보도록 하겠다.

또한 이번 장의 후반부에서 필자의 증례에서 실패한 케이스들을 분석해서 실패 원인의 일부를 알아보도록 하겠다.

먼저 2005년 1월부터 2012년 12월까지 필자의 병원에서 발치 즉시 식립으로 수술한 297명의 환자의 497개의 발치 즉시 식립 임플란트에 대한 분석을 실시 하였다.

발치 즉시 식립 임플란트 비율, 환자 성별, 연령, 수술 부위, 상하악 악궁 및 전후방 부위 등을 분석하였으며 결과를 그림으로 살펴보면 다음과 같다.

01. 분석 결과

1. 발치 즉시 식립 환자 비율

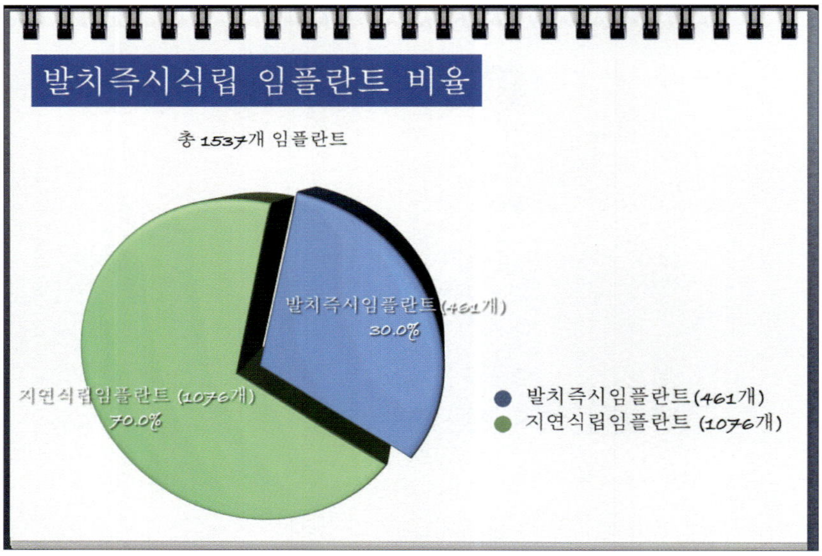

▶▶ 그림 28-1.

2. 환자 성별

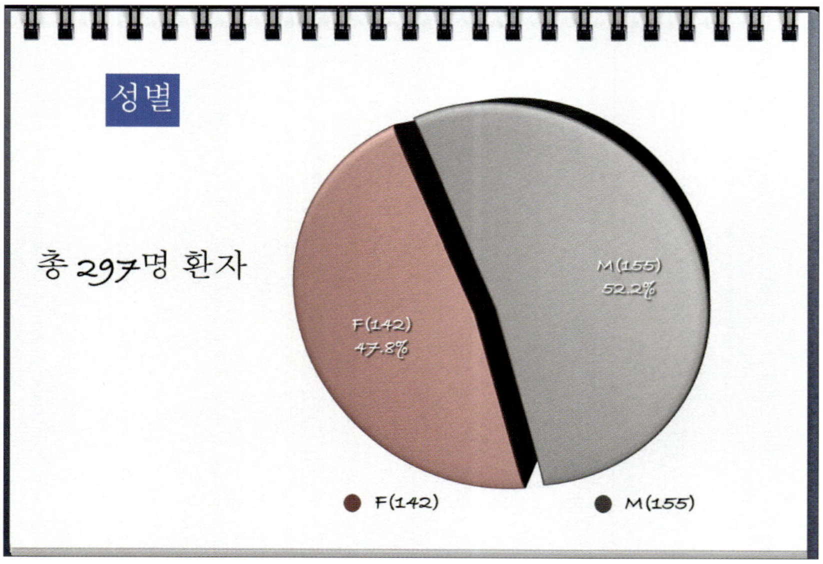

▶▶ 그림 28-2.

3. 환자 연령

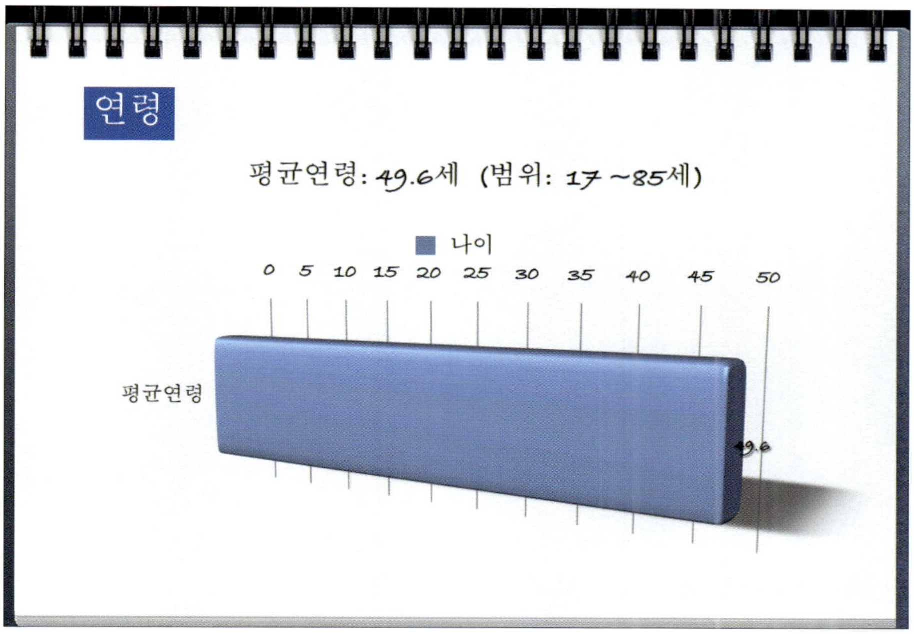

▶▶ 그림 28-3.

4. 수술 부위

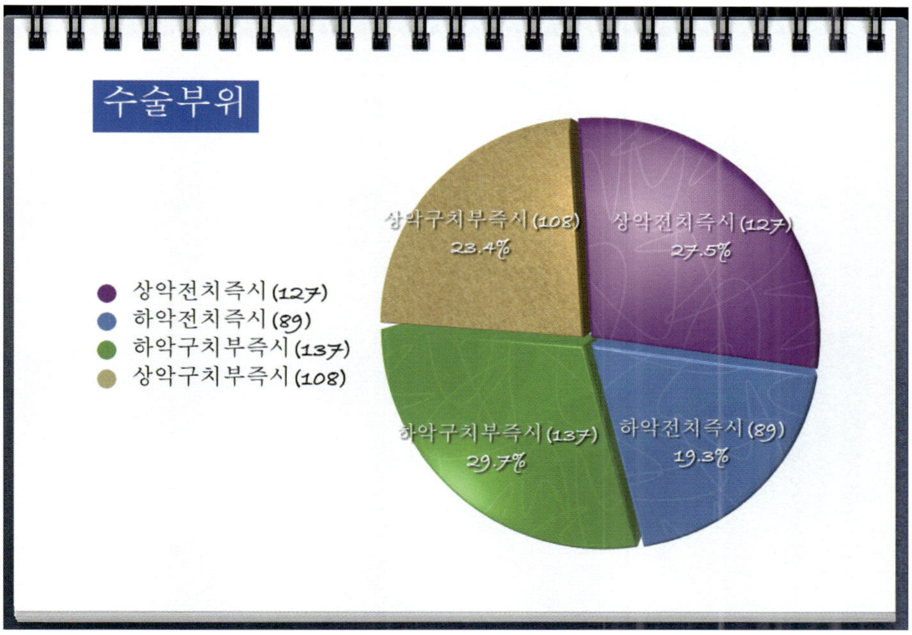

▶▶ 그림 28-4.

5. 악궁 및 전후방 부위

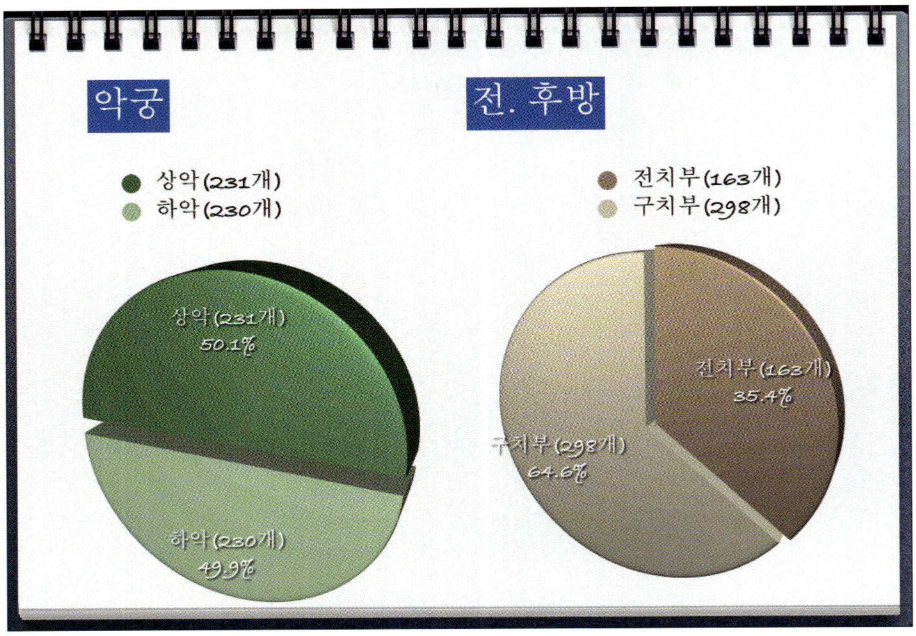

▶▶ 그림 28-5.

6. 평균 관찰 기간

임플란트의 평균 관찰 기간은 30.65개월 이었다.

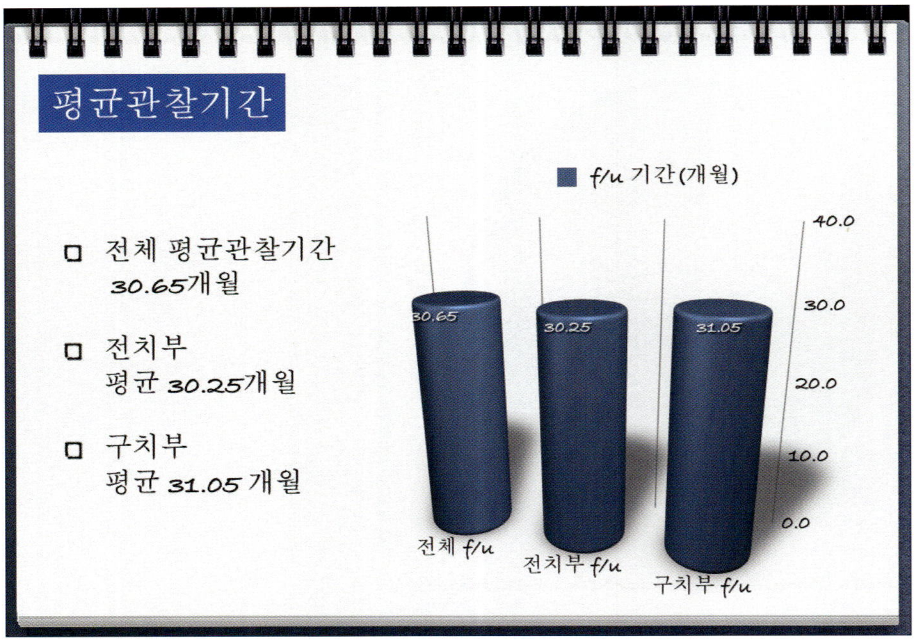

▶▶ 그림 28-6.

02. 발치 즉시 식립 임플란트의 생존율(survival rate)

1장에서도 말씀드렸지만, 생존율과 성공률은 다르다. 생존율은 임플란트 식립 후 연구 시점에서 임플란트의 상태와는 상관없이 실패하지 않고 구강 내에 남아있는 것을 뜻하는 것이고 성공률은 임플란트 식립 후 연구 시점에서 임플란트의 상태가 성공 기준에 부합되는지가 기준이 된다. 이러한 기준에서 Lang(2012)[1] 등은 46개의 논문을 분석한 리뷰에서 2,908개의 발치 즉시 식립 임플란트에서 평균 약 2년간 관찰한 결과 58개의 임플란트가 실패하여 약 98.4%의 생존율을 보인다고 보고하였다(그림 28-7). ortega[2] 등은 4년 정도의 추적관찰 기간동안 발치 즉시 식립 임플란트의 생존율을 97.4%로 보고하였다.

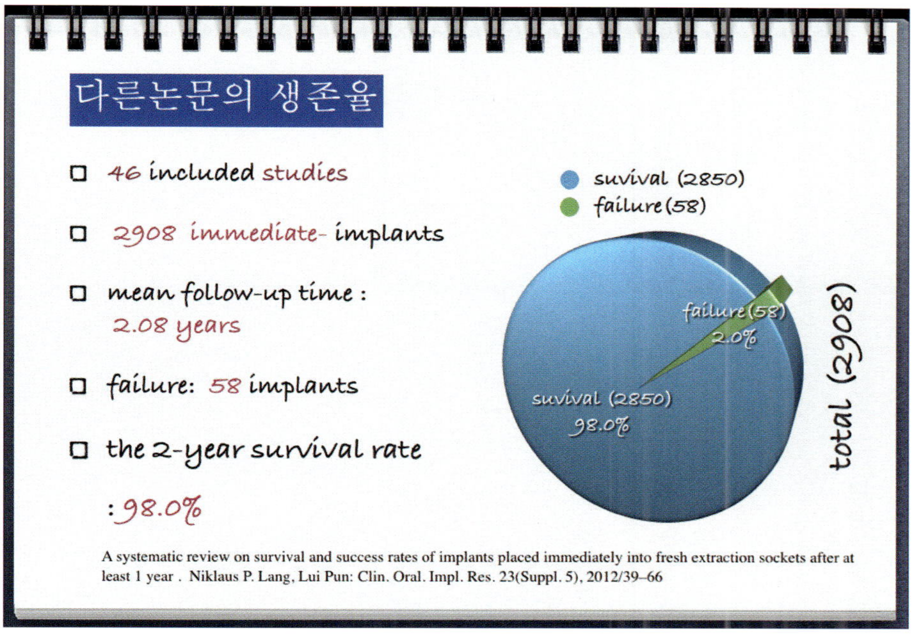

▶▶ 그림 28-7.

1) Niklaus P. Lang, Lui Pun : A systematic review on survival and success rates of implants placed immediately into fresh extraction sockets after at least 1 year .: Clin. Oral. Impl. Res. 23(Suppl. 5), 2012/39–66
2) Eugenio Velasco-Ortega, Eduardo Wojtoviczm: Survival rates and bone loss after immediate loading of implants in fresh ex- traction sockets(single gaps). A clinical prospective study with 4 year follow-up : Med Oral Patol Oral Cir Bucal. 2018 Mar 1;23(2):e230-6.

앞에서도 말씀드린 바와 같이 필자의 병원에서도 2005년부터 2012년까지 평균 약 31개월간 461개의 발치 즉시 식립 임플란트의 생존율을 연구한 결과 이 기간 동안 461개의 임플란트 중 454개의 임플란트가 생존하고 7개의 임플란트가 제거되어 98.5%의 생존율을 보였다(그림 28-8). 이상의 결과들은 성숙된 골에 식립 된 임플란트의 생존율과 비교하여도 나쁘지 않은 결과이다. 따라서 발치 즉시 식립 임플란트는 적절한 계획과 치료가 이루어진다면 예지성 높은 치료임을 다시 한번 알 수 있다.

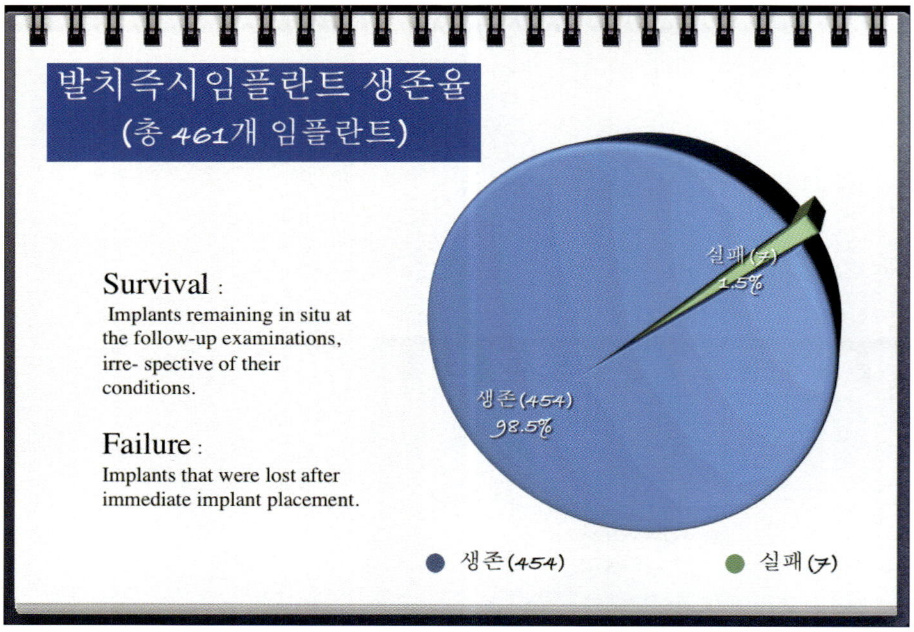

▶▶ 그림 28-8.

03. 실패 증례 분석(7 증례)

앞에서 말씀드린 7개의 실패 case를 분석해 보면 그림 28-9와 같다.

	age/sex	site	fixture size	reason for extraction	Graft materials	Removal time	initial stability	Etc
1	M/67	#22	Exfeel 3.3X11.5	perio	Auto	2Mo	poor	delayed op (1Mo)
2	M/33	#16	Rescue 6.0 X10	perio	ICB,cerasorb(sinus BG)	3 yr 9Mo	good	delayed op, temporary denture
3	M/52	#15	Anyridge 4.0X11.5	perio	Alloss,cerasorb +prf(sinus)	4Mo (2nd OP)	poor	N/s
4	F/43	#47	Anyridge 5.0X10	perio	cerasorbM	4Mo (2nd OP)	poor	N/s
5	F/65	#22	exfeel 3.3X10	perio	Ti oss	4Mo (2nd OP)	poor	fliper
6	F/56	#13	exfeel 4.0X11.5	perio	ICB+cerasorb	2MO	good	temporary denture
7	M/37	#23	Anyridge 4.0X10	caries	ICB,cerasorb(sinus BG)	5Mo(impression)	poor	N/S

▶▶ 그림 28-9.

먼저 7개의 실패 증례를 나이, 부위, fixture size, 발치 이유, 골이식 재료, 제거 시기, 초기 고정, 기타 항목으로 나누어 분석해 보면 다른 항목에서는 case 별 유사점이 없었으나 발치 이유, 제거 시기, 초기 고정, 기타(임시 보철물 유무)에 있어서는 유사점이 발견된다(그림 28-9 붉은 박스 친 부분). 즉 발치 이유에 있어서는 실패한 7 증례 중 6 증례가 치주질환에 의한 발치 증례였다. 이는 치주질환에 의한 치조골의 흡수가 많은 경우의 초기 고정력과 골재생 능력의 저하, 감염 가능성의 증가 등에 영향을 주지 않았나 생각된다.

또한 제거 시기에 있어서는 6 증례에서 초기 5개월 이내 즉 1차 수술 후 치유 과정 중이나, 2차 수술 시 혹은 인상 채득 시 실패가 있었고 나머지 1 증례는 환자 사정으로 장기간 내원하지 않고 오랜 기간 임시 보철물에 의해 저작압을 받은 증례였다. 따라서 발치 즉시 식립이 실패한다면 그 실패 시기는 초기 5개월 이내에 실패가 많다고 볼 수 있으며 이는 초기 고정이 약하거나 치유 기간이 느린 것과 연관이 있다고 생각된다.

초기 고정은 너무나 당연하겠지만 약한 경우에 실패율이 높음을 알 수 있다.

기타 항목에서 임시 보철물로 임시틀니나 flipper를 사용한 경우 실패한 경우가 많았다.

이상으로 실패한 7 증례 분석했을 때

1. 치주질환에 의한 발치
2. 초기 고정력의 부족
3. 가철성 임시 보철물의 사용

시 실패 가능성이 올라감을 알 수 있고 실패가 된다면 치유 과정 초기에 일어남을 알 수 있었다.

04. 실패 증례 분석

임상 증례 1　초기 고정력 부족으로 실패한 증례

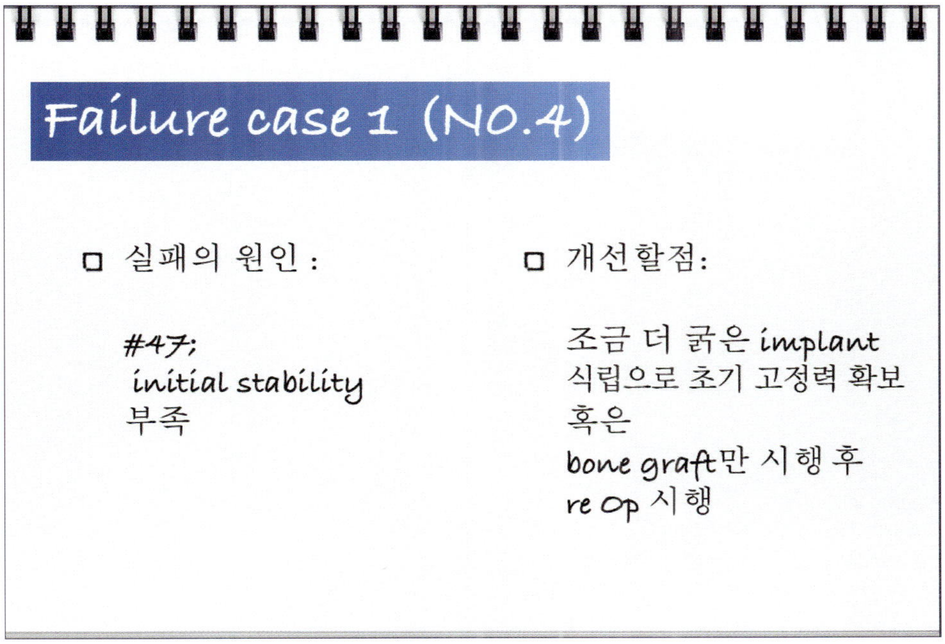

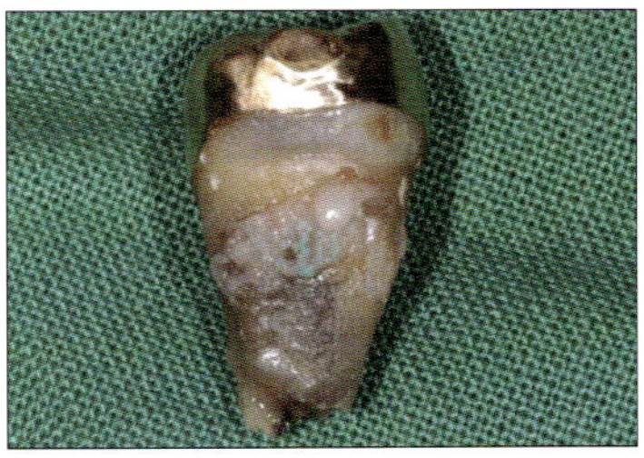

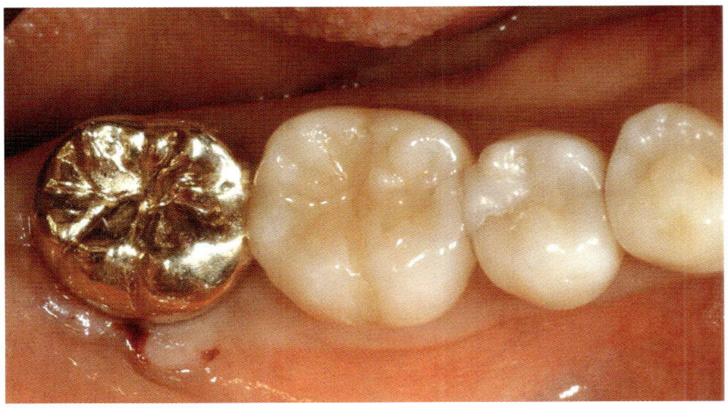

▶▶ 그림 28-10. 50대 여자 환자로 #47 치아 흔들림을 주소로 내원하였다.

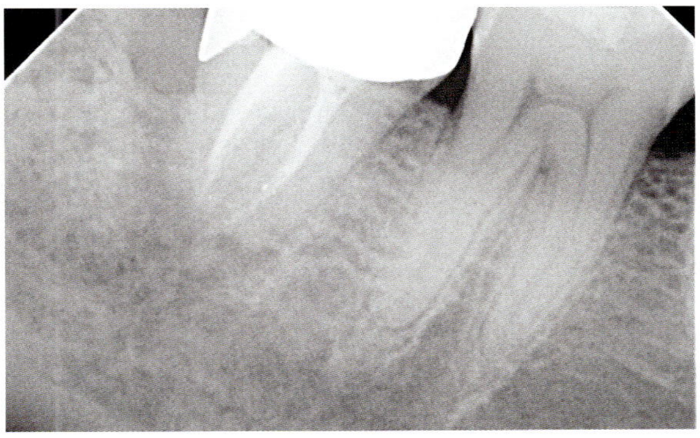

▶▶ 그림 28-11. 상기 환자의 periapical x-ray 상 치아 distal에서부터 치주질환에 의한 골파괴 양상이 치근까지 연결되어 있어서 발치하기로 결정하였다.

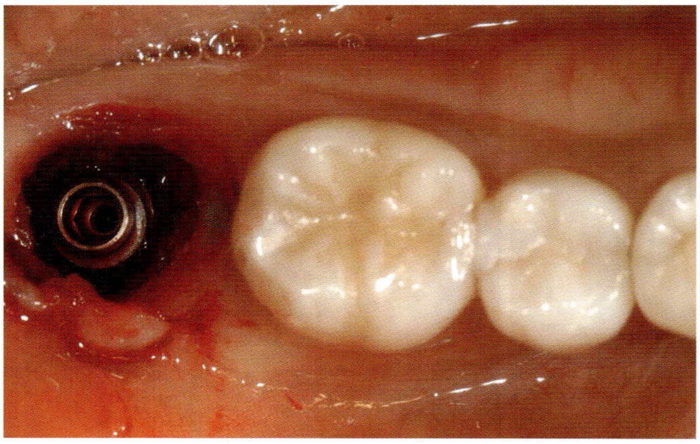

▶▶ **그림 28-12.** 임플란트 식립 사진

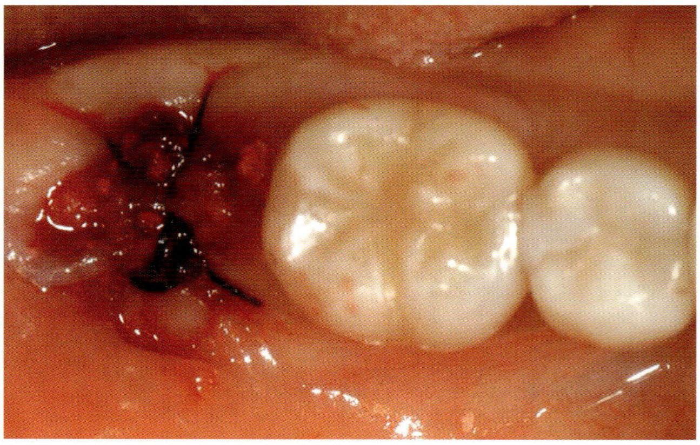

▶▶ **그림 28-13.** 초기 고정력이 충분치 않아 collatape을 이용하여 임플란트를 submerge 시켰다.

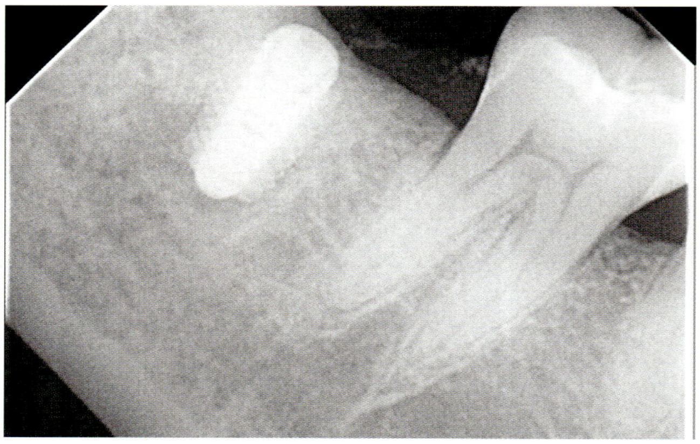

▶▶ **그림 28-14.** periapical x-ray 상에서 하방에 하치조신경이 발치와에 가까이 있어서 발치와 하방골에서 충분한 초기 고정을 얻기 힘든 상태였으며 발치와 측벽에서만 초기 고정을 얻게 되었다. 따라서 초기 고정력이 약하였다. 지금 생각해 보면 임플란트를 좀 더 mesial 쪽으로 식립하여 더 나은 초기 고정을 얻었어야 했다.

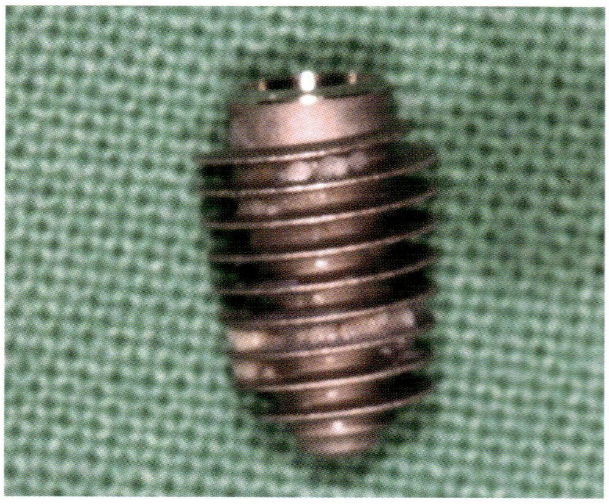

▶▶ **그림 28-15.** 임플란트는 약 4개월 후 2차 수술 시 흔들림이 관찰되어 제거하였다.

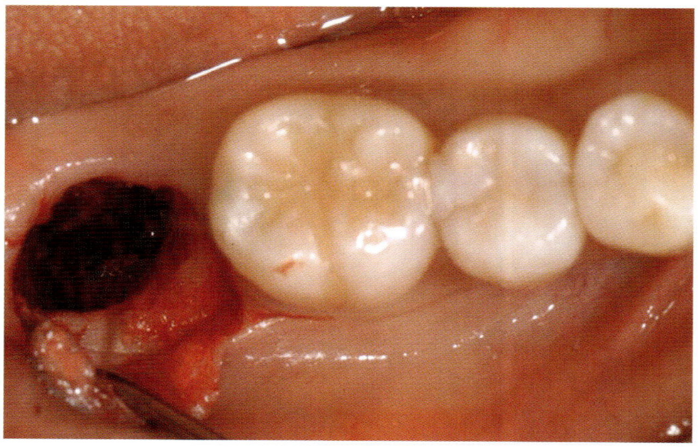

▶▶ **그림 28-16.** 임플란트를 제거하였다.

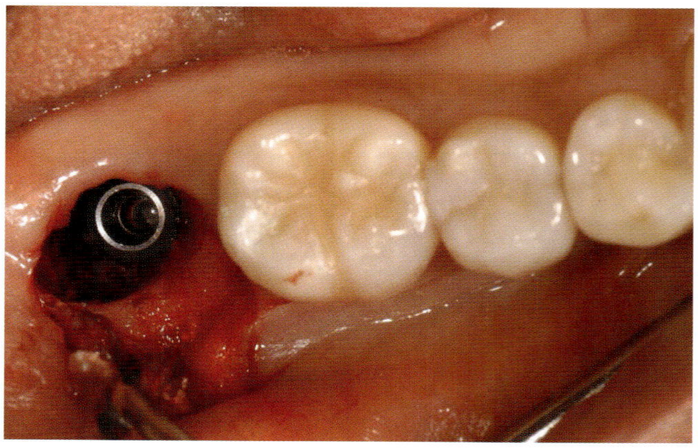

▶▶ **그림 28-17.** 5.5 직경의 10mm 임플란트를 좀 더 mesial 쪽으로 깊게 식립하였다.

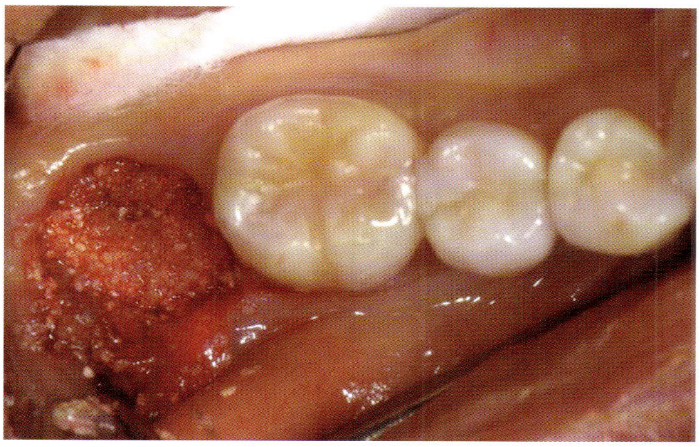

▶▶ 그림 28-18. 골이식을 시행하고

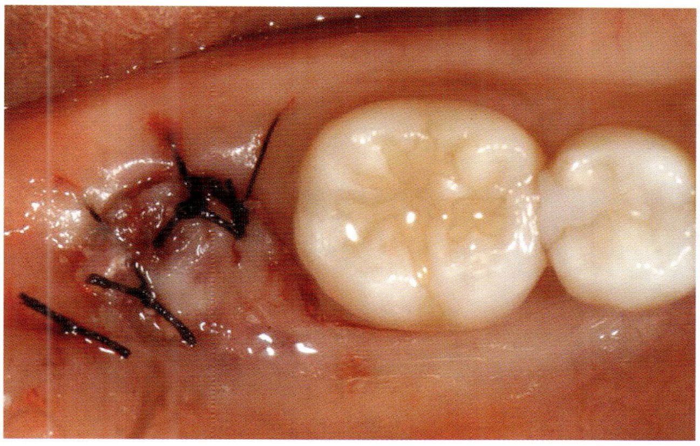

▶▶ 그림 28-19. 임플란트를 submerge 시켜서 마무리하였다.

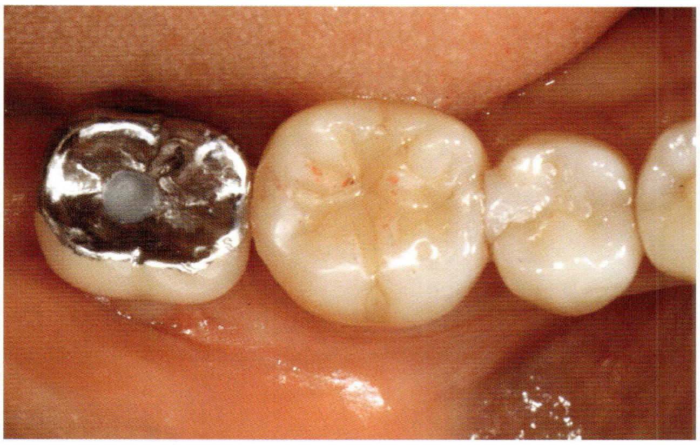

▶▶ 그림 28-20. 보철 완성 시의 교합면 임상 사진

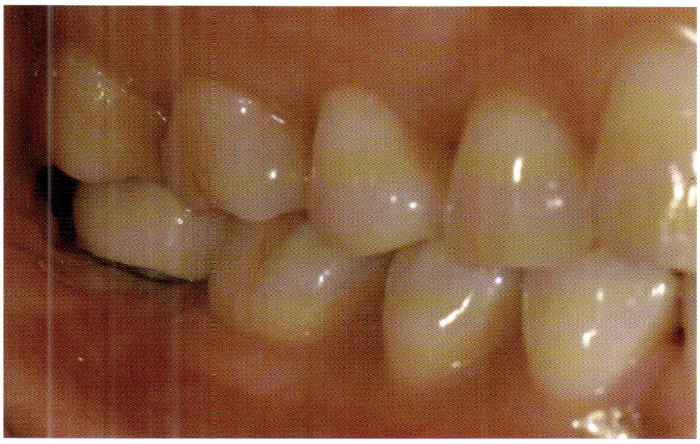

▶▶ 그림 28-21. 보철 완성 시 임상 측면 사진

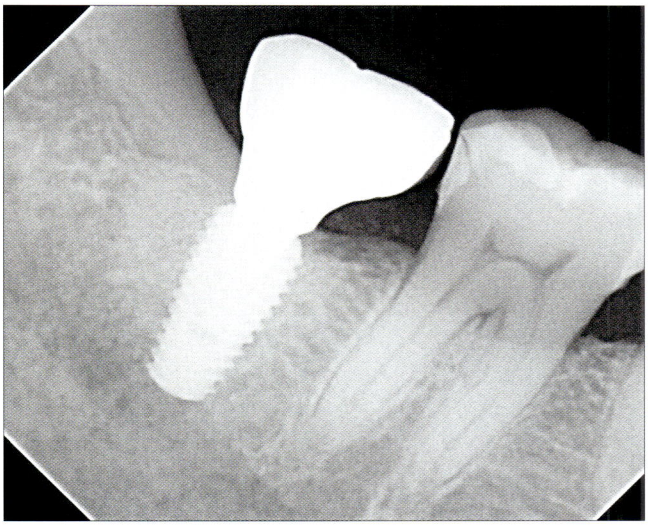

▶▶ 그림 28-22.
최종 보철 완성 시 periapical x-ray로 임플란트 주변골이 안정적으로 유지되고 있음을 알 수 있다.

임상 증례 2 임시틀니(Temporary denture) 사용으로 인한 실패한 증례

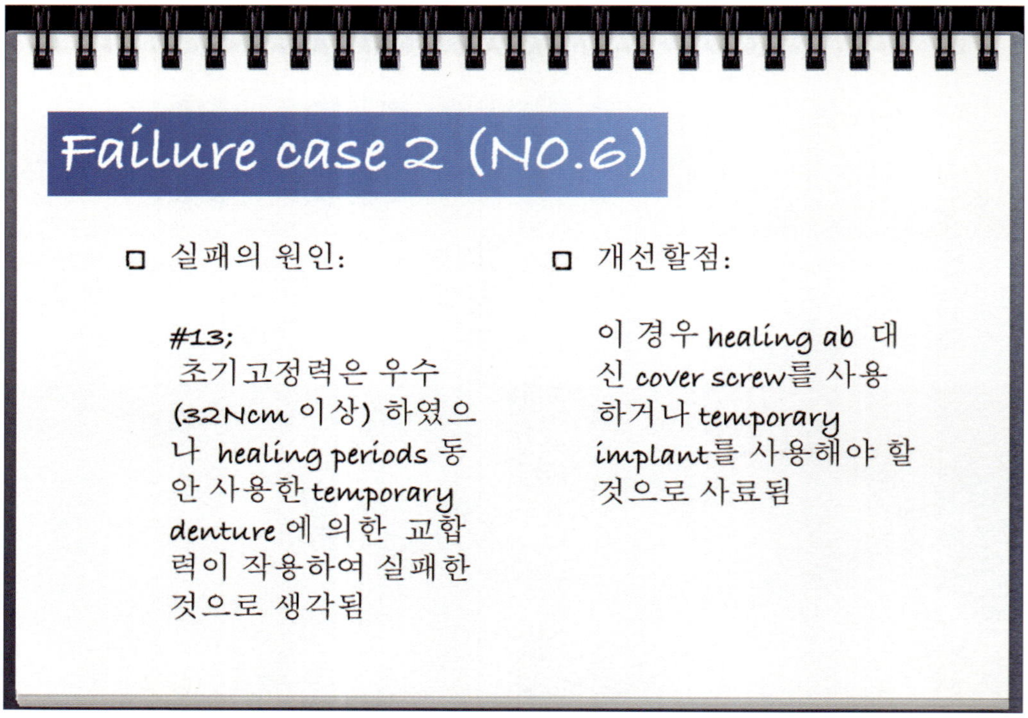

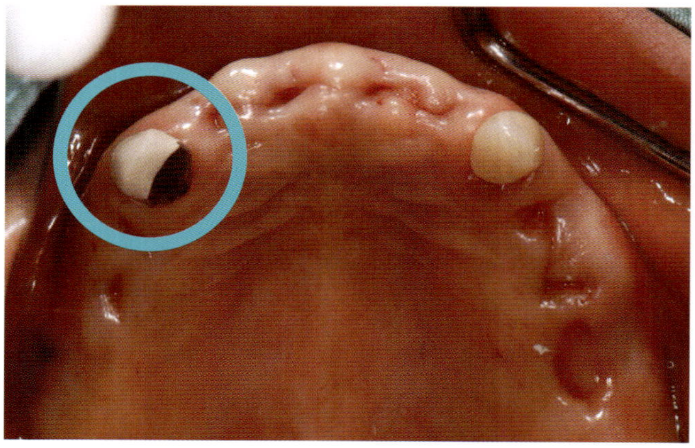

▶▶ **그림 28-23.** 술 전 임상 사진으로 발치 후 2달 경과된 사진으로 즉시 지연 식립으로 계획된 전악 수복 증례이다.

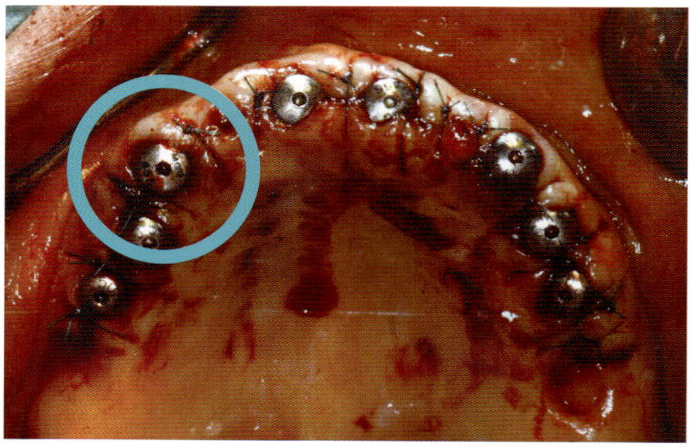

▶▶ **그림 28-24.** #13, #23은 발치 즉시 식립으로 나머지는 즉시 지연으로 식립하였다. 이때 #13의 초기 고정력은 ISQ 73 정도로 괜찮은 편이었다.

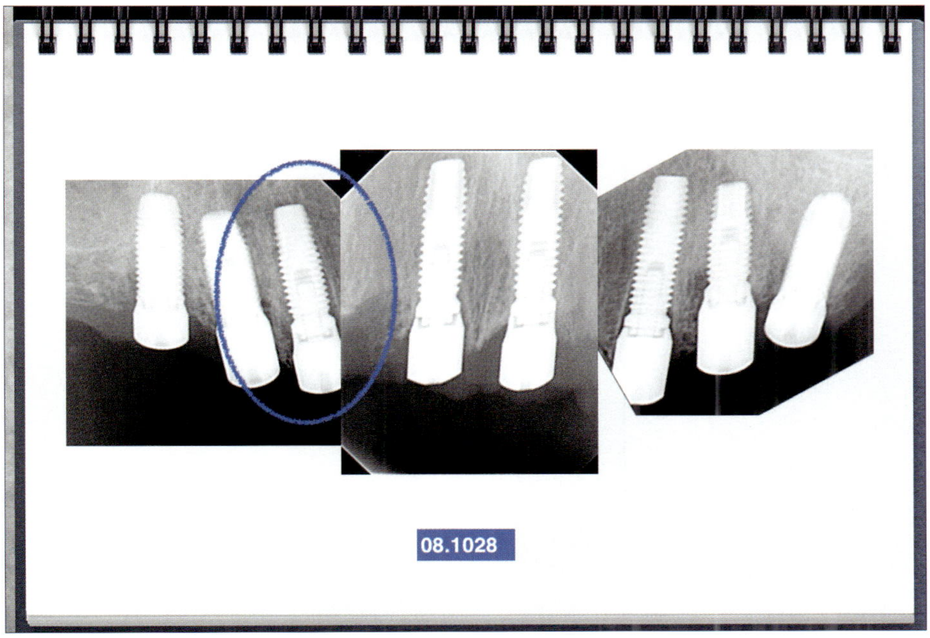

▶▶ 그림 28-25.
수술 직후 periapical x-ray 사진으로 #13 부위 임플란트가 발치와 하방으로 3mm 이상 식립 된 것을 알 수 있다. 이후 환자는 최종 보철 완성 전까지 임시틀니를 사용하였다.

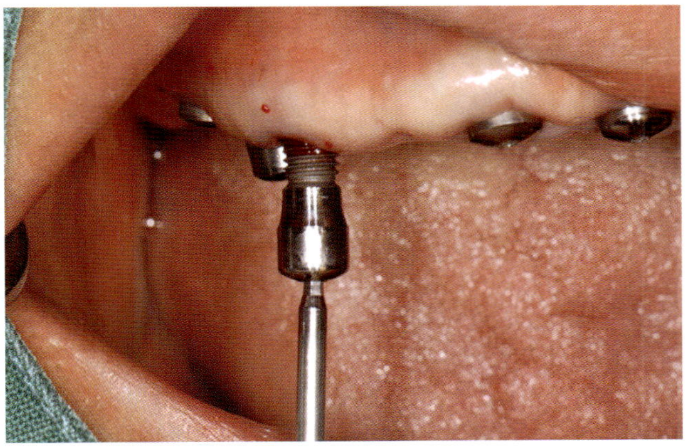

▶▶ 그림 28-26. 약 3개월 후 최종 보철을 위한 인상 채득 시 #13 임플란트의 실패가 관찰되었다.

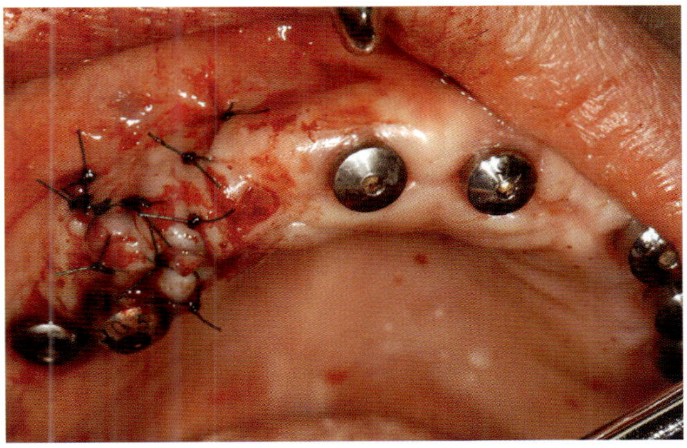

▶▶ 그림 28-27. #13 임플란트를 제거 후 좀 더 굵은 임플란트로 재식립하였다. 이후 #13 부위 임시틀니에 충분한 relief를 부여한 후 환자로 하여금 조심해서 사용할 것을 권고하였다.

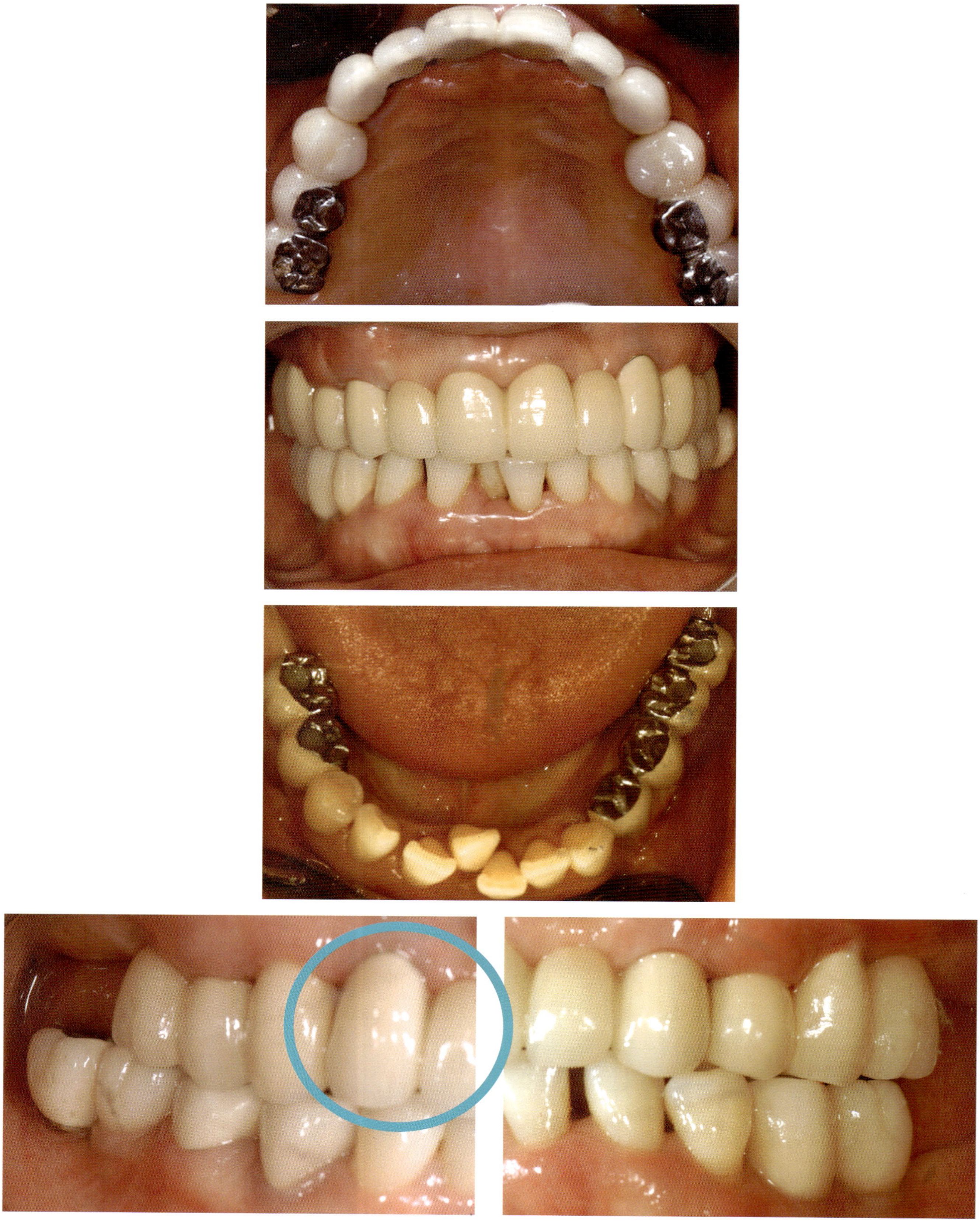

▶▶ **그림 28-28.** #13 임플란트 재식립 후 약 3개월 후 최종 보철물 완성 시의 임상 사진으로 안정적인 임상 결과를 보이고 있다.

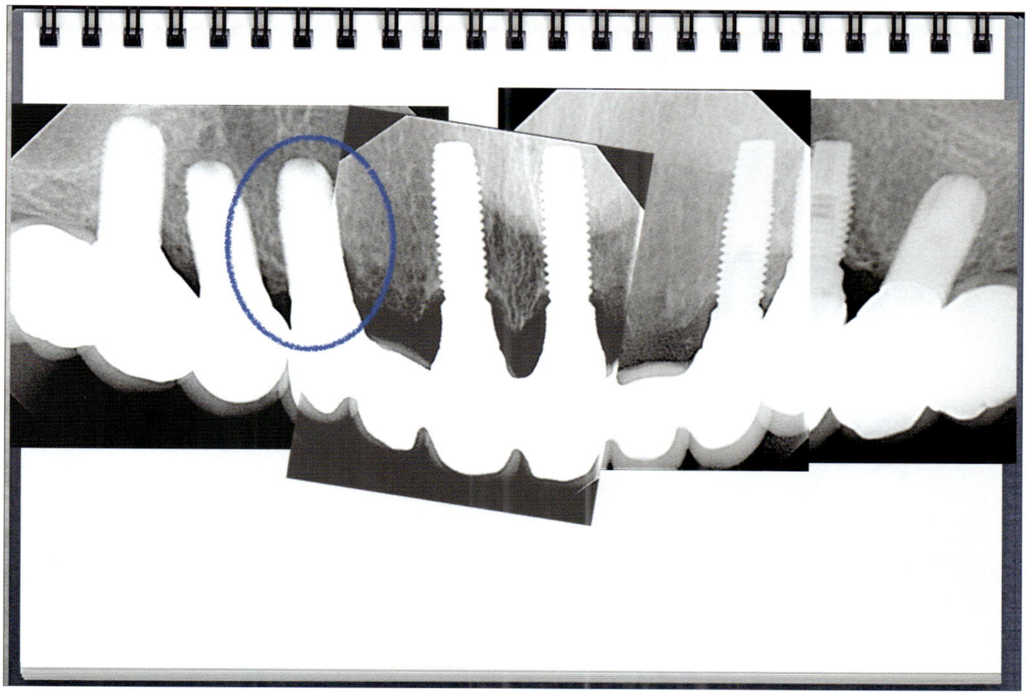

▶▶ 그림 28-29. 최종 보철 시 periapical x-ray 사진이다. 임플란트 주변골이 안정적으로 유지되고 있음을 알 수 있다.

임상 증례 3 식립 방향의 잘못으로 실패한 증례

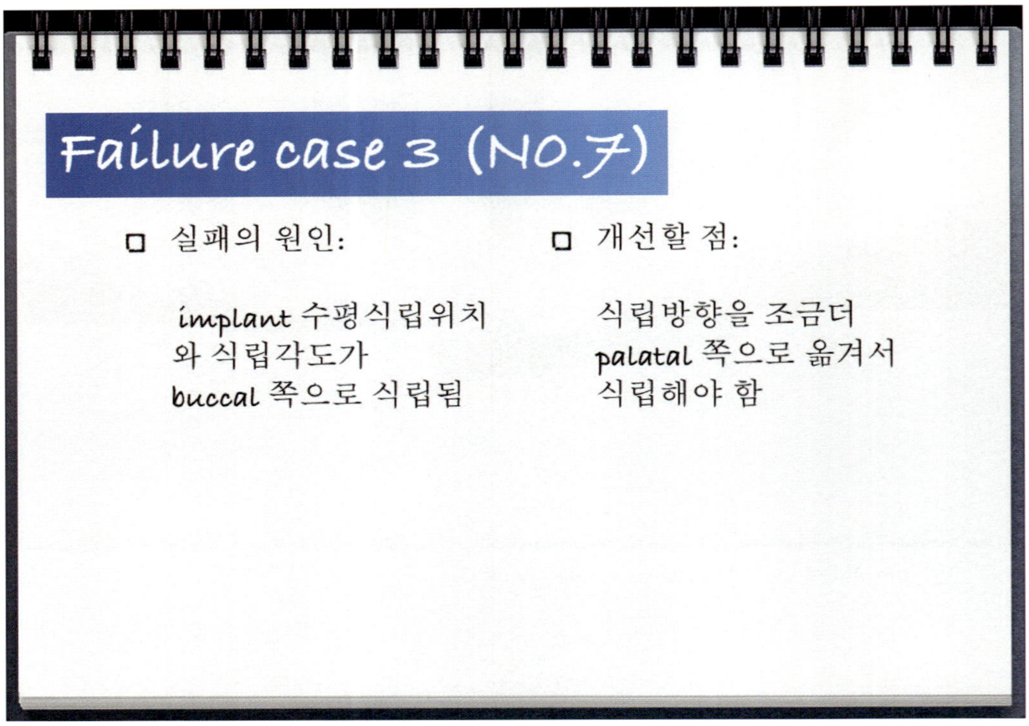

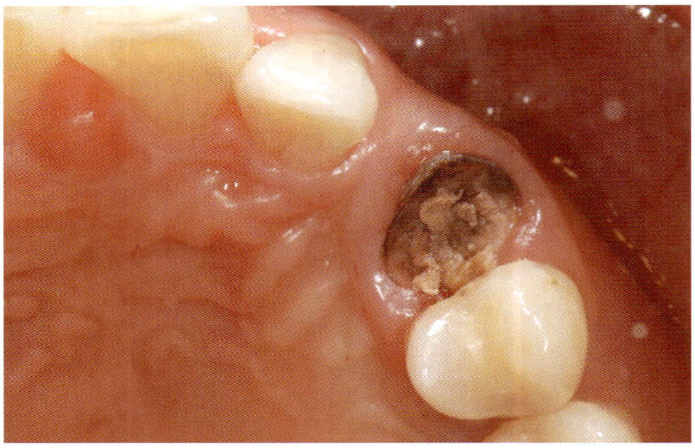

▶▶ 그림 28-30. #23 부위 치아 파절 및 치근우식으로 발치를 결정하였다.

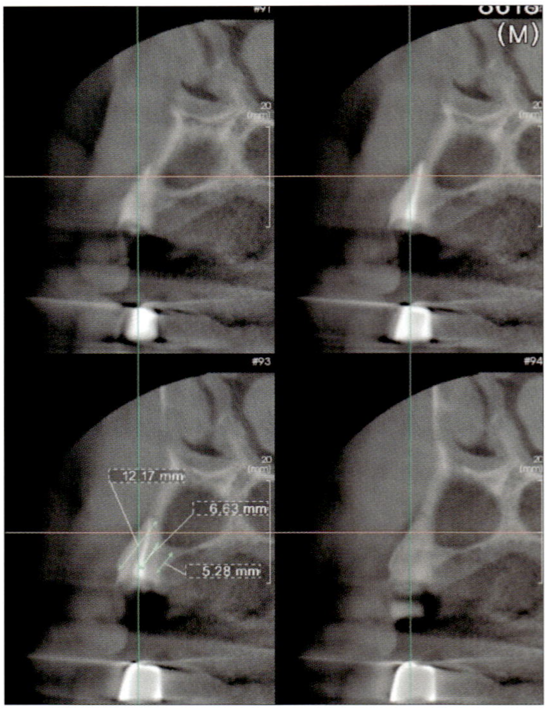

▶▶ 그림 28-31. #23 부위 술 전 CBCT 사진으로 상악동이 상당히 커서 #23 부위까지 확장되어 있었고 #23치아의 치근의 길이가 상악동 하연보다 길고 순측에 위치해 있음을 알 수 있다. 따라서 식립 계획으로 임플란트를 발치와 구개측으로 식립하면서 상악동 이식술을 시행하기로 하였다.

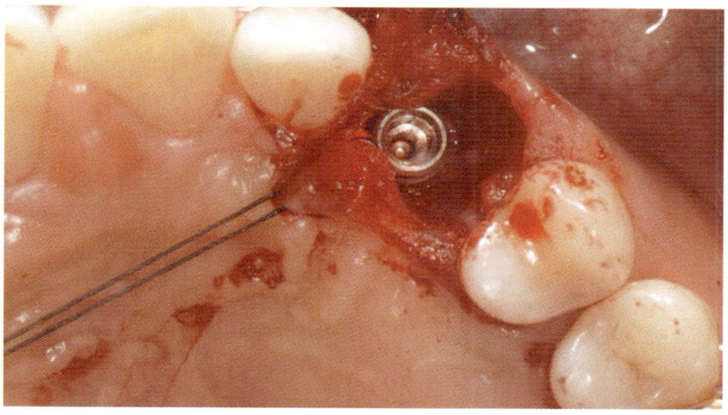

▶▶ **그림 28-32.** #23 임플란트 식립 시의 임상 사진으로 임플란트는 구개측으로 식립하고 협측에 공간을 2mm 이상 남기고 식립하였고 상악동 골이식술을 병행하였다.

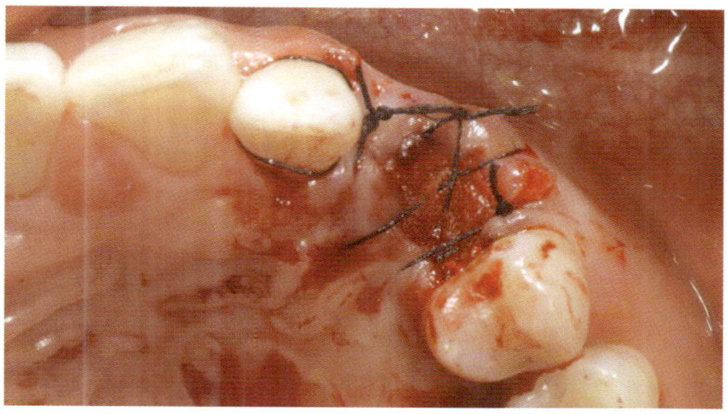

▶▶ **그림 28-33.** 초기 고정이 좋지 않아서 임플란트를 submerged 시키고 collatape을 덮고 마무리하였다.

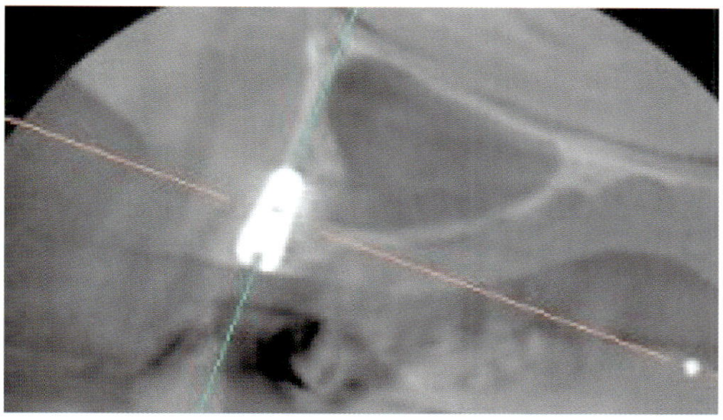

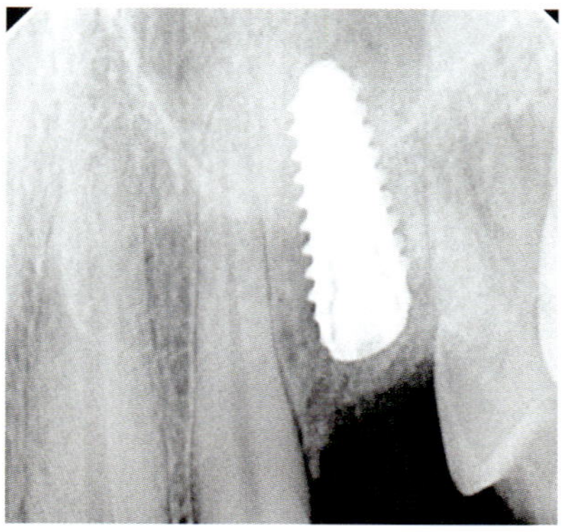

▶▶ **그림 28-34.** #23 임플란트 식립 직후 사진으로 임플란트가 상악동 쪽으로 식립 되지 못하고 자연치 치근을 따라 식립 된 것을 알 수 있다.

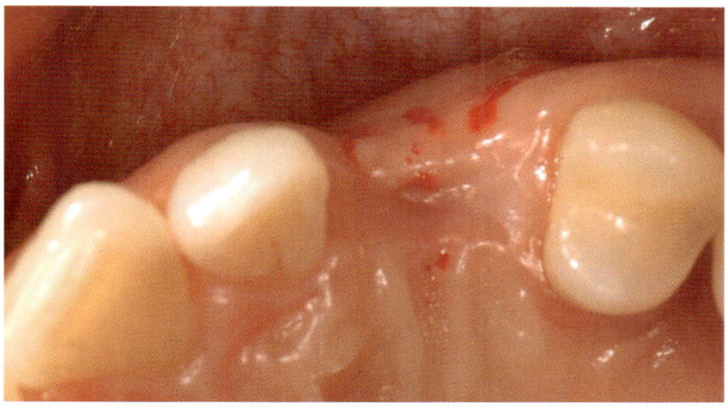

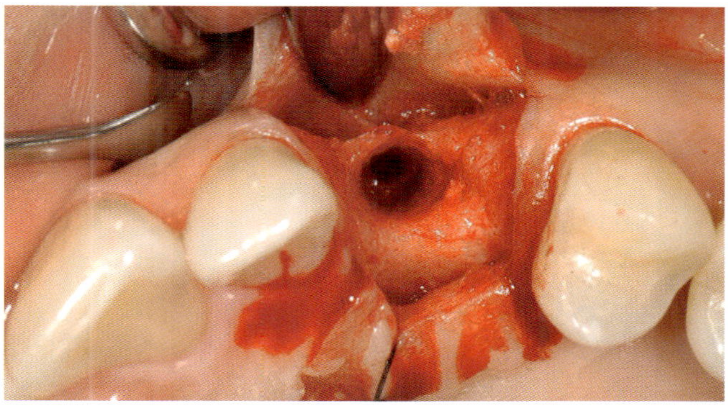

▶▶ **그림 28-35.** 2차 수술 시 사진으로 임플란트는 순측골 상부의 천공(fenestration)과 함께 동요도를 보여 제거하였다.

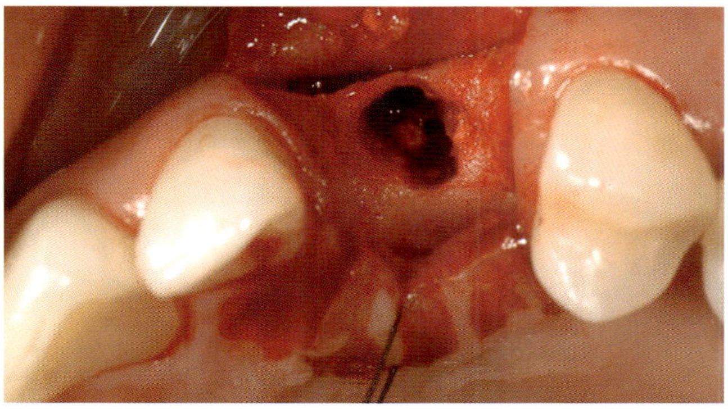

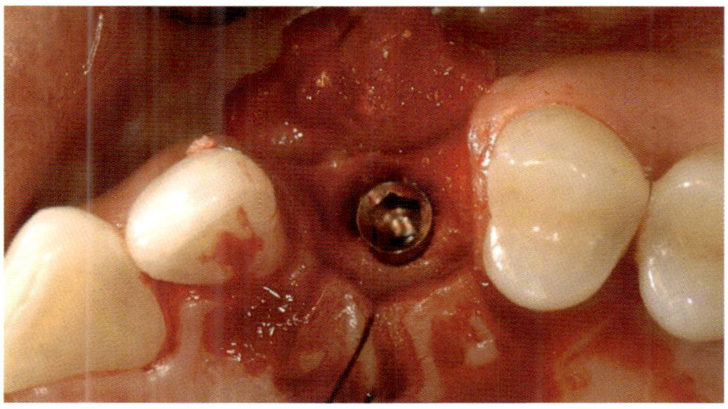

▶▶ **그림 28-36.** 임플란트 제거 후 다시 상악동 거상술을 시행 후 임플란트를 구개측으로 다시 식립하였다.

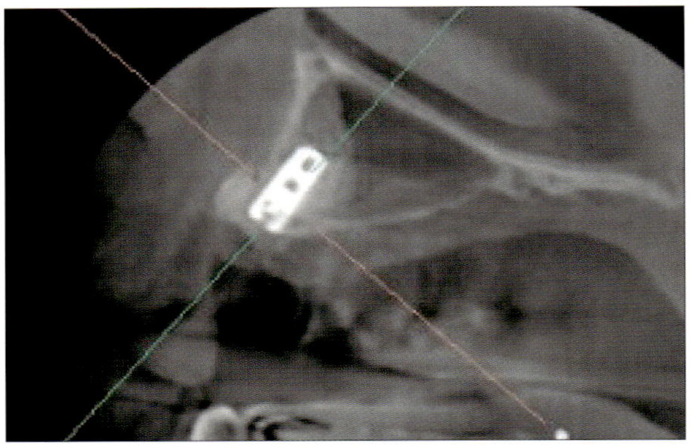

▶▶ **그림 28-37.** #23 부위 임플란트 재식립 후 CBCT 사진으로 임플란트가 상악동 쪽으로 식립되고 순측골 쪽으로 골이식이 시행되었음을 알 수 있다.

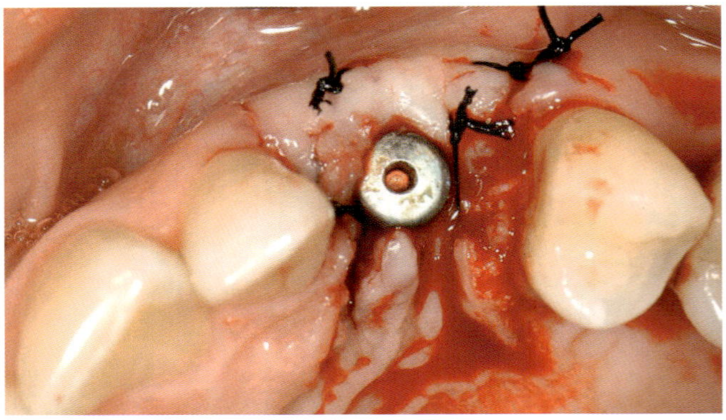

▶▶ **그림 28-38.** 재식립 후 약 4개월 경과된 2차 수술 시 임상 사진으로 임플란트의 동요도는 없었고 apically repositioned flap으로 각화 치은을 증가시켰다.

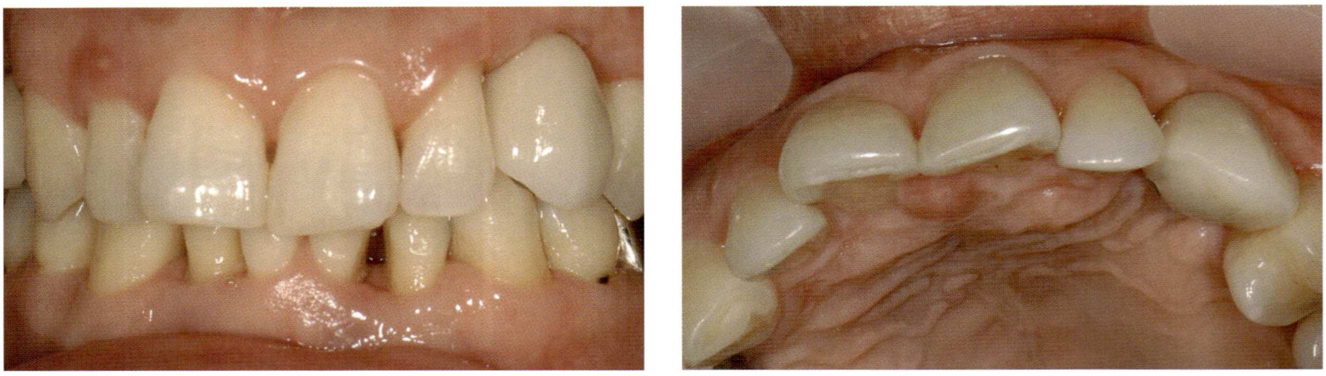

▶▶ **그림 28-39.** #23 부위 임플란트 최종 보철 완성 후 임상 사진이다. #23 부위의 환자분이 가진 원래 공간이 커서 치아가 근원심으로 큰 것은 어쩔 수 없었으나 임플란트 실패로 인한 골흡수로 보철물 길이가 길어진 아쉬움이 있다.

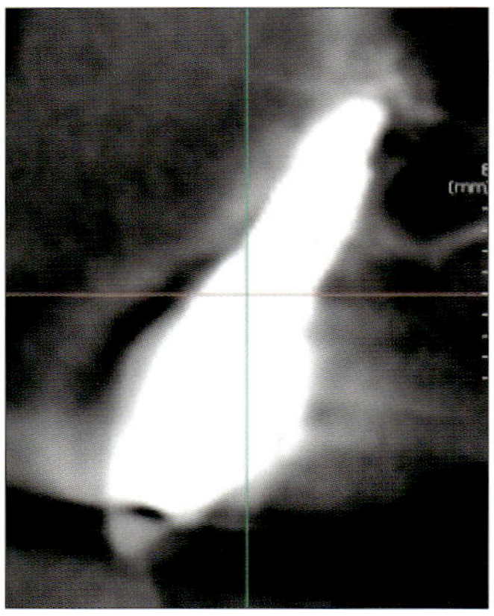

▶▶ **그림 28-40.**
최종 보철 완성 후 CBCT 사진으로 임플란트 순측으로 안정적인 골형성되어 있음을 알 수 있다.

이상으로 임플란트의 생존율과 실패 증례를 통한 실패의 원인과 극복 방법에 대해 알아보았다.

발치 즉시 식립 임플란트의 생존율은 성숙골에 식립 된 임플란트와 다르지 않으며 오히려 약간 높은 것을 알 수 있다.

이와 같이 발치 즉시 식립 임플란트가 높은 성공률을 보이는 이유는

– 발치와의 높은 healing capacity

– Case selection 시 골흡수가 많고 광범위한 골이식이 필요한 증례일 경우(즉 실패율이 높은 어려운 증례) 발치와의 치유 후 GBR을 동반한 지연 임플란트 시술을 하게 되어 발치 즉시의 경우 비교적 식립 환경이 양호한 상태에서 식립되기 때문이 아닌가 생각된다.

따라서 우리는 다음과 같은 결론에 도달하게 된다.

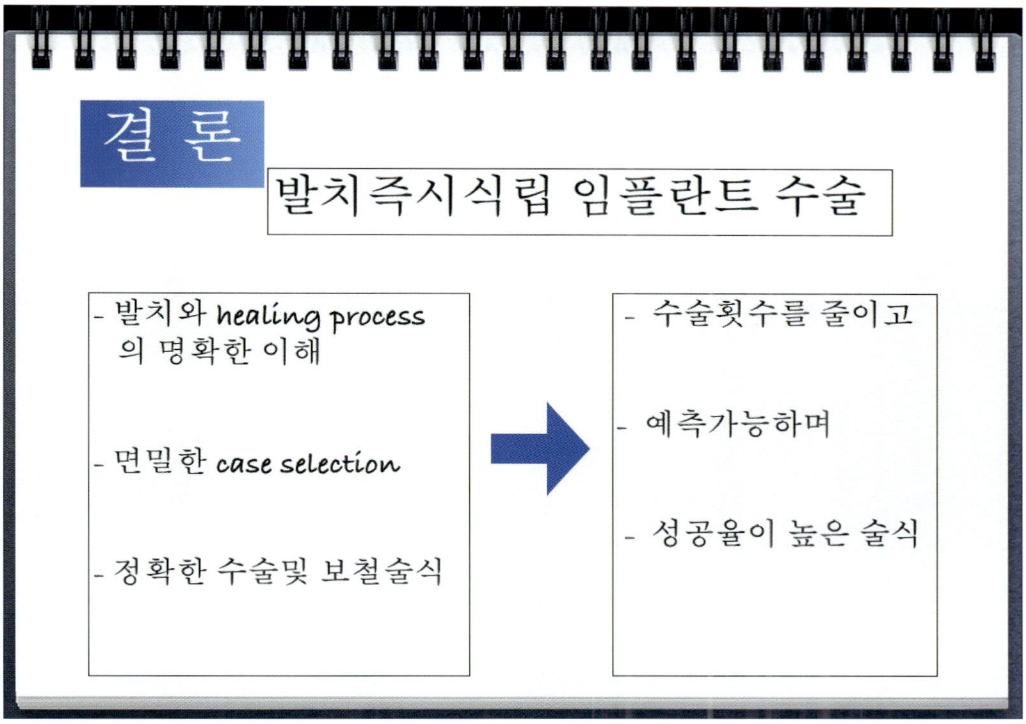

▶▶ 그림 28-41.

지금까지 이 책을 통하여 발치 즉시 식립의 전반적인 과정을 이해하였으며, 이번 장의 통계와 식립 실패 증례를 통해 필자는 발치 즉시 식립은 발치와의 치유 과정을 명확히 이해하고 정확한 case selection과 술식이 진행된다면 높은 성공률은 물론 환자의 편의를 증가시키는 좋은 치료임을 이 책을 읽으시는 모든 선생님들께 자신 있게 말씀드릴 수 있겠다.

| 찾 아 보 기 |

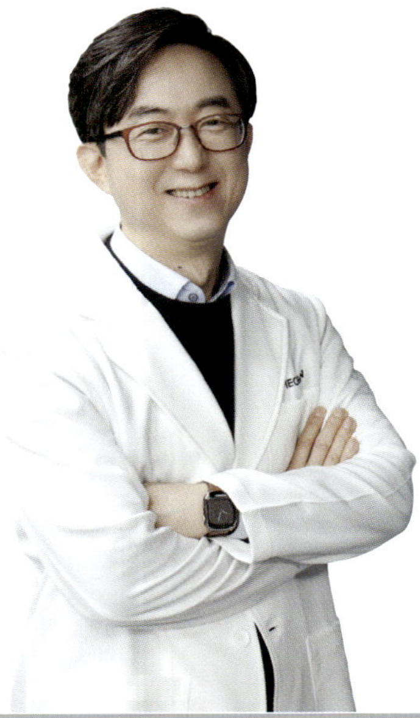

| 저 자 소 개 |

윤 정 훈 수원 꿈을심는치과 원장

- 경북대학교 치과대학 및 동대학원 졸업(치의학 박사)
- 이화의료원 구강외과 인턴, 레지던트 수료
- 구강악안면 외과 전문의
- 이화여대, 한림대 임상치의학 대학원 겸임교수
- 아주대 임상치의학 대학원 외래교수
- MINEC impant course Director
- 대한치과이식임플란트학회 경인지부 회장
- T.O.P. member

발치 즉시 식립 임플란트 레시피

인 쇄 일		2024년 9월 20일
	2쇄	2025년 9월 01일
발 행 일		2024년 9월 27일
저 자		윤 정 훈
발 행 인		봉 기 철
ISBN No		978-89-97113-83-5 93510
출판등록번호		제 9-146호
발 행 처		도서출판 웰
		서울 강북구 삼양로118길 22 1층
		TEL (02) 907-2872, FAX (02) 907-2873
		www.wellpub.net

정가 : 180,000원